系统疾病患者的口腔诊疗

Little and Falace's Dental Management of the Medically Compromised Patient

第 9 版

人民卫生出版社
·北京·

图书在版编目（CIP）数据

Little & Falace 系统疾病患者的口腔诊疗/（美）
詹姆斯·W. 利特尔（James W. Little）主编；景泉主译
. —北京：人民卫生出版社，2021.8
　　ISBN 978-7-117-29737-0

　　Ⅰ.①L… Ⅱ.①詹…②景… Ⅲ.①口腔疾病-诊疗
Ⅳ.①R78

　　中国版本图书馆 CIP 数据核字（2021）第 144720 号

人卫智网　www.ipmph.com	医学教育、学术、考试、健康，	
	购书智慧智能综合服务平台	
人卫官网　www.pmph.com	人卫官方资讯发布平台	

图字:01-2019-4063 号

Little & Falace 系统疾病患者的口腔诊疗

Little & Falace Xitongjibing Huanzhe de Kouqiang Zhenliao

主　　译：景　泉
出版发行：人民卫生出版社(中继线 010-59780011)
地　　址：北京市朝阳区潘家园南里 19 号
邮　　编：100021
E - mail：pmph @ pmph.com
购书热线：010-59787592　010-59787584　010-65264830
印　　刷：北京顶佳世纪印刷有限公司
经　　销：新华书店
开　　本：889×1194　1/16　　印张：37
字　　数：1570 千字
版　　次：2021 年 8 月第 1 版
印　　次：2021 年 9 月第 1 次印刷
标准书号：ISBN 978-7-117-29737-0
定　　价：468.00 元
打击盗版举报电话:010-59787491　E - mail:WQ @ pmph.com
质量问题联系电话:010-59787234　E - mail:zhiliang @ pmph.com

Little & Falace

系统疾病患者的口腔诊疗

Little and Falace's Dental Management
of the Medically Compromised Patient

第 9 版

主编　James W. Little
　　　Craig S. Miller
　　　Nelson L. Rhodus

主译　景　泉

译者（以姓氏汉语拼音为序）
　　　陈莹莹　陈子元　景　泉　林　挺　刘　洋
　　　孙伯成　王　迪　王　洋　王　莺　王宏伟
　　　王梦晨　赵　一　赵斯佳　赵心怡　庄　喆

人民卫生出版社
·北 京·

ELSEVIER

Elsevier(Singapore) Pte Ltd.

3 Killiney Road

#08-01 Winsland House I

Singapore 239519

Tel: (65)6349-0200

Fax: (65)6733-1817

注 意

本译本由 Elsevier(Singapore) Pte Ltd. 和人民卫生出版社完成。相关从业及研究人员必须凭借其自身经验和知识对文中描述的信息数据、方法策略、搭配组合、实验操作进行评估和使用。由于医学科学发展迅速,临床诊断和给药剂量尤其需要经过独立验证。在法律允许的最大范围内,爱思唯尔、译文的原文作者、原文编辑及原文内容提供者均不对译文或因产品责任、疏忽或其他操作造成的人身和/或财产伤害和/或损失承担责任,亦不对由于使用文中提到的方法、产品、说明或思想而导致的人身和/或财产伤害和/或损失承担责任。

陈莹莹　中国医学科学院北京协和医院风湿免疫科
陈子元　中国医学科学院整形外科医院
景　泉　中国医学科学院北京协和医院口腔科
林　挺　福建医科大学附属口腔医院预防科
刘　洋　北京大学口腔医院第三门诊部综合二科
孙伯成　艾维口腔
王　迪　北京市东城区口腔医院口腔综合科
王　洋　北京大学口腔医院口腔颌面外科
王　莺　北京大学口腔医院口腔种植科
王宏伟　美国俄亥俄州 Westerville 口腔中心
王梦晨　中国医学科学院北京协和医院口腔科
赵　一　北京大学肿瘤医院胃肠肿瘤中心
赵斯佳　中国医学科学院北京协和医院口腔科
赵心怡　清华大学附属北京清华长庚医院神经内科
庄　喆　中国医学科学院北京协和医院内科

James W. Little, DMD, MS

Professor Emeritus
University of Minnesota
School of Dentistry
Minneapolis, Minnesota; Naples, Florida

Craig S. Miller, DMD, MS

Professor of Oral Diagnosis and Oral Medicine
Provost Distinguished Service Professor
Department of Oral Health Practice
Department of Microbiology, Immunology and Genetics
The University of Kentucky College of Dentistry and College of Medicine
Lexington, Kentucky

Nelson L. Rhodus, DMD, MPH

Morse Distinguished Professor and Director
Division of Oral Medicine, Oral Diagnosis and Oral Radiology
University of Minnesota
School of Dentistry and College of Medicine
Minneapolis, Minnesota

非常高兴应邀为人民卫生出版社出版的《Little & Falace 系统疾病患者的口腔诊疗》一书撰写序言。这部书是北京大学口腔医学院 1995 级毕业生景泉、王洋、王莺等人与毕业于北京协和医学院临床专业的医生共同翻译的一部全面系统地介绍与口腔疾病有关的全身疾病与症状相关知识，及其诊断、处置的医学专业著作。

随着社会经济、科学文化和医学专业技术的进步，我国的人口寿命在进一步增长，口腔医学诊疗的范畴也在逐步扩大。越来越多的老年患者和有系统疾病的患者需要进行口腔诊疗。这对口腔医务人员提出了更高的要求，同时也增加了其执业风险，因此，需要口腔医务人员适当地学习临床医学知识并掌握一些基本技能。同时，我们也应该看到，口腔医学与临床医学，其实并没有严格的界限，人体永远是一个整体。发生于口腔的疾病往往是全身疾病的一种体现，口腔疾病的症状，比如疼痛、功能障碍、感染等，也会影响患者全身的健康。就我所从事的口腔颌面部肿瘤领域来说，其预防和治疗早已不简单局限于口腔手术或者放疗、化疗的范畴，而是一个关系到社会经济、健康促进、公共卫生、营养、心理等因素的综合治疗的体系。口腔健康是全身健康的重要的组成部分，无论是口腔医生，还是临床医生，都面临终身学习的要求，面临着跨学科、跨专业扩展知识和团队合作的要求。

这部《Little & Falace 系统疾病患者的口腔诊疗》是美国非常权威的口腔医学教科书，这一版已经是第 9 版。其作者 James W. Little 来自美国明尼苏达大学牙科学院，是口腔内科领域的著名专家。这本书内容丰富，印刷精美，有大量珍贵的照片插图，文字深入浅出，结合最新的循证研究，探讨了口腔专业医务人员在为罹患心血管系统、呼吸系统、消化系统、泌尿生殖系统、内分泌系统、免疫系统疾病患者，以及孕妇、肿瘤患者、精神行为障碍患者提供口腔诊疗服务的过程中，应该了解的相关知识和进行医疗决策的注意要点。这本书由口腔医学专业和临床医学专业的医生共同完成翻译，是一项跨学科、跨专业的工作。这种翻译形式形成了很好的互补、借鉴，因此翻译的内容也更加准确、专业。这本书有助于口腔专科医生打破专业思维局限，从整体上关注患者的健康和需求，以提高医疗安全和质量。因此，我将这本书推荐给口腔医学专业学生、住院医师，以及从事口腔医学工作的医护人员作为参考读物，希望大家共同努力，为人民群众提供更加优质、高效的健康服务，也祝愿北京大学口腔医学院的毕业生们在各个领域作出更大贡献！

主任医师　博士生导师
北京大学口腔医院院长
中华口腔医学会副会长
中国医师协会口腔医师分会会长
2021 年 8 月

20年前，我还是住院医师的时候，曾在门诊遇到一位老年患者，主诉下前牙疼了一夜。但是经过检查我发现他所指的牙齿并没有明显的龋坏破损，牙龈也没有红肿。我当时很疑惑，就请科里的一位老教授来会诊。老教授仔细询问病史并认真检查后，把患者转到了急诊去看心脏内科。没多久，急诊打来电话，告诉我们高度怀疑患者是急性心梗，已经留院抢救了。第一次遇到这样的事情，我很庆幸自己没有给患者草率地做牙周或牙齿的治疗，而是请示了上级医生。后来这位教授语重心长地教导我说，尽管我们是口腔医生，但是在下诊断的时候，千万别只想着口腔科自己的疾病，要知道患者是一个整体。在这之后，我就开始更多地关注与口腔相关的全身性疾病，也很庆幸能够工作在协和医院这样的综合性医疗机构，能够亲自去其他科室会诊患者，参加疑难病全院查房，甚至能够在同事们的闲谈中学习到很多其他医学专业的知识。在此中，我越来越强烈地感受到，有很多发生在口腔的疾病，其实是全身性疾病的同期表现，或是全身性疾病造成的结果，甚至可能是预测全身性疾病的先兆。通过不断的学习积累，这20年来，我在口腔门诊工作中，居然首诊了很多临床疾病，如白血病与淋巴瘤、黑斑息肉综合征、外胚叶发育不全、组织细胞增生症、多囊卵巢、糖尿病、破伤风，等等。通过我这个"外行"的诊断，很多患者获得了及时的治疗，这比补好几颗"虫牙"更让我有特殊的"成就感"。

在临床带教中，我也会专门给学生讲解一些与全身性疾病相关的口腔病症，但是，一直苦于没有找到特别好的教科书。偶然的机会，一位内科医生向我推荐了 *Little and Falace's Dental Management of the Medically Compromised Patient* 的第8版。捧着这本厚重的教科书，读到里面宝贵的病例，我真的是爱不释手，更有了把它翻译成中文的冲动。在大学同学和同事们的参与下，我们组成了一个非常好的多学科翻译团队——这里面不仅有口腔医学专业（包括牙体牙髓、口腔全科、口腔外科、种植科、儿童牙科、预防科和口腔黏膜病科）的医生，也有临床医学专业（风湿免疫科、肿瘤科、耳鼻喉科、内科、整形外科）的医生；既有国内公立综合医院和专科医院的医生，也有民营口腔机构的医生，还有在美国行医、接受过完整美式住院医师培训的医生。我们这个多元化的团队以不同的视角和专业背景完成这本书的翻译，体现了多学科的交叉融合。这是一种很有趣的跨学科的翻译方式。在翻译的过程中，我们团队组建了微信群，经常沟通一些在翻译中遇到的难点，分享案例，让艰苦枯燥的翻译过程成为难得的学习交流过程，所有人都受益良多。

这本第9版 *Little and Falace's Dental Management of the Medically Compromised Patient* 在上一版的基础上，融入了最新的医学研究成果和循证观点，展示了丰富的临床案例和精美的图片，不仅适用于口腔医学专业的医学生、医生、护士和教学老师，也同样适合临床专业的医务人员作为案头参考书或拓展知识的工具书。相信通过阅读这本书，大家会更为深入地理解人体永远是一个有机的整体，能够更为准确、及时地诊断疾病，为患者作出全面、合理的医疗决策，减少漏诊、误诊的医疗风险。同时，我和参与翻译此书的大学同窗们，也衷心希望将这本书作为我们口腔95级毕业生，在毕业20年之际献给母校——北京大学口腔医学院的一份感恩之礼！

最后，我以老协和首任口腔科主任 Bert Anderson 医生在1925年写给洛克菲勒基金会和协和医学院管理层的备忘录中的一句话与大家共勉：Medicine and dentistry have never been separated from each other, that only doctors choose different paths.

景泉
2021 年 8 月于北京协和医院

据说过去牙医的办公室通常位于二楼,以筛选出那些因体弱而不能承受牙科治疗的患者。那些能够拾级而上到达办公室的患者则被认为"足够健康",可以接受牙科治疗。

如今,很大程度上由于现代医疗,人们在患病后仍可继续生活、工作,而这些疾病在过去很有可能是致残或致死性的。2012年的数据显示,在美国非福利机构的成年人中,大约有一半患有以下10种慢性病(高血压、冠心病、脑卒中、糖尿病、癌症、关节炎、肝炎、肾功能不全或肾衰、现症哮喘或慢性阻塞性肺疾病)中的1种或几种。接近1/4(24.3%)患有上述疾病中的1种,13.87%患有2种,11.7%患有3种及以上。大约1/4的美国成年人患有1种以上的慢性疾病[1]。

正如人们预计的那样,慢性病的发病率随年龄的增加而增长。约69.5%55~64岁的美国成年人患有以下6种慢性疾病(关节炎、哮喘、癌症、心血管疾病、慢性阻塞性肺疾病、糖尿病)中的1种或以上,37.1%患有2种或以上,14.4%患有3种或以上。在65岁及以上的人群中,前述比例上升至85.6%、56.0%和23.1%。2008年的数据显示,在全部的年龄分组中,女性的患病率都高于男性[2]。

全年龄段人群都在使用的处方药物是现代医疗的支柱。总计有14.1%的低于12岁的儿童、17.3%的12~29岁青年人,以及约20%的20~59岁的成年人在使用处方药物。在60岁及以上的成年人中,有接近1/4在使用1种或2种处方药物,接近4/10(36.7%)使用5种或以上的处方药物[3]。有将近1/4的超过65岁的美国成年人有3种或以上的慢性病,同时超过1/3在服用5种或以上的药物。

现如今,很多患者不再只有一个固定的医生。取而代之的是患者可能就他(她)不同的疾病咨询多位医生,例如因为冠心病咨询心脏病专家,因为糖尿病咨询内分泌专家,因为关节炎咨询风湿病专家,因为癌症咨询肿瘤学家,因为抑郁症咨询精神病学家,等等。对牙科医生而言,这使得会诊变得具有挑战性,因为各专家都只关注各自的领域,不能指望其对牙科疾病的细节和治疗了如指掌。牙医不可能直接从患者的内科医生那里得到"手术许可",因为内科医生可能不完全了解牙科所提议的治疗的细节。

因此,牙科医生了解如何将患者的牙科诊断和计划治疗与医学诊断和治疗相适应至关重要。例如,一些患者可能在服用抗凝药物或有凝血障碍,会影响牙科手术的方案,制订治疗计划时需要特殊考虑。内科治疗如头颈部的放射治疗或抗破骨细胞功能的药物可能会使牙科感染或牙科手术后的愈合减慢。如果未能发现和考虑到这些情况,很可能导致患者出现严重的并发症。一些医疗条件,如果不稳定,有可能在牙科治疗中引

发术中紧急情况的风险,需要修改治疗计划和方式。接受器官和造血组织移植的人数日益增多,在这些人中应注意口腔和身体其他部位机会性感染和恶性肿瘤的可能。特定的系统疾病会对口腔健康产生不良影响;例如身体残障或认知障碍的患者无法进行有效的口腔清洁,患者的疾病或用药导致严重的口干燥(症),以致无法控制的龋齿。

牙科医生开具处方或给药前必须要考虑其治疗是否会与患者正在服用的药物产生相互作用。同时,药物的治疗作用,例如抗凝,或不良反应,例如口干燥(症)或黏膜反应,也可能对牙科管理产生影响。高龄、肾病、肝病或其他疾病会影响药物的吸收、代谢、清除或作用,所以可能需要调整药物剂量。此外,每一种新药都增加了已知的或目前仍未知的药物间相互作用、副作用、不良反应的可能。一些老药的不良反应在不断使用的过程中仍在继续被发现。

这些仅是一些能够影响牙科治疗的常见病的例子。尽管病情最复杂、严重的患者有专科医生为其提供口腔治疗,但没有一位牙科医生能够避免医治患有系统疾病的患者,同时,每一位牙科医生也应为此做好准备。本书在全面更新再版之后很好地概括了一系列常见系统疾病的病理生理和治疗,为牙科医生提供关于牙科治疗和系统疾病治疗间联系的知识,以及调整治疗方式的推荐建议。

在牙科这一关键而复杂的领域的能力,对于向越来越多的人提供安全和有效的牙科护理而言至关重要。无论如何形容其重要性都不能算作夸大。

John C. Robinson, MA, DDS, FAAOM

Santa Rosa, California

参考文献

1. Ward BW, Schiller JS, Goodman RA. Multiple chronic conditions among US adults: a 2012 update. Prev Chronic Dis 2014; 11: 130389.

2. CDC/National Center for Health Statistics. National Health Interview Survey. https://www.cdc.gov/nchs/health_policy/adult_chronic_conditions.htm.

3. Gu Q, Dillon CF, Burt VL. Prescription drug use continues to increase: U. S. prescription drug data for 2007-2008. NCHS data brief, no 42. Hyattsville, MD, 2010, National Center for Health Statistics.

医学和牙科领域的持续且不断增长的新知识与变化的概念，使本书第9版修订的需求显而易见。

本书的目标仍然是为牙科工作者在管理有系统疾病的患者时提供最新、简明、准确的参考。牙科诊疗中可能遇到的较常见的系统疾病仍旧是本书的焦点。本书并非大而全的医学参考书，但对其中涉及的每一种系统疾病都囊括了足够的核心知识，从而使得读者认识到不同的牙科管理建议的基础。将系统疾病归纳整理，概述了每种疾病的基本过程、流行病学、病理生理学与并发症、症状和体征、实验室检查结果、诊断依据、现阶段被认可的治疗方法等。接着是详细的阐述和对特定牙科管理的建议，以及口腔方面的考虑建议。

多年来，循证研究的积累使我们能够提供具体的牙科管理指南，使阅读本书的人受益。其中包括口腔执业医师、口腔卫生士、专科或全科口腔研究生，以及口腔和口腔护理学生。重要的是本书旨在让口腔医师了解如何识别重大的医疗问题，确定疾病的严重性和稳定性，并作出牙科管理决策，为患者提供最大的健康和安全保障。

本书开篇的"口腔诊疗：概述"是简明扼要、十分重要的资料，相应章节的标注也为读者提供了快速的参考。我们特别欢迎第9版的三位新编者：Alexander Ross Kerr博士，纽约大学口腔医学院口腔及颌面病理学、放射学、医学临床教授；Eric T. Stoopler博士，宾夕法尼亚大学口腔医学院口腔医学博士后项目副教授兼主任；Nathaniel Simon Treister，布里格姆妇女医院和法博癌症研究所口腔医学与牙科科主任，哈佛大学口腔医学院口腔医学助理教授。上述每一位编者都为本次再版作出了重要贡献，使我们的知识库焕然一新。我们为团队中拥有这几位而高兴、自豪。

本版更新

第9版有若干重要的更改。在大多数章节开头，都有关于可能发生的并发症的清晰讲解。第1章展示的牙科患者评估和风险估计是整本书的重要框架。第3章增加并解释了美国国家高血压预防、发现、评估和治疗联合委员会第八次报告。第17章更名为"女性健康问题"，内容也大幅扩充，包括了对骨质疏松、骨坏死、妊娠期及哺乳期用药等的深入讨论。第20章增加了美国矫形外科医师学会和美国口腔学会2012年关于膝关节及髋关节替换术后患者的侵袭性牙科治疗管理的报告。第21章完全重新编写，加入了新的表格和插图。在第28和第29章中，我们决定不使用美国精神医学协会在2013年发布的第5版《精神紊乱性疾病的诊断和统计学手册》（DSM）。编者们知道应用第5版DSM的含义，但仍决定推迟使用它。这一决定是基于需要观察第5版被认可的程度。因此，本书第9版使用第4版DSM。

其余所有章节都在需要的地方进行了更新，以及增加了牙科新出现的针对使用类固醇激素、预防性抗生素、双磷酸盐的患者的考虑。部分章节增加了新的插图、框和表格。治疗系统疾病的药物仍旧是重点。剂量、副作用及与牙科用药间的相互作用（包括妊娠期及哺乳期用药）都被详细讨论。应用新型仪器和诊断信息对中至重度系统疾病患者进行评估和监测也同样是重点。

在此，我们对所有为本书的撰写及修订付出时间和专长的参与者致以真诚的谢意，这些人包括但不限于Brian Loehr、Jolynn Gower、Diane Chatman，以及爱思唯尔（Elsevier）牙科部编辑Kathy Falk。

James W. Little
Craig S. Miller
Nelson L. Rhodus

我们把本书第 9 版献给我们的榜样和亲密的朋友：

Selverio"Sol"/"Bud"Silverman，Jr.，文学硕士，口腔医学博士

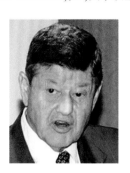

2014 年，我们失去了最亲爱的同事——

我们每一个从事牙科工作的人都得到了 Silverman 医生的真挚祝福：

作为加州大学旧金山分校（UCSF）牙科学院的口腔医学教授，多年来，Silverman 一直是 UCSF 口腔内科学门诊的负责人，也是预防和早期发现口腔癌及艾滋病的倡导者。Silverman 是美国口腔内科委员会的外交官员、前董事会主席，美国口腔内科学会（AAOM）前主席。Silverman 医生是美国牙科学会科学事务委员会顾问，也是该学会的全国发言人。他发表了 300 多篇科学论文、参编文章。他因杰出的贡献获得了美国癌症教育协会颁发的 Margaret Hay Edwards 奖章。

Silverman 医生于 2006 年 10 月 16 日从 UCSF 退休，但一直工作到去世。他在 2014 年 8 月 14 日离开我们，享年 88 岁。

Silverman 博士在世界范围内为口腔内科学专业作出了如此多的贡献，他鼓舞、帮助了世界各地的其他同行以及他在 UCSF 口腔内科学门诊的同事和学生们，强调每个人都要成为 AAOM 的积极成员。"Bud"与我们每个人交换了多年来他的家庭故事，带着骄傲和爱。"Bud"是个全面发展的医生和顾家的人，他对家庭和职业都充满了骄傲和爱。

口腔内科学教育工作者、医生、学生和 AAOM 会员应永不疲倦地在学术上相互挑战，因为变化会带来变化，而在专业上相互合作，则会使世界范围内的口腔内科学达到最佳水平。给予总比接受好。

"Bud"，谢谢你给了我们每个人最好的。

亲爱的朋友，我们将永远怀念你。

Silverman 医生曾为本书前五版作序。本书是一本教科书，也是美国乃至全世界的口腔诊疗机构必备的参考书。

Silverman 医生和 James W. Little 博士在过去的 45 年间是最好的朋友。他们有着同样伟大的价值观，但他们却在相距 3 250 多英里的地方实践和教授口腔医学。两位医生是通过电话联系在一起的，他们通过教学、研究、自己的著作和教材，把自己的一生奉献给了口腔内科学。两人都主编过口腔内科学教材以及大量图书。每个人都得到了家人、单位和 AAOM 成员的全力支持和关爱。两位医生通过打网球、高尔夫和篮球来分享他们对运动的热爱，直到 80 多岁。他们通过和他们上大学的孩子以及他们所有的 AAOM 朋友一起享受他们的日常娱乐时间来保持年轻。我们这些从事口腔内科学专业的人每天都会怀念 Silverman 医生。

James W. Little 医生

目录

15

口腔诊疗：
概述

  本表展示了在患有系统疾病的患者中进行口腔治疗时需要着重注意的要点。我们概述了各项系统疾病在与口腔治疗的相关性、口腔表现、预防措施，及对口腔治疗有潜在影响的并发症等方面的特征。

  本表格是为口腔医生、口腔学生、研究生、口腔保健师、牙医助手等设计，作为他们在给患有本书中提及的系统疾病的患者进行口腔处理时的实用参考。

与口腔治疗相关的疾病	口腔表现	预防措施	治疗计划修改
感染性心内膜炎(IE) **第2章** 1. 与牙龈组织、根尖周组织、口腔黏膜穿孔等相关的口腔操作能造成菌血症。使用牙线、使用牙签、冲洗装置也能造成日常的菌血症。尽管一次口腔操作引起的菌血症不大可能导致感染性心内膜炎,仍然有较低的菌血症概率会发生。 2. 已更换为机械人工瓣膜的患者因抗凝治疗可能在仅入性口腔操作后出现大量出血	患感染性心内膜炎的患者可能存在口腔瘀点	– 识别对IE不良后果存在高风险的患者,包括: 　• 人工心脏瓣膜 　• 既往IE病史 　• 某些特定类先心病(如:未修复的发绀型先天性心脏病,包括姑息性的分流或导管,先天性心脏病完全修复术术后的前6个月,或留有残余病损的修补术) 　• 发展为心脏瓣膜病的心脏移植受者 – 预防性抗生素使用仅应用于具有高危因素的患者(如上面列举的)在进行涉牙龈及牙周组织、根尖周组织,口腔黏膜穿孔等的口腔治疗时* – 如果成人需要预防性使用抗生素,患者需在治疗开始前30分钟至1小时服药1次 　• 标准(口服阿莫西林2g) 　• 青霉素过敏(口服头孢氨苄¹ 2g,口服克林霉素 600mg,或500mg的阿奇霉素或克拉霉素) 　• 无法口服药物(静脉或肌肉注射氨苄青霉素,头孢唑林,头孢三嗪) 　• 青霉素过敏同时无法口服药物(静脉或肌肉注射磷酸克林霉素,头孢唑林或头孢三嗪) – 抗凝治疗相关的潜在出血风险管理,见第24章	– 在所有对IE风险增加的患者中,致励保持良好的口腔卫生 – 仅在IE不良后果高风险的患者中提供预防性抗生素使用 – 为下面列举的情况以外的所有口腔操作,提供预防性抗生素使用: 　• 常规麻药注射 　• X线射片 　• 放置可移动口腔修复或口腔正畸器材 　• 调整口腔正畸器材 　• 孔牙脱落或嘴唇、口腔黏膜创伤后出血 – 对选择预防性使用抗生素的患者,在抗生素有效期内进行尽可能多的口腔操作。 – 如果该预约超过6个小时,或该患者同一日进行了多次预约,应给予第二剂抗生素。 – 对不同日期间的多次预约,治疗应至少间隔10日以上,以使得青霉素抵抗的病原微生物能够从口腔黏膜清除。如果10日内必须再次进行治疗,选择替代药中的一种预防性使用。 – 目前使用抗凝药物的人工心脏瓣膜患者,应根据国际标准化比值(INR)及预测的治疗介入范围调整药物剂量(见第24章) – 高血压患者如血压未控制或控制不良,应被转诊至内科。推迟选择期口腔治疗,如果血压超过180/110mmHg – 接受高血压治疗的患者,应考虑以下几点: 　• 采取措施减少压力和焦虑 　• 避免在使用钙离子通道拮抗剂的患者中使用红霉素、克林霉素 　• 避免长期使用非甾体类抗炎药(NSAID) 　• 提供麻醉前给予口腔镇静或吸入性镇静(或同时使用两种) 　• 提供优质性口腔局部麻醉 　• 使用非选择性β受体拮抗剂的患者,使用不超过2支1:100 000的肾上腺素 – 避免使用含肾上腺素的排龈线 – 高血压Ⅱ级及以上的患者,需考虑患者术中血压监测,同时血压达到180/110mmHg应取消预约 – 应缓慢改变治疗椅的位置,以避免体位性低血压

---

* 在英国,预防性抗生素也应用于被认为无风险的患者

¹ 头孢氨苄不应在有青霉素使用后出现过敏反应、血管性水肿、荨麻疹等病史的患者中使用

与口腔治疗相关的系统疾病	口腔表现	预防措施	治疗计划修改
甲状腺功能亢进(甲亢) **第16章** 1. 未经治疗或治疗不全的甲亢患者,以下情况可能引发甲亢危象 a. 感染 b. 外伤 c. 手术 d. 压力	• 骨质疏松 • 更加严重的牙周疾病 • 更广泛的龋齿 • 恒牙早萌和乳牙早失 • 下颌骨发育提前 • 舌后背的中线肿瘤行手术切除前必须行[131]I 摄取检查以排除甲状腺腺组织	• 通过病史和体格检查识别甲亢患者 • 转诊内分泌科进行评估治疗 • 甲亢得到控制之前避免任何口腔治疗。然而,急性口腔感染必须使用其他抗生素和其他保守治疗方法进行及时的处理,从而防止发生甲亢危象;治疗急性口腔感染期间,请内科医师会诊	• 甲亢控制良好时,可以接受任何符合适应证的口腔治疗 • 如果发生急性感染,请内科医生会诊共同制订治疗方案
2. 未经治疗或治疗不全的甲亢患者可能对肾上腺素和其他升压胺类药物十分敏感,因此,禁用这些药物。甲亢控制良好的患者,可以使用这些药物 甲亢会增加高血压、心绞痛、心肌梗死、充血性心力衰竭、严重心律失常等风险	• 急性期——唾液腺肿痛,味觉丧失	• 未经治疗或治疗不全的甲亢患者,避免使用肾上腺素和其他升压胺 • 早期识别甲亢危象: • 严重的甲亢症状 • 发热 • 腹痛 • 谵妄,迟钝,精神症状	
3. 放射性碘治疗的并发症	• 放射性药物导致的慢性唾液腺炎——口干燥(症),疼痛,龋齿	• 甲亢危象的紧急治疗: • 立马进行急救 • 冰袋,湿毛巾降温 • 氢化可的松(100~300mg) • 监测生命体征 • 必要时行心肺复苏(cardiopulmonary resuscitation, CPR)	
4. 抗甲状腺药物:丙基硫氧嘧啶(propylthiouracil)、甲硫咪唑(methimazole)	• 咽痛,发热,口腔溃疡	• 治疗疼痛和口干燥(症)(见附录C) • 可能出现粒细胞缺乏,停用抗甲亢药物,转诊至内科	

续表

与口腔治疗相关的系统疾病	口腔表现	预防措施	治疗计划修改
甲状腺功能低下（甲低） **第 16 章**			
1. 未经治疗的严重的甲低患者暴露于压力下（如创伤，手术操作，感染）时可能诱发黏液性水肿昏迷（hypothyroid/myxedema coma）	• 舌体增大 • 牙齿萌出延迟 • 错𬌗 • 牙龈水肿	• 识别并转诊可疑的甲低患者 • 未经治疗的甲低患者，避免麻醉剂，镇静剂 • 早期识别黏液性水肿昏迷： • 低温 • 心动过缓 • 低血压 • 癫痫发作 黏液性水肿昏迷的紧急治疗 • 立马进行急救 • 氢化可的松（100~300mg） • 必要时心肺复苏	• 甲低控制良好时，可以接受任何符合适应证的口腔治疗 • 患先天性疾病或严重智力发育迟缓的患者，可能需要帮助其保持口腔卫生
2. 未经治疗的甲低患者对麻醉剂，巴比妥类药物，镇静剂高度敏感			
3. 可能存在的共病：高胆固醇血症，异常出血			
甲状腺炎 **第 16 章**			
1. 急性化脓性甲状腺炎——急性感染，需要抗生素治疗	• 通常无	• 无	• 延迟选择性的口腔治疗直到感染被治愈
2. 亚急性痛性甲状腺炎——甲亢期	• 下颌牵涉痛	• 下颌痛鉴别诊断；参见上述的甲亢	• 若甲亢症状明显，避免选择性的口腔治疗直到症状消失
3. 亚急性无痛性甲状腺炎——高达 6 个月的甲亢期	• 无	• 参见上述的甲亢	• 若甲亢症状明显，避免选择性的口腔治疗直到症状消失
4. 桥本甲状腺炎——导致严重的甲低	• 舌头增大	• 参见上述的甲低	• 甲低控制良好时，可以接受任何符合适应证的口腔治疗。参见上述上述未控制的甲低
5. 慢性纤维性甲状腺炎（Riedel 甲状腺炎）——甲状腺功能通常正常	• 无	• 无	• 无

续表

与口腔治疗相关的系统疾病	口腔表现	预防措施	治疗计划修改
甲状腺癌 **第16章**			
1. 通常无	• 通常无,口腔转移罕见 • 放射性慢性唾液腺炎、口干燥(症)、牙根龋齿	• 检查甲状腺癌的症状和体征: 　• 甲状腺无痛性硬性肿块 　• 多结节性甲状腺肿中的优势结节 　• 声音嘶哑,吞咽困难,呼吸困难 　• 颈部淋巴结肿大 　• 活动度差的结节 存在甲状腺结节的患者应该转诊行细针穿刺活检	• 对于大多数患者,口腔治疗并不受影响,除非癌症治疗包括外部放疗或化疗,见第26章的总结 • 甲状腺未分化癌患者预后差,通常不适合进行复杂的口腔治疗
2. 手术和放射性碘治疗后,左旋甲状腺素(Levothyroxine)抑制治疗是滤泡型甲状腺癌的常规治疗。患者可能有轻微的甲亢,可能对升压胺类药物敏感	• 通常无	• 对于使用甲状腺激素治疗的患者,请教患者内科医师可许可的甲亢程度	• 对于因治疗癌症导致甲亢的患者,应谨慎使用肾上腺素
3. 多发性内分泌肿瘤2型(multiple endocrine neoplasia-2, MEN2)患者可能有高血压、高血钙	• MEN2型患者可能有甲状旁腺功能亢进相关的下颌囊肿		
4. 甲状腺未分化癌患者可能进行外部放疗,化疗,见第26章的问题总结	• 口腔并发症见第26章的总结	• 放疗,化疗并发症管理见第26章的总结	• 甲状腺未分化癌预后差
缺铁性贫血 **第22章**			
1. 通常无	• 感觉异常	• 识别并转诊	• 通常不需要
2. 罕见情况下,严重的白细胞减少和血小板减少致感染和出血过多	• 舌背的舌乳头缺失 • 罕见情况下,感染和出血 • 对于吞咽困难患者,口腔和咽部癌症发生率增加(Plummer-Vinson综合征)	• 对于女性患者,大多数是由于生理过程导致——月经或妊娠 • 对于男性患者,大多数是由于潜在的疾病导致——消化道溃疡,结肠癌,其他——转诊至内科医生	
葡萄糖-6-磷酸脱氢酶缺乏 **第22章**			
溶血增快	• 通常无	• 控制感染 • 避免特定的抗生素或者包含阿司匹林或对乙酰氨基酚的药物,它们可能增加溶血性贫血的风险 • 患者对磺胺类药物和氯霉素的敏感性增加	• 通常不需要;贫血严重时,只进行紧急的口腔治疗

续表

与口腔治疗相关的系统疾病	口腔表现	预防措施	治疗计划修改
恶性贫血 **第 22 章** 1. 感染 2. 出血 3. 伤口愈合延迟	• 口腔感觉异常（烧灼感、刺痛感、麻木） • 伤口愈合延迟（严重情况），舌面光亮发红，口角干裂 • 瘀点	• 识别并治疗（早期发现和早期治疗能阻止神经损害）	• 对于正在进行治疗的患者，不需要改变口腔治疗方案
镰状细胞贫血 **第 22 章** 镰状细胞危象	• 不典型骨小梁 • 牙齿萌出延迟，生长异常 • 牙齿发育不全 • 口腔黏膜发白 • 口腔黏膜黄染 • 骨痛 • 骨质疏松	• 咨询患者内科医生，确保患者状态稳定 • 积极进行预防性口腔治疗 • 避免任何可能导致酸中毒或低氧血症的操作 • 药物调整 • 避免大量使用巴比妥类药物及麻醉剂，因为呼吸中枢可能受到抑制，导致酸中毒，从而引发急性危象。使用苯二氮䓬类（benzodiazepine）药物替代 • 避免使用水杨酸（salicylate）以防止出现酸中毒。继发急性危象。中等剂量可待因和对乙酰氨基酚可以用于止痛 • 避免全麻，因低氧可导致突发急性危象 • 在始终提供 50% 氧气的条件下可以使用氧化亚氮，注意终止氧化亚氮吸入时避免低氧扩散。非手术治疗时，局麻药且不使用血管收缩药；手术治疗时，麻醉剂中加入 1∶100 000 肾上腺素 1. 注射前回抽 2. 缓慢注射 3. 不使用超过 2 支 4. 预防感染很必要。大手术前预防性应用抗生素 5. 如果出现感染，积极处理，使用： 　a. 热敷 　b. 切开引流 　c. 抗生素 　d. 修复治疗（如拔除术，去髓术） 6. 避免感染及手术中的患者脱水	• 通常不需要，除非存在严重贫血；严重贫血时应仅进行急诊口腔治疗

与口腔治疗相关的系统疾病	口腔表现	预防措施	治疗计划修改
再生障碍性贫血 第22章			
1. 出血	• 牙龈出血 • 瘀点 • 瘀斑	• 转诊至内科进行诊断和治疗 • 请教内科医生以判断患者当前的状态 • 某些药物（如抗惊厥药、抗甲状腺药、特定的降糖药、利尿剂（磺胺类）与再生障碍的发生有关	• 在血细胞（血小板、中性粒细胞、红细胞）计数低下期间，只提供紧急的口腔治疗 • 口腔感染需要使用抗生素和支持治疗（具体治疗方法见附录C）
2. 感染	• 口腔感染 • 黏膜苍白		
粒细胞缺乏 第23章			
感染	• 口腔溃疡 • 牙周炎 • 组织坏死	• 转诊至内科进行诊断和治疗 • 用药考虑：某些治疗口腔感染的抗生素（大环内酯类、青霉素类、头孢菌素类）与粒细胞缺乏有关，尽量避免使用	• 在白细胞计数低下期间，只提供紧急的口腔治疗。口腔病灶的治疗应该包括应用抗生素和支持治疗（具体治疗方案见附录C）
周期性中性粒细胞减少 第23章			
感染	• 牙周疾病 • 口腔感染 • 与阿弗他口炎类似的口腔溃疡	• 预防性使用抗生素 • 进行一系列白细胞计数检查来确定口腔治疗最安全的时期（白细胞计数最接近正常的时候）	• 白细胞计数（中性粒细胞）正常时，不需要调整 • 白细胞计数（中性粒细胞）严重低下时，使用抗生素预防术后感染
白血病 第23章			
1. 感染 2. 出血 3. 伤口愈合延迟 4. 黏膜炎	• 牙龈肿大 • 黏膜或牙龈出血 • 口腔感染	• 转诊至内科进行诊断和治疗 • 血细胞分类计数评估贫血、出血、感染风险 • 化疗期间使用抗生素、抗病毒药、抗真菌药预防感染 • 用氯己定（chlorhexidine）或生理盐水漱口治疗黏膜炎	• 进行化疗前，通过体格检查、影像检查，排除头颈部未诊断的疾病（如某些未诊断的残留、阻生牙）和潜伏的感染 • 化疗前清除感染 • 拔牙至化疗开始间隔至少10日 • 化疗期间，控制牙菌斑和使用氯己定漱口 • 若白细胞计数<2 000/μl或中性粒细胞计数<500/μl（某些机构1 000/μl），预防性使用抗生素 • 若血小板计数<50 000/μl，在侵入性口腔操作前进行输注血小板

与口腔治疗相关的系统疾病	口腔表现	预防措施	治疗计划修改
多发性骨髓瘤 **第23章** 1. 侵入性口腔操作后出血过多 2. 正常免疫球蛋白减少导致感染风险 3. 正在接受放疗或化疗的患者,出血和感染风险 4. 正在使用双膦酸盐(bisphosphonates)(尤其是静脉使用)及其他抗血管生成药物的患者,下颌骨坏死风险	• 软组织肿瘤 • 下颌骨溶骨性病灶 • 软组织淀粉样沉积 • 不可解释的牙齿松动 • 骨外露	• 对于存在口腔软组织或骨组织病灶的患者,由口腔医生做活检或转诊至其他科室进行诊疗 • 通过病史识别已诊断该病的患者;请内科会诊并于放化疗前做好并发症预防和确应患者当前的状态(见关于放化疗前的状态调整部分) • 警惕药物相关的下颌骨坏死	• 对于终末期患者,只提供支持性的口腔治疗 • 新的治疗方法使患者长期预后得到改善,因此应考虑复杂的口腔治疗。若出现血小板减少或白细胞侵入性操作时,需要特定的预防出血和感染的措施(血小板补充,抗生素治疗) • 异常的IgM巨球蛋白与凝血因子形成复合物,使凝血因子失活,患者可能出血过多(见关于放化疗的口腔治疗计划调整部分)
淋巴瘤:霍奇金淋巴瘤,非霍奇金淋巴瘤,Burkitt淋巴瘤 **见第23章** 1. 感染风险增加 2. 进行化疗的患者,感染和出血风险 3. 头颈部接受放疗的患者,骨坏死风险较小(通常不会出现,因为放疗剂量超过50Gy较少见) 4. 头颈部放疗(>25Gy)患者出现唾液减少、口干燥(症) 5. 非霍奇金淋巴瘤可以见于艾滋病(AIDS)患者,因此存在传染风险	• 咽淋巴环或骨性软组织的口腔淋巴结外肿瘤 • 放疗患者,口干燥(症),骨坏死 • 口腔或舌头灼烧感 • 肿瘤侵犯骨髓导致血小板减少,瘀点或瘀斑 • 颈部淋巴结肿大 • 放化疗患者,黏膜炎	• 识别和转诊存在广泛的淋巴结肿大、淋巴结外肿瘤、骨质破坏的患者 • 口腔医生可以对淋巴结外或骨性病变进行活检以明确诊断;存在淋巴结病灶的患者应该转诊至外科行淋巴结切除活检 • 通过病史识别已诊断该病的患者,内科会诊明确患者当前的状态(见关于放化疗并发症预防和治疗的部分) • 在侵入性操作之前,行血细胞分类计数去评估出血和感染风险 • 胸部行放射治疗的患者可能发生急性或慢性心血管并发症,如心律失常,心脏瓣膜疾病。请内科会诊明确患者当前的状态	• 对于终末期患者,只提供支持性的口腔治疗 • 得到控制的患者可以接受任何符合适应证的治疗,然而,不适合对预后不良的患者进行复杂的修复治疗 • 血小板减少患者可能需要输注血小板(见关于放化疗的口腔治疗计划调整部分) • 若白细胞计数<2 000/μl或中性粒细胞计数<500/μl(某些机构1 000/μl),考虑预防性使用抗生素

续表

与口腔治疗相关的系统疾病	口腔表现	预防措施	治疗计划修改
病史或体格检查发现出血异常，但缺乏提示潜在病因的线索 第24章			
手术操作、洗牙及其他操作之后出血过多	• 口腔操作后出血过多	• 进行下面的筛查（如果一个或多个检查结果异常，转诊）： 　• 凝血酶原时间（prothrombin time） 　• 活化部分凝血活酶时间（activated partial thromboplastin time） 　• 凝血酶时间（thrombin time） 　• 血小板计数 • 避免使用阿司匹林和相关药物	• 若检查结果没有异常，无需调整；若诊断明确，按疾病性质做相应调整
化疗、射线、白血病造成的血小板减少（原发或继发） 第24章 1. 出血时间延长 2. 骨髓移植或清髓的患者，感染 3. 类固醇激素治疗的患者可能出现由压力引发的急症	• 自发出血 • 某些口腔操作后出血时间延长 • 瘀点 • 瘀斑 • 血肿	• 识别患者： 　• 病史 　• 体格检查 　• 血小板计数 • 请血液科会诊并转诊 • 术前纠正存在的问题 • 局部止血（夹板、凝血酶、明胶海绵） • 若出现严重的中性粒细胞减少的患者，存在指征时需预防性使用抗生素 • 类固醇激素治疗的患者，考虑预防性使用抗炎药（见关于肾上腺功能不全的部分） • 禁用阿司匹林，其他非留体抗炎药，含阿司匹林的药物；需要镇痛时，可以使用对乙酰氨基酚	• 一般来说，血小板计数≥30 000/μl，可以实施口腔操作 • 若血小板计数≥50 000/μl，可以进行拔牙或小手术 • 若血小板计数80 000/μl～100 000/μl，可以进行大的口腔手术 • 血小板计数低于上述值需要输注血小板 • 严重的中性粒细胞减少（500/μl）或更少，某些机构（1 000/μl），某些手术操作需要预防性使用抗生素 • 许多原发性血小板减少症的儿童对类固醇激素治疗敏感，其血小板计数可以达到实施口腔操作的相应要求
血管壁异常（坏血病、感染、化学性、变态反应性、自身免疫性、其他物质或原因） 第24章 手术操作或任何损伤口腔黏膜完整性的操作后出血时间延长	• 口腔洁治术及手术操作后大量出血 • 瘀点 • 瘀斑 • 血肿	• 识别患者： 　○ 病史 　○ 临床表现 　○ 实验室检验结果一不可信 • 请血液科会诊 • 局部措施止血：夹板，凝血酶，明胶海绵，氧化纤维素，手术用凝血酶（见表24.6） • 避免致病的过敏反应，如果抗原已明确	• 应避免给这类患者进行手术操作，直至该问题解决或由血液科医生协助该患者术前准备且口腔医生准备好使用局部措施如夹板、凝血酶、微纤维胶原蛋白、明胶海绵、氧化纤维素、氨基己酸等轻控制大量出血（见表24.6）

续表

与口腔治疗相关的系统疾病	口腔表现	预防措施	治疗计划修改
获得性凝血功能障碍（肝病，广谱抗生素，吸收不良综合征，胆道梗阻，肝素，其他物质或原因） 第24章			
在有软组织或骨损伤的口腔操作后大量出血	• 大量出血 • 自发出血 • 瘀点 • 血肿	• 识别存在上述状况的患者的方法应包括： 　• 病史 　• 临床检查所见 　• 筛查性实验室验结果—肝病会有凝血酶原时间（延长），血小板（计数减低如果存在脾功能亢进） • 应提供会诊和转诊 • 口腔操作前准备可能包括由内科医生提供的维生素K注射和血小板置换（如果存在适应证） • 应采取局部止血措施（见表24.6） • 肝病患者，避免使用经肝脏代谢的药物或减少使用剂量 • 不使用阿司匹林，其他非甾体抗炎药，或含有阿司匹林的药物	• 除在血液科医师会诊的患者进行术前准备的基础上，否则不可以进行任何口腔操作
使用香豆素类抗凝药（华法林） 第24章			
在有软组织或骨损伤的口腔操作后大量出血	• 大量出血 • 血肿 • 瘀点 • 罕见情况下，自发出血	• 通过以下方式识别出使用抗凝药物或香豆素类药物的患者 　• 病史 　• 筛查性实验室评估时请会诊。 • 关于抗凝程度评估应会诊： 　• 如果INR为3.5或以下，大部分手术操作可以进行 　• 如果INR高于3.5，抗凝药物需要减量。（INR下降至围术期值可能需要几日，手术前需要得到新鲜的化验结果以证实） • 进行大型口腔手术的患者需采取个体化管理；大部分病案中，在手术时INR被控制在3.0以下 • 大手术可考虑低分子肝素过渡 • 手术要开始前及之后每6~8小时使用氨基己酸冲洗，能帮助止血。术后也应采取局部处理止血措施（见表24.6）	• 在完成会诊，且抗凝程度在可接受范围内，才可以进行口腔操作；如果抗凝剂量需要下调，口腔操作需需后延2~3日 • 避免使用阿司匹林及含有阿司匹林的药物。术后止痛使用对乙酰氨基酚（扑热息痛）

续表

与口腔治疗相关的系统病	口腔表现	预防措施	治疗计划修改
弥散性血管内凝血（DIC） **第24章** 侵入性操作后大量出血，在慢性疾病中，可能出现广泛性凝血栓	• 自发性牙龈出血 • 瘀点 • 瘀斑 • 侵入性口腔操作后出血时间延长	• 识别患者的方法包括以下： 　○ 病史——轻微外伤后大量出血；鼻子、牙龈、消化道、泌尿道的自发出血；近期感染、烧伤、休克、酸中毒等史；癌症史；癌症常与慢性弥散性血管内凝血相关，后者在临床上的表现形式通常是血栓而非出血 　○ 体格检查时发现以下症状的： 　　1. 瘀点 　　2. 瘀斑 　　3. 牙龈自发出血，鼻子、耳朵等处出血 • 实验室筛查结果如下： 　1. 急性DIC——凝血酶原时间（延长），凝血酶时间（延长），血小板计数（减低） 　2. 慢性DIC——大多数结果可能正常，但纤维蛋白溶解产物存在[D-二聚体（D-dimer）试验结果呈阳性] • 如果一定需要进行侵入性口腔操作，应联系血内科会诊及转诊，并附上以下信息： 　○ 急性DIC——冷沉淀，新鲜冷冻血浆，血小板 　○ 慢性DIC——抗凝剂如肝素或维生素K拮抗剂 　○ 禁止使用阿司匹林及含阿司匹林的药物 • 采用局部止血措施（见表24.6） • 抗生素治疗被认为可预防术后感染	• 基于DIC的病因，应该更改治疗方案如下 　○ 急性DIC中——不应进行常规口腔治疗，直到得到评估且病因被纠正 　○ 慢性DIC中——不应进行常规口腔治疗，直到得到评估且纠正病因可纠正的病因被纠正，如果阿司匹林纠正的病因致患者预后差（如癌症晚期），小部分口腔治疗在满足适应证时可进行 • 避免使用阿司匹林，其他非甾体抗炎药，及含有阿司匹林的药物 • 不能使用氨基己酸（ε-aminocaproic acid, Amicar），氨甲环酸（tranexamic acid），或去氨加压素（desmopressin）；因为这些药物可能使已有的凝血功能紊乱并加重出血 • 对乙酰氨基酚单独或与可待因联合，可以用于术后止痛

续表

与口腔治疗相关的系统疾病	口腔表现	预防措施	治疗计划修改
血小板释放异常 第 24 章 侵入性操作后出血过多	• 术后出现出血过多 • 当存在任何其他血小板凝血异常时,瘀点、瘀斑、血肿	• 识别患者: 　• 病史——近期使用阿司匹林,吲哚美辛,保泰松(苯基丁氮酮),布洛芬或磺吡酮;存在其他血小板或凝血异常 　• 体格检查——通常无异常体征,除非合并其他血小板或凝血异常 　• 实验室检查——部分凝血活酶时间(延长) • 大多数没有合并其他血小板或凝血异常的患者,服用以上提及的药物,术后并不会出血过多 • 对于部分凝血活酶时间延长的患者,进行任何手术操作前都应该转诊至血液科进行评估 • 择期手术未要求停药至少 3 日并用合适的方法治疗合并其他血小板和凝血异常	• 对于没有合并其他血小板或凝血异常的患者,通常不需要
原发性纤维蛋白溶解异常 第 24 章 侵入性操作后出血过多	• 侵入性口腔操作后出血时间延长 • 黏膜黄疸 • 瘀斑	• 识别患者: 　• 病史——肝脏疾病,肺癌,前列腺癌,中暑 　• 体格检查 　　1. 黄疸 　　2. 蜘蛛痣 　　3. 瘀斑 　　4. 血肿 　• 实验室检查: 　　1. 血小板计数(通常正常) 　　2. 凝血酶原时间(延长) 　　3. 部分凝血活酶时间(延长) 　　4. 凝血酶时间(延长) • 任何侵入性操作之前,请内科会诊并转诊;氨基己酸治疗会抑制纤溶酶或纤溶酶激活物	• 晚期癌症患者应该只提供紧急的和预防性的口腔治疗;一般不适合进行复杂的口腔修复;对于其他患者,在提前预防出血过多(氨基己酸)之后,可以实施大多数口腔治疗

续表

与口腔治疗相关的系统疾病	口腔表现	预防措施	治疗计划修改
低分子肝素（依诺肝素，阿地肝素，达替肝素，那曲肝素，瑞维肝素，亭扎肝素）治疗 **第 24 章** 1. 人工膝关节或髋关节置换患者出院后需使用约 2 周低分子肝素 2. 并发症包括： 　a. 出血过多 　b. 贫血 　c. 发热 　d. 血小板减少 　e. 外周水肿	• 牙龈出血 • 瘀点 • 瘀斑 • 罕见情况，口腔操作之后出血过多	• 推迟治疗至停药后 • 停药后约第 2 日实施手术；止血后继续用药 • 进行手术且使用局部止血防止出血过多（若预期没有大量出血时首选）	• 通常不需要
抗血小板治疗（阿司匹林，阿司匹林+双嘧达莫，布洛芬） **第 24 章** 1. 用于预防心肌梗死和脑卒中的发生或复发 2. 并发症： 　a. 出血过多 　b. 消化道出血 　c. 耳鸣 　d. 支气管痉挛	• 牙龈出血 • 瘀点 • 瘀斑 • 罕见情况下，口腔操作之后出血过多	• 如不存在其他并发症，通常可以进行口腔操作和手术	• 通常不需要，除非存在其他医学问题，如近期发生心肌梗死或脑卒中
纤维蛋白原受体治疗（GP Ⅱ b/Ⅲ a 抑制剂——阿昔单抗，替罗非班）：ADP 抑制剂（氯吡格雷，噻氯匹定） **第 24 章** 1. 用于预防心肌梗死和脑卒中复发 2. 并发症包括： 　a. 出血过多 　b. 消化道出血 　c. 中性粒细胞减少 　d. 血小板减少	• 牙龈出血 • 瘀点 • 瘀斑 • 罕见情况下，口腔操作之后出血过多 • 不良反应增加感染（中性粒细胞减少）和出血（血小板减少）的风险		• 通常不需要，除非存在其他医学问题，如近期发生心肌梗死或脑卒中 • 美国糖尿病协会（American Diabetes Association）和美国心脏协会（American Heart Association）共同发表声明，对于存在心脏支架的患者，在接受侵入性口腔治疗期间，不应该停止双重抗血小板治疗（氯吡格雷和阿司匹林）

续表

与口腔治疗相关的系统疾病	口腔表现	预防措施	治疗计划修改
先天性凝血功能障碍(血友病) **第 25 章** 1. 口腔操作后大量出血 2. 人类获得性免疫缺陷病毒(HIV)、乙肝病毒、丙肝病毒感染者有传染风险(见附录 B)	• 自发出血 • 有软组织或骨损伤的口腔操作后出血时间延长 • 血肿 • 在接受了被感染的血制品的替代治疗的 HIV 感染者中可见口腔病损(大部分病案发生在 1986 年之前)	• 识别患者方法如下 ○ 病史——亲人中有出血问题,如外伤或手术后大量出血 ○ 体格检查发现: 　1. 瘀斑 　2. 关节积血 　3. 夹层血肿 ○ 筛查实验-凝血酶原时间(正常),活化部分凝血活酶时间(延长),凝血酶时间(正常),血小板计数(正常) • 为进行诊断,治疗及口腔治疗术前准备,应请会诊及转诊 • 替代选择如下 ○ 冷沉淀(很少使用) ○ 新鲜冷冻血浆(很少使用) ○ Ⅷ因子浓缩剂,包括 　1. 热处理的浓缩剂 　2. 纯化Ⅷ因子 　3. 重组Ⅷ因子 　4. 猪Ⅷ因子 • 对轻-中度Ⅷ因子缺乏,可以考虑使用: 　1. 1-脱氨基-8-D-右旋精氨酸加压素(去氨加压素)(1-Desamino-8-D-arginine vasopressin)(口服或经鼻给药) 　2. 氨基己酸冲洗或口服 　3. 氨甲环酸,但美国无口服溶液制剂及口服片剂 　4. 部分轻-中度Ⅷ因子缺乏的患者需要进行Ⅷ因子替代治疗 　5. 治疗基本在门诊完成 • 对严重Ⅷ因子缺乏的患者,使用以下措施减轻病情: ○ 前述用于轻-中度Ⅷ因子缺乏患者的药物更高剂量的Ⅷ因子 ○ 低反应型(对Ⅷ因子抗体反应低)患者 　极高剂量的Ⅷ因子	• 除非患者在术前准备的基础上进行术前血液科医生会诊,否则不可以进行任何口腔操作 • 避免使用阿司匹林、其他非甾体抗炎药,及含有阿司匹林的药物;使用对乙酰氨基酚(泰诺)或与可待因合用

续表

与口腔治疗相关的系统疾病	口腔表现	预防措施	治疗计划修改
		• 高反应型（对Ⅷ因子抗体反应高）患者 　○ 不进行择期手术 　○ 用于轻-中度缺乏的药物 　○ 高剂量猪Ⅷ因子浓缩剂 　○ 未活化的凝血酶原或其复合物浓缩剂 　○ 活化的凝血酶原或其复合物浓缩剂 　○ 血浆置换 　○ Ⅶa因子 　○ 类固醇激素 　○ 极少的病案中，血浆置换 • 根据会诊结果在门诊治疗患者（轻-中度缺乏，无抑制物） • 采用局部止血措施（如夹板、凝血酶、微纤维化的胶原蛋白）止血（见表 25.6） • 避免使用阿司匹林、其他非甾体抗炎药，及含有阿司匹林的物质	
血管性假性血友病（Von Willebrand 病） 第 25 章 侵入性口腔操作后大量出血	• 自发出血 • 有软组织或骨损伤的口腔操作后出血时间延长 • 瘀点 • 血肿	• 识别患者方法包括： 　○ 亲人中有手术或意外伤等后出血问题病史 　○ 体格检查发现： 　　· 瘀点 　　· 血肿 　○ 筛查化验结果-可能有部分凝血活酶时间延长，血小板计数减少 • 为进行诊断、治疗，及口腔治疗术前准备，应请会诊及转诊 • Ⅰ型及很多Ⅱ型患者需要以下治疗： 　○ 1-脱氨基-8-D-右旋精氨酸加压素（去氨加压素和氨基己酸） 　○ 局部止血措施（见表 25.6） • 可以在门诊治疗 • Ⅲ型及部分Ⅱ型患者需要以下治疗： • 新鲜冷冻血浆 • 冷沉淀 • 特殊Ⅷ因子浓缩剂（含血管性血友病因子的） • Humate-P • Koate HS • 局部止血措施（见表 25.6） • 基于会诊结果，可能可以在门诊治疗患者 • 避免使用阿司匹林、其他非甾体抗炎药，及含有阿司匹林的物质	• 除非患者在血液科医生会诊的基础上进行术前准备，否则不可以进行侵入性口腔操作 • 可以为这些患者提供大多数口腔操作，包括复杂复位 • 着重强调维持口腔卫生，局部使用氟化物，及饮食 • 使用对乙酰氨基酚或冷水待因联合可以用于术后止痛

续表

与口腔治疗相关的系统疾病	口腔表现	预防措施	治疗计划修改
焦虑 第28章 1. 极度恐惧 2. 回避口腔治疗 3. 血压升高 4. 突发心律不齐 5. 对口腔用药出现不良反应,药物相互作用	• 通常无症状 • 与用药不良反应相关的口腔病变	• 行为方面——口腔医生需做到以下: 　○ 提供有效的沟通(直接,诚实) 　○ 解释接下来会发生什么 　○ 尽可能使手术"无痛" 　○ 鼓励患者在任何时刻提出问题 　○ 使用放松手段,如,催眠,音乐,等等 • 药理方面:牙医需在有适应证时提供以下处理: 　○ 口腔镇静——阿普唑仑,地西泮,三唑仑 　○ 吸入镇静——氧化亚氮 　○ 肌肉注射镇静——咪达唑仑,哌替啶 　○ 静脉镇静——地西泮,咪达唑仑,芬太尼 　○ 止痛药物——水杨酸或非甾体抗炎药,对乙酰氨基酚,可待因,羟考酮,芬太尼 　○ 辅助用药——抗抑郁药物,肌肉松弛剂,类固醇激素,抗惊厥药,抗生素	• 推迟复杂口腔操作,直至患者在口腔诊室中更加自在 • 与患创伤后应激障碍的患者间建立信任和沟通很重要 • 可能需要转诊以确诊和治疗口腔相关惊恐发作或恐惧症
进食障碍:神经性厌食症和神经性贪食症 第28章 1. 厌食症患者处于自我饥饿状态(严重的体重下降),可能出现低血压,心动过缓,严重的心律失常,死亡 2. 贪食症患者存在血电解质紊乱,食管或胃破裂,心律失常,及死亡的风险 3. 贪食症患者可能使用物理方式(将手指伸到咽喉部)或呕吐根管剂(将手法可以导致肌病或心肌病)诱发呕吐;贪食症患者可能会使用泻剂和利尿剂通二便 4. 某些患者同时出现厌食症的症状和体征	• 对于贪食症患者,注意以下情况: 　• 牙齿的舌侧面受损(通常上颌牙) 　• 口腔卫生不良的患者患龋齿和牙周疾病的风险增加 　• 广泛的龋齿(饮食相关——大量碳水化合物) 　• 牙齿对温度变化敏感 • 对于厌食症患者,注意以下情况: 　• 若没有合并贪食症,口腔表现不常见 　• 唾液腺疾病 　• 若口腔卫生不良,患龋齿和牙周疾病的风险增加	• 体重严重下降,无溢病史或其他病史或低血压时,转诊 • 明确牙齿舌面受损的原因。考虑转诊至内科和心理科 • 教育患者厌食症并发症(低血压,严重的心律失常,死亡)和贪食症并发症(胃和食道撕裂,心律失常,死亡)的严重性	• 避免选择性的口腔操作直到患者情况稳定 • 通常,在贪食症或厌食症患者健康状态获得显著改善之前,重点是维持口腔卫生和非复杂性的口腔修复 • 对于贪食症患者,在通便得到控制之前,避免复杂的口腔修复操作。然而,对处于活动性通便的患者,牙冠可以帮助固定牙齿或消除牙齿对温度敏感的症状

续表

与口腔治疗相关的系统疾病	口腔表现	预防措施	治疗计划修改
抗焦虑药(控制焦虑):苯二氮䓬类——氯氮䓬、地西泮、劳拉西泮、奥沙西泮、阿普唑仑 **第28章** 1. 药物不良反应: 　a. 日间镇静 　b. 攻击性行为 　c. 遗忘(老年人) 2. 药物相互作用(抑制中枢神经系统): 　a. 抗精神药 　b. 抗抑郁药 　c. 麻醉剂 　d. 镇静药 　e. 抗组胺药 　f. 组胺 H_2 受体拮抗剂	• 通常无明显的口腔表现	• 建议患者服药期间不要开车 • 对于老年人,降低剂量 • 对于正在服用其他抑制中枢神经系统药物的患者,限制剂量 降低剂量: • 老年人 • 正在服用西咪替丁、雷尼替丁、红霉素的患者 闭角型青光眼患者禁用	• 正在服用镇静药、麻醉剂,及抗组胺药的患者,停用或降低剂量 • 服用这些药物的患者,可以接受所有符合适应证的口腔操作 • 使用短效抗焦虑药以避免患者耐受或依赖
抑郁症和双相障碍 **第29章** 1. 对口腔健康毫无兴趣 2. 增加自杀风险的因素: 　a. 年龄——青少年和老年人风险最大 　b. 慢性疾病、酒精依赖、药物滥用、抑郁 　c. 近期诊断出严重疾病(如艾滋病、癌症) 　d. 之前存在自杀企图 　e. 近期因精神病住院 　f. 亲人去世 　g. 独居或缺乏社交缺失 3. 服用的药物存在显著不良反应,可能与口腔试剂存在相互作用	• 抑郁——口腔卫生不良及与抗抑郁药相关的口干燥(症)会增加龋齿、牙周疾病的风险;面颌疼痛综合征和苦痛 • 躁狂——刷牙和牙线使用过度导致软组织损伤和牙齿磨损 • 与治疗抑郁和躁狂症相关的口腔损伤	• 若患者严重抑郁: 询问自杀想法: 　1. 是否有自杀计划 　2. 是否有实施计划的方式 • 立马转诊自杀患者 如果可能,告知家属 • 全面获取病史,包括用药(处方药、非处方药、中草药)(见表29.7),避免使用有明显相互作用的药物 • 如果病史和体格检查提示存在明显的药物不良反应,应转诊至内科医生	• 患者经常对口腔健康或家庭护理方法毫无兴趣,牙齿修复不良修复常见 • 抑郁发作期间,重点是最大可能地维持口腔健康 • 只进行紧急的口腔治疗,选择性的和复杂的操作应该延迟至抑郁和躁狂得到有效控制之后
精神分裂症 **第29章** 1. 口腔诊疗期间,患者可能很难交流和不配合治疗 2. 明显的药物不良反应是常见的,口腔医生使用的药物可能与患者服用的药物产生相互作用(见相关抗精神病药物的部分)	• 通常无口腔表现 • 口腔损伤可能是未来自伤或药物的不良反应(见关于抗精神病药物的部分)	• 让家属或照料者陪伴患者 • 安排上午就诊 • 避免对抗性或权威性的态度 • 只在患者控制良好的情况下,实施选择性的口腔治疗 • 考虑使用地西泮或奥沙西泮镇静	• 重点是通过预防和控制口腔疾病维持口腔卫生和舒适 • 家属或照料者必须帮助患者进行家庭口腔护理 • 复杂的口腔操作通常不适合患者

续表

与口腔治疗相关的系统疾病	口腔表现	预防措施	治疗计划修改
抗抑郁药 **第 29 章** 1. 药物不良反应(症)： 　a. 口干燥(症) 　b. 低血压 　c. 直立性低血压 　d. 心律失常 　e. 恶心、呕吐 　f. 白细胞减少、贫血、血小板减少、粒细胞缺乏 　g. 躁狂、癫痫发作 　h. 高血压(文拉法辛) 　i. 性欲减退 2. 药物相互作用： 　a. 肾上腺素 　　• 高血压危象 　　• 心肌梗死 　b. 镇静药、催眠剂、麻醉剂、及巴比妥类药物，导致呼吸抑制 　c. 阿托品：眼内压升高 　d. 抑制华法林代谢，造成出血 3. 服用单胺氧化酶抑制剂患者必须避免使用含有酪氨酸的食物(可能造成严重的高血压)	• 口腔表现一般与药物无关，除非出现下列药物不良反应： 　• 口干燥(症)——增加龋齿、牙周疾病、黏膜炎风险 　• 白细胞减少——感染 　• 血小板减少——出血	• 通过病史和用药史识别正在服用这些药物的患者 • 识别有明显药物不良反应的患者： 　• 病史 　• 体格检查——血压、脉率、出血、软组织损伤、感染 • 转诊有明显药物不良反应的患者 • 咨询患者内科医生，明确患者目前的状态和用药 • 尽量减少直立性低血压的影响 　• 缓慢改变治疗椅位置 　• 帮助患者从治疗椅位置 • 避免给青光眼患者使用阿托品 • 谨慎使用肾上腺素，只使用低浓度的肾上腺素 • 查询药物的不良反应及与口腔试剂的药物相互作用 • 不要混用不同类别的抗抑郁药	• 在抑郁症被药物或行为方式控制之前，避免选择性的口腔操作 • 局部麻醉药： 　• 对于大多数口腔操作，使用不含血管收缩药的麻醉剂 • 对于手术术或复杂的修复操作： 1. 肾上腺素是可选的血管收缩药 2. 使用 1∶100 000 浓度的肾上腺素 3. 注射前回抽 4. 一般不超过 2 支 • 不要局部使用肾上腺素止血，不要在排龈线上使用肾上腺素 • 口干燥(症)治疗(见附录 C)

抗躁狂（心境稳定）药物

第29章

与口腔治疗相关的系统疾病	口腔表现	预防措施	治疗计划修改
1. 锂盐 a. 不良反应包括以下： · 恶心、呕吐、腹泻 · 金属般味道 · 口干燥（症） · 甲状腺功能减退 · 尿崩症 · 心律不齐 · 镇静 · 癫痫 b. 药物相互作用（毒性）包括以下： · 非甾体抗炎药 · 利尿剂 · 红霉素 2. 丙戊酸、卡马西平、拉莫三嗪 a. 不良反应包括以下： · 恶心、共济失调，视物模糊 · 震颤 · 口干燥（症） · 粒细胞缺乏（感染） · 血小板功能障碍（出血） · 癫痫，如果突然停止 · Stevens-Johnson 综合征 · 罕见自身观念 b. 药物相互作用（毒性）包括以下： · 红霉素 · 异烟肼 · 西咪替丁	· 锂盐（金属味） · 丙戊酸和卡马西平 · 口腔溃疡 · 出血 · 感染 · 舌震颤	· 通过病史及患者服用这类药物的用药史 · 出现严重不良反应时转诊至内科医生生处 · 在使用锂盐的患者中，避免使用非甾体抗炎药或红霉素或减少使用剂量 · 在使用丙戊酸或卡马西平的患者中，避免使用红霉素或减少使用剂量 · 服用拉莫三嗪的患者如果有刺痛、痒等症状，可能是 Stevens-Johnson 综合征（发病过程中）的最初症状；应转诊内科医生处考虑是否更改用药	· 对使用锂盐或抗惊厥药将症状控制良好的患者，不需要特殊修改治疗方案 · 表现有锂盐中毒的症状、体征的患者，应转诊至其内科医生处评估 · 服用锂盐的患者选择停止痛药时应避免留体抗炎药或减少使用剂量，以防止锂中毒 · 服用丙戊酸或卡马西平的患者也需避免使用非甾体抗炎药 · 服用抗惊厥药（丙戊酸或卡马西平）的患者出现口腔溃疡、感染，或出血应转诊并评估

与口腔治疗相关的系统疾病	口腔表现	预防措施	治疗计划修改
抗精神病（安定）药物 第29章 1. 药物副作用包括以下： a. 低血压 b. 急性肌张力障碍 c. 帕金森 d. 迟发性运动障碍 e. 口干燥（症），干眼 f. 眩晕，体位性低血压 g. 性功能障碍 h. 癫痫 i. 抗精神病药致恶性综合征 j. 粒细胞缺乏症 2. 药物间相互作用包括以下： a. 延长或加强以下物质的作用： 　• 酒精 　• 镇静药，安眠药，阿片样物质，抗组胺药 　• 抗心律失常药——增加心律不齐风险 b. 抗惊厥药物——减弱抗精神病药物的疗效 c. 抗高血压药物——增加低血压风险 d. 红霉素——增加抗精神病药物血药浓度 e. 拟交感神经药（肾上腺素）——口腔使用剂量引起低血压的风险极低	• 无特别的口腔发现与这些药物相关，除非出现以下药物副作用 • 粒细胞缺乏——溃疡，感染 • 口干燥（症）——黏膜炎，龋齿，牙周病 • 白细胞减少——感染 • 血小板减少——出血 • 迟发性运动障碍——嘴唇及舌的不受控制的运动	• 识别患者： • 精神障碍病史（患者可能在使用抗精神病药物） • 请患者列出他们正在服用的所有药物 • 识别出近期出现不良反应的患者 • 转诊出现严重不良反应的患者 • 咨询患者各内科医生，以明确其状态和用药 • 减少剂量或避免使用 • 肾上腺素 • 镇静药，安眠药，阿片样物质，抗组胺药 • 红霉素	• 局部麻药药指南包括以下： • 如果可能，大多数口腔操作麻醉时不使用血管收缩药 • 对手术或复杂的重建操作，选择肾上腺素作为血管收缩药 　1. 使用浓度 1：100 000 　2. 注射前回抽 　3. 通常，使用2支或更少 • 不应局部应用肾上腺素止血或将肾上腺素用于排眼线 • 基于患者需求及意愿，可以提供任何口腔操作 • 如果存在口干燥（症），提供相应治疗（见附录C） • 迟发性运动障碍的患者可能较难处理；如果这一不良反应为新近出现的，将患者转诊至内科医生处评估是否更改用药

续表

与口腔治疗相关的系统疾病	口腔表现	预防措施	治疗计划修改

躯体化障碍——转化障碍、疼痛障碍、人为障碍
第29章
1. 躯体化障碍
  a. 分离症状,无与已知解剖通路相符合的躯体病因
  b. 起病初期有精神因素参与
  c. 可能作为减轻患者的防御机制(原发性获益)
  d. 无需工作,得到别人关注等(附带获益)
  e. 随访这些患者,有10%~50%可能出现躯体性疾病
2. 人为障碍
  a. 有意的行为导致身体或精神体征
  b. 无外界刺激情况下出现自伤行为导致症状
  c. 更常见于男性及医疗服务从业者
	• 与躯体化障碍相关的口腔症状举例:
	  ○ 舌烧灼感
	  ○ 舌疼痛
	  ○ 软组织木木感
	  ○ 面部疼痛感
	• 口腔人为损伤举例:
	  ○ 自行拔牙
	  ○ 用指甲抠牙眼
	  ○ 牙龈用手刀损伤
	  ○ 嘴唇,口腔黏膜化学烧伤
	  ○ 嘴唇,口腔黏膜热烧伤
		• 为诊断及管理将存在精神障碍的患者转诊,仍以口腔医生立场参与患者治疗
		• 与患者讨论造成其症状的可能原因,排除造成这些症状的潜在系统疾病
		• 继续查找可能与潜在的系统或局灶疾病相关的症状、体征
			• 除非确诊口腔疾病,否则不能仅基于患者的症状为患者提供口腔治疗
			• 仅应在彻底地检查一段时间后仍未能发现可以解释症状的病理证据时,才确立口腔躯体化症状这一诊断
			• 维持良好的口腔健康,为患者提供牙齿修复,但躯体化症状被控制前应避免复杂口腔操作
			• 患者可能坚持要求口腔医生"做点什么"以减轻他们的症状,例如拔牙或拔出牙根管治疗;口腔医生一定要避免进行类似的无适应证的干预
			• 可以给患者使用抗抑郁药和止痛药以安抚

吸毒和酒精滥用 **第30章** 1. 吸毒者可能通过欺骗性请求或行为,去获取管制药品 2. 患者可能并未诊断出酒精滥用或吸毒 3. 如果给予甲基苯丙胺(冰毒)和可待因滥用患者肾上腺素,存在发生急性高血压的风险 4. 酒精滥用患者可能由于肝脏疾病,从而存在大量出血,药物代谢不可预测,感染的风险 5. 瞳孔扩大,血压升高,心律可能暗示近期使用过毒品,心律失常、心肌梗死的风险	• 对于吸毒者或酒精滥用者,由于忽视口腔卫生,可能存在广泛的龋齿和牙周病; 甲基苯丙胺(冰毒)经常导致广泛的龋齿("Meth牙") • 酒精滥用和酒精相关的肝脏疾病可能会影响麻醉剂的效果 • 酒精滥用是口腔癌症的危险因素,尤其在合并吸烟时 • 吸毒和酒精滥用可能导致口干燥(症) • 酒精滥用可能导致瘀点、瘀斑,腮腺肿大	• 注意提示物质滥用的体征和症状 • 与患者讨论令人担忧的情况,转诊至内科医师行进一步评估,推荐康复咨询服务 • 若存在明显的酒精滥用,术前应考虑检查肝功能开具管制药品;若需要对酒精滥用有疑虑,限制数量 • 对酒精正在康复中的物质滥用者,尽量避免使用管制药品 • 对甲基苯丙胺(冰毒)或待因使用者,避免使用肾上腺素	• 若病史或临床表现提示患者正在吸毒或滥用酒精,推迟选择性的口腔治疗,鼓励患者去寻求医疗照护 • 若患者明显忽视口腔卫生,在进行任何重大口腔治疗之前,要求患者展示口腔护理的兴趣和能力 • 若患者由于酒精性肝病而处于免疫抑制状态,应该积极治疗口腔感染 • 阿片类物质过量时,使用纳洛酮拮抗它的作用

(景泉　庄喆)

第 1 部分

患者评估与风险估计

第1章　患者评估与风险估计

口腔科的技术和操作在不断进步,患者类型也在不断改变。医学进步延长了人的寿命,使之前的致死性疾病能够得到治疗。例如,手术替换受损的心脏瓣膜,旁路移植术及球囊或支架开通闭塞的冠状动脉,器官和骨髓移植,控制重度高血压,管理或控制多种恶性肿瘤与免疫缺陷。

由于口腔科患者数量在不断增加,尤其是患有慢性疾病的老年患者数量的增加,口腔科医生必须熟悉各种疾病和药物。许多慢性疾病及其治疗使得口腔的治疗方案必须作调整,否则,可能导致严重的临床后果。

对于患有其他疾病的口腔患者,口腔诊疗成功的关键是对患者进行全面的评估,明确患者是否可以安全耐受计划的治疗操作。必须解决的根本问题是口腔治疗的益处是否超过发生治疗相关的并发症的风险。评估时需要全面地询问病史,与患者讨论所有相关的问题,确定患者正在服用(或应该服用)的药物,体格检查获得疾病的症状和体征,获取生命体征,查看目前影像学和实验室检查结果,必要时进行会诊。所有这些信息都可用于评估与特定因素相关的问题的风险。这个过程可使用框1.1中用"ABC"形式总结的清单。

框1.1	患者及风险评估的总结

A

意识(awareness)
- 必须意识到患有其他疾病的口腔患者可能在口腔治疗过程中发生不良后果

P

患者评估与风险估计(patient evaluation and risk assessment)
- 询问病史并与患者讨论相关的事情
- 确定患者正在服用(或应该服用)的药物
- 体格检查获得疾病的症状和体征,获取生命体征

如果患者的疾病控制不好或患者存在未诊断的问题或患者健康状态不明确,需进行会诊

A

抗生素(antibiotics)	患者需要预防性或治疗性使用抗生素吗?患者正在使用抗生素吗?患者有感染风险吗?
镇痛药(analgesics)	患者正在服用可能增加出血的阿司匹林或其他非甾体抗炎药吗?治疗操作后是否需要镇痛药?
麻醉(anesthesia)	是否存在与局麻药或血管收缩药有关的问题或担忧?
焦虑(anxiety)	患者需要镇静药或抗焦虑药吗?

B

出血(bleeding)	有可能出现止血异常吗?患者正在服用的药物影响侵入性操作期间或之后的出血吗?
呼吸(breathing)	患者有呼吸困难吗?患者呼吸过快或过缓吗?

血压(blood pressure)	患者血压控制良好吗?口腔治疗过程中血压可能升高或降低吗?

C

耐受治疗的能力(capacity to tolerate care)	患者有足够的功能上(心血管)和情感上的能力去耐受计划的牙科手术吗?
椅位(chair position)	患者能耐受仰卧位吗?患者能承受快速的体位改变吗?

D

药物(drugs)	患者正在服用的药物或者口腔医生准备给予或开具的药物存在药物相互作用、不良反应或过敏吗?
装置(devices)	患者有需要特别考虑的人工或治疗装置(如人工心脏瓣膜、人造关节、支架、起搏器、动静脉瘘)吗?

E

仪器(equipment)	存在与口腔设备使用有关(如X线设备、电灼器、供氧设备、超声波清洗仪)的潜在系统疾病吗?牙科手术期间需要使用监测仪,如脉氧仪、二氧化碳监测仪、血压监测仪吗?
紧急情况(emergencies)	可能发生医疗紧急情况吗?通过调整治疗方案能预防医疗紧急情况发生吗?

F

随访(follow-up)	患者需要来复诊吗?与待在家中的患者联系足够完成治疗效果评估吗?

病史

对于每一位将要接受口腔治疗的患者,口腔医师必须询问病史。采集病史有两种基本方法。第一种方法是与患者(医学模型)面谈,医生向患者提问,然后在空白纸上记录下患者的回答。第二种方法是让患者填写问卷。后者最常用于口腔医疗实践,十分方便有效。然而,对于以问卷方式获得的医疗信息,口腔医生应该检查并与患者核实清楚从而决定有意义的发现和需要做调整的口腔治疗。

许多问卷都可以购买到电子版和纸质版。口腔医生也可以制定或修改问卷以满足他们个人医疗实践的具体需求。虽然病史问卷表可能在组织和细节方面有所不同,但获取基础疾病的信息方面是相同的。下面的部分按照身体各系统的顺序总结这些医学问题,指明询问特定问题的缘由,强调问卷或面谈中获得阳性结果的意义。随后的章节会详细讨论这些医疗问题中的大多数问题。

心血管疾病

口腔治疗中,患有心血管疾病的患者特别容易出现意外事件。

心力衰竭　心力衰竭本身不是一种疾病,而是由潜在的心血管疾病(如冠心病、高血压)导致的一种临床综合征。口腔医生应该明确心力衰竭的原因,评估其可能的影响。未被治疗的或有症状的心力衰竭患者,发生心肌梗死、心律失常、急性心力衰竭、猝死的风险增加,通常不对他们实施择期口腔治疗。治疗椅的位置可能影响呼吸功能,某些患者会无法忍受仰卧位。在特定情况下,比如严重的心力衰竭、服用毛地黄糖苷类药物(地高辛),应该避免使用血管收缩药,否则可能引发心律失常(第 6 章)。推荐使用压力缓解措施(框 1.2)。

框 1.2　常规压力缓解措施
• 就患者的害怕或担忧进行沟通
• 合理的就诊时间(安排在上午就诊更好)
• 术前镇静:治疗前 1 小时给予短效的苯二氮䓬类药物(如三唑仑 0.125~0.25mg),必要时,治疗前 1 日晚上也可以给予
• 术中镇静(N_2O-O_2)
• 彻底的局部麻醉:注射前表面麻醉
• 术中和术后充分镇痛
• 治疗当晚联系患者

心肌梗死　近期发生过心肌梗死(myocardial Infarction, MI)的患者不适合进行选择性的口腔治疗,因为在心肌梗死后的急性期,患者出现心肌梗死再发、心律失常、心力衰竭的风险增加。患者可能正在服用药物,如抗心绞痛药、抗凝药、肾上腺素拮抗剂、钙通道阻滞剂、抗心律失常药、洋地黄。由于可能的药物相互作用(与局部麻醉剂中的血管收缩药)、不良反应,以及其他方面的考虑,口腔医生可能需要调整口腔治疗方案(第 4 章)。推荐使用压力缓解措施(框 1.2)。

心绞痛　心肌缺血引起短暂的胸骨下疼痛,通常由体力活动或情感压力诱发,是冠心病常见且重要的症状。心绞痛患者发生心律失常、心肌梗死、猝死的风险增加,尤其是不稳定型心绞痛和重度心绞痛患者。多种血管活性药物(如硝酸甘油、β受体拮抗剂、钙通道阻滞剂)被用于治疗心绞痛,因此血管收缩药应谨慎使用。推荐压力缓解措施(框 1.2)。不稳定型或进展型心绞痛患者不适合进行选择性的口腔治疗(第 4 章)。

高血压　通过病史和血压测量明确高血压(血压>140/90mmHg)的患者,询问他们是否正在服用(或应该正在服用)降压药。治疗中的高血压患者出现血压升高的常见原因是未服用药物。当前的血压值和任何的临床症状与体征(如视力改变、眩晕、自发鼻出血、头痛),都可能与未控制的重度高血压有关。当患者服用某些降压药(如非选择性的 β 受体拮抗剂)时,血管收缩药的使用需谨慎(第 3 章)。钙通道阻滞剂与大环内酯类抗生素(如红霉素、克拉霉素)共用可能导致低血压。缓解压力和焦虑的措施也是合适的(见框 1.2)。对于未控制的重度高血压(血压≥180/110mmHg)患者,择期口腔治疗应该推迟至血压得到控制后,否则会增加出现脑卒中的风险。

心脏杂音　心脏杂音是由心脏收缩时血液湍流引起的振动产生的。正常的或异常的心脏瓣膜与血管都可以导致湍流。心脏杂音的出现可能暗示潜在的心脏疾病。首先要决定杂音的性质,咨询内科医生可能是必要的。对于因心脏瓣膜疾病(如二尖瓣脱垂、风湿性心脏病)而出现心脏杂音的患者,美国心脏协会(American Heart Association, AHA)之前的指南推荐使用抗生素预防感染性心内膜炎,然而,基于积累的科学证据,目前的指南取消了该推荐。如果杂音是由某些特定的心脏病(如以前的心内膜炎、人工心脏瓣膜、复杂的发绀型先天性心脏病)引起的,美国心脏协会建议对大多数牙科手术进行抗生素预防(第 2 章)。

二尖瓣脱垂　二尖瓣脱垂是指二尖瓣叶在心脏收缩期向左心房脱垂,因此二尖瓣关闭不全,导致血液从左心室反流至左心房。然而,并非所有二尖瓣脱垂患者都存在血液反流。对于接受侵入性牙科手术的二尖瓣脱垂伴反流的患者,之前的 AHA 指南推荐侵入性牙科手术前使用抗生素预防感染性心内膜炎;然而,基于积累的科学证据,目前的指南取消了该推荐(第 2 章)。

风湿热　风湿热是一种自身免疫疾病,发生在上呼吸道 β-溶血链球菌感染后,可能导致心脏瓣膜受损(风湿性心脏病)。对这类患者,AHA 目前不推荐预防性使用抗生素(第 2 章)。

先天性心脏病　严重的先天性心脏病中的某些类型的患者,主要是复杂性发绀型先天性心脏病(如法洛四联症)患者和先天性缺损的手术修复不完全的患者,发生感染性心内膜炎的风险增加。感染性心内膜炎会导致显著的致病率和死亡率。对于这类患者,AHA 推荐在大多数牙科手术中预防性使用抗生素;对于其他类型的先心病,AHA 不推荐预防性使用抗生素(第 2 章)。

人工心脏瓣膜　受损的心脏瓣膜可以被人工心脏瓣膜替代。人工心脏瓣膜发生感染性心内膜炎的风险大,感染性心内膜炎会导致显著的致病率和死亡率。因此,美国心脏协会建议,在大多数牙科手术前,对所有有人工心脏瓣膜的患者给予预防性抗生素治疗。人工心脏瓣膜的患者也可能正在使用抗凝剂去预防瓣膜相关的血栓。这些患者可能会出血过多,因此在任何侵入性操作之前,口腔医生必须判断抗凝的程度。

心律失常　心律失常通常与心力衰竭和缺血性心脏病有

关。压力、焦虑、体力活动、药物、低氧都可以诱发心律失常。在有心律失常倾向的患者中，局部麻醉剂中的血管收缩药应谨慎使用，剂量过大或不经意的静脉注射可能诱发心律失常。推荐使用压力和焦虑缓解措施（框 1.2）。患者服用的抗心律失常药物，可以造成直立性低血压或与血管收缩药发生不利的相互作用。抗心律失常药物也可以对口腔健康造成不利影响。房颤患者可能正在服用抗凝药或抗血小板药，其发生手术操作出血过多的风险会增加。某些心律失常患者需要起搏器或除颤器，这些患者并不需要预防性使用抗生素。特定类型的电设备（如电灼器）需谨慎使用，因为它们可能间歇地对这些装备产生电磁干扰（第 5 章）。严重的、有症状的心律失常患者不适合进行选择性的口腔医疗。

冠状动脉旁路移植术、血管成形术或支架　冠心病患者需要这些措施去开通阻塞的冠脉。目前更常见的心脏手术是冠状动脉旁路移植术。移植的动脉绕过冠脉阻塞的部分。这些患者不需要预防性使用抗生素。另外一种恢复血流的方式是球囊导管，它被插入部分阻塞的冠脉中，然后球囊充气，将粥样斑块压缩，然后放置一个金属网状支架去辅助保持血管通畅。放完支架后，患者需要服用一种或多种抗血小板药去降低支架相关的血栓的发生风险，因此发生手术操作出血过多的风险增加。对于球囊血管成形术（放置或没放置支架）的患者，不需要预防性使用抗生素（第 4 章）。

血液系统疾病

血友病或遗传性出血性疾病　对于遗传性出血性疾病（如血友病 A、血友病 B、血管性血友病）患者，任何造成出血的口腔治疗（包括龈下刮治和根面平整术）都存在严重出血的风险。口腔医生应该识别并与血液科医师合作治疗此类患者。对于严重的凝血因子缺乏患者，侵入性治疗前需要补充凝血因子，侵入性治疗后需要积极地止血（第 25 章）。

输血

对于存在输血史的患者，至少需要关注两方面。第一，明确输血原因（如遗传性或获得性出血性疾病），必要时调整口腔治疗方案。第二，明确患者是否存在 HBV、HCV、HIV 感染。实验室检查应包括白细胞计数、肝脏功能，必须遵守标准的感染控制流程（第 10、18、24 章）。

贫血

贫血与红细胞数目或红细胞携带氧气能力的显著下降有关。贫血原因可能是潜在的病理过程，如急性或慢性失血、红细胞生成减少、溶血。对于某些类型的贫血患者［如 6-磷酸葡萄糖脱氢酶缺乏症（G6PD）、镰状细胞贫血］，需要调整口腔治疗方案。对于贫血患者，口腔损伤、感染、伤口愈合延迟、低氧引发的不良反应都是需要关注的潜在系统疾病（第 22 章）。

白血病和淋巴瘤

取决于白血病或淋巴瘤的类型、疾病状态、白细胞计数、治疗方法，一些患者可能存在出血问题或伤口愈合延迟或容易感染。牙龈肿大、牙龈出血可能是白血病的征象。由于化疗药物引起的不良反应，口腔医生需要调整口腔治疗方案（第 23 章）。

抗血小板药物、异常出血倾向

当患者存在异常出血的病史或正在服用抗凝药物或抗血小板药物时，一个需要关注的问题出现，尤其在计划手术治疗的时候。口腔医生应该了解和评估不明原因的出血发作的情况。许多报告的出血与真实情况不符，口腔医生可以通过进一步询问病史和实验室检查进行辨别。正在服用抗凝药或抗血小板药的患者，需要评估术后出血风险。即使许多患者的治疗方案不需要改变，仍然需要使用实验室检查去帮助作此决定（第 24、25 章）。

神经系统疾病

脑卒中　口腔医生需要识别能够导致脑卒中的疾病（如高血压、糖尿病），以便对口腔治疗进行适当的修改。避免在脑卒中后的急性期进行择期口腔医疗，因为会增加再发脑卒中的风险。血管收缩药应该谨慎使用。抗凝药和抗血小板药可能造成出血过多。推荐使用压力和焦虑缓解措施（框 1.2）。一些脑卒中患者可能存在后遗症（如瘫痪、语言障碍、其他机体损伤），他们需要特定的口腔医疗或口腔卫生辅助。曲面断层 X 线片上可能看到颈动脉存在钙化的粥样斑块，它可能是脑卒中的危险因素，将患者转诊至内科（第 27 章）。

癫痫、癫痫发作、惊厥　口腔医生应该询问癫痫或癫痫大发作的病史，判断癫痫控制程度。识别并避免癫痫发作的诱因（如气味、强光）。某些用于治疗癫痫的药物的不良反应会影响口腔治疗，如苯妥英钠存在牙龈增生的不良反应。患者可能自行停用抗癫痫药，故在口腔治疗期间可能出现癫痫发作。因此，确认患者的药物依从性十分重要（第 27 章）。

行为障碍与精神病治疗　口腔医生应该识别行为障碍或精神病患者，明确问题的性质。这些信息可能帮助解释患者异常的、不被预期的、古怪的行为或抱怨，比如不可解释的或不同寻常的情况。另外，一些精神类药物与局麻药中的血管收缩药可能存在不良的相互作用。精神类药物会产生口腔的不良反应，如唾液减少、口干燥（症）。其他的药物不良反应，如肌张力异常、静坐不能、迟发性运动障碍，使口腔治疗变得复杂。对于对口腔治疗过度焦虑或恐惧的患者，需要采取压力缓解措施（框 1.2 和第 28、29 章）。

消化系统疾病

消化道溃疡、胃炎、结肠炎　消化道溃疡的患者不应该被给予刺激消化道的药物，如阿司匹林、其他非甾体抗炎药。结肠炎患者或存在结肠炎病史的患者不能服用特定的抗生素。许多抗生素都会导致一种特殊的严重的结肠炎（即伪膜性结肠炎），老年患者更加易感。某些治疗胃和十二指肠溃疡的药物可能导致口干燥（症）（第 11 章）。

肝炎、肝病、黄疸、肝硬化　病毒性肝炎患者可能是无症状携带者，可能会不知不觉地感染口腔医生或其他口腔患者。在病毒性肝炎中，只有乙型肝炎、丙型肝炎、丁型肝炎存在携带者状态。通过实验室检查能够识别出这些患者。必须遵守标准的感染控制流程。慢性乙型肝炎、慢性丙型肝炎患者可能进展为肝硬化，伴有肝功能受损或肝癌。肝功能受损可能导致出血时间延长、某些药物的代谢下降（包括局部麻醉药和镇痛药）（第 10 章）。

呼吸系统疾病

过敏或荨麻疹　患者可能对某些药物或口腔材料过敏。常见的药物过敏包括抗生素和镇痛药。乳胶过敏也很常见，对于这些患者，采用其他材料替换乳胶从而避免发生不良反应，如使用乙烯或无粉手套和乙烯橡皮障。真正对酰胺类局部麻醉药过敏的情况并不常见，口腔医生应该询问患者对物质的具体反应，这些信息可以帮助区分真正的过敏和物质不耐受或不良反应。过敏的症状和体征包括瘙痒、荨麻疹、皮疹、水肿、哮鸣、血管性水肿、流涕、流泪。单独的症状或体征，如恶心、呕吐、心悸、头晕，一般不是过敏，而是药物不耐受、药物不良反应或心理反应的表现（第 19 章）。

哮喘　哮喘类型、治疗药物、诱因应该被明确。压力可能是诱发因素，应该尽可能最小化（框 1.2）。询问患者是否存在前往急诊治疗急性哮喘发作的病史，这暗示更严重的哮喘。对于使用沙丁胺醇吸入剂治疗急性哮喘发作的患者，应该要求患者携带至口腔门诊（第 7 章）。

肺气肿和慢性支气管炎　对于慢性肺部疾病（如肺气肿、慢性支气管炎）患者，避免使用抑制肺功能或激惹气道的药物或操作。治疗椅的位置可能是重要的，某些患者可能不能耐受仰卧位。患者可能不能耐受橡皮障（rubber dam），因为它会引发窒息感。避免对严重的慢性肺部疾病患者使用高流量氧气，因为它可能降低呼吸动力（第 7 章）。吸烟是肺气肿和慢性支气管炎最常见的病因，口腔医生应该为愿意戒烟的患者提供帮助（第 8 章）。

肺结核　患者的肺结核病史与治疗情况应该被了解。皮肤或血液检测结果为阳性表示患者被结核杆菌感染过，目前并不一定处于活动期。大多数结核检测阳性患者不存在活动性疾病。活动性肺结核的诊断需要结合胸部 X 线摄像、痰培养、临床检查。潜伏性肺结核发展为活动性疾病的风险会增加，需要预防性使用抗结核治疗（如异烟肼）。活动性肺结核的药物治疗包括服用多种抗结核药物数月。随诊评估对于发现复发和治疗不彻底十分重要。艾滋病患者的肺结核发病率高，因此应该明确是否两者共存（第 7 章）。

睡眠呼吸暂停和打鼾　阻塞性睡眠呼吸暂停（obstructive sleep apnea，OSA）患者患高血压、心肌梗死、脑卒中、糖尿病、车祸的风险增加，应该接受治疗。阻塞性睡眠呼吸暂停的症状和体征包括打鼾、白天嗜睡、睡眠时可见的呼吸暂停。出现这些症状的患者应该被转诊至睡眠专科医生进行评估，转诊给管理阻塞性睡眠呼吸暂停的医师进行治疗。肥胖、脖子粗是阻塞性睡眠呼吸暂停常见的危险因素。治疗的金标准是正压通气，然而，许多患者不能忍受。其他治疗方法包括使用口腔矫治器和各种上呼吸道手术（第 9 章）。

肌肉骨骼疾病

关节炎　关节炎存在多种类型，最常见的是骨关节炎和类风湿关节炎。关节炎患者可能正在服用多种药物，如非甾体抗炎药、阿司匹林、类固醇皮质激素、细胞毒性药物、免疫抑制剂，它们会影响口腔治疗方案。口腔医生应该考虑出血和感染的倾向。治疗椅位置可能是一个影响身体舒适度的因素。对于单独发病或与合并类风湿关节炎的干燥综合征患者，口干（症）是一个问题。干燥综合征患者患淋巴瘤的风险增加。关节炎患者的手灵活性以及口腔卫生可能存在问题。另外，关节炎患者也可能存在颞下颌关节受累（第 20 章）。

人工关节　对于有人工关节的患者，人工关节可能在口腔治疗后发生感染。然而，对这类患者，目前的指南不推荐在任何可能导致菌血症的口腔治疗之前预防性使用抗生素（第 20 章）。

内分泌疾病

糖尿病　识别糖尿病患者并明确其类型、治疗方式及治疗效果。1 型糖尿病患者需要使用胰岛素控制血糖。2 型糖尿病患者通常通过饮食、口服降糖药等方式控制血糖，但一些 2 型糖尿病患者最终也需要使用胰岛素控制血糖。与 2 型糖尿病患者相比，1 型糖尿病患者存在更多并发症，在口腔治疗方面需要更多的关注。口腔医生需要识别提示糖尿病的体征与症状，包括多饮、多食、多尿、消瘦、频繁感染。长期的并发症包括失明、高血压、肾衰，这些都可能会影响口腔的治疗方案。明确患者糖尿病的控制水平十分重要。控制不好的糖尿病患者通常不能良好地抵御感染，可能存在严重的牙周疾病。如果使用胰岛素的患者没有进食，存在压力或发生感染，其可能在口腔诊室出现低血糖发作（第 14 章）。

甲状腺疾病　未控制的甲状腺功能亢进（甲亢）患者，可能对压力和 α_1 肾上腺素受体拟交感神经药高度敏感，因此血管收缩药通常被禁用。罕见情况下，感染或手术会引发甲状腺危象——严重的医学急症。甲亢患者可能出现烦躁、怕热、震颤、甲状腺肿大、突眼。甲状腺功能减低（甲减）的患者通常会补充甲状腺激素，从而帮助稳定体内甲状腺激素的水平。甲状腺癌是常见的头颈部癌症，早期发现和早期治疗可以治愈甲状腺癌。因此，甲状腺触诊对于检查甲状腺肿大或结节十分重要（第 16 章）。

泌尿生殖系统疾病

肾功能衰竭　识别慢性肾脏病或肾移植患者。口腔治疗必须考虑潜在的情况，如异常的药物代谢、免疫抑制剂治疗、异常出血、肝炎、感染、高血压、糖尿病、心力衰竭（第 12 章）。避免使用肾毒性药物，一些口腔医生使用的药物在肾功能受损时需要调整剂量。血液透析患者不需要预防性使用抗生素，但血液透析过程中给予的肝素会使侵入性操作期间或之后的出血时间延长。

性传播疾病　由于口腔-生殖器接触或继发于血行播散或免疫抑制，多种性传播疾病［如梅毒、淋病、HIV 感染（艾滋病）］存在口腔表现。口腔医生可能是首个识别这些情况的医生。另外，某些性传播疾病，包括 HIV 感染、乙型肝炎、丙型肝炎、梅毒，可能通过直接接触口腔伤口、血液、消毒不当的器械传染给口腔医生（第 10、13、18 章）。

其他情况和因素

吸烟与饮酒　吸烟是癌症、心血管疾病、肺部疾病、牙周疾病的危险因素。询问吸烟患者的戒烟意向并鼓励其戒烟（第 8 章）。口腔医生应该为愿意戒烟的患者提供帮助。大量饮酒是牙周疾病、恶性肿瘤、心脏疾病、肝脏疾病的危险因素。大量饮酒与吸烟结合是口腔癌症的重要危险因素。酒精依赖可以导致肝损伤和肝硬化。

吸毒和物质滥用　吸毒患者患感染性疾病[如乙型肝炎、丙型肝炎、HIV(艾滋病)、感染性心内膜炎]的风险增加。对于有吸毒史的患者、正在行康复治疗的酒精依赖者,麻醉性药物与镇静药的使用须谨慎,因为存在引起复发的风险。对于甲基苯丙胺(冰毒)或可待因使用者,避免使用血管收缩药,因为两者结合可能引发心律失常、心肌梗死、重度高血压。麻醉性药物或其他管控药品滥用的患者可能忙于从医生处开药和药物寻求活动(第30章)。

肿瘤与癌症　癌症患者存在复发风险,因此需要密切监测。癌症治疗方法(包括化疗药物、放疗)可能导致感染、牙龈出血、口腔溃疡、口干燥(症)、黏膜炎症、口腔侵入性治疗后的伤口愈合不良,所有这些都需要被考虑。对于使用静脉注射双磷酸盐或抗血管生成治疗转移性骨病的患者,存在药物相关性的下颌骨坏死风险,因此进行侵入性的操作应该谨慎(第26章)。

放疗和化疗　仔细评估存在头部、颈部、下颌放疗史的患者,因为放疗可以永久性地损伤下颌的血液供应,导致在拔牙、创伤、牙科手术进一步损伤下颌的血液供应之后出现放射性骨坏死。头颈部放疗会破坏唾液腺,导致唾液减少、龋齿增多,以及黏膜炎症。咀嚼肌纤维化导致的张口受限也可能发生在头颈部放疗后。化疗会产生许多不良反应,最常见的是严重的黏膜炎症,但化疗停止后可以逐渐恢复(第26章)。

类固醇激素　可的松和泼尼松属于类固醇皮质激素,它们被用于治疗多种炎性疾病和自身免疫疾病。它们的使用可能导致肾上腺功能不足和患者对感染或侵入性的牙科手术(如拔牙、牙周手术)应激不足。然而,大多数非侵入性的常规操作通常并不需要补充类固醇激素(第15章)。

手术或住院　住院史能提供既往严重疾病的记录,它可能对目前的口腔治疗产生重要影响。例如,患者可能因缺血性心脏病行心脏导管术、丙型肝炎而住院,这两种情况下,患者可能没有接受之后的随诊,因此住院史可能是一个识别基础疾病的有效方法。住院信息应该包括诊断、治疗、并发症。如果患者经历过手术,手术原因和任何相关的不良事件(如麻醉急救、手术后异常出血、感染、药物过敏)都应该被明确。

妊娠　在口腔治疗时,怀孕的或可能怀孕的女性需要特殊考虑。放射性影像、药物给予、口腔治疗时机方面应谨慎。妊娠期需要维持良好的口腔卫生的原因见第17章。

现任医师

作为病史的一部分,应该收集患者家庭医生、就诊原因、诊断、治疗的信息。如果就诊原因是常规体检,应该询问患者体检日期和是否发现任何异常。患者家庭医生的名字、地址、手机号码应该被记录,以便今后转诊。相比于定期就诊的患者,对没有家庭医生的患者更谨慎,尤其是对于几年内都未就诊的患者,因为可能存在未诊断的疾病。患者目前正在接受的医疗也帮助医生明确患者的健康状况,以及给予医疗服务的优先级。

药物

明确患者正在使用的或应该正在使用的所有药物和补充剂,研究它们的药理作用、不良反应,以及潜在的药物相互作用(附录D)。问诊时应该特意询问所有药物,因为患者通常并不提及非处方药(如阿司匹林)或中草药(附录E)。口腔医生应该有可信的、最新的、综合的药物信息来源,可以是纸质版、电子版或网页版。

患者的用药史可能是未提及疾病的唯一线索。患者没有提及的原因可能是认为不够重要或无意识的遗漏。患者通常会告知用于治疗某种疾病的药物,例如高血压患者可能不提及该疾病,但是说出治疗高血压的药物。由于治疗费用或其他原因,患者可能停用处方药,问诊时应该注意挖掘此种情况。

功能状态

除了询问患者特定的诊断,对从事日常体力活动的能力(功能状态)进行筛查也是重要的。任务代谢当量(metabolic equivalents of tasks,MET)对机体耗氧量进行定量,可以作为评估执行常见日常任务的能力的指标。患者能够满足特定活动 MET 要求的能力可以反映机体的一般状态。1MET 表示 1 个单位耗氧量,等于静息状态下氧气消耗 3.5ml/(kg·min)[1]。研究表明不能完成要求 4MET 的日常活动的患者,其围手术期出现严重的心血管事件(如心肌梗死、心力衰竭)的风险增加[2]。要求 4MET 的日常活动包括以 6.44km/h 的速度平地行走或爬一段楼梯(大概 10 阶)。超过 10MET 的活动包括游泳、网球单打。10~13MET 的锻炼能力表明身体状况良好。因此,不能无喘息、无疲劳、无胸痛地爬一段楼梯的患者,在口腔治疗期间出现并发症的风险增加,尤其是当患者合并其他危险因素和处于压力状态的时候。

体格检查

除了询问病史,应该对每一个口腔患者进行简短的体格检查,以便发现疾病症状或体征、治疗引起的不良反应。体格检查应该包括一般情况、生命体征、头颈部检查。

一般情况

有目的性的和得体的视诊可以了解患者的健康状态。仔细观察能使口腔医生意识到并识别出患者异常的特征或影响口腔治疗方案的疾病。一般情况包括观察患者的外表及暴露区域(包括皮肤、指甲、面部、眼、鼻、耳、颈部)。任何一个可见区域都可能呈现异常从而提示潜在的系统性疾病或系统性异常。

患者的外表和动作也可以提示他(她)的健康状态,例如:消耗的、恶病质的外表;无精打采的行为;不整洁的、肮脏的衣着和头发;身体异味;蹒跚步态;四肢瘦小或肥胖;弯曲的姿势;呼吸困难。牙医应该对呼吸气味保持敏感,呼吸气味可能与糖尿病酮症酸中毒、肾功能衰竭引起的高氨血症及肺部感染的腐败气味有关;酒精气味与酒精滥用及酒精性肝病有关。

皮肤与指甲　皮肤是全身最大的器官,皮肤与指甲的改变经常与系统性疾病相关,例如:发绀可能提示心功能不全或肺功能不全,黄疸可能由肝脏疾病导致,色素沉着可能与激素异常有关,瘀点或瘀斑(图 1.1)可能提示血液恶病质或出血性疾病。手指指甲改变通常由慢性疾病导致,例如:杵状指(图 1.2)见于心肺功能不足,褪色见于肝硬化,发黄见于恶性肿瘤,裂片形出血见于心内膜炎。手背、鼻梁、眶下等区域和耳朵是光线性角化病、基底细胞癌的常见部位(图 1.3)。

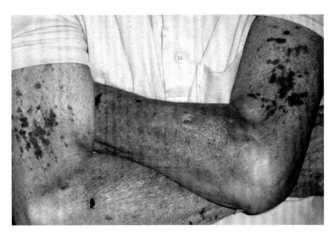

图 1.1　瘀点和瘀斑,可能提示出血性疾病(由 Robert Henry,DMD,Lexington,KY 提供)

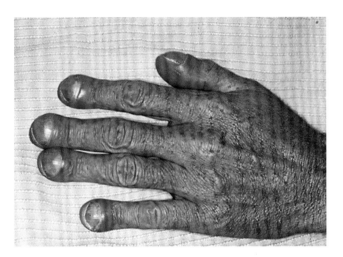

图 1.2　杵状指、杵状甲可能与心肺功能不全相关

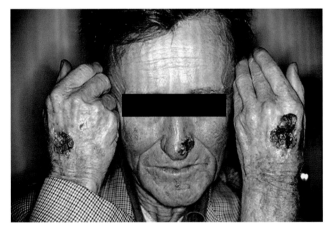

图 1.3　手背及鼻翼的基底细胞癌

一块突出皮面、深色色素沉着的不规则形状病变可能是黑色素瘤。

　　面部　面部的形状、对称性在一系列的综合征和疾病中是异常的。比较容易辨认的例子有肢端肥大症患者的粗糙、增大的面容(图 1.4),库欣综合征患者的满月脸(图 1.5),以及贝尔麻痹的单侧面瘫(图 1.6)。

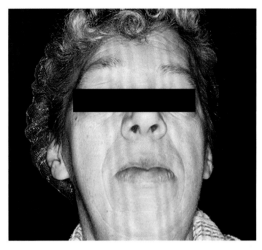

图 1.4　肢端肥大症患者

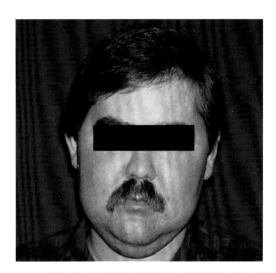

图 1.5　使用泼尼松数周后患者出现库欣样面容(引自 Bricker SL, Langlais RP, Miller CS：*Oral diagnosis*,*oral medicine*,*and treatment planning*, ed 2, Hamilton, Ontario, 2002,BC Decker)

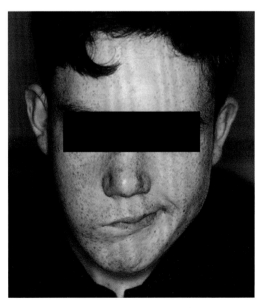

图 1.6　一位贝尔麻痹患者的单侧面瘫

眼睛　眼睛可以是很敏感的系统疾病指示剂,故而应该仔细检查。戴眼镜的患者在头颈部检查时应摘下眼镜以检查其下的皮肤。甲状腺功能亢进会产生特征性的眼睑退缩,导致阔眼凝视(图1.7)。眼睑的黄色瘤通常与高胆固醇血症相关(图1.8),老年个体中的老年环也是同样。巩膜黄染可能是肝病导致的。结膜发红可能提示干燥综合征或过敏。

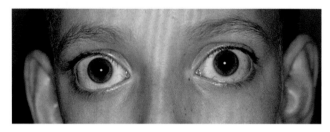

图 1.7　甲状腺机能亢进患者的眼睑退缩

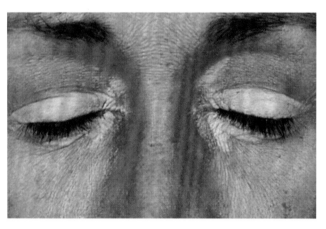

图 1.8　眼睑黄色瘤可能是高胆固醇血症的信号

耳朵　检查耳轮、对耳轮处是否有痛风石。耳垂皱纹可能是冠状动脉疾病的提示。可能在耳朵或其周围发现恶性或癌前病变(如皮肤癌)(图1.9)。

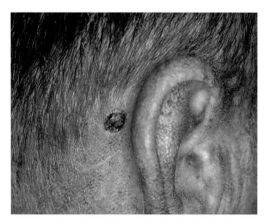

图 1.9　耳后的恶性黑色素瘤

颈部　应检查颈部以除外肿块、不对称。应对甲状腺进行双手触诊(图1.10)。肿块可能为甲状腺肿(图1.11)、感染、囊肿(图1.12)、肿大的淋巴结(图1.13)、恶性肿瘤、血管畸形,基

于其位置及硬度。

生命体征

生命体征由血压、脉搏、呼吸频率、体温、身高和体重构成。口腔机构应当评估这些指标以更好地了解患者的健康情况。尽管如此,私人诊所很少记录身高及体重,体温也往往仅在怀疑感染或系统疾病时才被测量。

初次检查患者时记录生命体征的益处有两方面。第一,一旦治疗中发生紧急情况,记录的患者基础生命体征数值可以作为参考标准,知道患者正常的生命体征数值在判断病情严重性方面很重要。举个例子,如果意外事件为患者意识丧失且同时血压降至90/50mmHg,对平时血压是110/65mmHg和高血压平时血压为180/110mmHg的患者,医生的担心程度会大大不同。在第二个例子中,患者很可能处于休克状态。

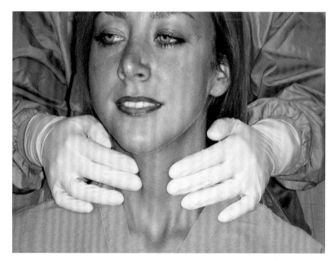

图 1.10　后颈部双手触诊

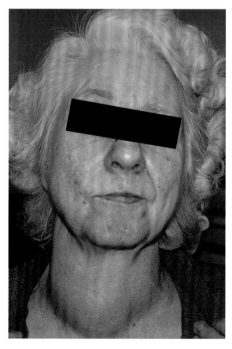

图 1.11　甲状腺肿患者的颈部中线处肿大

肺复苏（CPR）训练而更加熟悉颈动脉脉搏。第二，颈动脉脉搏更加可靠，颈动脉是为脑部供氧的大型中央动脉。因此，在紧急情况下，当四肢的周围动脉触摸不到脉搏时有可能仍能在颈动脉触摸到脉搏。最后，颈动脉的大小使得它很容易被定位、触诊。

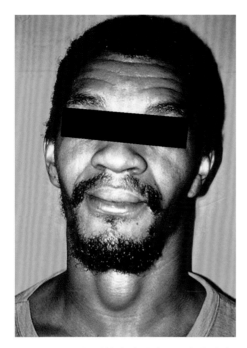

图 1.12　甲状舌管囊肿导致的颈中线肿大

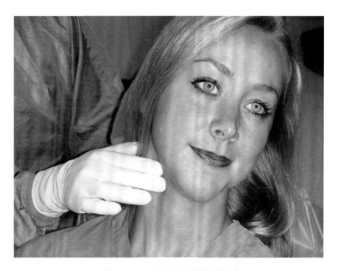

图 1.14　触诊颈动脉搏动

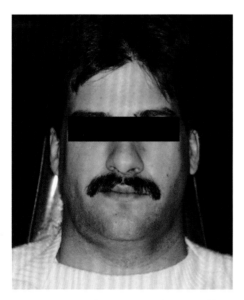

图 1.13　唾液腺感染导致的右侧下颌骨体之下的淋巴结肿大

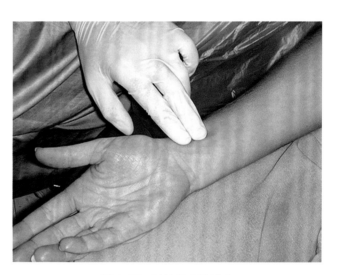

图 1.15　触诊桡动脉搏动

　　检查时记录生命体征的第二个好处是为了筛查是否存在异常，无论该患者是否已经被诊断。例如，如果一位未被察觉的存在严重的、未受控制的高血压的患者接受了常规口腔治疗，可能导致严重后果。这一检查的目的仅仅是发现异常，而非诊断，诊断是内科医生的责任。应将异常结果告知患者，如果该结果有重大意义，应将患者转诊至内科医生处进行进一步评估。

　　脉搏　评估脉搏的标准操作为在气管旁触诊颈动脉（图1.14），或在腕部大拇指侧触诊桡动脉（图1.15）。应触诊脉搏1分钟以发现节律异常。或者可以触诊30秒然后将脉搏计数乘2。使用颈动脉计数脉搏有其优势。第一，临床工作者因心

　　沿着胸锁乳突肌的前界、在大约甲状软骨水平能够触摸到颈动脉搏动。将胸锁乳突肌轻轻地向后推，检查者可以用示指和中指触摸到脉搏。

　　心率　成人正常心率平均值为 60~100 次/min。心率超过100 次/min 时称为心动过速，而心率低于 60 次/min 时称为心动过缓。心率异常可能提示心血管疾病，同时心率也会受到贫血、运动、疾病、焦虑、药物、发热等影响。

　　心律　正常脉搏为一系列有节律的、相同间隔出现一次的跳动。当跳动间隔不规则时，我们称该脉搏不规律、节律失调、心律失常。为发现心律失常，建议触诊脉搏1分钟以提高准确性。

　　血压　血压通常是采取非直接测量法在上肢用血压计袖

带和听诊器测量的(图 1.16)。为得到准确测量结果,应使用合适宽度的袖带。理想状态下,袖带中的气囊应能够包裹上臂围的 80%,同时气囊的中心应置于肱动脉之上。为成年人上臂准备的标准气囊宽 12~14cm。袖带太窄时会产生假性升高的血压值,而袖带太宽会产生假性降低的血压值。有较窄的袖带可供儿童使用,较宽的袖带或大腿袖带可用于肥胖或体型偏大的患者。作为检查肥胖患者的替代方法,亦可将标准袖带放在前臂的肘前窝之下,此处可触及桡动脉但只能测量收缩压的估计值[3]。测量血压的袖带不应置于有动静脉短路用于血液透析的一侧胳膊。置于腕部或手指上测量血压的仪器近来也比较受欢迎,然而潜在的不准确性使它们的使用并不被推荐。听诊器的质量应处于良好的标准状态。钟型体件一端(杯)更适合肱动脉听诊,然而临床更加常用的且受认可的是膜型体件一端(平面)。

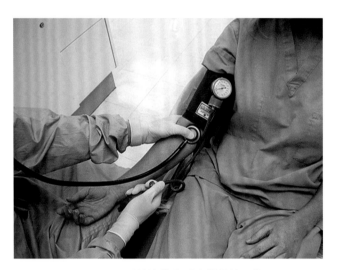

图 1.16   血压计袖带和听诊器的放置位置

这种听诊测量血压的方法已经获得广泛认可。这种受 AHA 支持的技术如下[3]:患者应处于舒适的坐姿、无腿部交叉。在放置袖带前先定位肱动脉。然后将袖带舒适地置于裸露的上壁,袖带下缘应距离肘前窝约 2.5cm。标准的袖带通常有一个记号或箭头来标记气囊的中点,将其正中地置于之前触诊到的肱动脉之上(位于肱二头肌肌腱的内侧)。然后当触及桡动

脉脉搏时,向袖带内充气直到桡动脉脉搏消失(近似收缩压),继续充气约 20~30mmHg。将听诊器放在肘前窝里靠近肘弯的之前触诊到的肱动脉处(不触碰袖带),此时应该听不到声音。缓慢打开释放压力的阀门,使指针以每秒 2~3mmHg 的速度下降。指针下降过程中,应注意第一次出现抨击音(柯氏音)的时刻,此刻的血压记录为收缩压。

随着指针继续下降,抨击音逐渐变大,然后又逐渐减弱,直到某一刻其强度突然显著地减弱。减弱的抨击音出现一会儿后就完全消失了(图 1.17)。舒张压最可靠的指示是声音完全消失的一刻。有时,袖带压力远低于真实舒张压时仍可以听到模糊的声音。对于这种情况,舒张压是声音最开始变模糊时对应的压力。脉压是收缩压与舒张压之差。对于脉压大的老年患者,柯氏音在收缩压和舒张压之间听不到,当袖带继续放气时会再现,这个现象被称为听诊无音间隙(auscultatory gap)[4]。

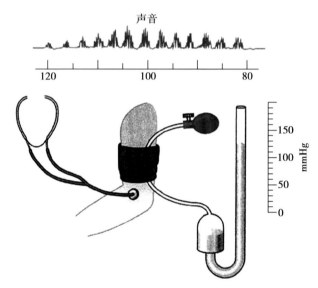

图 1.17   记录正常成人的血压时得到的典型声音模式
(引自 Guyton AC, Hall JE: *Textbook of medical physiology*, ed 11, Philadelphia, 2006, Saunders)

对于健康的成年人,正常的收缩压范围是 90~120mmHg,并随着年龄的增加而增加;正常的舒张压范围是 60~80mmHg。成年人高血压定义为血压等于或大于 140/90mmHg[4](表 1.1)。

表 1.1   成人高血压分类和随访建议

高血压分类	收缩压/mmHg		舒张压/mmHg	随访建议
正常血压	<120	和	<80	2 年后复查
正常高值	120~139	或	80~89	1 年后复查
1 级高血压	140~159	或	90~99	2 个月内确诊
2 级高血压	≥160	或	≥100	1 个月内进行评估或转诊。对于血压更高的患者(如>180/110mmHg),根据临床和并发症情况,立马或 1 周内进行评估和治疗

改编自 National Heart, Lung, and Blood Institute: *the seventh report of the Joint National Committee on Prevention, Detection, Evaluation, and Treatment of High Blood Pressure: the JNC 7 report*, Bethesda, Maryland, US Department of Health and Human Services, Public Health Service, National Institutes of Health, National Heart, Lung, and Blood Institute, August 2004.

推荐就诊时测量 2 次血压,之间间隔几分钟,取两次的平均值作为最终结果。

呼吸　对于平静呼吸的患者,仔细观察胸腹部运动以评估呼吸频率和深度。静息状态下,成年人正常呼吸频率是 12~16 次/min。儿童呼吸频率高于成年人。注意呼吸费力、呼吸过快或呼吸不规则的患者,它们可能是系统性疾病的体征,尤其是心肺疾病。恐惧患者的常见表现是高通气(快速深长的呼吸或叹息),它可能导致血 CO_2 水平下降,从而出现相应的症状和体征,如口周麻木、手指和脚趾刺痛、恶心、不适感、腕足痉挛。

体温　口腔常规检查不需要测量体温,当患者存在发热症状或体征时(于牙脓肿、黏膜或牙龈感染、间隙感染等)则需要测量体温。正常口腔温度是 37.0℃,24 小时内上下波动不超过 0.6℃,通常在下午最高。正常直肠温度比口腔温度高约 0.6℃,正常腋窝温度比口腔温度低约 0.6℃。

身高　测量患者身高,用其评估生长发育以及骨质疏松等身体状况。

体重　明确近期是否存在无意的体重增加或下降。计算体重指数(body mass index,BMI)以评估营养不良和肥胖的情况。快速的体重下降可能是恶性肿瘤、糖尿病、结核病,或其他消耗性疾病的体征。快速的体重增加可能是心力衰竭、水肿、甲状腺功能低下或肿瘤的体征。肥胖是许多疾病的危险因素,包括心脏疾病和糖尿病。

头颈部检查

头颈部检查的全面性可能因实际情况而不同,但应该包括口腔软组织、颌面部、颈部的视诊和触诊,以及颅神经的评估(更多描述见正文物理诊断部分)。

临床实验室检验

实验室检验是患者健康状况评估的一个重要部分。为了决定是自己给患者做检验还是将患者转诊至内科医生,口腔医生应该熟悉临床实验室检验的适应证、检验目的,以及异常结果的意义。实验室检验结果的报告上会注明正常值的参考范围。临床实验室检验在口腔的适应证包括:

- 辅助明确怀疑的疾病(如糖尿病、感染、出血性疾病、恶性肿瘤)
- 对高危患者进行疾病筛查(如糖尿病、HIV 感染、慢性肾脏病、乙型肝炎、丙型肝炎)
- 建立治疗前的基线值(如抗凝状态、白细胞计数、血小板计数)

本章不对实验室检验进行全面的讨论,表 1.2 列举了一些常用的实验室检验项目和正常值的参考范围。另外,治疗椅旁检查可以用于评估呼吸功能、胆固醇、血糖、出血倾向。

表 1.2　临床实验室检验项目和正常值

检验项目	参考范围
全血细胞计数	
白细胞	4 500~10 000/ml
红细胞:男性	$(4.5\sim5.9)\times10^6/\mu l$
红细胞:女性	$(4.5\sim5.1)\times10^6/\mu l$
血小板	150 000~450 000/μl
红细胞压积:男性	41.5%~50.4%
红细胞压积:女性	35.9%~44.6%
血红蛋白:男性	13.5~17.5g/dl
血红蛋白:女性	12.3~15.3g/dl
平均红细胞体积(MCV)	80~96μm^3
平均红细胞血红蛋白(MCH)	27.5~33.2pg
平均红细胞血红蛋白浓度(MCHC)	33.4%~35.5%
白细胞分类计数	平均值/%
分叶核中性粒细胞	56
杆状核中性粒细胞	3
嗜酸性粒细胞	2.7
嗜碱性粒细胞	0.3
淋巴细胞	34
单核细胞	4
凝血	
凝血酶原时间(PT)	10~13 秒
活化部分凝血活酶时间(aPTT)	25~35 秒
凝血酶时间(TT)	9~13 秒
血生化	
空腹血糖	70~110mg/dl
血尿素氮(BUN)	8~23mg/dl
肌酐	0.6~1.2mg/dl
间接胆红素	0.1~1.0mg/dl
直接胆红素	<0.3mg/dl
总钙	9.2~11mg/dl
镁	1.8~3.0mg/dl
无机磷	2.3~4.7mg/dl
血清电解质	
钠	136~142mEq/L
钾	2.8~5.0mEq/L
氯	95~103mEq/L
碳酸氢根	21~28mEq/L
血清酶	
碱性磷酸酶(ALP)	20~130IU/L
丙氨酸转氨酶(ALT)	4~36U/L
天冬氨酸转氨酶(AST)	8~33U/L
淀粉酶	16~120 Somogyi 法 U/dl
肌酸激酶:男性	55~170U/L
肌酸激酶:女性	30~135U/L

引自 McPherson RA,Pincus MR,editors:*Henry's clinical diagnosis and management by laboratory methods*,ed 21,Philadelphia,Saunders,2007,pp 1404-1418

转诊和会诊

　　若对患者一般健康状况有疑问(如病史、体格检查或实验室检验发现异常情况),联系患者的内科医生进行转诊或会诊。通过信件或传真的方式请求信息,然而,打电话更加方便。电话的主要优势是立马获得信息并询问与随访相关的问题。但医生经常不接电话,护士或接线员必须传递医生的回答。这些对话必须被记录下来并永久保存。另外,随后用传真、信件或邮件将对话内容和治疗调整的总结寄给患者的内科医生。这些交流应该保存在患者的病历中。传真、信件,以及邮件的优势是提供书面形式的内科医生的答复,可以保存在患者的病历中。

问题列表和诊断

　　在收集完所有信息之后,建立一个含有诊断的问题列表。问题列表应该全面,包括对患者主诉、健康状况、口腔外结构、神经肌肉、颌、黏膜、牙周、牙齿相关结构进行评估之后,对异常发现的最终结论。在口腔病历中记录诊断,这些诊断决定了最终的口腔治疗方案。

风险评估

　　是否需要调整口腔治疗方案取决于患者的总体风险评估。推荐使用"ABC"清单(框 1.1),它为患者能否安全耐受计划的口腔治疗(收益-风险情况),提供了一个全面有序的评估。ASA 身体状况分级[American Society of Anesthesiologists(ASA)Physical Classification System]是广泛使用的医学风险评估方法[5]。该标准起初是根据患者全身麻醉围手术期风险进行分级,但经改编后,它适用于内科和口腔门诊患者、任意麻醉方式下的所有外科或非外科手术。

　　分级如下:

　　ASA Ⅰ 级:体格健康的患者

　　ASA Ⅱ 级:患者存在轻度的系统性疾病(如轻度哮喘、吸烟、控制良好的高血压、妊娠),对日常活动没有显著影响,不可能影响麻醉和手术

　　ASA Ⅲ 级:患者存在严重的系统性疾病(如接受规律血液透析的肾脏疾病、心力衰竭 2 级、起搏器植入、控制不良的糖尿病),限制日常活动,可能影响麻醉和手术

　　ASA Ⅳ 级:患者存在威胁生命的严重的系统性疾病(如近期心肌梗死、脑卒中、3 个月内的短暂性脑缺血发作、持续的心肌缺血、严重的心脏瓣膜功能障碍、需要机械通气的呼吸衰竭),严重限制日常生活,可能极大地影响麻醉和手术

　　(ASA Ⅴ 级:预计没有手术治疗则不能存活的垂死患者

　　ASA Ⅵ 级:确证为脑死亡,其器官拟用于器官移植手术)

　　风险随着分类水平的增加而增加(ASA Ⅱ~Ⅳ)。使用 ASA 分级对患者进行分类通常是有帮助的,但存在局限性。更加实用的风险评估涉及对表 1.3 中提到的重要的患者和治疗因素进行评估。仔细评估每一个因素,决定患者真正的风险状况。

表 1.3　基于患者和治疗因素的风险评估	
患者因素	**治疗因素**
年龄	治疗椅位置
初次评估时,决定患者疾病的性质、严重度、控制情况、稳定程度	给予的药物和药物相互作用
患者躯体或情感应激的储备能力	意识水平的改变
患者的情感、行为和认知状态	操作的侵袭性(类型、强度、疼痛程度、出血量)
口面部疾病的严重程度	操作的时间

　　注意,风险评估并不是流于形式。每个情况都需要进行全面、个体化的考虑,从而决定口腔治疗的获益是否超过其带来的风险。例如,对于存在症状的心力衰竭的患者,如果计划的牙科手术是拍摄 X 线片(非侵袭性)并且患者不存在焦虑或害怕,风险是极小的;相反,若计划的牙科手术是全口牙拔除(侵袭性)并且患者极度焦虑,风险则十分显著。因此,口腔医生必须认真权衡患者躯体和心理状态能否安全承受计划进行的操作的侵袭性、创伤及疼痛。通常,非手术性和非侵袭性的牙科手术的风险更低,手术性和侵袭性的牙科手术的风险更高。另外,操作的时间越长,出血量越大,风险越大。相比于局部麻醉,镇静和全身麻醉会增加风险,因为它们会影响患者的气道、呼吸以及血氧水平。再次强调,必须决定口腔治疗的获益是否超过其带来的风险。大多数情况下,口腔治疗的获益远大于风险,然而,对于某些情况,口腔治疗会因风险太大而被推迟。

年龄

　　年龄是风险评估中的重要因素。年轻患者可能存在使他们安静坐立或者听从指令变得困难的行为或认知障碍。另外,许多年轻患者体重低于 34kg,因此需要减少药物和局部麻醉剂的剂量。相反,老年患者经常存在多种不同程度的共病,更常见非特异性的症状或体征、虚弱、认知损害、肢体残疾和药物使用问题(代谢、相互作用、副作用)。老年人常常存在更多的疾病,因此服用更多的药物。实际上,一半的老年人存在 2 种或更多的慢性疾病,而 1/3 的处方药由老年人服用[6]。同时老年人的比例也在增加。预计到 2030 年,1/5 的美国人将超过 65 岁[7]。因此对于老年患者,口腔治疗需要额外的考虑与谨慎,以及更多地关注合理的药物选择和剂量调整。

治疗调整

　　决定给予口腔治疗之后(在口腔治疗的预期获益超过相关并发症的风险的基础上),可能需要对治疗进行调整。选择适合的治疗调整是治疗患者的口腔医生的责任。调整治疗方案可能包括:选择某种药物和给药剂量(例如,提供预防性抗生素,焦虑的患者提供抗焦虑药,或在使用非选择性 β 受体拮抗剂的患者中限制血管收缩药的用量);调整口腔椅的位置;监测

血压、脉搏、呼吸;使用局部的止血药。有关于这些调整的每一项决定都是基于患者气道梗阻的风险,出血,使用口腔椅有困难,分裂或行为问题,药物的剂量、代谢、作用或相互作用,出现紧急情况的可能性,功能方面的要求,愈合有问题,感染等。通过系统地评估风险和识别潜在问题,在提供口腔治疗时做一些简单调整就能帮助患者减少风险。然而应该承认的是,有系统疾病的患者的治疗风险总是升高的;而本书的目的在于,为尽可能地减少该风险提供方法,包括可能出现在口腔诊室的突发或紧急状况。

减轻压力和焦虑

在所有患者中,尤其是那些有系统疾病的,压力和焦虑的控制都极为重要,且能帮助减少风险(框 1.2)。首要的是建立良好的关系和信任。允许患者问问题,以及鼓励坦率直接的讨论也同样重要。治疗开始前解释将会发生什么,常常能帮助患者放轻松。在上午的短暂诊疗可能会比在偏晚时候的诊疗更容易被接受。建议那些对计划的牙科手术极度焦虑或恐惧的患者在诊疗前 1 小时口服抗焦虑药或镇静药。同时,诊疗前一夜也可以使用抗焦虑药或镇静药以确保夜间良好的睡眠。为达到这一目的最常用的药物之一是三唑仑,一种短效苯二氮䓬类药物。其他药物有安定、奥沙西泮、劳拉西泮,或者也可以使用羟嗪(hydroxyzine)。如果使用抗焦虑药或镇静药,患者应注意不要在药物的影响下开车或操作机械。建议对使用口服药物镇静的患者用脉搏血氧仪进行术中监测。除口服药物外,可以考虑术中吸入镇静药物及氧化亚氮-氧气以解除焦虑和镇静。因为操作过程中持续给予氧气,这种方式对有心血管疾病的患者额外有益。

注射局部麻醉药是令大多数患者恐惧的一个步骤,因此应尽最大努力以减少注射过程中的疼痛。在可以使用前,将注射器和针头放在患者的视野之外也很重要。局部麻醉应缓慢进针、回抽后缓慢注射溶液。应保证足够的注射时间以确保开始操作前麻醉充分。确保足够深的局部麻醉对防止术中疼痛极为重要。

诊疗结束时,应评估是否会出现术后疼痛;如果有可能出现,可以考虑在患者离开前给予长效局部麻醉药(如,布比卡因)。也应开具合适的止痛药。可以在操作开始前提前给予止痛药,这样可能会加强效果。止痛药的选择应基于患者目前的身体状态和可能的药物间相互作用。应为患者提供指导,以及手机号码以防患者需要联系口腔医生。一个尤其有益的策略是诊疗当天的晚上致电患者,看他(她)的状态如何。

(景泉　庄喆)

参考文献

1. Fletcher GF, Balady G, Froelicher VF, et al. Exercise standards. A statement for healthcare professionals from the American Heart Association Writing Group. *Circulation*. 1995;91:580-615.
2. Fleisher LA, Beckman JA, Brown KA, et al. ACC/AHA 2007 guidelines on perioperative cardiovascular evaluation and care for noncardiac surgery: executive summary: a report of the American College of Cardiology/American Heart Association Task Force on Practice Guidelines (Writing Committee to Revise the 2002 Guidelines on Perioperative Cardiovascular Evaluation for Noncardiac Surgery). *Circulation*. 2007;116:1971-1996.
3. Pickering TG, et al. Recommendations for blood pressure measurement in humans and experimental animals: Part 1: blood pressure measurement in humans: a statement for professionals from the Subcommittee of Professional and Public Education of the American Heart Association Council on High Blood Pressure Research. *Circulation*. 2005;111:697-716.
4. National Heart, Lung, and Blood Institute. The seventh report of the Joint National Committee on Prevention, Detection, Evaluation, and Treatment of High Blood Pressure: the JNC 7 report, Bethesda, Maryland, US Department of Health and Human Services, Public Health Service, National Institutes of Health, National Heart, Lung, and Blood Institute, August 2004.
5. ASA Physical Status Classification System. https://www.asahq.org/resources/clinical-information/asa-physical-status-classification-system Accessed 2 February 2016.
6. Miller CS, Kaplan AL, Guest GF, et al. Documenting medication use in adult dental patients: 1987-1991. *J Am Dent Assoc*. 1992;123:40-48.
7. From the Centers for Disease Control and Prevention. Public health and aging: trends in aging–United States and worldwide. *JAMA*. 2003;289:1371-1373.

第 2 部分

心血管系统疾病

第 2 章　感染性心内膜炎

定义

感染性心内膜炎(infective endocarditis,IE)是心内膜面或心瓣膜的细菌性感染,常发生在先天性或获得性心脏损伤附近[1,2]。感染性血管内膜炎是一种临床及病理上与 IE 类似的感染性疾病,通常发生在动脉的内皮层且邻近血管缺损(例如主动脉缩窄)或人工移植物(例如动静脉分流器)。虽然细菌是导致这类疾病最常见的病原体,真菌和其他微生物也可以导致类似的感染,因此使用"感染性"一词来对应其可由多种微生物致病的本质。"细菌性心内膜炎"(bacterial endocarditis,BE)一词也通用,反映出大部分 IE 病例由细菌导致,但目前"感染性心内膜炎"是更为常用的术语,本章也选用该词[3-5]。

此前,IE 常被分为急性和亚急性,以反映发病的缓急及诊断前症状的持续时间。但这种分类方法不尽合理,目前已经逐渐被基于致病微生物(例如链球菌性心内膜炎、葡萄球菌性心内膜炎、念珠菌性心内膜炎)和受累瓣膜类型[例如自体瓣膜心内膜炎(native valve endocarditis,NVE),人工瓣膜心内膜炎(prosthetic valve endocarditis,PVE)]的分类法取代[3-5]。IE 也可根据感染的来源分类,即是社区获得的还是医院获得的,抑或患者是否为静脉吸毒者(intravenous drug user,IVDU)[3-6]。

感染性心内膜炎的发病率及死亡率极高,且治疗困难,因此,如何进行预防是此病长期以来关注的重点。长期以来,各类牙科操作均被认为是 IE 的重要病因,因为口腔中的细菌种类常为该病的致病菌。不仅如此,当患者被诊断为由口腔菌群引起的 IE 时,之前几个月内进行的牙科操作也常被认为是导致感染的原因。因此,在一些有创牙科操作前会使用抗生素以预防感染。但值得注意的是,这种预防措施在人体中的效果不明确,且缺乏有效性相关的临床证据。

并发症

并发症包括心力衰竭,栓塞,脑卒中,心肌梗死(myocardial infarction,MI),外周脓肿,器官衰竭(包括感染性休克、侵袭性感染、人工瓣膜开裂、心脏传导阻滞及细菌性动脉瘤)及死亡。

流行病学

感染性心内膜炎是一种严重的可危及生命的疾病。美国每年超过 15 000 人患病,总体死亡率接近 40%,甚至比一些癌症还高[3,7]。IE 相对罕见,好发于中年及老年人,男性更为常见。

不同人群的发病率也各不相同。一般人群的发病率在过去 30 年中保持相对稳定,约为每 100 000 人年 0.16~5.4 例[8]。有些研究报道的发病率稍高[9,10]。美国明尼苏达州进行的一项社区研究显示,发病率为每 100 000 人年 5~7 例;费城都会区的一项研究显示总体发病率达到了每 100 000 人年 11.6 例[9,10]。在费城都会区的研究中,社区获得性感染性心内膜炎的发病率约为每 100 000 人年 4.45 例,与之前的研究结果相近,但总体发病率较高,这与该人群中有较多的静脉吸毒者有关[9]。

当人群的患病风险增高时,IE 的患病率也会上升。有研究报道了不同状况下该病的终身患病风险[11]。该研究发现,IE 的患病风险从一般人群中的每 100 000 人年 5 例,至经历过感染性人工瓣膜置换术的患者中的每 100 000 人年 2 160 例(表 2.1)。此前,容易导致感染性心内膜炎最常见的基础疾病是风湿性心脏病(rheumatic heart disease,RHD)(图 2.1)。但在发达国家,RHD 的发病率在过去几十年间已明显降低,其在致病中的重要性也在下降。二尖瓣脱垂(mitral valve prolapse,MVP)(图 2.2)导致约 25%~30% 的成人 NVE 病例,是目前 IE 患者最常见的基础疾病[5]。主动脉瓣疾病(狭窄和/或反流)(图 2.3)导致约 30% 的 IE 病例[12]。10%~20% 的青年和 8% 的老年患者的病是因为先天性心脏病(例如动脉导管未闭、室间隔缺损、二叶主动脉瓣)(图 2.4)[1]。法洛四联症是最常见的发绀型先天性心脏病,患者通常需要进行大范围重建手术才能存活(图 2.5),导致不到 2% 的 IE 病例[13]。PVE(图 2.6)的比例也在增加,这部分病例约占所有 IE 病例的 1/3[14]。值得注意的是,许多 IE 患者并不能明确心脏易感因素(表 2.2)。

表 2.1　感染性心内膜炎的终身患病风险

易感因素	患病数/100 000 人年
一般人群	5
MVP(不可闻及心脏杂音)	4.6
MVP(可闻及二尖瓣反流杂音)	52
风湿性心脏病	380~440
机械或生物瓣膜	308~383
自体瓣膜置换术	630
心内膜炎病史	740
PVE 患者人工瓣膜置换术	2 160

MPV(mitral valve prolapse):二尖瓣脱垂;PVE(prosthetic valve endocarditis):人工瓣膜心内膜炎

引自 Steckelberg JM,Wilson WR:Risk factors for infective endocarditis,*Infect Dis Clin North Am* 7:9-19,1993.

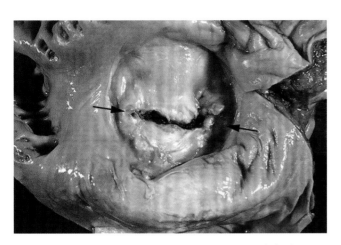

图 2.1　慢性风湿性心脏病的瓣叶:二尖瓣狭窄伴弥漫性纤维性增厚及变形(箭)(引自 Schoen FJ, Mitchell RN:The heart. In Kumar V,et al,editors:*Robbins and Cotran pathologic basis of disease*,ed 8,Philadelphia,2010,Saunders.)

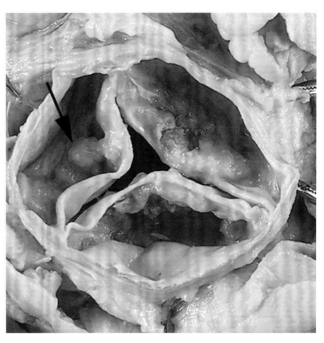

图 2.3　主动脉瓣钙化狭窄(箭)。钙化结节在主动脉窦内堆积(引自 Schoen FJ,Mitchell RN:The heart. In Kumar V,et al,editors:*Robbins and Cotran pathologic basis of disease*,ed 8,Philadelphia,2010,Saunders.)

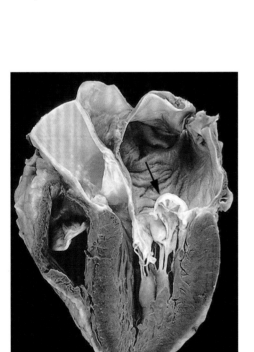

图 2.2　二尖瓣后叶脱垂(箭)入左心房(由 William D. Edwards,MD,Mayo Clinic,Rochester,MN 提供。引自 Schoen FJ,Mitchell RN:The heart. In Kumar V,et al,editors:*Robbins and Cotran pathologic basis of disease*,ed 8,Philadelphia,2010,Saunders.)

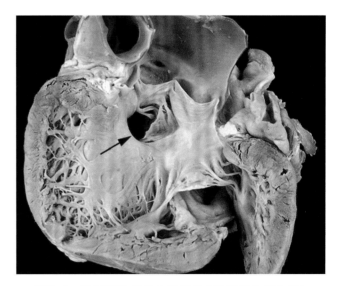

图 2.4　室间隔缺损的大体照片(箭指示缺损位置)(由 William D. Edwards,MD,Mayo Clinic,Rochester,MN 提供。引自 Schoen FJ,Mitchell RN:The heart. In Kumar V,et al,editors:*Robbins and Cotran pathologic basis of disease*,ed 8,Philadelphia,2010,Saunders.)

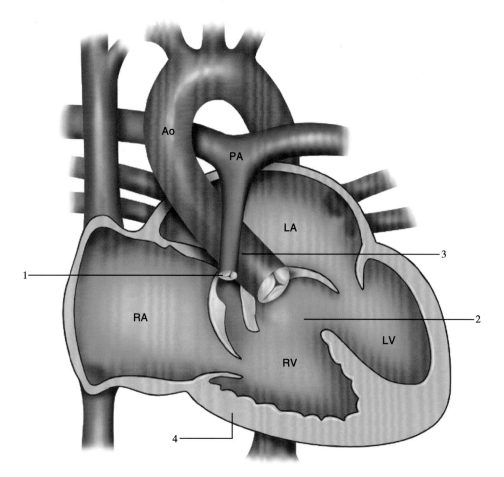

图 2.5　法洛四联症。1. 肺动脉狭窄;2. 室间隔缺损;3. 主动脉骑跨;4. 右心室肥厚。Ao(aorta):主动脉;LA(left atrium):左心房;LV(left ventricle):左心室;PA(pulmonary artery):肺动脉;RA(right atrium):右心房;RV(right ventricle):右心室(改编自 Mullins CE, Mayer DC;*Congenital heart disease:a diagrammatic atlas*,New York,1988,Wiley-Liss.)

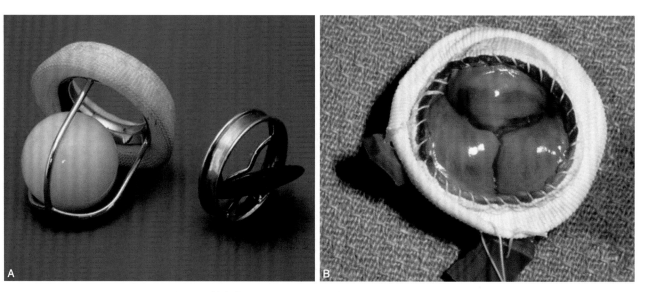

图 2.6　人工心脏瓣膜。**A**,Starr-Edwards 球笼机械瓣。**B**,Hancock 猪生物瓣。

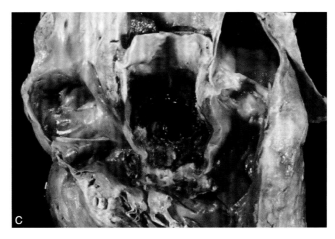

图 2.6（续）　　C，人工瓣膜心内膜炎

表2.2　与感染性心内膜炎(IE)相关的易感因素	
易感因素	IE 患者中所占比例/%
二尖瓣脱垂	25～30
主动脉瓣疾病	12～30
先天性心脏病	10～20
人工瓣膜	10～30
滥用静脉毒品	5～20
无确切诱因	25～47

　　IVDU 中 IE 的患病率约为每 100 000 人年 150～2 000 例[15]，而 IE 患者中静脉（intravenous, IV）毒品滥用的比例约为 5%～20%[16]。IVDU 感染 IE 有以下特征[6,17]。大部分病例中，心脏瓣膜在感染前都是正常的。感染常常累及右心瓣膜（三尖瓣），金黄色葡萄球菌是最常见的致病菌[18,19]。因为这些特征，IVDU 感染 IE 通常被认为与牙科治疗无关。

病因

　　约 90% 的社区获得性 NVE 由链球菌、葡萄球菌或肠球菌导致，其中链球菌是最常见的致病菌[8]。而在 IV 毒品滥用或医疗操作相关的 IE 病例中，葡萄球菌是最常见的致病菌[6]。总地来说，链球菌依旧是 IE 最常见的病原体，但葡萄球菌在 IE 发病中发挥着越来越重要的作用。草绿色链球菌（α-溶血性链球菌）是口腔和胃肠道的正常定植菌，在不考虑 IV 毒品滥用的情况下，是社区获得性 NVE 最常见的致病菌，导致约 30%～65% 的 IE 病例[1]。最常导致心内膜炎的种类包括血链球菌、口腔链球菌（缓症链球菌）、唾液链球菌、变异链球菌和麻疹孪生球菌（之前被称为麻疹链球菌）。D 族链球菌包括牛链球菌和肠球菌（粪肠球菌），是胃肠道的正常定植菌，可导致约 5%～18% 的 IE 病例。肺炎链球菌所致的病例正逐渐减少，目前仅导致 1%～3% 的 IE 病例[20]。A 族 β-溶血性链球菌很少导致 IE[1]。

　　至少 30%～40% 的 IE 病例由葡萄球菌导致，其中 80%～90% 为凝固酶阳性的金黄色葡萄球菌[7]。金黄色葡萄球菌是大部分急性 IE 的致病菌，也是 IV 毒品滥用相关的 IE 最常见的致病菌，同时又是非瓣膜心血管装置感染最常见的病原体[21]。需要注意的是，金黄色葡萄球菌不是正常的口腔定植菌。在 PVE 患者中，葡萄球菌是早期和中期感染最常见的致病菌，但链球菌在晚期感染中发挥主要作用。与金黄色葡萄球菌相关 IE 所占比例在社区及大学附属医院中逐渐增加，这在很大程度上归因于逐渐增加的医疗接触，例如手术或使用留置导管。

　　其他较少见的可导致 IE 的微生物包括 HACEK 细菌群（嗜血杆菌属、放线杆菌属、心杆菌属、艾肯菌属、金氏菌属）、铜绿假单胞菌、假白喉棒杆菌、单核细胞增生李斯特菌、脆弱拟杆菌和真菌[22,23]。

发病机制与并发症

　　虽然 IE 的发生机制尚未被完全阐明，但该病被认为是多种因素之间一系列复杂的相互作用的结果，包括内皮、细菌和宿主免疫应答。导致感染的一系列事件通常起于内皮表面的损伤，最常见的是心瓣膜小叶。虽然 IE 可以发生在正常的内皮上，但大多数情况下还是起于受损的表面，通常在解剖损伤或假体附近。内皮损伤可由以下各种原因导致[1]：

- 高速喷射的血流直接冲击内皮；
- 血流从高压腔室到低压腔室；
- 血流以高速通过狭窄的缺口。

　　纤维蛋白和血小板黏附在粗糙的内皮表面，聚集成团块状赘生物，形成所谓的无菌性血栓性心内膜炎（nonbacterial thrombotic endocarditis, NBTE）（图 2.7）。系统性红斑狼疮的患者会出现一种与此类似且常常难以区分的症状，叫作 Libman-Sack 心内膜炎。这些赘生物一开始是无菌的，不包含微生物。但当一过性菌血症发生时，细菌被播散并黏附在赘生物表面。血小板和纤维蛋白随后继续沉积于赘生物表面，隔绝并保护细菌，使这些细菌在营养体的保护下快速繁殖（图 2.8）。在快速繁殖完成之后，细菌的代谢活动及细胞分裂逐渐减缓，降低了抗生素的有效性。细菌缓慢而持续地从赘生物中释放并进入血流中，导致持续性菌血症，易碎赘生物的碎片脱落并形成栓塞。宿主会对细菌产生多种免疫应答。这一系列事件导致了 IE 的

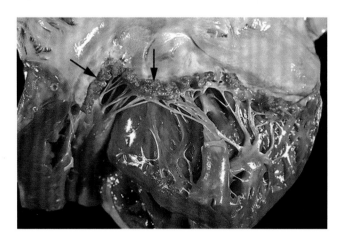

图 2.7 无菌性血栓性心内膜炎（箭）（引自 Schoen FJ, Mitchell RN:The heart. In Kumar V, et al, editors:*Robbins and Cotran pathologic basis of disease*, ed 8, Philadelphia, 2010, Saunders.)

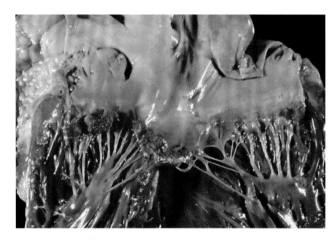

图 2.8 草绿色链球菌心内膜炎（二尖瓣）（由 W. O' Conner, MD, Lexington, KY 提供）

临床表现。

IE 的临床结果取决于以下几个因素,包括[1]:

- 心脏内(瓣膜)病灶的局部破坏作用;
- 赘生物碎片在远端栓塞,导致梗死或感染;
- 持续性菌血症时远端的血行播散;
- 对感染性微生物的抗体反应,伴由免疫复合物沉积或抗体-补体相互作用及抗原在组织沉积导致的组织损伤。

虽然抗生素及手术联合治疗对许多患者是有效的,但并发症也很常见并且可能很严重。IE 最常见的并发症和首要死因是心力衰竭,由严重的瓣膜功能障碍导致。这个病理过程通常从主动脉瓣受累开始,逐渐累及二尖瓣及三尖瓣。赘生物碎片栓塞通常更进一步导致卒中等并发症。冠状动脉栓塞时会出现心肌梗死,远端栓塞会导致外周迁徙性脓肿。66% ~ 75%的患三尖瓣心内膜炎的静脉吸毒者会出现肺脓毒性栓塞[19]。栓塞也会累及全身其他器官,包括肝脏、脾脏、肾脏和肠系膜血管。立即开始进行抗生素治疗可以极大降低栓塞事件的发生率[1]。肾功能障碍也很常见,可能是因为免疫复合物肾小球肾炎或梗死[24]。

临床表现

症状和体征

IE 患者的临床症状各异,但典型表现包括发热、心脏杂音及血培养阳性。值得注意的是,80%以上的 IE 患者出现症状与菌血症之间的时间间隔少于 2 周[1,25]。但在许多声称由牙源性菌血症导致的 IE 病例中,牙科操作与诊断 IE 的时间间隔远远超过 2 周(有时候可以长达数月)。因此,菌血症与牙科操作之间很可能不存在联系。

发热是 IE 最常见的症状,多达 80% ~ 95%的患者都会出现[8]。但一些老年人和心衰/肾衰患者可能不会出现。80% ~ 85%的患者会新出现收缩期或舒张期心脏杂音或原有心脏杂音发生改变[1]。静脉吸毒患者在病程初期常不能闻及心脏杂音,但会随着病程进展逐渐出现。这是金黄色葡萄球菌所致的三尖瓣 IE 的典型特征。但自抗生素问世以来,这些由栓塞或免疫应答所致的外周表现越来越少见。IE 的外周症状包括黏膜出血点(睑结膜、颊黏膜、腭黏膜),四肢皮肤瘀斑(图 2.9),Osler 结节(出现在指/趾腹的米粒大小、质地柔软、有明显压痛的皮下结节)(图 2.10),Janeway 病变(手掌或足底出现的无痛性小红斑或出血病变),甲床下裂片状出血(图 2.11),Roth 斑(视网膜卵圆形出血斑,中心呈白色)(图 2.12)。IE 的其他症状还包括脾大和杵状指(图 2.13)。持续性菌血症是 IE 的典型特征,因此大部分患者的血培养为阳性。虽然可能有多达 30%的 IE 病例在初期"培养阴性",但当采用更严格的诊断标准后,血培养阴性率仅为 5%[26]。许多培养阴性的患者在诊断 IE 前已经服用了抗生素。对疑诊 IE 的患者进行评估时,推荐在 24 小时内采集 3 套血培养[27]。

当发热患者伴有以下一个或多个 IE 的主要特征时应考虑诊断 IE:存在易感性心脏病变或行为习惯、菌血症、栓塞现象和心内膜受累的证据[1]。IE 的临床表现多变,并且其他疾病也可

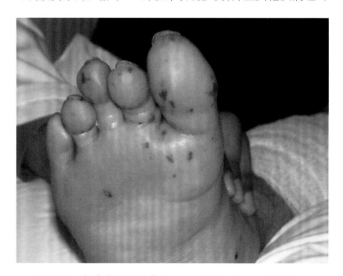

图 2.9 皮肤瘀斑(引自 Fowler VG Jr, Bayer AS:Infective endocarditis. In Goldman L, Ausiello D, editors:*Cecil medicine*, ed 23, Philadelphia, 2008, Saunders.)

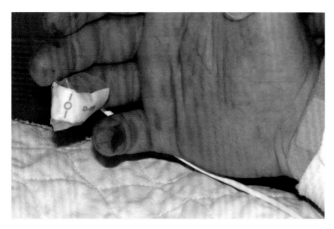

图 2.10　Osler 结节（引自 Fowler VG Jr, Bayer AS: Infective endocarditis. In Goldman L, Ausiello D, editors: *Cecil medicine*, ed 23, Philadelphia, 2008, Saunders. ）

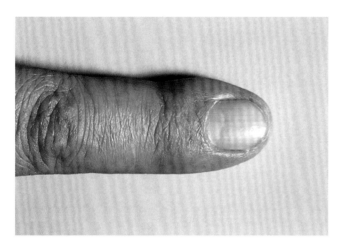

图 2.11　甲床下裂片状出血（引自 Porter SR, et al: *Medicine and surgery for dentistry*, ed 2, London, 1999, Churchill Livingstone. ）

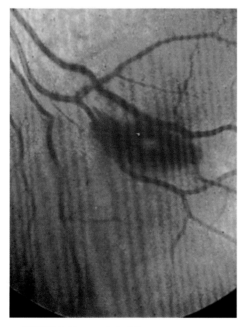

图 2.12　视网膜上的 Roth 斑（引自 Forbes CD, Jackson WF: *Color atlas and text of clinical medicine*, ed 3, Edinburgh, 2003, Mosby. ）

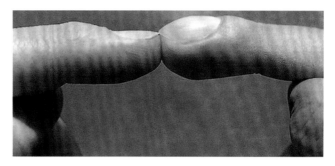

图 2.13　杵状指可能在 IE 起病数周内出现（引自 Zipes DP, et al, editors: *Braunwald's heart disease: a textbook of cardiovascular medicine*, ed 7, Philadelphia, 2005, Saunders. ）

能导致类似的症状和体征。改良 Duke 标准可用于帮助明确 IE 的诊断[27-29]。运用这套诊断标准需要明确是否存在以下主要及次要标准。

主要标准包括上文提及的 2 个要素：

- 血培养阳性；
- 心内膜受累的证据（例如超声心动图有阳性发现、新出现瓣膜反流）。

次要标准包括以下因素：

- IE 危险因素（易导致 IE 的心脏疾病或静脉吸毒）；
- 发热；
- 血管现象，包括栓塞事件；
- 免疫现象；
- 血培养阳性以外的其他病原学证据。

确诊 IE 需要存在 2 条主要标准，或 1 条主要标准和 3 条次要标准，或 5 条次要标准[29]。

实验室检查和诊断结果

除了血培养，全血细胞计数、电解质、肾功能、尿常规、胸部平片和心电图（electrocardiography, ECG）都可帮助 IE 诊断[1,8]。IE 患者通常有正细胞正色素性贫血，且随病情进展逐渐恶化。白细胞（white blood cell, WBC）计数可能升高也可能不升高。尿常规常提示镜下血尿或蛋白尿。胸部平片可能会有心衰的征象。ECG 也可有心肌受累或梗死所致的传导阻滞表现。IE 患者也可出现红细胞沉降率升高、免疫球蛋白和循环免疫复合物增加，以及类风湿因子阳性等其他异常结果。

经胸壁或经食管超声心动图检查是诊断 IE 的基础，能确认怀疑 IE 的患者是否存在赘生物。超声心动图检查发现赘生物是 Duke 标准中的主要标准之一[29]。

临床管理

在抗生素问世之前，IE 的死亡率几乎是 100%。早期诊断以及抗生素或手术治疗（或两者联合）的运用已经极大地改善了这种情况。虽然患者的生存率得到了极大提高，但总体死亡率仍波动在 40% 左右[7]。Wallace 等报道的生存率更高，在出院时死亡率为 18%，而在 6 个月时为 27%[30]。入院前病程长短、年龄、性别、受累瓣膜、病原体和左心室功能不是死亡率的预测因素。相反，WBC 计数、血清白蛋白浓度及血清肌酐浓度异常或心律失常、存在 2 个 Duke 主要标准或可见赘生物提示预后较差[30]。不同病因的 IE 患者的死亡率也相差很大。例如，草绿色链球菌 PVE 患者的死亡率约为 20%，但草绿色链球菌 NVE 患者的死亡率则低于 5%[20]。在非 IVDU 患者中，金黄色葡萄球菌心内膜炎的死亡率在 25%~40%，真菌性心内膜炎的死亡率则超过 80%。三尖瓣 IE 的 IVDU 患者，死亡率约为 2%~4%[19]。表 2.3 列出了目前用于治疗 IE 的药物及手术方法。IE 患者的治疗需要有效的抗生素治疗，但如果有显著的心脏结构损坏，则需要外科手术治疗[31-33]。

表 2.3　感染性心内膜炎的治疗

致病菌及治疗方案*	说明
PCN 敏感的草绿色链球菌（MIC<0.1μg/ml）和解没食子酸链球菌（之前叫牛链球菌）	
1. PCN 200 万~300 万单位 IV q4h×4 周	1. 其他 PCN 敏感的非草绿色链球菌也有效
2. 头孢曲松 2g IV qd×4 周	2. 无并发症的草绿色链球菌感染门诊治疗患者；PCN 过敏患者也适用
3. PCN 200 万~300 万单位 IV q4h×2 周+庆大霉素 1mg/kg IV q8h×2 周	3. 无并发症的感染，且没有以下情况：肾功能不全、听神经受损、人工瓣膜感染、中枢神经系统并发症、严重心力衰竭、年龄>65 岁；营养缺陷型菌株也不可用
4. PCN 200 万~400 万单位 IV q4h×4 周+庆大霉素 1mg/kg IV q8h 至少 2 周，需收入感染病科	4. 营养缺陷型菌株；若为人工瓣膜，PCN 应使用 6 周
5. 万古霉素 15~20mg/kg IV q8~12h×4 周	5. PCN 过敏患者；目标谷浓度为 15~20mg/L
PCN 相对耐药的草绿色链球菌（MIC 0.12~<0.5μg/ml）	
1. PCN 400 万单位 IV q4h×4 周+庆大霉素 1mg/kg IV q8h×2 周	1. —
2. 万古霉素 15~20mg/kg IV q8~12h×4 周	2. PCN 过敏患者或为避免使用庆大霉素；目标谷浓度为 15~20mg/L
肠球菌[†] 和 PCN 耐药的草绿色链球菌（MIC>0.5μg/ml）	
1. PCN[‡] 每日 1 800 万~3 000 万单位分次给药×4~6 周或氨苄西林每 24 小时 12g IV，均分 6 次给药+庆大霉素 1mg/kg IV q8h×4~6 周	1. 人工瓣膜感染或症状持续 3 个月以上的肠球菌感染需要将疗程延长至 6 周
2. 万古霉素 15~20mg/kg IV q8~12h×6 周+庆大霉素 1mg/kg q8h×6 周[§]	2. PCN 过敏患者；也可选择 PCN 脱敏；此方案的肾毒性风险较高
3. 氨苄西林每 24 小时 12g IV，均分 6 次给药+头孢曲松 2g IV q12h	3. PCN 敏感且对氨基糖苷类抗生素耐药的肠球菌或有严重基础肾脏病的患者
金黄色葡萄球菌	
1. 萘夫西林 2g IV q4h×4~6 周	1. 甲氧西林敏感的菌株；如果有严重的肾功能不全，可不用庆大霉素
2. 万古霉素 15~20mg/kg IV q8~12h×6 周	2. PCN 过敏（速发型超敏反应）患者或 MRSA 患者
3. 萘夫西林 2g IV q4h×2 周+庆大霉素 1mg/kg IV q8h×2 周	3. 甲氧西林敏感的菌株；2 周疗程的方案仅适用于只有三尖瓣感染、无肾功能不全及肺外感染的静脉吸毒者
4. 萘夫西林 2g IV q4h×>6 周+庆大霉素 1mg/kg IV q8h×2 周+利福平 300mg PO/IV q8h×≥6 周	4. 甲氧西林敏感菌株的人工瓣膜感染；对 MRSA 患者应使用万古霉素代替萘夫西林
5. 头孢唑林 2g IV q8h×4~6 周	5. 除速发型超敏反应以外的 PCN 过敏
6. 达托霉素 6mg/kg IV qd×14~42 日	达托霉素是 FDA 批准的用于治疗右心金黄色葡萄球菌 IE 的药物；一些专家推荐成人的剂量为 8~10mg/kg IV

表2.3　感染性心内膜炎的治疗（续）	
致病菌及治疗方案*	说明
凝固酶阴性葡萄球菌、人工瓣膜感染	
HACEK 菌株	
1.　头孢曲松 2g IV qd×4 周；人工瓣膜疗程为 6 周	1.　—
2.　氨苄西林-舒巴坦 3g IV q6h×4 周；人工瓣膜疗程为 6 周	2.　HACEK 菌株产 β-内酰胺酶的概率增加
非 HACEK 革兰氏阳性肠杆菌	
3.　对敏感菌株可使用广谱 PCN 或头孢菌素	疗程至少 6~8 周；一些菌种可诱导对三代头孢菌素耐药；大多数革兰氏阳性杆菌所致的左侧心内膜炎患者需要进行瓣膜手术；推荐与感染性疾病专科医生会诊
铜绿假单胞菌	
大剂量妥布霉素［8mg/（kg·d）IV/IM］且维持峰浓度 15~20μg/ml 和谷浓度 ≤2μg/ml，并联合一种广谱 PCN（例如替卡西林、哌拉西林、阿洛西林）；足量头孢他啶、头孢吡肟或亚胺培南；或亚胺培南	疗程至少 6~8 周；左侧假单胞菌性心内膜炎患者通常需要进行早期瓣膜手术；推荐与感染性疾病专科医生会诊
真菌	
使用肠外抗真菌药物［通常是两性霉素 B 含脂复合制剂，3~5mg/（kg·d）IV×≥6 周］及瓣膜置换术治疗	通常需要使用口服抗真菌药物进行长期或终身抑制治疗；推荐与感染性疾病专科医生会诊
对于敏感酵母，可使用氟康唑每日 400mg PO 替代；对于耐药酵母或霉菌，需要使用其他唑类，例如伏立康唑	

* 此表中的剂量是针对肾功能正常的患者；对于肾功能不全的患者，萘夫西林、利福平和头孢曲松以外所有药物的剂量均需要进行调整。庆大霉素剂量应调整至服药 30 分钟后血清峰浓度达到约 3μg/ml，谷浓度<3μg/ml

†肠球菌必须进行抗微生物药物敏感性试验。此表中的推荐仅针对对 PCN、庆大霉素和万古霉素敏感的肠球菌

‡可用氨苄西林 12g/d 代替 PCN

§ PCN 耐药的链球菌不需要加用一种氨基糖苷类抗生素

HACEK =嗜血杆菌属（*Haemophius spp.*），放线杆菌属（*Aggregatibacter spp.*），心杆菌属（*Cardiobacterium hominis*），艾肯菌属（*Eikenella corrodens*），金氏菌属（*Kingella spp.*）；IM（intramuscular）：肌肉注射；IV（intravenous）：静脉输注；MIC（minimum inhibitory concentration）：最小抑菌浓度；MRSA（methicillin-resistant staphylococcus aureus）：耐甲氧西林金黄色葡萄球菌；PCN（penicillin）：青霉素；PO（oral）：口服

改编自 Baddour LM，Wilson WR，Bayer AS，et al. Infective endocarditis：diagnosis，antimicrobial therapy，and management of complications. *Circulation*. 2005；111；e394-e433.

大部分草绿色链球菌菌株、"其他"链球菌（包括化脓性链球菌）和非肠球菌性 D 族链球菌（主要是牛链球菌）对青霉素非常敏感，最小抑菌浓度（minimal inhibitory concentration，MIC）小于 0.2μg/ml。青霉素高敏感的草绿色链球菌或牛链球菌导致的 NVE 患者如果完成 4 周的肠外青霉素或头孢曲松治疗，细菌学治愈率可达 98% 以上。在青霉素的基础上加用硫酸庆大霉素，可对草绿色链球菌和牛链球菌产生协同杀伤作用。2 周青霉素或头孢曲松方案联用每日 1 次的庆大霉素适用于由青霉素高敏感的草绿色链球菌或牛链球菌所致的无并发症的心内膜炎病例，该疗法由庆大霉素导致的副作用风险较低。对于无法耐受青霉素或头孢曲松的患者，万古霉素是最有效的替代方案。

青霉素高敏感菌株（MIC≤0.12μg/ml）所致人工瓣膜或其他人工材料植入术后并发 IE 的患者应进行 6 周的青霉素或头孢曲松治疗，前 2 周可联用或不联用庆大霉素。而由对青霉素相对或高度耐药的菌株（MIC>0.12μg/ml）导致的心内膜炎患者应进行 6 周的青霉素或头孢曲松联合庆大霉素治疗。仅推荐无法耐受青霉素或头孢曲松的患者使用万古霉素治疗。

无论是社区获得性还是医院获得性 IE，大多数金黄色葡萄球菌菌株可产生 β-内酰胺酶，对青霉素 G 高度耐药。甲氧西林敏感的金黄色葡萄球菌（methicillin-susceptible *S. Aureus*，MSSA）导致的 IE 的治疗应选用半合成、耐内酰胺酶的青霉素，例如萘夫西林或苯唑西林钠。对于金黄色葡萄球菌导致的 NVE 患者，推荐采用 6 周疗程的苯唑西林或萘夫西林治疗，必要时可加用 3~5 日的庆大霉素。葡萄球菌引起的 PVE 的治疗与 NVE 类似，但疗程更长。对苯唑西林耐药的菌株，可联用万古霉素、利福平和庆大霉素。

外科手术可辅助 IE 的治疗或修复由感染导致的结构破坏。手术的适应证包括由瓣膜功能障碍导致的中重度心力衰竭、不稳定或阻塞性假体、单用抗生素无法控制的感染、真菌性心内膜炎和 PVE 的心脏内并发症[32,34-36]。

牙科管理

抗生素预防

牙科操作一直以来都被认为是 IE 的重要病因。传统观点

认为,对于有易感性心脏疾病的患者,牙科操作引起的菌血症可导致 IE,且可通过操作前使用抗生素预防 IE。以这些理论为基础,美国心脏协会(American Heart Association,AHA)已经在过去半个世纪内发布了 10 份有关牙科患者存在感染 IE 风险时抗生素预防的推荐[37-46](表 2.4)。这些推荐最早发布于 1955 年,每隔数年进行修订,主要在危险因素识别、抗生素选择、抗生素给药时间及给药途径等方面有所不同。值得注意的是,虽然这些推荐是对预防这种可危及生命的疾病的一次合理且慎重的尝试,但其在很大程度上基于间接证据、专家观点、临床经验和用替代方法衡量风险的描述性研究[25]。更重要的是,从未在人群中验证过这些推荐的有效性。最近,越来越多的证据显示,之前的推荐所基于的被广泛认同的观点可能是不准确的。

表 2.4	美国心脏协会之前针对成人牙科和呼吸道操作推荐的部分抗生素方案(1955—1997 年)
年份	**牙科操作的首选方案**
1955	操作前 30 分钟肌注含 2% 单硬脂酸铝的水制 PCN 60 万单位和普鲁卡因 PCN 60 万单位
1957	术前 2 日,口服 PCN 20 万~25 万单位,每日 4 次 手术当日,口服 PCN 20 万~25 万单位,每日 4 次,同时术前 30 分钟使用水制 PCN 60 万单位和普鲁卡因 PCN 60 万单位 IM 术后 2 日,口服 PCN 20 万~25 万单位,每日 4 次
1960	第 1 步:术前 2 日:预防性使用普鲁卡因 PCN 每日 60 万单位 IM 第 2 步:手术当日:普鲁卡因 PCN 60 万单位 IM,术前 1 小时补充结晶 PCN 60 万单位 IM 第 3 步:术后 2 日:普鲁卡因 PCN 每日 60 万单位 IM
1965	手术当日:普鲁卡因 PCN 60 万单位,术前 1~2 小时补充结晶 PCN 60 万单位 IM 术后 2 日:普鲁卡因 PCN 每日 60 万单位 IM
1972	在牙科操作前 1 小时给予普鲁卡因 PCN G 60 万单位和结晶 PCN G 20 万单位 IM,术后 2 日每日 1 次
1977	水制结晶 PCN G(100 万单位 IM)与普鲁卡因 PCN(60 万单位 IM)混合;术前 30 分钟~1 小时给药,术后每 6 小时予 500mg PCN V 口服,2 次
1984	操作前 1 小时予 PCN V 2g PO,首剂 6 小时后予 1g
1990	操作前 1 小时予阿莫西林 3g PO,首剂 6 小时后予 1.5g
1997	操作前 1 小时予阿莫西林 2g PO

IM(intramuscular):肌肉注射;PCN(penicillin):青霉素;PO(oral):口服

引自 Wilson W, Taubert KA, Gewitz M, et al: American Heart Association Rheumatic Fever, Endocarditis, and Kawasaki Disease Committee; American Heart Association Council on Cardiovascular Disease in the Young; American Heart Association Council on Clinical Cardiology; American Heart Association Council on Interdisciplinary Working Group; Prevention of infective endocarditis: guidelines from the American Heart Association: a guideline from the American Heart Association Rheumatic Fever, Young, and the Council on Clinical Cardiology, Council on Cardiovascular Surgery and Anesthesia, and the Quality Care of Outcomes Research interdisciplinary Working Group, *Circulation* 116(15):1736-1754, 2007.

菌血症的来源和频率　此前的推荐基于的最主要的观点是大部分导致 IE 的菌血症源于牙科操作;因此,在牙科操作前使用抗生素可预防 IE。毫无疑问,许多牙科操作可导致菌血症[47-50],但菌血症也可由许多日常活动导致,例如刷牙、用牙线或牙签剔牙、使用口腔冲洗器及咀嚼[48-60](表 2.5)。美国人每年人均牙科就诊次数少于 2 次,由此可推断由日常活动所导致的菌血症的频率更高[25]。因此,1 年内由日常活动导致的暴露于菌血症的频率和总计持续时间也可能高于由单次牙科操作导致的[61,62]。所以,只对进行牙科操作的患者推荐抗生素预防(这是可行的),却不对进行日常活动的人群进行此推荐(这是不实际甚至不可能的),这是前后矛盾的[25]。

菌血症的菌量　另一种常持有的观点是牙科操作引起的菌血症的菌量比日常活动引起的更容易导致 IE。目前已发表的数据不支持这一观点。此外,牙科操作所致菌血症的细菌量很低,细菌计数 <104CFU/ml(CFU,colony-forming units,集落形成单位),与日常活动所致的菌血症类似,远低于在动物实验中导致 BE 所需的细菌量(106~108CFU/ml)[50,63,64]。口腔卫生差

的患者在拔牙前血培养阳性的概率与拔牙后类似[65,66]。因此,虽然在人体内导致 IE 所需的细菌量未知,但牙科操作后或日常活动导致的血液中微生物的数量一样少,因此口腔细菌引起的 IE 病例可能是来自日常活动所致的血流中频繁出现的少量细菌,而不是来自牙科操作[25]。同样值得注意的是,绝大多数患有草绿色链球菌 IE 的患者在出现症状 2 周前没有进行牙科操作[67-69]。这些发现提示,注重维持理想的口腔卫生并消除牙科或口腔疾病是减少由日常活动所致菌血症的关键。Lockhart[65] 和 Brennan[70] 及其同事进行的一项研究也说明了口腔卫生的重要性,刷牙后菌血症的发生率与口腔卫生差和刷牙后牙龈出血显著相关[71]。

出血与菌血症

AHA 此前的推荐认为,根据在牙科操作中出现大量出血的概率,一些牙科操作需要进行抗生素预防,另一些则不需要。这条推荐常让牙科医生感到困惑,也常导致一些不合理的医疗决策,因为几乎不可能准确预测在进行一项牙科操作时出现大

量出血的可能性。此外，已经有研究证明在操作过程中可见的出血并不是预测菌血症的可靠指标，这更增加了其中的困惑[62]。已发表的数据显示，绝大多数牙科操作都会导致一定程度的菌血症，但是仍不清楚其中哪些操作更容易导致一过性菌血症或是比咀嚼、刷牙、使用牙线等日常口腔活动导致的菌血症的菌量更大[25]。

表 2.5 与牙科操作及口腔护理相关的菌血症的发生率	
牙科操作或口腔护理	菌血症发生率/%
拔牙	10~100
牙周手术	36~88
龈下刮治和根面平整	8~80
洗牙	≤40
橡皮障夹子安放或楔子植入	9~32
根管治疗术	≤20
刷牙及使用牙线	20~68
使用木质牙签	20~40
使用口腔冲洗器	7~50
咀嚼食物	7~51

引自 Wilson W, Taubert KA, Gewitz M, et al: American Heart Association Rheumatic Fever, Endocarditis, and Kawasaki Disease Committee; American Heart Association Council on Cardiovascular Disease in the Young; American Heart Association Council on Clinical Cardiology; American Heart Association Council on Interdisciplinary Working Group: Prevention of infective endocarditis: guidelines from the American Heart Association: a guideline from the American Heart Association Rheumatic Fever, Young, and the Council on Clinical Cardiology, Council on Cardiovascular Surgery and Anesthesia, and the Quality Care of Outcomes Research interdisciplinary Working Group, Circulation 116(15): 1736-1754, 2007.

抗生素预防的有效性 在牙科操作前对有风险的患者使用抗生素可以预防或减少能导致 IE 的菌血症这一观点存在争议。一些研究认为牙科操作前给予抗生素降低了菌血症的发生频率、严重程度和持续时间[72]，而另外一些研究得出不同的结论[48,73-77]。最新的研究显示，阿莫西林可以在统计学上显著降低菌血症的发生频率、严重程度和持续时间，但不能消除菌血症[72]。但数据显示抗生素治疗缓解了菌血症，但不能预防或降低 IE 的风险。同样，目前没有前瞻性随机对照研究评估抗生素在牙科操作患者中预防 IE 的有效性，并且由于其中牵涉的逻辑、伦理和方法学问题很复杂，这样的研究很有可能永远无法开展。但是一些回顾性研究显示，进行预防是有益的，但这些研究的样本量很小，临床数据也不充分[25]。同时，这些回顾性研究引用的许多病例中，声称的菌血症发生时间与症状出现之间的间隔远远大于 2 周。

荷兰的一项由 van der Meer 及其同事[72] 开展的研究探索了抗生素在有自体或人工瓣膜的牙科患者中预防 IE 的有效性。研究人员得出结论，牙科或其他操作仅可能导致一小部分的 IE 病例，即使预防措施是 100% 有效的，那也只能预防一小部分病例。同一个研究小组进行的一项病例对照研究中[78]，在进行抗生素预防的患者中，总共 20 位患者，仍有 5 位在使用抗生素后出现 IE(有效率最多为 75%)，此项研究得出预防措施无效的结论。

Strom 及其同事[69] 在美国费城地区进行了一项大规模、多中心的随机对照研究，旨在评估抗生素预防与心脏危险因素之间的关系。这些研究人员得出结论，即使是有心脏瓣膜疾病的患者，牙科治疗也不是 IE 的危险因素，且即使预防措施 100% 有效，也仅有极少数 IE 病例可被预防。法国的一项研究[72] 估计每年只有 2.6% 的 IE 病例发生在进行无保护牙科操作的患者中，且"需要使用大量的预防性药物来预防极少数的 IE 病例"。

牙科操作导致细菌性心内膜炎的风险 牙科操作导致 IE 的绝对风险无法精确计算，最佳的估算方法如下[25]：如果牙科操作由于草绿色链球菌每年导致 1% 的 IE 病例，一般人群中的总体风险低至每 1400 万次牙科操作出现 1 例 IE。有基础心脏疾病的患者由牙科操作导致 IE 的绝对风险估算如下：MVP，每 110 万次操作中 1 例；先天性心脏病，每 47.5 万例中 1 例；风湿性心脏病，每 14.2 万例中 1 例；人工心脏瓣膜，每 11.4 万例中 1 例；IE 病史，每 9.5 万次牙科操作中 1 例。

因此，虽然长期认为有基础心脏危险因素的患者会因为牙科操作导致 IE 且抗生素预防有效，但缺乏支持该观点的科学证据。AHA[25] 也得出如下结论："在每年发生的所有 IE 病例中，很有可能只有极少数是由产生菌血症的牙科操作导致的。相应地，即使 100% 有效，也只有极少数 IE 病例能被抗生素预防。绝大多数由口腔微生物群引起的 IE 都来自日常活动引起的随机菌血症。"所以，基于已有的证据，AHA 在 2007 年修订了之前的(1997 版)指南。

美国心脏协会目前的推荐(2007)[25]

推荐抗生素预防的患者[25]

因为已发表的数据并不能有力地证明使用预防性抗生素可以预防由有创操作导致的菌血症，可以认为任何患者在牙科操作前都不应该推荐进行抗生素预防。确实，最近的一项 Cochrane 综述[79] 认为缺乏支持使用青霉素预防牙科操作相关的心内膜炎的证据。但是，AHA 指南也提及：

> 我们不能排除有极少数进行有创操作的患者可用抗生素预防 IE。但是，即使预防性措施是有效的，这样的治疗方法也应当只用于 IE 导致不良结局风险最高的患者，因为这部分患者可以获得最大收益。对于有基础心脏疾病，且 IE 导致不良结局风险最高的那部分患者，在牙科治疗前采取措施预防 IE 是合理的，即使我们认为其有效性仍不明确。

英国抗菌化疗学会专题协作组预防心内膜炎的修订版指南[80] 及 1992 版法国指南[81] 也提倡这种措施。英国的指南认为鉴于缺乏明确获益的证据，最合理的方式是不对牙科操作的患者预防性使用抗生素。但是，许多临床医生可能难以接受这些"激进但合理"的改变，所以可采取的折中措施是只对 IE 可能导致严重后果的高风险患者预防性使用抗生素。但值得注意的是，2008 年，英国国家卫生与临床技术优化研究所(National Institute for Health and Clinical Excellence, NICE)，一家为英国国民医疗服务体系的临床治疗提供指南的机构,不再推荐任何进行牙科操作的患者预防性使用抗生素[82]。但是,从 2008 年起,英国心内膜炎的发病率升高,使 NICE 重新推荐牙科患者使用抗生素预防 IE[83-88]。Beck 和 Braunwald 在荷兰的一项全国性研究中也发现了相似的趋势,也需要恢复抗生素预防[89]。迄今为止,美国心脏协会的新指南没有受此影响,仍然推荐特定高风险的患者进行抗生素预防[25]。

之前的 AHA 指南在选择牙科操作时进行抗生素预防的患者时,使用基础心脏疾病相关的终身感染 IE 的风险作为参考指标(见表 2.1)。但目前的指南是基于 IE 导致的不良结局的风险(发病率和死亡率显著增加)。因此,仅推荐 IE 可能导致最严重结局的患者采取预防措施。例如,草绿色链球菌或肠球菌 IE 的结局可能很不相同,较轻的仅为相对良性的感染,较重的则会导致死亡,链球菌 NVE 的死亡率低于 5%[20]。但是,患有框 2.1 中所列的基础疾病的患者几乎都会出现不良结局,所以推荐采取预防性措施。

框2.1　心内膜炎导致不良结局高风险的心脏状况(在牙科操作前推荐采取预防措施)

- 人工心脏瓣膜
- 既往患有感染性心内膜炎
- 先天性心脏病(congenital heart disease,CHD)[*]
  - 未修复的发绀型 CHD,包括那些姑息分流和导管的患者
  - 使用人工材料或装置通过手术或导管介入完全修复的 CHD(术后 6 个月内[†])
  - 修复的 CHD,但在人工补片或装置处或附近有残余缺陷(抑制内皮化)
- 出现心脏瓣膜疾病的心脏移植受者

[*] 除了框中所列的情况,不再推荐任何其他形式的 CHD 患者预防性使用抗生素

[†] 推荐采取预防措施,因为术后 6 个月内会出现人工材料的内皮化

引自 Wilson W,Taubert KA,Gewitz M,et al:American Heart Association Rheumatic Fever,Endocarditis,and Kawasaki Disease Committee;American Heart Association Council on Cardiovascular Disease in the Young;American Heart Association Council on Clinical Cardiology;American Heart Association Council on Interdisciplinary Working Group:Prevention of infective endocarditis:guidelines from the American Heart Association:a guideline from the American Heart Association Rheumatic Fever,Young,and the Council on Clinical Cardiology,Council on Cardiovascular Surgery and Anesthesia,and the Quality Care of Outcomes Research interdisciplinary Working Group,*Circulation* 116(15):1736-1754,2007.

推荐抗生素预防的牙科操作[25]

此前的 AHA 指南基于出现严重失血的可能性列出了推荐抗生素预防的牙科操作。但是,已发表数据的分析显示,任何涉及牙龈或牙齿根尖周区域或口腔黏膜穿孔的牙科操作都可能导致一过性的草绿色链球菌菌血症,即使没有可见的出血。因此,只推荐有框 2.1 中所列状况的患者在进行任何上述牙科操作时(框 2.2)预防性使用抗生素。该推荐不包括常规的经非感染组织的局麻注射、照射牙片、放置可去除的口腔修复或牙齿矫正器具、调整牙齿矫正器具、拔除乳牙及嘴唇或口腔黏膜创伤导致的出血。

框2.2　对有心脏疾病[*]的患者推荐的应预防心内膜炎的牙科操作

- 所有涉及牙龈组织或牙齿根尖周区域或导致口腔黏膜穿孔的牙科操作
- 包括除了以下操作和检查的所有牙科操作:
  - 常规的经非感染组织的局麻注射
  - 照射牙片
  - 放置可去除的口腔修复或牙齿矫正器具
  - 调整牙齿矫正器具
  - 拔除乳牙及嘴唇或口腔黏膜创伤导致的出血

[*] 见框 1.1

引自 Wilson W,Taubert KA,Gewitz M,et al:American Heart Association Rheumatic Fever,Endocarditis,and Kawasaki Disease Committee;American Heart Association Council on Cardiovascular Disease in the Young;American Heart Association Council on Clinical Cardiology;American Heart Association Council on Interdisciplinary Working Group:Prevention of infective endocarditis:guidelines from the American Heart Association:a guideline from the American Heart Association Rheumatic Fever,Young,and the Council on Clinical Cardiology,Council on Cardiovascular Surgery and Anesthesia,and the Quality Care of Outcomes Research interdisciplinary Working Group,*Circulation* 116(15):1736-1754,2007.

抗生素预防方案[25]

在有限的推荐进行抗生素预防的患者群体中,预防措施应当针对草绿色链球菌。但令人遗憾的是,在过去的 20 多年间,对此前的 AHA 指南推荐的抗生素耐药的草绿色链球菌菌株比例明显增加。在许多研究中,典型的草绿色链球菌对青霉素的耐药率为 17%~50%,对头孢曲松是 22%~42%,对大环内酯类是 22%~58%,对克林霉素是 13%~27%[25]。虽然这些数据确实令人担忧,但其对预防性抗生素选择的影响仍不清楚。AHA 指南中提及:

> 草绿色链球菌对预防 IE 的抗生素耐药的影响仍不清楚。如果体外耐药预示着缺乏临床疗效,草绿色链球菌的高耐药率也进一步支持对牙科操作进行抗生素预防的价值微乎其微这一观点。而仅推荐使用在体外对草绿色链球菌高活性的抗生素(例如万古霉素或氟喹诺酮)进行预防,则是不切实际的。没有证据支持这样的方法可以有效预防 IE,并且这样做会导致草绿色链球菌及其他微生物对这些及其他抗生素出现耐药。

应在术前 30~60 分钟一次性给药进行抗生素预防。如果术前没有给药,则应在术后最多 2 小时内补用。表 2.6 列出了推荐的抗生素预防方案。由于可能会交叉过敏,不推荐有青霉素导致过敏、血管性水肿或荨麻疹(速发型 IgE 介导的超敏反应)病史的患者使用头孢菌素类药物。需要注意的是,使用抗生素不是完全没有风险的,可能会出现过敏反应、不良副作用及促进抗生素耐药。

针对抗菌漱口水(例如氯己定、聚维酮碘)降低牙科操作所致菌血症的发生频率的有效性研究结果存在争议;但是,大部分证据认为没有明确获益。值得注意的是,英国抗菌化疗学会指南推荐术前使用氯己定(0.2%)漱口,但是 NICE 指南认为不应该使用氯己定漱口水[80]。

表2.6　牙科操作的抗生素方案			
情况	药物	给药方案：术前30~60分钟单剂量	
		成人	儿童
口服	阿莫西林	2g	50mg/kg
不能口服	氨苄西林或	2g IM 或 IV	50mg/kg IM 或 IV
	头孢唑林或头孢曲松	1g IM 或 IV	50mg/kg IM 或 IV
对 PCN 或氨苄西林过敏（口服）	头孢氨苄[*][†] 或	2g	50mg/kg
	克林霉素	600mg	20mg/kg
	阿奇霉素或克拉霉素	500mg	15mg/kg
对 PCN 或氨苄西林过敏且不能口服	头孢唑林或头孢曲松[†]	1g IM 或 IV	50mg/kg
	克林霉素磷酸酯	600mg IM 或 IV	20mg/kg IM 或 IV

[*] 或其他同等剂量的一代或二代口服头孢菌素

[†] 有服用青霉素或氨苄西林后出现过敏、血管性水肿或荨麻疹病史的患者不应使用头孢菌素

IM（intramuscular）：肌肉注射；IV（intravenous）：静脉输注；PCN（penicillin）：青霉素

引自 Wilson W, Taubert KA, Gewitz M, et al: American Heart Association Rheumatic Fever, Endocarditis, and Kawasaki Disease Committee; American Heart Association Council on Cardiovascular Disease in the Young; American Heart Association Council on Clinical Cardiology; American Heart Association Council on Interdisciplinary Working Group: Prevention of infective endocarditis: guidelines from the American Heart Association: a guideline from the American Heart Association Rheumatic Fever, Young, and the Council on Clinical Cardiology, Council on Cardiovascular Surgery and Anesthesia, and the Quality Care of Outcomes Research interdisciplinary Working Group, *Circulation* 116(15): 1736-1754, 2007.

牙科医生不断从患者病史中发现可增加 IE 风险的心脏疾病（包括 MVP、风湿性心脏病或系统性红斑狼疮）是非常重要的。有这些疾病的患者应该由内科医生监测他们心脏瓣膜疾病的状况和可能的并发症。保持理想的口腔卫生对这些患者至关重要。同时，治疗有使 IE 风险升高的心脏疾病的患者时，牙科医生应该随时注意是否出现 IE 相关的症状或体征（例如发热），并在必要时正确进行患者转诊。无论牙科操作前是否使用了预防性抗生素均适用。

特殊情况[25]

患者已经服用抗生素　已经服用青霉素或阿莫西林治疗感染（例如鼻窦感染）或长期进行风湿热二级预防的患者，可能出现对青霉素或阿莫西林相对耐药的草绿色链球菌。因此，如果需要立即进行治疗的话，应该选择克林霉素、阿奇霉素或克拉霉素进行预防。由于头孢菌素存在交叉耐药，应该避免使用此类抗生素。一种替代方法是在完成抗生素治疗后等待至少 10 日再进行抗生素预防，此时常规的方案均可使用。

患者进行心脏手术　推荐在心脏瓣膜手术或先天性心脏病修复手术之前进行牙科评估和必要的牙科治疗，以降低草绿色链球菌导致的晚发 PVE 的发生率。

牙科检查时间延长　在上述指南中并未提及牙科检查时间对使用抗生素的有效血药浓度的影响；但是，对于一次长时间的检查，这可能是一个需要考虑的问题。以阿莫西林为例，其半衰期约为 80 分钟，口服 250mg 后约 2 小时可达到平均血药峰浓度 $4\mu g/ml$[90]。大部分青霉素敏感的草绿色链球菌需要的 MIC 是 $0.2\mu g/ml$[20]。因此，2g 阿莫西林至少在 6 小时内可维持血药浓度大于需要的 MIC。如果操作超过 6 小时，需要根据情况再给予 2g 的剂量。

其他注意事项[25]

根据目前的证据，冠状动脉旁路移植术不会长期导致感染风险；因此，进行这种手术的患者不推荐进行抗生素预防。心脏移植术后的患者患获得性瓣膜功能障碍的风险升高，尤其是在排异期。此时出现心内膜炎不良结局的风险很高；因此虽然是否有效仍不明确，但这部分患者应预防 IE。有机械或组织人工瓣膜的患者常需要长期服用抗凝药物（例如华法林）预防瓣膜相关的血栓形成。这些患者有术中或术后大出血的风险（见第 24 章）。

推荐的实施

自 AHA 此前的针对抗生素预防的推荐发布以来，已经出现很多变化，患者可能有许多问题，并且担心推荐的实施。有各种瓣膜疾病（例如 MVP、风湿性心脏病）的患者长期被告知他们因为存在牙科治疗导致 IE 的风险，需要服用抗生素，但现在又被告知他们去看牙医时不再需要抗生素。此外，此前被告知仅在有创操作时需要抗生素预防的患者（即有框 2.1 所列状况的患者），现在又被告知推荐在几乎所有牙科治疗前预防性使用抗生素。AHA 推荐与患者讨论修订的原因以减轻患者的担忧。《美国牙科协会杂志》在 2007 年 7 月刊上发表了一篇简讯解释这些改变的原因，可用于作为患者教育的材料。

合适的方法是与患者分享 2007 版 AHA 推荐并解释改变的依据，强调这是基于目前科学证据的大规模回顾。此外，牙科医生应当与患者的内科医生会诊，确保他（她）清楚目前的 AHA 推荐并讨论如何在患者治疗过程中实施。这些沟通应当被记录在患者的病程中。

非瓣膜心血管装置

AHA 2003 年的一份科学性声明[91]发布了有各种类型非瓣

膜心血管装置(例如冠脉支架、血液透析人工血管)的患者进行牙科操作时的抗生素预防指南。表 2.7 列出了各种装置及感染的发生率。在进行已有数据的广泛回顾后,AHA 报告委员会得出结论,没有确凿证据支持牙科操作相关的微生物在植入后任何时间会导致非瓣膜性血管装置的感染。的确,这些装置的感染常由葡萄球菌、革兰氏阴性菌或其他与装置植入、创伤或其他活动性感染相关的微生物引起。因此,AHA 不推荐有这些装置的患者在进行牙科操作时常规进行抗生素预防。仅对特定的有这些装置的患者推荐进行预防:

- 感染组织(脓肿)切开和引流的患者;
- 通过装置植入修复与动脉导管未闭、房间隔缺损或室间隔缺损相关的漏后仍有残余瓣膜漏的患者。

血管内导管

有各种类型的静脉或动脉内导管的患者是否需要抗生素预防也是一个值得关注的问题。血管内导管包括外周静脉导管,外周动脉导管,中线导管,非隧道式中心静脉导管,肺动脉导管,经外周静脉置入的中心静脉导管(peripherally inserted central venous catheters,PICC),隧道式中心静脉导管,完全植入式导管和脐带导管(表 2.8)。此类感染中的致病微生物包括凝固酶阴性的葡萄球菌、金黄色葡萄球菌、肠球菌、革兰氏阴性杆菌、大肠杆菌、肠杆菌和念珠菌、铜绿假单胞菌和肺炎克雷伯菌。除了念珠菌,这些菌都不是口腔的正常定植菌;因此,它们不会引起口腔操作相关的感染风险。美国疾病控制和预防中心在其发布的血管内导管相关感染的预防指南[92]中没有推荐有这些装置的患者在牙科操作前进行抗生素预防。同样,一项综述也没有发现任何证据支持长期留置中心静脉导管的患者使用预防性抗生素可以预防有创牙科操作引起的导管相关感染[93]。

表 2.7　非瓣膜心血管装置相关的感染

装置种类	感染发生率/%
心脏内	
起搏器(临时和永久)	0.13～19.9
除颤仪	0～3.2
左心辅助装置	25～70
全人工心脏	有待确定
房室转流	2.4～9.4
脱脂棉	罕见
动脉导管未闭封堵器	罕见
房间隔缺损和室间隔缺损封堵器	罕见
导管	罕见
补片	罕见
动脉内	
外周血管支架	罕见
人工血管,包括用于血液透析	1.0～6
主动脉内球囊反搏泵	≤5～26
血管成形术或血管造影术	<1
冠状动脉支架	罕见
补片	1.8
静脉内	
下腔静脉滤器	罕见

引自 Baddour LM,et al:Nonvavular cardiovascular device-related infections,*Circulation* 108:2015-2031,2003.

表 2.8　静脉和动脉通路使用的导管

导管种类	进入位点	说明
外周静脉导管(短)	常置入前臂或手部静脉	长期使用可能出现静脉炎;极少导致血流感染
外周动脉导管	常置入桡动脉;也可置于股动脉、腋动脉、肱动脉或胫后动脉	感染风险低;极少导致血流感染
中线导管	通过肘窝置入近端贵要静脉或头静脉;不进入中心静脉或外周导管	弹性水凝胶制作的导管有出现过敏反应的报道;静脉炎风险比短外周导管低
非隧道式中心静脉导管	经皮置入中心静脉(锁骨下静脉、颈内静脉或股静脉)	导致大部分导管相关的血流感染
肺动脉导管	通过特氟龙引入器置入中心静脉(锁骨下静脉、颈内静脉或股静脉)	常结合肝素;血流感染的概率与中心静脉导管类似
经外周静脉置入的中心静脉导管	置入贵要静脉、头静脉或肱静脉并到达上腔静脉	感染风险比非隧道式中心静脉导管低
隧道式中心静脉导管	植入锁骨下静脉、颈内静脉或股静脉	涤纶套阻止微生物进入导管;感染风险比非隧道式中心静脉导管低
完全植入式导管	带针的皮下输液港;植入锁骨下静脉或颈内静脉	导管相关血流感染的风险最低;改善了患者的自我形象;不需要局部导管位点护理;需手术去除导管
脐带导管	置入脐静脉或脐动脉	使用脐静脉和动脉出现导管相关血流感染的风险类似

改编自 O'Grady NP,et al:Guidelines for the prevention of intravascular catheter-related infections. Centers for Disease Control and Prevention,*MMWR Recomm Rep* 51:1-29,2002.

有各类临床问题(除了预防心内膜炎)的牙科患者使用抗生素预防口腔菌群的播散感染仍然存在争议。几乎每种情况都没有证据说明必须使用或抗生素预防的有效性[94,95]。框 2.3 列出了提倡使用抗生素的情况。

框 2.3　与预防心内膜炎无关的其他提倡使用抗生素预防的情况(但缺乏证据说明必要性或有效性[94,95])

器官移植

人工关节

脑脊液转流

免疫抑制药物(例如激素、DMARD、化疗)

自身免疫性疾病(例如 SLE)

胰岛素依赖

HIV 感染(AIDS)

脾切除

严重的中性粒细胞减少

镰状细胞性贫血

乳房植入物

阴茎植入物

AIDS(acquired immunodeficiency syndrome):获得性免疫缺陷综合征;DMARD(disease-modifying antirheumatic drug):改变病情的抗风湿药;HIV(human immunodeficiency virus):人类免疫缺陷病毒;SLE(systemic lupus erythematosus):系统性红斑狼疮

(王莺　赵一)

参考文献

1. Karchmer AW. Infective endocarditis. In: Libby P, ed. *Braunwald's Heart Disease: A Textbook of Cardiovascular Medicine*. 8th ed. Philadelphia: Saunders; 2008:1713-1738.
2. Ferri FF. Infective endocarditis. In: Ferri FF, ed. *Ferri's Clinical Advisor*. 2015 ed. Philadelphia, PA: Elsevier (Saunders); 2015:25.
3. Cahill TJ, Prendergast BD. Infective endocarditis. *Lancet*. 2016;387(10021):882-893.
4. Fowler VGJ, Bayer AS, Baddour LM. Infective endocarditis. In: Goldman L, Schafer AI, eds. *Goldman-Cecil Medicine*. 25th ed. Philadelphia, PA: Elsevier (Saunders); 2016:30.
5. Klein M, Wang A. Infective endocarditis. *J Intensive Care Med*. 2016;31(3):151-163.
6. Shrestha NK, Jue J, Hussain ST, et al. Injection Drug Use and outcomes after surgical intervention for infective endocarditis. *Ann Thorac Surg*. 2015;100(3): 875-882.
7. Bashore TM, Cabell C, Fowler V Jr. Update on infective endocarditis. *Curr Probl Cardiol*. 2006;31(4):274-352.
8. Fowler VG Jr, Bayer A. Infective endocarditis. In: Goldman L, Ausiello D, eds. *Cecil Medicine*. 23rd ed. Philadelphia: Saunders; 2008:537-548.
9. Berlin JA, Abrutyn E, Strom BL, et al. Incidence of infective endocarditis in the Delaware Valley, 1988-1990. *Am J Cardiol*. 1995;76(12):933-936.
10. Tleyjeh IM, Steckelberg JM, Murad HS, et al. Temporal trends in infective endocarditis: a population-based study in Olmsted County, Minnesota. *JAMA*. 2005;293(24):3022-3028.
11. Steckelberg JM, Wilson WR. Risk factors for infective endocarditis. *Infect Dis Clin North Am*. 1993;7(1):9-19.
12. de Sa D. Epidemiological trends of infective endocarditis: a population-based study in Olmsted County. *Mayo Clin Proc*. 2010;85:422-426.
13. O'Brien MC, Pourmoghadam KK, DeCampli WM. Late postoperative prosthetic pulmonary valve endocarditis in a 13-year-old girl with repaired tetralogy of Fallot. *Tex Heart Inst J*. 2015;42(3):251-254.
14. Miranda WR, Connolly HM, DeSimone DC, et al. Infective endocarditis involving the pulmonary valve. *Am J Cardiol*. 2015;116(12):1928-1931.
15. Mylanakis E, Calderwood SB. Infective endocarditis in adults. *N Engl J Med*. 2001;345(18):1318-1330.
16. Miro JM, del Rio A, Mestres CA. Infective endocarditis in intravenous drug abusers and HIV-1 infected patients. *Infect Dis Clin North Am*. 2002;16(2):273-295, vii-viii.
17. Otome O, Guy S, Tramontana A, et al. A retrospective review: significance of vegetation size in injection drug users with right-sided infective endocarditis. *Heart Lung Circ*. 2016;25(5):466-470.
18. Schoenfeld M, Machhar R, Maw A. Diagnosing endocarditis in patients with *Staphylococcus aureus* bacteremia. *JAMA*. 2015;313(4):420.
19. Mathew J, Addai T, Anand A, et al. Clinical features, site of involvement, bacteriologic findings, and outcome of infective endocarditis in intravenous drug users. *Arch Intern Med*. 1995;155(15):1641-1648.
20. Baddour LM, Wilson WR, Bayer AS, et al. Infective endocarditis: diagnosis, antimicrobial therapy, and management of complications: a statement for healthcare professionals from the Committee on Rheumatic Fever, Endocarditis, and Kawasaki Disease, Council on Cardiovascular Disease in the Young, and the Councils on Clinical Cardiology, Stroke, and Cardiovascular Surgery and Anesthesia, American Heart Association: endorsed by the Infectious Diseases Society of America. *Circulation*. 2005;111(23):e394-e434.
21. Baddour LM, Bettmann MA, Bolger AF, et al. Nonvalvular cardiovascular device-related infections. *Clin Infect Dis*. 2004;38(8):1128-1130.
22. Revest M, Egmann G, Cattoir V, et al. HACEK endocarditis: state-of-the-art. *Expert Rev Anti Infect Ther*. 2016;14(5):523-530.
23. Sharara SL, Tayyar R, Kanafani ZA, et al. HACEK endocarditis: a review. *Expert Rev Anti Infect Ther*. 2016;1-7.
24. Majumdar A, Chowdhary S, Ferreira MA, et al. Renal pathological findings in infective endocarditis. *Nephrol Dial Transplant*. 2000;15(11):1782-1787.
25. Wilson W, Taubert KA, Gewitz M, et al. Prevention of infective endocarditis. Guidelines From the American Heart Association. A guideline From the American Heart Association Rheumatic Fever, Endocarditis, and Kawasaki Disease Committee, Council on Cardiovascular Disease in the Young, and the Council on Clinical Cardiology, Council on Cardiovascular Surgery and Anesthesia, and the Quality of Care and Outcomes Research Interdisciplinary Working Group. *Circulation*. 2007;115:1-17.
26. Hoen B, Selton-Suty C, Lacassin F, et al. Infective

endocarditis in patients with negative blood cultures: analysis of 88 cases from a one-year nationwide survey in France. *Clin Infect Dis.* 1995;20(3):501-506.

27. Li JS, Sexton DJ, Mick N, et al. Proposed modifications to the Duke criteria for the diagnosis of infective endocarditis. *Clin Infect Dis.* 2000;30(4):633-638.

28. Durack DT, Lukes AS, Bright DK. New criteria for diagnosis of infective endocarditis: utilization of specific echocardiographic findings. Duke Endocarditis Service [see comments]. *Am J Med.* 1994;96(3):200-209.

29. Topan A, Carstina D, Slavcovici A, et al. Assesment of the Duke criteria for the diagnosis of infective endocarditis after twenty-years. An analysis of 241 cases. *Clujul Med.* 2015;88(3):321-326.

30. Wallace SM, Walton BI, Kharbanda RK, et al. Mortality from infective endocarditis: clinical predictors of outcome. *Heart.* 2002;88(1):53-60.

31. Marti-Carvajal AJ, Dayer M, Conterno LO, et al. A comparison of different antibiotic regimens for the treatment of infective endocarditis. *Cochrane Database Syst Rev.* 2016;(4):CD009880.

32. Pericart L, Fauchier L, Bourguignon T, et al. Long-term outcome and valve surgery for infective endocarditis in the systematic analysis of a community study. *Ann Thorac Surg.* 2016.

33. Yong MS, Coffey S, Prendergast BD, et al. Surgical management of tricuspid valve endocarditis in the current era: a review. *Int J Cardiol.* 2016;202:44-48.

34. Kang DH. Timing of surgery in infective endocarditis. *Heart.* 2015;101(22):1786-1791.

35. Pang PY, Sin YK, Lim CH, et al. Surgical management of infective endocarditis: an analysis of early and late outcomes. *Eur J Cardiothorac Surg.* 2015;47(5):826-832.

36. Osterdal OB, Salminen PR, Jordal S, et al. Cardiac surgery for infective endocarditis in patients with intravenous drug use. *Interact Cardiovasc Thorac Surg.* 2016;22(5):633-640.

37. AHA. Prevention of rheumatic fever and bacterial endocarditis through control of streptococcal infections. *Circulation.* 1955;11:317-320.

38. Jones T. Prevention of rheumatic fever and bacterial endocarditis through control of streptococcal infections. *Circulation.* 1955;11:317-320.

39. Rammelkamp CH, Catanzaro FJ, Chamovitz R, Americal Heart Association. Treatment of streptococcal infections in the general population. *Circulation.* 1957;15:154-158.

40. AHA. Prevention of rheumatic fever and bacterial endocarditis through control of streptococcal infection. *Circulation.* 1965;31:953-955.

41. Hussar AE. Prevention of bacterial endocarditis. *Circulation.* 1965;31:953-954.

42. Kaplan EL. Prevention of bacterial endocarditis. *Circulation.* 1977;56(1):139A-143A.

43. Shulman ST, Amren DP, Bisno AL, et al. Prevention of Bacterial Endocarditis. A statement for health professionals by the Committee on Rheumatic Fever and Infective Endocarditis of the Council on Cardiovascular Disease in the Young. *Circulation.* 1984;70(6):1123A-1127A.

44. Dajani AS, Bisno AL, Chung KJ, et al. Prevention of bacterial endocarditis. Recommendations by the American Heart Association. *JAMA.* 1990;264(22):2919-2922.

45. Dajani AS, Taubert KA, Wilson W, et al. Prevention of bacterial endocarditis: recommendations by the American Heart Association. *JAMA.* 1997;22(June 11):1794-1801.

46. Dajani AS, Taubert KA, Wilson W, et al. Prevention of bacterial endocarditis: recommendations by the American Heart Association. *J Am Dent Assoc.* 1997;128(8):1142-1151.

47. Pallasch TJ, Slots J. Antibiotic prophylaxis and the medically compromised patient. *Periodontol 2000.* Denmark: Munksgaard; 1996;107-138.

48. Lockhart PB, Durack DT. Oral microflora as a cause of endocarditis and other distant site infections. *Infect Dis Clin North Am.* 1999;13(4):833-850, vi.

49. Lockhart PB. The risk for endocarditis in dental practice. *Periodontol 2000.* 2000;23:127-135.

50. Roberts GJ, Jaffray EC, Spratt DA, et al. Duration, prevalence and intensity of bacteraemia after dental extractions in children. *Heart.* 2006;92(9):1274-1277.

51. Round H, Kirkpatrick H, Hails C. Further investigations on bacteriological infections of the mouth. *Proc R Soc Med.* 1936;29:1552-1556.

52. Cobe HM. Transitory bacteremia. *Oral Surg Oral Med Oral Pathol.* 1954;7(6):609-615.

53. Rise E, Smith JF, Bell J. Reduction of bacteremia after oral manipulations. *Arch Otolaryngol.* 1969;90:106-109.

54. O'Leary TJ, Shafer WG, Swenson HM, et al. Possible penetration of crevicular tissue from oral hygiene procedures. II. Use of the toothbrush. *J Periodontol.* 1970;41(3):163-164.

55. O'Leary TJ, Shafer WG, Swenson HM, et al. Possible penetration of crevicular tissue from oral hygiene procedures. I. Use of oral irrigating devices. *J Periodontol.* 1970;41(3):158-162.

56. Felix JE, Rosen S, App GR. Detection of bacteremia after the use of an oral irrigation device in subjects with periodontitis. *J Periodontol.* 1971;42(12):785-787.

57. Sconyers JR, Crawford JJ, Moriarty JD. Relationship of bacteremia to toothbrushing in patients with periodontitis. *J Am Dent Assoc.* 1973;87(3):616-622.

58. Faden HS. Letter: dental procedures and bacteremia. *Ann Intern Med.* 1974;81(2):274.

59. Schlein RA, Kudlick EM, Reindorf CA, et al. Toothbrushing and transient bacteremia in patients undergoing orthodontic treatment. *Am J Orthod Dentofacial Orthop.* 1991;99(5):466-472.

60. Crasta K, Daly CG, Mitchell D, et al. Bacteraemia due to dental flossing. *J Clin Periodontol.* 2009;36(4):323-332.

61. Guntheroth WG. How important are dental procedures as a cause of infective endocarditis? *Am J Cardiol.* 1984;54:797-801.

62. Roberts GJ. Dentists are innocent! "Everyday" bacteremia is the real culprit: a review and assessment of the evidence that dental surgical procedures are a principal cause of bacterial endocarditis in children. *Pediatr Cardiol.* 1999;20(5):317-325.

63. Durack DT, Beeson PB. Experimental bacterial endocarditis. II. Survival of a bacteria in endocardial vegetations. *Br J Exp Pathol.* 1972;53(1):50-53.

64. Lucas VS, Lytra V, Hassan T, et al. Comparison of lysis filtration and an automated blood culture system (BACTEC) for detection, quantification, and identification of odontogenic bacteremia in children. *J Clin Microbiol.* 2002;40(9):3416-3420.

65. Lockhart PB, Brennan MT, Thornhill M, et al. Poor oral hygiene is a risk factor for infective endocarditis-related bacteremia. *J Am Dent Assoc.* 2009;140(Oct):1238-1244.

66. Asi KS, Gill AS, Mahajan S. Postoperative bacteremia in periodontal flap surgery, with and without prophylactic antibiotic administration: a comparative study. *J Indian Soc Periodontol.* 2010;14(1):18-22.

67. Durack DT. Prevention of infective endocarditis. *N Engl J Med.* 1995;332(1):38-44.

68. Durack DT. Antibiotics for prevention of endocarditis during dentistry: time to scale back? *Ann Intern Med.* 1998;129(10):829-830.

69. Strom BL, Abrutyn E, Berlin JA, et al. Dental and cardiac risk factors for infective endocarditis: a population-based, case-control study. *Ann Intern Med.* 1998;129(10):761-769.

70. Brennan MT, Kent ML, Fox PC, et al. The impact of oral disease and nonsurgical treatment on bacteremia in children. *J Am Dent Assoc.* 2007;138(1):80-85.

71. Mougeot FK, Saunders SE, Brennan MT, et al. Associations between bacteremia from oral sources and distant-site infections: tooth brushing versus single tooth extraction. *Oral Surg Oral Med Oral Pathol Oral Radiol.* 2015;119(4):430-435.

72. Ferri FF. Infective endocarditis. In: Ferri FF, ed. *Ferri's Clinical Advisor.* 2015 ed. Philadelphia, PA: Elsevier (Saunders); 2015:25.

73. van der Meer JT, Thompson J, Valkenburg HA, et al. Epidemiology of bacterial endocarditis in the Netherlands. II. Antecedent procedures and use of prophylaxis. *Arch Intern Med.* 1992;152(9):1869-1873.

74. Hall G, Hedstrom SA, Heimdahl A, et al. Prophylactic administration of penicillins for endocarditis does not reduce the incidence of postextraction bacteremia. *Clin Infect Dis.* 1993;17(2):188-194.

75. Hall G, Heimdahl A, Nord CE. Effects of prophylactic administration of cefaclor on transient bacteremia after dental extraction. *Eur J Clin Microbiol Infect Dis.* 1996;15(8):646-649.

76. Lockhart PB. An analysis of bacteremias during dental extractions: a double-blind, placebo-controlled study of chlorhexidine. *Arch Intern Med.* 1996;156:513-520.

77. Hall G, Heimdahl A, Nord CE. Bacteremia after oral surgery and antibiotic prophylaxis for endocarditis. *Clin Infect Dis.* 1999;29(1):1-8, quiz 9-10.

78. van der Meer JT, Van Wijk W, Thompson J, et al. Efficacy of antibiotic peophylaxis for prevention of native-valve endocarditis. *Lancet.* 1992;339(8786):135-139.

79. Oliver R, Roberts GJ, Hooper L, et al. Antibiotics for the prophylaxis of bacterial endocarditis in dentistry. *Cochrane Database Syst Rev.* 2008;(4):CD003813.

80. Gould FK, Elliott TS, Foweraker J, et al. Guidelines for the prevention of endocarditis: report of the Working Party of the British Society for Antimicrobial Chemotherapy. *J Antimicrob Chemother.* 2006;57(6):1035-1042.

81. Danchin N, Duval X, Leport C. Prophylaxis of infective endocarditis: French recommendations 2002. *Heart.* 2005;91(6):715-718.

82. Richey R, Wray D, Stokes T. Prophylaxis against infective endocarditis: summary of NICE guidance. *BMJ.* 2008;336(7647):770-771.

83. Thornhill MH. Infective endocarditis: the impact of the NICE guidelines for antibiotic prophylaxis. *Dent Update.* 2012;39(1):6-10, 12.

84. Dayer MJ, Chambers JB, Prendergast B, et al. NICE guidance on antibiotic prophylaxis to prevent infective endocarditis: a survey of clinicians' attitudes. *QJM.* 2013;106(3):237-243.

85. Lockhart PB, Bahrani Mougeot FK, Saunders SE, et al. The effectiveness of antibiotic prophylaxis in preventing infective endocarditis is not easily dismissed. *Oral Surg Oral Med Oral Pathol Oral Radiol.* 2015;120(5):661-662.

86. Thornhill MH, Lockhart PB, Prendergast B, et al. NICE and antibiotic prophylaxis to prevent endocarditis. *Br Dent J.* 2015;218(11):619-621.

87. Thompson W, Sandoe JA. What does NICE have to say about antimicrobial prescribing to the dental community? *Br Dent J.* 2016;220(4):193-195.

88. Thornhill MH, Dayer M, Lockhart PB, et al. Guidelines on prophylaxis to prevent infective endocarditis. *Br Dent J.* 2016;220(2):51-56.

89. Beck DL, Braunwald E. AHA 2015: increased incidence of infective endocarditis after the 2009 ESC guideline update: a nationwide study in the Netherlands. In: Goldman L, Schafer AI, eds. *Braunwald's Heart Disease: A Textbook of Cardiovascular Medicine.* Philadelphia, PA: Elsevier (Saunders); 2016:20.

90. Petri W. Penicillins, cephalosporins, and other b-lactam antibiotics. In: Brunton L, Lazo J, Parker K, eds. *Goodman and Gilman's The Pharmacological Basis of Therapeutics.* 11th ed. New York: McGraw-Hill; 2006:1127-1154.

91. Baddour LM, Bettmann MA, Bolger AF, et al. Nonvalvular cardiovascular device-related infections. *Circulation.* 2003;108(16):2015-2031.

92. O'Grady NP, Alexander M, Dellinger EP, et al. Guidelines for the prevention of intravascular catheter-related infections. Centers for Disease Control and Prevention. *MMWR Recomm Rep.* 2002;51(RR-10):1-29.

93. Hong CH, Allred R, Napenas JJ, et al. Antibiotic prophylaxis for dental procedures to prevent indwelling venous catheter-related infections. *Am J Med.* 2010;123(12):1128-1133.

94. Lockhart PB, Loven B, Brennan MT, et al. The evidence base for the efficacy of antibiotic prophylaxis in dental practice. *J Am Dent Assoc.* 2007;138(4):458-475.

95. Little JW, Falace DA, Miller DS, et al. Antibiotic prophylaxis: an update for dentistry. *Gen Dent.* 2008;56(1):20-29.

第3章 高血压

高血压是指动脉血压的异常升高,如果持续存在且未经治疗,可能致命。高血压患者可能很多年都不出现临床症状或体征,但最终会导致一些器官的症状性损伤,包括肾脏、心脏、脑和眼。成人高血压的定义是收缩压持续≥140mmHg 和/或舒张压持续≥90mmHg。2003 年发布的美国国家高血压预防、发现、评估和治疗联合委员会第七次报告(JNC 7)[1] 将血压(blood pressure,BP)分为四期:正常、高血压前期、1 期、2 期(表 3.1)。这种分期反映了血压高于 115/75mmHg 时不同程度的健康风险,并为治疗确定了阈值,同时也能用于监测治疗的有效性,对于降低脑卒中和心肌梗死(myocardial infarction,MI)等慢性高血压相关的血管不良事件的发生率至关重要。相应地,JNC 8(2014 年发布)则着重于基于证据的治疗(药物选择)和治疗目标的推荐。这两份文件(JNC 7 和 JNC 8)为高血压患者基于初始血压值(见表 3.1)进行后续治疗提供了指南。另一份单独的文件则提供了儿童和青少年高血压分期、识别、诊断和管理的相关信息[2]。儿童青少年高血压的定义是血压持续超过同性别、年龄及身高的儿童青少年血压的第 95 百分位数(表 3.2 和表 3.3)。例如,表 3.3 说明一名 6 岁、身高位于第 50 百分位数的女孩如果血压持续≥111/74mmHg 的话,则被认为是高血压。

虽然只有内科医生能作出高血压诊断并决定治疗方式,但 JNC 指南明确鼓励所有医务人员积极参与高血压的发现及治疗依从性的监督[1]。相应地,牙科医生也可以在高血压的发现和控制中发挥关键作用,甚至可能是第一个发现患者血压升高或有高血压症状的。监测与发现一样重要,因为接受高血压治疗的患者如果依从性差或者药物选择和剂量不合适的话,可能将无法合理控制血压。牙科诊所中发现异常血压,可成为转诊或与内科医生会诊的依据。此外,高血压患者在进行牙科管理时也有诸多注意事项,包括就诊时监测血压、减少紧张和焦虑、预防药物相互作用、注意药物不良作用并及时处理。

表 3.1 成人血压分期及随诊建议				
血压分期	收缩压/mmHg		舒张压/mmHg	随诊建议
正常	<120	和	<80	2 年后复查
高血压前期	120~139	或	80~89	1 年后复查
1 期高血压	140~159	或	90~99	2 个月内明确诊断
2 期高血压	≥160	或	≥100	1 个月内评估或转诊。对于血压更高(例如 >180/110mmHg)的患者,根据临床情况和并发症,在 1 周内立即进行评估和治疗

改编自 the National Heart, Lung, and Blood Institute:*The seventh report of the Joint National Committee on Prevention, Detection, Evaluation, and Treatment of High Blood Pressure:the JNC 7 report*, Bethesda, Maryland, US Department of Health and Human Services, Public Health Service, Bethesda, MD, National Institute of Health, National Heart, Lung, and Blood Institute, August 2004.

表 3.2 儿童及青少年血压分期	
分期	SBP 或 DBP 百分位[*]
正常	<第 90 百分位数
高血压前期	≥第 90 百分位数但<第 95 百分位数,或者虽然<第 90 百分位数但≥120/80mmHg
1 期高血压	≥第 95 百分位数但≤第 99 百分位数加 5mmHg
2 期高血压	>第 99 百分位数加 5mmHg

DBP(diastolic blood pressure),舒张压;SBP(systolic blood pressure),收缩压
[*] 针对同性别、年龄和身高的儿童及青少年,且需单独测量 3 次
引自 National Heart, Lung, and Blood Institute:*The Fourth Report on the Diagnosis, Evaluation, and Treatment of High Blood Pressure in Children and Adolescents*, Bethesda, MD, US Department of Health and Human Services, Public Health Service, National Institutes of Health, National Heart, Lung, and Blood Institute, May 2005.

表 3.3　部分年龄儿童和青少年身高第 50 及第 75 百分位分性别的第 95 百分位血压				
年龄（岁）	女孩/mmHg		男孩/mmHg	
	身高的第 50 百分位	身高的第 75 百分位	身高的第 50 百分位	身高的第 75 百分位
1	104/58	105/59	103/56	104/57
6	111/74	113/74	114/74	115/75
12	123/80	124/81	123/81	125/82
17	129/84	130/85	136/87	138/87

引自 the National Heart, Lung, and Blood Institute: *The Fourth Report on the Diagnosis, Evaluation, and Treatment of High Blood Pressure in Children and Adolescents*, Bethesda, Maryland, US Department of Health and Human Services, Public Health Service, Bethesda, MD, National Institute of Health, National Heart, Lung, and Blood Institute, May 2005.

流行病学

高血压是美国最常见的主要诊断，每年约有 3 900 万人次就诊[3]。1990 年之前，高血压的发病率逐渐降低，但最近的研究显示，这种趋势发生了逆转，高血压的发病率重新升高[4]。根据美国国家健康和营养调查（NHANES）2011—2012 年度的数据，美国至少有 7 500 万成人患有高血压或服用降压药物[4]，估计约占美国人口的 29%，而 1988—1991 年的比例为 24%[5]。高血压人口的明显增加与人口老龄化及肥胖现象越来越普遍相关。每 2 000 名患者中约有 580 名患有高血压。

男性与女性的高血压发病率类似，但是不同人种和种族间存在差异。发病率最高的是非洲裔（42%），其次是非西班牙裔白人（28%）、西班牙裔（26%）和亚洲裔（25%）[4]。人种和种族间发病率的差异，主要是由社会经济状况、环境影响、个人行为和习惯的不同所导致。

高血压发病率也随着年龄增加而升高，例如 60 岁以上美国人中有 65% 患有高血压[4]。如果人类寿命足够长的话，超过 90% 的人都将患有高血压[6]。值得注意的是，收缩压在一生中不断升高，但舒张压仅在 50 岁之前升高，之后便趋于平稳或逐渐降低。因此，50 岁以后，单纯收缩期高血压是主要的发病形式。一项研究显示，60 岁以上血压控制不佳的老年人中，单纯收缩期高血压占 87%[7]。单纯舒张期高血压最常见于小于 50 岁的患者。50 岁之前，舒张压是比收缩压影响更大的心血管危险因素；之后，收缩压更为重要[8]。

知晓患有高血压非常重要。因此，美国国家高血压教育项目于 1972 年启动，取得了很大成功[4]。高血压患者的病情知晓率近几十年间从 51% 升高到 82%，接受治疗的比例从 31% 升高到 76%。服药患者血压控制在 140/90mmHg 的比例从 10% 升高到 52%[4]。高血压知晓率与治疗率的提高也使得冠心病和脑卒中的死亡率明显降低，分别为 50% 和 57%，但近些年这种降低趋势逐渐减缓。虽然这些成就令人鼓舞，但仍有 18% 的高血压患者不知道自己的病情，24% 的患者没有接受治疗，48% 的患者服药但未能有效控制血压[4]。

病因

约 90% 的患者找不到高血压的病因，被认为是原发性高血压。剩余 10% 的患者可发现背后的病因或基础疾病，这部分被认为是继发性高血压。框 3.1 列出了继发性高血压最常见的病因。生活方式（肥胖、过量饮酒、过量摄入钠及缺乏运动）对高血压的出现、严重程度及进展有很大的影响。

框 3.1　高血压病因
• 慢性肾脏病（例如糖尿病肾病）
• 长期激素治疗及库欣综合征
• 主动脉缩窄
• 药物诱发或药物相关
• 嗜铬细胞瘤
• 原发性醛固酮增多症
• 肾血管疾病
• 睡眠呼吸暂停综合征
• 甲状腺或甲状旁腺疾病

引自 the National Heart, Lung, and Blood Institute: *The seventh report of the Joint National Committee on Prevention, Detection, Evaluation, and Treatment of High Blood Pressure: the JNC 7 report*, Bethesda, Maryland, US Department of Health and Human Services, Public Health Service, Bethesda, MD, National Institute of Health, National Heart, Lung, and Blood Institute, August 2004.

发病机制与并发症

原发性高血压的基本发病机制是无法调节血管阻力。脉动力受大动脉的弹性和小动脉床的阻力调节。血管阻力的调节受多方面因素的影响，各方面因素都可能出现异常。调节机制包括神经压力反射，交感缩血管紧张的持续维持和由去甲肾上腺素等神经介质、细胞外液和钠贮藏库介导的其他作用；肾素-血管紧张素-醛固酮升压系统；以及局部活化激素和物质，例如前列腺素、激肽、腺苷和氢离子（H^+）。从现代科学的观点来看，高盐饮食能激发神经调节信号，激活交感神经系统，导致肾脏分泌肾素增加[9]。老年人中常见的单纯收缩期高血压的机制在于中央动脉僵硬和弹性丧失[6]。

一些生理因素可能会对血压有影响。血液黏性增加（例如红细胞增多症）可能会因为血流阻力增加导致血压升高。血容量或组织液容量减少（例如贫血、出血）可降低血压。相反，血容量或组织液容量增加（例如水钠潴留）可升高血压。运动、发热或甲状腺功能亢进相关的心输出量增加可升高血压。此外，血压也呈现生理节奏的变化,一般在清晨至上午 10 点左右最高,并逐渐下降,夜间血压最低。

正常水平以上的血压与脑卒中和冠心病的发病率和死亡率的升高之间存在线性关系。高于 115mmHg 的收缩压与 75mmHg 的舒张压与心血管疾病的风险升高相关[10]。据估计,冠心病导致的高血压相关的死亡中约 15% 的病例发生在处于高血压前期的患者[11]。但是,血压越高,心肌梗死、心衰、脑卒中和肾脏病发生的概率也越高。收缩压每升高 20mmHg、舒张压每升高 10mmHg,缺血性心脏病和脑卒中相关的死亡率翻倍[1]。肾脏、心脏、脑和视网膜的血管病变可继发于高血压,导致一些临床并发症,例如肾功能衰竭、脑卒中、冠状动脉功能不全、心肌梗死、充血性心力衰竭、痴呆、脑病和失明。如果症状持续得不到治疗,许多患者会因此过早死亡[12,13]。大约 50% 的高血压患者死于冠心病或充血性心力衰竭,约 33% 死于脑卒中,约 10% 死于肾功能衰竭[14]。

临床表现

症状和体征

高血压可在多年内没有症状,唯一的体征是血压升高。血压可通过血压计测量(图 3.1)。心室收缩的峰压为收缩压。舒张压代表左心室收缩产生的脉动力通过后,动脉系统的总静息阻力。收缩压与舒张压之差为脉压。平均动脉压约等于舒张压加 1/3 的脉压。患者一日内的血压会有波动,且受环境的影响。约 20% 未行治疗的 1 期高血压患者有白大衣高血压,即在医务人员在场时血压总是升高,而在其他场合血压正常[6]。对这些患者来说,准确测量血压需要在家自测或 24 小时动态监测。白大衣高血压的患者出现并发症的风险比持续高血压的患者小。

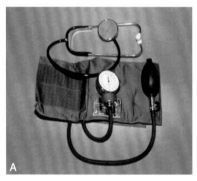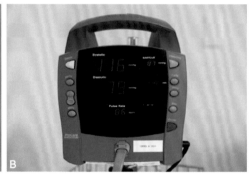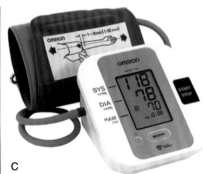

图 3.1　A,标准血压计袖带(血压计)和听诊器;B,C,自动血压计

小于 50 岁的高血压患者,通常表现为收缩压和舒张压同时升高。单纯舒张期高血压,即收缩压 ≤140mmHg 而舒张压 ≥90mmHg,较不常见,多发生于年轻人中。虽然这种情况的预后仍不清楚且存在争议,但可能是相对良性的[15]。单纯收缩期高血压为收缩压 ≥140mmHg 而舒张压 ≤90mmHg,通常发生于老年人,是心血管疾病的重要危险因素。年龄较大的儿童或年轻人偶尔也可出现单纯收缩期高血压,常为男性。这是由于该年龄组的人群身高增长快且血管弹性强,增强了主动脉与肱动脉之间的压力波的正常放大,导致肱动脉收缩压高而主动脉收缩压正常[16]。

高血压最早出现的体征是血压读数升高,但视网膜的眼底检查可发现高血压的早期改变,包括小动脉硬化狭窄。如前所述,高血压可能在多年内无症状,但当症状发生的时候,会出现头痛、耳鸣、眩晕。这些症状均不特异,血压正常的人也可出现[14]。

高血压的晚期症状和体征与各种靶器官受累相关,包括肾脏、脑、心脏及眼(框 3.2)。在晚期病例中,可出现由视网膜中央血管出血、渗出和视乳头水肿导致的视力模糊。这些眼部表现提示恶性高血压不断进展,是需要立即进行治疗的急症。高血压脑病表现为头痛、易怒、意识改变及其他中枢神经系统障碍的体征。晚期患者的其他临床症状也包括左心室扩大伴心功能受损,可导致充血性心力衰竭。肾脏受累可导致血尿、蛋白尿和肾功能衰竭。高血压患者也可出现腿部乏力和寒冷,或

跛行,这通常由晚期高血压外周动脉改变所致。高血压患者随年龄增长,认知功能减退也更快[17]。虽然原发性和继发性高血压患者均可出现这些改变,但继发性患者还会出现与基础疾病相关的其他症状和体征。

框 3.2　高血压疾病的症状和体征
早期
● 血压读数升高
● 视网膜小动脉狭窄和硬化
● 头痛
● 眩晕
● 耳鸣
晚期
● 视网膜小动脉破裂和出血
● 视乳头水肿
● 左心室肥大
● 蛋白尿
● 充血性心力衰竭
● 心绞痛
● 肾功能衰竭
● 痴呆
● 脑病

实验室检查和诊断结果

目前的 JNC 7 和 JNC 8 指南均推荐持续高血压的患者进行常规筛查,包括 12 导联心电图、尿常规、血糖、红细胞压积、电解质、肌酐、钙和血脂分析[1,18]。应在治疗开始前获得这些检查的结果,作为基线指标。如果临床或实验室结果提示存在基础疾病,也需考虑评估甲状腺功能和血醛固酮。

临床管理

高血压患者的评估包括详细的病史采集、完整的体格检查及如前所述的常规辅助检查。可使用其他诊断方法和手段来发现高血压的继发原因或进行确诊。若患者的高血压有基础疾病,则需要针对基础疾病进行治疗,可能需要转诊至肾脏或内分泌专科医生。没有基础疾病的患者则诊断为原发性高血压。

血压的分类和诊断(见表 3.1)基于 2 次或多次就诊时正确测量的血压读数的均值,测量时要求患者处于坐位[1]。传统上采用手动无液(有转盘)或杂交血压计,依靠听诊来测量血压。现在也常见使用电子自动血压计(见图 3.1)。患者静坐 5 分钟后,选取合适大小的袖带缠绕上臂,与心脏处于同一高度,给袖带打气来获得正确的读数(见第 1 章)。临床医生需要了解血压在一天之内是会波动的,准确测量对于诊断和治疗都非常重要[19]。

诊断为高血压前期的患者通常不需要药物治疗,但鼓励调整生活方式以降低患病风险。高血压前期并不是一种疾病,而只是一个名称,反映患者患高血压的风险升高。调整生活方式包括减肥,多食蔬菜、水果和低脂乳制品,减少高胆醇和饱和脂肪酸的食物的摄入,减少钠盐摄入,限制酒精摄入,戒烟,进行日常的有氧运动(框 3.3)。高血压前期及已经诊断为高血压的患者均应被强烈鼓励遵循以上推荐,因为调整生活方式可以有效降低血压,预防或延缓高血压的发生,增强降压药物的疗效并且降低心血管事件的风险[1]。如果调整生活方式不足以将血压控制在期望的水平,则需要开始进行药物治疗。

高血压的药物治疗遵循 JNC 8 和美国高血压协会(American Society of Hypertension, ASH)及国际高血压协会(International Society of Hypertension, ISH)最近发布的两份指南[18,20]。目前的指南推荐所有高血压患者,无论是 1 期还是 2 期,均应进行治疗。JNC 8 推荐 60 岁以下血压高于 140/90mmHg 的患者进行药物治疗,目标是低于 140/90mmHg[18]。ASH/ISH 和加拿大高血压教育计划的指南均推荐 80 岁以下的患者应将血压控制在 140/90mmHg 以下[20,21]。老年人(≥60 岁[18] 或 ≥80 岁[20,21])的目标血压是 150/90mmHg。ASH/ISH 也推荐有蛋白尿的慢性肾脏病患者的目标血压为 130/80mmHg[20]。虽然 meta 研究显示,对于高危患者,血压降得越低(即低于 140/

90mmHg),心血管获益越多[22],但目前仍需要几年时间才能让指南据此修改。

目前有多种治疗高血压的药物(表 3.4)。JNC 8 推荐利尿药,血管紧张素转换酶(angiotensin-converting enzyme, ACE)抑制药,血管紧张素受体阻滞药(angiotensin receptor blockers, ARB)和钙通道阻滞药(calcium channel blockers, CCB)作为非非洲裔患者的一线用药。对于非洲裔患者,推荐使用噻嗪类利尿药作为初始用药。其他二线用药包括 β 受体拮抗剂、α₁-肾上腺素能受体拮抗剂和中枢性 α₂ 受体激动药和其他中枢作用的药物及直接血管扩张药。图 3.2 是 JNC 8 推荐的高血压治疗流程图。对于早期的 1 期高血压,单药治疗可能有效;但是,对于晚期的 1 期或 2 期高血压,需要进行两药或多药联合治疗。如果存在心衰、心肌梗死病史、糖尿病或肾脏病等合并症,则需要选择临床试验中证明有益的特定药物。值得注意的是,对高血压进行积极的药物治疗是有明显益处的[23]。在临床试验中,降压治疗平均可使脑卒中的发生率降低 35%~40%,心肌梗死降低 20%~25%,心衰降低 >50%[24]。

JNC 7 指南将血压 >180/110mmHg 定义为严重的没有控制的高血压[1]。当血压 >180/120mmHg 时,称为急性高血压或高血压危象。高血压危象可分为两类:高血压亚急症和高血压急症。高血压亚急症(hypertensive urgency)为血压 >180/120mmHg 但没有进行性靶器官功能障碍。这些患者可能出现症状(头痛、呼吸困难、鼻出血或严重的焦虑),通常依从性差、压力大或药物治疗不充分。高血压急症(hypertensive emergency)则为血压 ≥180/120mmHg,且有进行性靶器官功能障碍(即高血压脑病、颅内出血、子痫、急性心肌梗死、左心衰伴肺水肿和不稳定性心绞痛)。高血压急症可表现为胸痛、呼吸困难、精神状态改变、视力障碍或神经功能损伤,需要尽早治疗(表 3.5)[1]。

表 3.4　治疗高血压的药物

药物	口腔副作用	牙科注意事项
利尿药		
噻嗪类利尿药		
氯噻嗪(Diuril)、氯噻酮、氢氯噻嗪(HydroDIURIL, Microzide)、泊利噻嗪(Renese)、吲达帕胺(Lozol)、美托拉宗(Mykrox)、美托拉宗(Zaroxolyn)	口干,苔藓样反应	直立性低血压;避免长期使用 NSAID 药物——可能降低抗高血压效果。血管收缩药相互作用:无
袢利尿药		
布美他尼(Bumex)、呋塞米(Lasix)、托拉塞米(Demadex)		
保钾利尿药		
阿米洛利(Midamor)、氨苯蝶啶(Dyrenium)		
醛固酮受体拮抗剂		
依普利酮(Inspra)、螺内酯(Aldactone)		
复方制药		
螺内酯-氢氯噻嗪复合片(Aldactazide)、氨苯蝶啶-双氢氯噻嗪复合片(Dyazide)		
β 受体拮抗剂		
非选择性		
普萘洛尔(Inderal)、噻马洛尔(Blocadren)、纳多洛尔(Corgard)、吲哚洛尔(Visken)、喷布洛尔(Levatol)、卡替洛尔(Cartrol)	味觉改变,苔藓样反应	避免长期使用 NSAID——可能降低抗高血压效果。血管收缩药相互作用:非选择性——可能升高血压(最多使用 0.036mg 肾上腺素);避免左旋异肾上腺素
心脏选择性		
美托洛尔(Lopressor)、醋丁洛尔(Sectral)、阿替洛尔(Tenormin)、倍他洛尔(Kerlone)、比索洛尔(Zebeta)		血管收缩药相互作用:无
α/β 受体拮抗剂		
卡维地洛(Coreg)、拉贝洛尔(Normodyne、Trandate)	味觉改变	直立性低血压;避免长期使用 NSAID——可能降低抗高血压效果。血管收缩药相互作用:因为 β_1 与 β_2 受体位点均被阻断,可能出现不良相互作用;但是,发生的概率很小,因为有代偿性 α 受体拮抗
血管紧张素转换酶抑制药		
苯那普利(Lotensin)、卡托普利(Capoten)、依那普利(Vasotec)、福辛普利(Monopril)、赖诺普利(Prinivil、Zestril)、莫西普利(Univasc)、培哚普利(Aceon)、喹那普利(Accupril)、雷米普利(Altace)	唇、面、舌血管性水肿,味觉改变,口腔烧灼感	直立性低血压;避免长期使用 NSAID——可能降低抗高血压效果。血管收缩药相互作用:无
血管紧张素受体阻滞药		
坎地沙坦(Atacand)、依普沙坦(Teveten)、厄贝沙坦(Cozaar)、奥美沙坦(Benicar)、替米沙坦(Micardis)、缬沙坦(Diovan)	唇、面、舌血管性水肿	直立性低血压;血管收缩药相互作用:无
钙通道阻滞药		
地尔硫䓬(Cardizem)、维拉帕米(Calan)、氨氯地平(Norvasc)、非洛地平(Plendil)、伊拉地平(DynaCirc)、尼卡地平(Cardene)、硝苯地平(Procardia)、尼索地平(Sular)	牙龈增生	避免使用大环内酯类抗生素,此类药物可升高 CCB 的血药浓度,导致低血压。血管收缩药相互作用:无

表 3.4 治疗高血压的药物（续）

药物	口腔副作用	牙科注意事项
α₁ 受体拮抗剂		
多沙唑嗪（Cetapres）、哌唑嗪（Minipress）、特拉唑嗪（Hytrin）	口干，味觉改变	直立性低血压；避免长期使用 NSAID——可能降低抗高血压效果。血管收缩药相互作用：无
中枢性 α₂ 受体激动药及其他中枢作用药物		
可乐定（Catapres）、甲基多巴（Aldomet）、利血平、胍法辛（Tenex）	口干，味觉改变	直立性低血压；血管收缩药相互作用：无
直接血管扩张药		
肼苯哒嗪（Apresoline）、米诺地尔（Loniten）	狼疮样口腔和皮肤损害，淋巴结病	直立性低血压；避免长期使用 NSAID——可能降低抗高血压效果。血管收缩药相互作用：无

NSAID（nonsteroidal anti-inflammatory drug）：非甾体抗炎药

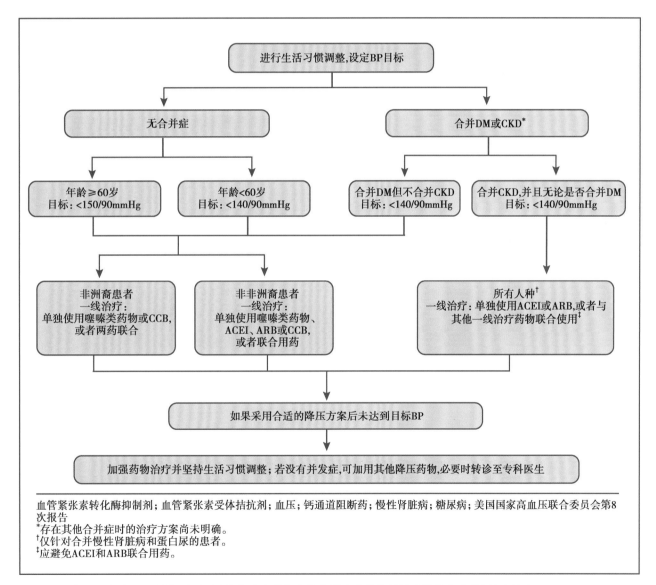

血管紧张素转化酶抑制剂；血管紧张素受体拮抗剂；血压；钙通道阻断药；慢性肾脏病；糖尿病；美国国家高血压联合委员会第8次报告
*存在其他合并症时的治疗方案尚未明确。
†仅针对合并慢性肾脏病和蛋白尿的患者。
‡应避免ACEI和ARB联合用药。

图 3.2 美国国家高血压预防、发现、评估和治疗联合委员会第八次报告的治疗推荐和流程图（改编自 James PA，Oparil S，Carter BL，et al：2014 evidence-based guideline for the management of high blood pressure in adults：report from the panel members appointed to the Eighth Joint National Committee（JNC 8），*JAMA* 311：507-520，2014.）

表 3.5　严重没有控制的高血压治疗的专家意见		
血压读数/mmHg	症状或器官损伤	治疗推荐
>180/110 且舒张压<120	否	1 周内开始治疗——不属于急症；在手术前数日内逐渐降低血压
>180/120	是	尽早治疗；使用短效口服抗高血压药逐渐降低血压；观察数小时，在 1 日或数日内随诊
≥210/120	是或否	立即治疗*（1 小时内降低血压），住院使用肠外抗高血压药；观察数小时，在 1 日或数日内随诊

* 立即治疗：在 1 小时内降低血压，可能需要收入重症监护病房。
基于 Chobanian AV, Bakris GL, Black HR, et al. The seventh report of the Joint National Committee on Prevention, Detection, Evaluation, and Treatment of High Blood Pressure; the JNC 7 report. *JAMA* 289(19):2560-2572, 2003; Pak KJ, Hu T, Fee C, Wang R, Smith M, Bazzano LA. Acute hypertension: a systematic review and appraisal of guidelines. *Ochsner J.* 2014;14(4):655-63[48].

牙科管理

临床考虑

识别　牙科医生的第一项任务就是识别高血压患者，无论是已诊断的还是未诊断的。需要收集详细的病史，包括如何诊断的高血压、如何治疗、使用的降压药物、治疗的依从性、出现的高血压相关症状和体征，以及病情稳定情况。患者有时候并不会提及曾被诊断为高血压，但会提及正在服用一些常用于治疗高血压的药物，包括草药。病史可能是临床医生发现患者患有高血压的唯一途径。患者也可能正在接受高血压相关并发症的治疗，包括充血性心力衰竭、脑血管疾病、心肌梗死、肾脏疾病、周围血管疾病及糖尿病。也需要尽早发现这些状况，因为可能需要因此而调整牙科治疗计划。

除了病史，所有新患者和随访患者都需要定期监测血压（见第 1 章）[25]。而治疗依从性差、高血压控制不佳或有合并症例如心力衰竭、既往心肌梗死或脑卒中的患者则需更频繁地监测血压。对于正在进行治疗但血压仍高于正常的患者，持续高血压最常见的原因是依从性差或治疗不充分；应当建议这些患者回到他们的内科医生那儿进行随访。没有被诊断为高血压但血压异常升高的患者，则应该被鼓励去看内科医生。2 期偏上血压（upper-level stage 2 BP）的患者接受牙科治疗时，应当考虑将袖带绑在患者的手臂上，在治疗过程中定期测量血压。牙科医生不应该诊断高血压，但应当告知患者血压升高，需要找内科医生进行评估。

高血压患者进行牙科治疗时最需要注意的是血压可能会在治疗过程中突然急性升高，可能导致脑卒中或心肌梗死等严重后果。血压急性升高可能是因为在应激或焦虑时内源性儿茶酚胺释放，或是在局部麻醉时以血管收缩药的形式注射外源性儿茶酚胺，或是吸收排龈线上的血管收缩药[26-28]。其他需要关注的点包括患者的降压药物与牙科用药之间可能的相互作用，以及由降压药物导致的口腔副作用[29]。

风险评估　在对高血压患者进行牙科治疗前，需要先回答两个重要的问题：

- 该患者进行治疗的风险有哪些？
- 血压达到什么水平时，治疗对患者来说是不安全的？

美国心脏病学会（American College of Cardiology, ACC）和美国心脏协会（American Heart Association, AHA）共同发布了针对计划进行各种非心脏手术的心血管疾病患者围手术期评估的实践指南[30,31]。这些指南为估计手术所致脑卒中、心肌梗死、急性心力衰竭或猝死的风险提供了框架。口腔颌面手术及牙周手术都是非心脏手术，因此，这些指南都是直接适用的。此外，也可对 ACC（AHA）指南进行推广，应用于非手术的牙科治疗。指南中[30,31]，需要评估以下三个因素来明确风险：①患者心血管疾病所致的风险；②手术或操作所致的风险；③患者功能储备或能力所致的风险。

心血管疾病所致的风险被分成高、中、低风险（框 3.4）。没有控制的血压，即血压≥180/110mmHg，被归为低风险疾病；但是 ACC（AHA）指南中也提及在任何手术之前都需要将血压控制。值得注意的是，JNC 7 推荐根据是否出现症状，需要将血压≥180/110mmHg 的患者立即转诊至内科医生（表 3.6）。

框 3.4　围手术期心血管风险升高的临床预测因素*
高风险因素
- 不稳定冠脉综合征
- 急性或近期出现的心肌梗死[†]，并且在临床体征和症状上或非侵入性检查时发现有重要的缺血风险证据
- 不稳定或严重心绞痛（加拿大分级 Ⅲ 或 Ⅳ）[†‡§]
- 失代偿期心力衰竭
- 严重心律失常
- 严重瓣膜疾病
中等风险因素
- 缺血性心脏病病史
- 代偿期或既往心力衰竭病史
- 脑血管疾病的病史
- 糖尿病
- 肾功能不全
低风险因素
- 年龄（>70 岁）
- ECG 异常（左心室肥厚、左束支阻断、ST-T 异常）
- 窦性心律以外的心脏节律
- 没有控制的系统性高血压（血压≥180/110mmHg）

* 心肌梗死、心力衰竭或死亡等心血管事件
[†] 美国心脏病学会国家数据库图书馆将"近期出现的心肌梗死"定义为手术前 7 日至 1 个月（30 日或以内）出现的，"急性心肌梗死"定义为手术前 7 日内出现的
[‡] 可能包括极少静坐的稳定型心绞痛患者
[§] 引自 Campeau L: Grading of angina pectoris, *Circulation* 54:522-523, 1976. 加拿大分级是一个对心绞痛严重程度进行分级（Ⅰ～Ⅳ级）的系统。Ⅰ级为只在高强度运动时出现心绞痛，Ⅳ级为任何强度的运动或在休息时都可出现心绞痛
ECG（Electrocardiogram）：心电图
引自 Fleisher LA, Beckman JA, Brown KA, et al: ACC/AHA 2007 guidelines on perioperative cardiovascular evaluation and care for noncardiac surgery: a report of the American College of Cardiology/American Heart Association Task Force on Practice Guidelines (Writing Committee to Revise the 2002 Guidelines on perioperative Cardiovascular Evaluation for Noncardiac Surgery), *Circulation* 116:e418-e499, 2007.

表 3.6　基于血压的牙科治疗和随访推荐

血压/mmHg	牙科治疗推荐	随访推荐
≤120/80	可进行任何需要的治疗	无须转诊
≥120/80 但<140/90	可进行任何需要的治疗	鼓励患者看内科医生
≥140/90 但<160/100	可进行任何需要的治疗	鼓励患者看内科医生
≥160/100 但<180/110	可进行任何需要的治疗；对 2 期偏上高血压(upper-level stage 2 hypertension)的患者考虑进行术中血压监测	立即转诊至内科医生(1 个月内)
≥180/110	推迟择期手术	尽快转诊至内科医生；如果患者有症状,需要立即转诊

手术(或操作)所致的风险也可分为高(>5%)、中(<5%)和低(<1%)风险。总地来说,血管或急诊手术、长时间手术、过量失血或全麻手术的风险最高(框 3.5)。头颈手术,包括主要口腔及颌面手术、大范围牙周手术被归为中等风险。体表手术,包括小范围口腔和牙周手术以及非手术性牙科操作,被归为低风险。由此看来,大部分常规门诊牙科操作的风险都很低。

框 3.5　非心脏手术的心脏风险[*30]分层

高风险(心脏风险常>5%)
- 主动脉及其他大范围血管手术
- 外周血管手术

中等风险(心脏风险常<5%)
- 腹腔和胸腔手术
- 颈动脉内膜剥脱术
- 头颈手术
- 整形外科手术
- 前列腺手术

低风险(心脏风险常<1%)
- 内镜操作
- 体表手术
- 白内障手术
- 乳房手术
- 门诊手术

*心源性死亡与非致死性心肌梗死的合计发生率

改编自 Fleisher LA, Beckman JA, Brown KA, et al: ACC/AHA 2007 guidelines on perioperative cardiovascular evaluation and care for noncardiac surgery: executive summary: a report of the American College of Cardiology/American Heart Association Task Force on Practice Guidelines (Writing Committee to Revise the 2002 Guidelines on Perioperative Cardiovascular Evaluation for Noncardiac Surgery), *Circulation* 116:1971-1996, 2007.

风险评估中第三个因素是确定患者进行体力活动的能力(功能储备),通常用代谢当量(metabolic equivalents, MET)来表示(见第 1 章)。当患者在大部分日常活动中不能达到 4MET 的运动量(相当于爬一段楼梯)时,围手术期心脏风险增加。因此,患者如果在爬楼梯时出现胸痛、气促或疲劳,则其围手术期的风险也升高。

目前已经有一些风险计算器能够帮助预测非心脏手术相关的主要心脏不良事件(major adverse cardiac event, MACE)发生的可能性[31]。

推荐

抗生素　高血压患者的感染风险与无基础疾病的患者相比无明显升高,因此无须使用抗生素。

出血　高血压极少在牙科操作中导致出血。有心血管合并症的高血压患者,例如既往有心肌梗死或脑卒中发作,可能需要日常服用阿司匹林或其他抗血小板药物(例如氯吡格雷)。在这些情况下,手术可以正常进行。如果患者正在服用抗凝药物,建议行额外的预防措施(见第 4 章和第 24 章)。

血压　表 3.6 列出了对不同血压水平患者的牙科治疗推荐。概括来说,血压<180/110mmHg 的患者可进行任何必要的牙科操作,无论是手术还是非手术,出现不良结局的风险很低。对于血压≥180/110mmHg(没有控制的高血压)但无症状的患者,需要推迟择期牙科护理,并且在 1 周内转诊至内科医生进行评估和治疗。血压没有控制且有头痛、气促或胸痛等相关症状的患者,需要立即转诊至内科医生进行评估。对于血压没有控制的患者,可能会因疼痛、感染或出血等问题需要立即进行牙科治疗。此时,需要与内科医生会诊,并且需要在术中监测血压、心电图,建立静脉通路,使用镇静药物。需要根据治疗的获益是否超过可能带来的风险来作出医疗决策。

治疗 2 期偏上高血压(upper-level stage 2 hypertension)的患者时,建议将血压计袖带绑在患者手臂上,并且定时检查血压。如果血压超过 179/109mmHg 时,需要立即终止治疗,转诊至内科医生,重新预约牙科治疗。

耐受治疗的能力　在确定高血压患者可以安全进行治疗后,需要制订治疗计划(框 3.6)。对于所有患者,牙科医生都应该尽力减少牙科治疗相关的应激和焦虑。这对于有高血压的患者尤其重要。牙科医生、护士与患者之间建立的关系是提供无焦虑治疗环境的关键因素。应当鼓励患者表达他们的恐惧和担忧,并且与患者讨论牙科治疗相关的问题。

应激管理对于降低高血压患者在牙科治疗期间内源性儿茶酚胺的释放十分重要(见第 1 章)。最好能避免长时间或紧张的就诊,最佳的选择是上午短时间的就诊。如果患者在就诊期间出现焦虑和不安,需要立即终止并且预约其他日期的门诊。许多患者可以通过术前口服短效苯二氮䓬类药物来缓解焦虑,例如三唑仑(Halcion; Pharmacia & Upjohn, Kalamazoo, MI),在开始前 1 小时服用。药物剂量受患者年龄和体型影响,

框 3.6	高血压患者的牙科治疗推荐

P

患者评估和风险估计（patient evaluation and risk assessment）（见框 1.1）

- 评估并确定是否存在高血压
- 如果血压控制不佳或病情未经治疗，将患者转诊至内科医生

潜在问题和考虑因素

A

抗生素（antibiotics）	避免与 CCB 联合使用红霉素和克拉霉素（不是阿奇霉素），因为联用可能会增加低血压
镇痛药（analgesics）	避免长期（>2 周）使用 NSAID，因为这些药物可能会干扰一些抗高血压药物的效果
麻醉（anesthesia）	一次使用中等剂量含 1∶100 000 或 1∶200 000 肾上腺素（例如 1 或 2carpule）的局麻药对 BP < 180/110mmHg 的患者临床影响很小。更大量可能被很好地耐受，但风险会增加。应当避免使用左旋异肾上腺素。对于高血压没有控制（BP >180/110mmHg）的患者，应当限制使用肾上腺素
焦虑（anxiety）	焦虑或担心的高血压患者尤其适合术前口服或术中吸入镇静（或联用）。采取合适的焦虑管理方案

B

出血（bleeding）	高血压可能导致大出血，但概率很低
呼吸（breathing）	无

血压（blood pressure）	监测 BP。BP<180/110mmHg 的患者可以接受任何必要的牙科治疗。BP>180/110mmHg 的患者，则应推迟牙科治疗直到血压得到控制。如果需要进行紧急或急诊牙科治疗，治疗方案应该尽可能保守

C

耐受治疗的能力（capacity to tolerate care）	BP>180/120mmHg 为高血压危象，需要立即进行治疗
椅位（chair position）	由于抗高血压药物可能导致直立性高血压，应避免快速的位置改变

D

药物（drugs）	一些抗高血压药物有口腔表现。非选择性 β 受体拮抗剂可能与肾上腺素发生相互作用，但这样的相互作用是剂量依赖性的，在常规剂量时发生的概率很低
装置（device）	对于 2 期高血压（BP>160/100mmHg）的患者，建议在治疗期间定期监测 BP

E

仪器（equipment）	无
紧急情况（emergencies）	高血压患者的心血管疾病风险增加；因此，虽然发生的概率很小，但心绞痛、卒中、心律失常和 MI 均可能出现

F

随访（follow-up）	如果患者转诊至内科医生，应根据需求安排随访

BP（blood pressure）：血压；CCB（calcium channel blocker）：钙通道阻断药；MI（myocardial infarction）：心肌梗死；NSAID（nonsteroidal anti-inflammatory drug）：非甾体抗炎药

并且应遵照所选药物的处方指南。氧化亚氮加氧气吸入镇静是高血压患者术中的最佳抗焦虑措施。需要确保患者在术中全程都有足够的氧气吸入，并且避免在给药结束时的扩散性缺氧（postdiffusion hypoxia）。由于缺氧可能导致血压反弹升高，应避免缺氧。

椅位　因为一些抗高血压的药物，尤其是 α 受体拮抗剂、α/β 受体拮抗剂和利尿药有导致体位性低血压的副作用，应当避免在牙科治疗的过程中迅速改变椅位。使用抗焦虑和镇静药物可以增强这种作用。因此，当治疗结束时，牙科治疗椅应当缓慢回到垂直位置。当患者已有足够时间适应椅位改变后，应当在支撑下缓慢从治疗椅中起身，以确保获得足够的平衡和稳定性。若患者在起身的过程中感觉头晕或头重脚轻，应当直接坐回治疗椅中恢复平衡感。

用药注意事项　仅推荐美国麻醉师协会（American Society of Anesthesiologists，ASA）分级为 ASA Ⅰ级（健康、正常的患者）或 ASA Ⅱ级（仅有轻至中度系统性疾病）的患者在牙科诊室进行门诊全身麻醉。应排除有严重高血压的患者。

血管收缩药的使用　深度局部麻醉对于疼痛和焦虑控制至关重要，尤其是对高血压及其他心血管疾病患者，可减少内源性儿茶酚胺的释放。在局麻药中加入血管收缩药可以增强局麻的有效性，因为血管收缩药可以延缓局麻药物的吸收，增加麻醉时长并有局部止血的效果。这些特性使得疼痛控制效果增强且持续时间延长，有助于各种手术操作的进行。因此，在局麻药物中加入血管收缩药有非常明显的好处。但是，高血压的患者在局麻时使用血管收缩药可能导致血压急剧升高。

不论是在健康还是有高血压的患者中，注射常规剂量的肾上腺素都不会产生有太大临床意义的心血管反应。荟萃分析显示，静息状态下平均静脉血浆肾上腺素浓度为 39pg/ml，口腔内注射 1 cartridge 含 1∶100 000 肾上腺素的 2% 利多卡因可以

使该浓度翻倍[27]。由此导致的血浆肾上腺素升高是线性的且为剂量依赖的。虽然大剂量肾上腺素可能导致血压和心率显著升高，小剂量肾上腺素，例如 1~2cartridge 含 1:100 000 肾上腺素的利多卡因，可导致微小的生理改变（图 3.3）。这是因为在小剂量时，肾上腺素主要与 β₂ 受体结合发挥作用，舒张压降低；因此，平均动脉压基本保持不变，仅有心率有微小改变。

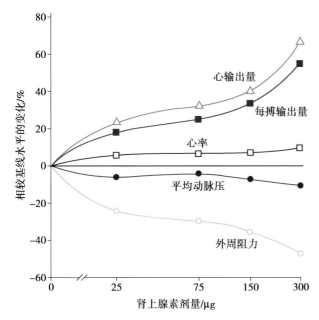

图 3.3　用于局部麻醉时肾上腺素的心血管作用（改编自 Jastak JT, Yagiela JA, Donaldson D; *Local anesthesia of the oral cavity*, Philadelphia, 1995, Saunders. ）

一些临床研究在健康人群中评估了牙科局部注射含 1:100 000 肾上腺素的 2% 利多卡因之后血浆肾上腺素浓度和血流动力指标的变化。注射 1.8ml（1cartridge）后，血浆浓度增加 2~3 倍，但是心率和血压没有明显变化[27,32,33]。若注射 5.4ml（3cartridge），血浆浓度增加 5~6 倍，并伴有明显的心率和收缩压升高，但没有不良症状或后果。关键问题在于，有高血压或其他心血管疾病的患者会对不同剂量的肾上腺素产生怎样的反应。

一篇关于肾上腺素对高血压牙科患者的心血管作用的系统综述[34]表明，虽然相关文章的数量和质量仍存在很多问题，但是血压控制不佳的患者不良事件的发生风险增加不明显，与在局麻药物中使用肾上腺素相关的不良事件的发生率也很低。这篇综述被 JNC 7 报告[1]引用，并支持其结论。近期的另一篇综述也提及目前没有局麻时使用肾上腺素导致不良事件的病例报告，该综述引用许多研究证明此用法的安全性和有效性[26]。

因此，目前的证据均表明使用中等剂量（1~2cartridge 含 1:100 000 肾上腺素的 2% 利多卡因）给高血压患者带来的风险很低，其获益远超潜在的问题。一次使用超过此剂量的肾上腺素可能能被耐受，但相应的血流动力学风险也会升高。但是，高血压患者应避免使用左旋异肾上腺素，因为其相对过度激活 α₁ 受体。总地来说，不推荐有未控制的高血压的患者使用肾上腺

素，并且应当推迟择期牙科手术。但如果必须进行紧急治疗，需要根据实际情况对如何使用肾上腺素进行决策。从目前所有的证据来看，只要每次使用中等剂量（即 1~2carpule）且注意避免血管内注射，使用肾上腺素的获益超过可能因此增加的风险。建议在作出最终决策之前与患者的内科医生会诊。

药物相互作用　治疗高血压患者时需要考虑血管收缩药和降压药（具体说是非选择性 β 受体拮抗剂）之间可能的药物相互作用。正常由 β₂ 受体介导的骨骼肌血管代偿性舒张作用被 β 受体拮抗剂所抑制，注射肾上腺素、左旋异肾上腺素或任何其他的加压药物后，α₁ 受体激活却不受拮抗，可能导致外周血管失代偿性收缩，这是需要关注非选择性 β 受体拮抗剂（例如普萘洛尔）使用的原因。血管收缩效应可能导致血压明显升高及出现代偿性的心动过缓[35,36]。文献中也有两药相互作用导致血压超过 190/110mmHg 的病例报道，且至少有 1 例病例死亡[37]。但是，这种相互作用可能是剂量依赖的，因为这些不良事件中，大部分患者都使用超过 3cartridge 含肾上腺素的局麻药[37-39]。使用心脏选择性 β 受体拮抗剂且用量小于 2cartridge 时，不良相互作用发生的可能性更低[29]。因此，目前的证据和临床经验提示，即使患者服用了非选择性 β 受体拮抗剂，小剂量肾上腺素如 1~2cartridge 含 1:100 000 肾上腺素的利多卡因，仍可以安全使用。的确，Brown 和 Rhodus[26] 在他们的综述中得出这样的结论：β 受体拮抗剂和肾上腺素之间的不良药物相互作用极少发生。但是，他们也提及应当避免使用左旋异肾上腺素。

高血压患者总地来说不应该使用局部血管收缩药进行局部止血。当高血压患者进行冠桥修复治疗时，牙科医生应当避免使用含有肾上腺素的排龈线，因为这种材料含有高度浓缩的肾上腺素，能通过磨损的龈沟组织快速吸收，导致心动过速和血压升高。作为替代，一项研究显示四氢唑啉（Visine; Pfizer Inc., New York, NY）、羟甲唑啉（Afrin; Schering-Plough, Summit, NJ）和苯肾上腺素（Neo-Synephrine; Bayer, Morristown, NJ）可用于浸泡排龈线，可以提供与肾上腺素相仿的止血效果，但心血管作用很小[40]。

一些其他的相互作用也值得注意。红霉素和克拉霉素可以加重 CCB 的低血压作用，导致急性肾损伤[41]。因此，应避免这类相互作用。服用抗高血压药物的患者可能会使用抗焦虑药和镇静药；但此时需要降低常规的给药剂量，尤其是对老年人。长期使用非甾体抗炎药（nonsteroidal anti-inflammatory drugs, NSAID）会降低抗高血压药物的效果——如果使用这类药物进行镇痛时，应当考虑这种相互作用，但是短时间使用 NSAID 没有太大的临床影响[42]。

口腔表现　高血压本身不会导致口腔并发症。恶性高血压的患者偶尔可能会发生面瘫[43]。有严重高血压的患者术后或创伤后有出现大出血的相关报道[44]；但是这样的出血在该患者群体中不常见。服用抗高血压药物，尤其是利尿药的患者，会出现口干。汞利尿药可能导致因过敏或中毒而出现的口腔病变。噻嗪类利尿药、甲基多巴、普萘洛尔及拉贝洛尔有出现苔藓样反应的病例报道。ACE 抑制药可引起中性粒细胞减少，导致延迟愈合或齿龈出血。血管性水肿、持续咳嗽和口腔烧灼感也与 ACE 抑制药的使用相关[45,46]。CCB 可导致齿龈增生[47]（图 3.4；也可见表 3.4）。

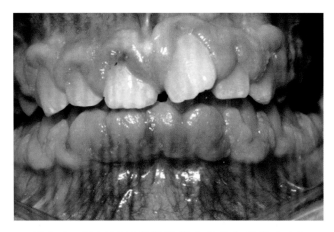

图 3.4　服用钙通道阻滞药患者的齿龈增生（由 Dr. Terry Wright 提供）

（王莺　赵一）

参考文献

1. Chobanian AV, Bakris GL, Black HR, et al. The Seventh Report of the Joint National Committee on Prevention, Detection, Evaluation, and Treatment of High Blood Pressure: the JNC 7 report. *JAMA*. 2003;289(19): 2560-2572.
2. National High Blood Pressure Education Program Working Group on High Blood Pressure in C, Adolescents. The fourth report on the diagnosis, evaluation, and treatment of high blood pressure in children and adolescents. *Pediatrics*. 2004;114(2 suppl 4th Report):555-576.
3. http://www.cdc.gov/nchs/fastats/hypertension.htm.
4. Nwankwo T, Yoon SS, Burt V, et al. Hypertension among adults in the United States: National Health and Nutrition Examination Survey, 2011-2012. *NCHS Data Brief*. 2013;133:1-8.
5. Burt VL, Whelton P, Roccella EJ, et al. Prevalence of hypertension in the US adult population. Results from the Third National Health and Nutrition Examination Survey, 1988-1991. *Hypertension*. 1995;25(3):305-313.
6. Victor R. *Arterial Hypertension. Goldman-Cecil Medicine*. 25th ed. Philadelphia: Saunders; 2016:381-397.
7. Franklin SS, Jacobs MJ, Wong ND, et al. Predominance of isolated systolic hypertension among middle-aged and elderly US hypertensives: analysis based on National Health and Nutrition Examination Survey (NHANES) III. *Hypertension*. 2001;37(3):869-874.
8. Franklin SS. Hypertension in older people: part 1. *J Clin Hypertens (Greenwich)*. 2006;8(6):444-449.
9. Bolivar JJ. Essential hypertension: an approach to its etiology and neurogenic pathophysiology. *Int J Hypertens*. 2013;2013:547809.
10. Lewington S, Clarke R, Qizilbash N, et al. Age-specific relevance of usual blood pressure to vascular mortality: a meta-analysis of individual data for one million adults in 61 prospective studies. *Lancet*. 2002;360(9349): 1903-1913.
11. Miura K, Daviglus ML, Dyer AR, et al. Relationship of blood pressure to 25-year mortality due to coronary heart disease, cardiovascular diseases, and all causes in young adult men: the Chicago Heart Association Detection Project in Industry. *Arch Intern Med*. 2001;161(12):1501-1508.
12. Barengo NC, Kastarinen M, Antikainen R, et al. The effects of awareness, treatment and control of hypertension on cardiovascular and all-cause mortality in a community-based population. *J Hum Hypertens*. 2009;23(12):808-816.
13. Kung H-C, Xu J. Hypertension-related mortality in the United States, 2000–2013. *NCHS Data Brief*. 2015; 193.
14. Victor R, Kaplan A. Systemic hypertension: mechanisms and diagnosis. In: Libby P, ed. *Braunwald's Heart Disease: A Textbook of Cardiovascular Medicine*. 8th ed. Philadelphia: Saunders; 2008:1027-1048.
15. Pickering TG. Isolated diastolic hypertension. *J Clin Hypertens (Greenwich)*. 2003;5(6):411-413.
16. Pickering TG, Hall JE, Appel LJ, et al. Recommendations for blood pressure measurement in humans and experimental animals: part 1: blood pressure measurement in humans: a statement for professionals from the Subcommittee of Professional and Public Education of the American Heart Association Council on High Blood Pressure Research. *Circulation*. 2005;111(5): 697-716.
17. Reinprecht F, Elmstahl S, Janzon L, et al. Hypertension and changes of cognitive function in 81-year-old men: a 13-year follow-up of the population study "Men born in 1914", Sweden. *J Hypertens*. 2003;21(1):57-66.
18. James PA, Oparil S, Carter BL, et al. 2014 evidence-based guideline for the management of high blood pressure in adults: report from the panel members appointed to the Eighth Joint National Committee (JNC 8). *JAMA*. 2014;311(5):507-520.
19. Chen L, Yang G. Recent advances in circadian rhythms in cardiovascular system. *Front Pharmacol*. 2015;6: 71.
20. Weber MA, Schiffrin EL, White WB, et al. Clinical practice guidelines for the management of hypertension in the community a statement by the American Society of Hypertension and the International Society of Hypertension. *J Hypertens*. 2014;32(1):3-15.
21. Dasgupta K, Quinn RR, Zarnke KB, et al. The 2014 Canadian Hypertension Education Program recommendations for blood pressure measurement, diagnosis, assessment of risk, prevention, and treatment of hypertension. *Can J Cardiol*. 2014;30(5):485-501.
22. Xie X, Atkins E, Lv J, et al. Effects of intensive blood pressure lowering on cardiovascular and renal outcomes: updated systematic review and meta-analysis. *Lancet*. 2016;387(10017):435-443.
23. Wright JM, Musini VM. First-line drugs for hypertension. *Cochrane Database Syst Rev*. 2009;(3):CD001841.
24. Turnbull F. Blood Pressure Lowering Treatment Trialists C. Effects of different blood-pressure-lowering regimens on major cardiovascular events: results of prospectively-designed overviews of randomised trials. *Lancet*. 2003; 362(9395):1527-1535.
25. Sheridan S, Pignone M, Donahue K. Screening for high blood pressure: a review of the evidence for the U.S. Preventive Services Task Force. *Am J Prev Med*.

2003;25(2):151-158.

26. Brown RS, Rhodus NL. Epinephrine and local anesthesia revisited. *Oral Surg Oral Med Oral Pathol Oral Radiol Endod.* 2005;100(4):401-408.

27. Cioffi GA, Chernow B, Glahn RP, et al. The hemodynamic and plasma catecholamine responses to routine restorative dental care. *J Am Dent Assoc.* 1985;111(1):67-70.

28. Hatch CL, Chernow B, Terezhalmy GT, et al. Plasma catecholamine and hemodynamic responses to the placement of epinephrine-impregnated gingival retraction cord. *Oral Surg Oral Med Oral Pathol.* 1984;58(5):540-544.

29. Hersh EV, Giannakopoulos H. Beta-adrenergic blocking agents and dental vasoconstrictors. *Dent Clin North Am.* 2010;54(4):687-696.

30. Fleisher LA, Beckman JA, Brown KA, et al. ACC/AHA 2007 Guidelines on Perioperative Cardiovascular Evaluation and Care for Noncardiac Surgery: Executive Summary: A Report of the American College of Cardiology/American Heart Association Task Force on Practice Guidelines (Writing Committee to Revise the 2002 Guidelines on Perioperative Cardiovascular Evaluation for Noncardiac Surgery): Developed in Collaboration With the American Society of Echocardiography, American Society of Nuclear Cardiology, Heart Rhythm Society, Society of Cardiovascular Anesthesiologists, Society for Cardiovascular Angiography and Interventions, Society for Vascular Medicine and Biology, and Society for Vascular Surgery. *Circulation.* 2007;116(17):1971-1996.

31. Fleisher LA, Fleischmann KE, Auerbach AD, et al. ACC/AHA guideline on perioperative cardiovascular evaluation and management of patients undergoing noncardiac surgery. *J Am Coll Cardiol.* 2014;64(22):e77-e137.

32. Tolas AG, Pflug AE, Halter JB. Arterial plasma epinephrine concentrations and hemodynamic responses after dental injection of local anesthetic with epinephrine. *J Am Dent Assoc.* 1982;104(1):41-43.

33. Chernow B, Balestrieri F, Ferguson CD, et al. Local dental anesthesia with epinephrine. Minimal effects on the sympathetic nervous system or on hemodynamic variables. *Arch Intern Med.* 1983;143(11):2141-2143.

34. Bader JD, Bonito AJ, Shugars DA. A systematic review of cardiovascular effects of epinephrine on hypertensive dental patients. *Oral Surg Oral Med Oral Pathol Oral Radiol Endod.* 2002;93(6):647-653.

35. Houben H, Thien T, van 't Laar A. Effect of low-dose epinephrine infusion on hemodynamics after selective and nonselective beta-blockade in hypertension. *Clin Pharmacol Ther.* 1982;31(6):685-690.

36. Reeves RA, Boer WH, DeLeve L, et al. Nonselective beta-blockade enhances pressor responsiveness to epinephrine, norepinephrine, and angiotensin II in normal man. *Clin Pharmacol Ther.* 1984;35(4):461-466.

37. Foster CA, Aston SJ. Propranolol-epinephrine interaction: a potential disaster. *Plast Reconstr Surg.* 1983;72(1):74-78.

38. Kram J, Bourne HR, Melmon KL, et al. Letter: propranolol. *Ann Intern Med.* 1974;80(2):282.

39. Mito RS, Yagiela JA. Hypertensive response to levonordefrin in a patient receiving propranolol: report of case. *J Am Dent Assoc.* 1988;116(1):55-57.

40. Bowles WH, Tardy SJ. Vahadi A. Evaluation of new gingival retraction agents. *J Dent Res.* 1991;70(11):1447-1449.

41. Gandhi S, Fleet JL, Bailey DG, et al. Calcium-channel blocker-clarithromycin drug interactions and acute kidney injury. *JAMA.* 2013;310(23):2544-2553.

42. Oates JA, FitzGerald GA, Branch RA, et al. Clinical implications of prostaglandin and thromboxane A2 formation (1). *N Engl J Med.* 1988;319(11):689-698.

43. Tomek M, Nandoskar A, Chapman N, et al. Facial nerve palsy in the setting of malignant hypertension: a link not to be missed. *QJM.* 2015;108(2):145-146.

44. Knapp JF, Fiori T. Oral hemorrhage associated with periodontal surgery and hypertensive crisis. *J Am Dent Assoc.* 1984;108(1):49-51.

45. Tai S, Mascaro M, Goldstein NA. Angioedema: a review of 367 episodes presenting to three tertiary care hospitals. *Ann Otol Rhinol Laryngol.* 2010;119(12):836-841.

46. Brown RS, Farquharson AA, Sam FE, et al. A retrospective evaluation of 56 patients with oral burning and limited clinical findings. *Gen Dent.* 2006;54(4):267-271, quiz 72, 89-90.

47. Livada R, Shiloah J. Calcium channel blocker-induced gingival enlargement. *J Hum Hypertens.* 2014;28(1):10-14.

48. Pak KJ, Hu T, Fee C, et al. Acute hypertension: a systematic review and appraisal of guidelines. *Ochsner J.* 2014;14(4):655-663.

第4章 缺血性心脏病

冠状动脉粥样硬化性心脏病（coronary atherosclerotic heart disease）是美国甚至全世界最主要的健康问题。粥样硬化是指由于脂质斑块聚集导致动脉血管壁内膜增厚。粥样硬化过程导致动脉管腔变窄，伴血流量和氧供减少。粥样硬化是冠心病［心绞痛和心肌梗死（myocardial infarction, MI）］，脑血管疾病（脑卒中）和外周动脉疾病（间歇性跛行）最常见的病因。

症状性冠状动脉粥样硬化性心脏病常被称为缺血性心脏病。缺血症状主要由继发于部分心肌血流量减少的缺氧导致。其他情况如栓塞、冠状动脉口狭窄、冠状动脉痉挛及先天性异常等也可导致缺血性心脏病。牙科医生需要了解这些患者有心绞痛、MI、脑卒中或外周动脉疾病的风险。

流行病学

超过 8 500 万美国人（约占总人口的 25%）患有不同类型的心血管疾病，其中约 1 550 万人患有冠心病（coronary artery disease）[1]。心血管疾病起病早，尸体解剖显示，1/6 的美国青少年已经有病理性冠脉内膜增厚[2-4]。缺血性心脏病的发病率和患病率随年龄增长而升高，相关症状和并发症一般在中年后期出现，其中超过一半出现在 59 岁以后[1,3,4]。

1970 年以来，心血管疾病的总体年死亡率逐步下降[1]。尽管如此，心血管疾病依旧是美国最主要的死因，约占所有死亡的 31%[1]。冠心病是美国 65 岁以上人群的主要死因，每年导致 735 000 例新发或复发的心脏病发作，其中 40% 以上是致死性的[1,5]。每年 735 000 例心脏病发作的美国人中，有 525 000 例为首次发作，剩余的 210 000 例为复发[6]。男性心脏病发作或致死性冠心病的风险比女性高，其中非洲裔男性的风险最高。

平均每 2 000 个接受牙科操作的患者中，至少有 100 人为缺血性心脏病患者。

病因

冠状动脉粥样硬化的病因与许多危险因素相关，包括男性、高龄、心血管疾病家族史、高脂血症、高血压、吸烟、体力活动减少、肥胖、胰岛素抵抗及糖尿病、精神紧张和抑郁。除了这些常见的危险因素，炎症标志物例如 C 反应蛋白（C-reactive protein, CRP），同型半胱氨酸，纤维蛋白原（促凝），纤溶酶原激活抑制剂（溶栓）和脂蛋白（a）与粥样硬化相关[1,5]。

75 岁之前，男性冠状动脉粥样硬化的风险高于女性[1,5]。在绝经前女性中，MI 和猝死很罕见；但在绝经之后，男女性之间患病风险的差异迅速缩小。男性更容易出现冠状动脉粥样硬化的症状，且这种倾向在有色人种（例如非洲裔、印第安人、西班牙裔）中更为明显。

遗传因素也在其中发挥作用。已有研究证明，父亲方面、兄弟姐妹或双亲有冠心病史的人群在年龄较轻时患该病的风险比没有家族史的人高[7-9]。

血清脂质水平升高是粥样硬化的主要危险因素。低密度脂蛋白（low-density lipoprotein, LDL）胆固醇水平升高时冠状动脉粥样硬化的风险最高，而高密度脂蛋白（high-density lipoprotein）胆固醇水平升高则可以降低风险[5]。甘油三酯和 β-脂蛋白水平升高会使该病的患病风险升高。肥胖及高卡路里、高饱和脂肪、高胆固醇、高糖和高盐的饮食会使心血管疾病的患病风险升高[1,5]。

血压升高是冠心病最重要的危险因素之一[1]。总地来说，收缩压（systolic blood pressure, SBP）与心血管疾病的相关性比舒张压（diastolic blood pressure, DBP）更强，尤其是在老年人中[5]。收缩压随年龄增长而不断升高，但舒张压在 50 岁之后则趋向于降低或保持不变。但是大部分流行病学研究认为，收缩压和舒张压在心血管风险的评估中都很重要。血压 > 115/75mmHg 时，患病率和死亡率都随血压线性升高[10]。在 Framinghan 研究中，高血压前期（即 SBP 为 130 ~ 139mmHg, DBP 为 85 ~ 89mmHg）患者的心血管风险也是正常人的 2 倍[11]。

吸烟是冠心病最重要的可变危险因素（见第 8 章）[1]。许多前瞻性研究已经清楚地说明，与非吸烟者相比，每日吸烟 20 支及以上的人患冠心病的风险增加 2 ~ 4 倍[12]。增加的风险与每日的吸烟数成比例，戒烟有明确获益。在一项包含 113 752 名女性和 88 496 名男性的研究中，与一直吸烟的人相比，34 岁之前戒烟的人平均可以多活 10 年，35 ~ 44 岁戒烟平均可以多活 9 年，45 ~ 54 岁戒烟平均可以多活 6 年[13]。抽烟斗和雪茄对心脏病的风险可能较小。

糖尿病患者冠状动脉粥样硬化性心脏病的发病率更高，病变范围也更广泛。这类患者通常比没有糖尿病的患者发病早。约 8 100 万美国人有不同程度的糖耐量异常（糖尿病前期）——与肥胖一起能显著增加 2 型糖尿病和早发性粥样硬化的风险[1]。糖尿病患者未来出现心血管事件的风险为同年龄同种族非糖尿病患者的 2 ~ 8 倍[1,14]，其中约 3/4 死于冠心病[15]。与未患病的人相比，糖尿病患者在大动脉及微循环中的粥样硬化程度更高。虽然高脂血症与微血管疾病相关，胰岛素抵抗本身可以在引发糖尿病之前促进粥样硬化，已有的数据也证实胰岛素抵抗是动脉粥样硬化血栓形成的独立危险因素[16]。代谢综合征（metabolic syndrome）这一概念用于描述一系列病理性的状态，包括肥胖、胰岛素抵抗、低 HDL 胆固醇、高甘油三酯和高血压，这些都是粥样硬化的危险因素。这种临床综合征被认为有助于粥样硬化的发生发展，也反映了这些危险因素有协同作用。美国成年人中代谢综合征的发病率约为 34%，并且随年龄增长而升高[17]。

许多研究报道了牙周疾病与心血管病之间存在关系，也提出了"牙周疾病是否是心血管疾病的危险因素"这一问题[18,19]。虽然其中的机制尚不清楚，但越来越多的证据显示牙周疾病所致的慢性炎症负荷可能导致血管内皮功能的损伤[20,21]。目前，虽然有研究显示牙周洁治术可降低心血管疾病风险[22]并改善内皮功能[23]，但牙周疾病与心血管疾病之间的直接关系（即因果关系）仍不明确[24]。需要其他研究来进一步阐明两者之间的关系。

冠状动脉粥样硬化的发展不受单一危险因素影响，而是由许多因素协同作用。证据表明，改变可控的危险因素，例如吸烟、高血压、肥胖、体力活动、高脂血症和糖尿病，可以降低或改变该病的临床影响。

发病机制与并发症

粥样硬化是动脉内膜的炎性病变，炎症在疾病的各阶段都发挥至关重要的作用[3,25]。动脉粥样斑块的形成需要以下几步。第一步是对受损动脉内膜的炎性修复。动脉内皮的慢性微小损伤很常见，生理和病理过程均可导致。生理性损伤常由动脉弯曲或分叉处紊乱的血流导致。内皮细胞损伤或功能障碍也可能由高胆固醇血症、氧化应激、糖尿病时的糖化终产物、香烟烟雾中的刺激物、循环的血管活性胺、免疫复合物和感染等导致。

斑块形成由单核细胞黏附于损伤或改变的内皮细胞启动。单核细胞通常不会黏附于完整的内皮层；但是粥样硬化的诱发因素，例如高饱和脂肪酸饮食、吸烟、高血压、高脂血症、肥胖和胰岛素抵抗等可刺激内皮细胞表达黏附分子，促进黏附。此后，黏附的单核细胞迁移至血管内膜，成为巨噬细胞。来自血浆 LDL 的脂质也通过损伤或功能障碍的内皮进入，形成细胞外沉积物。巨噬细胞吞噬脂质分子成为泡沫细胞，是脂纹的典型特征。T 淋巴细胞与泡沫细胞一起产生各种炎症因子，促进平滑肌细胞和胶原的迁移和增殖并包绕泡沫细胞，形成纤维帽。平滑肌细胞引起泡沫细胞与细胞外小脂质池结合成更大的脂质池或脂核。T 淋巴细胞分泌细胞因子，可抑制胶原进一步产生，可能导致纤维帽松动、变薄，更容易破裂。斑块表面破裂瓦解后，组织因子释放与血液接触，随后形成血栓（图 4.1）。

斑块既可向外远离血管管腔增殖，也可向内增殖。向内增殖时，血管腔逐渐缩小（狭窄）。因此，血流量长期减少，当对氧气的需求大于供给时，出现缺血性疼痛。缺血性症状可在阻塞达到横断面积的 75% 时出现（图 4.2）。但有趣的是，大部分急性冠脉事件发生时，血管被斑块阻塞的面积常小于 50%[26]。

大部分急性冠脉综合征［acute coronary syndromes，ACS，例如不稳定型心绞痛（unstable angina，UA），MI］由不稳定斑块的破裂崩解导致，且这些斑块常不导致管腔极度狭窄[27]。在斑块破碎的过程中，纤维膜撕裂，使动脉血进入脂核，与组织因子和胶原接触，导致血小板黏附和聚集，激活凝血级联反应。这一系列事件导致血凝块或血栓形成及病变范围迅速扩大。通过病变动脉的血流减少，甚至完全阻塞。

粥样硬化多为局灶性疾病，常发生于动脉的特定位置或区域，而其他部位较少见。常累及脑、心脏、主动脉和外周动脉

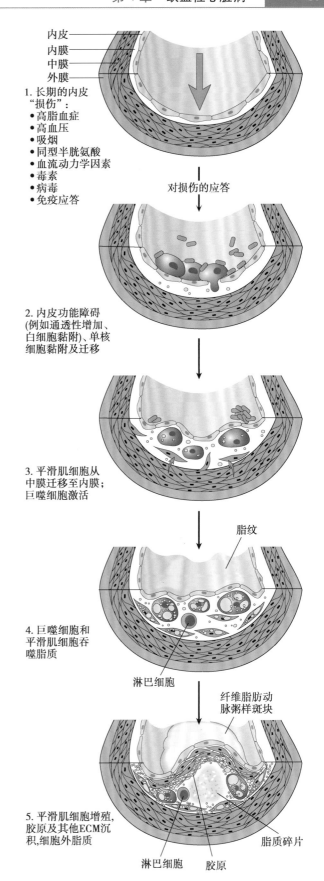

内皮
内膜
中膜
外膜

1. 长期的内皮"损伤"：
 • 高脂血症
 • 高血压
 • 吸烟
 • 同型半胱氨酸
 • 血流动力学因素
 • 毒素
 • 病毒
 • 免疫应答

对损伤的应答

2. 内皮功能障碍（例如通透性增加、白细胞黏附）、单核细胞黏附及迁移

3. 平滑肌细胞从中膜迁移至内膜；巨噬细胞激活

脂纹

4. 巨噬细胞和平滑肌细胞吞噬脂质

淋巴细胞

纤维脂肪动脉粥样斑块

5. 平滑肌细胞增殖，胶原及其他ECM沉积，细胞外脂质

脂质碎片

淋巴细胞　　胶原

图 4.1　动脉壁针对内膜损伤的改变。ECM（extracellular matrix）：细胞外基质（引自 Schoen FJ: Blood vessels. In Kumar V, et al, editors: *Robbins and Cotran pathologic basis of disease*, ed 8, Philadelphia, 2010, Saunders.）

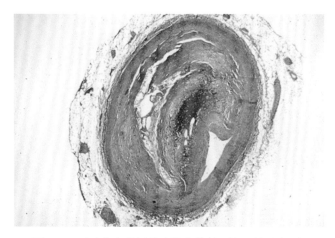

图 4.2　严重狭窄的冠状动脉的横断面的显微图片（由 W. O'Connor, MD, Lexington, KY 提供）

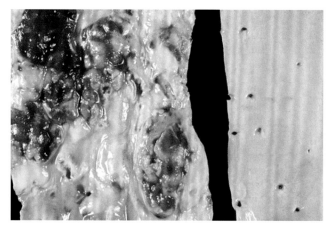

图 4.3　左边的主动脉节段显示有晚期动脉粥样硬化斑块，右边的标本未受累（由 W. O'Connor, MD, Lexington, KY 提供）

（图 4.3）。例如，冠状动脉左前降支近端是粥样硬化最常累及的部位，但乳内动脉则很少受累。根据斑块位置和范围，受累动脉的管腔可能环周均匀或偏心狭窄。

　　粥样硬化过程有各种不同的结局。一些病损永远不会进展超过脂纹期，但是，在大部分西方国家，出现有症状的斑块是常见现象。即便如此，大部分粥样硬化斑块与临床症状和体征无关，也从不产生临床表现[25]。一些因素可能与此相关，包括血管重构，即伴随着斑块向管腔外生长，血管直径也会代偿性增加。此外，也会产生侧支循环弥补减少的血流。对于一些确能导致症状的病损，当组织需氧量超过供应量（例如运动）时，这些会减少血流量的完整斑块常产生症状，例如胸痛（心绞痛）。

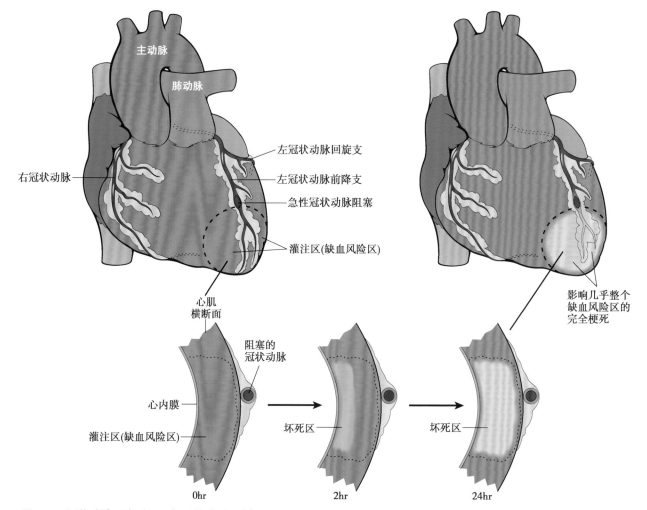

图 4.4　冠状动脉阻塞后心肌坏死的进展（引自 Schoen FJ, Mitchell, RN: The heart, In Kumar V, et al, editors: *Robbins and Cotran pathologic basis of disease*, ed 8, Philadelphia, 2010, Saunders. ）

但斑块破裂会产生急性或不稳定的临床表现,出现静息性心绞痛、MI 或猝死等现象。不是所有的斑块易破裂程度都一样,主要取决于斑块的物理和生化性质。

冠状动脉粥样硬化的血管内并发症包括管腔狭窄、壁内出血、血管形成、栓塞和动脉瘤。由内膜组织变薄弱导致的壁内出血可引起血栓形成。局限的血液也可能刺激反射性的反应,导致侧支血管痉挛。血栓一旦形成即被包裹,随后发生机化和再通。

如果由动脉粥样硬化导致的缺血严重并且持续存在缺氧,由该血管支配的心肌可能会出现坏死。受累动脉内血栓形成、低血压、对血液需求增加、精神紧张等均可导致血流减少。梗死或坏死的区域可能位于心内膜下或是透壁性的,即累及心肌全层(图 4.4)。心电图(electrocardiogram,ECG)可反映受累的程度——血流部分阻塞且只有局部心肌坏死时 ST 段不抬高,而完全阻塞、极度缺血且大范围坏死时出现 ST 段抬高。MI 的并发症包括心肌变薄弱,导致急性充血性心力衰竭、梗死后心绞痛、梗死区扩展、心源性休克、心包炎和心律失常。急性 MI 患者死亡的原因包括室颤、心搏停止、充血性心力衰竭、栓塞、心脏壁或房间隔、室间隔破裂[1]。

临床表现

症状

胸痛是冠状动脉粥样硬化性心脏病最重要的症状。疼痛可能很短暂,例如心肌暂时缺血导致的心绞痛,也可能持续存在,例如不稳定型心绞痛或急性 MI。缺血性疼痛由供氧量与心肌需氧量之间的不平衡导致。冠脉粥样硬化性狭窄是这种不平衡的重要原因。导致心源性疼痛的具体机制仍不清楚。

心绞痛为胸骨体中部的疼痛、发闷、压迫或紧缩感,大约为拳头大小的范围,可放射至肩部、左右臂、颈或下颌部[28]。在极少数情况下,仅出现这些远处放射位置的疼痛,而没有胸部疼痛。疼痛持续时间短暂,若诱发因素停止,则仅持续 5~15 分钟,若使用硝酸甘油,则持续时间更短。"心绞痛"这一概念主要依据症状的稳定性定义。稳定型心绞痛的特点是在一段时间内能预见会再次出现,且性质始终保持一致。疼痛常在劳力后出现,例如步行或爬楼梯,在进食或紧张时也可能会出现。疼痛可以在诱发活动停止后通过休息或服用硝酸甘油缓解。不稳定型心绞痛的定义为新出现的疼痛,且发生频率、疼痛程度越来越高,比之前少的活动量就能诱发,甚至在静息状态下就能出现。这种疼痛也不能轻易地通过服用硝酸甘油缓解。关键特征是疼痛性质(疼痛程度增加)或形式不断发生改变。稳定型心绞痛的患者预后通常较好。不稳定型心绞痛患者的预后更差,且常在短时间内出现急性 MI。急性冠状动脉综合征是指以心肌缺血为特征的一系列疾病,一端是不稳定型心绞痛,另一端是非 ST 段抬高型 MI。需要通过临床和实验室检查进行鉴别。Prinzmetal 变异型心绞痛是心绞痛的一种相对不常见的形式,在静息状态下发生,由冠状动脉局部痉挛导致,患者通常有不同程度的粥样硬化。冠脉正常的人也可能发生心绞痛。

冠状动脉粥样硬化患者若因心肌缺血感受到持续不缓解的疼痛,常有不稳定型心绞痛或正在经历急性 MI 发作。这种疼痛常更为严重,持续时间超过 15 分钟,但总体特征与稳定型心绞痛相同。疼痛位置与暂时性心肌缺血导致的短暂疼痛相同,也以相同的形式放射至肩部、左臂或右臂、颈部、下颌或牙齿[29]。使用血管扩张药或停止活动不能缓解由梗死导致的疼痛。心肌缺血导致的短暂或持续性疼痛不会因深呼吸而加重。有趣的是,男性、女性 MI 发作时感受的症状可能不同,女性较少感受到胸痛,而更多表现为乏力、呼吸困难及胃肠道并发症(例如胃灼热)[30]。

美国每年约 325 000 人死于心源性猝死,虽不完全是,但常由心律失常导致[31]。大部分心脏骤停幸存者都有结构性心脏病,其中 75% 有冠心病。猝死的主要前驱症状包括胸痛、咳嗽、气促、发汗、眩晕、晕厥、乏力、心悸(心动过速)。猝死最常见的原因是室颤,是一种心脏电传导系统中断所导致的异常电活动的形式。

冠心病患者无论有无正常心脏节律都可能出现心悸(心跳不适的感受)。该主诉与基础心脏疾病的严重程度不直接相关。冠心病患者也可能出现晕厥,即大脑血流不足导致的一过性意识丧失。

充血性心力衰竭也可作为冠心病的并发症出现,可伴呼吸困难、端坐呼吸、夜间阵发性呼吸困难、水肿、咯血、乏力、虚弱和发绀等症状。乏力和虚弱可在充血性心力衰竭出现之前、心脏病病程初期出现(见第 6 章)。

体征

冠状动脉粥样硬化性心脏病的临床体征较少,患者可能表现得完全正常。大部分临床体征与其他潜在的心血管疾病相关,例如充血性心力衰竭。角膜环和皮肤黄瘤等与高脂血症和高胆固醇血症相关。血压可能升高,脉率和节律异常也可能出现。可触及下肢的外周动脉搏动减弱,伴有颈动脉杂音。下颌全景 X 线影像可能显示颈动脉钙化,约在椎骨 C3 和 C4 水平可见。这些钙化是未来出现不良血管事件(MI、脑卒中)的风险标志[32]。高血压和糖尿病患者也常出现视网膜改变。晚期冠心病相关的体征常反映出现了充血性心力衰竭。可观察到颈静脉充盈、外周水肿、发绀、腹水和肝大。

实验室检查和诊断结果

血液检查常用于评估出现心绞痛症状的患者,筛查可能导致或使冠心病恶化的原因。这些检查包括全血细胞计数(排除贫血)、甲状腺功能(排除甲状腺功能亢进)、肾功能检查(排除肾功能不全)、脂质分析(筛查高胆固醇血症)、葡萄糖(筛查糖尿病)、同型半胱氨酸水平测定和 CRP。其他冠心病的特异性检查包括静息 ECG、胸部 X 线、运动负荷试验、动态 ECG(Holter)、超声心动图、负荷[201]Tl 心肌灌注显像、运动负荷超声心动图、动态心室功能监测、心导管和冠状动脉造影术。

心肌酶谱测定与体格检查和诊断性检查(ECG 和超声心动图)的结果对诊断急性 MI 并判断梗死的范围至关重要[33]。急性 MI 的血清心肌标志物包括肌钙蛋白 I,肌钙蛋白 T,肌酸激酶同工酶(creatine kinase isoenzyme,CK-MB)和肌红蛋白。肌钙蛋白和 CK-MB 只在细胞死亡(梗死)或损伤时才会释放。肌钙蛋白来自心脏肌节的分解。肌钙蛋白测定是鉴别心肌损伤与骨骼肌或其他器官损伤最敏感、特异性最高的检查,因为肌钙蛋白在正常人的血浆中几乎完全没有,只有在心脏损伤后才会出现。最早可在急性 MI 发生 2~4 小时后检测出肌钙蛋白,在 8~12 小时最敏感,10~24 小时达到高峰,可持续 5~14 日[34,35]。

CK-MB 是另一个心肌细胞损伤的酶标志物,与肌钙蛋白的性质类似;但是,CK-MB 在骨骼肌或其他组织损伤后也可能出现。虽然特异性相对较低,但 CK-MB 水平升高通常被认为由 MI 导致。CK-MB 在梗死后 3~4 小时可检测出,在 12~24 小时达到高峰,持续 2~4 日[35]。在许多心脏中心,出于敏感度、特异度及费用的考虑,肌钙蛋白化验已经取代 CK-MB 测定作为 MI 的诊断性检查。任何情况下都需要在数日内连续进行检测(每 6~8 小时)才能确诊 MI,而不仅仅是依靠单次化验结果。很大一部分脑钠肽(B-natriuretic peptide,BNP)由左心室产生,检测其水平也有助于判断心室损伤的范围和心力衰竭的预后。

临床管理

心绞痛

慢性稳定型心绞痛患者的临床管理包括以下方法:

- 识别并治疗可能诱发或使心绞痛恶化的疾病;
- 减少心血管疾病的危险因素;
- 行为和生活方式干预;
- 药物治疗;
- 通过经皮导管介入或冠状动脉旁路移植术进行血运重建(框 4.1)。

治疗包括一般生活方式的调整,例如制订运动计划,控制体重,限制盐、胆固醇和饱和脂肪酸的摄入,戒烟,控制加重因素例如贫血、高血压和甲状腺功能亢进。有严重心绞痛的患者建议避免长时间工作、在工作日间断休息、夜间充分休息、使用轻度镇静药、经常休假,在一些情况下,建议更换工作或是退

休。患者需要避免已知的可诱发胸痛的因素,例如寒冷以及潮热的天气、暴饮暴食、情绪波动、吸烟或特定药物及激动剂[例如苯丙胺、咖啡因、麻黄素、环磺酸盐(cyclamates)和酒精]。

框 4.1　稳定型心绞痛患者的临床治疗

- 识别并治疗相关可能诱发或使心绞痛恶化的疾病(贫血、肥胖、甲状腺功能亢进、睡眠呼吸暂停)
- 减少心血管疾病的危险因素(高血压、吸烟、高脂血症)
- 行为和生活方式干预(减肥、运动)
- 药物治疗
  - 硝酸酯类
  - β 受体拮抗剂
  - 钙通道阻滞药
  - 抗血小板药物
- 血运重建
  - 经皮冠状动脉内血管成形术及支架置入术
  - 冠状动脉旁路移植术

药物治疗包括硝酸酯类药物(硝酸甘油或长效硝酸酯类),抗血小板药物,他汀,β 受体拮抗剂,钙通道阻滞药(calcium channel blockers,CCB)和血管紧张素转化酶(angiotensin-converting enzyme)抑制药(表 4.1)[36]。硝酸酯类药物是血管扩张药,主要扩张静脉,是心绞痛药物治疗的基石。通过扩张血管,可以减少心脏负荷,使需氧量和血压降低。硝酸酯类药物也可以缓解冠脉痉挛。硝酸甘油既可用于快速缓解心绞痛,也可以预防心绞痛。该药有许多剂型,包括药片、舌喷雾、药膏和经皮贴片。硝酸甘油药片应放置在舌下溶解,舌喷雾既可用于舌下也可直接用于口腔黏膜。可以口服(药片形式)硝酸酯类药物预防心绞痛症状,也可以以药膏形式局部使用或使用长置于皮肤表面的经皮硝酸酯类贴片。硝酸酯类药物可用于缓解心绞痛症状,但不会减缓、改变或逆转冠心病的进展。

表 4.1　治疗心绞痛的药物

药物	口腔副作用	牙科注意事项
硝酸酯类药物		
硝酸异山梨酯(缓释)、硝酸甘油、Nitrogard、依姆多、Ismo、硝酸异山梨酯、异山梨醇硝酸酯、5-单硝酸异山梨酯、Minitran、Monoket、Nitrogard、Nitrolingual、Nitro-Bid、Nitro-Dur、Nitrek、Nitrol、Nitrostat、Nitro-Tab、Nitro-Time	口干	直立性低血压、头痛。血管收缩药相互作用:无
β 受体拮抗剂		
非选择性:拮抗 β$_1$ 和 β$_2$ 受体		
卡替洛尔(Cartrol)、纳多洛尔(Corgard)、喷布洛尔(Levatol)、吲哚洛尔(Visken)、普萘洛尔/长效(Inderal)、索他洛尔(Betapace)、噻马洛尔(Blocadren)	味觉改变、苔藓样反应	直立性低血压。血管收缩药相互作用:与拟交感类药物联用时可能出现 BP 升高,推荐谨慎使用(最大剂量:0.036mg 肾上腺素、0.20mg 左旋异肾上腺素)
心脏选择性:仅阻断 β$_1$ 受体		
美托洛尔/缓释(Lopressor)、阿替洛尔(Tenormin)、醋丁洛尔(Sectral)、拉贝洛尔(Normodyne、Trandate)		血管收缩药相互作用:与拟交感类药物一起使用副作用小;正常使用

表4.1　治疗心绞痛的药物（续）		
药物	口腔副作用	牙科注意事项
钙通道阻滞药		
苄普地尔（Vascor）、地尔硫䓬（控释）（Cardizem、Cartia、Dilacor、Diltia、Taztia、Tiazac）、非洛地平（Plendil）、伊拉地平（DynaCirc）、硝苯地平（长效/缓释）（Adalat、Nifedical、Procardia）、维拉帕米（缓释）（Calan、Isoptin、Veralen、Covera）、氨氯地平（Norvasc）、尼卡地平（控释）（Cardene）、尼索地平（Sular）、尼群地平	牙龈增生、口干、苔藓样疹（罕见）	无。血管收缩药相互作用：无
血小板凝集抑制剂		
阿司匹林	无	出血增多，但是每日剂量≤325mg 时临床意义不大。血管收缩药相互作用：无
氯吡格雷（Plavix）	无	出血时间延长。血管收缩药相互作用：无

BP（blood pressure）：血压

β受体拮抗剂对心绞痛患者的治疗非常有效，这类药物与儿茶酚胺竞争结合 β-肾上腺素受体位点，导致心率减慢、心肌收缩力降低，降低心肌需氧量。虽然非选择性 β受体拮抗剂同时阻断 β_1 和 β_2 受体，心脏选择性 β受体拮抗剂在正常治疗剂量时优先阻断 β_1 受体。非选择性 β受体拮抗剂可能导致一些不需要的作用，例如增加血管平滑肌张力且导致外周血管和支气管平滑肌收缩。因此，有哮喘病史的患者不使用非选择性 β受体拮抗剂。注射拟交感类药物例如肾上腺素或左旋异肾上腺素可能导致正在服用非选择性 β受体拮抗剂的患者血压升高；因此，在使用这些药物的时候应非常谨慎。

钙通道阻滞药单用或与 β受体拮抗剂和硝酸酯类药物联用均可有效治疗慢性稳定型心绞痛。这类药物减少细胞内钙，导致冠状动脉、外周血管和肺血管舒张，并降低心肌收缩力和心率。

他汀类药物抑制肝脏内 3-羟基-3-甲基戊二酰辅酶 A 还原酶（3-hydroxy-3-methylglutaryl-coenzyme A reductase，HMG-CoA），因此导致结合血液中胆固醇的 LDL 受体表达增加。这类药物可用于降低血浆 LDL 胆固醇水平而增加 HDL 胆固醇，降低主要冠状动脉事件和死亡的风险[37]。他汀也有抗炎作用。

血管紧张素转化酶抑制药适用于合并有糖尿病、左心功能不全或高血压的冠心病的患者[37]。这类药物的获益主要来自其抗高血压作用。血管紧张素受体拮抗剂（angiotension receptor blockers，ARB）适用于对 ACE 抑制药不耐受的患者。

使用阿司匹林抗血小板是治疗心绞痛的另一基石[37]。稳定型心绞痛患者规律使用阿司匹林可以明显降低致死性事件的发生率；对于不稳定型心绞痛患者，阿司匹林可降低致死性及非致死性 MI 的风险。推荐所有患急性或慢性缺血性心脏病的患者，无论是否存在症状，都应该每日使用 75～325mg 阿司匹林[37]。氯吡格雷是另一种抗血小板药物，其效果与阿司匹林相当，可用于替代或与阿司匹林联用。噻氯匹定和双嘧达莫在临床试验中无任何有益效果，不推荐使用。

血运重建是稳定型或不稳定型心绞痛患者的一项治疗选择。可进行血运重建的方式包括经皮冠状动脉内血管成形术及支架置入术和冠状动脉旁路移植术。经皮冠状动脉内血管成形术，又称为球囊血管成形术，使用可充气的小球囊导管，将其套在细导丝上，穿过动脉阻塞的节段。一旦放置在合适的位置，球囊膨胀，向动脉壁方向压迫斑块和血栓，随之导致血管管腔增大（图 4.5）。管腔变宽导致血流量迅速增加，使缺血症状得到缓解。但是有 10%～50% 患者在 6 个月内出现再狭窄，并再次出现症状[26]。

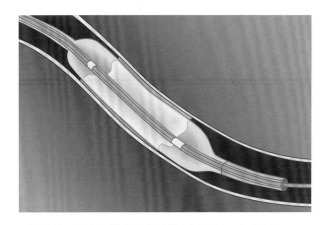

图 4.5　球囊血管成形术导管（引自 Teirstein PS：Percutaneous coronary interventions. In Goldman L, Ausiello D, editors：*Cecil textbook of medicine*, ed 23, Philadelphia, 2008, Saunders）

有一种能减少经皮冠状动脉内血管成形术后再狭窄风险的方法，需要使用一个细的可扩张金属网孔支架，通过球囊放置在合适位置并向斑块和血管壁方向扩张。支架起到永久支撑维持血管通畅的作用（图 4.6）。使用支架可将再狭窄率降至 20%～30%，但是并不能防止再狭窄发生[38]。目前，有三种支架用于临床：裸金属、药物涂层和生物可吸收支架。裸金属支架可机械地维持血管通畅，但不能防止内皮增殖。药物涂层支架包裹着抗增殖药物，可有效控制再狭窄。但药物涂层支架在术后 1 年内会增加血栓风险，因此这些患者需要长期使用阿司匹林、氯吡格雷或两药联用。生物可吸收性支架近期获得了美

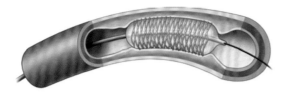

图 4.6　可扩张金属支架。放气及球囊导管退出后,支架被放置在合适的位置

国食品药品管理局的批准。

　　其他非球囊血管成形术的治疗方法包括旋切术和使用激光治疗。通过经皮介入,操作成功率在 95% 以上,极少出现并发症[38]。

　　冠状动脉旁路移植术(coronary artery bypass graft, CABG)可以有效控制不稳定型心绞痛患者的症状;在特定亚组的患者中,可以改善长期存活率。使用药物治疗后症状持续存在的患者也可采用该术式控制症状。在 CABG 手术中,应取下或游离一段动脉或静脉,之后将其移植到冠状动脉受累的节段,因此能绕过阻塞的区域(图 4.7)。有两根优先选择的移植血管:腿部的大隐静脉和胸部的乳内动脉。乳内动脉更坚固,比静脉移植血管更不容易出现粥样硬化和阻塞。术后 10 年内,30% 的大隐静脉移植血管会阻塞,但乳内动脉移植血管的阻塞率更低。第一次旁路手术时应优先选择动脉移植血管。二次手术难度较大,因为原手术位置会形成疤痕,且供体血管的选择也很有限。初次择期 CABG 术的围手术期死亡率<1%[38]。

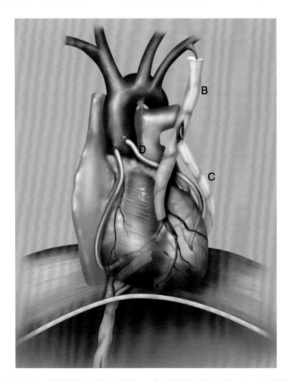

图 4.7　旁路移植术的种类。旁路移植术包括:A,主动脉-右冠状动脉的大隐静脉逆向旁路移植术,B,原位左乳内动脉-左前降支移植,C,双侧乳内动脉-回旋支 Y 形移植,D,主动脉-回旋支的桡动脉旁路移植,E,原位胃网膜-右冠状动脉后降支移植(改编自 Lytle BW: Surgical treatment of coronary artery disease. In Goldman L, Ausiello D, editors: Cecil textbook of medicine, ed 23, Philadelphia, 2008, Saunders.)

心肌梗死

　　急性 MI 发作的患者需要进行紧急治疗并尽快住院(框 4.2)。如果出现心脏骤停或意识丧失等情况,需要给予基础生命支持,包括将患者放置在合适的位置,保持血液流动和气道开放,使肺能进行气体交换(见附录 A)。推荐早期吸氧、服用硝酸酯类药物和阿司匹林。通过鼻导管给氧能增加血液氧饱和度,使心脏在最低水平做功;硝酸酯类药物可降低心脏前负荷;意识清醒的患者可口服 81~325mg 阿司匹林减少血小板凝集和血栓形成。如果发现需电击复律的心律,则可能需要使用自动体外除颤器(automated external defibrillator, AED)[34]。

框 4.2　急性心肌梗死患者的临床管理

- 立即住院,确定 ST 段改变
- 服用阿司匹林
- 早期溶栓治疗(仅针对 ST 段抬高的患者)
  - 链激酶
  - 阿替普酶
  - 瑞替普酶
  - 替奈普酶
- 早期血运重建
  - 溶栓(仅针对 ST 段抬高的患者)
  - 经皮冠状动脉内血管成形术及支架置入术
  - 冠状动脉旁路移植术
- 药物治疗
  - 抗血小板药物(糖蛋白 Ⅱ a/Ⅲ b 受体拮抗剂、阿司匹林、氯吡格雷)
  - 硝酸酯类药物
  - β 受体拮抗剂
  - 钙通道阻滞药
  - 血管紧张素转化酶抑制药
  - 降脂药
  - 抗凝剂(普通肝素、低分子肝素)
  - 吗啡
  - 镇静催眠药
- 吸氧

　　医疗团队最基本的治疗目标是缓解缺血,使梗死范围最小并防止致死性心律失常导致的死亡。梗死的大小和范围是决定预后的关键因素。急性 MI 患者的治疗方案取决于 ECG 反映的心肌缺血程度,即是否存在 ST 段抬高(图 4.8)。非 ST 段抬高型 MI(MI without ST segment elevation, non-STEMI)由冠脉血流部分阻塞导致。ST 段抬高型 MI(MI with ST segment elevation, STEMI)由冠脉血流完全梗阻导致,缺血程度更深,累及的心肌范围相对更大。这其间的区别非常有临床意义,因为早期溶栓治疗可以改善 STEMI 患者的临床结局,但对 non-STEMI 患者无效[26,34]。同样,推荐 STEMI 患者使用吗啡缓解疼痛,但 non-STEMI 患者使用吗啡会增加死亡率,因此应避免在这类患者中使用[39,40]。

　　随着临床医师意识到通过溶栓疗法或经皮冠状动脉介入(percutaneous coronary intervention, PCI)进行早期血管再通可以显著降低 STEMI 的发病率和死亡率,急性 MI 的治疗在过去

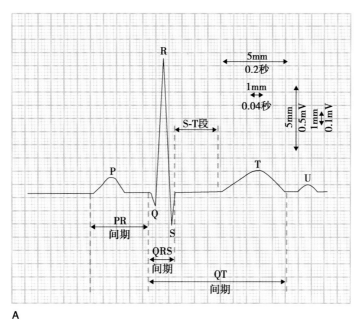

A

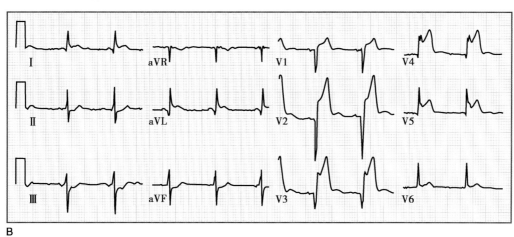

B

图 4.8　A,正常心电图(electrocardiogram,ECG)的波形和间期。ST 段仅稍高于基线。B,急性前侧壁心肌梗死的心电图。Ⅰ、aVF 及 V₁ 到 V₆ 导联上 ST 段抬高均很明显(A,引自 Ganz L,Curtiss E:Electrocardiology. In Goldman L, Ausiello D, editors:*Cecil textbook of medicine*, ed 23, Philadelphia, 2008, Saunders. B, 感谢 Dr. Thomas Evans. From Anderson JL:ST-elevation acute myocardial infarction and complications of myocardial infarction. In Goldman L, Ausiello D,editors:*Cecil textbook of medicine*,ed 23,Philadelphia,2008,Saunders.)

数年中已经经历了极大的变化。患者在梗死后 3 小时内立即接受溶栓治疗可以获得最大收益,目前的指南也推荐在首次就医 90 分钟内进行 PCI[40]。早期使用溶栓药物可以减少坏死和心肌损伤的程度,极大改善临床结局和预后。用于治疗急性 MI 的溶栓(或纤溶)药物包括链激酶(streptokinase,SK),阿替普酶[组织纤维蛋白溶酶原激活剂,tissue plasminogen activator (t-PA)],瑞替普酶(r-PA),替奈普酶(t-PA)。大部分 STEMI 患者血运重建的首选方法是经皮冠状动脉血管成形术。对于 STEMI、non-STEMI 和不稳定型心绞痛(急性冠脉综合征)的患者,可使用普通肝素或低分子肝素(low-molecular-weight heparin,LMWH)进行抗凝;此外,也可静脉输注糖蛋白Ⅱa/Ⅲb 受体拮抗剂(阿西单抗、依替巴肽、替罗非班)发挥抗血小板作用。治疗急性 MI 可使用的药物包括镇静和抗焦虑药、硝酸酯类药物、β 受体拮抗剂、CCB、ACE 抑制药、降脂药物,必要时吸氧,同

时卧床休息。ACS 患者可使用抗血小板药物(即每日 75~325mg 阿司匹林、氯吡格雷、普拉格雷、噻氯匹定、替格瑞洛)降低发病和死亡风险。或者也可使用抗凝剂(LMWH,Ⅹa 因子抑制剂或直接口服抗凝药物)[40]。

有急性 MI 病史的患者出现心律失常属于急症,必须立即积极使用抗心律失常药物治疗。在梗死后的前几周,心脏传导系统可能不稳定,患者容易出现严重的心律失常和再梗死。有严重心肌损伤并因此出现心力衰竭的患者可使用起搏器。

牙科管理

临床考虑

识别　任何有缺血性心脏病主要临床或影像学症状或体

征但尚未诊断的患者应转诊至内科医生进行诊断和治疗。牙科医生必须能区分稳定型心绞痛、不稳定型心绞痛和 MI 的患者。稳定型心绞痛患者的胸痛具有反复出现、保持不变的特征，可由体力劳动或情绪激动诱发，在休息或服用硝酸甘油后，可在 5~15 分钟内逐渐缓解。不稳定型心绞痛导致的胸痛会逐渐加重，疼痛的程度、发作频率和持续时间都会增加。如果疼痛在 15 分钟后不缓解，需要考虑 MI 的可能。实验室和影像学检查可以帮助识别这些有不同程度缺血性心脏病的患者。

框 4.3　围手术期心血管风险升高的临床预测因素：心肌梗死、心力衰竭或死亡

高风险危险因素

- 不稳定型冠状动脉综合征
  - 通过临床症状和体征或无创检查发现的与重要缺血危险因素相关的急性或近期出现的心肌梗死*
  - 不稳定型或严重心绞痛（加拿大分级 Ⅲ 或 Ⅳ）†‡
- 失代偿期心力衰竭（NYHA 分级 Ⅳ 级：不断恶化或新出现的心力衰竭）
- 严重心律失常
  - 高度房室传导阻滞
  - 莫氏 Ⅱ 型房室传导阻滞
  - 三度房室传导阻滞
  - 有潜在心脏疾病的症状性室性心律失常
  - 无法控制心室率的室上性心律失常
  - 症状性心动过缓
  - 新发现的室性心动过速
- 严重心脏瓣膜病
  - 严重主动脉缩窄
  - 二尖瓣狭窄症状

中等风险危险因素

- 缺血性心脏病病史
- 代偿性或既往心力衰竭病史
- 脑血管疾病病史
- 糖尿病
- 肾功能不全

低风险危险因素

- 高龄（>70 岁）
- 异常心电图（左心室肥大、左束支传导阻滞、ST-T 波异常）
- 非窦性心律（例如房颤）
- 无法控制的高血压（≥180/100mmHg）

NYHA（New York Heart Association）：纽约心脏病协会

* 美国心脏病学会国家数据库图书馆（National Database Library）将近期出现的心肌梗死（myocardial infarction, MI）定义为在手术前 7~30 日发生的心肌梗死，而将急性 MI 定义为手术前 7 日内发生的心肌梗死

† 可能包括极少数久坐的"稳定型"心绞痛患者

‡ 引自 Campeau L: Grading of angina pectoris, *Circulation* 54:522-523, 1976. The Canadian classification is a system of grading angina severity (grade Ⅰ to Ⅳ), with grade Ⅰ angina occurring only with strenuous exertion and grade Ⅳ angina occurring with any physical activity or at rest.

引自 Fleisher LA, Beckman JA, Brown KA, et al: ACC/AHA 2007 guidelines on perioperative cardiovascular evaluation and care for noncardiac surgery: executive summary: a report of the American College of Cardiology/American Heart Association Task Force on Practice Guidelines (Writing Committee to Revise the 2002 Guidelines on Perioperative Cardiovascular Evaluation for Noncardiac Surgery). *Circulation* 116:1971-1996, 2007.

风险评估　缺血性心脏病患者进行牙科治疗的风险评估包括以下三个方面：

（1）疾病的严重程度；

（2）患者的稳定性和心肺储备功能（即耐受牙科治疗的能力）；

（3）牙科操作的种类和强度。

所有这些因素都应在制订牙科治疗计划时进行考虑，作出合理、安全的医疗决策——具体地说，即确定患者是否能耐受计划的操作。美国心脏病学会（the American College of Cardiology, ACC）和美国心脏协会（the American Heart Association, AHA）[41,42] 发布了针对各种类型心脏病患者进行非心脏手术操作时的危险分层指南。这些指南为估计手术和非手术牙科操作相关的风险提供了框架（框 4.3 和框 4.4）。例如，近期出现 MI（过去 7~30 日内）和不稳定型心绞痛被归为围手术期并发症高风险的临床预测因素。相比之下，缺血性心脏病病史（即稳定型心绞痛和 MI 病史）被认为是围手术期有中等风险出现并发症的预测因素之一。相应地，有缺血性心脏病病史但没有其他如框 4.3 中列出的临床危险因素的患者则不太可能在牙科操作期间有很大风险出现不良事件。

框 4.4　非心脏手术的心脏风险*分层

高风险（心脏风险常>5%）

- 主动脉及其他大范围血管手术

中等风险（心脏风险常<5%）

- 腹腔和胸腔手术
- 颈动脉内膜剥脱术
- 头颈手术
- 整形外科手术
- 前列腺手术

低风险（心脏风险常<1%）

- 内镜操作
- 体表手术
- 白内障手术
- 乳房手术
- 门诊手术

* 心源性死亡与非致死性心肌梗死的合计发生率

改编自 Fleisher LA, Beckman JA, Brown KA, et al: ACC/AHA 2007 guidelines on perioperative cardiovascular evaluation and care for noncardiac surgery: executive summary: a report of the American College of Cardiology/American Heart Association Task Force on Practice Guidelines (Writing Committee to Revise the 2002 Guidelines on Perioperative Cardiovascular Evaluation for Noncardiac Surgery), *Circulation* 116:1971-1996, 2007.

同时，需要考虑计划进行的操作的种类和强度。根据上述指南，大范围口腔和颌面外科手术和一些更大范围的牙周手术被认为是"头颈手术"，归为中等心脏风险，约有 1%~5% 的风险。口腔和牙周小手术被认为是"体表手术"或"门诊手术"，归为低风险，风险小于 1%。牙科非手术操作虽然没有包括在列表中，但考虑到仅使用局部麻醉、预期手术出血较少、手术时间较短等因素，这类操作可能的心脏风险更低。患者需要全身麻醉且可能有严重出血导致不良血流动力学效应的手术的风

险最高。

AHA/ACC 指南中最后一个因素是患者进行基本体力活动的能力[41]。进行这些活动消耗的能量可用代谢当量(metabolic equivalents of tasks,MET)来表示。代谢当量是一种衡量耗氧量的指标。研究显示,当患者不能进行相当于 4MET 的活动时,心血管事件的风险增加。爬一层楼梯约需要 4MET 的活动量;因此,当患者在爬楼时出现胸痛或气促,则该患者的围手术期心血管风险增加。

根据指南进行危险分层时都需要结合计划进行的牙科操作。例如,一个患有不稳定型心绞痛或近期出现 MI 的患者会被归为高心脏风险,这个患者爬楼梯可能也很困难,但如果计划进行的牙科操作仅仅是通过影像学进行定期的临床检查(极低风险),且患者病情稳定、不焦虑,则不良事件发生的风险很低,也无须更改治疗计划和方案。但如果一个有稳定型心绞痛或 MI 病史、心脏储备功能较低的患者计划进行多次拔牙和种植(低至中等风险),围手术期不良事件风险较高,需要制订更详细的牙科治疗计划。牙科医生也需要清楚,有缺血性心脏病且目前有心瓣膜病变及低射血分数(<50%)的患者在进行有创操作时,不良事件发生的风险更高[43]。

读者应该了解现有的能帮助预测与非心脏手术相关的主要心脏不良事件(major adverse cardiac event,MACE)发生可能性的风险计算器[43]。

推荐　基于临床风险评估、计划进行的牙科操作种类和病情稳定性及焦虑水平,针对有稳定型心绞痛或 MI 病史但目前没有缺血症状(中等风险)和其他危险因素的患者的一般治疗策略需要包括以下几项:早晨短时间的就诊,舒适的椅位,使用口服镇静药或吸入 N_2O-O_2 镇静,记录治疗前生命体征,准备硝酸甘油,深度局部麻醉,减少使用血管收缩药,避免使用浸有肾上腺素的排龈线和充分的术后镇痛(框4.5)。

对于有不稳定型心绞痛症状或在过去 30 日内出现心肌梗死的患者(高风险),需要推迟择期手术(框 4.6)[44,45]。如果必须进行治疗,必须采取尽可能保守的方法,并且主要关注止痛、控制感染或控制出血。建议与内科医生进行会诊。其他推荐进行的治疗包括建立和维持静脉通路,持续监测 ECG 和生命体征,使用脉搏血氧仪,在治疗开始前预防性使用硝酸甘油[46]。这些方法可能需要患者在特殊医疗机构或医院牙科门诊进行治疗。

框 4.5	有稳定型心绞痛或心肌梗死病史(>30 日)且无缺血症状的患者的牙科治疗注意事项		
P		**C**	
患者评估和风险估计(patient evaluation and risk assessment)		耐受治疗的能力(capacity to tolerate care)	有稳定型心绞痛但可通过硝酸甘油缓解的患者可以进行常规的牙科治疗。但需要事先准备硝酸甘油
潜在问题和考虑因素		椅位(chair position)	确保舒适的椅位,避免快速改变椅位
	A	**D**	
抗生素(antibiotics)	无。缺血性心脏病、冠状动脉支架或 CABG 手术患者不需要抗生素预防	药物(drugs)	过量使用肾上腺素和非选择性 β 受体拮抗剂可能导致急剧升高,且呈剂量依赖;避免使用浸有肾上腺素的排龈线
镇痛药(analgesics)	确保术后充分镇痛	装置(devices)	有冠状动脉支架的患者不需要预防性使用抗生素
麻醉(anesthesia)	避免使用过量肾上腺素;一次最多使用 2carpule 1:100 000 的肾上腺素(30~45 分钟内);更大剂量可能能被很好地耐受,但会增加风险	**E**	
		仪器(equipment)	考虑记录术前生命体征,若口服镇静药或患者出现症状,则应使用脉搏血氧仪进行监测
焦虑(anxiety)	采用抗焦虑方案(见第 1 章)。考虑术前 1 小时使用口服镇静药(短效苯二氮䓬类药物),以及术中使用 N_2O-O_2 吸入镇静	紧急情况(emergencies)	可能会诱发心绞痛发作、MI、心律失常或心脏骤停。事先准备好硝酸甘油和氧气,准备好进行基础生命支持(启动 EMS,行 CPR,必要时使用 AED)
	B		
出血(bleeding)	如果患者正在服用阿司匹林或其他抗血小板药物,可能会有出血量增加,但不需要调整给药方案	**F**	
呼吸(breathing)	无	随访(follow-up)	确保患者定期到他(她)的内科医生处随访
血压(blood pressure)	监测血压		

AED(automated external defibrillator):自动体外除颤仪;CABG(coronary artery bypass graft):冠状动脉旁路移植术;CPR(cardiopulmonary resuscitation):心肺复苏;EMS(emergency medical services):紧急医疗服务;MI(myocardial infarction):心肌梗死

框 4.6	有不稳定型心绞痛或近期发生心肌梗死(30 日内)的患者的牙科治疗注意事项

A

意识 (awareness)

这些患者有心脏骤停风险;建议采取适当的预防措施

P

患者评估与风险估计 (patient evaluation and risk assessment)

- 避免择期牙科手术
- 如果必须进行治疗,与内科医生会诊制订治疗方案
- 患者最好在特殊医疗机构或医院牙科门诊进行治疗

潜在问题和考虑因素

A

抗生素 (antibiotics)	无。有冠状动脉支架或进行过 CABG 手术的患者不需要抗生素预防
镇痛药 (analgesics)	确保术后充分镇痛
麻醉 (anesthesia)	尽可能避免使用血管扩张药。如果需要使用血管收缩药,一次最多使用 2carpule 1:100 000 的肾上腺素(30~45 分钟内);更大剂量也许能被很好地耐受,但会增加风险。可能需要与内科医生讨论
焦虑 (anxiety)	采用抗焦虑方案(见第 1 章)。考虑术前 1 小时使用口服镇静剂(短效苯二氮䓬类药物),以及术中使用 $N_2O\text{-}O_2$ 吸入镇静

B

出血 (bleeding)	如果患者正在服用阿司匹林或其他抗血小板药物,可能会有出血量增加,但不需要调整给药方案

呼吸 (breathing)	无
血压 (blood pressure)	建议持续监测血压和脉搏

C

耐受治疗的能力 (capacity to tolerate care)	如果患者有不稳定型心绞痛,推迟治疗,并转诊至内科医生 如果患者在近 1 个月内出现 MI 或有胸痛相关症状,则需要推迟治疗
椅位 (chair position)	如果需要紧急治疗,需确保舒适的椅位且避免快速改变椅位

D

药物 (drugs)	考虑在术前预防性使用硝酸甘油。通过鼻导管或氧气面罩持续吸氧。过量使用肾上腺素和非选择性 β 受体拮抗剂可能导致血压急剧升高,且呈剂量依赖,避免使用浸有肾上腺素的排龈线
装置 (devices)	有冠状动脉支架的患者不需要预防性使用抗生素

E

仪器 (equipment)	推荐的治疗措施包括建立静脉通路,持续 ECG 和生命体征监测,使用脉搏血氧仪
紧急情况 (emergencies)	可能会诱发心绞痛发作、心肌梗死、心律失常或心脏骤停。事先准备好硝酸甘油和氧气,准备好进行基础生命支持(启动 EMS,行 CPR,必要时使用 AED)

AED(automated external defibrillator):自动体外除颤仪;CABG(coronary artery bypass graft):冠状动脉旁路手术;CPR(cardiopulmonary resuscitation):心肺复苏;ECG(electrocardiogram):心电图;EMS(emergency medical services):紧急医疗服务;MI(myocardial infarction):心肌梗死

抗生素:感染控制　对于有冠心病、冠状动脉支架或进行过 CABG 手术的患者,不推荐预防性使用抗生素[47]。

出血　每日服用阿司匹林或其他抗血小板药物(例如氯吡格雷)可能增加术中或术后出血,但这通常没有太大的临床意义,可以通过局部处理控制。总体来说,在牙科操作前停止使用该类药物是不必要的,还可能增加血栓栓塞、MI 或死亡的风险[48,49]。使用华法林抗凝的患者只要将国际标准比值(international normalized ratio, INR)控制在 3.5 以下,就可以安全进行牙科或手术操作(见第 24 章)[50]。根据 INR 水平的稳定性,需要在计划进行的有创操作前 24~72 小时测定 INR 值。

耐受治疗的能力　需要根据缺血症状的严重程度和稳定性以及最近一次 ACS 事件发生的时间来进行判断。稳定型心绞痛(stable angina)患者有中等心脏风险,只要提高注意防范风险,就可以接受常规牙科治疗。与此相反,不稳定型心绞痛(unstable angina)患者的心脏风险较高,不适合进行择期牙科治疗。在休息或睡眠期间出现胸痛是提示病情严重的体征,询

问患者是否出现该症状能帮助判断病情。

既往有 MI 发作的患者可能有也可能没有缺血症状。对于无症状性且没有其他危险因素的患者,不良事件的发生风险很低,尤其是在 MI 发生 1 个月之后。如果患者有胸痛、气促、头晕、乏力或 1 个月内出现 MI,则患者属于高风险人群,应该推迟择期牙科治疗并进行会诊。同样,有 MI 病史且有其他临床危险因素(例如瓣膜病变、心力衰竭和心律失常)的患者应该在择期牙科治疗前进行临床会诊。

椅位　医生应该确保患者处于舒适的椅位,并且避免椅位的快速改变。快速改变椅位可导致低血压和血流动力学的改变,可能影响心脏和血压,尤其是服用硝酸酯类和抗高血压药物的患者。

用药注意事项　确诊高血压和冠心病,尤其是有包括 MI 在内的心脏事件病史的患者应该避免使用非甾体类抗炎药(Nonsteroidal anti-inflammatory drugs, NSAID)(阿司匹林除外)[51]。一些研究显示,既往有 MI 发作的患者使用 NSAID 后,再次出现 MI 的风险增加,即使仅用药 7 日[51-53]。仅使用萘普生

（naproxen）不会增加风险。目前仍不清楚减少用药时间是否可以降低风险，但这种关系仅仅是可能的，因此我们推荐在使用 NSAID 时需要非常谨慎。至少，对于有 MI 病史且需使用 NSAID 的患者，选择萘普生，且给药时间不超过 7 日。

在局部麻醉时使用血管收缩药可能会为缺血性心脏病患者带来问题，可能会诱发心动过速、心律失常和血压升高。可以按需使用不含血管收缩药的局麻药。如果需要使用血管收缩药，有中等风险和服用 β 受体拮抗剂的患者可以在一次操作中最多使用 0.036mg 肾上腺素（2cartridge 含 1∶100 000 肾上腺素），且应避免静脉注射。患者可能可以耐受更大剂量的血管收缩药，但相应地也会导致心血管风险增加。对于风险更高的患者，使用血管收缩药前应与内科医生讨论。但研究显示，即使是高风险患者，如果能保证吸氧、镇静、充分止痛和预防性服用硝酸甘油，也可以安全使用中等剂量的血管收缩药[46,54,55]。

对于各种心脏风险的患者，都应避免使用浸有肾上腺素的排龈线，因为高浓度肾上腺素会被快速吸收，可能产生不良心血管作用。可用充满 0.05% 盐酸四氢唑林（Visine；Pfizer，New York，NY）或 0.05% 盐酸羟甲唑啉（Afrin；Schering-Plough，Summit，NJ）的排龈线替代，既可以达到与肾上腺素相同的效果，又能避免心血管作用[56]。

药物相互作用　许多缺血性心脏病患者服用降脂药，例如辛伐他汀（立普妥）。大环内酯类抗生素可以增加他汀类药物（即 HMG-CoA 还原酶抑制剂）的血药浓度，并增加横纹肌溶解的风险（肌痛和肌无力）[57]。大环内酯类抗生素同样可以提高 CCB 的血药浓度，导致严重的低血压[58]。因此，牙科医生不应该对服用 HMG-CoA 还原酶抑制剂（例如辛伐他汀、阿托伐他汀、普伐他汀）或 CCB（见表 4.1）的患者使用红霉素或克拉霉素。

口腔症状

冠状动脉粥样硬化性心脏病不直接导致口腔病变或口腔并发症。但 1/3 的粥样硬化[32,59]患者可以在全景影像学图片上看到颈动脉钙化（图 4.9）。也有研究证明缺血性心脏病与牙周疾病、口腔卫生差（例如慢性根尖周炎）和牙齿缺失相关[60,61]。治疗缺血性心脏病的药物可能产生口腔改变，例如口干、味觉异常或口腔炎。当牙菌斑控制不佳且在前部牙间最明显时，CCB 可导致牙龈增生。在极少数情况下，心绞痛或 ACS 患者可能感受到放射至颈部、肩部、下颌和牙齿的疼痛[28,29]。疼痛在体力活动时出现、在休息时消失的特点可以提示其为心脏源性的。

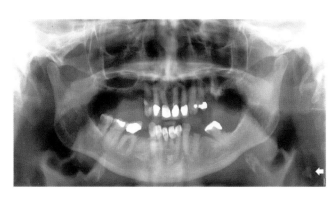

图 4.9　左侧颈动脉钙化（箭头所指处）

（王莹　赵一）

参考文献

1. Mozaffarian D, Benjamin EJ, Go AS, et al. Heart Disease and Stroke Statistics-2016 Update: A report from the American Heart Association. *Circulation*. 2016;133(4): e38-e360.
2. Tuzcu EM, Kapadia SR, Tutar E, et al. High prevalence of coronary atherosclerosis in asymptomatic teenagers and young adults: evidence from intravascular ultrasound. *Circulation*. 2001;103(22):2705-2710.
3. Libby P. Inflammation and cardiovascular disease mechanisms. *Am J Clin Nutr*. 2006;83(2):456S-60S.
4. Virmani R, Robinowitz M, Geer JC, et al. Coronary artery atherosclerosis revisited in Korean war combat casualties. *Arch Pathol Lab Med*. 1987;111(10): 972-976.
5. Lloyd-Jones D. Epidemiology of cardiovascular disease. In: Goldman L, Schafer A, eds. *Goldman-Cecil Medicine*. Philadelphia: Saunders/Elsevier; 2016:257-262.
6. Centers for Disease Control and Prevention. Heart Disease Facts. Available at: http://www.cdc.gov/ HeartDisease/facts.htm. Accessed 26 February 2016.
7. Sesso HD, Lee IM, Gaziano JM, et al. Maternal and paternal history of myocardial infarction and risk of cardiovascular disease in men and women. *Circulation*. 2001;104(4):393-398.
8. Chow CK, Islam S, Bautista L, et al. Parental history and myocardial infarction risk across the world: the INTERHEART Study. *J Am Coll Cardiol*. 2011;57(5): 619-627.
9. Murabito JM, Pencina MJ, Nam BH, et al. Sibling cardiovascular disease as a risk factor for cardiovascular disease in middle-aged adults. *JAMA*. 2005;294(24): 3117-3123.
10. Chobanian AV, Bakris GL, Black HR, et al. The Seventh Report of the Joint National Committee on Prevention, Detection, Evaluation, and Treatment of High Blood Pressure: the JNC 7 report. *JAMA*. 2003;289(19): 2560-2572.
11. Vasan RS, Larson MG, Leip EP, et al. Impact of high-normal blood pressure on the risk of cardiovascular disease. *N Engl J Med*. 2001;345(18):1291-1297.
12. Garrett BE, Dube SR, Trosclair A, et al. Cigarette smoking - United States, 1965-2008. *MMWR Surveill Summ*. 2011;60(suppl):109-113.
13. Jha P, Ramasundarahettige C, Landsman V, et al. 21st-century hazards of smoking and benefits of cessation in the United States. *N Engl J Med*. 2013;368(4):341-350.
14. Howard BV, Rodriguez BL, Bennett PH, et al. Prevention Conference VI: diabetes and cardiovascular disease: writing group I: epidemiology. *Circulation*. 2002;105(18):e132-e137.
15. Gu K, Cowie CC, Harris MI. Mortality in adults with and without diabetes in a national cohort of the U.S. population, 1971-1993. *Diabetes Care*. 1998;21(7): 1138-1145.
16. Udell JA, Steg PG, Scirica BM, et al. Metabolic syndrome, diabetes mellitus, or both and cardiovascular risk in outpatients with or at risk for atherothrombosis. *Eur J Prev Cardiol*. 2014;21(12):1531-1540.

17. Aguilar M, Bhuket T, Torres S, et al. Prevalence of the metabolic syndrome in the United States, 2003-2012. *JAMA*. 2015;313(19):1973-1974.

18. Beck JD, Eke P, Heiss G, et al. Periodontal disease and coronary heart disease: a reappraisal of the exposure. *Circulation*. 2005;112(1):19-24.

19. Lockhart PB, Bolger AF, Papapanou PN, et al. Periodontal disease and atherosclerotic vascular disease: does the evidence support an independent association?: a scientific statement from the American Heart Association. *Circulation*. 2012;125(20):2520-2544.

20. Elter JR, Hinderliter AL, Offenbacher S, et al. The effects of periodontal therapy on vascular endothelial function: a pilot trial. *Am Heart J*. 2006;151(1):47.

21. Slocum C, Kramer C, Genco CA. Immune dysregulation mediated by the oral microbiome: potential link to chronic inflammation and atherosclerosis. *J Intern Med*. 2016;280(1):114-128.

22. Chen ZY, Chiang CH, Huang CC, et al. The association of tooth scaling and decreased cardiovascular disease: a nationwide population-based study. *Am J Med*. 2012;125(6):568-575.

23. Teeuw WJ, Slot DE, Susanto H, et al. Treatment of periodontitis improves the atherosclerotic profile: a systematic review and meta-analysis. *J Clin Periodontol*. 2014;41(1):70-79.

24. Lam OL, Zhang W, Samaranayake LP, et al. A systematic review of the effectiveness of oral health promotion activities among patients with cardiovascular disease. *Int J Cardiol*. 2011;151(3):261-267.

25. Libby P, Theroux P. Pathophysiology of coronary artery disease. *Circulation*. 2005;111(25):3481-3488.

26. Waters D. Acute coronary syndrome: unstable angina and non-ST segment elevation myocardial infarction. In: Goldman A, Ausiello D, eds. *Cecil Textbook of Medicine*. Philadelphia: Saunders; 2008:491-500.

27. Ambrose JA, Martinez EE. A new paradigm for plaque stabilization. *Circulation*. 2002;105(16):2000-2004.

28. Danesh-Sani SH, Danesh-Sani SA, Zia R, et al. Incidence of craniofacial pain of cardiac origin: results from a prospective multicentre study. *Aust Dent J*. 2012;57(3):355-358.

29. Kreiner M, Alvarez R, Waldenstrom A, et al. Craniofacial pain of cardiac origin is associated with inferior wall ischemia. *J Oral Facial Pain Headache*. 2014;28(4):317-321.

30. Canto JG, Goldberg RJ, Hand MM, et al. Symptom presentation of women with acute coronary syndromes: myth vs reality. *Arch Intern Med*. 2007;167(22): 2405-2413.

31. Kong MH, Fonarow GC, Peterson ED, et al. Systematic review of the incidence of sudden cardiac death in the United States. *J Am Coll Cardiol*. 2011;57(7):794-801.

32. Friedlander AH, Cohen SN. Panoramic radiographic atheromas portend adverse vascular events. *Oral Surg Oral Med Oral Pathol Oral Radiol Endod*. 2007;103(6):830-835.

33. Reddy K, Khaliq A, Henning RJ. Recent advances in the diagnosis and treatment of acute myocardial infarction. *World J Cardiol*. 2015;7(5):243-276.

34. Kushner FG, Hand M, Smith SC Jr, et al. 2009 focused updates: ACC/AHA guidelines for the management of patients with ST-elevation myocardial infarction (updating the 2004 guideline and 2007 focused update) and ACC/AHA/SCAI guidelines on percutaneous coronary intervention (updating the 2005 guideline and 2007 focused update): a report of the American College of Cardiology Foundation/American Heart Association Task Force on Practice Guidelines. *Circulation*. 2009;120(22):2271-2306.

35. Lewandrowski KB. Cardiac markers of myocardial necrosis: a history and discussion of milestones and emerging new trends. *Clin Lab Med*. 2014;34(1): 31-41, xi.

36. Husted SE, Ohman EM. Pharmacological and emerging therapies in the treatment of chronic angina. *Lancet*. 2015;386(9994):691-701.

37. Mazzarelli J, Hollenberg S. Acute coronary syndromes. In: Vincent J-L, Abraham E, Moore F, et al, eds. *Textbook of Critical Care*. Philadelphia: Saunders/ Elsevier; 2011:548-558.

38. Teirstein P, Lytle B. Interventional and surgical treatment of coronary artery diseas. In: Goldman L, Schafer AI, eds. *Goldman-Cecil Medicine*. Philadelphia: Saunders/ Elsevier; 2016:456-461.

39. Meine TJ, Roe MT, Chen AY, et al. Association of intravenous morphine use and outcomes in acute coronary syndromes: results from the CRUSADE Quality Improvement Initiative. *Am Heart J*. 2005;149(6): 1043-1049.

40. Anderson JL, Adams CD, Antman EM, et al. 2012 ACCF/AHA focused update incorporated into the ACCF/ AHA 2007 guidelines for the management of patients with unstable angina/non-ST-elevation myocardial infarction: a report of the American College of Cardiology Foundation/American Heart Association Task Force on Practice Guidelines. *J Am Coll Cardiol*. 2013;61(23):e179-e347.

41. Fleisher LA, Beckman JA, Brown KA, et al. ACC/AHA 2007 guidelines on perioperative cardiovascular evaluation and care for noncardiac surgery: executive summary: a report of the American College of Cardiology/American Heart Association Task Force on Practice Guidelines (Writing Committee to Revise the 2002 Guidelines on Perioperative Cardiovascular Evaluation for Noncardiac Surgery): Developed in Collaboration With the American Society of Echocardiography, American Society of Nuclear Cardiology, Heart Rhythm Society, Society of Cardiovascular Anesthesiologists, Society for Cardiovascular Angiography and Interventions, Society for Vascular Medicine and Biology, and Society for Vascular Surgery. *Circulation*. 2007;116(17):1971-1996.

42. Fleisher LA, Fleischmann KE, Auerbach AD, et al. ACC/ AHA guideline on perioperative cardiovascular evaluation and management of patients undergoing noncardiac surgery. *J Am Coll Cardiol*. 2014;64(22): e77-e137.

43. Smith MM, Barbara DW, Mauermann WJ, et al. Morbidity and mortality associated with dental extraction before cardiac operation. *Ann Thorac Surg*. 2014;97(3):838-844.

44. Minassian C, D'Aiuto F, Hingorani AD, et al. Invasive dental treatment and risk for vascular events: a self-controlled case series. *Ann Intern Med*. 2010; 153(8):499-506.

45. Skaar D, O'Connor H, Lunos S, et al. Dental procedures and risk of experiencing a second vascular event in a Medicare population. *J Am Dent Assoc.* 2012;143(11): 1190-1198.

46. Niwa H, Sato Y, Matsuura H. Safety of dental treatment in patients with previously diagnosed acute myocardial infarction or unstable angina pectoris. *Oral Surg Oral Med Oral Pathol Oral Radiol Endod.* 2000;89(1):35-41.

47. Baddour LM, Bettmann MA, Bolger AF, et al. Nonvalvular cardiovascular device-related infections. *Circulation.* 2003;108(16):2015-2031.

48. Brennan MT, Wynn RL, Miller CS. Aspirin and bleeding in dentistry: an update and recommendations. *Oral Surg Oral Med Oral Pathol Oral Radiol Endod.* 2007;104(3): 316-323.

49. Grines CL, Bonow RO, Casey DE Jr, et al. Prevention of premature discontinuation of dual antiplatelet therapy in patients with coronary artery stents: a science advisory from the American Heart Association, American College of Cardiology, Society for Cardiovascular Angiography and Interventions, American College of Surgeons, and American Dental Association, with representation from the American College of Physicians. *J Am Coll Cardiol.* 2007;49(6):734-739.

50. Wahl MJ. Myths of dental surgery in patients receiving anticoagulant therapy. *J Am Dent Assoc.* 2000;131(1): 77-81.

51. Bavry AA, Khaliq A, Gong Y, et al. Harmful effects of NSAIDs among patients with hypertension and coronary artery disease. *Am J Med.* 2011;124(7):614-620.

52. Schjerning Olsen AM, Fosbol EL, Lindhardsen J, et al. Duration of treatment with nonsteroidal anti-inflammatory drugs and impact on risk of death and recurrent myocardial infarction in patients with prior myocardial infarction: a nationwide cohort study. *Circulation.* 2011;123(20):2226-2235.

53. Olsen AM, Fosbol EL, Lindhardsen J, et al. Long-term cardiovascular risk of nonsteroidal anti-inflammatory drug use according to time passed after first-time myocardial infarction: a nationwide cohort study. *Circulation.* 2012;126(16):1955-1963.

54. Cintron G, Medina R, Reyes AA, et al. Cardiovascular effects and safety of dental anesthesia and dental interventions in patients with recent uncomplicated myocardial infarction. *Arch Intern Med.* 1986;146(11): 2203-2204.

55. Findler M, Galili D, Meidan Z, et al. Dental treatment in very high risk patients with active ischemic heart disease. *Oral Surg Oral Med Oral Pathol.* 1993;76(3):298-300.

56. Bowles WH, Tardy SJ, Vahadi A. Evaluation of new gingival retraction agents. *J Dent Res.* 1991;70(11): 1447-1449.

57. Thompson PD, Clarkson P, Karas RH. Statin-associated myopathy. *JAMA.* 2003;289(13):1681-1690.

58. Gandhi S, Fleet JL, Bailey DG, et al. Calcium-channel blocker-clarithromycin drug interactions and acute kidney injury. *JAMA.* 2013;310(23):2544-2553.

59. Friedlander AH. Atheromas on panoramic radiographs often denote stenotic lesions and portend adverse vascular events. *Oral Surg Oral Med Oral Pathol Oral Radiol Endod.* 2007;104(4):451-452, author reply 52-4.

60. Caplan DJ. Chronic apical periodontitis is more common in subjects with coronary artery disease. *J Evid Based Dent Pract.* 2014;14(3):149-150.

61. Holmlund A, Holm G, Lind L. Number of teeth as a predictor of cardiovascular mortality in a cohort of 7,674 subjects followed for 12 years. *J Periodontol.* 2010;81(6):870-876.

第5章 心律失常

心律失常(cardiac arrhythmia)是指正常心跳出现变异,包括节律、心率和心脏传导系统的紊乱。心律失常在人群中发生的比例很高,并且其中很多人会接受牙科治疗。大部分心律失常对患者和牙科医生都几乎不造成问题,但是有些则会产生症状,如焦虑和意识丧失,其中一些也可能危及生命。

强烈的情感,例如焦虑和愤怒[1,2],以及各种药物[3,4]都能诱发可能致命的心律失常,而这些诱因也都可能在牙科诊疗过程中出现。因此,在进行牙科治疗前必须要识别出有严重心律失常的患者,才能对牙科治疗方案进行适当的调整。牙科医生也需要意识到,有严重心律失常的患者有出现致死性心律失常的风险,可能由强烈的情感、各种药物或牙科操作诱发。

流行病学

心律失常在人群中相对常见,发病率随年龄增长而升高。老年人、有长期吸烟或饮酒史、有缺血性心脏病病史及服用特定药物或有各种系统性疾病的患者更容易出现心律失常[3,5]。在美国,心律失常在一般人群中的发病率为15%~17%[3,6-9],在65岁以上人群中的发病率约为35%[10]。一项针对在牙科或其他医疗保健机构治疗的患者的研究显示,发现的心律失常中约4%为严重的可能致命的心律失常。心律失常每年直接导致超过36 000人死亡,同时也是约460 000例死亡病例的间接病因。持续性心律失常最常见的类型是房颤(atrial fibrillation, AF)。AF影响超过270万人,其中大部分是60岁以上的老年人[3,11,12]。每2 000位进行牙科操作的成人中,就约有300人有各种类型的心律失常。

病因

心脏收缩由专门的兴奋和传导性神经回路组成的复杂系统控制(图5.1)。正常情况下,心脏各结构按如下顺序连续去极化:①窦房(sinoatrial, SA)结;②房室(atrioventricular, AV)结;③希氏束;④左右束支;⑤心内膜下浦肯野纤维网[13]。心电图(electrocardiogram, ECG)用于记录这种电活动。解剖上心脏的主要起搏点是窦房结,是位于上腔静脉和右心房连接处的一个长9~15mm的新月形结构。窦房结调节心房的功能,并且负责产生ECG上的P波(心房去极化)(图5.2)。窦房结纤维的末端与心房肌纤维相连。产生的动作电位通过肌纤维(结间束)传导,最终到达并激活房室结。房室结是调控兴奋从心房向心室传导的闸门,同时也能降低窦房结产生的兴奋的传导速率。从房室结起,兴奋沿着室间隔内的房室束

(希氏束)传导,并最终分成左右束支。束支止于小的浦肯野纤维,遍布于全心室,并与心肌纤维相延续。心室的同步去极化在ECG上产生QRS波群。T波由心室的复极化产生。心房的复极化几乎与心室的去极化同时出现,因此常被QRS波掩盖[13]。

正常的心脏功能取决于细胞的自动节律性(形成兴奋)、传导性、兴奋性和收缩性。自动节律性和传导性紊乱是绝大多数心律失常的根本原因。在正常情况下,窦房结负责产生兴奋,使正常窦律在每分钟60~100次[14]。但是,其他细胞或细胞群也可产生兴奋(异位起搏),在某些情况下,甚至可能摆脱正常的传导系统。在一个正常的动作电位产生后(去极化),窦房结细胞需要时间恢复和复极,即进入不应期;在这段时间内,这些细胞不能传导兴奋。使心肌细胞进入完全不应期的紊乱会导致传导阻滞,而进入部分不应期则会导致传导延迟。

传导异常(阻滞或延迟)反而可能会通过折返机制导致快速心室率。当潜在或异位起搏点使之前去极化的纤维在被正常兴奋传导通路去极化之前重新兴奋,则会出现折返性心律失常,通常为快速心律失常。心律失常的类型可能提示病因。例如,阵发性房性心动过速伴房室传导阻滞提示洋地黄中毒[14]。但是,许多心律失常的病因不特异。在这种情况下,需要仔细寻找心律失常的病因。心律失常最常见的病因包括原发性心血管疾病、肺部疾病(例如栓塞、低氧)、自主神经疾病、系统性疾病(例如甲状腺疾病)、药物相关副作用和电解质紊乱[15]。心

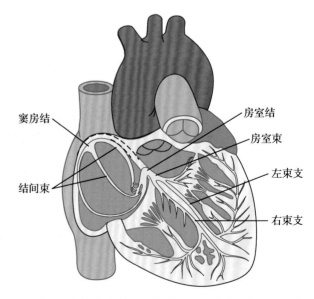

图5.1　心脏的电传导系统(引自 Hall JE: *Guyton and Hall textbook of medical physiology*, ed 12, Philadelphia, 2011, Saunders.)

图中标注:窦房结、结间束、房室结、房室束、左束支、右束支

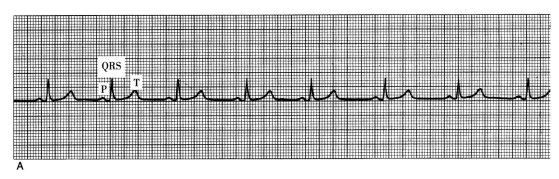

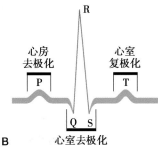

图 5.2 A,描记心动周期的心电图（Electrocardiographic, ECG）。**B,**正常 ECG 波形。正常的 ECG 由代表心房去极化的 P 波、代表心室去极化的 QRS 波群及代表心室快速复极化的 T 波组成（A, 引自 Goldberger AL, Goldberger E: *Clinical electrocardiography: a simplified approach*, ed 4, St. Louis, 1990, Mosby. B, 引自 Pagana KD, Pagana TJ: *Mosby's manual of diagnostic and laboratory tests*, ed 4, St. Louis, 2010, Mosby.）

律失常也与许多系统性疾病（表 5.1）和各种药物或其他物质相关, 也包括食物[14,16]（表 5.2）。

表 5.1 与心律失常相关的系统性疾病

心律失常	相关的系统性疾病
窦性心动过缓	感染性疾病、低体温症、黏液水肿、梗阻性黄疸、颅内压升高、MI
房性期前收缩	充血性心力衰竭、冠状动脉功能不全、MI
窦房传导阻滞	风湿性心脏病、MI、急性感染
窦性心动过速	发热、感染、贫血、甲状腺功能亢进
房性心动过速	阻塞性肺疾病、肺炎、MI
心房扑动	缺血性心脏病、二尖瓣狭窄、MI、心内直视手术
心房颤动	MI、二尖瓣狭窄、缺血性心脏病、甲状腺毒症、高血压
房室传导阻滞	风湿性心脏病、缺血性心脏病、MI、甲状腺功能亢进、霍奇金病、骨髓瘤、心内直视手术
室性期前收缩	缺血性心脏病、充血性心力衰竭、MVP
室性心动过速	MVP、MI、冠状动脉粥样硬化性心脏病
心室颤动	钝性心脏损伤、MVP、过敏、心脏手术、风湿性心脏病、心肌病、冠状动脉粥样硬化性心脏病

MI（myocardial infarction）: 心肌梗死；MVP（mitral valve prolapse）: 二尖瓣脱垂

表 5.2 可诱发心律失常的药物及食物

心律失常	诱发药物及食物
心动过缓	洋地黄、吗啡、β 受体拮抗剂、钙通道阻滞药
心动过速	阿托品、肾上腺素、尼古丁、麻黄素、咖啡因
房性早搏	酒精、尼古丁、三环类抗抑郁药、咖啡因
室性期前收缩	洋地黄、酒精、肾上腺素、苯丙胺
室性心动过速	洋地黄、奎尼丁、普鲁卡因胺、钾、拟交感胺

发病机制与并发症

心律失常的结局常取决于心律失常的性质和患者的身体状况。例如, 一个健康的年轻人出现阵发性房性心动过速时可能症状很轻微, 但一个有心脏基础疾病的老年人出现同样的心律失常时有出现休克、充血性心力衰竭或心肌缺血的风险。此外, 也有证据表明, 某些类型心律失常（例如 AF）的患者更容易在牙科治疗中出现缺血性事件[17]。

心律失常可根据起源的位置进行分类（框 5.1）。任何在希氏束分叉为左右束支之前起源的归为室上性心律失常[18]。室上性心律失常又可粗略地分为心动过速和心动过缓。下文将简单介绍一些在牙科就诊的患者中较常见的心律失常。

室上性心律失常

窦性心律失常

- **窦性心律不齐（sinus arrhythmia）** 窦性心律不齐以窦性周期（即 P-P 间期长度）长短不一为特征[14]。呼吸性窦性心律不齐时,心率在吸气时增加,而在呼气时降低。这种情况在年轻人中最常见,反映心脏副交感和交感活动的变化,被认为是正常现象。非呼吸性窦性心律不齐与呼吸努力无关,常见于洋地黄中毒。

框 5.1   常见心律失常的分类

室上性心律失常
- 窦性心律失常
  - 窦性心律不齐
  - 窦性心动过速
  - 窦性心动过缓
- 房性心律失常
  - 房性期前收缩
  - 心房扑动
  - 心房颤动
  - 房性心动过速
- 房室交界性心动过速
  - 预激综合征(Woff-Parkinson-White 综合征)
- 心脏传导阻滞
  - 房室传导阻滞或完全性房室传导阻滞

室性心律失常
- 室性期前收缩
- 室性心动过速
- 心室颤动

复极化异常
- 长 QT 综合征

- **窦性心动过速(sinus tachycardia)**   成人窦性心动过速的定义为心率超过 100 次/min,且 ECG 正常[14]。心率常在 100~180 次/min 之间。这种情况常为对运动、焦虑、紧张或情绪等可增加交感神经张力的情况的生理反应。病理性原因包括发热、低血压、低氧、感染、贫血、甲状腺功能亢进和心力衰竭。可引起窦性心动过速的药物包括阿托品、肾上腺素、酒精、尼古丁和咖啡因。

- **窦性心动过缓(sinus bradycardia)**   窦性心动过缓定义为心率小于 60 次/min,且 ECG 正常[14],常与窦性心律不齐同时存在。这种情况在健康状况良好的运动员和年轻人中相对常见,且发病率随年龄增长而降低。病理性原因包括颅内肿瘤、颅内压升高、黏液水肿、低体温症和革兰氏阴性杆菌脓毒症。心动过缓也可在呕吐、血管迷走性晕厥和颈动脉窦刺激时出现。可引起心动过缓的药物包括锂、胺碘酮、β受体拮抗剂、可乐定和钙通道阻滞药。

房性心律不齐

- **房性期前收缩(atrial premature beats,APB)**   心房任何位置的异位起搏点产生的兴奋均可导致 APB。APB 又称房性早搏,偶尔也在健康人中出现,但最常发生在感染、炎症或心肌缺血时[14]。APB 可产生心脏停跳感,可由吸烟、缺乏睡眠、过量使用咖啡因或酒精等诱发[13]。APB 在 60 岁以上老年人和心功能障碍相关的疾病(例如心力衰竭)中常见。

- **心房扑动(atrial flutter)**   心房扑动以快速、规律的心房率为特征,心房率一般为 250~350 次/min。心房扑动在健康

人中很罕见,约 0.15% 老年人可能出现,且最常与间隔缺损、肺栓塞、阻塞性肺疾病、二尖瓣及三尖瓣狭窄或反流或慢性心室衰竭相关[12,14]。心房扑动也可能会在甲状腺功能亢进、酒精中毒或心包炎的患者中出现。

- **心房颤动(atrial fibrillation)**   AF 是成人最常见的持续性心律失常,且发病率随年龄和血压的升高而增加[14]。AF 的主要特征为快速、紊乱、无效的心房收缩,心房率可达 350~600 次/min。心室反应也高度紊乱。心房不能有效收缩,促进了心房内血栓形成,可导致栓塞和卒中。AF 的发生与系统性高血压、瓣膜疾病、左心房增大、糖尿病、心力衰竭、脑卒中、酗酒及高龄相关[19,20]。AF 可能间歇出现,也可能慢性持续存在。AF 患者的症状各不相同,取决于基础心脏情况、心室率以及心房收缩的损伤情况。AF 的并发症包括脑卒中(增加 4 倍)和血栓栓塞的风险增加。

- **房性心动过速(atrial tachycardia)**   任何起源于房室交界区以上且 ECG 上 P 波形态与窦性心律不同的心动过速都叫作房性心动过速[19]。房性心动过速的典型心房率为 150~200 次/min,可能由正常交感活动增强、心肌细胞自动节律性异常、触发活动或折返等导致。常见于有冠心病,心肌梗死(myocardial infarction,MI),肺心病(右心室肥大及肺动脉高压)或洋地黄中毒的患者。

房室交界性心动过速

- **预激综合征(例如 Wolff-Parkinson-White 综合征)**   心房与心室被纤维组织形成的房室交界区隔绝。正常情况下,兴奋通过电桥从心房传向心室;但是,在某些人中,存在额外的电桥连接心房和心室,绕过了正常的通路,形成预激综合征(例如 Wolff-Parkinson-White 综合征)的解剖学基础。该综合征的基本病变在于,心室被绕过正常 SA-AV 通路的房室旁路过早激活(预激)。房室旁路使兴奋能快速传导且减短不应期,兴奋能在心房和心室间快速通过,同时也为折返性(逆向型)心动过速提供了路径。由此导致的阵发性心动过速的主要特征是 QRS 波群正常,心律规则,心室率为 150~250 次/min 且突发突止。Wolff-Parkinson-White 综合征在各年龄组别中都可出现,但好发于男性,且发病率随年龄增长而降低。对于大部分复发性心动过速的患者,预后良好,但在极少数情况下会出现猝死,概率约为 0.1%[14]。

心脏传导阻滞

- **房室传导阻滞(AV block)**   心脏传导阻滞是永久或一过性的兴奋传导紊乱,取决于潜在的解剖性或功能性损伤。房室传导阻滞即冲动在从心房传向心室的过程中出现延迟,或即使房室交界区不处于生理上的不应期,冲动也完全不能抵达心室[14]。传导延迟可能出现在房室结或希氏束-浦肯野系统(束支),也可能两处同时出现延迟。传导损伤可根据阻滞程度分为三类[一度、二度和三度(完全性)传导阻滞][14]。一度传导阻滞为传导时间延长,但所有冲动都可传导。二度传导阻滞又分为两种类型:莫氏 I 型(文氏型)和 II 型。莫氏 I 型以传导时间进行性延长直至一个 P 波受阻不能下传为主要特征。二度 II 型表现为间歇或反复出现的冲动突然不能下传,且之前没有传导时间延长。当冲动完全无法传导时,则出现完全性或三度传导阻滞。房室传导阻滞可能由多种情况导致,例如手术、电解质紊乱、心肌心

内膜炎、肿瘤、黏液水肿、类风湿结节、美洲锥虫病、钙化性主动脉瓣狭窄、多发性肌炎和淀粉样变性。儿童患者最常见的病因是先天性的。药物(例如洋地黄、普萘洛尔、钾、奎尼丁)也可能导致房室传导阻滞。症状的严重程度也随着阻滞程度增加而增加,一度及莫氏Ⅰ型常无临床症状,莫氏Ⅱ型和三度传导阻滞则需要永久性起搏器。

室性心律失常

- **室性期前收缩(premature ventricular complexes,PVC)**　PVC是非常常见的心律失常,其主要特征是提前出现的异形QRS波群(心室收缩)并跟随一个代偿间歇。PVC可单独出现,也可呈二联律(每个窦性心搏后出现1次PVC)、三联律(每2个窦性心搏后出现1次PVC)或更高联律。连续2个出现的PVC称为成对PVC;连续3个及以上PVC且频率超过100次/min,则称室性心动过速[21]。PVC可由多种药物、电解质紊乱、紧张情绪以及过量使用烟草、咖啡因和酒精等诱发。PVC的发病率随年龄增长而升高。该病在男性中发病率较高,且与血清钾浓度低和心力衰竭相关。对于没有结构性心脏疾病的患者,PVC对于预后没有临床意义,既不影响寿命也不限制活动。对于有MI史、心脏瓣膜疾病或心力衰竭的患者,频繁发生的PVC与死亡风险增加相关[22]。

- **室性心动过速(ventricular tachycardia,VT)**　连续3个及以上异位心室激动且频率在100次/min以上称为VT。VT可能是持续性的也可能是短阵性的。由于会导致血流动力学不稳定,持续30秒及以上的持续性VT需要立即终止。VT可以迅速恶化为心室颤动(ventricular fibrillation,VF)。尖端扭转型室速是VT的一种特殊类型,主要表现为QRS波群振幅不断改变,围绕基线扭转,频率多在200~250次/min[23]。有心脏疾病的患者几乎都会出现VT,尤其是缺血性心脏病和心肌病[14]。某些药物,例如洋地黄、拟交感胺(肾上腺素)、钾、奎尼丁和普鲁卡因胺也可能导致VT[24]。

- **心室扑动和心室颤动(ventricular flutter and fibrillation)**　心室扑动和VF是致死性心律失常,表现为电活动紊乱,导致心肌的规律收缩消失并且不能维持心输出量[19]。鉴别扑动和颤动很困难,且仅有学术意义,因此这两者可以一起讨论。如果不能在3~5分钟内快速接受治疗,患者就会死亡。缺血性心脏病是VF最常见的病因。

复极化异常

- **长QT综合征(long QT syndrome)**　长QT综合征是一种心脏传导系统疾病,表现为心室复极化(即QT间隔)延长。该病可由心肌离子通道的基因突变导致,也可由药物或卒中诱发。该病会导致快速无序的心跳,诱发不明原因的发作性晕厥甚至猝死[23,25]。

临床表现

症状和体征

心律失常可能会出现症状,也可能没有症状,但不能仅仅依靠症状来判断其严重程度。一些心律失常,例如PVC,虽然

症状明显,但通常不会出现不良后果;一些心房颤动的患者虽然完全没有症状,但是卒中风险升高[26]。心律失常相关的症状包括心悸、头晕、晕厥及充血性心力衰竭相关的症状(例如气促、端坐呼吸)。心律失常唯一的临床体征是脉搏过快、过慢或不规则(框5.2)。

框5.2　心律失常的症状和体征

体征
- 心率过缓(<60次/min)
- 心率过快(>100次/min)
- 不规则心律

症状
- 心悸、乏力
- 头晕、晕厥、心绞痛
- 充血性心力衰竭
  - 气促
  - 端坐呼吸
  - 外周水肿

实验室检查和诊断结果

ECG是识别和诊断心律失常的主要检查手段。其他可使用的检查包括运动或应激试验、动态心电图(Holter)、压力感受器反射敏感性检测、体表心电图(body surface mapping)及直立倾斜试验。电极导管技术可以在腔内记录传导系统,能极大地帮助心律失常的诊断[14]。

临床管理

心律失常的治疗包括药物、转复、起搏器、植入型心律转复除颤器(implanted cardioverter defibrillators,ICD)、导管射频消融和手术。无症状性心律失常的患者通常不需要治疗,有症状的患者首先根据症状、心律失常类型及基础心脏疾病使用药物治疗[27]。药物治疗无效或有猝死风险的患者可以使用转复、消融、埋藏式起搏器或ICD治疗。某些心律失常的患者可能需要进行手术治疗。任何可导致血流动力学不稳定或威胁生命(例如心脏骤停)的心动过速都需要进行急诊转复。

抗心律失常药物　总地来说,抗心律失常药物最佳的分子靶点是细胞膜(心肌细胞)上离子快速扩散通道。因此,抗心律失常药物可根据其作用的离子通道(钠、钾、钙)以及是否拮抗β受体进行分类(表5.3)[26,28]。Ⅰ类药物有"局部麻醉"或膜稳定的作用,主要阻断快钠通道。Ⅱ类药物是β受体拮抗剂。Ⅲ类药物可通过阻断钾离子通道延长动作电位时程和不应期。Ⅳ类药物是慢钙通道阻断药,主要用于室上性心动过速。Ⅴ类药物有各种不同的作用机制。虽然这种分类方法使每类药物看上去只有一种作用机制,但事实上,各种药物有许多不同的作用靶点,不受分类的限制。例如,普鲁卡因胺可以同时阻断钠和钾离子通道,胺碘酮阻断钠、钾和钙离子通道[26]。

许多抗心律失常药物的治疗浓度范围较窄,所以最佳血药浓度不能太高也不能太低,相对较难达到。因此,用药不足的患者在牙科治疗过程中出现不良事件的风险增加;相反,对于过量给药的患者,药物毒性也是需要考虑的问题。

表 5.3   治疗心律失常的药物

药物	口腔副作用	牙科注意事项
I 类:快钠通道阻断药		
I A:奎尼丁	味苦、口干、瘀点、牙龈出血	晕厥、低血压、恶心、呕吐、血小板减少
I A:普鲁卡因胺	味苦、口腔溃疡、口干燥症	心律失常恶化、狼疮样综合征、皮疹、肌痛、发热、粒细胞缺乏
I A:丙吡胺(Norpace)	口干	排尿踌躇、便秘
I B:美西律(Mexitil)	口干	震颤、头晕、复视、恶心、呕吐
I B:利多卡因		低血压、惊厥
I C:普罗帕酮(Rythmol)	味觉异常、口干	心律失常恶化、头晕、恶心、呕吐
I C:氟卡尼(Tambocor)	金属味	心律失常恶化、意识模糊、易激惹
II 类:β 受体拮抗剂(部分)		
普萘洛尔(Inderal)——非选择性 β 受体拮抗剂	味觉改变、苔藓样反应	低血压、心动过缓、乏力;避免长期使用 NSAID。血管收缩药相互作用:非选择性——可能使血压升高(最多使用 0.036mg 肾上腺素);避免使用左旋异肾上腺素
醋丁洛尔、艾司洛尔、美托洛尔、阿替洛尔、噻吗洛尔		血管收缩药相互作用:无
III 类:钾离子通道阻断药		
胺碘酮(Cordarone)	味觉异常(味苦)	使用利多卡因进行局部麻醉时可能导致心动过缓。规律化验以除外器官毒性,可表现为间质性肺炎、甲状腺功能亢进或低下、肝酶升高、皮肤蓝色脱色反应
索他洛尔(Betapace)——非选择性 β 受体拮抗剂	味觉改变、苔藓样反应	低血压、心动过缓、尖端扭转型室速、乏力;避免长期使用 NSAID。血管收缩药相互作用:非选择性——可能使血压升高(最多使用 0.036mg 肾上腺素);避免使用左旋异肾上腺素
多非利特	血管性水肿	头痛、头晕
伊布利特		头痛、心动过缓、低血压
IV 类:慢钙通道阻断药		
维拉帕米(Calan)	牙龈增生	低血压、心动过缓
地尔硫䓬	牙龈增生	低血压、心动过缓、头痛
V 类:各种作用机制		
腺苷	金属味、烧灼感	低血压、换气过度、心动过缓
地高辛(Lanoxin)	唾液分泌过多	诱发心律失常、毒性(头痛、恶心、呕吐、颜色改变、心神不安);血管收缩药相互作用:心律失常风险增加,应尽可能避免使用

NSAID(Nonsteroidal anti-inflammatory drug):非甾体类抗炎药

口服抗凝剂(oral anticoagulant,OAC)疗法   AF 患者脑卒中和血栓栓塞风险增加。为了降低风险,美国心脏协会(American Heart Association, AHA)推荐 OAC 治疗。AHA 指南依据 CHA_2DS_2-VASc 评分(表 5.4)[29]。评分在 2 分及以上,则推荐使用 OAC。目前有四种 OAC 可供选择:华法林钠(Coumadin; Bristol-Myers Squibb,Princeton,NJ),或者最近批准的直接口服抗凝药(direct oral anticoagulant,DOAC),例如凝血酶抑制剂达比加群酯(Pradaxa,Boehringer Ingelheim,Ridgefield,CT),或者 Xa 因子直接抑制剂——利伐沙班(Xarelto;Janssen Pharmaceuticals;Beerse,Belgium),阿哌沙班(Eliquis;Bristol-Myers Squibb),或依度沙班(Savaysa;Dalichi Sankyo Co,Tokyo)。华法林价格较低,且瓣膜性和非瓣膜性 AF 均可使用;而 DOAC 适应证较窄——美国食品药品管理局仅批准用于非瓣膜性 AF。当

使用华法林进行 OAC 治疗时,给药剂量需要调整至使国际标准比值(international normalized ratio,INR)在 2.0~3.0[29,30]。虽然 DOAC 价格高昂,但按推荐剂量使用时,其疗效相较更好,安全性也更佳(即导致严重的出血可能性低)[31-33]。针对肌酐清除率低于 95ml/min 及高龄患者,需要调整 DOAC 的给药剂量。因为 DOAC 的药理作用在口服后是明确的,因此无须检测凝血功能;但是,使用华法林的患者需要定期监测凝血功能,确保 INR 在治疗范围之内。

埋藏式永久性起搏器   北美有超过 290 万患者已经安装了埋藏式心脏起搏器[34]。永久性埋藏式心脏起搏器由植入在左侧锁骨下区域内的脉冲发生器和通过锁骨下静脉进入心脏的导线组成。发生器由锂电池驱动,产生电脉冲,通过导线传向与心内膜或心肌组织接触的电击(图 5.3)。导线可以是单极

表 5.4	CHA₂DS₂-VASc 评分	
字母	分值	描述
C	1	充血性心力衰竭:中-重度左心室收缩功能障碍,LVEF≤40%或最近出现需要住院治疗的失代偿期心力衰竭
H	1	高血压病史
A	2	年龄≥75 岁
D	1	糖尿病
S	2	脑卒中、短暂性脑缺血发作或血栓栓塞病史
V	1	血管疾病:心肌梗死病史、主动脉复杂斑块或外周动脉疾病
A	1	年龄在 65~74 岁
Sc	1	女性

LVEF(left ventricular ejection fraction):左心室射血分数

双腔起搏装置

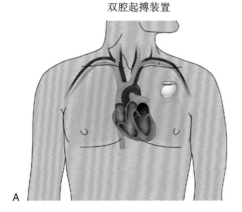

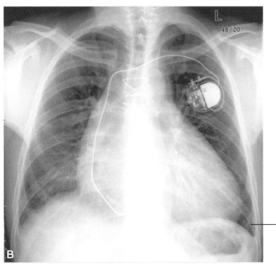

— 左心室心尖部

图 5.3　A,植入永久性起搏器的位置(注:可植入于左侧或右侧锁骨下胸壁内)。B,显示患者体内起搏器的胸片。(A,由 Matt Hazzard,University of Kentucky 提供。B,引自 Bonow RO,et al,editors:*Braunwald's heart disease:a textbook of cardiovascular medicine*,ed 9,Philadelphia,2012,Saunders.)

的(只刺激一个心腔),但更常见的是双极的(刺激两个心腔)。双腔起搏器的一根导线常插入右心房,另一根则置于右心室[35]。

起搏器可以根据个人需要设定个体化的起搏模式。使用分类码来代表起搏器的各种不同起搏模式,包括起搏的心腔、感知的心腔、抑制或跟踪功能能力、心率调整能力,以及抗心动过速起搏或发送除颤电击的能力[35]。大部分起搏器适用于多样化的需求,可以探测患者自身的心跳,防止竞争性放电;这些起搏器可适应患者自身的心率。更新的起搏器内置可以编程、储存及自动传导的起搏电路。总地来说,起搏器适用于治疗有获得性房室传导阻滞、先天性房室传导阻滞、慢性双束支或三束支传导阻滞、急性心肌梗死相关的房室传导阻滞、窦房结功能障碍、颈动脉窦过敏性和神经心源性晕厥,以及某些类型的心肌病等疾病的患者的心动过缓。同时,起搏器也适用于预防和终止某些心动过速[36]。

起搏器植入导致的并发症较少见,但也有相关报道,包括气胸、心房或心室穿孔、导线移动、感染及起搏器囊袋破溃[35]。感染性心内膜炎在极罕见情况下也可出现,但是,不推荐在牙科治疗前预防性使用抗生素[37-39]。

植入型心律转复除颤器

ICD 与起搏器类似,植入的方式也相同。ICD 不仅可以电击除颤,也可以进行抗心动过速起搏(antitachycardia pacing,ATP)和室性心动过缓起搏。大部分 ICD 只有单根导线,插入右心室,持续监测患者的心率,当心率超过预设的界值(例如 VT 或 VF)时,进行 ATP 或电击除颤[35]。ATP 的优势在于可以通过非电击的方法终止心律紊乱。ICD 通常比起搏器大,电池持续时间也没有起搏器的长,ICD 的使用寿命约为 5~10 年。不推荐对有这些仪器的患者在进行牙科治疗前预防性使用抗生素[39]。

电磁干扰(Electromagnetic interference,EMI) 来自非内源性电活动的 EMI 可以暂时干扰起搏器或 ICD 的功能。起搏器或 ICD 感知这些外来的干扰信号,可能导致心率改变、异常感知、非同步起搏、噪音反转或重新编程[40]。日常生活、工业、临床和牙科等各种场所都会产生 EMI(框 5.3)。日常生活中,EMI 可来自手机、便携式耳机、金属探测器、高电压输电线和一些家用电器(例如电动剃须刀)。工作场所中,EMI 可来自焊接设备及感应炉。在医疗场所中,核磁共振扫描仪,电外科手术,神经刺激器、除颤仪,经皮电神经刺激仪(transcutaneous electrical nerve stimulation,TENS),用于导管射频消融、透热疗法、放射治疗、超声碎石术和左心辅助装置的仪器均可产生有害的 EMI[40,41]。EMI 对起搏器和 ICD 的影响随制造商安装的屏蔽装置、电磁场的强度、信号频率、相对发射源的距离和位置、电极排列、不可编程的装置特征、编程设置和患者特征等不同而各不相同。值得注意的是,最新型号的起搏器有改进的屏蔽装置和算法(即信号反转模式),与 10 年前的型号相比,可更好地减少 EMI。

2000 年之前,体外研究显示一些牙科器械会产生 EMI 干扰起搏器和 ICD[42]。但是,最近的人体试验和之前的数据则显示,大部分牙科器械(即超声波清洗器、超声波洁治器、电池固化灯、牙科混汞器、牙髓电测量仪、根尖定位仪、手持式牙科器械、电动牙刷、微波炉和 X 线设备等)不会对起搏器和 ICD 的感知和起搏产生很大的干扰[42-48]。这可能反映了较新的起搏器和 ICD 有更强的内部屏蔽装置。但是，仍然推荐谨慎使用电外科手术装置，因为这种装置在临床中会产生 EMI，但牙科电外科手术装置的体内及体外试验仍未开展[40]。

导管射频消融　进行导管射频消融时，导管（电极）经皮进入静脉，并沿着静脉插入心脏。电生理检查可确定心律失常的解剖起源，将导管放置在与该区域相接触的位置。射频能量可通过电极导管传递，其尖端与目标心肌组织相接触。这导致目标组织的电阻加热，产生不可逆的组织破坏，范围约为直径 5~6mm、深 2~3mm，从而破坏异位起搏点。许多此前需要通过长期的药物治疗进行抑制或手术治愈的室上性或室性心动过速，都可以通过这种技术消除。

手术

手术是另一种治疗心动过速的方法。直接手术法旨在阻断旁路，需要切除组织并进行消融[49]。除了直接手术，非直接方法例如动脉瘤切除术、冠状动脉旁路移植或减轻瓣膜反流或狭窄也可用于特定患者。

心脏电复律和电除颤

经胸心脏电除颤可择期进行（心脏电复律）以终止持续或难治性心律失常，或紧急进行（电除颤）以终止致死性心律失常。直流电除颤通过两个置于胸壁的电极片放电。一个电极置于左侧心尖区域，另一个置于胸骨右侧缘及锁骨下的位置（图 5.4）。电击可以使大范围的心房和心室同时去极化，导致折返环立即消失，从而终止由折返导致的心律失常[31]。除颤通常是瞬间的，心脏泵血可在数秒内恢复。除颤如果不成功，也可重复进行（即未出现规则的心跳）。心脏电复律（电除颤）最常用于治疗的心律失常是 VF、VT、AF 和心房扑动。VF 患者的治疗常需要立即进行。VT 患者的治疗可能是择期的，也可能需要立即治疗，取决于患者的血流动力学状态。心房扑动和

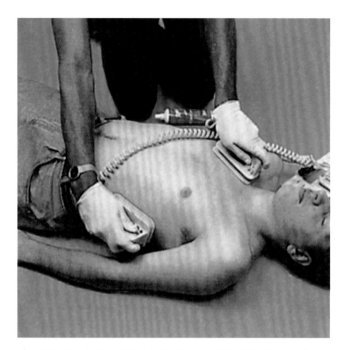

图 5.4　心脏电复律（电除颤）时电极片放置在患者身上的位置（引自 Sanders MJ：*Mosby's paramedic textbook*，ed 3，St. Louis，2005，Mosby.）

AF 患者的治疗常是择期的。

某些类型的自动体外除颤器（automated external defibrillators，AED）可用于牙科诊室中的紧急电除颤。应当考虑将 AED 放入牙科急救包中。目前已经将 AED 的使用纳入基础和高级心肺复苏课程的教学，普通人也被鼓励熟悉这些装置及其使用。这些装置目前在公共场合很常见，非常易于使用，紧急除颤也是心脏骤停患者成功复苏过程中最关键的步骤。

牙科管理

临床考虑

识别　识别出有心律失常病史、有未诊断的心律失常和易于出现心律失常的人是风险估计和避免不良事件的第一步（框 5.4）。可通过询问完整病史，包括相关的系统回顾以及记录和评估生命体征（脉搏、血压和呼吸频率）来完成这一过程。在系统回顾中，患者应该被问及是否出现心血管和呼吸系统相关的症状和体征。诉心悸、头晕、胸痛、气促或晕厥的患者可能有心律失常或其他心血管疾病，应当由内科医生进行评估。心律不齐的患者（即使没有症状）也需要与内科医生会诊以判断其临床意义。患者目前有心律失常，无论是否已经诊断，在牙科治疗时不良事件的风险均会升高。此外，有出现心律失常风险的患者如果没有被识别且没有采取措施避免诱发因素的话，患者在牙科治疗时可能会出现危险。其他患者可使用药物或起搏将心律失常的风险降至最低，但在进行牙科治疗时仍需特别注意。易于出现及已经存在心律失常的患者能成功进行牙科治疗的关键在于识别和预防。但即使在最好的情况下，患者也可能出现心律失常，并需要急诊治疗。

框 5.4　识别有心律失常的患者

可通过以下方法识别有心律失常的患者：

- 评估病史 *
  - 心律失常的类型
  - 发生频率和严重程度
  - 治疗措施
  - 有/无起搏器或除颤仪
  - 病情控制或稳定性程度
- 理解合并其他心血管或肺部疾病时，心律失常风险增加
- 发现没有报告心律失常但可能正在服用一种或多种抗心律失常药物的患者
- 相关的系统回顾——询问是否出现可能由心律失常导致的症状（心悸、头晕、胸痛、气促、晕厥）
- 获取提示心律失常的生命体征（脉率快或慢、脉搏不规则）
- 如果症状或体征提示有心律失常或其他心血管疾病，将患者转诊至内科医生

* 可能需要与内科医生会诊以获取或查证相关信息

风险估计　应当对有已知心律失常病史的患者进行详细询问，弄清心律失常的类型（如果已知的话）、如何进行治疗、如何给药、是否放置起搏器或除颤仪、对活动的影响和病情的稳定性。因为心律失常的分类和诊断比较复杂，患者常常不清楚所患疾病的明确诊断，因此，需要依靠内科医生提供这方面的信息。发现已知的诱发因素也很重要，例如压力、焦虑或药物。需要确定是否存在其他心脏疾病或甲状腺、肾脏及慢性肺疾病，因为这些疾病可能导致或促进心律失常的发生，也可能因此需要对牙科治疗方案进行调整。如果有任何问题或不确定的事情，应当就患者的诊断和目前状况寻求临床会诊，以帮助牙科医生评估治疗过程中或与治疗相关的加重或诱发心律失常、脑卒中或心肌梗死的风险。

框 5.5 基于 ACC/AHA 指南[50,51]，列出了各种心律失常的患者在非心脏手术中出现严重心血管事件的大致风险。有严重心律失常（即高度房室传导阻滞、症状性室性心律失常合并其他心血管疾病、室上性心律失常且无法控制心室率）的患者出现并发症的风险很高，不适合进行择期口腔诊疗，应推迟到与内科医生进行会诊之后。其他类型的心律失常导致的风险较低。出现病理性 Q 波（陈旧性心肌梗死的标志）是围手术期中等风险的临床预测因素；其他 ECG 异常，包括左心室肥大、左束支传导阻滞、ST-T 波异常及窦性心律以外的其他心脏节律都意味着围手术期低风险。有这些类型心律失常的患者可以进行择期口腔护理，不良事件发生的风险也仅有轻度升高。

评估围术期风险时也需要考虑计划进行的牙科操作的类型和强度。框 5.6 列出了有心血管疾病的患者进行特定手术操作的大致心脏风险。虽然没有具体列出牙科操作，但肯定归为低风险组，围手术期不良事件发生的概率小于 1%。非手术牙科操作产生的风险甚至更低。更大范围的口腔和颌面外科手术以及一些大范围的牙周手术被归为"头颈手术"，属于中等风险组，心脏风险常低于 5%。高风险（高于 5%）的手术包括老年患者的急诊大手术、主动脉或大血管手术以及外周血管手术。患者在全麻状态下进行这些手术，可能有大量失血和体液

丢失，出现不良血流动力学效应。因此，对于有心律失常和其他心血管疾病的患者来说，绝大多数牙科操作，无论是手术还是非手术，仅有低甚至是极低风险出现不良事件。

框 5.5　心律失常患者牙科治疗的围手术期风险

围手术期高风险的心律失常

- 高度房室传导阻滞
- 症状性室性心律失常合并潜在心脏疾病
- 室上性心律失常且心室率无法控制

　牙科治疗：避免择期口腔护理

围术期中等风险的心律失常

- ECG 上出现异常 Q 波（陈旧性心肌梗死的标志）

　牙科治疗：适合进行口腔护理

围术期低风险的心律失常

- ECG 上出现以下异常：
  - 左心室肥大
  - 左束支传导阻滞
  - ST-T 波异常
  - 窦性心律以外的其他心脏节律（例如：心房颤动）

　牙科治疗：适合进行口腔护理

ECG（electrocardiogram）：心电图

引自 Fleisher LA, Beckman JA, Brown KA, et al: ACC/AHA 2007 guidelines on perioperative cardiovascular evaluation and care for noncardiac surgery: a report of the American College of Cardiology/American Heart Association Task Force on Practice Guidelines (Writing Committee to Revise the 2002 Guidelines on Perioperative Cardiovascular Evaluation for Noncardiac Surgery), *Circulation* 116: e418-e499, 2007.

框 5.6　非心脏手术的心脏风险[*50] 分层

高风险（心脏风险常>5%）

- 急诊大手术，尤其是老年人
- 主动脉及其他大血管手术
- 外周血管手术
- 预期手术时间延长且有大量体液转移和/或失血

中等风险（心脏风险常<5%）

- 颈动脉内膜剥脱术
- 头颈手术
- 腹腔和胸腔手术
- 整形外科手术
- 前列腺手术

低风险（心脏风险常<1%）

- 内镜操作
- 体表手术
- 白内障手术
- 乳房手术

* 心源性死亡与非致死性心肌梗死的合计发生率

引自 Fleisher LA, Beckman JA, Brown KA, et al: ACC/AHA 2007 guidelines on perioperative cardiovascular evaluation and care for noncardiac surgery: executive summary: a report of the American College of Cardiology/American Heart Association Task Force on Practice Guidelines (Writing Committee to Revise the 2002 Guidelines on Perioperative Cardiovascular Evaluation for Noncardiac Surgery), *Circulation* 116: e418-e499, 2007.

推荐

抗生素：感染风险　患有心律失常或是安装起搏器或 ICD

的患者进行牙科操作时都没有感染性心内膜炎的风险；因此，不需要预防性使用抗生素（框 5.7）[37,38,50]。

门诊预约　易于出现心律失常的患者如果能识别出心律

框 5.7	心律失常患者的牙科治疗注意事项

A

意识（Awareness）

应意识到强烈的情感波动、各类药物或进行牙科操作可诱发可能致命的心律失常

P

患者评估与风险估计（patient evaluation and risk assessment）（见框 1.1）

- 评估及判断是否存在心律失常
- 当患者心脏情况控制不佳、疾病未被诊断或心律失常的病因和性质不明确时，需要进行医疗会诊

潜在问题和考虑因素

A

镇痛药（analgesics）	术后充分镇痛，缓解疼痛及相关的情绪紧张
抗生素（antibiotics）	对于有起搏器或 ICD 的患者，不推荐预先使用抗生素预防感染性心内膜炎。一些抗生素（例如甲硝唑、广谱青霉素）已知能提高使用华法林（香豆素）的患者的 INR；谨慎使用
麻醉（anesthesia）	确保深度局部麻醉。可以使用含有肾上腺素的局部麻醉剂，且如果肾上腺素的剂量低于 0.036mg（2carpule 1 : 100 000 浓度），风险很低；更大量可能能被很好地耐受，但并发症风险会随剂量而升高。避免在排龈线上使用肾上腺素
焦虑（anxiety）	建立良好的医患关系，并且安排晨间短时间的门诊。使用抗焦虑方法降低儿茶酚胺水平 • 给予术前镇静（就诊前夜和/或就诊前 1 小时使用短效苯二氮䓬类药物） • 给予术中镇静（N₂O-O₂）

B

出血（bleeding）	服用华法林的患者： • 检查目前的 INR 实验室检查结果（实验室检查应当在术前 24~72 小时内进行）；确认患者规律服用华法林且 INR 一直处于治疗范围内 • 如果 INR 在治疗范围内（2.0~3.5），牙科治疗，包括口腔小手术可以正常进行，也不需要调整华法林给药方案

服用 DOAC 且计划进行口腔大手术的患者：
- 就计划进行的牙科操作和患者的凝血状况，与内科医生进行会诊
- 确保患者肾功能正常

服用华法林、DOAC 或其他抗凝或抗血小板药物的患者：
- 采用局部止血措施，包括在术中放置明胶海绵、氧化纤维素或在拔牙创、缝线处、压迫包扎的纱布或支架上使用壳聚糖止血产品。在口腔冲洗或浸泡放置于出血点的纱布时，可使用氨甲环酸或 ε-氨基己酸

血压（blood pressure）	获取术前生命体征，且在紧张和有创的操作中监测脉搏和血压

C

椅位（chair position）	确保舒适的椅位。缓慢抬高椅背以防心率减慢或低血压，在离开座椅前使患者在直坐时能保持稳定

D

装置（devices）	起搏器和 ICD 可能会受到牙科设备（例如电外科手术器械）的电磁干扰，因此，避免进行电外科手术
药物（drugs）	对于服用地高辛的患者，需要关注药物毒性相关的症状或体征（例如唾液分泌过多、视觉改变），并且避免使用肾上腺素和左旋异肾上腺素

E

紧急情况与急救（emergencies and urgent care）	提前准备好急救治疗包。对于需要进行急救的高风险患者，考虑在有除颤设备的诊所或医院进行治疗。与内科医生会诊后，仅针对镇痛、控制急性感染和出血进行有限的处理。需要时可进行以下处理： • 建立静脉通路 • 镇静 • 监测 ECG • 监测脉搏血氧饱和度 • 监测血压 • 避免或限制使用肾上腺素

F

随访（follow-up）	应该在术后 24~72 小时对行有创操作的患者进行随访，确保没有出现术后并发症

ECG（electrocardiogram）：心电图；ICD（implantable cardioverter-defibrillator）：植入型心律转复除颤仪；INR（international normalized ratio）：国际标准比值；DOAC（direct oral anticoagulant）：直接口服抗凝药

失常且遵循此处提及的建议,则可以接受几乎任何需要的牙科操作。复杂的牙科操作和拔多颗牙应当安排在多次门诊之后,以避免使患者过度紧张,且减少用于镇痛的药物数量(见框5.7)。

出血:华法林(Coumadin)　AF患者常服用华法林预防血栓形成、栓塞和脑卒中。房颤患者抗凝的目标范围通常是INR在2~3之间[52]。研究显示,只要INR在2.0~3.5之间,口腔小手术,例如简单的拔牙,就可以正常进行,无须停用或改变华法林的给药方案[53-56]。推荐采用一些局部措施,包括在术中放置明胶海绵、氧化纤维素或在拔牙创、缝线处、压迫包扎的纱布或支架上使用壳聚糖止血产品,以及在术中冲洗口腔或浸泡海绵时局部使用氨甲环酸或 ε-氨基己酸(见框5.7)。对于创伤更大的手术,需要与内科医生进行会诊。

达比加群酯(Pradaxa)、利伐沙班(Xarelto)、阿哌沙班(Eliquis)或依度沙班(Savaysa)　AF患者可能会采取DOAC预防血栓形成、栓塞和脑卒中。这些药物按推荐剂量使用时,疗效及安全性比华法林更好(即导致大出血的概率更低)[31,32]。因此,在有创性牙科操作术中和术后,DOAC一般都不会有大出血的风险。但是至今也有少量研究在牙科治疗中评估了这些药物;目前仅达比加群酯有逆转药(idarucizumab,Praxbind,Boehringer Ingelheim),老年人或肾功能损伤的患者服用了较高剂量,大出血风险增加[57]。相应地,针对服用这类药物的患者,牙科医生也应减少一次就诊时拔牙颗数,监测肾功能并且采取局部止血措施。如果一次拔除4颗及以上牙齿或计划进行手术拔牙,应在手术前夜停用DOAC,且在手术后1日恢复服药,此时并发症较少[58-60]。

耐受治疗的能力　对于易感患者,牙科治疗相关的紧张情绪或过量注射肾上腺素可能导致致死性心律失常。同时,有严重心律失常或有心脏合并症的患者也很难适应紧张的牙科治疗环境[61,62]。因此,牙科医生应当根据医疗风险、计划进行的牙科操作种类,以及患者病情稳定程度和焦虑水平采取缓解紧张的措施。心律失常中低风险的患者可采用的缓解紧张的方法有以下几种:建立良好的医患关系,安排晨间短时间的就诊,确保舒适的椅位,治疗前评估生命体征,术前口服镇静,确保局部麻醉效果好并且术后充分镇痛(见第1章)。有时也需要对有严重心律失常的患者进行紧急牙科治疗。如果必须进行治疗,应当尽可能保守且主要目的在于缓解疼痛、控制感染及出血。建议与患者的内科医生进行会诊。另外,也推荐建立并维持静脉通路,持续监测ECG和生命体征并使用脉搏血氧仪。这些措施可能要求患者在特殊的患者护理机构或医院牙科门诊进行治疗(见框5.7)。

药物注意事项

使用血管收缩药　在局麻药中使用血管收缩药可能会对心律失常患者带来潜在的问题,因为其可能诱发心动过速或其他心律失常。需要时应使用不含血管收缩药的局麻药物。如果必须使用血管收缩药,中低风险及使用非选择性β受体拮抗剂的患者可以最多使用0.036mg肾上腺素(2cartridge含1:100 000肾上腺素);应当避免静脉注射[63]。更大剂量可能能被很好地耐受,但心血管不良事件的风险会随剂量增加而升高。因为可能诱发心律失常,服用地高辛的患者应避免使用血管收缩药[64,65]。

心律失常高风险的患者应该避免使用血管收缩药,但如果必须使用,应该与内科医生讨论(见框5.7)。研究显示,同时进行吸氧、镇静、使用硝酸甘油、充分镇痛时,心脏高风险患者可以安全使用中等剂量的血管收缩药[66-68]。

各种心脏风险的患者都应避免使用浸有肾上腺素的排龈线,因为会导致快速吸收高浓度肾上腺素并产生不良心血管作用。可用充满0.05%盐酸四氢唑啉(Visine;Pfizer,New York,NY)或0.05%盐酸羟甲唑啉(Afrin;Schering-Plough,Summit,NJ)的排龈线替代,既可以达到与肾上腺素相同的排龈效果,又能避免心血管作用[69]。

地高辛毒性　因为地高辛的治疗剂量范围很窄,很容易产生毒性(见框5.7)。老年人和有甲状腺功能低下、肾功能不全、脱水、低钾血症、低镁血症及低钙血症的人群尤其需要引起注意。电解质紊乱的患者通常也更容易出现地高辛毒性。毒性的体征包括唾液分泌过多、恶心、呕吐、头痛、困倦、视觉畸变(物体看起来是黄色或绿色的)及室性早搏[70]。牙科医生应当关注这些改变,若患者出现类似症状,应转诊至内科医生。

药物相互作用　除了避免肾上腺素-地高辛药物相互作用之外,还有一些值得注意。大环内酯类抗生素可以引起心律失常,有QT间期延长、心动过缓或目前正在使用ⅠA及Ⅲ类抗心律失常药的患者应避免使用[71,72]。

器械:起搏器和植入型心律转复除颤仪及电磁干扰

有起搏器的患者在牙科诊室中遭遇严重EMI的风险很低。框5.3列出了EMI的可能来源。在牙科治疗中,有起搏器和ICD的患者应避免进行电外科手术,相关仪器也不应该放在这些患者的附近,除非有进一步研究证明电外科手术不会对这部分患者产生影响。其他牙科器械基本不可能产生问题(见框5.7)。

口腔症状

控制心律失常的药物的副作用是导致心律失常患者出现口腔症状的唯一原因。表5.3列出了使用抗心律失常药物可能导致的口腔症状。

(王莺　赵一)

参考文献

1. Lampert R, Joska T, Burg MM, et al. Emotional and physical precipitants of ventricular arrhythmia. *Circulation*. 2002;106(14):1800-1805.
2. Culic V, Eterovic D, Miric D, et al. Triggering of ventricular tachycardia by meteorologic and emotional stress: protective effect of beta-blockers and anxiolytics in men and elderly. *Am J Epidemiol*. 2004;160(11): 1047-1058.
3. Mozaffarian D, Benjamin EJ, Go AS, et al. Executive summary: heart disease and stroke statistics-2016 update: a report from the American Heart Association. *Circulation*. 2016;133(4):447-454.
4. Frommeyer G, Eckardt L. Drug-induced proarrhythmia: risk factors and electrophysiological mechanisms. *Nat Rev Cardiol*. 2016;13(1):36-47.

5. Guize L, Piot O, Lavergne T, et al. (Cardiac arrhythmias in the elderly]. *Bull Acad Natl Med.* 2006;190(4-5): 827-841, discussion 73-6.

6. Little JW, Simmons MS, Kunik RL, et al. Evaluation of an EKG system for the dental office. *Gen Dent.* 1990;38(4):278-281.

7. Little JW, Simmons MS, Rhodus NL, et al. Dental patient reaction to electrocardiogram screening. *Oral Surg Oral Med Oral Pathol.* 1990;70(4):433-439.

8. Simmons MS, Little JW, Rhodus NL, et al. Screening dentists for risk factors associated with cardiovascular disease. *Gen Dent.* 1994;42(5):440-445.

9. Rhodus N, Little J. The prevalence of cardiac arrhythmias in dental and dental hygiene students. *Calif Inst Cont Educ Dent.* 1998;5:23-26.

10. Prineas RJ, Le A, Soliman EZ, et al. United States national prevalence of electrocardiographic abnormalities in black and white middle-age (45- to 64-year) and older (>/=65-year) adults (from the Reasons for Geographic and Racial Differences in Stroke Study). *Am J Cardiol.* 2012;109(8):1223-1228.

11. Guize L, Thomas F, Bean K, et al. [Atrial fibrillation: prevalence, risk factors and mortality in a large French population with 15 years of follow-up]. *Bull Acad Natl Med.* 2007;191(4-5):791-803, discussion 03-5.

12. Chow GV, Marine JE, Fleg JL. Epidemiology of arrhythmias and conduction disorders in older adults. *Clin Geriatr Med.* 2012;28(4):539-553.

13. Guyton AC, Hall JE. *Textbook of Medical Physiology.* 12 ed. Philadelphia: Saunders/Elsevier; 2011.

14. Miller J, Zipes D. Diagnosis of cardiac arrhythmias. In: Mann D, Zipes D, Libby M, et al, eds. *Braunwald's Heart Disease: A Textbook of Cardiovascular Medicine.* Philadelphia: Saunders/Elsevier; 2015.

15. Novo S, Barbagallo M, Abrignani MG, et al. Increased prevalence of cardiac arrhythmias and transient episodes of myocardial ischemia in hypertensives with left ventricular hypertrophy but without clinical history of coronary heart disease. *Am J Hypertens.* 1997;10(8): 843-851.

16. Barnes BJ, Hollands JM. Drug-induced arrhythmias. *Crit Care Med.* 2010;38(6 suppl):S188-S197.

17. Matsuura H. The systemic management of cardiovascular risk patients in dentistry. *Anesth Pain Control Dent.* 1993;2(1):49-61.

18. Nijjer SS, Sohaib SM, Whinnett ZI, et al. Diagnosis of supraventricular tachycardias. *Br J Hosp Med (Lond).* 2014;75(2):C22-C25.

19. Hirsh J, Guyatt G, Albers GW, et al. Antithrombotic and thrombolytic therapy: American College of Chest Physicians Evidence-Based Clinical Practice Guidelines (8th Edition). *Chest.* 2008;133(6 suppl): 110S-112S.

20. Patel NJ, Deshmukh A, Pant S, et al. Contemporary trends of hospitalization for atrial fibrillation in the United States, 2000 through 2010: implications for healthcare planning. *Circulation.* 2014;129(23): 2371-2379.

21. Garan H. Ventricular arrhythmias. In: Goldman L, Schafer A, eds. *Goldman-Cecil Textbook of Medicine.* Philadelphia: Saunders/Elsevier; 2016.

22. Dukes JW, Dewland TA, Vittinghoff E, et al. Ventricular ectopy as a predictor of heart failure and death. *J Am Coll Cardiol.* 2015;66(2):101-109.

23. Goldenberg I, Moss AJ. Long QT syndrome. *J Am Coll Cardiol.* 2008;51(24):2291-2300.

24. Taira CA, Opezzo JA, Mayer MA, et al. Cardiovascular drugs inducing QT prolongation: facts and evidence. *Curr Drug Saf.* 2010;5(1):65-72.

25. Rochford C, Seldin RD. Review and management of the dental patient with Long QT syndrome (LQTS). *Anesth Prog.* 2009;56(2):42-48.

26. Mazzini MJ, Monahan KM. Pharmacotherapy for atrial arrhythmias: present and future. *Heart Rhythm.* 2008;5(6 suppl):S26-S31.

27. Prystowsky EN, Padanilam BJ, Fogel RI. Treatment of atrial fibrillation. *JAMA.* 2015;314(3):278-288.

28. Zipes DP. Antiarrhythmic therapy in 2014: contemporary approaches to treating arrhythmias. *Nat Rev Cardiol.* 2015;12(2):68-69.

29. January CT, Wann LS, Alpert JS, et al. 2014 AHA/ACC/ HRS guideline for the management of patients with atrial fibrillation: a report of the American College of Cardiology/American Heart Association Task Force on Practice Guidelines and the Heart Rhythm Society. *J Am Coll Cardiol.* 2014;64(21):e1-e76.

30. Pineo G, Hull RD. Coumarin therapy in thrombosis. *Hematol Oncol Clin North Am.* 2003;17(1):201-216, viii.

31. Cairns JA, Connolly S, McMurtry S, et al. Canadian Cardiovascular Society atrial fibrillation guidelines 2010: prevention of stroke and systemic thromboembolism in atrial fibrillation and flutter. *Can J Cardiol.* 2011;27(1): 74-90.

32. Morais J, De Caterina R. Stroke prevention in atrial fibrillation: a clinical perspective on trials of the novel oral anticoagulants. *Cardiovasc Drugs Ther.* 2016;30(2): 201-214.

33. Cheng JW, Barillari G. Non-vitamin K antagonist oral anticoagulants in cardiovascular disease management: evidence and unanswered questions. *J Clin Pharm Ther.* 2014;39(2):118-135.

34. Greenspon AJ, Patel JD, Lau E, et al. Trends in permanent pacemaker implantation in the United States from 1993 to 2009: increasing complexity of patients and procedures. *J Am Coll Cardiol.* 2012;60(16): 1540-1545.

35. Wiber D. Electrophysiologic interventional procedures and surgery. I. In: Goldman L, Schafer A, eds. *Goldman-Cecil Textbook of Medicine.* 25 ed. Philadelphia: Saunders; 2016.

36. Gregoratos G, Abrams J, Epstein AE, et al. ACC/AHA/ NASPE 2002 guideline update for implantation of cardiac pacemakers and antiarrhythmia devices: summary article. A report of the American College of Cardiology/American Heart Association Task Force on Practice Guidelines (ACC/AHA/NASPE Committee to Update the 1998 Pacemaker Guidelines). *J Cardiovasc Electrophysiol.* 2002;13(11):1183-1199.

37. Baddour LM, Bettmann MA, Bolger AF, et al. Nonvalvular cardiovascular device-related infections. *Circulation.* 2003;108(16):2015-2031.

38. Dajani AS, Taubert KA, Wilson W, et al. Prevention of bacterial endocarditis: recommendations by the American Heart Association. *J Am Dent Assoc.* 1997;128(8):1142-1151.

39. Baddour LM, Epstein AE, Erickson CC, et al. Update on cardiovascular implantable electronic device infections and their management: a scientific statement from the American Heart Association. *Circulation.* 2010;121(3):458-477.

40. Misiri J, Kusumoto F, Goldschlager N. Electromagnetic interference and implanted cardiac devices: the nonmedical environment (part I). *Clin Cardiol.* 2012;35(5):276-280.

41. Pinski SL, Trohman RG. Interference in implanted cardiac devices, part II. *Pacing Clin Electrophysiol.* 2002;25(10):1496-1509.

42. Miller CS, Leonelli FM, Latham E. Selective interference with pacemaker activity by electrical dental devices. *Oral Surg Oral Med Oral Pathol Oral Radiol Endod.* 1998;85(1):33-36.

43. Roedig JJ, Shah J, Elayi CS, et al. Interference of cardiac pacemaker and implantable cardioverter-defibrillator activity during electronic dental device use. *J Am Dent Assoc.* 2010;141(5):521-526.

44. Brand HS, Entjes ML, Nieuw Amerongen AV, et al. Interference of electrical dental equipment with implantable cardioverter-defibrillators. *Br Dent J.* 2007;203(10):577-579.

45. Brand HS, van der Hoeff EV, Schrama TA, et al. [Electromagnetic interference of electrical dental equipment with cardiac pacemakers]. *Ned Tijdschr Tandheelkd.* 2007;114(9):373-376.

46. Wilson BL, Broberg C, Baumgartner JC, et al. Safety of electronic apex locators and pulp testers in patients with implanted cardiac pacemakers or cardioverter/defibrillators. *J Endod.* 2006;32(9):847-852.

47. Garofalo RR, Ede EN, Dorn SO, et al. Effect of electronic apex locators on cardiac pacemaker function. *J Endod.* 2002;28(12):831-833.

48. Elayi CS, Lusher S, Meeks Nyquist JL, et al. Interference between dental electrical devices and pacemakers or defibrillators: results from a prospective clinical study. *J Am Dent Assoc.* 2015;146(2):121-128.

49. Kyprianou K, Pericleous A, Stavrou A, et al. Surgical perspectives in the management of atrial fibrillation. *World J Cardiol.* 2016;8(1):41-56.

50. Fleisher LA, Beckman JA, Brown KA, et al. ACC/AHA 2007 guidelines on perioperative cardiovascular evaluation and care for noncardiac surgery: a report of the American College of Cardiology/American Heart Association Task Force on Practice Guidelines (Writing Committee to Revise the 2002 Guidelines on Perioperative Cardiovascular Evaluation for Noncardiac Surgery): developed in collaboration with the American Society of Echocardiography, American Society of Nuclear Cardiology, Heart Rhythm Society, Society of Cardiovascular Anesthesiologists, Society for Cardiovascular Angiography and Interventions, Society for Vascular Medicine and Biology, and Society for Vascular Surgery. *Circulation.* 2007;116(17):e418-e499.

51. Fleisher LA, Fleischmann KE, Auerbach AD, et al. ACC/AHA guideline on perioperative cardiovascular evaluation and management of patients undergoing noncardiac surgery. *J Am Coll Cardiol.* 2014;64(22):e77-e137.

52. Fuster V, Ryden LE, Cannom DS, et al. ACC/AHA/ESC 2006 guidelines for the management of patients with atrial fibrillation: a report of the American College of Cardiology/American Heart Association Task Force on Practice Guidelines and the European Society of Cardiology Committee for Practice Guidelines (Writing Committee to Revise the 2001 Guidelines for the Management of Patients With Atrial Fibrillation): developed in collaboration with the European Heart Rhythm Association and the Heart Rhythm Society. *Circulation.* 2006;114(7):e257-e354.

53. Jafri SM. Periprocedural thromboprophylaxis in patients receiving chronic anticoagulation therapy. *Am Heart J.* 2004;147(1):3-15.

54. Jeske AH, Suchko GD. Affairs ADACoS, Division of S, Journal of the American Dental A. Lack of a scientific basis for routine discontinuation of oral anticoagulation therapy before dental treatment. *J Am Dent Assoc.* 2003;134(11):1492-1497.

55. Wahl MJ. Myths of dental surgery in patients receiving anticoagulant therapy. *J Am Dent Assoc.* 2000;131(1):77-81.

56. Aframian DJ, Lalla RV, Peterson DE. Management of dental patients taking common hemostasis-altering medications. *Oral Surg Oral Med Oral Pathol Oral Radiol Endod.* 2007;103(suppl):S45 e1-S45 e11.

57. Legrand M, Mateo J, Aribaud A, et al. The use of dabigatran in elderly patients. *Arch Intern Med.* 2011;171(14):1285-1286.

58. van Ryn J, Stangier J, Haertter S, et al. Dabigatran etexilate–a novel, reversible, oral direct thrombin inhibitor: interpretation of coagulation assays and reversal of anticoagulant activity. *Thromb Haemost.* 2010;103(6):1116-1127.

59. Romond KK, Miller CS, Henry RG. Dental management considerations for a patient taking dabigatran etexilate: a case report. *Oral Surg Oral Med Oral Pathol Oral Radiol.* 2013;116(3):e191-e195.

60. Mauprivez C, Khonsari RH, Razouk O, et al. Management of dental extraction in patients undergoing anticoagulant oral direct treatment: a pilot study. *Oral Surg Oral Med Oral Pathol Oral Radiol.* 2016;122(5):e146-e155.

61. Montebugnoli L, Prati C. Circulatory dynamics during dental extractions in normal, cardiac and transplant patients. *J Am Dent Assoc.* 2002;133(4):468-472.

62. Smith MM, Barbara DW, Mauermann WJ, et al. Morbidity and mortality associated with dental extraction before cardiac operation. *Ann Thorac Surg.* 2014;97(3):838-844.

63. Hersh EV, Giannakopoulos H. Beta-adrenergic blocking agents and dental vasoconstrictors. *Dent Clin North Am.* 2010;54(4):687-696.

64. Blinder D, Manor Y, Shemesh J, et al. Electrocardiographic changes in cardiac patients having dental extractions under a local anesthetic containing a vasopressor. *J Oral Maxillofac Surg.* 1998;56(12):1399-1402, discussion 402-3.

65. Blinder D, Shemesh J, Taicher S. Electrocardiographic changes in cardiac patients undergoing dental extractions under local anesthesia. *J Oral Maxillofac Surg.* 1996;54(2):162-165, discussion 65-6.

66. Cintron G, Medina R, Reyes AA, et al. Cardiovascular effects and safety of dental anesthesia and dental

interventions in patients with recent uncomplicated myocardial infarction. *Arch Intern Med.* 1986;146(11): 2203-2204.

67. Findler M, Galili D, Meidan Z, et al. Dental treatment in very high risk patients with active ischemic heart disease. *Oral Surg Oral Med Oral Pathol.* 1993;76(3):298-300.

68. Niwa H, Sato Y, Matsuura H. Safety of dental treatment in patients with previously diagnosed acute myocardial infarction or unstable angina pectoris. *Oral Surg Oral Med Oral Pathol Oral Radiol Endod.* 2000;89(1):35-41.

69. Bowles WH, Tardy SJ, Vahadi A. Evaluation of new gingival retraction agents. *J Dent Res.* 1991;70(11): 1447-1449.

70. Kanji S, MacLean RD. Cardiac glycoside toxicity: more than 200 years and counting. *Crit Care Clin.* 2012;28(4):527-535.

71. Zambon A, Polo Friz H, Contiero P, et al. Effect of macrolide and fluoroquinolone antibacterials on the risk of ventricular arrhythmia and cardiac arrest: an observational study in Italy using case-control, case-crossover and case-time-control designs. *Drug Saf.* 2009;32(2):159-167.

72. Albert RK, Schuller JL, Network CCR. Macrolide antibiotics and the risk of cardiac arrhythmias. *Am J Respir Crit Care Med.* 2014;189(10):1173-1180.

第6章 心力衰竭（充血性心力衰竭）

心力衰竭（heart failure，HF），也叫充血性心力衰竭，被美国心脏病学会（American College of Cardiology，ACC）和美国心脏协会（American Heart Association，AHA）定义为一种复杂的由心脏结构性或功能性疾病损伤心室充盈或射血功能引起的临床综合征[1]。HF可由许多疾病导致（框6.1）。HF主要是老年病，也正因此，逐渐成为美国一个日益严重的公共卫生问题[1]，发病率及患病率不断增加。该病也是每年约2 000万次门诊和1 000万个住院日的主要原因[1,2]。即使在治疗上取得了进步，HF导致的死亡数仍在稳步增加，部分因为人口老龄化和高血压、血脂异常、糖尿病、肥胖和心律失常等前驱疾病，以及缺血性心脏病患者长期生存导致HF患者数目不断增加[1,2]。

严重并发症：未治疗或控制不佳的HF患者在牙科治疗过程中出现心搏骤停、脑血管意外和心肌梗死等并发症的风险很高。这些事件可能是致命的。牙科医生必须根据病史和临床表现识别这些患者，将他们转诊进行临床诊断和治疗，并与内科医生紧密合作制订出对患者有效且安全的牙科诊疗方案。

框6.1 心力衰竭最常见的病因
冠心病
高血压
心肌病
心脏瓣膜疾病
心肌炎
感染性心内膜炎
先天性心脏病
肺动脉高压
肺栓塞
内分泌疾病

流行病学

在美国，HF的发病率和患病率都在不断升高[1-3]，超过600万人诊断为HF，每年新增超过67万病例，约30万人死亡。40岁及以上美国人终身罹患HF的概率是20%。HF的年发病率，从45岁以下人群的每1 000人中1例，增加至65岁以上人群的每1 000人中10例。在参与美国国家老年人医疗保险（Medicare）的人群中，HF的患病率超过每1 000人100例（10%）[1-4]。

心力衰竭患者不断增加，主要是因为保护和维持心血管事

件后患者生命的医疗技术在不断进步。HF是Medicare最常见的诊断（即出院诊断），用于诊断和治疗HF的经费也远超其他任何诊断[4]。世界上其他地区也是这样的情况。梅奥医学中心的一项研究显示，HF的发病率在过去20年中增加了40%[4]。因为该病是一些心血管病长期慢性进展的最终结局，HF主要是老年病。每2 000个去牙科门诊就诊的患者中就有约15~20人患有HF。

发病机制与并发症

心力衰竭不是一个实际诊断（actual diagnosis），而是代表一组以血管内及间质容量过负荷的症状及体征和/或组织灌注不足的表现为特点的症候群[2,5-7]（图6.1）。ACC/AHA 2013版成人慢性心力衰竭诊断和治疗指南更新，将HF定义为一种复杂的由心脏结构性或功能性疾病损伤心室充盈或射血功能引起的临床综合征[2,5-7]。

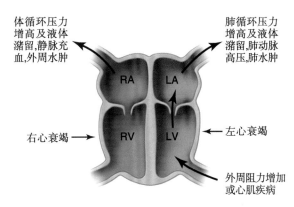

图6.1 左心衰及右心衰的影响。LA（left atrium）：左心房；LV（left ventricle）：左心室；RA（right atrium）：右心房；RV（right ventricle）：右心室

未治疗或控制不佳的HF患者在牙科治疗过程中出现心搏骤停、脑血管意外和心肌梗死等并发症的风险很高。这些事件可能是致命的。牙科医生必须能根据病史和临床表现识别这些患者，将他们转诊进行临床诊断和治疗，并与内科医生紧密合作制订出对患者有效且安全的牙科诊疗方案[2,5,7]。

由于采用血管紧张素转化酶抑制药，β受体拮抗剂，血管再灌注，植入型心律转复除颤器（implanted cardioverter defibrillators，ICD）和心脏再同步化治疗等循证医学方法治疗，HF的死亡率可能会下降[2,5-7]。

因为很多HF病例未经诊断且患者也不清楚自己患有HF，牙科医生必须格外了解HF的症状和体征（框6.2和框6.3）。

框 6.2　心力衰竭的症状
呼吸困难（感受到气促）
疲劳和乏力
端坐呼吸（卧位时呼吸困难）
夜间阵发性呼吸困难（睡眠中呼吸困难，并使患者醒来）
急性肺水肿（咳嗽或进行性呼吸困难）
运动不耐受（不能爬一段楼梯）
疲劳（尤其是肌肉）
坠积性水肿（站立或步行后脚和脚踝水肿）
体重增加或腹围增长（液体积聚；腹水）
右上腹痛（肝淤血）
食欲缺乏、恶心、呕吐、便秘（肠水肿）
睡眠期间呼吸暂停与过度通气交替（陈-施呼吸）

框 6.3　心力衰竭的体征
浅快呼吸
陈-施呼吸（呼吸暂停与过度通气交替）
吸气性啰音（爆裂音）
心脏杂音
心率增快
奔马律
颈静脉压升高
胸片上心脏轮廓扩大
交替脉
颈静脉充盈
肝大和压痛
黄疸
外周水肿
腹水
发绀
体重增加
杵状指

以下原因可导致 HF：①心肌收缩力损伤［收缩功能障碍，常以左心室射血分数（left ventricular ejection fraction，LVEF）］下降为主要特征）；②心室顺应性减低或心肌舒张功能损伤（舒张功能障碍，LVEF 常相对正常）；③其他一系列心脏异常，包括梗阻性或反流性瓣膜疾病、心内分流或心率或心律紊乱；④外周血量或代谢需求增加至心脏无法代偿的状态（图 6.2）[2,7-10]。

导致心肌坏死或对心脏产生长期压力或容量过负荷的疾病可引起心肌功能障碍和 HF[2,7-10]。

框 6.1 列出了 HF 已知的最常见的潜在致病因素。因为牙科患者可能并未被诊断 HF，牙科医生应该对患者可能患有这些潜在疾病保持警惕。

在美国，HF 最常见的病因是冠心病（继发于粥样硬化）、高血压、心肌病和心脏瓣膜疾病，其中约 60%～75% 的病例由冠心病导致[2,7-10]。HF 第二常见的原因是扩张型心肌病（dilated cardiomyopathy，DCM），约占所有病例的 1/4。DCM 是一类以心脏扩大和单或双心室收缩功能损伤为特征，伴有 HF 的症状和体征的综合征。约有一半的 DCM 病例没有明确病因，被认为是特发性的。目前已知的心肌病病因包括酒精滥用、遗传性心肌病和病毒感染[2,7-10]。虽然高血压不是 HF 的主要病因，但是一个重要影响因素，超过 75% 的 HF 患者有长期的高血压病史。心脏瓣膜疾病曾是 HF 的重要病因，但随着风湿性心脏病和先天性心脏病的患者减少，由心脏瓣膜疾病导致的 HF 病例也在不断减少[2,7-10]。2 型糖尿病也是出现 HF 的危险因素[9,10]。

心脏不能像泵一样有效地发挥功能时则出现心力衰竭，此时会导致在收缩过程中心室不能完全排空或在舒张过程中心室不能完全充盈。这反过来也导致心输出量下降，没有足够的血液向组织供应，或血液瘀滞，引起体循环淤血[2]。HF 可能累及一个或两个心室。大部分引起 HF 的获得性疾病最初导致左室心力衰竭（left ventricular heart failure，LVHF），随后出现右心室衰竭。成人中，即使临床症状主要表现为右心室功能障碍（水液潴留，无呼吸困难和啰音），左室受累也几乎都会出现。

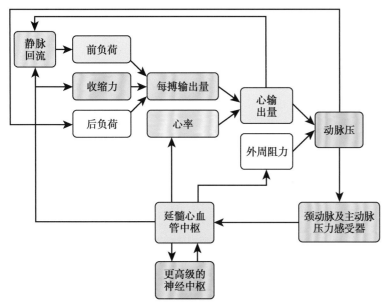

图 6.2　前负荷、心肌收缩力和后负荷在产生每搏输出量的过程中的相互作用。每搏输出量与心率决定了心输出量，再加上外周血管阻力，就决定了组织灌注的动脉压。动脉血压也会对后负荷产生影响，动脉血压升高会降低每搏输出量。这些因素与颈动脉及主动脉弓压力感受器的相互作用会向延髓的心血管中枢和更高级的中枢提供反馈，调节心率、外周血管阻力、静脉回流和心肌收缩力（引自 Starling MR：Physiology of myocardial contraction. In Colucci WS, Braunwald E, editors：*Atlas of heart failure：cardiac function and dysfunction*，ed 3，Philadelphia，Current Medicine，2002，pp19-35）

引自 Fauci AS，Kasper DL，Braunwald E，Hauser SL，Longo DL，Jameson JL，Loscalzo J：*Harrison's principles of Internal Medicine*，17th Edition：http://www.accessmedicine.com

HF 可能由心脏功能的急性损害导致，例如大范围心肌梗死，或者更常见的是一个慢性进程的最终结局[2,11,12]。在大多数人就诊时，双侧的心力衰竭都已经出现。呼吸困难和乏力是 HF 的主要临床症状[2,11,12]。

心脏的急性损伤，例如心肌梗死，可导致心力衰竭，或者更常见的是，高血压或心肌病等慢性疾病也可导致心力衰竭。心脏的衰竭通常始于由工作负荷增加或心肌疾病引起的 LVHF[2,12]。通常依靠射血分数（即在收缩过程中从左心室泵出的血液比例）异常确诊左心室衰竭。静息状态下射血分数的正常值为 55%～70%（图 6.3）[2,12]，常将 LVEF 为 45%～50% 作为诊断左心室衰竭的阈值。左心室衰竭的突出症状是呼吸困难，由血液在肺血管内积聚或淤积导致，因此称为充血性心力衰竭。急性肺水肿常由左心室衰竭导致。左心室衰竭引起肺动脉高压，增加右心室的后负荷，常导致右心室衰竭[2,12]。

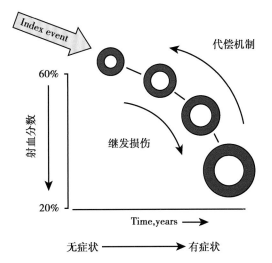

图 6.3　心力衰竭随着射血分数降低而逐渐进展。心力衰竭始于心脏泵血能力（射血分数，60%）的下降，此时一些代偿机制激活。在一段时间内，这些代偿机制使心脏可以正常工作，但久而久之，由于心肌损伤不断加重以及其他终末器官的继发损伤，心脏功能（和射血分数）恶化。射血分数低于 20% 被认为是严重心力衰竭

右心室衰竭最常继发于左心室衰竭。右心室衰竭的表现是体循环淤血和外周水肿（见图 6.1 和图 6.2）。右侧心力衰竭单独出现很少见。单纯右心室衰竭最常见的病因是肺气肿[2,12]。

由于心脏试图对工作负荷不足的部分进行代偿，心室衰竭会导致心室扩张和肥大。静脉压力和心肌张力也会随血量增加而增加。因此，代偿的净效应是舒张期扩张，增加了接下来的收缩期心肌收缩力和每搏输出量。这会导致呼吸困难、端坐呼吸和肺水肿。由肺部疾病（例如肺气肿）产生肺动脉高压而引起的右心室衰竭称为肺心病。

当心脏不能再像泵一样正常工作时，就会出现 HF 的症状和体征。随着心输出量降低，所需的血流动力学负荷与心脏能承受的负荷之间越来越不成比例。此时，肾素-血管紧张素系统及交感神经系统（神经激素应答）激活以代偿心脏功能的降低[2,12]。这些调节会产生心率加快、心肌收缩力增加、外周阻力增加、水钠潴留、血流向心脏和脑的重分布，以及组织对氧的利用率增加等效应。如果这些调节可最终使心输出量改善且症状消失，则称为代偿性 HF。有症状的 HF 称为失代偿 HF[2,12]。

AHA/ACA 将 HF 分为四期，这也反映了 HF 是一个进展性的疾病，其临床结局可通过早期发现和治疗改变[1]。A 期和 B 期指患者有易出现 HF 的危险因素，包括冠心病、高血压和糖尿病，但目前还没有 HF 的任何症状[2,12-14]（框 6.4）。

框 6.4　心力衰竭患者的临床治疗
A 期（患者 HF 高风险，但没有结构性心脏病或 HF 症状）
治疗高血压、鼓励戒烟、治疗脂代谢紊乱、鼓励运动、鼓励戒酒及戒除违禁药品使用、控制代谢综合征
可用 ACE 抑制药或 ARB 治疗血管疾病或糖尿病
B 期（患者有结构性心脏病但没有 HF 的症状和体征）
所有 A 期的治疗措施，加上
合适的患者：ACE 抑制药（或 ARB）
合适的患者：β 受体拮抗剂
可能需要植入型除颤器
C 期（患者有结构性心脏病且既往或目前有 HF 症状）
所有 A 期和 B 期的治疗措施，限制盐摄入，加上
常规使用的药物：利尿药、ACE 抑制药、β 受体拮抗剂
部分患者使用的药物：醛固酮拮抗剂、ARB、洋地黄、肼屈嗪或硝酸酯类
部分患者使用的装置：双腔起搏器、植入型除颤器
D 期（患者有需要特殊干预的难治性 HF）
A 期、B 期、C 期中合适的治疗措施
LVAD、心脏移植、长期使用正性肌力药、永久性机械支持、试验性药物或手术
在疗养院进行临终关怀

ACE（angiotensin-converting enzyme）：血管紧张素转化酶；ARB（angiotensin receptor blocker）：血管紧张素受体阻断药；HF（heart failure）：心力衰竭；LVAD（left ventricular assist device）：左心辅助装置

A 期与 B 期的区别在于，A 期的患者没有左心室肥大（left ventricular hypertrophy，LVH）或功能障碍，而 B 期的患者有 LVH 或功能障碍（结构性心脏病）。C 期是指患者既往或目前出现与潜在结构性心脏病相关的 HF 症状（大部分患者），D 期是指可能适合特殊、高级治疗或临终关怀的难治性 HF 患者。这个分类系统是对纽约心脏病协会（New York Heart Association，NYHA）心功能分级（框 6.5）的补充，该分级将在下一部分讨论[2,12-14]。虽然心肌梗死和脑卒中的死亡率正在不断下降，但 HF 的发病率和死亡率仍居高不下。在过去的 20 年间，因 HF 住院的病例数增加了 165%。在美国，HF 是每年 56 000 人死亡的主要原因，同时也对 262 000 人的死亡起了推动作用[2,3,15,16]。

HF 患者的预后很差。HF 急性发作存活的患者中，男性和女性的 5 年生存率分别仅有 35% 和 50%[2,3,15,16]。HF 是进展性疾病，且因为心脏结构和功能的逐渐恶化，症状也在不断加重。HF 也使患者容易出现缺血性卒中，其风险约是正常人的 2 倍[17]。如果患者的基础疾病是可治的，则预后会稍好。诊断 HF

1 年后的死亡率是 20%。对于诊断 HF 的患者,其猝死风险是一般人群的 6~9 倍[2,3,15,16]。

Ⅰ级:体力活动无限制。日常活动无呼吸困难、乏力或心悸等症状

Ⅱ级:体力活动轻度受限。日常活动出现乏力、心悸和呼吸困难等症状,休息后症状消失

Ⅲ级:体力活动明显受限。低于日常活动可出现心力衰竭症状,休息后症状消失

Ⅳ级:患者休息时即可出现症状,任何活动都会加重

临床表现

HF 的症状和体征(见框 6.2 和框 6.3)反映了相应的心室功能不全。左心室衰竭引起肺血管淤血,导致肺水肿和呼吸困难。呼吸困难是 HF 最常见的症状,通常只在劳力或体力劳动后出现。静息状态时出现呼吸困难意味着严重 HF[2,12,15]。

端坐呼吸是一种体位性的呼吸困难,可由患者处于卧位与半卧位诱发或加重。大部分轻至中度 HF 的患者如能得到充分治疗,则不会出现端坐呼吸。夜间阵发性呼吸困难(paroxysmal nocturnal dyspnea,PND)是突然发作的严重气促,并使患者从睡眠中醒来,通常在患者上床后 1~3 小时出现,并且在患者坐起喘气后 10~30 分钟缓解。PND 不常出现。端坐呼吸和 PND 都是 HF 相对特异的症状,由卧位时静脉回流增加导致肺静脉压升高和肺泡水肿引起[1,2,12,15]。晚期 HF 患者的呼吸中枢调节也可能损伤,引起深快呼吸(过度通气)与中枢性呼吸暂停的交替循环,叫作陈-施呼吸。PND 是 HF 患者与陈-施呼吸最常见的临床特征[1,2,12,15]。运动不耐受是 HF 的标志性症状之一(即不能爬一段楼梯),由呼吸困难和骨骼肌血供及氧供减少导致。疲劳(尤其是肌肉疲劳)是一种常见的非特异性 HF 症状。HF 患者的肺部检查常无较多异常。但是,啰音(或爆裂音),代表肺泡内存在液体,是 HF 的标志。胸片可能显示心脏轮廓的扩大和位移或肺血管异常,也可能出现间质水肿或胸腔积液(图 6.4)[1,2,12,15]。右心室衰竭引起体循环淤血和外周水肿。体循环淤血表现在出现颈静脉充盈(图 6.5)、肝大且有压痛、外周水肿(图 6.6)和腹水(图 6.7)。液体潴留引起体重增加,并且由于液体在腹腔积聚出现腹围增加。慢性 HF 患者有时也可能出现杵状指(图 6.8)[1,2,12,15]。

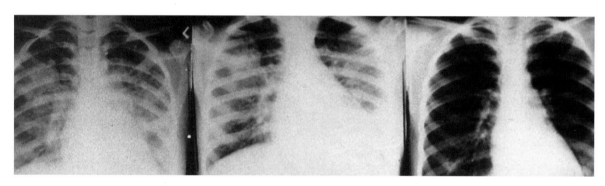

图 6.4　显示肺水肿消退的连续胸片(左向右)。注意存在心脏轮廓扩大(由 J. Noonan,MD,Lexington,KY 提供)

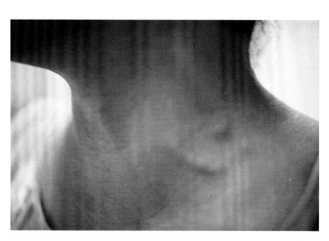

图 6.5　心力衰竭患者的颈静脉充盈

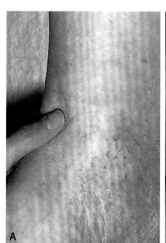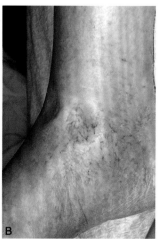

图 6.6　A 和 B,心力衰竭患者的凹陷性水肿。指压后水肿组织上存在凹陷,可维持数分钟不消失(引自 Forbes,CD,Jackson,EF:*Color atlas and text of clinical medicine*,Edinburgh,2004,Mosby.)

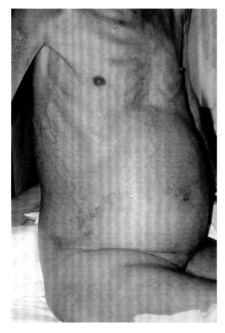

图 6.7　腹水(由 P. Akers, MD, Evanston, IL 提供)

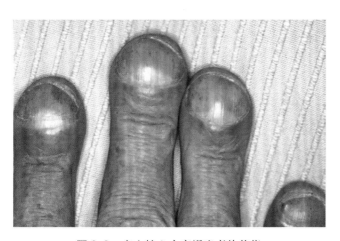

图 6.8　充血性心力衰竭患者杵状指

心脏检查常显示有潜在的心脏异常,以及心脏结构的代偿性或退行性改变。听诊可闻及由于 LVH 导致的心尖搏动横向位移。二尖瓣反流和 S_3 或 S_4 奔马律也可闻及。交替脉,即脉律规则但搏动强弱交替,是左心室衰竭的特异症状,但大部分 HF 患者不会出现。中心静脉压增加[1,2,12,15]。另一提示存在 HF 的症状是脉率增快(心动过速)[18]。心动过速提示心肌需氧量、冠脉血流和总体心肌活动增加[18]。心动过速可增加 HF 患者不良结局的发生概率。因此,牙科医生应当对心率和节律的改变保持警惕。

NYHA 根据症状的严重程度及引出症状所需的劳力,设计了一种被广泛使用的 HF 分类系统(见框 6.4)。这是对之前所述的 AHA/ACC 分期的补充,且主要是 C 期的子分类[1,2,12,15]。

Ⅰ级:体力活动无限制。日常活动无呼吸困难、乏力或心悸等症状。

Ⅱ级:体力活动轻度受限。日常活动出现乏力、心悸和呼吸困难等症状,休息后症状消失。

Ⅲ级:体力活动明显受限。低于日常活动可出现心力衰竭症状,休息后症状消失。

Ⅳ级:患者休息时即可出现症状,任何活动都会加重。

实验室检查和诊断结果

根据病因,有各种特异性的检查用于诊断和监测 HF,包括胸片、心电图、超声心动图、放射性核素血管造影或心室造影、运动负荷试验、动态心电图(Holter)监测和心脏导管。通过超声心动图测量收缩期射血分数有助于判断心功能水平及 HF 分期[1,2,12,15](见图 6.3)。心脏健康、心功能正常时,射血分数约为60%。但是,随着心肌的不断损害,心功能水平下降,射血分数降至50%时开始出现 HF。代偿机制和临床治疗可以延缓 HF进一步进展,直到心肌严重损伤。严重 HF 导致明显的心脏功能减退,射血分数常低于20%(见图6.3)[1,2,12,15]。

测量血浆激素,包括去甲肾上腺素、心房钠尿肽和肾素的水平对于预后有预测意义,也可能有助于临床诊疗。常规检查包括全血细胞计数、肾功能和电解质、肝功能、血糖、脂质和甲状腺功能[1,2,12,15]。

临床管理

虽然 HF 患者的治疗取得了一定的进展,但患者的临床结局没有得到明显改善[15,19,20]。HF 患者的临床治疗复杂,且通常需要根据疾病分期(NYHA)采用分阶梯的方案。对于 A 期和B 期的患者,首先需要降低风险并且识别和治疗潜在的临床问题,包括高血压、粥样硬化性疾病、糖尿病、肥胖和代谢综合征(腹型肥胖、血压升高、血脂紊乱、高血压)。图 6.9 显示了根据HF 分期的治疗决策过程。此外,提倡调整生活方式,包括戒烟、肥胖患者减重、减少心血管疾病的危险因素、轻度有氧运动、充足的休息、避免使用酒精和违禁药物。但可惜的是,患者对这些治疗建议的依从性很差[15,19,20]。图 6.10 显示了 HF 药物治疗的路线图。药物适合 A 期患者治疗血管疾病或糖尿病,以及 B 期患者治疗心室功能障碍[1,2,12,20-27]。框 6.4 显示了不同HF 分期患者的药物治疗方法。

对于 C 期患者,除了限制食盐摄入和药物治疗,也可以采用所有 A 期和 B 期的治疗措施(表 6.1)。药物治疗首先使用利尿药控制液体潴留(见图 6.10)。可以使用的利尿药类型包括袢利尿药、噻嗪类利尿药和保钾利尿药。使用利尿药是出于以下三个目的:利尿药是唯一可以充分控制液体潴留的药物,比其他药物更快地缓解症状,并且可以调节其他用于治疗 HF的药物。虽然利尿药可以有效地减轻液体潴留的症状和体征,但单用时并不能维持 HF 患者的临床稳定性。螺内酯是一种保钾利尿药,同时可以阻滞醛固酮的作用(醛固酮拮抗剂)。当NYHA 心功能分级 Ⅳ 级的 HF 患者使用该药时,可以降低25%~30%的死亡风险。除了螺内酯,其他利尿药不影响慢性HF 的自然病程[1,2,12,20-27]。

除了利尿药,其他可以调节或降低神经激素活动的药物已经成为 HF 治疗的基础。这些药物可以抑制神经激素系统的心脏毒性效应,延缓 HF 的病程,从而降低 HF 的患病率和死亡率。一些神经激素拮抗剂用于治疗 HF,包括血管紧张素转化酶

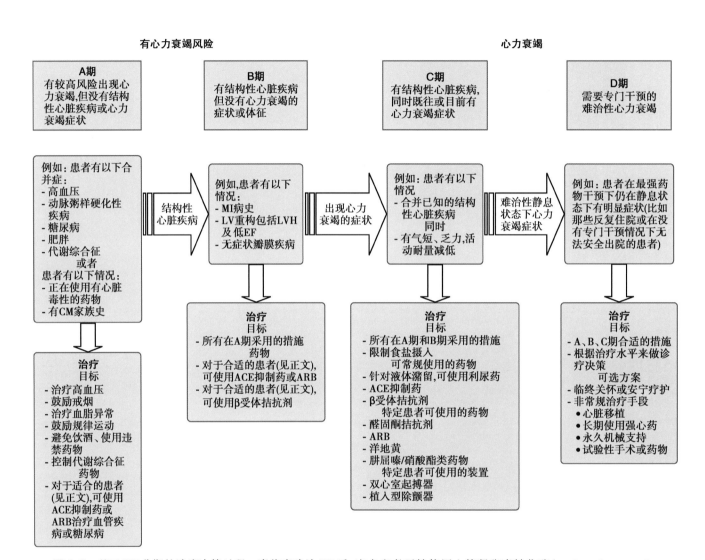

图 6.9　基于 HF 分期的治疗决策过程。当临床确诊 HF 后,应在患者开始使用血管紧张素转化酶(angiotensin-converting enzyme,ACE)抑制药之前[若患者对 ACE 抑制药不耐受,使用血管紧张素受体拮抗剂(angiotensin receptor blocker,ARB)],首先治疗液体潴留。治疗液体潴留和/或 ACE 抑制药开始给药后,应当开始使用 β 受体拮抗剂。如果症状持续不缓解,可以使用 ARB、醛固酮拮抗剂或地高辛进行三联疗法。对于非裔美国人患者(纽约心脏病协会分级 Ⅱ ~ Ⅳ 级),应当在 ACE 抑制药和 β 受体拮抗剂的基础上以固定剂量联用肼屈嗪与硝酸异山梨酯。对于特定的患者,药物治疗以外也需要装置辅助。CM(Cardiomyopathy):心肌病;EF(ejection fraction):射血分数;LV(left ventricle):左心室;LVH(left ventricular hypertrophy):左心室肥大;MI(myocardial infarction):心肌梗死(引自 *Circulation* 112:1825-1852,2014.)

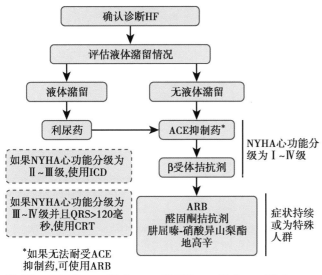

图6.10 射血分数降低的慢性心力衰竭患者的治疗路线图。当临床确诊心力衰竭(heart failure)后,应在患者开始使用血管紧张素转化酶(angiotensin-converting enzyme,ACE)抑制药之前[若患者对 ACE 抑制药不耐受,使用血管紧张素受体拮抗剂(angiotensin receptor blocker,ARB)],首先治疗液体潴留。治疗液体潴留和/或 ACE 抑制药开始给药后,应当开始使用 β 受体拮抗剂。如果症状持续不缓解,可以使用 ARB、醛固酮拮抗剂或地高辛进行三联疗法。对于非裔美国人患者(纽约心脏病协会分级 II ~ IV级),应当在 ACE 抑制药和 β 受体拮抗剂的基础上以固定剂量联用肼屈嗪与硝酸异山梨酯。对于合适的患者,药物治疗以外也需要考虑装置辅助。CRT(cardiac resynchronization therapy):心脏再同步治疗;ICD(implantable cardioverter-defibrillator):植入型心律转复除颤器

表6.1 用于治疗心力衰竭的药物

药物	口腔副作用	牙科注意事项
袢利尿药		
布美他尼(Bumex)、呋塞米(Lasix)、托拉塞米(Demadex)	口干	体位性低血压。血管收缩药相互作用:无
噻嗪类利尿药		
氯噻嗪(Diuril)、氯噻酮(Thalitone)、氢氯噻嗪(HCTZ)、吲达帕胺(Lozol)、美托拉宗(Mykrox)	口干	体位性低血压。血管收缩药相互作用:无
ACE 抑制药		
贝那普利(Lotensin)、卡托普利(Capoten)、依那普利(Vasotec)、福辛普利(Monopril)、赖诺普利(Prinivil)、莫西普利(Univasc)、培哚普利(Coversyl)、喹那普利(Accupril)、雷米普利(Altace)、群多普利(Mavik)	唇、脸或舌的血管性水肿;味觉改变;灼口;苔藓样反应	体位性低血压;避免长期使用 NSAID。血管收缩药相互作用:无
血管紧张素受体阻滞药		
坎地沙坦(Atacand)、依普沙坦(Teveten)、厄贝沙坦(Avapro)、氯沙坦(Cozaar)、奥美沙坦(Benicar)、替米沙坦(Micardis)、缬沙坦(Diovan)		体位性低血压。血管收缩药相互作用:无
醛固酮拮抗剂		
依普利酮(Inspra)、螺内酯(Aldactone)		体位性低血压。血管收缩药相互作用:无
β 受体拮抗剂		
醋丁洛尔(Sectral)(CS)、阿替洛尔(Tenormin)(CS)、倍他洛尔(Kerlone)、比索洛尔(Zebeta)(CS)、卡替洛尔(Cartrol)(NS)、卡维地洛(Coreg)(NS/α 受体拮抗剂)、拉贝洛尔(Normodyne)(CS)、美托洛尔(Lopressor)(CS)、钠多洛尔(Corgard)(NS)、喷布洛尔(Levatol)(NS)、吲哚洛尔(Visken)(NS)、普萘洛尔(Inderal)(NS)、噻吗洛尔(Blocadren)(NS)	苔藓样反应	体位性低血压;避免长期使用 NSAID 如果与非选择性 β 受体拮抗剂联用时,可能会出现血压升高;推荐谨慎使用血管收缩药(最多 0.036mg 肾上腺素或 0.20mg 左旋异肾上腺素) 使用心脏选择性 β 受体拮抗剂,可以正常使用血管收缩药

表 6.1　用于治疗心力衰竭的药物（续）		
药物	口腔副作用	牙科注意事项
洋地黄		
地高辛（Lanoxin）	咽反射增强；唾液分泌增加（毒性的体征）	心律失常风险增加；如果可能的话避免使用血管收缩药
血管舒张药		
肼屈嗪（Apresoline）、硝酸异山梨酯（Isordil）	狼疮样口腔病变、淋巴结病、口干	体位性低血压。血管收缩药相互作用：无

ACE（angiotensin-converting enzyme）：血管紧张素转化酶抑制药；CS（cardioselective）：心脏选择性；NS（nonselective）：非选择性；NSAID（nonsteroidal anti-inflammatory drug）：非甾体抗炎药

（angiotensin-converting enzyme，ACE）抑制药、β 受体拮抗剂和血管紧张素受体拮抗剂（angiotensin receptor blockers，ARB）。ACE 抑制药非常有效，是治疗 HF 的一线用药。使用依那普利抑制 ACE 可使 HF 的死亡率降低 20%~40%[1,2,23-25]。

ACE 抑制药常与利尿药一起或在其之后使用，可以降低对大剂量利尿药的需求以及减轻利尿药的代谢副作用。ARB 干扰血管紧张素 Ⅱ 的作用，导致血管舒张。虽然 ARB 阻断血管紧张素通路的位点与 ACE 抑制药不一致，其效果并不优于 ACE 抑制药。所以，ARB 仅用于不能耐受 ACE 抑制药的患者。β 受体拮抗剂的使用是 HF 治疗的基石（尤其是比索洛尔、卡维地洛和美托洛尔）[1,2,23-25]。

除了 ACE 抑制药，也提倡使用 β 受体拮抗剂。与 ACE 抑制药联用时，β 受体拮抗剂可以同时降低 HF 患者 30%~40% 死亡和住院的风险[1,2,23-24]。HF 临床治疗的路线图可见图 6.10。

洋地黄糖苷类药物在许多年前就已经开始用于 HF 的治疗，其中地高辛是最常使用的。但是，随着 ACE 抑制药的出现，这类药物的使用逐渐减少。地高辛不会降低死亡和住院的风险，这与 ACE 抑制药和 β 受体拮抗剂相反，这两种药都可以降低风险。但是，地高辛对于缓解症状非常有效，因此，常被用于治疗其他药物不能控制的残留症状[1,2,12,20-27]。然而，HF 伴房颤和快速心室率的患者优先使用地高辛。洋地黄糖苷类药物最主要的问题是有效血药浓度范围很窄，很容易出现药物毒性作用（框 6.6）。

框 6.6　洋地黄毒性的临床表现
头痛、恶心、呕吐
唾液分泌过多
视觉或颜色感觉改变
乏力、全身不适、困倦
心律失常（心动过速或心动过缓）

其他用于治疗对 ACE 抑制药无效的患者的药物包括血管紧张素受体拮抗剂和直接作用的血管舒张药（肼屈嗪、硝酸异山梨酯）。联用肼屈嗪和硝酸异山梨酯对于射血分数明显降低的患者有特别的功效[25,26]。对于所有 HF 患者，应当避免使用已知可能加重临床症状的药物，包括非甾体抗炎药（nonsteroidal anti-inflammatory drug，NSAID），以及大部分抗心律失常药和钙通道阻断药。对于特定患者，可能需要采用其他非药物治疗

措施，包括双腔起搏器或植入型除颤器[1,2,12]。由于 HF 患者肾功能恶化，由腺苷介导的针对负调节反应的治疗方法可能是有希望的。最近，针对 rolofylline，一种腺苷 A1 受体激动剂的随机临床试验已经开始进行。同样，另一种新方法试图采用肾素-血管紧张素-醛固酮系统拮抗剂（血管紧张素受体-脑啡肽酶双抑制药）治疗射血分数降低的 HF 患者。这种药物的临床研究显示，当与 ACE 抑制药或 ARB 联用时，HF 的临床结局得到改善[23-27]。

与其他许多疾病一样，临床治疗成功很大程度归功于患者对治疗建议的依从性。因为许多患者需要使用大量药物，监督并鼓励他们依从治疗方案。但是，一项近期的研究显示，即使进行了远程监督和多次口头提醒，总体上对于改善 HF 结局的影响不明显[19]。如果药物治疗不足以控制严重难治性 HF（D期）患者的症状，需要进行机械或手术干预。方法包括主动脉气囊反搏、左心辅助装置（left ventricular assist device，LVAD）和心脏移植。长期使用 LVAD 的患者可能需要牙科治疗。目前有两种类型的辅助系统可供选用：搏动性和非搏动性。搏动泵装置模拟心脏的自然搏动作用，目前的产品有 Novacor（Miami，FL）和 HeartMate（Thoratec；Pleasanton，CA）的 XVE 泵。非搏动性的是持续的离心或轴流装置，例如 Incor（Berlin Heart；Berlin，Germany），Jarvik 2000（New York，NY）和 Micromed DeBakey（Houston，TX）。第二代的心室辅助装置是非搏动类型的，类似电磁驱动的轴流泵。HeartMate Ⅱ（Thoratec，Pleasanton，CA）就是这样的装置，首次植入术在 2000 年进行[28]。LVAD 类似于延长的心脏瓣膜，所以应当考虑预防性使用抗生素。

植入型心律转复除颤器（implantable cardioverter-defibrillator，ICD）对治疗 NYHA 分级 Ⅱ 或 Ⅲ 级的患者有益。在 ICD 的基础上使用心脏再同步治疗，HF 患者的发病率和死亡率将得到改善[32]。最后的措施是在疗养院进行临终关怀[1,12,15,16]。最近，连续流型 LVAD 技术取得进展，有望延长 HF 患者的生存期，并改善生活质量和功能能力[1,21,26,28,30]。

牙科管理

识别　识别有 HF 病史、有未诊断的 HF 或那些易于出现 HF 的患者是风险估计和避免不良事件的第一步。应当记住 HF 是一个症候群，是冠心病、高血压或心肌病等基础疾病的最终结局。所以，必须在进行牙科治疗前识别出 HF。可以通过获取详细的病史，包括相关的系统回顾和采集及评估生命体征（脉率和节律、血压、呼吸频率）。同时应该了解所有正在服用

的药物。在系统回顾中,患者应当被问及心血管和呼吸系统相关的症状和体征。有气促、端坐呼吸、PND、乏力或运动不耐受等症状的患者可能有 HF 或其他心血管疾病。爬楼梯时出现气促或乏力提示功能能力较差且心肺储备降低,同时不良事件的风险增加。既往有 HF 病史或无症状的患者处于 HF 代偿期(NYHA Ⅰ)。有症状的患者处于 HF 失代偿期(NYHA Ⅱ、Ⅲ和Ⅳ)(见框 6.4)[1,2,12,21,22]。

　　风险估计　牙科医生必须估计对 HF 患者进行牙科治疗的风险并判断是否治疗的获益超过可能带来的风险。这通常需要与患者的内科医生会诊。ACC 和 AHA[1] 已经发布了帮助判断风险的指南。内科医生可使用这些指南判断有心血管疾病的患者是否能安全地进行手术操作。这些指南也可用于牙科护理,对于牙科医生判断风险也很有价值[5]。

　　最近,Smith 等人进行的一项研究显示,如果患者在进行择期心脏手术前 30 日内拔牙,出现严重不良事件的风险明显升高,其中 3% 的患者死亡,8% 的患者出现严重不良事件。因此,在心脏手术前拔牙需要格外谨慎[33]。

　　指南显示,HF 失代偿期的患者在治疗期间出现不良事件(急性心肌梗死、不稳定型心绞痛或猝死)的风险很高[1]。因此,有症状的 HF 患者(失代偿期,NYHA 分级Ⅱ、Ⅲ或Ⅳ级)总地来说不适合进行择期牙科护理,应当推迟治疗直到完成临床会诊(框 6.7)。有 HF 病史但没有症状的患者(代偿期,NYHA 分

框6.7	心力衰竭患者的牙科治疗		
P		**C**	
患者评估与风险估计(patient evaluation and risk assessment)(见框 1.1) P:患者评估以判断疾病的性质、严重程度、控制程度和稳定性		椅位(chair position)	如果患者由于心搏骤停和肺淤血出现低血压和晕厥,则不能耐受仰卧位
潜在问题和考虑因素		会诊(consultation)	如果患者由于心搏骤停和肺淤血出现低血压和晕厥,则不能耐受仰卧位或临床治疗;牙科治疗计划不受影响。但是,推荐与患者的内科医生会诊确定病情控制情况(例如射血分数)
A			
抗生素(antibiotics)	患者可能更容易出现感染(白细胞减少),但通常不是问题。不需要预防性使用抗生素,除非患者有人工心脏瓣膜或其他心脏疾病(参考 AHA 指南)	**D**	
		装置(devices)	患者可能有起搏器、植入型除颤器、LVAD 或人工瓣膜,应当依照指南进行处理
麻醉(anesthesia)	麻醉满意非常重要,可以降低紧张情绪和心脏危象。含有肾上腺素(1:100 000,不超过 2carpule)的局部麻醉药一般没有问题,但患者需要密切监护。术后应充分镇痛。应避免全身麻醉	药物(drugs)	这些患者通常服用多种药物。清楚药物的副作用、相互作用等信息。谨慎使用 NSAID,因为其可能加重 HF。避免肾上腺素或其他加压胺(排龈线或控制出血)
镇痛药(analgesics)	谨慎使用 NSAID,可能加重 HF	**E**	
焦虑(anxiety)	未治疗或控制不佳的患者可能会非常焦虑和紧张,并且出现心脏危象。控制心率非常重要。也有必要采用特殊的缓解焦虑和紧张情绪的技术(见第 1 章)	仪器(equipment)	必须监测血压和脉搏血氧饱和度
		紧急情况(emergencies)	心脏危象的患者可能进展至心搏骤停,需要按照医疗急症治疗,可能需要拨打 120。如果患者仍可自行活动或病情稳定,应当立即进行急救。必须持续监测生命体征并开始 CPR;必要时,将患者转运至急诊
B			
出血(bleeding)	可能会出现大量失血,因为大部分患者会服用抗凝药(例如香豆素、氯吡格雷)	**F**	
血压(blood pressure)	密切监测血压,因为控制不佳的患者血压可能会明显升高或降低。如果血压低于 100/60mmHg 且患者对补液和血管加压药无反应,需要立即抢救	随访(follow-up)	与患者沟通病情的严重程度和控制情况

　　AHA(American Heart Association):美国心脏协会;CPR(cardiopulmonary resuscitation):心肺复苏;HF(heart failure):心力衰竭;LVAD(left ventricular assist device):左心辅助装置;NSAID(nonsteroidal anti-inflammatory drug):非甾体抗炎药

级 I 级)有中等风险出现不良事件。但这类患者功能能力和储备较好(即可以爬一段楼梯,见第 1 章),总体上可以进行任何需要的治疗且出现问题的可能性很低。因此,NYHA 分级 I 级的患者可以接受常规的门诊牙科护理。但是,牙科医生必须清楚,即使是 NYHA 分级 I 级的患者也不应该被认为是"低风险"的,因为这类患者可能在牙科治疗过程中出现失代偿[1,2,5,30,31,33]。在得到内科医生同意后,许多 NYHA 分级 II 级和一些 III 级患者可以进行门诊常规治疗。但是,应该意识到 HF 代偿期患者也可能在牙科操作中出现失代偿。出现这种情况最常见的原因是患者不能正确用药。所以,牙科医生必须保持警惕、密切监护、询问用药依从性并且为出现紧急情况提前做好准备[1,2,5,30,31,33]。

其余 NYHA 分级 III 级和所有 IV 级的患者最好在特殊的治疗机构治疗,例如医院的牙科诊所,以方便进行持续监测。

对于大部分 HF 病例,牙科医生有必要与患者的心脏医生进行会诊,确定患者的身体状况、实验室检查结果、控制水平、用药和治疗依从性,以及病情总体的稳定性[1,2,5,30,31,33]。

推荐(见框 6.7)

抗生素　不需要预防性使用抗生素,除非患者有人工心脏瓣膜或其他心脏疾病(参考 AHA 指南)。LVAD 类似于延长的心脏瓣膜;因此,应当考虑使用预防性抗生素[29]。

焦虑　治疗焦虑包括进行短时间、无压力的门诊检查(见框 6.7)。未治疗或控制不佳的患者可能会非常焦虑和紧张并且出现心脏危象。有必要采用特殊的缓解焦虑和紧张情绪的技术。

镇痛药　见框 6.7;也可参见第 1 章。

出血　可能会出现大量失血,因为大部分患者会服用抗凝药(例如香豆素、氯吡格雷)。出血可能在术后短时间内更明显(LVAD 植入术)[29,30]。

血压　密切监测血压,因为控制不佳的患者血压可能会明显升高或降低。在操作过程中监测血压和失血情况。如果血压低于 100/60mmHg 且患者对补液和血管加压药无反应,就需要立即抢救。

椅位　由于肺水肿,HF 患者可能不能耐受仰卧位,需要半卧位或直立坐位。如果患者由于心搏骤停和肺淤血出现低血压和晕厥,则不能耐受仰卧位。

会诊　如果患者临床治疗效果好,则牙科治疗计划不受影响。但是,推荐与患者的内科医生会诊确定病情控制情况(例如射血分数)。

药物相互作用　在给这些患者用药之前,应该检查及避免药物相互作用。心力衰竭的患者通常服用多种药物。

麻醉满意非常重要,可以降低紧张情绪和心脏危象。含有肾上腺素(1:100 000,不超过 2carpule)的局部麻醉药一般没有问题,但患者需要密切监护。术后应充分镇痛。应避免全身麻醉。

对于 NYHA 分级 III 级或 IV 级的患者,应当避免使用血管收缩药;如果必须使用,应当与内科医生商讨。总地来说,即使是晚期 HF 患者也可以很好地耐受中等剂量的肾上腺素[34]。如果必须使用肾上腺素,需要非常谨慎。推荐最多使用 0.036mg 肾上腺素(即 2cartridge 含 1:100 000 肾上腺素的 2% 利多卡因),

注意避免因疏忽而进行静脉注射。应当避免使用浸有肾上腺素的排龈线[5,32,35-37]。

对于服用洋地黄糖苷类药物(地高辛)的患者,应尽可能避免使用肾上腺素,因为联用可能会诱发心律失常[5,32,35-37]。

应当观察患者是否出现洋地黄中毒的体征,例如唾液分泌过多。如果怀疑出现中毒,患者应当被立即转诊至他们的内科医生。避免使用 NSAID,因为该类药物可以加重 HF 的症状。如果可以维持充足的氧气流量(至少 30%),可以使用 N_2O-O_2 镇静。可以单独补充使用低流量 O_2[5,32,35-37]。

大部分常见的 NSAID 会使 HF 加重的风险增至 1.4 倍。塞来昔布、尤其是罗非昔布更可能加重 HF,有超过 2 倍的风险。因此,牙科医生应该知晓这方面的信息,并且对 HF 患者使用 NSAID 镇痛时应当十分小心。

装置　HF 患者可能有起搏器、植入型除颤器、LVAD 或人工瓣膜,应当依照指南进行处理(见第 2 章和第 5 章)。几乎没有证据显示来自牙科器械的电离干扰会导致问题,但是应当考虑到这个问题。有 LVAD 的患者的最优选择是心脏移植,应该仅进行急诊牙科治疗。

仪器　必须监测血压和脉搏血氧饱和度。

急症　心脏危象的患者可能进展至心搏骤停,需要按照医疗急症治疗,可能需要拨打 120。如果患者仍可自行活动或病情稳定,应当立即进行急救。必须持续监测生命体征并开始 CPR,必要时,将患者转运至急诊。

口腔症状和并发症

总地来说,只要牙科治疗计划可以有效解决由 HF、基础疾病和药物作用等带来的问题,临床治疗效果好的 HF 患者可以接受任何需要的牙科治疗。症状性 HF 患者的治疗会有很大挑战,治疗上需要特别的注意事项。

没有与 HF 本身相关的口腔症状,但是,许多用于治疗 HF 的药物可以引起口干和口腔病变(见表 6.1)。洋地黄可能加重患者的咽反射,且当血浆浓度过高时,可以导致唾液分泌过多[36,37]。

(王莺　赵一)

参考文献

1. Yancy CW, Jessup M, Bozkurt B, et al. 2013 ACCF/AHA guidelines for the management of heart failure. *J Am Coll Cardiol*. 2013;62(10):147-239.
2. Massie B. Goldman L, Schafer AI, eds. *Cecil Textbook of Medicine*. 24th ed. Philadelphia, PA, USA: Elsevier; 2012:608-622 [Chapter 58, 59]. ISBN 978-1-4377-1604-7.
3. Sacks CA, Jarcho JA, Curfman GD. Paradigm shifts in heart failure—a timeline. *N Engl J Med*. 2014;371(11):989-991.
4. Kalogeropoulos A, Georgiopoulou V, Kritchevsky SB. Epidemiology of incident heart failure. *Arch Intern Med*. 2009;169(7):708-714.
5. Herman WW, Ferguson HW. Dental care for patients with heart failure: an update. *J Am Dent Assoc*. 2010;141(7):845-853.

6. Metra M, Zacà V, Parati G, et al; Heart Failure Study Group of the Italian Society of Cardiology. Cardiovascular and noncardiovascular comorbidities in patients with chronic heart failure. *J Cardiovasc Med (Hagerstown)*. 2011;12(2):76-84.

7. Horsley L. American Heart Association update of heart failure guidelines. *Am Fam Physician*. 2011;81(5): 654-665.

8. Owen TE, Hodge D, Herges RM, et al. Trends in prevalence and outcome of heart failure with preserved ejection fraction. *N Engl J Med*. 2006;355(3):251-262.

9. Khalaf KI, Taegtmeyer H. Insulin sensitizers and heart failure: an engine flooded with fuel. *Curr Hypertens Rep*. 2010.

10. Leung AA, Eurich DT, Lamb DA, et al. Risk of heart failure in patients with recent-onset type 2 diabetes: population-based cohort study. *J Card Fail*. 2009;15(2):152-157.

11. Alattar FT, Imran N, Debari VA, et al. Fractional excretion of sodium predicts worsening renal function in acute decompensated heart failure. *Exp Clin Cardiol*. 2010;15(3):e65-e69.

12. Mann DL. Heart failure and cor pulmonale. In: Fauci B, Kasper A, et al, eds. *Harrison's Principles of Internal Medicine*. NY: McGraw-Hill; 2008:1442-1499.

13. Timoteo AT, Ramos R, Toste A, et al. Impact of obesity on results after primary angioplasty in patients with ST segment elevation acute myocardial infarction. *Rev Port Cardiol*. 2010;29(6):999-1008.

14. Stevenson LW, Zile M, Bennett TD, et al. Chronic ambulatory intracardiac pressures and future heart failure events. *Circ Heart Fail*. 2010;3(5):580-587.

15. Fonarrow GC, Albet NM, Curtis AB, et al. Improving evidence-based care for heart failure. *Circulation*. 2010;122:585-595.

16. Maggioni AP, Anker SD. Are hospitalized or ambulatory patients with heart failure treated in accordance with the European Society for Cardiology guidelines? *Eur J Heart Fail*. 2013;15:1173-1189.

17. Katsanos AH. Heart failure and the risk of ischemic stroke recurrence: a systematic review and meta-analysis. *J Neurol Sci*. 2016;361:172-178.

18. Shaaya G, Al-Khazaali A, Rohit M. Heart rate as a biomarker in heart failure. *Am J Ther*. 2015;10:[Epub ahead of print].

19. Chaundry S, Mattera J, Curtis JP, et al. Telemonitoring in patients with heart failure. *N Engl J Med*. 2010;363(24):2301-2311.

20. Waterworth S, Gott M. Decision making among older people with advanced heart failure as they transition to dependency and death. *Curr Opin Support Palliat Care*. 2010;18(4):266-272.

21. Jessup M. Defining success in heart failure: the end-point mess. *Circulation*. 2010;121(18):1977-1980.

22. Agha SA, Kalogeropoulos AP, Shih J, et al. Echocardiography and risk prediction in advanced heart failure: incremental value over clinical markers. *J Card Fail*. 2009;15(7):586-592.

23. McMurray JJV. Angiotensin-neprilysin inhibition versus enalapril in heart failure. *N Engl J Med*. 2014;371(11): 993-1005.

24. McMurray JJV, Packer M, Desai AS. Dual angiotensin receptor and neprilysin inhibition as an alternative to ACEI in person with chronic systolic heart failure. *Eur J Heart Fail*. 2013;15:1062-1069.

25. Travessa AM, Menezes Falcao LF. Treatment of heart failure with reduced ejection-fraction-recent developments. *Am J Ther*. 2016;23(2):531-549.

26. Xie W, Zheng F, Song X, et al. Renin-angiotensin-aldosterone system blockers for heart failure with reduced ejection fraction or left ventricular dysfunction: network meta-analysis. *Int J Cardiol*. 2016;205: 65-71.

27. Khazanie P. Clinical effectiveness of hydralazine-isosorbide dinitrate therapy in patients with heart failure and reduced ejection fraction—findings from the Get with the Guidelines-Heart Failure registry. *Circulation*. http://www.mdlinx.com/internalmedicine/print-preveiw .cfm/6545707.

28. Loyaga-Rendon RY, Acharya D, Pamboukian SV, et al. Duration of heart failure is an important predictor of outcomes after mechanical circulatory support. *Circ Heart Fail*. 2015;8(5):953-959.

29. Findler MD, Findler M, Rudis E. Dental treatment of a patient with an implanted left ventricular assist device: expanding the frontiers. *Oral Surg Oral Med Oral Pathol Oral Radiol Endod*. 2011;111:e1-e4.

30. Uhlig K, Balk EM, Earley A, et al. Assessment on implantable defibrillators and the evidence for primary prevention of sudden cardiac death. A report from the Agency for Healthcare Research and Quality. Rockville, MD; June 2014.

31. Tang A, Wells G, Talajuc M, et al. Cardiac resynchronization therapy for mild-to-moderate heart failure. *N Engl J Med*. 2010;363(25):2385-2392.

32. Ungprasert P. Nonsteroidal anti-inflammatory drugs and the risk for heart failure. *Eur J Intern Med*. 2015;22(6):763-774.

33. Smith MM, Barbara DW, Mauermann WJ, et al. Morbidity and mortality associated with dental extraction before cardiac operation. *Ann Thorac Surg*. 2014;97:838-844.

34. Sochalski J, Jaarsma T, Krumholtz HM, et al. What works in chronic care management: the case of heart failure. *Health Aff*. 2009;28(1):179-189. doi:10.1377/ hlthaff.28.1.179.

35. Friedlander AH, Yoshikawa TT, Chang DS, et al. Atrial fibrillation: pathogenesis, medical-surgical management and dental implications. *J Am Dent Assoc*. 2009;140(2):167-177, quiz 248.

36. Conrado VC, Andrade J, de Angelis GA, et al. Cardiovascular effects of local anesthesia with vasoconstrictor during dental extraction in coronary patients. *Arq Bras Cardiol*. 2007;88(5):507-513.

37. House AA. Pharmacological therapy of cardiorenal syndromes and heart failure. *Contrib Nephrol*. 2010;164:164-172.

第 3 部分

肺部疾病

第7章 肺部疾病

慢性阻塞性肺疾病（chronic obstructive pulmonary disease, COPD）包括支气管炎和肺气肿，其中慢性下呼吸道疾病（COPD和哮喘）是引起气流阻塞的常见肺部疾病。在本章中，我们将其与结核病这个世界上流行广泛的传染病放在一起讨论。口腔科医生应意识到肺部疾病对口腔治疗的风险，包括急性、慢性的气道和呼吸问题的风险，以及传染病（结核病）传播的风险。

慢性阻塞性肺病

慢性阻塞性肺疾病是肺疾病的总称，其特征是肺部的慢性气流受限，不能完全可逆[1]。慢性阻塞性肺病包括两种主要疾病：慢性支气管炎和肺气肿。慢性支气管炎是气管、支气管黏膜及周围组织的慢性非特异性炎症，临床以咳嗽、咳痰为主要症状，每年发病持续 3 个月，连续 2 年或 2 年以上，但需要进一步排除具有咳嗽、咳痰、喘息症状的其他疾病。肺气肿是指肺部的空气空间的永久性扩大（例如，终端细支气管远端），同时伴有气道壁破坏而没有明显的纤维化的病理状态[1]。这些症状是相互联系且不断变化的，通常代表疾病的进展，也可能出现重叠的症状，给这两种疾病的鉴别诊断带来困难。因此，专家建议使用慢性阻塞性肺疾病（COPD）来代替传统术语"慢性支气管炎"和"肺气肿"。目前，慢性阻塞性肺病的诊断依据是咳嗽、咳痰、呼吸困难，以及肺功能的测量异常[2]。

流行病学

慢性阻塞性肺疾病在美国患病超过 2 400 万人，是美国第三大死亡原因[3]。在美国，大约 5% 的成年人和 10% 的 45 岁以上人群患有慢性阻塞性肺病。大约 70% 的病例发生在 45 岁以上的人群中[1]。这种疾病在女性中更为常见，然而，男性的死亡率是女性的 1.3 倍（48.6 人/10 万人 vs.36.6 人/10 万人）[4]。慢性阻塞性肺病是致残性疾病，仅次于关节炎，是造成长期残疾和功能障碍的主要原因，其患病率、发病率和住院率随年龄增长而增加[5]。然而，这种疾病在大多数人群中尚未能确诊。根据目前的数据显示，估计每 2 000 名进行口腔治疗的患者中约有 100 名患者有 COPD 的症状。

病因

慢性阻塞性肺病最大的危险因素是吸烟。大约 12.5% 的吸烟者、9% 的曾经吸烟者和 8% 的被动吸烟者患有慢性阻塞性肺病[5,6]。在与慢性阻塞性肺病有关的死亡中，85% ~ 90% 是吸烟造成的，无论男性与女性[7]。患慢性阻塞性肺病的危险度与吸烟的剂量有关，并与每日吸烟的数量和吸烟时间的长短成正相关[8]。而且，女性吸烟者死于慢性阻塞性肺病的风险是非吸烟者的 13 倍，是男性吸烟者的 12 倍[9,10]。尽管吸烟导致 COPD 的患病风险增加，但只有大约 1/5 的慢性吸烟者患慢性阻塞性肺病。这一结果表明遗传易感性起着重要作用，每个个体受到烟雾刺激后产生炎症介质的敏感性不同，患病的风险也不同。除了抽烟，长期接触污染物的职业和环境、α_1-抗胰蛋白酶缺失或不足等因素也会导致慢性阻塞性肺病。因为在肝脏中合成的 α_1-抗胰蛋白酶，可以中和中性粒细胞释放的弹性蛋白酶。

发病机制与并发症

长期暴露在烟雾中会引起气道和肺组织的病理生理反应。慢性支气管炎涉及支气管和细支气管。在支气管中，烟雾及其刺激物引起支气管内膜增厚，炎性细胞浸润，黏液腺体增大和杯状细胞增生。细支气管则由于收缩、瘢痕化、产痰增加、黏液堵塞及由于表面活性丧失导致的周围气道崩溃等原因造成阻塞加重[1]（图 7.1）。而且，在吸气和呼气时都存在阻塞。

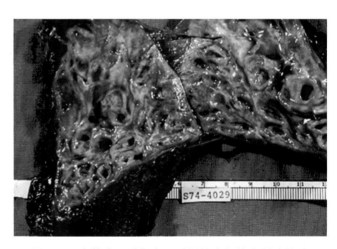

图 7.1 大体病理学标本显示慢性支气管炎所致的肺改变（支气管壁增厚，气道狭窄）（由 Mclay RN, Wells: *Tulane gross pathology tutorial*, Tulane University School of Medicine, New Orleans, LA, 1997. 提供）

慢性吸入烟雾损伤肺实质时会发生肺气肿变化。肺泡上皮受损，引起炎症介质释放，吸引活化的巨噬细胞和中性粒胞聚集。这些炎症细胞释放酶（弹性蛋白酶）引起肺泡壁破坏，导致终末细支气管扩张和肺泡的弹性丧失（图 7.2）。阻塞症状是由于这些膨胀的肺泡破裂引起的，在呼气时更加明显[1]。

慢性阻塞性肺病通常是进行性发展的，如未在发病早期进行干预，其病程可呈进行性恶化和周期性加重[8]。并发症的

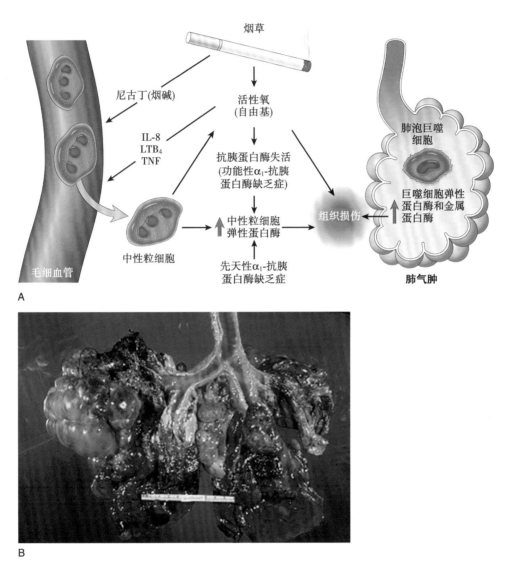

A

B

图7.2　A,肺气肿的发病机制包括蛋白酶和蛋白酶的失衡,导致组织损伤和肺泡塌陷。B,肺气肿的大体病理学标本。IL-8,白细胞介素-8;LTB$_4$,白三烯 B$_4$;TNF,肿瘤坏死因子(A,引自 Kumar V,Abbas A,Fausto N,editors:*Robbins & Cotran pathologic basis of disease*,ed 8,Philadelphia,2010,Saunders. B,由 Mclay RN,et al.:*Tulane gross patho;ogiy tutorial*,Tulane University School of Medicine,New Orleans,LA,1997. 提供)

类型取决于损伤部位的不同。持续暴露于危险因素(吸烟、环境污染)中,COPD 通常会导致进行性呼吸困难和高碳酸血症,直至严重虚弱(15%~20%的患者会出现临床重症)[7]。复发性肺部感染如流感嗜血杆菌、卡他莫拉菌和肺炎链球菌,尤其常见于支气管炎。这些急性感染一般都要用抗生素进行治疗。肺动脉高压也会加重,并在缺乏及时给氧治疗的情况下,会导致肺心病(右心衰)的发生。肺气肿患者多出现气道扩大,且胸大疱和气胸发生率较高,由于夜间低氧血症导致的睡眠质量较差是 COPD 常见的症状。此外,高血压、缺血性心脏病和心律失常、心力衰竭和心肌梗死,以及肌肉萎缩和骨质疏松症也均可能在 COPD 患者中发生[11,12]。

临床表现

症状和体征

在大多数患者中,COPD 的发病需要很多年,通常在 40 岁后开始。症状发展缓慢,许多患者并不关注这种新出现的症状。主要指标是慢性咳嗽,痰的产生可能是间歇性的、时有时无、或少或多,呼吸困难是持续性的、进行性的或随着运动而恶化。随着病情的发展,体重减轻和运动能力下降也会出现。并发症包括心血管疾病、呼吸道感染、骨质疏松症和骨折[9]。

通常,慢性支气管炎患者常见症状为久坐、超重、发绀、水肿、呼吸困难,因此这类患者被称为"蓝肿型"。被诊断患有肺气肿的患者通常被称为"红喘型",由于其表现出胸壁变大(呈现"桶状胸"),随着疾病的进展,体重减轻,嘴唇撅起用力从肺部呼出空气,剧烈的呼吸困难伴有轻微的咳嗽,但没有发绀症状。目前,大多数 COPD 患者可能同时具有这两种疾病的特征(框 7.1)。

<table>
<tr><td>框 7.1　慢性阻塞性肺病患者的主要发现</td></tr>
</table>

病史:暴露于危险因素,运动能力降低
临床症状:咳嗽、痰多、运动性呼吸困难
实验室检查:肺活量测量显示气流受限,血气异常
影像学检查:胸部 X 线或计算机断层扫描显示明显的肺纹理增粗、紊乱或有恶性扩张的迹象
- 慢性支气管炎的特点:发病年龄约 50 岁,体重超重,慢性排痰性咳嗽,大量黏脓性的痰,轻微的呼吸困难,频繁的呼吸道感染,二氧化碳分压升高,氧分压降低(缺氧),肺心病,胸片显示突出的血管和大心脏
- 肺气肿的特点:发病年龄约 60 岁,体质瘦弱,胸部丰满,很少咳嗽,痰少,呼吸困难严重,呼吸道感染少。正常的二氧化碳分压,氧分压降低,胸片显示恶性扩张和小心脏

实验室检查和诊断结果

COPD 的早期诊断是困难的,但是对于任何有活动时气短、呼吸困难及慢性咳嗽(有痰或无痰)病史的患者,有暴露于危险因素,特别是吸烟的患者,都应该考虑这种临床疾病的可能性。6 分钟的步行距离测试有助于筛查呼吸功能损害情况和摄氧量是否减少;然而,COPD 的关键诊断程序还是呼气容积的测量。用力肺活量(forced vital capacity,FVC)和第 1 秒用力呼气容积(forced expiratory volume in one second,FEV$_1$)由肺活量测定法测定,肺活量测定法是一种简单的客观测试,用来测量一个人呼出的空气量(图 7.3)当患者有肺部症状且无其他肺部疾病的情况下,FEV$_1$ 低于 FVC 的 70% 时,即可诊断为 COPD。COPD 的四个阶段如框 7.2 所示。

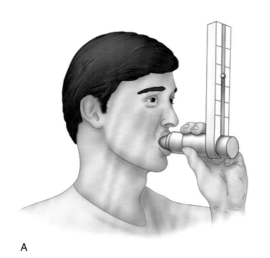
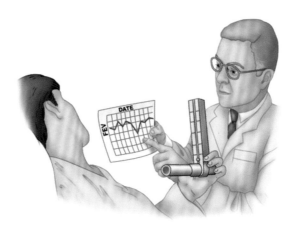

图 7.3　A,肺活量测定法测定用力呼气容积。B,与医生讨论每日肺活量测定结果

<table>
<tr><td colspan="2">框 7.2　慢性阻塞性肺疾病的分期</td></tr>
<tr><td>Ⅰ 期——轻度 COPD:FEV$_1$/FVC<70%,FEV$_1$ 占预计值百分比≥80%,有时可有慢性咳嗽、咳痰症状</td></tr>
<tr><td>Ⅱ 期——中度 COPD:气流限制恶化和 FEV$_1$/FVC<70%,FEV$_1$ 占预计值百分比 50%~80%,可伴胸闷、气短、呼吸急促</td></tr>
<tr><td>Ⅲ 期——重度 COPD:FEV$_1$/FVC<70%,FEV$_1$ 占预计值百分比为 30%~50%,气短症状加重,影响患者的生活质量</td></tr>
<tr><td>Ⅳ 期——极重度 COPD:FEV$_1$/FVC<70%,FEV$_1$ 占预计值百分比<30%,伴有慢性呼吸衰竭,严重者可危及生命</td></tr>
</table>

COPD:慢性阻塞性肺疾病;FEV$_1$:第 1 秒用力呼气容积;FVC:用力肺活量

动脉血气分析有助于诊断。肺气肿患者的二氧化碳分压（partial pressure of carbon dioxide，PCO_2）升高，氧分压（partial pressure of oxygen，PO_2）降低（通过动脉血气分析），导致继发性红细胞增多症，血容量值升高，代偿性呼吸性酸中毒。慢性支气管炎患者的 PCO_2 相对正常，而 PO_2 降低以维持正常的血红蛋白饱和度，从而避免红细胞增多。其总肺活量和残气

量均明显增加。两种类型的 COPD 的缺氧性通气动力也都有所降低。

胸部 X 线片和计算机断层扫描也有助于 COPD 的诊断和分类。在慢性支气管炎中，典型的放射学异常包括肺纹理增粗（图 7.4）。在肺气肿中，影像学表现为持续、明显的肺过度膨胀，膈肌扁平，大疱性肺气肿。

医疗管理

虽然 COPD 是一个不可逆的过程，且没有治愈的可能性，但有效的治疗可以控制症状和减缓疾病进展。医疗管理策略包括戒烟、避免肺部刺激物、流感和肺炎球菌疫苗接种，以及使用短效和长效支气管舒张剂。其他建议的措施包括提高运动耐受力、良好的营养和充足的水合作用。值得注意的是，戒烟是降低 COPD 发生及其发展的最有效和最具成本效益的干预措施。

吸入支气管舒张剂作为药物管理的基础，建议逐步使用，如图 7.5 所示[1,2]。主要的吸入剂是短效和长效的抗胆碱能药物（例如：异丙托铵、噻托溴铵），通过阻断毒蕈碱性乙酰胆碱受体而减少腺体黏液和放松平滑肌；短效和长效 β_2 受体激动剂可以松弛平滑肌，增加环腺苷酸水平。合并支气管舒张剂治疗可以带来明显的好处，因为它们通过不同的机制起作用（表 7.1）。Ⅲ期或以上患者使用磷酸二酯酶抑制剂后出现症状反复并加重，可使用吸入糖皮质激素作为替代药物。茶碱，一种甲基黄嘌呤非选择性磷酸二酯酶抑制剂，能放松支气管平滑肌细胞，但由于其治疗范围狭窄和可能产生不良反应（尤其是对老年人），在 COPD 治疗中作用有限[13,14]。当使用茶碱时，茶碱作为缓释制剂使用。最近，磷酸二酯酶-4 选择性抑制剂（如罗氟司特、西洛司特）被用于延缓晚期 COPD 患者的病情恶化。

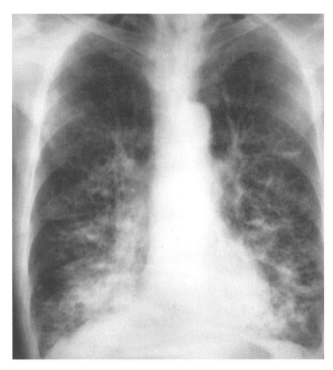

图 7.4　慢性阻塞性肺疾病患者的胸片显示明显的肺纹理增粗（与慢性支气管炎一致）

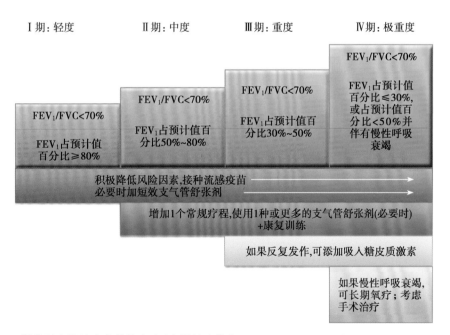

图 7.5　慢性阻塞性肺疾病的临床治疗原则（改编自 Global Initiative for Chronic Obstructive Lung Disease：*Pocket Guide to COPD diagnosis，management and prevention，a guide for health care professionals*，2010. http：/fitsweb. uchc. edu/student/selectives/jkoliani/GOLD_pocket_2010 mar31. pdf）

表 7.1　门诊用于治疗 COPD 和哮喘的药物		
药物	商品名	牙科注意事项
抗炎药物		
吸入性糖皮质激素		
二丙酸倍氯米松	Vanceril, Beclovent	不适用于急性哮喘发作,如果使用不当或过
布地奈德	Pulmicort	度,可能导致口腔念珠菌病的发展
环索奈德		
地塞米松	Decadron	
氟尼缩松	AeroBid	
丙酸氟替卡松	Flonase	
莫米松		
曲安奈德	Azmacort	
吸入性糖皮质激素联合长效 β_2 受体激动剂		
福莫特罗-布地奈德	Symbicort	不用于急性哮喘发作,如果使用不当或过度
沙美特罗-氟替卡松	Advair HFA inhaler	可能导致口腔念珠菌病的发生
福莫特罗-莫米松	Dulera	
全身性糖皮质激素		
泼尼松	Deltasone or generic	不适合使用于急性哮喘发作;长期使用可能
泼尼松龙	Delta-Cortef	出现肾上腺抑制、库欣样特征、骨质疏松症
甲泼尼龙	Solu-Medrol	
抗白三烯		
5-脂氧化酶抑制剂		不适合用于急性哮喘发作
齐留通	Zyflo	
白三烯受体拮抗剂		
孟鲁司特	Singulair	
扎鲁司特	Accolate	
非甾体类色酮		
色甘酸钠	Intal inhaler	不适合用于急性哮喘发作
奈多罗米	Tilade inhaler	
β-肾上腺素能支气管舒张剂		
快速高效非选择性的 β 受体激动剂吸入剂		
肾上腺素 *	Primatene Mist（也可以非肠道形式提供）	用于急性哮喘发作
麻黄素 #	Eted II	
中效非选择性的 β 受体激动剂吸入剂（3~6 小时）		
异丙肾上腺素 &	Isuprel	急性哮喘发作时,不是最佳选择
异他林	Bronkosol	
奥西那林 ^	Alupent, Metaprel 等	

表 7.1　门诊用于治疗 COPD 和哮喘的药物（续）

药物	商品名	牙科注意事项
选择性 β₂ 受体激动剂吸入剂（4~6 小时）		
沙丁胺醇[&]	Proventil，Ventolin	用于急性哮喘发作
双甲苯喘定甲磺酸	Tornalate	
非诺特罗	Berotec	
左旋沙丁胺醇	Xopenex	
吡布特罗	Maxair，Maxair Autohaler	
特布他林	Brethaire，Bricanyl	
长效选择性 β₂ 受体激动剂吸入剂（>12 小时）		
茚达特罗	Arcapta Neohaler	用于治疗 COPD，但该药品未用于哮喘
沙美特罗（起效缓慢，持续时间长）	Serevent	不适用于急性哮喘发作
福莫特罗（起效迅速，持续时间长）	Foradil	
选择性 β₂ 受体激动剂吸入剂+抗胆碱能药物		
非诺特罗-异丙托铵	Duovent	出现反常支气管痉挛、口干、喉咙发炎等症状
沙丁胺醇（舒喘灵）-异丙托铵	Combivent	出现头痛、头晕、口干等症状
抗胆碱能支气管舒张剂（阿托品季铵盐衍生物）		
阿地溴铵	Tudorza Pressair	不适用于急性哮喘发作；通常结合其他平喘药物使用或用于治疗慢性阻塞性肺病；可引起头痛
异丙托溴铵	Atrovent	
噻托溴铵（长效）	Spiriva	
磷酸二酯酶（PD）抑制剂		
茶碱（非选择性）	Theo-Dur	与红霉素、阿奇霉素相互作用时，血清药物水平应监测毒性
罗氟司特（选择性磷酸二酯酶-4 抑制剂）	Daxas，Daliresp	有头痛、咳嗽等不良反应会影响检查、诊断和治疗
西洛司特（选择性磷酸二酯酶-4 抑制剂）	Ariflo	
IgE 抗体		
奥马珠单抗	Xolair	会出现头晕，肌肉酸痛

注射 α₁-蛋白酶抑制剂（Aralast，Prolastin，Zemaira）可用于治疗因 α₁-抗胰蛋白酶不足造成的肺气肿

[*] 吸入和注射

[#] 口服和注射用药物

[&] 吸入、口服和注射

[^] 吸入和口服，联合用药有福美特罗+丙酸布地奈德（Symbicort）和沙美特罗+丙酸氟替卡松（Advair）

COPD，慢性阻塞性肺病

　　肺部感染可使用抗生素，且当 PO_2 为 88% 或更少时，建议低流量补氧（2L/min）[1,15]。其他重要的治疗方案包括肺康复、并发症筛查，以及疾病进展的持续监测。

牙科管理

预防

　　识别　大多数 COPD 患者有吸烟史，可能伴有咳嗽、运动性呼吸困难或皮肤颜色的变化，口腔科医生如发现这些特征应

及时将这些患者转诊至专科医生治疗。另外，口腔保健机构鼓励吸烟者戒烟，也会帮助 COPD 的预防。口腔健康保健人员可以通过提供一些与吸烟有关的疾病信息及其对健康生活的影响的信息，帮助患者开始认真考虑戒烟的问题。而且，保健人员应该帮助患者尝试他们觉得最舒服的方法，许多介入治疗方法（如尼古丁替代疗法、安非他酮疗法）都是可行的（见第 8 章）[16,17]。

　　风险评估　在开始口腔治疗前，临床医生应评估患者呼吸系统疾病的严重程度和控制程度。那些进入诊室开始进行常规牙科治疗的患者，如果在治疗间隙时出现呼吸短促、咳痰、上

呼吸道感染或氧饱和度低于91%（根据脉搏血氧仪测定）这些征兆，也均属于呼吸系统疾病尚未稳定控制的患者。

建议

气道和呼吸　如果患者病情稳定（氧饱和度>95%），呼吸正常（无呼吸困难），应努力避免任何可能进一步抑制呼吸的情况（框 7.3），建议进行脉搏血氧监测。当氧饱和度低于95%时，应考虑提供 2~3L/min 的湿润的低流量给氧。如果氧饱和度小于91%，或存在呼吸困难，或存在上呼吸道感染，则应认定为患者病情不稳定，应重新安排预约并进行适当的医疗转诊。

耐受能力　可为 Ⅰ 期~Ⅲ 期的 COPD 患者提供口腔保健，但应避免对 Ⅳ 期（非常严重）COPD 的患者提供口腔保健。值得注意的是，COPD 患者往往伴发高血压和冠心病，寿命缩短，出现心律失常、心肌梗塞和心脏衰竭的风险更高[11]。如果存在并发心血管疾病，建议及时采取降压处理和生命体征监测（见第 3 章和第 4 章），并如前所述提供氧气补充。

框 7.3　口腔治疗:慢性阻塞性肺病患者的注意事项

P

患者评估和风险估计 (patient evaluation and risk assessment) (见框 1.1)

- 评估和确定 COPD 是否存在
- 如出现呼吸困难、咳嗽或频繁上呼吸道感染等症状,病情控制欠佳或未确诊或诊断不确定,应立即转诊就医。并追问回顾并发心脏病的病史和临床表现
- 鼓励现在的吸烟者戒烟

潜在问题和考虑因素

A

镇痛药（analgesics）	没有问题
抗生素（antibiotics）	服用茶碱的患者避免使用红霉素、大环内酯类抗生素和环丙沙星。在接受了上呼吸道感染抗生素疗程的患者中,口腔和肺部菌群可能有耐抗生素的细菌
麻醉（anesthesia）	局部麻醉可以按规范使用;避免门诊使用全身麻醉
焦虑（anxiety）	Ⅲ期或更严重的 COPD 患者避免使用笑气吸入镇静;可考虑小剂量口服安定或其他苯二氮䓬类药物,尽管这些药物可能导致口干

B

出血（bleeding）	没有问题
血压（blood pressure）	COPD 患者可合并心血管疾病。必须先评估血压情况

C

椅位（chair position）	半仰卧或直立的体位可能对这些患者的治疗更好

D

装置（devices）	严重疾病患者避免使用橡皮障;用脉搏血氧仪监测氧饱和度。肺活量测定数值有助于确定疾病的控制水平
药物（drugs）	避免使用可抑制呼吸的巴比妥酸盐和麻醉剂。避免使用抗组胺药和抗胆碱能药,因为它们会使黏膜分泌物进一步干燥。常规牙科治疗不需要补充类固醇,但外科手术当天早上应服用常规剂量的皮质类固醇

E

仪器（equipment）	在镇静和注射过程中,用脉搏血氧仪监测氧饱和度。当氧饱和度低于95%时,使用低流量（2~3L/min）补氧;当氧饱和度降至91%以下时,必须及时补氧
紧急情况（emergencies）	没有问题

F

随访（follow-up）	每次复查随访时,鼓励患者戒烟,检查口腔是否有与吸烟有关的病变。如发现有上呼吸道感染,应避免治疗

椅位　中度至重度患者应置于半仰卧或直立椅位治疗，而非仰卧位。更直立的体位有助于缓解端坐呼吸和呼吸不适感。

用药注意事项　目前还没有发现使用局麻药的禁忌证，然而，使用双侧下颌或双侧腭侧的阻滞麻醉可能会引起一些患者气道收缩的不适感。对于患有严重 COPD 的患者来说，这个问题可能很严重。应该提供湿润的低流量给氧，以减轻神经阻滞麻醉、橡胶障和/或药物所产生的气道不适感。

如需使用镇静药物，可使用低剂量口服安定。轻、中度慢性支气管炎患者应慎用笑气吸入镇静治疗。因为笑气可能在患者肺器官的肺泡中积累，所以它不应该用于 Ⅲ 期或 Ⅳ 期 COPD 患者。如果慢性支气管炎患者必须使用这种镇静方式，流速应降低到不超过 3L/min，而且这类患者使用笑气麻醉的诱导和恢复时间大约是健康患者的 2 倍[18]。对此，医生应有预期和相应准备。COPD 患者应禁止使用麻醉剂和巴比妥类药品，因为它们具有呼吸抑制剂的特性。抗胆碱能药和抗组胺药在 COPD 患者中应谨慎使用，是由于它们的干燥特性和由此引起的黏液黏性增加;由于慢性支气管炎患者可能已经在服用这类

药物,同时服用可能会产生附加效应。

由于肾上腺抑制,全身使用皮质类固醇的患者可能需要在大型外科手术中补充激素(见第 15 章)。服用茶碱的患者应避免同时服用大环内酯物抗生素(如,红霉素、阿奇霉素和盐酸环丙沙星),因为这些抗生素会降低茶碱的代谢,导致茶碱中毒[19]。口腔科医生应该了解并注意茶碱中毒的临床表现,其症状包括厌食、恶心、紧张、失眠、焦虑、口渴、呕吐、头痛、心律失常和抽搐。大多数 COPD 患者禁止在门诊行全身麻醉。

口腔并发症及其临床表现

长期慢性吸烟的 COPD 患者出现口臭、外源性牙渍、尼古丁口炎、牙周疾病、癌前黏膜病变和口腔癌的可能性增加[20]。口腔卫生不良、口腔细菌和牙周炎可导致患有 COPD 的体弱老年人呼吸系统疾病急性加重和吸入性肺炎的发生[21,22]。口干与服用抗胆碱能药物有关。在罕见的情况下,茶碱与重症多形性红斑的发展有关[23]。

哮喘

哮喘是呼吸道的一种慢性炎症性疾病,其特点是可逆性的气道高反应性的发作,导致反复发作的呼吸困难、咳嗽和喘息。哮喘患者的支气管肺组织对各种刺激特别敏感。过敏原、上呼吸道感染、运动、冷空气、某些药物[水杨酸盐、非甾体类抗炎药(NSAID)、胆碱能药物、β-肾上腺素能拮抗剂]、化学物、吸烟,以及高度紧张情绪如焦虑和压力都可能诱发哮喘。

流行病学

全世界有 3 亿人患哮喘,占全世界死亡率的 1/250[24]。在美国,自 20 世纪 60 年代以来,其发病率增加了不止 1 倍,从 2%上升到 8%(影响了 2 500 万人)[25,26]。哮喘是儿童的一种常见疾病,有 10%的儿童(660 万)受到影响[25,27]。女性的哮喘发病率高于男性,尽管童年时期男孩的患病率更高。较高的体重指数(body mass index,BMI)会增加女性患哮喘的风险[28]。在收入低于贫困线的家庭中,这种疾病的患病率更高,影响了 6%的老年人[25,29]。它发生在所有种族中,在非裔美国人和多元种族人群中的患病率高于白种人和亚洲人[30]。美国哮喘患者每年到急诊室就诊 200 多万人次,每年因哮喘而死亡的人数超过 3 500 人[31]。根据目前的数字估计,平均每年到口腔诊所就诊的患者中,至少有 100 名哮喘患者。

病因

哮喘是一种多因素疾病,其确切病因尚不完全清楚。疾病的发生需要环境与遗传易感性的相互作用,气道上皮、平滑肌、免疫细胞和神经元的功能障碍导致临床症状的出现[32]。许多哮喘的诱因已经被发现,这些因素根据发病原因分为四类:外源性(过敏性)、内源性(特异性、非过敏性)、药物诱因

和运动诱因。现今,从治疗的角度来看,诱因的类型比类别更重要。

过敏性或外源性哮喘是最常见的类型,约占所有成人病例的 35%。它是一种被吸入的季节性过敏原(如花粉、灰尘、室内螨虫和动物寄生虫)引起的炎症反应。过敏性哮喘常见于儿童和年轻人。在这些患者中,过敏原暴露与免疫球蛋白 E(IgE)介导的致敏之间存在剂量-反应关系,对各种过敏原的皮肤测试呈阳性,以及有相关的过敏性疾病家族史。炎症反应主要由 2 型辅助 T 细胞(T_H2)介导,这种细胞分泌白细胞介素并刺激 B 细胞产生 IgE(图 7.6)。在发病过程中,过敏原与附着在肥大细胞、嗜碱性粒细胞和嗜酸性粒细胞上的 IgE 抗体沿着气管支气管树相互作用。抗原与抗体的复合体使白细胞去颗粒并分泌血管活性的自身因子和细胞因子,如缓激肽、组胺、白三烯和前列腺素[33]。组胺和白三烯导致平滑肌收缩(支气管收缩)和血管通透性降低,它们吸引嗜酸性粒细胞进入气道[34]。血小板活化因子的释放维持了支气管高反应性,过敏性反应的 E-选择素和内皮细胞黏附分子、中性粒细胞趋化因子和嗜酸性趋化因子的释放,将白细胞(中性粒细胞和嗜酸性粒细胞)招募到气道壁上,增加组织水肿和黏液分泌。T 淋巴细胞延长炎症反应(晚期反应),基质金属蛋白酶和组织抑制剂金属蛋白酶的失衡可能导致纤维化改变。

内源性哮喘约占哮喘病例的 30%,与家族过敏史或已知诱因关联甚少。患者通常呈现皮肤测试阴性,IgE 水平正常。这种类型的哮喘通常见于中年人,其发病与内源性因素有关,如情绪压力(至少 50%的受影响者有这种症状)、胃食管反流,或迷走神经介导的反应等[34]。

服用某些药物[如阿司匹林、非甾体抗炎药、β 受体拮抗剂、血管紧张素转换酶(ACE)抑制剂]和一些食物[如坚果、贝类、草莓牛奶、食用色素黄色 5 号(柠檬黄色素)]均会引发哮喘[35]。大约 10%的哮喘患者服用阿司匹林会导致支气管收缩,其中 30%～40%的患者患有全鼻窦炎和鼻息肉(所谓的"哮喘三联症")[35,36]。阿司匹林阻断环加氧酶途径的能力是诱因,由脂氧化酶通路介导的花生四烯酸和白三烯的积累导致支气管痉挛[35,36]。

当亚硫酸盐氧化酶的代谢水平较低时,食物和药物(特别是含有肾上腺素的局麻药)的偏亚硫酸氢盐防腐剂可能会引起气喘[37]。在没有亚硫酸盐氧化酶的情况下会产生二氧化硫,支气管树中二氧化硫的积累可导致急性哮喘发作[35]。

运动型哮喘是由于体育活动引起的。虽然这种哮喘的发病机制尚不清楚,但吸入冷空气时的温度变化会引起黏膜刺激和气道亢进。儿童和年轻人受到的影响更严重,因为他们的体育活动更频繁。

感染性哮喘是一个原先用来描述由于支气管感染引起的炎症反应而发展成哮喘的术语。现在人们已经认识到,在婴儿和儿童时期,几种呼吸道病毒感染会导致哮喘的发生。此外,引起呼吸道感染的病原体(细菌、皮肤真菌的发薛菌属和支原体)可能会加剧哮喘。治疗呼吸道感染一般就能改善支气管痉挛和收缩。

A　过敏原致敏

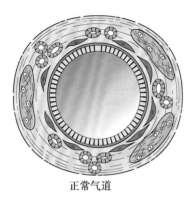

正常气道

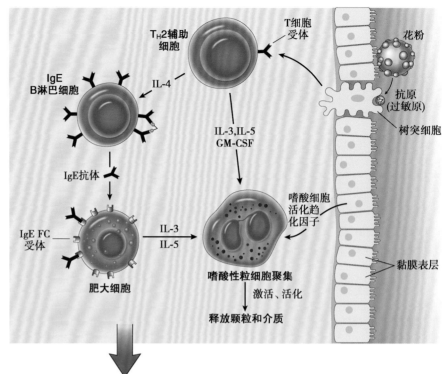

B　过敏原诱发哮喘

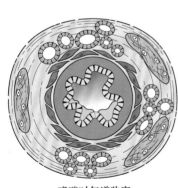

哮喘时气道狭窄

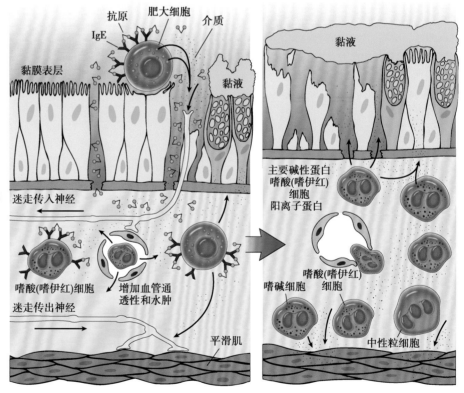

快速相(分钟)　　　　C　晚期相(小时)

图 7.6　过敏性(外源性)哮喘的过程。GM-CSF,集落刺激因子;IL,白介素(引自 Kumar V,Abbas A,Fausto N,editors:*Robbins & Cotran pathologic basis of disease*,ed 8,Philadelphia,2010,Saunders.)

发病机制与并发症

在哮喘中,由于支气管平滑肌痉挛、支气管黏膜炎症、黏液分泌过多和痰液堵塞而导致气流受阻。哮喘肺最显著的宏观表现是支气管和细支气管被黏稠的黏液堵塞(图 7.7)。组织学发现炎症和气道重塑,包括:①基底膜的增厚(从胶原蛋白沉积)的支气管上皮细胞;②水肿;③黏液腺肥大和杯状细胞增生;④支气管壁肌肉肥大;⑤积累的柱状细胞和炎症细胞浸润;⑥上皮细胞损伤和脱落;⑦血管增生和扩张[24]。这些变化导致气道直径减小,气道阻力增加,呼吸困难。

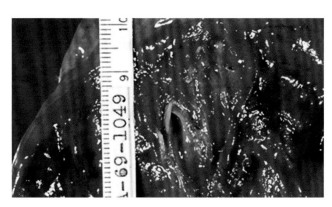

图 7.7　肺的一个部分,支气管被黏液栓堵塞(由 Mclay RN, et al:*Tulane gross pathology tutorial*, Tulane University School of Medicine, New Orleans, LA, 1997. 提供)

哮喘是相对良性的。大多数患者的预后都相当好,尤其是那些在儿童时期发病的患者。在许多儿童中,这种情况会在青春期后自行消失。然而,在一个系列报道中,2/3 的哮喘儿童在 21 岁时仍然有症状[24]。在一小部分患者中,无论是年轻人还是老年人,这种情况都可能发展为 COPD,而呼吸衰竭或哮喘持续状态(哮喘最严重的表现)可能会发生。

哮喘持续状态是一种特别严重和持久的哮喘发作(持续时间超过 24 小时),常规治疗难以控制。其症状包括进行性加重的呼吸困难、颈静脉搏动、发绀、奇脉(吸气时收缩压下降)。哮喘持续状态常与呼吸衰竭有关,可导致精疲力竭、严重脱水、外周血管崩溃和死亡。虽然直接由哮喘引起的死亡相对少见,但在美国每年约有 3 500 人死于哮喘[25]。年龄在 45 岁以上的人死于哮喘的概率更大,这在很大程度上是可以预防的,但常常与适当的治疗被延误有关[24]。

临床表现

症状和体征

哮喘是一种气道高反应性发作的偶发性疾病。发作通常发生在晚上或醒着的时候,具体原因尚不明,但它们也可能在接触过敏原、运动、呼吸道感染或情绪不安和兴奋时发生。典型的哮喘症状和体征包括气喘、呼吸急促(呼吸困难)、咳嗽、胸闷和脸红。发病通常是突然的,高峰症状出现在 10 ~ 15 分钟内,缺乏及时、恰当的治疗导致 25%的患者急诊求治[29]。呼吸变得困难,并伴有呼气喘息。呼吸过速和延长呼气是其特征。发作结束时通常伴有咳出黏稠的痰液。哮喘发作通常是自限性的,尽管严重的发作可能需要医疗援助。

实验室检查和诊断结果

内科医生进行诊断时,鉴别哮喘和其他气道疾病是很重要的。根据临床经验的判断和临床症状、体征的鉴别是必不可少的,因为哮喘的实验室检查相对非特异性的,没有单一的检查是诊断性的。一般检查包括 6 分钟步行试验测试、使用短效支气管扩张剂前后的肺活量测定法、胸片(检测是否为过度充气状态)、皮肤测试(对某些特定的过敏原)、支气管刺激(用组胺或乙酰甲胆碱刺激)测试、痰涂片检查和细胞计数(检测嗜中性或嗜酸细胞)动脉血气分析,以及用于检测环境过敏原暴露的基于抗体的酶联免疫吸附法(enzyme-linked immunosorbent assay, ELISA)[38]。肺活量测定法被广泛应用于哮喘的诊断,相关的气流阻塞必须是周期性的,至少是部分可逆的。可逆性可表现为治疗后或吸入短效支气管扩张剂后肺功能(FEV_1)比基线水平高出 12%或以上。同样,近期 FEV_1 的下降可以作为哮喘发作的预测(见图 7.3),在运动过程中下降 10%以上就可以确诊为运动诱发哮喘。此外,部分呼出一氧化氮检测是一种辅助诊断和治疗哮喘的非损伤性检测方法[39]。

分类

慢性哮喘患者临床上分为间歇性和持续性疾病(轻度、中度和重度哮喘)[40]。严重程度取决于年龄、症状发生频率、肺功能损害和发作风险 (框 7.4)。12 岁以上的人如果每周有 2 次

框 7.4　哮喘分类及推荐用药(12 岁及以上)*	
间歇性哮喘	
每周发作少于 2 次;发作短暂;期间无症状加重;夜间症状每月少于 2 次;FEV_1>预测值的 80%;FEV_1/FVC>85%(标准)	根据需要使用短效 β_2 受体激动剂
轻度持续性哮喘	
每周有 2 次以上的症状但不是每日都有;每月 3 ~ 4 次夜间症状(运动受限次数、急诊率);FEV_1>预测值的 80%;FEV_1/FVC>85%(8 ~ 19 岁),80%(20 ~ 39 岁),75%(40 ~ 59 岁),70%(60 ~ 80 岁)	根据需要低剂量吸入糖皮质激素或其他抗炎药物;根据需要使用短效 β_2 受体激动剂

框 7.4   哮喘分类及推荐用药(12 岁及以上)*(续)

中度持续性哮喘

每日发作;每日使用吸入性短效 β_2 受体激动剂;症状加重,可能影响运动和睡眠;夜间症状>每周 1 次,但不是每晚 1 次(偶有急诊);FEV_1 为预测值的 60%~80%;FEV_1/FVC 减少 5%	根据需要低剂量或中剂量吸入糖皮质激素+长效支气管舒张剂;根据需要使用短效 β_2 受体激动剂

重度持续性哮喘

症状发作持续整日;经常(通常每周 7 次)进行性加重并出现夜间哮喘症状;运动受限;FEV_1<60%;FEV_1/FVC 降低>5%(经常导致住院)	根据需要大剂量吸入糖皮质激素+长效支气管舒张剂或孟鲁司特+口服糖皮质激素;根据需要使用短效 β_2 受体激动剂

* 年龄在 0~4 岁,5~11 岁,12 岁以上的人群在标准上存在差异

ED,急诊室;FEV_1,第 1 秒用力呼气容积;FVC,用力肺活量

改编自 National heart, Lung, and Blood Institute: *Asthma care quick reference: diagnosing and managing asthma*. http://www.nhlbi. nih. gov/health-pro/ guidelines/current/asthma-guidelines/ quick-reference-html

以上的症状但不是每日都有,且 FEV_1 大于 85%,则被归类为轻度持续性哮喘,其症状通常持续不到 1 小时。中度哮喘患者的 FEV_1 大于 60%但小于 80%,其日常症状会影响睡眠和活动水平,有时还需要紧急护理。当患者的 FEV_1 低于 60%时,哮喘被归类为严重哮喘,全天均有症状导致限制正常活动,发作频繁或持续发作,常常发生在夜间并导致紧急住院。

医疗管理

哮喘治疗的目的是限制暴露于诱发因素,允许正常活动,恢复和维持正常的肺功能,减少发作的频率和严重程度,控制症状,以及避免药物的副作用[40]。专家们一致认为,最好是通过对患者进行健康教育,预防或消除诱发因素(例如戒烟)和影响治疗的共存疾病(鼻窦炎、肥胖),制订定期自我监测计划,并提供定期复查随访服务。具体地说,建议向每个患者提供一份书面教育和行动计划,并提供适当的支持和使用指导,以便其使用[40]。并不昂贵的呼气流量峰值仪应经常在家里使用,每日在日记中记录结果。对于已知过敏的患者来说,应强调避开过敏原的重要性。这可以通过监测患者家中的过敏原水平(烟草烟雾和污染物),提供皮内脱敏注射,以及根据每日峰值流量仪结果(肺活量测定法)监测肺功能区的方法来实现。然而,哮喘控制不良往往与较低的社会经济地位(患者负担不起药物治疗)、焦虑加重、依从性差,以及不和谐的家庭环境有关。

抗哮喘药物的选择取决于哮喘的类型和严重程度,以及该药物是用于长期控制还是快速缓解。目前的指南建议采用"逐步"的方法,以吸入抗炎剂作为一线药物(首选吸入剂是皮质类固醇制剂,以白三烯抑制剂作为替代)长期治疗和预防持续性哮喘(图 7.8)。β-肾上腺素能激动剂不仅被推荐用于间歇性哮喘,而且在治疗持续性哮喘时,当抗炎药物单独使用不足时,是推荐添加的二级药物(不能单独使用)。替代药物包括肥大细胞稳定剂(色甘酸钠和奈多罗米)、免疫调节剂、抗胆碱能类药(噻托溴铵)和茶碱。这些药物联合治疗常常用于改善肺功能[40]。

吸入性糖皮质激素是目前治疗持续性哮喘最有效的抗炎药物。药物通过减少炎症反应和阻止细胞因子、黏附分子和炎症酶的形成的机制达到治疗效果[41,42]。气雾剂用量为每日 2 次

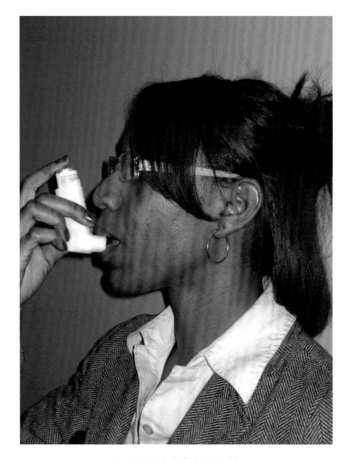

图 7.8   患者使用吸入器

(轻至中度哮喘)~4 次(严重哮喘)。通常在 2 小时后开始起效,高峰效应发生在 6 小时后。只要不超过吸入性倍氯米松或同类药品的推荐剂量的最大值 1.5mg/d,长期使用吸入性类固醇激素很少与全身不良反应相关。全身性类固醇治疗一般用于对吸入皮质类固醇和支气管扩张剂反应迟钝的哮喘,以及在哮喘严重急性发作的恢复期使用。吸入性类固醇通常可结合长效 β_2-肾上腺素能支气管扩张药(沙美特罗或福莫特罗)使用;这些药物的商品名为 Advair, Symbicort, Dulera。阻断性 IgE(抗人类 IgE 的单克隆抗体)如奥马珠单抗(索雷尔)等药物被

用于有过敏反应诱因的严重持续性哮喘患者的补充治疗;然而,成本和仅供注射使用是目前这类药物的主要问题[43]。

为了缓解急性哮喘发作,吸入短效 β_2-肾上腺素能受体激动剂是首选药物,因为它们具有快速和显著的支气管扩张和平滑肌松弛特性(见表 7.1)。短效 β_2-肾上腺素能受体激动剂通过激活 β_2 气道平滑肌细胞上的受体实现支气管扩张,通常在 5 分钟或更少时间内起效[33]。吸入性皮质激素、吸入性色甘酸钠和口服抗胆碱能药物则因其作用缓慢而未用于此。

β_2-肾上腺素能受体激动剂[使用定量吸入器(metered dose inhaler,MDI)给药]、色甘酸钠和奈多罗米可用于预防运动性支气管痉挛。它们在开始运动前 30 分钟服用。色甘酸钠和奈多罗米通过稳定肥大细胞膜和干扰氯离子通道功能的机制来降低气道高反应性,这样受到运动或冷空气的刺激时介质就不会释放,不会诱发支气管痉挛。茶碱是一种轻中度的支气管扩张剂,可作为替代药物使用,但必须要监测其血清浓度。

牙科管理

识别和预防　哮喘患者的口腔治疗的首要目标是预防急性哮喘发作(框 7.5)。实现这一目标的第一步是根据通过询问病史的各种细节来评估和确定哮喘患者,然后预防其诱发因素。

框 7.5	口腔治疗:哮喘患者的注意事项

P

患者评估和风险估计(patient evaluation and risk assessment)(见框 1.1)
- 通过医学手段评估并诊断哮喘是否存在,如存在,进一步确认其严重性和类型
- 如果哮喘控制不佳(如气喘、咳嗽或最近住院)或未能诊断或诊断不确定,应寻求医疗咨询。鼓励现在的吸烟者戒烟

潜在问题和考虑因素

A

镇痛药(analgesics)	没有问题
抗生素(antibiotics)	避免服用茶碱的患者使用红霉素、大环内酯类抗生素和环丙沙星
麻醉(anesthesia)	由于亚硫酸盐防腐剂,临床上可能会避免使用含有肾上腺素或左旋肾上腺素的溶液
焦虑(anxiety)	通过建立融洽的关系和开放的态度来提供一个无压力的环境,减少焦虑导致哮喘发作的风险。如果需要镇静,建议使用笑气吸入镇静或小剂量口服安定(或两者兼用)
过敏(allergy)	有鼻息肉的哮喘患者对阿司匹林过敏的风险增加。避免使用阿司匹林

B

出血(bleeding)	没有问题
血压(blood pressure)	监测哮喘发作期间的血压,观察哮喘状态的发展

C

椅位(chair position)	保持半仰卧或直立的椅位进行治疗较佳

D

装置(devices)	指导患者每次预约时都要带着他们目前使用的药物吸入器,在中重度的疾病患者中可预防使用。在口腔治疗过程中,使用脉搏血氧饱和度监测获得肺活量读数以确定其哮喘控制水平
药物(drugs)	避免刺激性的气味和药物(阿司匹林)。避免使用巴比妥酸盐和麻醉剂,它们分别会抑制呼吸和释放组胺。在常规口腔治疗中一般不需要补充类固醇;在外科手术的早晨提供常规的皮质类固醇剂量

E

仪器(equipment)	当氧饱和度低于 95% 时,使用低流量($2\sim3\text{L/min}$)补充氧气;当氧饱和度低于 91% 时,必须及时补充氧气
紧急情况(emergencies)	发现严重哮喘发作或哮喘恶化的症状和体征,包括无法一口气说完一句话,支气管扩张器缓解呼吸困难无效,由肺活量测定法测出近期 FEV_1 下降,呼吸急促,呼吸速率大等于 25 次/min,心动过速,心率 $\geqslant$ 110 次/min,发汗,使用辅助肌肉帮助呼吸,以及出现奇脉。使用快速作用的支气管舒张剂(注意:皮质类固醇会延迟发作)、氧气,如果需要的话,使用 $0.3\sim0.5\text{ml}$ 的肾上腺素(1:1 000)皮下注射,通知 EMS,每 20 分钟重复使用快速支气管舒张剂直到急救人员到达

F

随访(follow-up)	确保患者在常规治疗基础上得到充分的医疗随访和复查支持

EMS,急救医疗系统;FEV_1,第 1 秒用力呼气容积

风险评估　口腔医生通过完善的病史回顾应该能够确定疾病的严重性和稳定性。必须要询问的内容包括是否坚持服药(尤其是前 4 周),哮喘的类型(例如,过敏性和非过敏性),致敏物质,发作的频率和严重程度,发作的时间,哮喘发作是现在还是过去的问题,通常如何控制发作,以及患者是否因急性发作接受过紧急治疗等。临床医生必须了解疾病的变化和疾病加重的各种迹象,包括发作频繁、运动不耐受、FEV_1 不到 80%、使用多种药物和急诊次数,以及因急性发作住院治疗病史(见框 7.4)。

该疾病的稳定性可以在病史的面谈部分和临床检查中评估,也可以通过内科医生随访的次数和实验室的结果来评估。例如:每周出现症状 2 日以上,每周使用短效 β 受体激动剂超过 2 日,呼吸速率高于正常(>50%),FEV_1 下降超过 10% 或低于 80% 的 FEV_1 峰值,嗜酸性粒细胞计数升高到高于 $50/mm^3$,药物使用依从性差和在过去 3 个月内进行一次或多次的急诊,这些特征都表明哮喘并没有得到很好地控制[44]。同样,每个月使用超过 1.5 罐的吸入性 β 受体激动剂(每月吸入>200 次)或每月翻倍使用也均提示严重哮喘发作的高风险。

严重和不稳定的哮喘建议应及时咨询患者的内科医生。常规的口腔治疗应该延期进行,可以延至哮喘达到良好的控制再行口腔治疗。

建议

预约就诊、气道和呼吸管理　在口腔治疗术前和术中,根据哮喘患者病情调整治疗方案和时间,可以减少发作的可能性。患有夜间哮喘的患者应该安排在早上晚些时候就诊,因为那时发作的可能性较小。应减少使用气味较大的药品(例如甲基丙烯酸甲酯)。应提醒患者定期使用药物,每次预约时应携带吸入器(支气管扩张剂),并将哮喘发作的早期症状或体征告知口腔医生。给患者使用支气管舒张剂预防性吸入是一个防止哮喘发作很好的办法。或者,建议患者将肺活量计和每日呼气记录带到诊室。口腔医生可要求患者对着肺活量计呼气,并记录其体积。当肺功能显著下降(低于峰值 FEV_1 的 80%,或高于先前记录值的 10%)时需要预防性使用吸入器或转诊至内科医生[45]。脉搏血氧仪的使用对于确定患者的氧饱和度也很有价值。在健康的患者中,这个值保持在 97% ~ 100%;下降到 91% 或更低表示氧气交换差,需要进行干预。

耐受能力　因为焦虑和压力是哮喘发作的诱发因素,在口腔治疗中患者也常常出现焦虑和紧张,并可能导致肺功能下降[46]。所有的口腔科工作人员应尽一切努力,与焦虑的患者建立融洽和开放的关系,提供一个无压力的环境。如果术前和术中需要镇静,吸入氧化亚氮(笑气)最佳。氧化亚氮不是呼吸抑制剂,也不会刺激气管支气管树。也可以通过口服小剂量的短效苯二氮䓬类药物完成。由于羟嗪具备抗组胺药和镇静剂的属性,因此供儿童使用的合理替代品是羟嗪(安太乐)和氯胺酮(可帮助支气管扩张)。

用药注意事项　巴比妥酸盐和麻醉药,特别是哌替啶,可引起组胺释放从而诱发哮喘,因此应该避免使用。口腔门诊进行全身麻醉是哮喘患者的禁忌。

局部麻醉剂的选择也需要调整。1987 年,美国食品药物管理局发出警告,含有亚硫酸盐的药物是导致易感人群过敏性反应的原因之一[37]。亚硫酸盐防腐剂存在于含有肾上腺素或左旋肾上腺素的局麻药溶液中,尽管局麻药中的亚硫酸钠含量低于某些食品的平均用量。虽然很罕见,但至少已有 1 例急性哮喘发作的相关报道是由于接触亚硫酸盐引起的[47,48]。因此,对于中重度疾病患者,不使用肾上腺素或左旋肾上腺素的局麻药是可取的。由于相关数据仍然有限,口腔科医生应向患者详细了解既往对局麻药和亚硫酸盐过敏的任何反应,并就此问题咨询内科医生。作为一个安全的选择,无血管收缩剂的局麻药可用于高危患者。

如果哮喘患者的健康状况不佳,长期使用高剂量的全身皮质类固醇激素进行药物治疗,可能需要在重大外科手术中补充药物(见第 15 章)。然而,长期使用吸入糖皮质激素很少引起肾上腺抑制,除非每日剂量超过 1.5mg 二丙酸倍氯米松或其等剂量药品。

对哮喘患者使用含阿斯匹林的其他非甾体抗炎药是不可取的,因为阿司匹林的摄入与一小部分患者哮喘发作的发生有关。同样,巴比妥酸盐和麻醉药最好不要使用,因为它们也可能诱发哮喘发作。抗组胺药具有有益的特性,但由于其口干的副作用,应谨慎使用。服用茶碱制剂的患者不应服用大环内酯类抗生素(如红霉素和阿奇霉素)或盐酸环丙沙星,因为这些药剂与茶碱相互作用可能导致血液中的茶碱含量达到潜在毒性水平。为了防止严重的毒性,口腔科医生应该询问服用茶碱的患者是否有根据血清茶碱水平(建议低于 $10\mu g/ml$)来监测服用剂量。服用齐留通(5-脂氧合酶抑制剂,抗哮喘药物)的患者中,约有 3% 的人出现丙氨酸转氨酶水平升高,这反映了肝功能紊乱,可能会影响到患者服用的药物的代谢[49,50]。

紧急情况(哮喘急性发作)　哮喘急性发作需要立即治疗。体征和症状(见框 7.5)应迅速识别,并提供吸入器。短效吸入性 $β_2$-肾上腺素能受体激动剂(沙丁胺醇)是最有效和最快的支气管扩张剂。一旦发现发作迹象,就应立即使用。长效的 $β_2$-肾上腺素能受体激动剂药物,如沙美特罗(施立稳)和皮质类固醇不会立即起作用,但它们可能会产生延迟反应。对于严重的哮喘发作,使用皮下注射肾上腺素(0.3 ~ 0.5ml,1:1 000)或吸入肾上腺素(Primatene Mist)是缓解支气管收缩最有效和最快的作用方法。支持性治疗包括提供高浓度氧气,每 20 分钟重复使用支气管扩张剂,监测生命体征(如果可能的话,包括血氧饱和度达到 90% 或更高),必要时通知急救医疗系统[51]。

口腔并发症及其临床表现

鼻部症状、过敏性鼻炎、口呼吸常常与哮喘有关。口呼吸的哮喘患者可能已经改变了鼻式呼吸功能,导致上面部和前部高度增加、腭拱顶更高、深覆盖和反殆的患病率更高[52]。严重的哮喘儿童伴发牙釉质发育不全,在成人中,严重的哮喘与牙周炎关系密切[53,54]。

哮喘患者服用的药物可能导致口腔疾病。例如,中重度哮喘患者使用吸入性 $β_2$-肾上腺素能受体激动剂可导致唾液流量减少 20%~35%，菌斑的 pH 值下降[55]，与牙龈炎、龋齿患病率增加有关。胃食管胃酸反流在哮喘患者中是很常见的，并随着 β_2-肾上腺素能受体激动剂和茶碱的使用而加剧，而且这种反流的酸性物质会腐蚀牙釉质[56,57]。长期高剂量或高频率使用吸入类固醇的患者，口腔念珠菌病（急性假膜型）的发病率大约为 5%。然而，如果在气雾剂上连接一个"间隔物"或气溶胶容纳室，并且每次使用后用清水冲洗口腔，则这种情况的发生是罕见的。如果出现口腔念珠菌病，局部抗真菌治疗（例如制霉菌素、克霉唑或氟康唑）的效果是明显的。因此，患者应接受有关正确使用吸入器和需要口腔冲洗的指导。头痛是抗白三烯药物和茶碱的常见副作用，临床医生在诊断口腔颌面部疼痛的患者时应注意到这种副作用，予以鉴别诊断。

肺结核

结核病（tuberculosis，TB）是一种严重的人类疾病，由一种传染性病原体结核分枝杆菌引起。结核病是一个主要的全球健康问题，它导致了世界上大量人口的疾病和死亡。这种疾病通过吸入被感染的飞沫传播，通常表现为长时间的静止状态。结核分枝杆菌的复制在宿主体内引起炎症和肉芽肿反应，随后发展为典型的肺部和全身症状。尽管结核分枝杆菌是迄今为止人类感染中最常见的病原体，其他类型的分枝杆菌偶尔也会感染人类，如鸟型分枝杆菌、堪萨斯分枝杆菌、脓肿分枝杆菌、蟾蜍分枝杆菌、牛分枝杆菌、非洲分枝杆菌、*M. microti* 和 *M. canetti*。这些分枝杆菌可能引起全身性疾病（表现为肺淋巴结炎、皮肤感染或播散），称为分枝杆菌病[58]。

流行病学

结核病在世界范围内的发病人数约为 900 万~1 000 万，世界卫生组织（WHO）估计世界人口的 1/3（20 亿人）被感染[59]。与其他单一病原体相比，这种疾病每年在全世界杀死更多的成年人[60]。在过去的 1 个世纪中，美国的结核病发病率稳步下降，并且在过去 50 年中以每年 5% 的速度下降。西方国家结核病的流行高峰发生在 19 世纪初。到 20 世纪初，美国每年每 10 万人口中发现大约 500 个新的活动性结核病例；到 20 世纪 80 年代中期，向美国疾病预防控制中心（Center for Disease Control and Prevention，CDC）提交的报告表明，这一比率已降至每 10 万人中 9.3 人。结核病复发发生在 1985 年至 1992 年之间，发病率上升到每 10 万人中 10.6 人（26 000 例），主要原因有当时不利的社会和经济因素，获得性免疫缺陷综合征（艾滋病）流行和外国出生者的移民有结核病[61]。从那时起，这一比率稳步下降。2014 年，报告了 9 421 例结核病病例——每 10 万人中有 3 例[62]。这是 20 世纪报告的最低比率。尽管这些数据令人鼓舞，但这种疾病在美国几乎每个州都会继续发生，并影响到约 4% 的人口（1 200 万人）[63]。此外，66% 的美国新病例发生在移民或前往美国的外国出生的人中，这一比率自 1993 年以来一直在增加[64]。

虽然目前整个美国的感染率很低，但少数民族、城市贫民区的居民、老年人、流浪者、居住在聚集场所（社区住所、监狱和庇护所）中的人以及艾滋病患者的结核病发病率是全国平均水平的数倍（框 7.6）。在人类免疫缺陷病毒（human immunodeficiency virus，HIV）阳性者和因使用药物而免疫抑制的人群中，该疾病的患病风险较高（每年发生结核病的概率为 8%）[61]。美国的结核病最常见于男性（男女比例为 1.6:1），以及西班牙裔美国人、非洲裔美国人和亚裔美国人（分别比白人比例高出 8 倍、8 倍和 28 倍）和在国外出生的 25~64 岁的人[61,62]。

框 7.6　肺结核（TB）高危人群

- 结核病患者的密切接触者
- 皮肤测试结果阳性的人（在过去 2 年内）
- 高危聚集场所（惩教所、护养院、精神病院、无家可归者收容所、医疗设施）的居民和雇员
- 来自结核病发病率或患病率高的国家的新移民和外国出生的人（以及移民工人）
- 访问的地区盛行活动性结核病，尤其是频繁或长时间访问的人
- 被定义为潜在结核分枝杆菌感染发生率增加的人群：医疗服务不足者、低收入者、滥用药物或酗酒者
- 接触的婴儿、儿童和青少年中有可能患有潜伏结核分枝杆菌感染、活动性结核或结核菌素皮肤试验阳性结果的人

改编自 Mazurek GH，Jereb J，Vernon A，et al：Updated guidelines for using interferon gamma release assays to detect *Mycobacterium tuberculosis* infection-United States，2010. *MMWR Recomm Rep* 59（RR-5）：1-25，2010.

在过去的 1 个世纪中，减少美国结核病传播的重要因素包括改善环境卫生、实施公共卫生干预措施，以及使用有效的抗结核药物。但遗憾的是，未能完成一个完整的疗程（在>20% 的患者中存在的公认的问题）和不恰当的药物选择导致了这种疾病的持续存在，以及耐多药结核病（multidrug resistant tuberculosis，MDR-TB）的发展。自 1997 年以来，耐多药结核病占美国病例的 1%，但占全球病例的 5%[61,62,65]。耐多药结核病对在美国出生的外国人影响格外严重，中国、印度和俄罗斯联邦等国家的患者占全球报告病例的 50% 以上。

病因

在大多数人结核病病例中，致病因子是结核分枝杆菌，它是一种耐酸的、不能运动的、胞内的杆状菌，是专性需氧菌。作为一种专性需氧菌，这种生物最喜存在的环境是高浓度的有氧环境，因此，它最常见的感染器官是肺。

结核分枝杆菌的传播通常是通过空气传播，含有病菌的黏液或唾液被强行从肺部排出，常见的方式是通过咳嗽、打喷嚏和说话排出。喷出的液滴的数量和大小影响疾病的传播。更小的水滴很容易蒸发，留下细菌和其他固体物质作为漂浮的微粒，很容易被吸入。较大的液滴快速沉降到地面，通过污染物传播的情况反而很少发生[58,66]。由于使用巴氏杀菌奶，通过消化道摄入（如受污染的牛奶）传播可能发生，但很少发生。当患

者咳出受感染的痰时,第二种传播方式(呼吸道吸入传播)就成为可能,从而细菌也可在口腔组织接种,继而出现结核的口腔病变。

从感染到发展为活动性结核病的时间间隔变化很大,从几个星期到几十年不等。大多数结核病病例是由于潜伏结核的重新激活引起的,只有5%~10%的病例在初始感染时出现发病。吸入的细菌数量和宿主的免疫能力水平在很大程度上决定了一个接触者是否会感染这种疾病。

发病机制与并发症

结核病几乎可以殃及身体的任何器官。尽管肺部是最常见的感染部位。原发性肺结核的典型感染始于吸入被感染的飞沫。这些液滴被带入肺泡,细菌在肺泡内被巨噬细胞吞噬,在肺泡巨噬细胞内发生复制,感染扩散发生在局部的肺门淋巴结。原发性肉芽肿性肺病变与感染的肺门淋巴结合并称为Ghon复合体(原发综合征)。如果感染在局部得不到控制,可能会通过血流进行远距离传播。然而,绝大多数播散的细菌都被自然宿主防御系统所破坏。大约在发病后2~8周,T(CD4$^+$)辅助淋巴细胞介导的对细菌的迟发过敏反应。这种情况表现为结核菌素皮肤试验从阴性转变为阳性。随后,一种慢性肉芽肿炎症反应发生,包括激活的上皮样巨噬细胞和形成肉芽肿。这些自然宿主防御通常控制和包裹了原发性肺结核感染,导致潜伏结核病感染(latent tuberculosis infection,LTBI)。如果不被控制,感染的病灶(肉芽肿)可能成为一个中心坏死和干酪样变的结节。随着坏死物液化吸收,形成空洞(图7.9),导致微生物进入气道进一步扩散到其他肺部组织或呼出的空气中[59]。

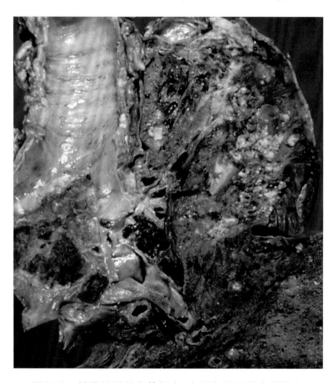

图7.9 结核性肺的大体标本,表现为干酪性肉芽肿和空洞(由 R. Powell,Lexington,KY. 提供)

感染的限制和局部控制可能受到多种因素的影响,包括宿主抵抗力、宿主免疫能力和分枝杆菌毒性。感染被成功阻断后,病灶自发愈合,然后经历浓缩、硬化、包裹和钙化。虽然病灶可以"治愈",但有些细菌可能会保持休眠状态。如果感染没有控制,细菌的传播可能会通过肺实质发生,导致广泛的肺部病灶并通过淋巴、血液系统扩散。这种广泛感染导致多器官受累被称为粟粒性结核。

原发性肺结核多见于婴儿和儿童。然而,空洞样病变在这些年龄组中很罕见,并且儿童一般不主动排痰;相反,他们通常吞咽任何肺分泌物。该病的表达在青少年和成年人中略有不同,主要表现为淋巴结受累和淋巴血液传播不典型,但常见空洞样病变。在成人中发现的病例常为继发性或再感染结核,这与持续休眠的可存活细菌的延迟再激活有关,可能代表先前感染的复发。这种疾病通常局限于肺部,空洞样病变是常见的。复发的原因包括原发感染的治疗不充分以及疾病、免疫抑制剂、免疫缺陷性疾病(如艾滋病)和年龄的影响。

一些更常见的结核病后遗症包括进行性原发性结核病、空洞样病变、胸膜炎和胸腔积液、脑膜炎和播散性或粟粒性结核病。除肺外,也可累及其他的孤立器官,常累及心包膜、腹膜、肾、肾上腺和骨(在脊柱发生时称为Pott病)[56]。舌头和口腔的其他组织也会被累及,虽然很少。增加不良临床结果风险的因素见框7.7。

框7.7   结核感染进展为活动性结核病的风险增加的人群

- 人类免疫缺陷病毒感染的人群
- 婴儿及5岁以下儿童
- 正在接受免疫抑制治疗的人,如TNF-α拮抗剂、每日相当于15mg或以上泼尼松的全身皮质激素、器官移植后的免疫抑制药物治疗的人群
- 最近感染结核分枝杆菌的人群(过去2年)
- 有未治疗或未充分治疗活动性结核病史的人群,包括在胸部X线片上发现与以前活动性结核病相符的纤维化改变的人群
- 患有矽肺、糖尿病、慢性肾功能衰竭、白血病、淋巴瘤、实体器官移植,或头颈部及肺部的癌症的人群
- 曾行胃切除术或空肠旁路手术人群
- 体重不足(体重不足理想体重的90%)或营养不良的人群
- 吸烟者、滥用毒品或酗酒的人群
- 当地诊断为活动性结核病发病率增加的人群,包括医疗服务不足和低收入人群

TNF-α,肿瘤坏死因子-α

改编自 Mazurek GH, Jereb J, Vernon A, et al: Updated guidelines for using interferon gamma release assays to detect *Mycobacterium tuberculosis* infection-United States, 2010. *MMWR Recomm Rep* 59(RR-5):1-25, 2010.

从LTBI发展到TB的风险很大程度上取决于宿主免疫状态[59]。LTBI的再激活率为每年0.05每100人,或者在人的一生中约为5%[67],如果此人没有感染HIV。在感染艾滋病毒的人中,LTBI发展为结核病的年度风险则为7%~10%。大约5%~10%的结核病患者死于这种疾病。在没有得到充分治疗的人群和有严重免疫抑制(即艾滋病)的人群中,结核病的死

亡率要高得多[68]。

临床表现

症状和体征

约 90% 的患者原发性结核分枝杆菌感染除了结核菌素皮肤测试和特征性影像学改变呈阳性结果外,很少有其他表现。当临床症状突然变得明显时,疾病的进展通常是与潜在疾病(年轻人和老年人)和抑制免疫应答的疾病有关,它们通常是非特异性的,可能与任何传染病有关。这些症状包括咳嗽、疲倦和不适、厌食症、不明原因的体重减轻、盗汗和发热。温度升高通常发生在傍晚或夜间,伴有大量出汗[59]。

该疾病的具体局部症状取决于所累及的器官。持续性咳嗽是最常见的与肺结核的相关的症状,虽然它可能出现在疾病的后期。咳嗽是空洞性疾病的常见症状。产生的痰的特征是少而黏稠,但随着疾病进展可见脓性分泌物。咳血(痰中带血)并不常见,大约 20% 的病例出现呼吸困难,是疾病晚期的一个特征。

约 10%~20% 的病例有肺外疾病的表现。在 HIV 感染者中更常见,可能包括局限性淋巴结病、累及脊柱导致的背部疼痛、胃肠道紊乱(肠结核)、排尿困难和血尿(肾脏受累)、心力衰竭和神经功能障碍[69]。

实验室检查和诊断结果

实验室检查是为了确定患者是否有活动性感染或潜伏性感染。当有耐酸芽孢杆菌痰涂片阳性、咳嗽、发热、体重减轻、盗汗症状,并观察到典型的胸部影像学改变时,可诊断为活动性感染。结核病的最终诊断基于细菌培养或分子生物学检测(例如核酸体外扩增),是从体液和组织(通常是痰)中鉴别结核分枝杆菌或其他分枝杆菌的方法。连续 3 次晨痰标本进行培养,确保真阳性结果[58]。传统的培养技术需要 2~3 周的时间在固体培养基上培养分枝杆菌。然而,使用选择性液体培养基(BACTEC-460 培养系统;Becton-dickson 公司,美国)或类似的系统可将时间缩短到 1 周左右[59,70]。核酸扩增试验可在 48 小时内检测出分枝杆菌。由于多重耐药和广泛耐药结核病的发病率不断上升,培养过程中应同时对结核分枝杆菌的所有分离株进行药敏试验。耐药性可通过 Xpert MTB/RIF 检测技术(Cepheid 生物技术公司,美国)或 Line 探针检测(Hain 生命科学公司,德国)进行评估。但当患者感染艾滋病毒时,一些测试(例如皮肤试验、痰涂片、培养物和胸片)的结果可靠性较低,并不准确。

结核病的影像学表现包括肺上叶顶端后段或中、下叶的片状或小叶浸润,活动性"进行性原发性"结核病伴有空洞和肺门淋巴结病变。愈合的原发病灶留下钙化的周围结节,伴有钙化的肺门淋巴结(Ghon 复合体)。

结核潜伏感染可以通过结核菌素皮肤试验[结核菌素皮肤试验(tuberculin skin test,TST)][71] 或血液试验[干扰素释放试验(interferon-gamma release assay,IGRA)][72] 来诊断。TST 对于确定患者是否感染了结核分枝杆菌具有 95% 的敏感性和 95% 的特异性。但在免疫缺陷人群中,前 6~8 周,当芽孢杆菌因为可能出现假阴性结果而潜伏时,该试验的作用有限[73]。此外,由于各种原因,10%~25% 的活动性结核病患者的皮肤测试结果为假阴性。呈阳性的检测结果意味着此人已被感染。但并不意味着这个人有临床上活跃的结核病。一些阳性皮肤反应表明感染了其他分枝杆菌。诊断结核分枝杆菌感染还需要进行体格检查和实验室检查。

TST 的操作方法是在前臂的掌侧或背部皮下注射 0.1ml 的结核菌素的纯化蛋白衍生物(purified protein derivative,PPD),它含有 5 个单位结核菌素(结核菌素培养液)。该测试通过在 48~72 小时后发现硬化的证据来测量延迟超敏反应。硬化块的大小决定了结果是阴性(硬化块的大小<5mm)还是阳性(用 10mm 和 15mm 作为界值),并以此来解释危险因素的存在、胸片异常情况和疾病进展的风险(表 7.2)。在所有接受测试的人中,15mm 或以上的硬化被认为是结核为阳性的证据[71]。PPD 检测结果为阳性,还需要进行体格检查、影像学检查,必要时进行痰培养以排除活动性疾病。如果不进行治疗,大约 5% 的皮肤测试阳性者在 2 年内患上结核病,另外 5% 的人发病时间更迟[74]。因此,所有的有患结核病风险的人,包括口腔科医生,都应该每年接受 LTBI 测试。

表 7.2 纯化蛋白衍生物(PPD)检测阳性结果的意义

有进展为活动性结核病风险的人群,按硬结直径大小分组

IGRA 结果阳性或 TST 结果硬结直径≥5mm	IGRA 结果阳性或 TST 结果硬结直径≥10mm	TST 结果硬结直径≥15mm
• 感染 HIV 的人 • 最近接触过结核患者 • 胸部 X 线片上有纤维化改变,与陈旧性结核病相符的人 • 因其他原因而免疫抑制的人(每日服用相当于>15mg 的泼尼松剂量药物 1 个月或更长时间,服用 TNF-α 拮抗剂)	• 5 岁以下儿童和接触结核病高危风险成人的儿童和青少年 • 近期从高流行国家移民(少于 5 年) • 注射吸毒者 • 高危聚集场所的居民和雇员 • 分枝杆菌学实验室人员	所有这类人都被认为患有结核病(尽管没有结核病的危险因素)

HIV,人类免疫缺陷病毒;IGRA,干扰素释放试验;TNF-α,肿瘤坏死因子-α;TST,结核菌素皮肤试验

IGRA 使用新鲜全血作为 TST 的替代品(5 岁以下儿童除外)。IGRA 在美国是商用的,以定量结核病测试"金标准"或 T 点结核病测试的形式上市。这些测试是测量人对感染结核分枝杆菌时的白细胞的免疫反应性,白细胞释放 γ 干扰素中混合着分枝杆菌抗原。这些化验是有效的,因为它们可以检测到最近的感染,结果可以在 24 小时内得到,以前的卡介苗疫苗接种不会导致假阳性结果。然而,与 TST 相似,它们不能区分主动感染和潜伏感染[72]。

医疗管理

结核病的治疗方案是针对患者是否患有 ITBI 或活动性结核病。大多数有 LTBI 的人(那些患有非活性疾病的患者)不是治疗的候选对象,除非他们被认为是疾病发展的高危人群(见框 7.7)。LTBI 被认定为疾病发展高风险的患者的标准治疗方案是异烟肼(INH),每日 300mg,持续 9 个月(10mg/kg,儿童 9 个月)[75]。或者,可以采用 6 个月疗程的异烟肼,每周 1 次(3 个月)12 剂疗程的异烟肼和利福喷丁,或 4 个月疗程的利福平。虽然这些治疗方案通常可以预防活动性疾病的发生,但接受治疗的人对 PPD 仍有过敏反应,因此皮肤测试和 IGRA 将继续得到阳性结果[76]。

结核病医疗国际关怀标准(International Standards for Tuberculosis Care,ISTC)和美国胸科协会及 CDC 对活动性结核病有效化疗的建议[77,78]包括:应建立早期和准确的诊断;迅速开始有效的治疗,包括多种药物使用的标准化治疗方案;应监测治疗情况和对治疗的反应,以确保全程治疗;患者的健康教育及依从性;适当的公共卫生措施。特别令人关注的是患者的依从性和治疗的完成,以及接触可能有患病风险的人群。

ISTC 和 CDC 目前建议所有患者至少接受 4 种药物的初始阶段治疗方案,分别是异烟肼、利福平、乙胺丁醇和吡嗪酰胺[77,78]。采用"四联药物方案"治疗 2 个月,收集痰标本以确定治疗反应。如果标本结核呈阴性,在接下来的 4 个月里,异烟肼和利福平每日或每周服用 2 次,总共 6 个月的治疗。然而,如果在 2 个月时,痰液呈阳性,存在空洞性肺结核,或者治疗的初始阶段不包括吡嗪酰胺,那么异烟肼和利福平-利福霉素的延续阶段应延长 3 个月,总共延长 7 个月(框 7.8)。

化疗开始后,传染性的逆转取决于药物的选择和患者的依从性。在 3~6 个月内,大约 90% 的患者不再具有传染性,痰培养变为阴性[79]。通过逆转传染性和持续化疗,患者可以恢复正常的公共接触。但是,如果不鼓励和监测依从性,只有 76%~83% 的患者完成了治疗[80]。

由于结核病的传染性和患者对治疗方案依从性不理想的问题,应采取保护措施来控制疾病的传播。公共卫生措施包括对密切接触者进行筛查,对可能感染结核病的患者进行住院治疗,并在隔离室使用负压治疗受感染患者[81]。此外,采用"全程监督用药"和文字提醒来确保感染者在治疗期间的适当时间服用适当的药物。

世界卫生组织将耐多药结核病定义为对 2 种一线抗结核药物具有耐药性,这是 2013 年影响全球 48 万人疾病的一个危险信号。耐多药结核病在美国占 1.3%,全球约 5%,在前苏联(俄罗斯联邦)和中国部分地区占 10% 以上[60,82]。90% 的耐药病例发生于 HIV 感染者和结核病流行的国家[83]。耐药结核病的传播发生在患者之间、患者与医护人员之间、患者与家属之间。为了限制耐多药结核病的传播,如果痰培养中可能存在耐药性,或者痰标本呈阳性,就应该对耐药细菌进行检测。目前的指导方针建议,至少有 5 种抗结核药物经实验室检验证明对结核分枝杆菌是敏感的,以循序渐进的方式开出处方,并在医院使用全程监督用药的方法提供治疗(见框 7.8)。该病的死亡率在 25%~40%,即便是使用这 5 种药物治疗 20 个月以上。

框 7.8　结核病常见药物治疗方案

药物敏感性结核病

- 4 种药物,初期方案(异烟肼+利福平+乙胺丁醇+吡嗪酰胺)2 个月
- 然后 2 种药物持续治疗(异烟肼和利福平)4 个月(18 周)或 7 个月
  - ①药物敏感生物引起的空洞性肺结核,治疗 2 个月后痰培养阳性
  - ②治疗初期不含吡嗪酰胺的
  - ③患者每周接受 1 次异烟肼和利福喷丁治疗,初始阶段完成时痰培养为阳性

耐多药结核病 *

- 五联药物方案:吡嗪酰胺+1 种氟喹诺酮类药物、1 种注射药物——(阿米卡星或卡那霉素)、乙硫异烟胺、环丝氨酸或对氨基水杨酸,持续至少 8~20 个月。治疗方案因人而异,包括耐药模式、病程、并发症等

* 耐多药结核病被定义为耐异烟肼(INH)和利福平的结核病
引自 Treatment of tuberculosis. *MMWR Recomm Rep* 52(RR11):1-77, 2003. 和 Guidelines for the programmatic management of drug-resistant tuberculosis:2011 update. World Health Organization,Geneva,2011.

更有威胁的是广泛耐药结核病(XDR),它被定义为一种罕见的耐多药结核病,对 2 种最好的一线药物(异烟肼和利福平)具有耐药性,同时对最好的二线药物也具有耐药性。在全球范围内,约 9% 的耐多药结核病例是广泛耐药结核病[82]。1993—2011 年,美国报告了 63 例广泛耐药结核病例。成功的治疗取决于疾病的严重程度、免疫状况和坚持治疗[84]。广泛耐药结核病患者超过 20% 的病例死亡。

牙科管理

识别　许多传染性疾病患者,包括结核,不能通过临床体征或病史识别。因此,所有的患者应该被视为具备潜在的传染性,应严格执行 CDC 的标准预防措施。结核病患者感染控制措施的实施涉及更新每个患者的病史,识别结核病的体征和症状,并遵循 CDC 感染控制和预防结核病在卫生保健设施传播的指南(见附录 B)[81]。这些指导方针涉及对门诊医疗机构,如口腔诊室的行政、环境和呼吸防护控制。美国 CDC 将大多数口腔设备置于低风险的结核病职业暴露类别中。为了与这一风险类别保持一致,它建议每个牙科设施都有一个书面的结核病控制方案,包括器械再处理和手术清理,以及识别、管理和转诊活动性结核病患者,以及教育和培训工作人员的方案(框

7.9)。CDC 还建议,为记录任何最近接触 PPD 的口腔保健工作者提供基线和定期筛查,并且该方案可用于评估、管理和调查在 PPD 测试中发现阳性结果的口腔工作人员[81]。

框 7.9　CDC 指南:在口腔门诊使用的结核病预防措施

行政控制

- 负责结核病控制项目的管理
- 进行年度风险评估
- 制订书面结核病感染控制方案,以便及时识别和隔离疑似或确诊结核病患者,以便进行医疗评估或紧急治疗
- 确保口腔保健人员接受有关结核病的体征和症状的教育
- 指导患者咳嗽时要闭嘴,并戴上外科口罩
- 筛查新雇用的潜在结核感染和疾病人员
- 如果怀疑有结核病或处于活动期,应推迟口腔急诊治疗

环境控制

- 使用空气传播感染隔离室为疑似或确诊的结核病患者提供紧急治疗
- 在有大量怀疑或确诊结核病患者的环境中,使用高效微粒空气过滤器或 UV 辐射杀菌
- 覆盖并清洁和消毒暴露的患者区域表面
- 消毒患者治疗用品

呼吸防护控制

- 在为怀疑或确诊的结核病患者提供口腔急症治疗时,应为可能受感染人员使用呼吸防护[至少使用 N95 过滤面罩(一次性使用)、N99 或 N100 呼吸器]
- 指导患者咳嗽时要闭嘴,并戴上外科口罩

UV,紫外线

引自 Jensen PA, Lambert LA, Iademarco MF, Ridzon R:CDC:Guidelines for preventing the transmission of *Mycobacterium tuberculosis* in healthcare settings,2005. *MMWR Recomm Rep* 54(RR-17):1-142,2005.

风险评估　结核病患者的管理基于潜在的传染性状况和感染传播的风险。四类患者具备传染性:①活动性结核病;②有结核病病史;③结核菌素试验阳性或 IGRA 阳性;④有结核病的体征或症状(框 7.10)。

临床表现为痰结核阳性的肺结核患者　最近诊断为结核,临床表现活跃,痰培养呈阳性的患者不应该在门诊开放性的空间进行口腔治疗。治疗最好在具备适当的隔离、消毒(口罩、手套、长袍)、特殊的通风系统和过滤口罩的医院环境中进行。更多的细节,口腔科医生应该参考 CDC 的建议(详见 http://www.cdc.gov/mmwr/pdf/rr/rr5417.pdf)。另外,由于结核病传播的风险,口腔治疗应限于在隔离室的紧急治疗,并应使用橡皮障以尽量减少咽部微生物的气溶胶化。在接受至少 2~3 周的化疗后,在内科医生确认他或她没有传染性且没有任何复杂因素后,患者可以像任何正常的健康的人一样,以相同的方式接受口腔门诊治疗[85](框 7.11)。

患有活动性结核病并正在接受化疗的儿童通常可以接受门诊治疗,因为在幼儿的痰中很少发现杆菌。儿童应被视为无传染性,除非痰培养呈阳性[86]。儿童患结核病被认为是非传染性的原因包括儿童中空洞样疾病很罕见和他们不能有效地咳痰。在这种情况下,很难确切定义"孩子"的年龄。一般来说,接受抗结核药物治疗的 6 岁以下儿童可以放心接受口腔治疗。

在 6 岁或 6 岁以上的儿童,需要一定程度的关注,应在开始口腔治疗前先咨询内科医生。在这类患者中,更令人关注的是患者家庭接触者的结核病状况,因为该疾病最有可能是由受感染的成年人感染的。所有与该儿童有过接触的家庭成员都应提供皮肤试验检查和胸片检查结果,以排除活动性疾病的可能性。如果没有得到这方面的保证,应联系内科医生或卫生部门,以确保采取适当的预防行动。

框 7.10　有结核病史的患者的口腔治疗原则

活跃性痰阳性肺结核

- 治疗前咨询内科医生
- 只进行紧急治疗;如果医院环境中没有相关的保护设施,则使用药物缓解紧急问题
- 只有在医院具备进行隔离、消毒(手套、口罩、长袍)和特殊的呼吸保护设施时,才对需要使用涡轮手机的患者(6 岁以上的患者)进行紧急治疗
- 将 6 岁以下的患者视为正常患者(经咨询内科医生确认其无传染性)
- 正常治疗经常产生阴性痰的患者(无传染性——与内科医生确认)

结核病史详情

- 慎重对待;通过系统的回顾获得疾病病史及其治疗持续时间
- 从患者那里获得定期的胸片和体格检查记录,以排除再激活或复发的可能
- 出现下列情况应及时咨询内科医生和推迟治疗:
  - 治疗时间是否充足值得怀疑
  - 康复后缺乏适当的医疗复查随访评估记录
  - 有复发的迹象或症状
- 如目前状态为"无临床活性疾病",则按正常患者治疗

最近转化为结核菌素皮肤试验阳性

- 证实内科医生的评估以排除活动性疾病
- 证实异烟肼药物治疗完成 9 个月
- 像正常人一样进行治疗

有肺结核的迹象或症状

- 推迟治疗,转诊至内科医生
- 如必须治疗,按照对待痰液阳性的患者的标准规范进行治疗

框 7.11　在治疗过程中确定肺结核(TB)患者何时呈非传染性的一般指南[85]

- 耐多药结核病的可能性已经被确认是可以忽略不计的
- 患者已接受标准的多药抗结核治疗 2~3 周
- 患者已证明符合标准的多药抗结核治疗程序
- 患者表现出临床症状明显改善
- 连续 3 次痰涂片的 AFB 检测结果均为阴性
- 患者的所有密切接触者均已确认、评估、告知,如有指示,则开始治疗潜在结核感染

AFB,抗酸杆菌

有肺结核病史的患者　首次感染的患者在接受了足够的治疗后复发是罕见的。然而，在接受治疗不足的患者和免疫抑制的患者中却不是这样的。无论曾经接受何种治疗，任何有结核病病史的人在进行任何口腔治疗前，都需要进行初步的仔细检查以调查其传染性状况。口腔医生应获得其病史，包括诊断、日期和治疗方式。如果治疗是在20多年前提供的，治疗时间少于18个月；如果治疗是在2000年之前提供的，治疗时间少于9个月，都需要咨询内科医生，以评估所用方案的充分性。患者应主动提供定期体格检查和胸片检查的记录，以检查是否有疾病复发的证据。建议进一步咨询内科医生，以核实患者目前的状况。发现无活动性疾病且免疫功能未受抑制的患者可采用标准预防措施进行治疗。对这些患者进行彻底的系统检查是很重要的，如果有可疑的体征或症状，就应该转诊至内科医生。

结核菌素试验阳性或IGRA检测阳性患者　在结核病皮肤试验或IGRA检测中有阳性结果的人应被视为感染分枝杆菌。患者应提供一份通过体格检查和胸片检查来评估疾病活动性的病史资料。在没有临床活动性疾病的情况下，此类患者具有LTBI并且不被认为是感染性的。如果患者被认为有疾病进展的危险，通常给予一种预防性异烟肼方案进行治疗9个月（见框7.7）。这些患者可以在实施标准预防措施前提下以正常的方式进行口腔治疗。

有结核病迹象或症状的患者　任何时候患者表现出不明原因、持续的症状或体征可能提示结核病（例如干咳、无排尿性胸痛、疲劳、发热、呼吸困难、咯血、体重减轻）或皮肤测试阳性或IGRA阳性，未进行后续医疗，则不应进行口腔治疗，应转诊至内科医生评估。如果某个卫生保健工作人员暴露于结核病，应该进行结核感染评估。皮肤测试阳性和IGRA阳性患者应立即用异烟肼治疗[78]。

建议

气道和呼吸　LTBI患者的呼吸和传染性没有问题。然而，活动性结核病患者的肺功能受损，具有传染性。因此，这些患者在他们的病情得到治疗和控制之前，不应该在口腔诊室接受治疗。

出血　异烟肼和利福平可以降低血小板计数，增加出血风险。当计划对这些患者进行创伤性手术时，应提前获得完整的血常规检查报告。

耐受能力　活动性结核病患者在接受适当的抗结核化疗至少2~3周后，且从内科医生处确认该患者为非传染性且无任何复杂因素，满足以上2个条件的情况下，即可接受正常的口腔治疗（见框7.11）。

用药注意事项　一些抗结核药物具有明显的副作用和药物相互作用，口腔医生应对此有所了解。异烟肼、利福平和吡嗪酰胺治疗可能导致肝毒性和血清转氨酶升高（表7.3）。异烟肼引起的肝炎的患病率约为0.6%，并随着年龄的增长、每日饮酒、既往肝病，以及同时使用其他抗结核药物（利福平与吡嗪酰胺）而增加[87]。当服用异烟肼的患者血清转氨酶升高时，应避免使用含有扑热息痛的药物，因为可能会增加肝毒性。关于肝功能障碍的其他注意事项，包括减少药物剂量，将在第10章讨论。

利福平会诱导细胞色素P450酶。因此，利福平的使用可以降低口服避孕药、安定、咪达唑仑、克拉霉素（比沙星）、酮康唑（Nizoral）、伊曲康唑（斯皮仁诺）和氟康唑（迪扶康）的血浆水平。此外，利福平可引起白细胞减少、溶血性贫血和血小板减少，导致感染发生率增加、愈合延迟和牙龈出血，将利福平与吡嗪酰胺或异烟肼结合的治疗方案增加了肝毒性、胃肠道和神经系统不良事件的风险。链霉素不应与阿司匹林同时使用，因为它有耳毒性。

表7.3　抗结核药物的口腔治疗注意事项

药物	副作用	牙科注意事项
异烟肼（INH）（Laniazid, Nydrazid, Tubizid）	肝毒性：10%~20%患者血清转氨酶活性升高*，皮疹，发热，周围神经病变	避免对乙酰氨基酚增加其他药物的浓度（如安定）
利福平（Rifadin, Rimactane），利福布丁，利福喷丁	肝毒性，GI紊乱（胃肠道紊乱症状），流感样症状，血小板减少，皮疹，尿呈橙色	增加感染概率、延迟愈合、牙龈出血，双向相互作用导致降低血清中氨泮、三氮唑、红霉素、克拉霉素（Biaxin）、酮康唑（Nizoral）、伊曲康唑（斯皮仁诺）和氟康唑（迪扶康）和口服避孕药的水平
吡嗪酰胺	关节炎，皮疹（光变态反应），高尿酸血症，GI紊乱，关节炎和肝炎	无
乙胺丁醇（Myambutol）	减少红绿颜色辨别；视力减退，视神经炎（罕见）	无
乙硫氨酰胺（Trecator-SC）	无	无
链霉素	耳毒性，前庭紊乱，罕见的肾毒性，口周麻木	避免同时服用阿司匹林
丁胺卡那霉素（Amikin），卡那霉素（Kantrex），卷曲霉素（Capastat）	肾毒性与耳毒性	避免同时服用阿司匹林
环丝氨酸	神经毒性和过敏性，维生素缺乏	无
氨基水杨酸（Sodium P. A. S., Teebacin）	GI紊乱	无

*35岁以上的人患肝损害的风险较大；建议使用维生素B_6（吡哆醇）来抵消INH的潜在副作用

GI，胃肠道

口腔并发症及其临床表现

口腔结核并不常见。口腔病变可在任何年龄发生,但最常见的是 30 岁左右的男性和儿童。典型的黏膜病变是舌背疼痛、深而不规则的溃疡。也可能累及上腭、嘴唇、口腔黏膜和牙龈。据报道,黏膜病变呈颗粒状、结节状或白斑状,有时会无痛扩散至颌骨,可导致骨髓炎[88]。颈部和下颌下淋巴结可能感染结核病;这种情况被称为淋巴结核。淋巴结肿大疼痛(图 7.10),随后的引流可能会形成脓肿[76]。结核病累及唾液腺或颞下颌关节是罕见的[89,90]。

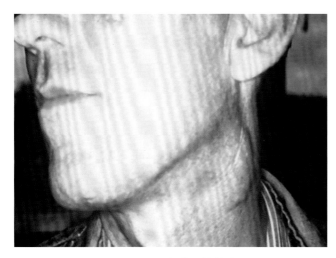

图 7.10　颈部淋巴结结核

如果发现抗酸杆菌,除了培养外,活检也可以作为诊断。用抗结核药物治疗结核病可解决口腔感染性病变。疼痛可以根据症状控制(见附录 C)。

职业安全与健康协会

口腔医生应该知道,职业安全与健康协会(Occupational Safety and Health Association,OSHA)在 1993 年发布了一项执法指导政策,以保护工人不接触结核分枝杆菌,并继续将指令作为公共政策[91]。目前的政策要求雇主提供安全、健康的工作场所,并允许在公共部门雇员提出投诉时,允许相关部门检查其卫生保健设施中职业暴露于结核病的情况。雇主如被发现违反有关规定,可被罚款。

自 1997 年以来,OSHA 根据 CDC 指南制定了关于结核病传播风险的具体政策。目前的政策可以查看 http://www.osha.gov/SLTC/tuberculosis/index.html,要求口腔医生准备书面的暴露控制计划;提供基线皮肤测试结果和医学病史;在暴露事故后提供医疗管理;必要时提供医疗移除保护;向有暴露的员工提供信息和培训;严格遵守记录保存要求;记录任何与职业有关的结核感染。此外,如果认为有必要使用呼吸器来保护员工的健康,雇主必须建立并实施书面的呼吸防护计划。如果口腔治疗机构未接纳或治疗活动性结核患者,在过去 1 年内没有确诊的感染性结核病例,并且位于在过去的 2 年里未报告活动性结核病例的区县,则可以不需要定期的医学监测和呼吸防护。相比之下,对于雇员可能暴露于疑似或确诊结核病患者的呼出空气,或暴露于对疑似或确诊有可能产生含有潜在感染性呼吸道分泌物的气溶胶的肺结核病患者进行的高危险性手术中的情况,提供了更严格的指导方案(为疑似或确诊传染性结核病患者提供隔离室,并使用通风设备)。OSHA 要求员工使用个人防护设备,以减少员工暴露于危险之中。为了熟悉自己的法律责任,口腔医生应该经常访问 OSHA 的网站。

(林　挺)

参考文献

1. Niewoehner D. Chronic obstructive pulmonary disease. In: Goldman L, Schafer A, eds. *Goldman-Cecil Medicine*. Philadelphia: Saunders/Elsevier; 2016:555-562.
2. Global Initiative for Chronic Obstructive Lung Disease. Global Strategy for the Diagnosis, Management and Prevention of Chronic Obstructive Lung Disease Updated 2016. (Available on): http://www.goldcopd.org/uploads/users/files/WatermarkedGlobal Strategy 2016(1).pdf. Accessed 24 February 2016.
3. Centers for Disease Control and Prevention. Deaths from chronic obstructive pulmonary disease—United States, 2000-2005. *MMWR Morb Mortal Wkly Rep*. 2008;57(45):1229-1232.
4. American Lung Association. Trends in COPD (Chronic Bronchitis and Emphysema): Morbidity and Mortality. http://www.lung.org/assets/documents/research/copd-trend-report.pdf. Accessed 24 February 2016.
5. Mannino DM, Gagnon RC, Petty TL, et al. Obstructive lung disease and low lung function in adults in the United States: data from the National Health and Nutrition Examination Survey, 1988-1994. *Arch Intern Med*. 2000;160(11):1683-1689.
6. Hagstad S, Bjerg A, Ekerljung L, et al. Passive smoking exposure is associated with increased risk of COPD in never smokers. *Chest*. 2014;145(6):1298-1304.
7. Anto JM, Vermeire P, Vestbo J, et al. Epidemiology of chronic obstructive pulmonary disease. *Eur Respir J*. 2001;17(5):982-994.
8. Viegi G, Pistelli F, Sherrill DL, et al. Definition, epidemiology and natural history of COPD. *Eur Respir J*. 2007;30(5):993-1013.
9. Eisner MD, Balmes J, Katz PP, et al. Lifetime environmental tobacco smoke exposure and the risk of chronic obstructive pulmonary disease. *Environ Health*. 2005;4(1):7.
10. Salvi S. Tobacco smoking and environmental risk factors for chronic obstructive pulmonary disease. *Clin Chest Med*. 2014;35(1):17-27.
11. Curkendall SM, DeLuise C, Jones JK, et al. Cardiovascular disease in patients with chronic obstructive pulmonary disease, Saskatchewan Canada cardiovascular disease in COPD patients. *Ann Epidemiol*. 2006;16(1):63-70.
12. Barnes PJ, Celli BR. Systemic manifestations and comorbidities of COPD. *Eur Respir J*. 2009;33(5):1165-1185.
13. Ahmed-Sarwar N, Pierce DP, Holub DC. COPD: optimizing treatment. *J Fam Pract*. 2015;64(10):610-623.
14. Barnes PJ. New therapies for chronic obstructive

pulmonary disease. *Med Princ Pract.* 2010;19(5): 330-338.

15. Abramson MJ, Crockett AJ, Frith PA, et al. COPDX: an update of guidelines for the management of chronic obstructive pulmonary disease with a review of recent evidence. *Med J Aust.* 2006;184(7):342-345.

16. Ramseier CA, Warnakulasuriya S, Needleman IG, et al. Consensus report: 2nd European workshop on tobacco use prevention and cessation for oral health professionals. *Int Dent J.* 2010;60(1):3-6.

17. Hanioka T, Ojima M, Tanaka H, et al. Intensive smoking-cessation intervention in the dental setting. *J Dent Res.* 2010;89(1):66-70.

18. Vichitvejpaisal P, Joshi GP, Liu J, et al. Effect of severity of pulmonary disease on nitrous oxide washin and washout characteristics. *J Med Assoc Thai.* 1997;80(6):378-383.

19. Shakeri-Nejad K, Stahlmann R. Drug interactions during therapy with three major groups of antimicrobial agents. *Expert Opin Pharmacother.* 2006;7(6):639-651.

20. Peter KP, Mute BR, Doiphode SS, et al. Association between periodontal disease and chronic obstructive pulmonary disease: a reality or just a dogma? *J Periodontol.* 2013;84(12):1717-1723.

21. Scannapieco FA, Shay K. Oral health disparities in older adults: oral bacteria, inflammation, and aspiration pneumonia. *Dent Clin North Am.* 2014;58(4):771-782.

22. Kucukcoskun M, Baser U, Oztekin G, et al. Initial periodontal treatment for prevention of chronic obstructive pulmonary disease exacerbations. *J Periodontol.* 2013;84(7):863-870.

23. Brook U, Singer L, Fried D. Development of severe Stevens-Johnson syndrome after administration of slow-release theophylline. *Pediatr Dermatol.* 1989;6(2):126-129.

24. Barrios RJ, Kheradmand F, Batts L, et al. Asthma: pathology and pathophysiology. *Arch Pathol Lab Med.* 2006;130(4):447-451.

25. Centers for Disease Control and Prevention. Asthma. http://www.cdc.gov/nchs/fastats/asthma.htm. Accessed 24 February 2016.

26. Masoli M, Fabian D, Holt S, et al. The global burden of asthma: executive summary of the GINA Dissemination Committee report. *Allergy.* 2004;59(5):469-478.

27. Asher I, Pearce N. Global burden of asthma among children. *Int J Tuberc Lung Dis.* 2014;18(11):1269-1278.

28. Heraghty JL, Henderson AJ. Highlights in asthma 2005. *Arch Dis Child.* 2006;91(5):422-425.

29. Gibson PG, McDonald VM, Marks GB. Asthma in older adults. *Lancet.* 2010;376(9743):803-813.

30. McDaniel M, Paxson C, Waldfogel J. Racial disparities in childhood asthma in the United States: evidence from the National Health Interview Survey, 1997 to 2003. *Pediatrics.* 2006;117(5):e868-e877.

31. Centers for Disease Control and Prevention. Trends in Asthma Prevalence, Health Care Use, and Mortality in the United States, 2001–2010. NCHS Data Brief No. 94. (Available at): http://www.cdc.gov/nchs/data/databriefs/db94.htm. Accessed 24 February 2016.

32. Subbarao P, Mandhane PJ, Sears MR. Asthma: epidemiology, etiology and risk factors. *CMAJ.*

2009;181(9):E181-E190.

33. Barnes PJ. Molecular mechanisms of antiasthma therapy. *Ann Med.* 1995;27(5):531-535.

34. Murphy DM, O'Byrne PM. Recent advances in the pathophysiology of asthma. *Chest.* 2010;137(6):1417-1426.

35. Mathison DA, Stevenson DD, Simon RA. Precipitating factors in asthma. Aspirin, sulfites, and other drugs and chemicals. *Chest.* 1985;87(1 suppl):50S-54S.

36. Babu KS, Salvi SS. Aspirin and asthma. *Chest.* 2000;118(5):1470-1476.

37. United States Food and Drug Administration. Warning on prescription drugs containing sulfites. *FDA Drug Bul.* 1987;17:2-3.

38. Elward KS, Pollart SM. Medical therapy for asthma: updates from the NAEPP guidelines. *Am Fam Physician.* 2010;82(10):1242-1251.

39. Abba AA. Exhaled nitric oxide in diagnosis and management of respiratory diseases. *Ann Thorac Med.* 2009;4(4):173-181.

40. National Heart Lung and Blood Institute. Guidelines for the Diagnosis and Management of Asthma (EPR-3). Available at: http://www.nhlbi.nih.gov/health-pro/guidelines/current/asthma-guidelines. Accessed 24 February 2016.

41. Ernst P, Spitzer WO, Suissa S, et al. Risk of fatal and near-fatal asthma in relation to inhaled corticosteroid use. *JAMA.* 1992;268(24):3462-3464.

42. Rees J. Asthma control in adults. *BMJ.* 2006;332(7544):767-771.

43. Di Domenico M, Bisogno A, Polverino M, et al. Xolair in asthma therapy: an overview. *Inflamm Allergy Drug Targets.* 2011;10(1):2-12.

44. Suissa S, Ernst P. Albuterol in mild asthma. *N Engl J Med.* 1997;336(10):729. author reply 30.

45. Ulrik CS, Frederiksen J. Mortality and markers of risk of asthma death among 1,075 outpatients with asthma. *Chest.* 1995;108(1):10-15.

46. Mathew T, Casamassimo PS, Wilson S, et al. Effect of dental treatment on the lung function of children with asthma. *J Am Dent Assoc.* 1998;129(8):1120-1128.

47. Schwartz HJ, Gilbert IA, Lenner KA, et al. Metabisulfite sensitivity and local dental anesthesia. *Ann Allergy.* 1989;62(2):83-86.

48. Jamieson DM, Guill MF, Wray BB, et al. Metabisulfite sensitivity: case report and literature review. *Ann Allergy.* 1985;54(2):115-121.

49. Elnabtity MH, Singh RF, Ansong MA, et al. Leukotriene modifiers in the management of asthma. *J Am Osteopath Assoc.* 1999;99(7 suppl):S1-S6.

50. del Giudice MM, Pezzulo A, Capristo C, et al. Leukotriene modifiers in the treatment of asthma in children. *Ther Adv Respir Dis.* 2009;3(5):245-251.

51. Lazarus SC. Clinical practice. Emergency treatment of asthma. *N Engl J Med.* 2010;363(8):755-764.

52. Bresolin D, Shapiro PA, Shapiro GG, et al. Mouth breathing in allergic children: its relationship to dentofacial development. *Am J Orthod.* 1983;83(4):334-340.

53. Visweswar VK, Amarlal D, Veerabahu R. Prevalence of developmental defects of enamel in children and adolescents with asthma: a cross-sectional study. *Indian J*

Dent Res. 2012;23(5):697-698.

54. Gomes-Filho IS, Soledade-Marques KR, Seixas da Cruz S, et al. Does periodontal infection have an effect on severe asthma in adults? *J Periodontol.* 2014;85(6): e179-e187.

55. Kargul B, Tanboga I, Ergeneli S, et al. Inhaler medicament effects on saliva and plaque pH in asthmatic children. *J Clin Pediatr Dent.* 1998;22(2):137-140.

56. Ryberg M, Moller C, Ericson T. Saliva composition and caries development in asthmatic patients treated with beta 2-adrenoceptor agonists: a 4-year follow-up study. *Scand J Dent Res.* 1991;99(3):212-218.

57. Milano M, Lee JY, Donovan K, et al. A cross-sectional study of medication-related factors and caries experience in asthmatic children. *Pediatr Dent.* 2006;28(5):415-419.

58. Diagnostic Standards and Classification of Tuberculosis in Adults and Children. This official statement of the American Thoracic Society and the Centers for Disease Control and Prevention was adopted by the ATS Board of Directors, July 1999. This statement was endorsed by the Council of the Infectious Disease Society of America, September 1999. *Am J Respir Crit Care Med.* 2000;161(4 Pt 1):1376-1395.

59. Ellner J. Tuberculosis. In: Goldman L, Schafer A, eds. *Goldman-Cecil Medicine.* 25th ed. Philadelphia: Saunders/Elsevier; 2016:2030-2039.

60. Aziz MA, Wright A. The World Health Organization/International Union Against Tuberculosis and Lung Disease Global Project on Surveillance for Anti-Tuberculosis Drug Resistance: a model for other infectious diseases. *Clin Infect Dis.* 2005;41(suppl 4):S258-S262.

61. Cantwell MF, Snider DE Jr, Cauthen GM, et al. Epidemiology of tuberculosis in the United States, 1985 through 1992. *JAMA.* 1994;272(7):535-539.

62. Centers for Disease Control and Prevention. Tuberculosis: Data and Statistics. (Available at): http://www.cdc.gov/tb/statistics/default.htm. Accessed 24 February 2016.

63. Mancuso JD, Diffenderfer JM, Ghassemieh BJ, et al. The prevalence of latent tuberculosis infection in the United States. *Am J Respir Crit Care Med.* 2016.

64. Centers for Disease Control and Prevention. Tuberculosis Trends - United States, 2014. *Morbity and Mortality Weekly Report.* 2015;64(10):265-269.

65. World Health Organization. Tuberculosis Fact Sheet. (Available at): http://www.who.int/mediacentre/factsheets/fs104/en/. Accessed 24 February 2016.

66. Jereb JA, Kelly GD, Dooley SW Jr, et al. Tuberculosis morbidity in the United States: final data, 1990. *MMWR CDC Surveill Summ.* 1991;40(3):23-27.

67. Horsburgh CR Jr, O'Donnell M, Chamblee S, et al. Revisiting rates of reactivation tuberculosis: a population-based approach. *Am J Respir Crit Care Med.* 2010;182(3):420-425.

68. Jung RS, Bennion JR, Sorvillo F, et al. Trends in tuberculosis mortality in the United States, 1990-2006: a population-based case-control study. *Public Health Rep.* 2010;125(3):389-397.

69. Weir MR, Thornton GF. Extrapulmonary tuberculosis. Experience of a community hospital and review of the literature. *Am J Med.* 1985;79(4):467-478.

70. Dinnes J, Deeks J, Kunst H, et al. A systematic review of rapid diagnostic tests for the detection of tuberculosis infection. *Health Technol Assess.* 2007;11(3):1-196.

71. Centers for Disease Control and Prevention. Tuberculosis Fact Sheets: Tuberculin Skin Testing. (Available at): http://www.cdc.gov/tb/publications/factsheets/testing/skintesting.htm. Accessed 24 February 2106.

72. Mazurek GH, Jereb J, Vernon A, et al. Updated guidelines for using Interferon Gamma Release Assays to detect *Mycobacterium tuberculosis* infection—United States, 2010. *MMWR Recomm Rep.* 2010;59(RR-5): 1-25.

73. Holden M, Dubin MR, Diamond PH. Frequency of negative intermediate-strength tuberculin sensitivity in patients with active tuberculosis. *N Engl J Med.* 1971;285(27):1506-1509.

74. Centers for Disease Control and Prevention Division of Tuberculosis Elimination. Module 2: epidemiology of tuberculosis. In: *Self-Study Modules on Tuberculosis.* Atlanta: U.S. Department of Health and Human Services; 1995:1-5.

75. Centers for Disease Control and Prevention. Fact Sheet: Treatment Options for Latent Tuberculosis Infection. (Available at): http://www.cdc.gov/tb/publications/factsheets/treatment/ltbitreatmentoptions.htm. Accessed 25 February 2016.

76. Florio S, Ellis E 3rd, Frost DE. Persistent submandibular swelling after tooth extraction. *J Oral Maxillofac Surg.* 1997;55(4):390-397.

77. Fair E, Hopewell PC, Pai M. International standards for tuberculosis care: revisiting the cornerstones of tuberculosis care and control. *Expert Rev Anti Infect Ther.* 2007;5(1):61-65.

78. Centers for Disease Control and Prevention. Treatment for TB Disease. (Available at): http://www.cdc.gov/tb/topic/treatment/tbdisease.htm. Accessed 24 February 2106.

79. Centers for Disease Control and Prevention. Bacteriologic conversion of sputum among tuberculosis patients–United States. *MMWR Morb Mortal Wkly Rep.* 1985;34(49):747-750.

80. Zou G, Wei X, Witter S, et al. Incremental cost-effectiveness of improving treatment results among migrant tuberculosis patients in Shanghai. *Int J Tuberc Lung Dis.* 2013;17(8):1056-1064.

81. Jensen PA, Lambert LA, Iademarco MF, et al. Guidelines for preventing the transmission of *Mycobacterium tuberculosis* in health-care settings, 2005. *MMWR Recomm Rep.* 2005;54(RR-17):1-141.

82. World Health Organization. Drug-Resistant TB: Surveillance & Response. 2014.

83. Wells CD. Global impact of multidrug-resistant pulmonary tuberculosis among HIV-infected and other immunocompromised hosts: epidemiology, diagnosis, and strategies for management. *Curr Infect Dis Rep.* 2010;12(3):192-197.

84. Centers for Disease Control and Prevention. TB Elimination: Extensively Drug-Resistant Tuberculosis. (Available at): http://www.cdc.gov/tb/publications/factsheets/drtb/xdrtb.pdf. Accessed 24 February 2016.

85. Taylor Z, Nolan CM, Blumberg HM, et al. Controlling tuberculosis in the United States. Recommendations from the American Thoracic Society, CDC, and the Infectious

Diseases Society of America. *MMWR Recomm Rep*. 2005;54(RR-12):1-81.

86. Bass JB Jr, Farer LS, Hopewell PC, et al. Treatment of tuberculosis and tuberculosis infection in adults and children. American Thoracic Society and The Centers for Disease Control and Prevention. *Am J Respir Crit Care Med*. 1994;149(5):1359-1374.

87. Forget EJ, Menzies D. Adverse reactions to first-line antituberculosis drugs. *Expert Opin Drug Saf*. 2006;5(2):231-249.

88. Kakisi OK, Kechagia AS, Kakisis IK, et al. Tuberculosis of the oral cavity: a systematic review. *Eur J Oral Sci*. 2010;118(2):103-109.

89. Bhargava S, Watmough DJ, Chisti FA, et al. Case report: tuberculosis of the parotid gland–diagnosis by CT. *Br J Radiol*. 1996;69(828):1181-1183.

90. Helbling CA, Lieger O, Smolka W, et al. Primary tuberculosis of the TMJ: presentation of a case and literature review. *Int J Oral Maxillofac Surg*. 2010;39(8):834-838.

91. Institute of Medicine (US). Committee on regulating occupational exposure to tuberculosis. In: Field M, ed. *Tuberculosis in the Workplace*. Washington DC: National Academies Press; 2001.

第8章 吸烟和戒烟

吸烟(香烟、雪茄、烟斗)或无烟产品(咀嚼烟草、鼻烟)是一种成瘾疾病,仍然是一个重大的公共卫生问题。在美国,吸烟是可预防的死亡和疾病的主要原因,每年导致近50万人过早死亡以及超过2 000亿美元的直接医疗费用和生产力损失[1-3]。此外。超过860万人因吸烟引起的疾病而残疾。吸烟导致的死亡人数是人体免疫缺陷病毒(human immunodeficiency virus,HIV)和获得性免疫缺陷综合征(acquired immunodeficiency syndrome,AIDS)、酗酒、汽车碰撞、非法药物使用和自杀总和的2倍以上[1-3]。平均而言,吸烟者比不吸烟者早死10年[1-3]。

本章的目的是帮助读者了解吸烟和烟草使用对生理和心理的影响,了解戒烟计划的基本原则以及如何使用这些原则。

严重并发症:使用烟草的患者对肺病、癌症和感染以及其他系统疾病包括口腔疾病等并发症具有较高的风险。这些并发症已经被证明可能是严重的。因此,口腔医生必须能够根据病史和临床表现来识别这些患者,将他们转诊给其他医疗机构,并与他们的内科医生密切合作,进行进一步诊断和治疗,制订出对这些患者有效和安全的口腔治疗计划。

流行病学

据估计,目前美国18岁以上的成年人中大约有20.6%(4 600万)是吸烟者,其中78.1%(3 640万)每日吸烟(表8.1)[1-3]。因此,在2 000名患者的口腔实践调查中,预计大约400名患者将是吸烟者。在过去几十年中,每日吸烟超过25支香烟(即重度吸烟者)的百分比稳步下降。虽然这一趋势令人鼓舞,但吸烟问题仍然是一个严重的公共卫生问题[1-3](图8.1)。

表8.1 吸烟的年费用			
	4美元/包	5美元/包	6美元/包
1包/日	1 460美元	1 825美元	2 190美元
2包/日	2 920美元	3 350美元	4 380美元
3包/日	4 380美元	5 475美元	6 570美元

目前吸烟的流行程度在人口亚群中有很大的差异[1-3]。男性(23.5%)的吸烟率高于女性(17.9%)。在种族(民族)人群中,亚洲人(12%)和西班牙人(14.5%)目前的吸烟率最低;多种族人群的吸烟率最高(29.5%),其次是美国原住民(阿拉斯加原住民)(23.2%)、非西班牙裔白人(22.1%)和非西班牙裔黑人(21.3%)。从教育水平来看,目前吸烟者在获得普通教育发展(GED)证书,即高中毕业的成年人中最为普遍(49.1%),但在有研究生学位的人群中比例最低(5.6%)。在所有成年人中,65岁以上的人吸烟的比率最低(9.5%)。目前,生活在贫困

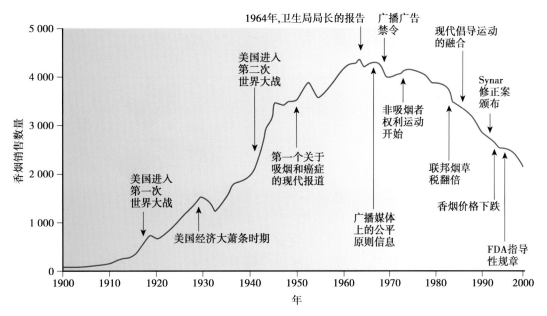

图8.1 1900—2000年美国吸烟量下降情况。FDA,美国食品药品管理局

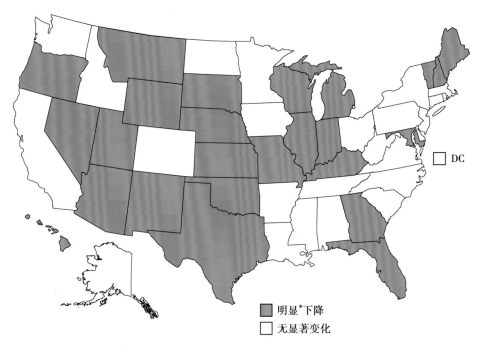

图 8.2   美国各州吸烟情况的变化。* 表示"显著变化",定义为>5%

线以下(31.1%)的成年人比生活在贫困线以上(19.4%)的成年人吸烟率更高。不同的州和地区的吸烟率也有很大的差异,范围从 9.8%(犹他州)~25.6%(肯塔基州和西弗吉尼亚州)不等[1-3](图 8.2)。

无烟烟草的使用主要见于南部和西部州农村居民的男性和青春期男孩。白人、美国原住民和阿拉斯加原住民,以及教育水平较低的人[4,5]。流行程度最高的是怀俄明州(9.1%)、西弗吉尼亚州(8.5%)和密西西比州(7.5%),而最低的是加州(1.3%)、哥伦比亚特区(1.5%)、马萨诸塞州(1.5%)和罗得岛

(1.5%)(图 8.3)。早在 20 世纪 80 年代中期,烟草公司瞄准年轻人积极推销他们的产品,无烟烟草的使用成为了一个全国性的公共卫生问题。后来这种做法由于国会立法而停止,导致流行率逐渐下降[4,5]。

吸烟对经济的影响是惊人的。在国家层面上,美国公共卫生署估计,除了 470 亿美元的工资和生产力损失外,每年治疗与吸烟有关的疾病的总费用为 500 亿美元。对于个人而言,吸烟对吸烟者的经济影响也很大,尤其是许多吸烟者本身财力有限[4,5]。

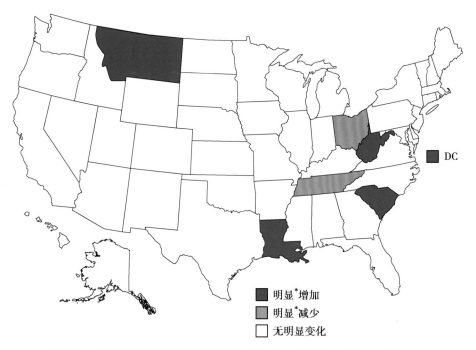

图 8.3   美国各州无烟烟草使用情况的变化。* 表示"显著变化",定义为>5%

病理生理学和并发症

吸烟是一种被尼古丁（烟碱）强化的习得的或条件性的行为[6]。香烟促进了这种行为，因为它们允许精确的剂量，可以重复多次，以避免不适，并产生最大的预期效果。此外，吸烟行为还与日常活动如觉醒、饮食和社交联系在一起。因此，这些关联导致吸烟几乎成为吸烟者生活中不可或缺的一部分。

尼古丁是一种高度成瘾性的药物，在成瘾潜力及其对大脑神经化学方面的影响，它已经等同于海洛因、可卡因和苯丙胺[6-8]。尼古丁的成瘾性和行为影响是复杂的，主要是由于它对多巴胺能通路的影响。尼古丁对生理和行为上的影响包括心跳加速、心输出量增加、血压升高、食欲抑制、强烈的愉悦感和幸福感、改善工作表现，以及减少焦虑。其耐受性会随着反复接触而产生。因此，随着时间的推移，需要越来越多的尼古丁才能产生同样的效果[6-8]。

尼古丁可以通过皮肤、鼻、口的黏膜内壁，以及肺部的吸入而被吸收。香烟是一种非常有效的吸入尼古丁的输送系统。尼古丁在被吸入后会迅速扩散到全身，在 10 秒钟内到达大脑。

无烟烟草的黏膜吸收较慢，但效果更持久。由于胃的酸性环境，被吞食的尼古丁在胃中不能被很好地吸收。

尼古丁的作用在 30～120 分钟内会逐渐减弱，这会产生戒断效应，包括烦躁、不安、焦虑、难以集中注意力、失眠、饥饿和对香烟的渴望。尼古丁的半衰期约为 2 小时，但随着整日不断地与香烟接触，尼古丁得以不停地积累，因而作用会持续数小时[6-8]。

一个典型的吸烟者会在点燃每根烟的 5 分钟内吸 10 口。每根烟释放约 1mg 的尼古丁。因此，一个人如果每日抽 1.5 包（30 支烟），他的大脑每日会受到 300 次尼古丁的刺激，每一次都是在吸完烟后 10 秒内[6-8]。这种反复强化是尼古丁高度上瘾的主要原因。

吸烟是中风、心肌梗死、周围血管疾病、主动脉瘤和猝死的主要危险因素。它是导致肺病的主要原因，包括慢性阻塞性肺病（COPD）、肺炎和肺癌[7,8]。它还与口腔癌、食道癌、胃癌、胰腺癌、宫颈癌、肾癌、结肠癌和膀胱癌密切相关。其他影响包括皮肤过早老化和白内障风险增加[7,8]。抽雪茄和烟斗的烟民与香烟烟民一样，也会受到类似的成瘾和一般健康风险的影响，尽管他们通常不会直接吸入。另外，有证据表明，无烟烟草的使用可能与不良妊娠结局和胰腺癌有关[2,5,9]。

卫生保健专业人员必须保持警惕，尽快发现使用烟草的患者，目的是鼓励他们戒烟，并帮助他们作出努力。研究表明，70% 的吸烟者想戒烟[10]。然而，每一个成功戒烟的吸烟者背后，更多的戒烟者不会成功。烟草依赖是一种慢性疾病，经常需要反复尝试干预。许多吸烟者通常在戒烟成功之前曾多次尝试戒烟。

因为避免了与吸烟有关的致命疾病的发展，戒烟的人比那些继续吸烟的人活得更长[2,7,9]。戒烟降低吸烟者风险的程度取决于几个因素，包括曾经吸烟的年限、每日吸烟的数量，以及戒烟时是否存在疾病。数据显示，在 50 岁以前戒烟的人与继续吸烟的人相比，在未来 15 年内死亡的风险要降低一半。与从未吸烟者相比，男性吸烟者肺癌的死亡风险高出 22 倍，女性吸烟者则高出 12 倍。吸烟者死于冠心病的风险是不吸烟者的 2 倍[2,7,9]。吸烟者因中风死亡的风险也是不吸烟者的 2 倍。吸烟会加速与年龄相关的肺功能衰退，从而增加患 COPD 的风险。框 8.1 列出戒烟的短期和长期优点。

框 8.1　美国卫生局局长总结的戒烟的益处

- 戒烟 20 分钟后：心率下降（美国卫生局局长报告，1988，39、202 页）
- 戒烟 12 小时后：你的血液中一氧化碳含量降到正常水平（美国卫生局局长报告，1988，202 页）
- 戒烟后 2 周至 3 个月：血液循环改善，肺部功能增强（美国卫生局局长报告，1990，193、194、196、285、323 页）
- 戒烟后 1～9 个月：咳嗽、气短减少；纤毛（微小的毛发状结构，可将黏液从肺部移出）重新恢复肺部的正常功能，增强排出黏液、清洁肺部和降低感染风险的能力（美国卫生局局长报告，1990，285-287、304 页）
- 戒烟 1 年后：患冠心病的风险是吸烟者的一半（美国卫生局局长报告，1990，6 页）
- 戒烟 5 年后：戒烟 5～15 年后，患中风的风险降低到与不吸烟的人一致（美国卫生局局长报告，1990，6 页）
- 戒烟 10 年后：肺癌的死亡率大约是吸烟者的一半。口腔、咽喉、食道、膀胱、子宫颈和胰腺的癌症风险降低（美国卫生局局长报告，1990，6、131、148、152、155、164、166 页）
- 戒烟 15 年后：患冠心病的风险等同于非吸烟者（美国卫生局局长报告，1990，6 页）

戒烟有助于阻止烟草对你形象的损害，包括以下几点：
- 皮肤过早出现皱纹
- 口腔异味
- 牙齿染色
- 衣服和头发异味
- 指甲变黄
- 进食时味觉更佳
- 嗅觉恢复正常
- 普通的活动（比如，爬楼梯，做点家务）不会让你上气不接下气

医疗管理

戒烟干预措施

已经设计了许多方法来鼓励和协助戒除吸烟和烟草的使用。公共卫生措施包括通过播放公共服务电视或广播广告提高对吸烟和烟草使用危险的认识、提高香烟和其他烟草产品的价格，以及禁止在公共场所吸烟。戒烟的个别方法包括使用戒烟热线电话、尼古丁替代疗法（nicotine replacement therapy，NRT）、药物治疗，以及个别或团体辅导[11-16]。令人失望的是，戒烟的总体成功率很低，而且伴随着很高的复发率。使用"冷火鸡"疗法的 1 年成功率约为 5%。使用戒烟热线电话或简短的咨询服务，就像使用任何 NRT 产品一样，成功的概率会增

加 1 倍[11,12]。安非他酮的 1 年成功率约为 23%[17]。瓦伦尼克林似乎和安非他酮一样有效[13]。NRT 联合安非他酮可将成功率提高到 36% 左右[16]。有趣的是，一项研究报告称，只使用密集强化咨询方式的戒烟成功率为 68%[18]。然而，这些参与者已经患有 COPD。一般来说，当多种方法联合使用时，戒烟成功的机会就增加，咨询与 NRT 或药物治疗相结合可显著改善效果[10]。

就个人而言，卫生保健工作人员应在每次预约时询问患者吸烟或使用烟草的情况，建议目前的使用者戒烟，并协助那些有戒烟意向的人。2008 年，美国卫生与公众服务部公共卫生服务处公布了 2000 年早期治疗烟草使用和依赖的临床实践指南[10]的更新，以帮助卫生保健专业人员去帮助他们的患者戒烟。这些指南基于 5 个 As，包括询问（ask）患者关于他们的烟草使用情况，建议（advising）那些使用烟草的人戒烟，评估（assessing）患者戒烟的意愿并帮助（assisting）他们进行戒烟的尝试和安排（arranging）随访。然而，5 个 As 倡议的有效性令人失望。很少有口腔医生或内科医生意识到 5 个 As，更不用说遵循它们了[19,20]。口腔医生不将戒烟服务纳入其工作范围的常用理由包括：时间投入、缺乏培训、缺乏足够的补偿、缺乏可供参考的相关知识，以及缺乏患者教育材料。鉴于 5 个 As 的糟糕结果，建议的替代方法是询问、建议，然后参考（内部资料、外部资料或电话戒烟热线）[19,20]。这种方法要求从业者熟悉各种可用的参考资料的来源。

口腔治疗

应该让患者明白，**口腔诊室是无烟场所**。应该张贴相关标志清楚说明这一点。口腔保健专业人员应该询问每一位患者使用烟草的情况。可以将了解烟草使用情况结合到询问患者的既往病史和口腔科病史中，进行简短的沟通，这样就很容易完成。对于目前使用烟草的患者，还应了解的内容包括使用的烟草产品类型、使用频率和使用时间。烟斗和雪茄的使用者应该询问他们是否有吸烟史。在口腔黏膜检查过程中，应注意与烟草使用有关的黏膜变化，并应告知患者其存在以及与烟草使用的关系。使用无烟烟草的患者应被询问他们在口中含烟草的位置，并应特别注意该区域的检查。任何可能与吸烟有关的口腔变化或系统性疾病都应加以讨论，并可作为戒烟的动机。然后应该询问患者是否考虑过戒烟，是否愿意戒烟。应该让他们知道你支持并鼓励他们戒烟以改善他们的整体健康状况，而且你将帮助他们戒烟。

如果患者不想戒烟，我们鼓励医护人员指出戒烟的好处，作为激励患者的一种潜在方法，但如果患者对此有抵触情绪，那么就应该放弃这个话题，不要再纠缠。否则，通常会适得其反。可以告知患者，如果在任何时候，他们想戒烟，你都会很乐意和他们谈谈。然后，在随后的复诊预约中，可以询问患者是否有过戒烟的想法。如果患者表示他（她）确实想戒烟，医生有几个选择：

- 帮助患者协调一个具体的戒烟机构或指定诊室的另一个人（辅助）来执行该工作。
- 给患者开戒烟药。
- 把患者转诊到一个户外戒烟机构。

- 将患者转诊给他（她）的初级保健医生。
- 把患者转送到咨询中心，比如电话帮助热线。

根据口腔医生希望参与的程度，以下部分描述了许多方法和资源，这些选项和资源可用于帮助患者努力戒烟。

患者教育资料

建议口腔从业人员提供患者教育和激励材料，供患者阅读，以鼓励和支持戒烟。可以在候诊室和治疗室的墙上贴海报。手册可以放在候诊室和治疗区域，给那些想要戒烟的患者。患者教育材料可以从诸如美国癌症协会、国家癌症研究所和美国卫生局等渠道获得。这些可以通过电话或通过他们的网站订购（框 8.2）。手册或传单可用于提供戒烟电话号码或转诊到当地的戒烟机构或支持团体。口腔从业人员也可开发他们自己的患者教育材料。

框 8.2　戒烟支持资料的资源

电话帮助和戒烟热线
- 800-QUITNOW（美国卫生和人类服务部戒烟热线）
- 877-44-U-QUIT（国家癌症研究所戒烟专线）
- 877-YES-QUIT（美国癌症协会戒烟热线）
- 800-4-CANCER（国家癌症研究所癌症信息服务）

有帮助的网站
- www. surgeongeneral. gov/tobacco
- www. smokefree. gov
- www. nlm. nih. gov/medlineplus/smokingcessation. html
- www. cancer. gov/cancertopics/pdq/prevention/control-of-tobacco-use/HealthProfessional
- www. cdc. gov/tobacco
- www. cancer. org/docroot/PED/content/PED_10_13x_Guide_for_Quitting_Smoking. asp

---

咨询服务

即使是简短的咨询，如卫生保健专业人员例行询问吸烟问题并鼓励戒烟，也能提高戒烟成功率。电话咨询帮助热线（戒烟热线）已经广泛使用，并且已经显示出比报道那些的"冷火鸡"戒烟法成功率高 1 倍。帮助热线为患者提供了与咨询师交谈的机会，并且能够为患者提供支持，无论他们是在考虑戒烟、试图戒烟、成功戒烟还是复发。团体心理咨询可以通过提供社会支持和团体鼓励来实现。咨询通常包括认知和行为疗法。认知疗法试图改变患者对吸烟的看法，行为疗法试图帮助吸烟者避免可能引发吸烟欲望的情况。有证据表明，咨询越密集，成功率越高，并且当咨询与其他形式的治疗，如 NRT 或药物治疗结合时，它甚至更有效。地方、区域和国家卫生部门是戒烟咨询的额外来源。

尼古丁替代疗法

NRT 的基本原理是用一种不含焦油和一氧化碳的尼古丁制剂替代香烟或无烟烟草，然后逐渐减少这种替代产品的使用，直至戒断[12,13,17,21-23]。为了预防戒断症状，吸烟者必须保持血液中尼古丁的基本水平在 15~18ng/ml 左右。香烟会使尼古丁的血液含量迅速增加到 3~40ng/ml，产生吸烟者在吸烟时感受到的"刺激"或"冲动"；然后在大约 25~30 分钟内逐渐恢复到基线水平。NRT 试图提供一个足够的血液水平防止戒断症状而不产生由香烟引起的"刺激"或"冲动"。然后患者逐渐学会接受逐渐降低的血液尼古丁水平，直至完全戒断[11-13,17,21]。有五种不同的尼古丁替代产品，它们在成本、输送方式和输送尼古丁的效率方面各不相同。这些包括透皮贴片、口香糖、含片、吸入器和鼻喷剂（表 8.2）。

表 8.2 尼古丁替代产品

产品	供应规格	使用方法	副作用	优缺点
尼古丁透皮贴片（OTC）				

Nicoderm CQ
  Nicorette
  Nicotrol
	7mg、14mg、21mg
	5mg、10mg、15mg
	5mg、10mg、15mg
		从最高浓度的贴片开始，然后在 6~12 周的时间内使用逐渐降低的浓度	皮肤刺激，失眠	起效缓慢；需要 6~8 小时才能达到血液峰值；不容易滴定

尼古丁口香糖（OTC）				
Nicorette	2mg 和 4mg	不能像平常一样嚼口香糖；应稍加咀嚼，然后"停"在口腔前庭；每 30 分钟重复咀嚼 1 次；尼古丁通过黏膜吸收；在使用或使用前 15 分钟不要进食或喝水，每日 8~24 片，几周后逐渐减少；最大量，每日 24 个	黏膜刺激；消化不良	输送比贴片快，但不如含片快；比香烟或含片产生的"冲击"要小
尼古丁含片（OTC）				
Commit	2mg 和 4mg	所需强度由早上开始抽烟的时间决定；含片"停"在嘴里，湿润并溶解；从每日 9~20 片开始，在 12 周的时间内每日逐渐减少使用；在使用或使用前 15 分钟不要进食或喝水；最大剂量，每日 20 片	牙龈和喉咙炎症；消化不良	血液峰值水平在 20~30 分钟内，比口香糖高 25%，可以根据需要滴定，非常有效，产生的冲动比香烟引起的要少，但比口香糖产生的要多
尼古丁鼻喷剂（处方药）				
Nicotrol NS	用泵鼻喷雾器提供	一剂是喷入每个鼻孔；每日最多 40 剂的剂量在 10~12 周内逐渐减少	鼻腔和喉部刺激	最快的输送系统；提供香烟的冲动
尼古丁吸入剂（处方药）				
Nicotrol 吸入剂	塑料盒包装供应；每盒提供 4mg 尼古丁（只有 2mg 被吸收）	每个吸入器包含 400 个气泡；80 泡相当于 1 根烟；最大剂量，每日 16 盒；在几个月内逐渐减少使用	口腔和喉部刺激	低效的输送系统；昂贵

OTC，非处方药

所有的 NRT 产品都已获得美国食品药品管理局（FDA）的批准用于戒烟。如果把它们作为戒烟计划的一部分，它们似乎都很有效，而且它们成功戒烟的概率通常比"冷火鸡"疗法高出 1 倍[11-13,17,21-23]。NRT 产品的选择应该取决于每日吸烟的数量、其潜在的不良影响，以及患者的偏好。一般来说，患者对尼古丁的依赖程度越高，开始时需要的剂量就越大，需要滴定尼古丁水平的剂量就越大。对于非常依赖吸烟的人，可以将贴片与一种较短的作用方式（如口香糖、含片或鼻喷剂）结合使用。NRT 和咨询的结合也提高了成功的机会。

越来越多的公众开始转向电子香烟（也被称为电子香烟或电子尼古丁输送系统），这似乎是一种比普通香烟危害更小的替代品。这些"电子香烟"对"吸烟者"来说，确实还会释放出含有香料和其他化学物质的尼古丁。主要区别在于，使用者吸入的是蒸汽，而不是烟。

电子烟的设计目的是模仿吸烟的行为，通过产生一种具有吸引力的味道的蒸汽，它看起来和感觉上都像烟草烟雾，能释放尼古丁，但燃烧烟叶产生的有毒化学物质更少。因为电子烟可以在不燃烧烟草的情况下释放尼古丁，所以电子烟可能是比传统香烟更安全、毒性更小的替代品。

它们通常类似于传统的烟草、雪茄或烟斗。目前市场上有超过 250 种不同的电子香烟品牌。虽然电子香烟可被推广并被视为比传统香烟（通过燃烧烟草来传递尼古丁）更安全的替代品，但实际上人们对使用这些装置的健康风险知之甚少。大多数电子香烟由三个不同的组成部分组成，包括：

- 一个烟筒,烟筒装着一种含有不同数量的尼古丁、调味品和其他化学物质的液体溶液
- 一个加热装置(汽化器)
- 一个电源(通常是电池)

使用电子香烟,然后产生的气溶胶或蒸汽被吸入(称为"蒸发")。

电子香烟比传统香烟安全吗? 不幸的是,这个问题很难回答,因为这些新产品的信息不足。最近的一项研究[24]发现,这些装置似乎对生物有害。

此外,FDA 还为电子香烟及其液体溶液制定了一项新规则,以教育并告知使用者,因为电子烟中尼古丁来源于烟草,所以现在受到政府烟草制品监管,包括要求实体店和在线购买者至少是 18 岁[25]。FDA 关于这一裁决的更多信息,请关注 FDA[26]。

虽然电子烟不产生烟草雾,但它仍然含有尼古丁和其他潜在的有害化学物质。尼古丁是一种非常容易上瘾的药物,最近的研究表明,接触尼古丁也可能促使大脑对其他物质上瘾。此外,对一些电子烟产品的测试发现,这些蒸汽中含有已知的致癌物质和有毒化学物质(甲醛和乙醛),以及来自蒸发机制的潜在有毒金属纳米颗粒。反复接触这些化学物质的健康后果尚不清楚。有关更多信息,请关注国家药物滥用研究所[27]。

非尼古丁替代疗法
药物疗法

另一种 FDA 批准的一线非 NRT 药物治疗停止剂是安非他酮,一种非典型的抗抑郁药,被认为会影响尼古丁成瘾的多巴胺能或去甲肾上腺素能途径(或两者均影响)[14-16]。安非他酮单独使用或与 NRT 产品、咨询或两者同时使用均有效。安非他酮一个吸引人的特点是它可以防止体重增加,这是戒烟的一个常见的副作用。但对于癫痫性疾病和有癫痫发作倾向的患者是禁用的。FDA 最近批准的治疗药物是伐尼克兰(Chantix)。这种新药是 $\alpha_4\beta_2$ 尼古丁受体部分激动剂,刺激多巴胺并阻断尼古丁受体,从而防止与吸烟有关的正性强化作用[14-16]。这种药物应该在戒烟前 3 日开始服用,连续服用 12 周。它似乎和安非他酮一样有效[13]。有抑郁和自杀意念的相关报告,导致产品标签的变化(表 8.3)。Glassman 等人发现,那些戒烟的患者通常都很抑郁,但使用可乐定有效果[23]。

表 8.3	非尼古丁替代治疗药物		
药品	剂量	副作用	注意事项/优点
安非他酮缓释片(Zyban)	每日 150mg,连续 3 日;然后 150mg,每日 2 次,持续 2~3 个月;在戒烟前 1~2 周开始,至少持续 2~3 个月	口干、失眠	有癫痫病史或有癫痫发作风险的患者禁用,可防止体重增加
伐尼克兰(Chantix)	戒烟前 1 周开始,每日 0.5mg,连续 3 日;然后 0.5mg,每日 2 次,持续 4 日;然后 1.0mg,每日 2 次,持续 12 周	恶心、失眠、肠胃胀气、头痛,可能会引起情绪变化,包括抑郁和自杀意念	没有发现临床相关的药物相互作用;可能引起味觉障碍

另外的治疗方案可以使用单胺氧化酶抑制剂、选择性血清素再摄取抑制剂、阿片类受体拮抗剂、溴隐亭、抗焦虑药物、尼古丁受体拮抗剂和葡萄糖片,但效果不太明显。目前正在研究的各种方法包括使用部分尼古丁激动剂、抗惊厥剂、肝 P-450 酶系统抑制剂、大麻素-1 受体拮抗剂和尼古丁疫苗[15]。提倡采取其他或补充的戒烟方法,但由于缺乏有效的证据,因此目前无法支持使用它们[22]。

口腔表现及并发症

烟草的使用会导致许多口腔疾病,包括口臭、白斑、鳞状细胞癌、口炎、涎腺发育异常和牙周病。见图 8.4~图 8.10[23,28-32]。

来自美国卫生局和其他的报告得出结论,吸烟是美国癌症死亡的主要原因,估计有 30% 的癌症死亡是由吸烟造成的,而且主要是头颈部癌症[1-4]。吸烟和口腔癌之间的联系已经从流行病学研究中得到了证实,口腔癌患者中吸烟者的数量是对照人群的 2 倍多[28]。一项研究发现,在 400 多名口腔癌患者中,72% 的人是吸烟者,58% 的人(多年来)每日吸烟超过一包,表明吸烟的风险非常高[29]。

烟草的使用也增加了口腔癌复发以及口腔第二原发癌和咽癌的高风险[23,28]。烟草和酒精的联合作用在另一项对 350 多名口腔癌患者的研究中得到证明,在 5 年内死亡率为 31%[28,29]。

从烟草制品中分离出来的某些碳氢化合物已被证明在某些实验条件下可在动物体内诱发癌症[28,29]。

苯并(a)芘,这些致癌物中最强的一种,与核蛋白结合,具有诱变和致癌作用。烟草使用与口腔恶性肿瘤之间的联系似

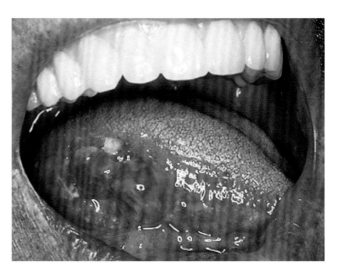

图 8.4　严重吸烟患者的舌鳞状细胞癌

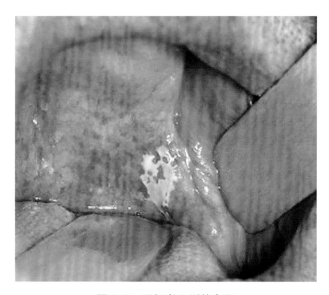

图 8.5　吸烟者上颚的白斑

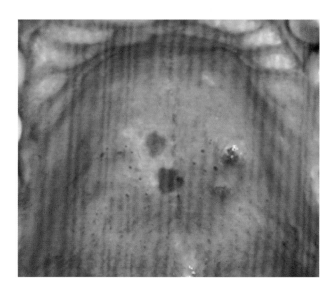

图 8.6　吸烟者严重的尼古丁口炎。吸烟者沿腭穹窿黑变病明显

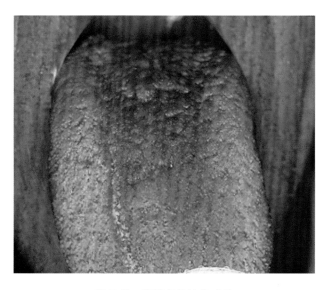

图 8.7　吸烟者的棕色毛舌

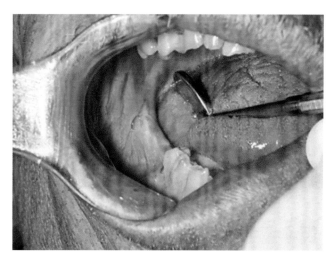

图 8.8　一个烟草咀嚼者口腔前庭中的烟碱性袋状病损

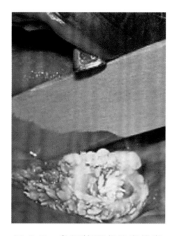

图 8.9　鼻烟使用者的疣状癌

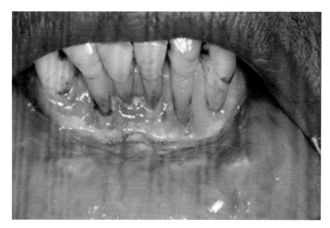

图 8.10　使用咀嚼烟草区域的牙龈萎缩和白斑的发生

乎还包括雪茄、烟斗和无烟制剂[28,29]（图 8.4）。烟草使用（包括吸烟和无烟）也被证明会增加牙周病、损害口腔伤口愈合，并增加种植失败的风险[30,31]。

除口腔癌外，无烟烟草的其他不良影响包括白斑（图 8.5）、尼古丁口炎（图 8.6）、吸烟者的黑变症、毛舌（图 8.7）、鼻烟、嚼烟者的烟碱性袋状病损（图 8.8）、疣状癌（图 8.9）、牙龈萎缩（图 8.10）、牙周炎、坏死性溃疡性龈炎（图 8.11），以及口臭。无烟烟草增加了种植失败和干槽症的风险,并抑制伤口愈合。同时,味觉和嗅觉也会减弱[31,32]。

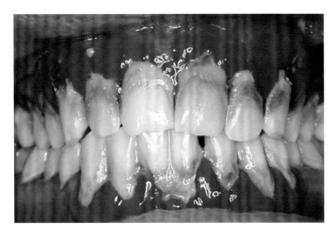

图 8.11　吸烟者的坏死性溃疡性龈炎

（林　挺）

参考文献

1. CDC. *National Cancer Institute. Current Cigarette Smoking Among Adults—U.S., 2005-2013.* Bethesda, MD: U.S. Department of Health and Human Services, National Cancer Institute; 2014. www.cdc.gov/mmwr/preview/mmwrhtml/mm6346a4.htm?s_cid=mm6347a4_w.
2. U.S. Department of Health and Human Services. *The Health Consequences of Smoking—50 Years of Progress: A Report of the Surgeon General.* Washington, DC: U.S. Department of Health and Human Services, CDC; 2014. http://surgeongeneral.gov/libarary/reports/50yearsofprogress/full-report.pdf.
3. CDC. *National Cancer Institute. State-Specific Prevalence of Current Cigarette Smoking and Smokeless Tobacco Use Among Adults Aged >18 Years—U.S., 2011-2013.* Bethesda, MD: U.S. Department of Health and Human Services, National Cancer Institute; 2014. www.cdc.gov/mmwr/preview/mmwrhtml/mm6419a6.htm?s_cid=mm6419a6_e.
4. CDC. *National Cancer Institute. Smokeless Tobacco and Public Health: A Global Perspective.* Bethesda, MD: U.S. Department of Health and Human Services, National Cancer Institute; 2014. www.cdc.gov/mmwr/preview/mmwrhtml/mm6419a6.htm?s_cid=mm6419a6_e.
5. National Cancer Institute. Tobacco and public health. pdf; 2014. http://cancercontrol.cancer.gov/brp/tcrb/global_perspective?smokeless.
6. Benowitz NL. Neurobiology of nicotine addiction: implications for smoking cessation treatment. *Am J Med.* 2008;121(4 suppl 1):S3-S10.
7. Jha P, Evans DB, Mills A, et al. Tobacco addiction. In: Jamison DT, et al, eds. *Disease Control Priorities in Developing Countries.* 2nd ed. Washington DC.: World Bank; 2013.
8. Niewoehner DE. Chronic obstructive pulmonary disease. Emphysema. Chapter 88. In: Goldman L, Schafer AI, eds. *Cecil Textbook of Medicine.* 25th ed. Elsevier; 2016:537-553.
9. Alguacil J, Silverman D. Smokeless and other noncigarette use and pancreatic cancer: a case-control study based on direct interviews. *Cancer Epidemiol Biomarkers Prev.* 2004;13:55-58.
10. Fiore MC, Jaen CR, Baker TB. *Treating Tobacco Use and Dependence: 2008 Update. Clinical Practice Guideline.* Rockville, MD: U.S. Department of Health and Human Services. Public Health Service; 2008.
11. Cooper TM, Clayton RR. *The Cooper/Clayton Method to Stop Smoking.* Lexington, KY: Institute for Comprehensive Behavioral Smoking Cessation; 2004.
12. Silagy C, Lancaster T, Stead L, et al. Nicotine replacement therapy for smoking cessation. *Cochrane Database Syst Rev.* 2004;(3):CD000146.
13. Cahill K, Stead LF, Lancaster T. Nicotine receptor partial agonists for smoking cessation. *Cochrane Database Syst Rev.* 2010;(12):CD006103.
14. Corelli RL, Hudmon KS. Pharmacologic interventions for smoking cessation. *Crit Care Nurs Clin North Am.* 2006;18(1):39-51, xii.
15. Frishman WH, Mitta W, Kupersmith A, et al. Nicotine and non-nicotine smoking cessation pharmacotherapies. *Cardiol Rev.* 2006;14(2):57-73.
16. Jorenby DE, Leischow SJ, Nides MA, et al. A controlled trial of sustained-release bupropion, a nicotine patch, or both for smoking cessation. *N Engl J Med.* 1999;340(9):685-691.
17. Hurt RD, Sachs DP, Glover ED, et al. A comparison of sustained-release bupropion and placebo for smoking cessation. *N Engl J Med.* 1997;337(17):1195-1202.
18. Willemse B, Lesman-Leegte I, Timens W, et al. High cessation rates of cigarette smoking in subjects with and without COPD. *Chest.* 2005;128(5):3685-3687.
19. Hu S, Pallonen U, McAlister AL, et al. Knowing how to help tobacco users. Dentists' familiarity and compliance with the clinical practice guideline. *J Am Dent Assoc.* 2006;137(2):170-179.
20. Schroeder SA. What to do with a patient who smokes. *JAMA.* 2005;294(4):482-487.
21. CDC. *Best Practices for Comprehensive Control Programs—2014.* Atlanta, GA.: U.S. Department of Health and Human Services. CDC; 2014. www.cdc.gov/tobacco/standcommunity/bestpractices/pdfs/2014/comprehensive.pdfs.
22. Dean AJ. Natural and complementary therapies for substance use disorders. *Curr Opin Psychiatry.* 2005;18(3):271-276.
23. Glassman A, Hughes JR. Clonidine, depression, and smoking cessation. *JAMA.* 1988;259(19):2901-2902. doi:10.1001/jama.1988.03720190069036.
24. Ji EH, Sun B, Zhao T, et al. Characterization of electronic cigarette aerosol and its induction of oxidative stress response in oral keratinocytes. *PLoS ONE.* 2016;11(5):e0154447. doi:10.1371/journal. http://www.medscape.com/viewarticle/866195/2016.
25. Bunnell RE, Israel T, Agaku IT, et al. Intentions to smoke cigarettes among never-smoking US middle and high school electronic cigarette users: national youth tobacco survey, 2011–2013. *Nicotine Tob Res.* 2015;17(2):228-235, Published online 2014 Aug 20. doi:10.1093/ntr/ntu166.
26. U.S. Food and Drug Administration. FDA takes

significant steps to protect Americans from dangers of tobacco through new regulation, May 5, 2016. http://www.fda.gov/NewsEvents/Newsroom/PressAnnouncements/ucm499234.htm.

27. National Institute on Drug Abuse. Electronic cigarettes (e-cigarettes). https://www.drugabuse.gov/publications/drugfacts/electronic-cigarettes-e-cigarettes.

28. Rhodus NL, Kerr AR, Patel K. Oral cancer: leukoplakia and squamous cell carcinoma. *Dent Clin North Am.* 2014;58(2):315-340.

29. Silverman S. Chapter 2: etiology and predisposing factors in oral cancer. In: *American Cancer Society*. 6th ed. Publ. St. Louis: BC Decker; 2006:7-21.

30. Bergstrom J. Tobacco use and chronic destructive periodontal disease. *Odontology.* 2008;92:1-8.

31. Anner R, Grossmann Y, Anner Y, et al. Smoking, diabetes mellitus, periodontitis, and supportive periodontal treatment as factors associated with dental implant survival: a long-term retrospective evaluation of patients followed for up to 10 years. *Implant Dent.* 2010;19(1):57-64.

32. England L, Levine RJ, Mills JL, et al. Adverse pregnancy outcomes in snuff users. *Am J Obstet Gynecol.* 2003;189:939-943.

第 9 章　睡眠呼吸障碍

打鼾和阻塞性睡眠呼吸暂停

定义

睡眠相关的呼吸障碍包括睡眠结构、呼吸和血氧饱和度变化的一系列临床症状。从轻度打鼾到严重阻塞性睡眠呼吸暂停(obstructive sleep apnea,OSA)(图9.1)。肥胖-通气不足综合征(以前称为皮克威克综合征)是用来描述以严重肥胖、日间通气不足和睡眠呼吸紊乱为特征的综合征[1]。

打鼾,上呼吸道阻力综合征(upper airway resistance syndrome,UARS)和 OSA 是本章的主题。所有这些睡眠呼吸障碍都是由不同程度的上呼吸道阻塞引起的,导致呼吸时气流阻力。尽管有阻碍,但仍可以继续呼吸。中枢睡眠呼吸暂停是由中枢神经系统(中枢神经系统)呼吸驱动中断引起的呼吸停止。这种类型的呼吸暂停通常与潜在的其他疾病有关,如心力衰竭[2],而不是由阻塞引起的,所以它不包括在这一章内。

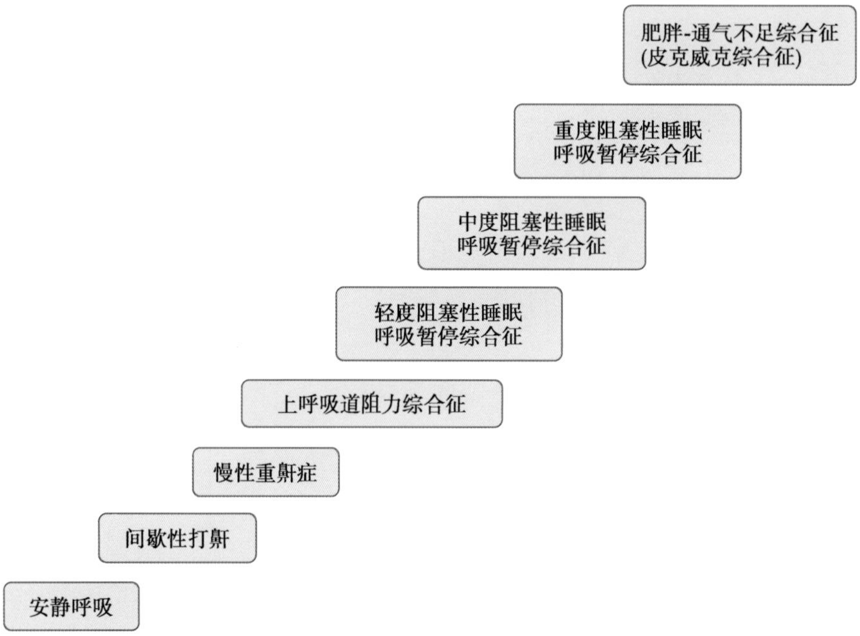

```
┌─────────────────────────┐
│ 肥胖-通气不足综合征      │
│ (皮克威克综合征)         │
└─────────────────────────┘
  ┌─────────────────────────┐
  │ 重度阻塞性睡眠           │
  │ 呼吸暂停综合征           │
  └─────────────────────────┘
    ┌─────────────────────────┐
    │ 中度阻塞性睡眠           │
    │ 呼吸暂停综合征           │
    └─────────────────────────┘
      ┌─────────────────────────┐
      │ 轻度阻塞性睡眠           │
      │ 呼吸暂停综合征           │
      └─────────────────────────┘
        ┌─────────────────────┐
        │ 上呼吸道阻力综合征   │
        └─────────────────────┘
          ┌─────────────┐
          │ 慢性重鼾症   │
          └─────────────┘
            ┌─────────────┐
            │ 间歇性打鼾   │
            └─────────────┘
              ┌─────────────┐
              │ 安静呼吸     │
              └─────────────┘
```

图 9.1　睡眠相关呼吸障碍的临床表现。OSAS,阻塞性睡眠呼吸暂停综合征(改编自 Phillips B,Naughton MT:*Fast facts*:*obstructive sleep apnea*,Oxford,2004,Health Press Limited.)

打鼾可能单独发生或可能是由更严重的气道损伤引起的。打鼾是上呼吸道软组织振动的结果,主要是在吸气过程中发生。原发性打鼾有时被称为单纯打鼾或良性打鼾。它可以单独发生,与睡眠中断或白天嗜睡的疾病无关,发生时没有异常通气。其在夜间睡眠研究或多导睡眠监测(polysomnography,PSG)的结果都是正常的。UARS 是介于原发性打鼾和 OSA 之间的临床疾病,其特征是打鼾、日间嗜睡和睡眠碎片。在 UARS 中,PSG 典型地仅显示通气能力的适度增加,但是损伤并不严重到足以被归类为 OSA。相比之下,OSA 的特征是鼾声大、白天嗜睡过度、睡眠时呼吸道阻塞引起的呼吸完全停止(呼吸暂停)或通气能力显著下降(低通气),同时睡眠结构支离破碎。PSG 显示睡眠结构、通气和血氧饱和度显著异常。

并发症:支离破碎的睡眠会导致困倦、迟钝、易怒、注意力不集中、性欲下降和记忆力丧失。这些会导致工作表现差、婚姻不和谐和疲劳驾驶。随之而来的心血管效应会导致高血压、中风风险增加、充血性心力衰竭、肺动脉高压、心律失常和死亡。

为了理解睡眠相关呼吸紊乱的后果,有必要了解正常睡眠的各个方面。正常的睡眠模式随年龄而变化,但在各年龄组之间是相似的。因此,为了更好地说明问题,这里以年轻人的睡眠为例进行讨论。正常睡眠有两个阶段:非快速眼动(non-rapid eye movement,NREM)睡眠和快速眼动(rapid eye movement,REM)睡眠[3](表 9.1)。

表9.1	正常、健康的年轻人在不同睡眠阶段的睡眠时间百分比
分期+脑电图特征	睡眠时间百分比/%
放松的清醒阶段	<5
非快速眼动（NREM）睡眠	
Ⅰ期：过渡性的；容易唤醒	2~5
Ⅱ期：睡眠开始：K-复合波（睡眠纺锤波）	45~55
Ⅲ期：高电压，高振幅慢波	3~8
Ⅳ期：高压慢波增加	10~15
快速眼动（REM）睡眠	20~25
与 EEG 的去同步脑电波相关，肌肉松弛、快速的眼球运动	

EEG，脑电图

睡眠各阶段在脑电图（electroencephalogram，EEG）上的图形是特色鲜明的，包括是否存在眼球运动。非快速眼动（NREM）睡眠分为 3 个（或 4 个）阶段，通常特征是同步的，且幅度越来越大，脑电波频率越来越低，精神状态不活跃，生理状态稳定（图9.2）。NREM 睡眠状态有时被称为"安静身体中的安静大脑"。NREM 的第 1 阶段（Ⅰ期）是一个短暂的过渡阶段，在清醒和睡眠之间只持续几分钟，很容易被唤醒。NERM 的第 2 阶段（Ⅱ期）是真实睡眠的初始阶段，不易被唤醒。这个阶段的特征性的 EEG 波（称为睡眠纺锤波或 K-复合波）的出现，通常持续 10~25 分钟。第 3 阶段（Ⅲ期）的特征是在脑电图上出现高电压、高振幅慢波，持续几分钟后过渡到第 4 阶段（Ⅳ期），慢波频率更高，幅度更大。这个阶段持续 20~40 分钟。Ⅲ期和Ⅳ期通常是结合在一起的，被称为慢波睡眠（slow-wave sleep，SWS）。

NREM 睡眠一段时间后，会出现"闪电"波或波形改变，标

志着进入快速眼动（REM）睡眠。REM 睡眠与 NREM 睡眠大不相同，其特点是不同步、低振幅、高频率脑电波、活跃的大脑、生理不稳定性和肌肉不活跃性。REM 睡眠状态通常被描述为"瘫痪身体中的活跃大脑"。一个关键特征是眼球周期性的快速运动，伴有类似于典型清醒状态的低压脑电波图（图 9.3）。在此期间，血压、心率和呼吸都会发生变化，伴随全身肌肉无张力和体温异常。做梦也会在 REM 睡眠期间发生。睡眠通常通过 NREM 睡眠开始并进入 REM 睡眠。在一夜过程中，NREM 和 REM 睡眠交替出现，反复循环，每个完整的周期（NREM+REM）平均约 90 分钟。根据睡眠时间的长短，睡眠者通常每晚经历 4~6 个周期。每个阶段的时间长度是不同的，NREM 在夜晚的早期占主导地位，REM 在夜晚的后期占主导地位（图 9.4）。由于年龄、环境、昼夜节律和药物等多种因素，很难定义一个正常的睡眠时间。然而，大多数年轻人反映，他们平均每晚睡眠 7.5 小时，周末晚上睡眠 8.5 小时[4,5]。

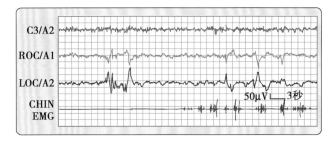

图 9.3　REM 睡眠中的阶段事件。C3/A2—眼电图（EOG）导联；ROC/A1—右眼外眦的导联；LOC/A2—左眼外眦的导联。注意眼睛中几次暴发性活动的记录（引自 Carskadon MA，Dement WC：Normal human sleep：an overview. In Kryger MH，Roth T，Dement WC，editors：*Principles and practice of sleep medicine*，ed 5，St Louis，2011，Saunders.）

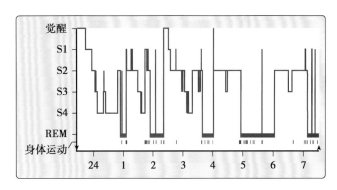

图 9.4　一个正常、健康、年轻的志愿者在一个晚上的睡眠阶段的直方图。REM，快速眼动（引自 Carskadon MA，Dement WC：Normal human sleep：an overview. In Kryger MH，Roth T，Dement WC，editors：*Principles and practice of sleep medicine*，ed 5，St Louis，2011，Saunders.）

为了获得恢复良好的睡眠，必须要通过正常的睡眠阶段。NREM 睡眠提供身体恢复，而 REM 睡眠提供精神恢复。如果由于睡眠中断或睡眠破碎而没有发生这种恢复，就会导致认知和生理障碍。在睡眠相关呼吸障碍的不同疾病中，可以看到不同的生理结果。原发性打鼾，气道阻力的程度使得咽旁软组织的振动是唯一的结果，没有睡眠破碎或破坏发生，并且没有通气不足或缺氧的出现。因此，人们普遍认为原发性打鼾对健康

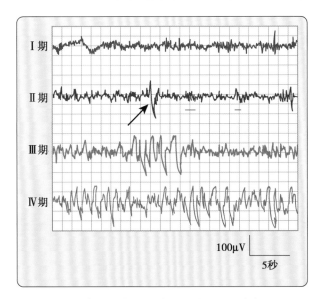

图 9.2　非快速眼动睡眠阶段的脑电图（引自 Carskadon MA，Dement WC：Normal human sleep：an overview. In Kryger MH，Roth T，Dement WC，editors：*Principles and practice of sleep medicine*，ed 5，St Louis，2011，Saunders.）

没有明显的不良影响,但现在有证据表明,原发性打鼾可能是 2 型糖尿病、高血压、颈动脉粥样硬化和中风的危险因素[6]。

对于 OSA,尽管继续努力呼吸,但随着呼吸停止,由于气道部分塌陷(通气不足)或完全塌陷(呼吸暂停),对气流的阻力增加。根据塌陷的程度和持续时间不同,可能发生低氧、缺氧

和高碳酸血症。这些变化导致中枢神经系统的唤醒,并过渡到较轻的睡眠阶段(Ⅰ期或Ⅱ期),刺激部分觉醒,解除阻塞,并恢复呼吸。根据夜间觉醒的频率和持续时间,睡眠可以被分割(图 9.5)。因此,睡眠质量差、睡眠的恢复作用没有实现,导致各种认知和生理异常。

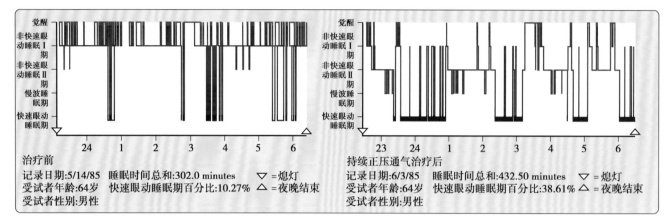

图9.5 睡眠直方图显示了一位 64 岁患有阻塞性睡眠呼吸暂停综合征的男性患者的睡眠研究数据。左边的图表显示了治疗前的睡眠模式,注意没有慢波睡眠(slow wave sleep,SWS),睡眠Ⅰ期占绝对优势且出现频繁的中断。右图显示了这位患者在持续正压通气(continuous positive airway pressure,CPAP)治疗的第 2 个晚上的睡眠模式。需要注意的是,睡眠的深度要深得多(更多的 SWS),而且更加稳定,尤其是 REM 睡眠明显增加。治疗前 REM 在睡眠中的比例仅为 10%,而治疗后接近 40%(引自 Carskadon MA,Dement WC:Normal human sleep:an overview. In Kryger MH,Roth T,Dement WC,editors:*Principles and practice of sleep medicine*,ed 5,St Louis,2011,Saunders.)

OSA 对神经认知的影响包括困倦、警觉、易怒、注意力不集中、性欲下降、记忆力减退。这些影响会导致工作表现糟糕、婚姻不和谐、人际冲突和疲劳驾驶。多达 30% 的交通事故与昏昏欲睡的司机有关[7]。一项调查碰撞风险与 OSA 之间的关系的系统性审查发现,患有 OSA 的驾驶员发生碰撞风险与 OSA 的平均比率在 1.21~4.89[8]。

除了神经认知障碍,OSA 还与许多心血管疾病有关,包括高血压、中风、充血性心力衰竭、肺动脉高压和心律失常。OSA 现在被认为是高血压的可治疗病因之一[9],也被证明会显著增加中风和死亡的风险[10]。患有 OSA 的患者出现复杂心律失常的概率比没有睡眠障碍的患者高出 2~4 倍[11]。同时有研究认为治疗 OSA 可提高心力衰竭患者的生存率[12]。此外,OSA、肥胖和代谢综合征之间的关系也已经被注意到。睡眠心脏健康研究机构提供的最新数据为睡眠呼吸暂停、葡萄糖耐受不良和可能导致 2 型糖尿病的胰岛素抵抗之间的关系提供了证据[13]。总地来说,在未经治疗的 OSA 患者中,各种原因导致的死亡率显著增加,并且与严重程度成正比[14]。

流行病学

在所有的年龄组中,无论男性还是女性,打鼾都非常常见。据报道,近 50% 的成年人患有该病,其中男性患病率更高[15]。由于打鼾的发现很大程度上依赖于伴侣或父母的主观报告,因此对其流行程度的估计相差很大。男性打鼾的患病率在 5%~86%,女性打鼾的患病率在 2%~57%[16]。有证据表明,打鼾的患病率会随着年龄的增长而增加,但到 60 岁左右,这时打鼾的患病率就会下降[15]。在儿童中,打鼾是常见的,据报道患病率为 10%[17]。它通常与扁桃体、腺样体肿大,以及肥胖有关。据相关

报道,在怀孕期间打鼾现象也会明显增加[18]。

报告的 OSA 患病率大不相同,主要是由于评估方法和用于定义异常的每小时异常呼吸事件的数量不同。据估计,30~60 岁的成年人中大约有 2%~4% 受到 OSA 的影响。然而,9% 的妇女和 24% 的男子均有睡眠呼吸紊乱的症状或体征出现[19]。据报道,男性和女性的发病率不同,男性发病率更高。种族群体之间的差异可能是由于遗传差异。非裔美国人、拉美裔美国人和亚裔美国人的患病率往往高于白人。大约 3% 的儿童患有 OSA,其中 2~5 岁之间患病率最高[20]。

病因和病理生理学

睡眠呼吸障碍的潜在缺陷是解剖学上狭窄的上呼吸道合并咽扩张肌萎缩。然而,确切的发病机制尚不清楚。根据气道变窄的程度,增加对气流的阻力在临床上表现为软组织的振动(打鼾)、通气量下降(呼吸不足)或完全阻塞(呼吸暂停)。

解剖学上的狭窄可能发生在上气道的任何部位,从鼻腔到喉部均有可能。鼻腔内,鼻中隔偏曲和鼻甲扩大可能导致狭窄。在鼻咽部,肥大的腺样体和扁桃体、伸长的软腭,以及伸长的水肿的腭垂都可能是狭窄的原因。在口咽部,狭窄可能是由于舌头过大、舌后坠、淋巴组织过多、腭扁桃体或咽旁皱襞过多引起的。在睡眠过程中最常见的气道狭窄或关闭部位是腭后区和后舌骨区[21]。大多数 OSA 患者有不止一个的狭窄部位。研究还表明,OSA 患者上气道软组织结构(即舌、咽侧壁、软腭、咽旁脂肪垫)的体积显著大于正常对照组[22]。被认为导致呼吸暂停患者上呼吸道软组织增大的因素包括肥胖、负压引起的水肿、悬垂振动损伤、男性,可能还有遗传因素[21]。其他导致上呼吸道狭窄的解剖学危险因素包括下颌后缩、舌头过大、软腭过

长，以及腭垂、扁桃体和腺样体的肥大。

除了气道的解剖学狭窄，在气道周围的咽扩张肌中观察到异常程度的收缩。气道的通畅性取决于气道内的气压和咽旁肌群所施加的气道外的压力之间的平衡。环绕气道的肌肉在吸气过程中会受到阶段性的激活，并通过扩张气道和加强气道壁来促进咽腔的通畅[23]。正常情况下，腔内压力超过外部压力，气道在吸入和呼出时保持通畅。正常功能的维持需要激动剂、拮抗剂，以及单个肌肉或肌肉群的及时协调和活动。咽部气道异常塌陷的原因是复杂的，既有动态因素，也有静态因素。这些因素可能包括组织体积、黏膜表面黏附特性的改变、颈部和下颌姿势的改变、气管牵拉的减少、重力、自主神经和儿茶酚胺功能障碍的影响，以及由于鼻腔或咽部上游气道阻力增加而导致的腔内压力降低[21,24,25]。

临床表现

体征和症状

睡眠呼吸障碍的症状和体征常常是由伴侣或患者的父母描述的，包括打鼾、喷鼻、喘气和屏气。正如前面所提到的，打鼾是很常见的，并且是 OSA 患者最常见的症状。然而，大多数打鼾的人没有 OSA，但几乎所有 OSA 患者都会打鼾。在威斯康星州对 30~60 岁参与者的睡眠队列研究中，44%的男性和 28%的女性经常打鼾，但只有 4%的男性和 2%的女性患有 OSA[26]。

打鼾对家里的其他成员来说可能会觉得很吵，甚至造成干扰。但当打鼾仅仅唯一症状时，最常见的问题是原发性鼾症。如果打鼾伴有白天嗜睡，但睡眠时没有呼吸变化，则必须考虑上呼吸道阻力综合征（UARS）。如果打鼾时伴有喷鼻、窒息、喘气或呼吸完全停止则可能是阻塞性睡眠呼吸暂停的症状。然而，值得注意的是，不能仅仅根据临床体征和症状就对与睡眠有关的呼吸障碍作出明确诊断。

对于 OSA 患者来说，日间极度嗜睡的抱怨是常见的，但还不够具体，而且这个问题可能是多因素的。一种常用的主观测量睡意的方法是爱泼沃斯嗜睡量表（Epworth sleepiness score，ESS）[27]（图 9.6）。这一评估工具已在临床研究中得到验证，并与客观的嗜睡指标相关联。它由八个问题组成，在这些问题中，患者被问及他们入睡的可能性有多大。每个问题的答案在 0~3 之间，0 表示不可能入睡，3 表示在那种情况下百分之百可能入睡。最高分是 24 分。得分超过 10 分表明日间嗜睡显著，

爱泼沃斯嗜睡量表

姓名：____________________

填表日期：____________________ 年龄(岁)：____________________

性别(男性=M；女性=F)：____________________

在以下情况下，你有可能打瞌睡或睡着吗，还是只是感觉到累？这是指你最近的生活方式。即使你最近没有做过这些事情，试着找出它们对你的影响。请使用以下量表，为每种情况选择最合适的数字：

0=永远不会打瞌睡
1=有点打瞌睡的可能
2=中度打瞌睡的可能性
3=很有可能打瞌睡

不同情况	打瞌睡的可能性
坐着阅读	______
看电视	______
坐在公共场所(例如剧院或会议现场)	______
作为乘客在车上1个小时没有休息	______
下午在环境允许的情况下躺着休息	______
坐着和别人交谈	______
午餐(没有喝酒)后静静地坐着	______
在一辆汽车里，在交通中停了几分钟	______

谢谢你的参与

图 9.6 爱泼沃斯嗜睡量表（改编自 Johns MW：A new method for measuring daytime sleepiness：the Epworth sleepiness scale，*Sleep* 14：540-545，1991.）

但对十与睡眠有关的呼吸障碍则不具特异性。其他与 OSA 有关的症状包括夜尿或遗尿、情绪变化、记忆或学习困难、勃起功能障碍、晨间头痛和醒来时口干。

肥胖在患有 OSA 的患者中很常见，并且使患 OSA 的风险增加了几倍。大约 70% 的 OSA 患者是肥胖的[28]。肥胖的一个衡量标准是体重指数（body mass index，BMI），其计算方法是用体重（kg）除以身高（m）的平方。BMI 大于 25 的成年人被认为超重，BMI 大于 30 的被认为肥胖。然而，让人感兴趣的是，与 BMI 相比，颈围被发现与 OSA 的严重程度相关性更强[29]。男性颈围大于 17 英寸（43cm），女性颈围大于 16 英寸（41cm）是 OSA 的先兆[30]。总之，OSA 的最有效的危险因素是被目睹的呼吸暂停、日间极度嗜睡、男性的性别、BMI 超过 30，和颈围大于 17 英寸（男性）及 16 英寸（女性）。

实验室检查和诊断结果

多导睡眠监测（PSG）记录了患者在睡眠期间的脑电波、呼吸和其他生理参数，可以对与睡眠有关的呼吸障碍作出明确的诊断。其中如前所述，PSG 是在实验室环境下进行的通宵睡眠研究。在以实验室为基础的标准 PSG 执行过程中，夜间在场的一名技术员记录了患者在睡眠期间的活动。多种生理参数在计算机上进行监测和记录。PSG 的内容通常包括脑电图监测脑电波，眼电图（electrooculogram，EOG）监测眼球运动，肌电图（electromyogram，EMG）监控下巴肌肉活动和腿部运动，心电图（electrocardiogram，ECG）监视心率和节律，脉搏血氧仪监测血氧饱和度，鼻热敏电阻监测鼻气流和二氧化碳水平，以及使用胸部和腹部应变仪跟踪呼吸。

安装好记录传感器后，患者就可以睡觉了。大多数现代的睡眠实验室都有装饰精美的卧室，就像一个普通的卧室。除了附着在患者身上的传感器外，还经常使用红外摄像机，使技术人员能够观察患者的动作，如腿部动作或梦游，或将睡眠姿势与呼吸紊乱的时间联系起来。房间里有一个麦克风，用来记录打鼾或其他声音，例如磨牙或说梦话。

一个标准的 PSG 研究包括了整晚的睡眠情况，尽管在这种环境下，关于夜间睡眠的"正常性"存在明显疑问，但通常足以作出诊断。一般情况下，诊断可以在夜间早期进行，并尝试使用正压通气"PAP"（positive airway pressure）疗法。这就是所谓的夜间分段研究。如果在最初的 PSG 期间不可能进行 PAP 治疗，则可能需要进行第二次睡眠研究以评估 PAP 的效果。计算机记录了整个夜晚的睡眠情况（图 9.7），经过睡

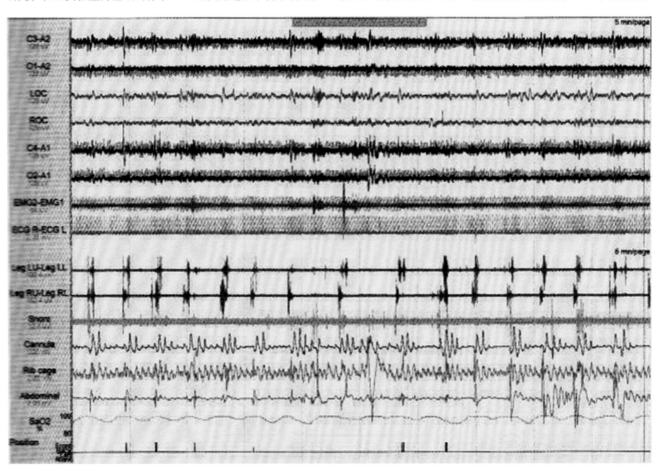

图 9.7　5 分钟的多导睡眠图。C3-A2、O1-A2、C4-A1 和 O2-A1 是用于确定睡眠阶段的脑电图导联。LOC 和 ROC 分别在左、右外眦分别指定眼睑导线，用于记录眼球快速运动。肌电图（EMG）描记法是用来记录下颌运动的颏部肌电图。心电图（ECG）描记是记录心率和节律的心电图。Leg LU 和 Leg RU 是指定导联记录腿的运动。鼾声追踪仪追踪受试者打鼾。鼻套管是测量鼻腔气流压力。胸腔追踪是追踪胸腔运动的记录。腹部追踪是腹部运动的记录。SaO_2 为血氧饱和度。位置追踪是身体位置的记录（引自 Phillips B，Naughton M：*Fast facts：obstructive sleep apnea*，Oxford，2004，Health Press Limited.）

眠医学培训的合格医生的仔细检查和分析,然后诊断并建议治疗。

虽然在实验室内进行 PSG 一直是诊断睡眠呼吸障碍的"金标准",但由于经济因素和便利性,便携式的室内监测设备由于更少的费用和更好的患者接受度而越来越受欢迎[31]。

OSA 严重程度的量化用呼吸暂停低通气指数(apnea-hypopnea index,AHI)或呼吸紊乱指数(respiratory disturbance index,RDI)表示。这两个指标通常互换使用,但两者之间存在技术上的差异。AHI 的得分是将所有的呼吸暂停发作和夜间发生的所有呼吸不足发作加起来,然后除以睡眠小时数。结果表示为每小时发生呼吸事件的平均次数。为了计算 RDI,呼吸功相关的微觉醒(respiratory effort-related arousals,RERA)被添加到呼吸暂停和呼吸不足中。在描述各种睡眠障碍时,定义这些术语是很重要的。根据美国睡眠医学学会(American Academy of Sleep Medicine)[32] 的定义,呼吸暂停(窒息)是指至少 10 秒钟内气流停止或接近完全停止(>90%减少)。呼吸不足是指胸腹运动或气流从基线下降超过 30% 的幅度,氧饱和度下降超过 3%。RERA 是指呼吸气流明显下降,呼吸强度增加,睡眠状态(觉醒)发生短暂变化,但不符合呼吸暂停或呼吸不足的标准。

如果 AHI 或 RDI 大于 5 次/h,并出现日间过度嗜睡、夜间呼吸暂停或伴有窒息、憋气或喘气等症状,则诊断为 OSA。在量化 OSA 的严重程度时,虽然学者们出现了一些分歧,但是通常使用的分类是将 AHI 值定义为 0~5 次/h 为正常,5~15 次/h 为轻度,15~30 次/h 为中度,大于 30 次/h 为重度。与 AHI 一起报告的是氧饱和度的最低点(最低值)。由于 AHI 少于 5 次/h 和过度白天嗜睡的症状,呼吸道阻力综合征(UARS)被诊断为存在 RERA。原发性打鼾的诊断与 PSG 的结果完全正常有关,且没有存在过度嗜睡的症状。

PSG 能够得到的其他方面信息包括在不同睡眠阶段的总时间、不同睡眠阶段的 AHI 和不同睡姿的 AHI。此外,还可以提供睡眠直方图,这是一幅关于整个晚上睡眠模式的图表,描绘了进入和离开不同睡眠阶段的循环过程。其他可能使用的测试包括多重睡眠潜伏期测试(MSLT)和保持清醒测试(MWT),分别评估入睡的能力和保持清醒的能力。

医疗管理

何时以及如何治疗与睡眠有关的呼吸障碍取决于诊断和疾病的严重程度。原发性打鼾的治疗是可选择性的,基本上取决于个人决定,通常由打鼾对配偶或床伴的影响所驱动。有趣的是,打鼾很少会困扰打鼾者。孩子打鼾的父母往往出于关心孩子的健康而寻求治疗。被诊断患有 UARS 的患者应该接受治疗,以减轻与打鼾有关的问题以及由于睡眠破碎和困倦引起的问题。原发性打鼾和 UARS 也会随着时间的推移而演变成 OSA,最常见的原因是体重增加或衰老(或两者兼而有之)。被诊断为 OSA 的患者需要接受治疗,不仅要减轻打鼾和困倦,还要预防或治疗与该疾病相关的诸多不良健康影响。因为即使是轻微的睡眠呼吸暂停也与严重的发病率和死亡率相关,并且随着严重程度的增加而增加[26]。OSA 的治疗包括四种不同的方法:行为矫正、PAP、口腔矫治器的使用和手术。

行为矫正

有几种方法可能有助于减少或消除与睡眠有关的呼吸障碍的体征或症状。减肥是可以采取的最有效的方法之一。然而,它可能不会导致正常化。即使是适度的减肥也能带来显著的改善[33]。此外,定期有氧运动已被临床证明是对 OSA 患者有益的[34]。对于鼻腔阻塞的患者,鼻扩张条可能有助于物理上打开鼻通道,如使用鼻减充血剂、局部皮质类固醇或两者皆用。许多 OSA 患者有体位性呼吸暂停,仰卧位出现的呼吸暂停更频繁或更严重[35]。对于位置依赖性呼吸暂停患者,防止仰卧睡姿的措施可能会有帮助,包括将网球缝进睡衣背面的口袋,使用背包式设备,或放置枕头以保持侧卧睡姿。睡前应避免饮酒、服用镇静剂或肌肉松弛剂。应该鼓励吸烟的患者戒烟,尽管吸烟和 OSA 之间的关系尚不清楚。口腔或鼻腔润滑剂或喷雾剂、膳食补充剂、磁铁、催眠和其他基于替代和补充药物的治疗方法,据说可以缓解打鼾。然而,尚缺乏有效的可信证据。

气道正压通气治疗(PAP)

治疗 OSA 的"金标准"是在患者睡眠时给他们的气道输送 PAP。这是通过使用空气压缩机来实现的,空气压缩机通过管道连接到附着在患者脸上的鼻腔或全脸面罩(图 9.8)。房间内的空气在压力下被输送到患者的气道,在气道中它的作用相当于一个气动支架,沿着整个咽部气道产生正的腔内压力,从而保持通畅。空气可以加热和加湿。

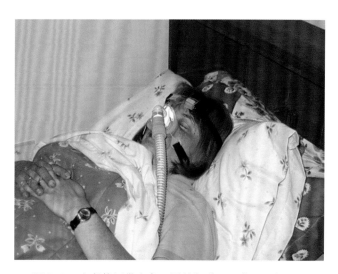

图 9.8 患者使用带有鼻面罩的气道正压装置(由 June Sorrenson,CRT,Lexington,KY 提供)

PAP 的一个优点是它减轻了气道各级的阻塞。PAP 的输送可以使用以下三种方式之一完成:

1. 持续气道正压通气(continuous positive airway pressure,CPAP)

2. 双相气道正压通气(BiPAP 或 BPAP)

3. 自动调节气道正压通(APAP)

CPAP 在吸气和呼气的整个过程中持续提供空气,在一个设定的压力下,以 cmH_2O 表示。BiPAP 由两个设定的压力组成,吸气时使用一个较高的压力,呼气时使用一个较低的压力。

在 APAP 中,根据在某一特定时刻感知到的维持气道通畅所需的压力,压力会不断变化。在睡眠实验室的 PSG 期间,CPAP 通常滴定到一个有效水平,或者作为分夜研究的一部分,或者随后的全夜研究。压力通常开始于 $3\sim5cmH_2O$ 并且逐渐向上滴定直到 OSA 的所有表现被消除。CPAP 常用的治疗压力范围在 $5\sim15cmH_2O$。

通过对 PAP 的回顾总结[36],我们得出结论,与安慰剂、保守治疗或位置治疗相比,PAP 消除了呼吸紊乱并减少了 AHI。它也改善了第 3 和第 4 阶段睡眠,并降低了 EEG 觉醒。它显著改善睡眠结构和睡眠碎片,尽管这些效果并不总是一致的。此外,白天嗜睡可能减少,神经行为表现、心理功能和生活质量可能得到改善。

PAP 对心血管风险的影响尚不清楚。然而,风险似乎有降低的趋势[37]。长期以来,PAP 的依从性一直是个问题,只有大约 50% 的患者能够忍受它。在那些能够使用 PAP 的患者中,平均每位患者每晚仅使用 $4\sim5$ 个小时,每周仅使用 5 个晚上[36]。PAP 常见的副作用包括面罩泄漏、面罩下有皮肤溃疡或慢性刺激病损、鼻出血、鼻液溢、鼻腔充血、鼻窦充血、眼干、结膜炎、耳痛,以及幽闭恐怖症。

口腔矫治器

口腔矫治器为治疗与睡眠有关的呼吸障碍提供了一个有吸引力的选择,可作为主要治疗方案,用于那些不能耐受 PAP 的患者及拒绝使用 PAP 的患者。经影像学和生理监测证实,口腔矫治器可以通过机械增加上呼吸道在腭后区和舌骨后区的体积来发挥作用[38]。口咽部的这些区域是 OSA 患者最常见的阻塞部位[39]。随着这些矫治器的使用,我们可以预期舌后区域的气道尺寸会比腭后区域的更大,因为它们会把舌头向前拉。然而,研究表明,佩戴口腔器械与腭后和舌后区域的气道大小增加有关,不仅在正后部增加,而且在侧向尺寸也增加[40]。

口腔矫治器的两种基本类型是:①下颌推进装置(MAD),它与下颌骨相连,并将下颌(间接地,也就是舌头)重新定位在前位(图 9.9);②保留舌头装置(TRD),直接与舌头接触并保持在一个向前的位置(图 9.10)。许多不同类型的口腔矫治器(Oral Appliances,OA)可用于治疗打鼾和 OSA,然而,并不是所有的 OA 都已被美国 FDA 批准用于治疗 OSA。

下颌推进装置(Mandibular advancement devices,MAD)是口腔矫治器的一种类型,最常用于治疗睡眠呼吸障碍患者。它们通常由丙烯酸树脂制成,由覆盖上牙弓和下牙弓的两块组成(类似于固定器或运动口罩),并以重新定位和将下颌保持向前位置的方式连接在一起。这些部件可以融合在一起成为单个(整体)、不可调节的器具,或者它们可以以某种方式连接,以便

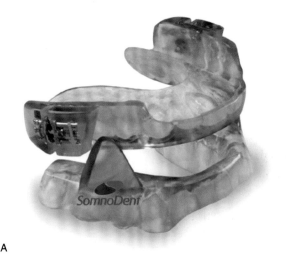

A

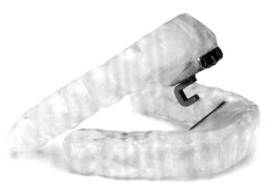

C

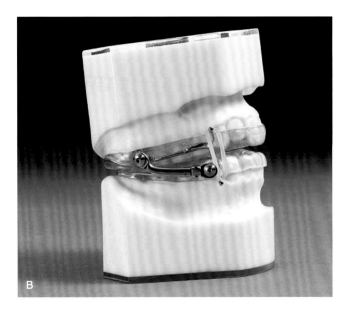

B

图 9.9　口腔矫治器用于治疗 OSA 的实例。A,Somnodent MAS(下颌前移夹板);B,改良式 Herbst 矫治器;C,TAP-T(Thornton 可调节定位器)(A,由 Somnomed,Inc,Denton,TX. 提供;B,由 Great Lakes Orthodontics,Tonawanda,NY. 提供;C,由 Airway Management. Inc,Dallas,TX. 提供)

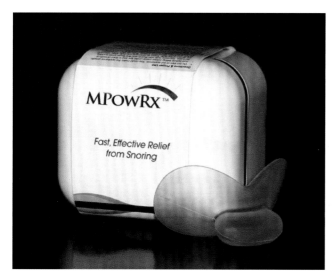

图 9.10　口腔矫治器用于治疗 OSA 的实例。MPowRX 舌保持器

在两块部件之间允许一定程度的下颌运动和调节能力（滴定能力）。一些所谓的"耐煮沸和咬"的非处方器具在药店和互联网上都可以买到。然而，对于大负荷的使用来说，它们往往不能令人满意，也不推荐使用。

舌头保持装置（Tongue-retaining devices，TRD）由硅胶制成，形状为球状或空腔体形状，具有安装在口外或牙齿与嘴唇之间的小翼。舌头被卡在球里，随着被挤压和释放，产生一个吸力，把舌头向前吸进球里。TRD 通常提供与 MAD 类似的治疗效果。然而，它们不能像 MAD 一样被耐受[41]。还有一种混合型舌头位移器械，可安装在一个或两个弓上，压下舌头并引导舌头向前而不移动下颌[42]。

与 PAP 相比，MAD 在治疗 OSA 方面效果不如 PAP，尤其是在更严重的情况下，但约有 2/3 的患者受益于口腔矫治器，获得完全或部分成功[43]。一般来说，MAD 的耐受性较好，与使用 PAP 设备相比，患者更倾向于使用 MAD。然而，副作用是常见的。但幸运的是，大多数这样的影响都是轻微的和短暂的，并且在移除设备时可以迅速恢复。常见的问题包括颞下颌关节疼痛、肌肉疼痛、牙痛、出汗、颞下颌关节异响、口干、牙龈刺激和咬合改变[44]。在很少情况下，患者可能会因出现严重的腭部疼痛而阻止使用该设备。

美国睡眠医学学会（American Academy of Sleep Medicine）最近发布了治疗打鼾和 OSA 的操作参数及修订后的临床指南[45]。他们建议一个合格的牙医使用定制的矫治器而不是非定制矫治器，定期监督或跟踪检查副作用或牙齿变化。此外，建议睡眠医生进行随访测试以确定治疗效果。推荐使用口腔矫治器用于以下患者类别：

- 原发性打鼾患者
- 轻中度 OSA 患者，他们更喜欢 OA 而不是 CPAP，他们对 CPAP 没有反应，他们不适合 CPAP，或者他们没有通过 CPAP 或行为措施获得足够的缓解
- 严重 OSA 患者的初始 CPAP 试验未能纠正这一问题。

同样值得注意的是，对于那些被认为手术是非常有效的患者，上气道手术可能会取代口腔矫治器的使用。

外科手术方法

在治疗 OSA 方面，人们提倡采用多种手术方法，包括气管造口术、扁桃体切除术、腺样体切除术、鼻中隔成形术、鼻甲缩小术、腭垂-腭咽成形术、激光辅助腭垂腭成形术、射频体积组织减缩术、假体植入术、颏舌肌推进-舌骨肌切开悬吊术、舌底复位术、上颌和下颌推进截骨术和减肥手术。其中一些手术在单独执行时成功率相对较低。例如，腭垂-腭咽成形术是矫正 OSA 最常用的手术方式，成功率不到 50%[46]。与其他手术（如上颌和下颌推进截骨术）结合，有研究报道可以获得更高的成功率。气管造口术，绕过整个上气道阻塞，几乎完全有效地治疗 OSA。然而，它的使用是有限的，因为它对大多数患者来说是不可接受的，但可用于偶尔患有非常严重的 OSA，不能耐受 CPAP，并且需要紧急治疗的患者。另一个可以预见的成功手术是儿童腺样体和扁桃体的切除。研究发现，激光辅助腭垂腭成形术的方法并不有效，不推荐用于治疗 OSA[47]。

由于上气道手术具有侵袭性和不可逆性，因此必须努力确定阻塞部位，以确定应该采用哪种手术方式，并避免不必要的或无效的手术。为此使用了许多成像技术和实验室模式，包括头影测量、计算机断层扫描、鼻咽镜，以及局部咽压、流量和阻力的测量。通常提倡分阶段进行手术，从损伤小、较不激烈的手术开始，在初始治疗反应不足时再进行更积极的干预。

上气道手术的并发症和不良反应随手术方式而异[48]。例如，腭垂-腭咽成形术可导致腭咽功能不全、腭咽狭窄、声音改变、术后出血、术后气道阻塞和死亡。上颌和下颌推进截骨术和颏舌肌推进-舌骨肌切开悬吊术可导致唇、颊或下巴麻痹或麻醉，以及牙齿损伤、术后出血、术后气道阻塞和面部外观改变。

由于肥胖是 OSA 的主要危险因素之一，减肥手术已成为严重肥胖患者较为普遍接受的治疗方法。病态或严重肥胖的定义是 BMI 超过 40kg/m²。在一项大型研究中，证实了外科手术导致的体重减轻可显著缓解与肥胖相关的 OSA 的临床体征和症状[49]。

（林　挺）

参考文献

1. Mokhlesi B. Obesity hypoventilation syndrome: a state-of-the-art review. *Respir Care*. 2010;55(10): 1347-1362, discussion 1363-1345.
2. Naughton MT. Epidemiology of central sleep apnoea in heart failure. *Int J Cardiol*. 2016;206(suppl):S4-S7.
3. Silber MH, Ancoli-Israel S, Bonnet MH, et al. The visual scoring of sleep in adults. *J Clin Sleep Med*. 2007;3(2):121-131.
4. Carskadon M, Dement W. Normal human sleep: an overview. In: Kryger MH, Roth T, Dement W, eds. *Principles and Practice of Sleep Medicine*. 4th ed. Philadelphia: Saunders; 2005:13-23.
5. Youngstedt SD, Goff EE, Reynolds AM, et al. Has adult sleep duration declined over the last 50+ years? *Sleep Med Rev*. 2016;28:69-85.
6. Deary V, Ellis JG, Wilson JA, et al. Simple snoring: not quite so simple after all? *Sleep Med Rev*. 2014;18(6):

453-462.

7. George CF. Sleep. 5: driving and automobile crashes in patients with obstructive sleep apnoea/hypopnoea syndrome. *Thorax*. 2004;59(9):804-807.

8. Tregear S, Reston J, Schoelles K, et al. Obstructive sleep apnea and risk of motor vehicle crash: systematic review and meta-analysis. *J Clin Sleep Med*. 2009;5(6):573-581.

9. Chobanian AV, Bakris GL, Black HR, et al. The Seventh Report of the Joint National Committee on Prevention, Detection, Evaluation, and Treatment of High Blood Pressure: the JNC 7 report. *JAMA*. 2003;289(19):2560-2572.

10. Yaggi HK, Concato J, Kernan WN, et al. Obstructive sleep apnea as a risk factor for stroke and death. *N Engl J Med*. 2005;353(19):2034-2041.

11. Mehra R, Benjamin EJ, Shahar E, et al. Association of nocturnal arrhythmias with sleep-disordered breathing: the Sleep Heart Health Study. *Am J Respir Crit Care Med*. 2006;173(8):910-916.

12. Javaheri S, Wexler L. Prevalence and treatment of breathing disorders during sleep in patients with heart failure. *Curr Treat Options Cardiovasc Med*. 2005;7(4):295-306.

13. Punjabi NM, Shahar E, Redline S, et al. Sleep-disordered breathing, glucose intolerance, and insulin resistance: the Sleep Heart Health Study. *Am J Epidemiol*. 2004;160(6):521-530.

14. Young T, Finn L, Peppard PE, et al. Sleep disordered breathing and mortality: eighteen-year follow-up of the Wisconsin sleep cohort. *Sleep*. 2008;31(8):1071-1078.

15. Unhealthy sleep-related behaviors–12 states, 2009. *MMWR Morb Mortal Wkly Rep*. 2011;60(8):233-238.

16. Lindberg E, Taube A, Janson C, et al. A 10-year follow-up of snoring in men. *Chest*. 1998;114(4):1048-1055.

17. Ng DK, Chow PY, Chan CH, et al. An update on childhood snoring. *Acta paediatrica (Oslo, Norway: 1992)*. 2006;95(9):1029-1035.

18. Pien GW, Fife D, Pack AI, et al. Changes in symptoms of sleep-disordered breathing during pregnancy. *Sleep*. 2005;28(10):1299-1305.

19. Young T, Palta M, Dempsey J, et al. The occurrence of sleep-disordered breathing among middle-aged adults. *N Engl J Med*. 1993;328(17):1230-1235.

20. Chang SJ, Chae KY. Obstructive sleep apnea syndrome in children: epidemiology, pathophysiology, diagnosis and sequelae. *Korean J Pediatr*. 2010;53(10):863-871.

21. Patil SP, Schneider H, Schwartz AR, et al. Adult obstructive sleep apnea: pathophysiology and diagnosis. *Chest*. 2007;132(1):325-337.

22. Schwab RJ, Pasirstein M, Pierson R, et al. Identification of upper airway anatomic risk factors for obstructive sleep apnea with volumetric magnetic resonance imaging. *Am J Respir Crit Care Med*. 2003;168(5):522-530.

23. Series F. Upper airway muscles awake and asleep. *Sleep Med Rev*. 2002;6(3):229-242.

24. Bisogni V, Pengo MF, Maiolino G, et al. The sympathetic nervous system and catecholamines metabolism in obstructive sleep apnoea. *J Thorac Dis*. 2016;8(2):243-254.

25. Genta PR, Edwards BA, Sands SA, et al. Tube law of the pharyngeal airway in sleeping patients with obstructive

26. Young T, Peppard PE, Gottlieb DJ. Epidemiology of obstructive sleep apnea: a population health perspective. *Am J Respir Crit Care Med*. 2002;165(9):1217-1239.

27. Johns MW. Daytime sleepiness, snoring, and obstructive sleep apnea. The Epworth Sleepiness Scale. *Chest*. 1993;103(1):30-36.

28. Resta O, Foschino-Barbaro MP, Legari G, et al. Sleep-related breathing disorders, loud snoring and excessive daytime sleepiness in obese subjects. *Int J Obes Relat Metab Disord*. 2001;25(5):669-675.

29. Katz I, Stradling J, Slutsky AS, et al. Do patients with obstructive sleep apnea have thick necks? *Am Rev Respir Dis*. 1990;141(5 Pt 1):1228-1231.

30. Davies RJ, Ali NJ, Stradling JR. Neck circumference and other clinical features in the diagnosis of the obstructive sleep apnoea syndrome. *Thorax*. 1992;47(2):101-105.

31. Cooksey JA, Balachandran JS. Portable monitoring for the diagnosis of OSA. *Chest*. 2016;149(4):1074-1081.

32. Berry RB, Budhiraja R, Gottlieb DJ, et al. Rules for scoring respiratory events in sleep: update of the 2007 AASM Manual for the Scoring of Sleep and Associated Events. Deliberations of the Sleep Apnea Definitions Task Force of the American Academy of Sleep Medicine. *J Clin Sleep Med*. 2012;8(5):597-619.

33. Araghi MH, Chen YF, Jagielski A, et al. Effectiveness of lifestyle interventions on obstructive sleep apnea (OSA): systematic review and meta-analysis. *Sleep*. 2013;36(10):1553-1562, 1562a-1562e.

34. Peppard PE, Young T. Exercise and sleep-disordered breathing: an association independent of body habitus. *Sleep*. 2004;27(3):480-484.

35. Ravesloot MJ, van Maanen JP, Dun L, et al. The undervalued potential of positional therapy in position-dependent snoring and obstructive sleep apnea—a review of the literature. *Sleep & breathing = Schlaf & Atmung*. 2013;17(1):39-49.

36. Gay P, Weaver T, Loube D, et al. Evaluation of positive airway pressure treatment for sleep related breathing disorders in adults. *Sleep*. 2006;29(3):381-401.

37. Guo J, Sun Y, Xue LJ, et al. Effect of CPAP therapy on cardiovascular events and mortality in patients with obstructive sleep apnea: a meta-analysis. *Sleep Breath*. 2016;20(3):965-974.

38. Ferguson KA, Cartwright R, Rogers R, et al. Oral appliances for snoring and obstructive sleep apnea: a review. *Sleep*. 2006;29(2):244-262.

39. Rama AN, Tekwani SH, Kushida CA. Sites of obstruction in obstructive sleep apnea. *Chest*. 2002;122(4):1139-1147.

40. Ryan CF, Love LL, Peat D, et al. Mandibular advancement oral appliance therapy for obstructive sleep apnoea: effect on awake calibre of the velopharynx. *Thorax*. 1999;54(11):972-977.

41. Deane SA, Cistulli PA, Ng AT, et al. Comparison of mandibular advancement splint and tongue stabilizing device in obstructive sleep apnea: a randomized controlled trial. *Sleep*. 2009;32(5):648-653.

42. Singh GD, Keropian B, Pillar G. Effects of the full breath solution appliance for the treatment of obstructive sleep apnea: a preliminary study. *Cranio*. 2009;27(2):109-117.

43. Sutherland K, Vanderveken OM, Tsuda H, et al. Oral appliance treatment for obstructive sleep apnea: an

sleep apnea. *Sleep*. 2016;39(2):337-343.

update. *J Clin Sleep Med*. 2014;10(2):215-227.

44. de Almeida FR, Lowe AA, Tsuiki S, et al. Long-term compliance and side effects of oral appliances used for the treatment of snoring and obstructive sleep apnea syndrome. *J Clin Sleep Med*. 2005;1(2):143-152.

45. Ramar K, Dort LC, Katz SG, et al. Clinical practice guideline for the treatment of obstructive sleep apnea and snoring with oral appliance therapy: an update for 2015. *J Clin Sleep Med*. 2015;11(7):773-827.

46. Maurer JT. Update on surgical treatments for sleep apnea. *Swiss Med Wkly*. 2009;139(43-44):624-629.

47. Aurora RN, Casey KR, Kristo D, et al. Practice parameters for the surgical modifications of the upper airway for obstructive sleep apnea in adults. *Sleep*. 2010;33(10):1408-1413.

48. Franklin KA, Anttila H, Axelsson S, et al. Effects and side-effects of surgery for snoring and obstructive sleep apnea–a systematic review. *Sleep*. 2009;32(1): 27-36.

49. Haines KL, Nelson LG, Gonzalez R, et al. Objective evidence that bariatric surgery improves obesity-related obstructive sleep apnea. *Surgery*. 2007;141(3): 354-358.

第 4 部分

胃肠道疾病

第 10 章　肝脏疾病

肝脏有一系列重要的功能,包括食物副产品的新陈代谢、药物解毒、转化氮物质经肾脏排出、形成凝血因子、胆红素的新陈代谢、肠道脂肪的处理和糖原的储存。通常情况下,肝功能障碍的临床表现为肝细胞功能的缺失,包括解毒作用减弱、新陈代谢降低、清除减少,以及凝血功能障碍[1-5]。肝功能障碍可能是由很多原因引起的,比如传染病、其他病理状态,以及使用药物。因为肝脏在新陈代谢中具有非常重要的地位,包括分泌脂肪吸收所需的胆汁、将糖转化为糖原和排泄胆红素(血红蛋白新陈代谢产生的废物),所以肝脏疾病患者对牙科医生的治疗来说具有明显的挑战性。肝功能损伤会导致肝相关功能异常,比如凝血因子合成、药物新陈代谢,这使得患有急性或慢性肝脏疾病的牙科患者受到很大影响。另外,大范围出血也会成为一个大问题[1-5]。在很多情况下,肝功能障碍会持续很长一段时间,最终会导致末期肝功能障碍或者肝硬化。

肝硬化是肝组织长期受到伤害的结果。这种状态是不可逆的,并逐步发展为纤维化,造成黄疸、腹水和门静脉高压症,以及随之而来的肝功能障碍。造成与病毒性肝炎相关的肝硬化的原因见表 10.1。显然,在提供正确的牙科治疗和处置的情况下,接受治疗的患者的肝脏疾病对牙医具有重要的临床意义。在本章中,我们主要讨论两种最常见的肝脏疾病:肝炎和酒精肝,这也是肝硬化的主要原因。

严重并发症:慢性肝脏疾病患者在牙科治疗期间,出现并发症(如出血、药物代谢异常及感染)的风险很高,且一旦出现可能会很严重。牙科医生应从病史采集和临床检查中找出这部分患者,指导他们进行医疗诊断和治疗,并和内科医生密切合作以实施对患者有效、安全的牙科治疗计划[2,4,5]。

表 10.1　急性病毒性肝炎的常见病原体及相关特征

肝炎病毒	尺寸/nm	基因组	传播[1]	潜伏期/日	死亡率/%	慢性率/%	抗体	诊断[2,3]
A(甲型肝炎病毒)	27	RNA	粪口	15~45(平均25)	1	无	甲型肝炎病毒抗体	甲型肝炎抗体免疫球蛋白 G
B(乙型肝炎病毒)	45	DNA	胃肠外性	30~180(平均75)	1	2~7	乙型肝炎表面抗体乙型肝炎核心抗体乙型肝炎病毒 e 抗体	乙型肝炎表面抗原(传染性)、乙型肝炎表面抗体(康复)、乙型肝炎核心抗体(急性、无防护的持续感染)、乙型肝炎 e 抗原(传染性)、乙型肝炎 e 抗体(感染清除)
C(丙型肝炎病毒)	60	RNA	胃肠外性	15~150(平均50)	<0.1	50~85	丙型肝炎病毒抗体	丙型肝炎病毒抗体(既往感染)丙型肝炎病毒核糖核酸(感染性)
D(丁型肝炎病毒)	40	RNA	胃肠外性	30~150	2~10	2~7 50	丁型肝炎病毒抗体	丁型肝炎病毒抗体丁型肝炎病毒抗原
E(戊型肝炎病毒)	32	RNA	粪口	30~60	1	无	戊型肝炎病毒抗体	戊型肝炎病毒抗体

表 10.1　急性病毒性肝炎的常见病原体及相关特征（续）

肝炎病毒	慢性携带状态	肝脏并发症[4]	相关临床症状	被动免疫	主动免疫
A（甲型肝炎病毒）	无	少见		免疫球蛋白（0.02mg/kg）	Harivax, 维康特, 双福立适
B（乙型肝炎病毒）	有（新生儿患者有 90% 的风险、婴儿患者有 25%～50% 的风险、成人患者有 5%～10% 的风险成为携带者）	有（感染 25～30 年后肝硬化和肝细胞癌的风险提高）	有	乙型肝炎免疫球蛋白（0.06mg/kg）	Recombivax, Engerix[5], 双福立适
C（丙型肝炎病毒）	有（患者有 80%～90% 的风险成为携带者）	有（20 年内肝硬化的风险提高 10 倍；1%～5% 携带者在 20 年内发展成肝细胞癌，慢性丙型肝炎感染肝细胞癌风险超过慢性乙肝病毒感染风险）	有	无可用	无（由于多种基因型而难以开发）
D（丁型肝炎病毒）	有（20%～70% 患者携带）	有		无可用	有（用 Recombivax, Engerix[5], 双福立适来保护）
E（戊型肝炎病毒）	无	除孕妇外，发病率和死亡率少见		无可用	基因泰克公司已经申请了疫苗专利

[1] 胃肠外和性传播模式：风险群体包括注射吸毒者、医护工作人员、血液透析患者、社会经济地位低的群体、与感染者有性接触和家庭接触的人、有多个性伴侣的人、在 1991 年前有输血历史的患者

美国食品药品管理局要求美国所有捐献的全血、输入血的成分及用于人类血液使用的血浆，必须对梅毒、乙型肝炎表面抗原、乙型肝炎核心抗体、丙型肝炎病毒抗体及艾滋病病毒抗体进行血清学检测。目前，输血后乙型肝炎发病率约占输血接收者的 0.002%

也报告出有一小部分通过浓缩凝血因子传播的甲型肝炎病毒

引自美国疾病预防控制中心：Hepatitis A among persons with hemophilia who received clotting factor concentrate—United States, September-December 1995, *MMWR Morb Mortal Wkly Rep* 45：29-32，1996.

[2] 病毒性肝炎的诊断标志包括天冬氨酸转移酶、丙氨酸转移酶、γ-谷氨酰转移酶的水平升高、白细胞计数和凝血酶原时间延长

[3] 黄疸前期：厌食、恶心、呕吐、疲劳、肌肉疼痛、不适、发烧。黄疸期：黄疸、大便变色，小便赤黄、肝脾肿大、出血紊乱。血清病样特征：关节痛、皮疹、血管性水肿（5%～10% 的患者）

[4] 随着乙型肝炎病毒和丙型肝炎病毒的并发及慢性酒精摄取，并发症和重度肝脏疾病的风险上升

[5] 建议对牙科医护人员进行免疫防护

肝炎

总体描述

肝炎是因感染或其他原因造成的肝脏炎症。感染性原因导致的肝炎如病毒性肝炎，与传染性单核细胞增多、二期梅毒及肺结核有关。美国每年大约有 15 000 人死于由病毒性肝炎导致的肝硬化[6,7]。非传染性的肝炎可能是由于过量或长期使用有毒物质，包括药物（如对乙酰氨基酚、氟烷、酮康唑、甲基多巴及甲氨蝶呤）和更为常见的饮酒[2,7-10]。

由于几种类型的肝炎对牙科治疗有不同程度的影响，我们在后续部分单独进行讨论。

病毒性肝炎是由一群几种不同的病毒引发的肝炎的总称。有三种病毒——甲型肝炎病毒、乙型肝炎病毒和丙型肝炎病毒是美国最常见的导致病毒性肝炎的病原体。由于甲型肝炎病毒主要在卫生条件不良的情况下传播，近年来通过疫苗接种项目和食品安全工作的努力，美国每年的甲型肝炎病毒病例数显著下降。

与甲型肝炎病毒不同，乙型肝炎病毒和丙型肝炎病毒的感染主要是血源性的，经常会持续多年。进一步会导致持续的（慢性的）但无明显症状的肝脏炎症；甚至在有些情况下会导致

瘢痕(硬变),造成肝功能衰竭、肝癌或两者都有。在美国乃至全球,慢性肝炎均是肝癌和慢性肝脏疾病的主要病因[6,7,10,11]。

流行病学

急性病毒性肝炎是一种常见疾病,影响了美国 0.5% ~ 1.0% 的人,每年新增病例约 80 000 例。由于甲型肝炎疫苗、乙型肝炎疫苗的接种和高危行为的减少,自 1990 年以来急性肝炎的发病率稳步下降[9,10]。从全球来看,约有 5.4 亿人患有慢性病毒性肝炎,其中有 3.7 亿人感染了乙型肝炎病毒、1.7 亿人感染了丙型肝炎病毒[6,7,11]。

慢性肝炎会引起相当高的致病率。从全球来看,约有 78% 的原发性肝癌和 57% 的肝硬化是由慢性肝炎引起的,每年约有 100 万人死于病毒性肝炎[1,6,7,11]。肝癌是全球癌症死亡的第 4 大原因,是男性死亡的第 3 大原因。美国约有 450 万人由于急性感染患上慢性病毒性肝炎[7,10,11],绝大多数(约 75%)根本不知道自己已经被感染。如果没有得到及时、有效的治疗,15% ~ 40% 受感染的患者会发展为肝硬化[7,10,11]。

病因

五种病毒性肝炎的临床表现很相似,只有通过血清学检测才能将这几种不同的疾病区分开[2,9,11]。目前已知的五种急性肝炎病因分别是:甲型肝炎病毒、乙型肝炎病毒、丙型肝炎病毒、丁型肝炎病毒和戊型肝炎病毒(见表 10.1)。除乙型肝炎病毒外,其他几种病毒都是核糖核酸病毒。甲型肝炎和戊型肝炎是传染性肝炎,与不良的卫生条件密切相关,主要通过粪口传播;它们具有高传染性,既会大规模暴发又会零星偶发,只会导致自限性肝炎。乙型肝炎病毒、丙型肝炎病毒、丁型肝炎病毒是血清性肝炎,主要通过肠胃外传播,也偶有亲密行为传播或性传播;它们不是高传染性的,是零星偶发的,极少大规模暴发。它们可能导致慢性感染并最终发展成为肝硬化和肝癌。有报道一些并非被已知肝炎病毒感染的急性病毒性肝炎综合征。这些综合征被称为急性非甲型、非乙型、非丙型、非丁型、非戊型(非甲-戊型)肝炎或不明原因急性肝炎。目前,非甲-戊型肝炎的病毒病因学还没有得到验证[2,3a,11]。

发病机制与并发症

目前,病毒性肝炎中肝脏损伤的发病机制还不太清楚。这五种原发性病原体似乎都不是直接导致细胞病变,至少在典型急性肝炎的复制水平上不是。病毒性肝炎中肝细胞损伤的时间和组织学表现表明,免疫应答是损伤的主要效应物,特别是细胞毒性 T 细胞对在肝细胞膜上表达的病毒抗原反应。其他炎症因子、自然杀伤细胞活性和抗体依赖细胞介导的细胞毒作用也可在急性肝炎病毒感染期间的细胞损伤和炎症中发挥调节作用。肝炎病毒感染的恢复通常伴随着病毒包膜抗原抗体滴度的上升,如甲型肝炎病毒抗体、乙型肝炎表面抗体、丙型肝炎病毒 E1 抗体、丙型肝炎病毒 E2 抗体,以及戊型肝炎病毒抗体;这些抗体对再感染至少可以提供部分免疫作用[1,3a,11]。

临床表现

急性肝炎的病程从短暂性无症状感染到严重或暴发性疾病发作,严重程度各有不同。急性肝炎可能是有自限性的,经历一个复发过程完全康复,也可能发展成慢性感染。在一个典型的、临床表现明显的急性病毒性肝炎进程中,潜伏期从 2~20 周不等,这主要取决于病毒病原体的接触剂量。在这个阶段,血液中可以检测出病毒,但血清转氨酶和胆红素水平正常,无法检测出抗体[1,3a,10]。

当出现疲乏、恶心、食欲不振和右上腹隐约疼痛等非特异性症状时,被称为黄疸前期。在这个阶段首次出现病毒特异性抗体。黄疸前期一般会持续 3~10 日,也可能持续更长时间,对于亚临床或非黄疸型急性肝炎患者甚至会持续整个病程。这个时期的病毒滴度通常最高,血清转氨酶水平开始上升[1,3a,10]。

当出现小便赤黄症状时,被称为黄疸期。在此期间出现黄疸症状且疲劳和恶心症状加重。一般来说,在黄疸出现之前,急性病毒性肝炎很少被正确诊断。此阶段的临床表现为黄疸严重、粪便颜色变浅,常伴随出现皮肤瘙痒。其他表现可能包括厌食、味觉障碍和体重减轻,体格检查通常显现出黄疸和肝压痛。在更严重的病例中,可能出现肝肿大和脾肿大。此阶段血清胆红素水平(总水平和直接水平)上升,转氨酶水平通常高于正常水平上限的 10 倍(至少在发病时)。在黄疸症状期,血清和肝脏中肝炎病毒的水平开始下降[1,3a,10]。

肝炎的临床病程持续时间不同,通常为 1~3 周。恢复首先表现为食欲的恢复,并伴随着血清胆红素、转氨酶水平的升高和病毒的去除。然而,在能量和精力全部恢复之前,恢复期可能延长。中和抗体通常出现在黄疸期,并在恢复期上升到较高水平[1,3a,10]。

急性病毒性肝炎的并发症包括慢性感染、暴发性肝衰竭、复发或淤胆型肝炎,以及肝外综合征。慢性肝炎,一般定义为持续 6 个月以上的病程,约 2% ~ 7% 的乙肝成人患者和约 50% ~ 85% 的丙肝成人患者可能发展成为慢性肝炎。如果病毒血症持续超过 6 个月,乙型肝炎感染、丙型肝炎感染和丁型肝炎感染就被认为是慢性的。如果在症状出现后病毒血症持续 3 个月,可以怀疑是慢性疾病[1,3a,10]。

1% ~ 2% 有症状的急性肝炎患者会出现急性肝衰竭或急性重型肝炎,最常见于乙型肝炎患者和丁型肝炎患者,最少见于丙型肝炎患者。如果出现肝性脑病的症状,这种肝炎就被称为暴发性的。然而,初始症状(人格改变、侵略性行为或者睡眠异常)可能不易觉察或易被误诊。急性肝衰竭最可靠的预后因素是凝血酶原时间延长的程度,其他预后不良的迹象是持续黄疸恶化、腹水和肝脏体积减少。血清转氨酶水平和病毒滴度几乎没有预后价值,且随着肝衰竭恶化而降低[1,3a,10]。在急性肝炎部分病例中,有一种以长期、波动的黄疸和瘙痒为特征的胆汁性肝脏疾病称为淤胆型肝炎。患者可能会经历一次或多次的临床复发,尽管有明显的黄疸,患者可能感觉相对良好。淤胆型肝炎一般是良性的,最终能够治愈[1,3a,10]。

10% ~ 20% 的急性肝炎患者在黄疸前期会出现以皮疹、荨麻疹、关节痛和发烧等不同症状相结合为标志的血清病样综合征。这种免疫复合样综合征通常被错误地认为是其他疾病,直到黄疸出现(此时发烧、荨麻疹及关节痛很快消除)。急性肝炎的其他肝外表现并不常见,可能包括严重头痛、脑炎、无菌性脑膜炎、癫痫、急性上升性松弛麻痹综合征、肾病综合征和血清阴性关节炎[1,3a,10]。

实验室和诊断结果

血清学检测已经足以对急性病毒性肝炎进行诊断（表10.2）。因此，除非诊断仍然不清楚且需要一个治疗决断，否则不建议进行肝脏活检。如果需要进行活检，急性病毒性肝炎的组织学类型表现为广泛的实质性炎症和点状坏死。炎症细胞主要是淋巴细胞、巨噬细胞和组织细胞。没有出现纤维化。在急性疾病中，肝炎抗原免疫组织化学染色的结果通常为阴性，肝脏中没有特异的独特解剖特征能将五种急性病毒性肝炎彼此区分开[1,3a,10]。

表 10.2　急性肝炎的血清学诊断

诊断	筛选检测	补充检测
甲型肝炎	甲型肝炎病毒抗体免疫球蛋白（IgM anti-HAV）	不需要
乙型肝炎	乙型肝炎表面抗原（HBsAg）、乙型肝炎表面抗体免疫球蛋白（IgM anti-HBs）	乙型肝炎 e 抗原（HBeAg）、乙型肝炎病毒 e 抗体（anti-HBe）、乙型肝炎病毒脱氧核糖核酸（HBV DNA）
丙型肝炎	通过酶免疫测定丙型肝炎抗体（anti-HCV by EIA）	通过免疫印迹分析丙型肝炎病毒抗体、通过聚合酶链反应（PCR）分析丙型肝炎病毒核糖核酸（HCV DNA）
丁型肝炎	乙型肝炎表面抗原（HBsAg）	丁型肝炎病毒抗体（anti-HDV）
戊型肝炎	病史	戊型肝炎病毒抗体（anti-HEV）
单核细胞增多症	病史，白细胞（WBC）分类计数	嗜异性抗体
药物导致的肝炎	病史	

医疗管理

尽管抗病毒疗法在前期的对照试验中并没有表现出有效性，但是最近的非对照研究表明，抗病毒疗法可能对急性乙型肝炎和丙型肝炎有效[1,3a,9-12]。无论如何，有如下几项建议适用于对所有急性肝炎患者的治疗。对于有症状和黄疸的肝炎患者来说，需要进行卧床休养和摄入丰富的营养；在恢复之前应该避免饮酒；在性伴侣采取预防措施前应该限制性接触。对于甲型肝炎，所有家庭接触者都应使用免疫球蛋白，并开始接种甲型肝炎疫苗。对于乙型肝炎，家庭成员应当进行疫苗接种，同时近期性伴侣应当使用乙型肝炎免疫球蛋白。出现严重肝衰竭症状（凝血酶原时间延长、人格改变、迷茫混乱）的患者应该考虑进行抗病毒治疗，并对是否可能进行肝移植快速评估（见第 21 章）。严重的急性病毒性肝炎的成功肝移植，往往依赖于早期转诊和对临床处置所有细节的密切关注，这些往往需要由有经验的内科医生组成一个团队来提供医疗治疗。应当对急性肝炎患者进行后续评估来确认病情是否已得到最终解决，特别是对丙型肝炎患者。最后也是最重要的，所有急性肝炎病例应在确诊后尽快向当地或州卫生部门报告[3a,12-14]。

甲型肝炎

流行病学

甲型肝炎具有高度传染性，特别是在卫生条件不良的情况下，主要通过粪口途径进行传播。甲型肝炎的发病率在美国持续下降，但仍然是世界范围内急性肝炎的一个重要病因。急性甲型肝炎的发生可能是散发性的或流行性的。对感染源的调查显示，大多数病例是由人与人之间的直接接触引起的，小部分是由于食物或水被粪便污染引起的，也有罕见的是通过输血和混合血浆产品感染的。食用受污染水源中的贝类是一种众所周知但非常罕见的患甲型肝炎的感染方式。易患甲型肝炎的高风险群体包括前往发展中地区的旅行者、日托中心的儿童（其次是他们的父母）、男同性恋者、注射吸毒者、使用血浆产品的血友病患者、医院的住院医师及医护人员[3a,14-16]。

发病机制与并发症

甲型肝炎病毒是一种小型核糖核酸病毒，属于小核糖核酸病毒科（肝病毒属）。病毒基因组长 7.5kb，有一个大的开放阅读框架用来编码结构多蛋白和非结构多蛋白。这种病毒主要在肝脏中复制并在肝细胞细胞质中聚集成 27nm 的粒子，带有一个核糖核酸基因组和一个外壳蛋白（甲型肝炎病毒抗原）。这种病毒绝大部分被分泌到胆汁中，很小一部分分泌到血清中。在潜伏期和早期症状阶段，在粪便中发现的甲型肝炎病毒的滴度最高（每克 $10^6 \sim 10^{10}$ 基因组）[3a,14-16]。

临床表现

典型急性甲型肝炎的临床病程（图 10.1）始于约 15~45 日的潜伏期（平均 25 日）。感染甲型肝炎病毒的患者中 70% 患有黄疸，但儿童患黄疸的比例较小。所有感染甲型肝炎病毒的患者体内均有甲型肝炎病毒抗体（IgG），这种抗体在症状出现之前即可以检测到，随后滴度上升到高水平并持续一生。与此相反，在疾病早期就出现了甲型肝炎病毒免疫球蛋白 M 特异性抗体，并且只持续 4~12 个月。也可能发生严重的和暴发性的甲型肝炎，特别是对于老年人和已患慢性肝病的患者。甲型肝炎是复发性淤胆型肝炎的最常见病因[3a,14-16]。

实验室检查和诊断结果

急性甲型肝炎的诊断可以基于对有急性肝炎临床表现和

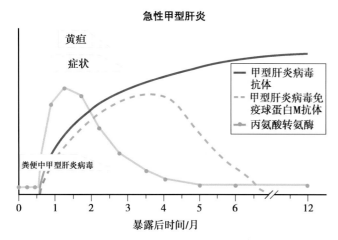

图 10.1　急性甲型肝炎进程中的血清学检测（引自 Goldman L，Ausiello D，editors；*Cecil textbook of medicine*，ed 23，Philadelphia，2008，Saunders.）

生化特性的患者血清中检测出甲型肝炎病毒抗体免疫球蛋白 M。甲型肝炎抗体的总体水平检测对诊断没有意义，但可以用于评估甲型肝炎患者的免疫力[3a,14-16]。

医疗管理

我们建议所有 1 岁以上的儿童及患甲型肝炎高风险群体，如前往世界甲型肝炎流行地区的旅行者、男同性恋者及注射吸毒者，接种安全、有效的甲型肝炎疫苗。同时，对患有慢性肝脏疾病的所有患者及混合血浆产品的接收者（如血友病患者），也建议接种甲型肝炎疫苗。在美国，有两种甲型肝炎疫苗的配方——这两种病毒都由从细胞培养提纯的灭活甲型肝炎抗原组成。Havrix 建议接种两针，间隔 6~12 个月；成人剂量（19 岁以上）为 1 440EI. U. /1.0ml，儿童剂量（2~18 岁）为 720EI. U. /0.5ml。Vaqta 建议接种两针，间隔 6~18 个月；成人剂量（19 岁以上）为 50U/1.0ml，儿童剂量（1~18 岁）为 25U/0.5ml[15,16]。对于需要接种这两种类型肝炎疫苗的成年人来说，建议接种甲型肝炎病毒-乙型肝炎病毒结合疫苗（Twinrix），这种疫苗需要接种三针，分别是接种时、接种后 1 个月及接种后 6 个月。甲型肝炎疫苗具有良好的安全记录，其中只有不到 0.1% 的患者会出现严重的并发症。注射甲型肝炎疫苗后的血清转化率超过 95%，但在慢性肝病、艾滋病病毒感染和其他免疫减弱的条件下血清转化率较低[15,16]。

目前还没有可以明确缩短或改良甲型肝炎病程的治疗方法。治疗的一个重要因素应该是预防接触。急性重型肝炎患者应尽早做好转诊准备，可能需要肝移植[15,16]。

急性甲型肝炎是一种自限性感染。这种病毒可以持续数月，但这种情况不会导致慢性感染、慢性肝炎或肝硬化。

乙型肝炎

流行病学

乙型肝炎主要通过肠道外途径或亲密身体接触传播。乙型肝炎在世界很多地区广泛流行，如东南亚、中国、密克罗尼西亚和撒哈拉以南非洲。世界范围内约有 3.5 亿人感染了乙型

肝炎病毒[1,7,17,18]。印度次大陆和中东地区的发病率较低。在美国，尽管发病率持续下降（由于疫苗接种和高危行为的减少），每年仍约新增 4 000 例病例（即约 130 万慢性乙型肝炎病毒感染者），乙型肝炎仍是导致急性肝炎最常见的病因[1,3a,9,19]（图 10.2）。对感染源的调查显示，绝大多数成人病例是由性接触或肠道外接触导致的。乙型肝炎在注射吸毒者、有多个性伴侣的异性恋者和男同性恋者中很常见。由于对献血者的乙型肝炎表面抗原、乙型肝炎核心抗体（免疫球蛋白 G 抗体）的常规筛查机制，目前输血和血浆产品很少造成乙型肝炎感染。在世界范围乙型肝炎的流行地区和美国来自这些流行地区的移民中，母婴传播是乙型肝炎的另一种重要传播方式。我们也建议对孕妇进行常规筛查并开展新生儿预防。乙型肝炎也可能发生家庭内部传播，但这种情况下的传播模式不太清楚。不幸的是，缺乏对标准（以前是普遍的）预防措施和无菌技术、特别是对共用医疗设备清洁的关注，仍然是急性乙型肝炎小规模暴发和散发病例的重要根源[1,6,7,18]。

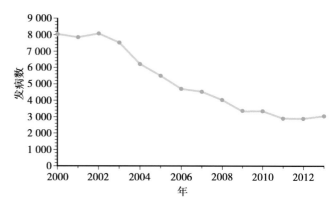

来源：National Notifiable Diseases Surveillance System（NNDSS）

图 10.2　美国乙型肝炎的发病率降低

发病机制与并发症

乙型肝炎病毒是一种双层外壳、包膜的脱氧核糖核酸病毒，属嗜肝 DNA 病毒科（正肝去氧核糖核酸病毒属）。病毒基因组由长 3.2kb 的双链 DNA 组成，有 4 个部分重叠的开放阅读框架，分别负责编码乙型肝炎表面抗原（S 基因）、乙型肝炎核心抗原（C 基因）、乙型肝炎病毒聚合酶（P 基因）和一种似乎具有反式激活功能的小蛋白质 X 蛋白（X 基因）。该病毒只感染人类和高级猿类，主要在肝细胞中复制，在胰腺、骨髓和脾脏的干细胞中复制较少。乙型肝炎临床病程中可检测出的血清学标志物详见图 10.3。在急性和慢性感染期间，会在血清中检测出大量乙型肝炎表面抗原，主要以 20nm 的病毒样小球形颗粒和管状颗粒存在。在血清中产生大量乙型肝炎病毒患者通常也会产生乙型肝炎 e 抗原，因此，乙型肝炎 e 抗原也是高水平病毒复制的替代标志[1,3a,18]。

临床表现

典型急性、自限性乙型肝炎的临床病程始于约 30~150 日的潜伏期（平均 75 日）。在潜伏期间，在血清中能检测出乙型肝炎表面抗原、乙型肝炎 e 抗原及乙型肝炎病毒 DNA（见图 10.3）并上升到高滴度（病毒滴度达到每毫升 $10^8 \sim 10^{11}$ 病毒粒

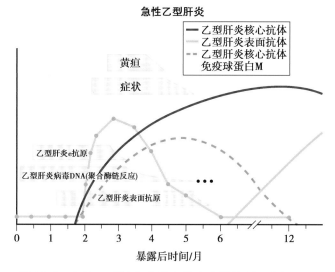

图 10.3　急性乙型肝炎进程中的血清学检测（引自 Gold-man L, Ausiello D, editors: *Cecil textbook of medicine*, ed 23, Philadelphia, 2008, Saunders.）

子）。症状出现时, 乙型肝炎核心抗体升高, 血清转氨酶水平上升。1/3 的乙型肝炎患者出现黄疸, 儿童患者出现黄疸的比例较低。通常来说, 在发病阶段乙型肝炎病毒 DNA 及乙型肝炎 e 抗原开始下降, 在临床疾病高峰时可能已经无法检测到。随着病程发展, 乙型肝炎表面抗原渐渐变得无法检测到, 在乙型肝炎表面抗原消失后的几周到 1 个月之后, 恢复期会出现乙型肝炎表面抗体。乙型肝炎表面抗体是一种与免疫相关的持久抗体[1,3a,17,18]。

实验室检查和诊断结果

急性乙型肝炎的诊断可基于对有急性肝炎临床表现和生化特征的患者血清中检测出乙型肝炎表面抗原。乙型肝炎表面抗原也可能是慢性乙型肝炎或慢性乙型肝炎病毒携带导致的结果。同样, 血清中有乙型肝炎表面抗原及急性肝炎患者, 也可能有慢性肝炎和叠加形式的急性损伤, 如急性甲型肝炎或急性丁型肝炎或药物性肝炎。由于这种抗体出现得很早并在发病后的 6~12 个月之间消失, 因而对乙型肝炎核心抗体免疫球蛋白 M（G 型免疫球蛋白）的检测很有效果。对乙型肝炎 e 抗原、乙型肝炎 e 抗体、乙型肝炎病毒 DNA 的检测通常对乙型肝炎的诊断没有意义, 但在评估预后方面可能有价值[1,3a,17,18]。如果患者在症状出现 6 个月后乙型肝炎病毒 DNA 或乙型肝炎 e 抗原（或两者同时）依然是阳性, 很可能发展成慢性乙型肝炎。乙型肝炎 e 抗原或乙型肝炎病毒 DNA 的消失是有利的血清学表现。相似的是, 乙型肝炎 e 抗原的消失加上乙型肝炎表面抗体的出现指向即将恢复[1,3a,17,18]。

乙型肝炎也是急性重型肝炎很重要的病因。高龄、女性及可能某些种类的病毒等因素会造成乙型肝炎的严重后果。由于病毒基因组的前 C 区发生突变, 部分乙型肝炎病毒变异缺乏生产乙型肝炎 e 抗原的能力。这些前 C 区或乙型肝炎 e 抗原阴性突变体与非典型急性和慢性乙型肝炎有关。严重的或暴发性的乙型肝炎与乙型肝炎 e 抗原阴性形式的病毒感染有关[1,3a,17,18]。

医疗管理

我们建议所有的新生儿、儿童、青少年及易感乙型肝炎病毒高风险的成人（包括医护人员、公共卫生工作人员、注射吸毒者、男同性恋者、性传播感染风险者、前往乙型肝炎流行地区的旅行者及与慢性乙型肝炎患者有亲密接触的人）接种乙型肝炎疫苗。在美国, 有两种乙型肝炎疫苗的配方, 这 2 种方法都是通过使用在酿酒酵母上表达的乙型肝炎病毒 S 克隆基因产生的。对于成人来说, 我们推荐通过肌肉注射方式在三角肌注射 3 针 1ml 药剂 [20μg Energix-b（葛兰素史克）[1,3a,12] 或 10μg Recombivax HB（默克）], 分别在接种时、接种 1 个月后及 6 个月后。除高风险成人群体外（如出生在乙型肝炎流行地区的人、注射吸毒者、男同性恋者、艾滋病病毒感染者）, 不建议对乙型肝炎表面抗体进行暴露前的免疫筛查（预防筛查）。除随后的临床治疗基于对其免疫状况了解的人员（特别是医护人员和公共卫生工作人员）外, 不建议接种后对乙型肝炎表面抗体进行常规检测以记载血清抗体的阳性转化率。目前, 除乙型肝炎表面抗体滴度已跌至保护水平（10IU/ml）以下的高风险患者, 不建议使用加强剂量[1,3a,12]。

建议对受感染母亲产下的婴儿或与乙型肝炎患者有过经皮接触的人进行乙型肝炎免疫球蛋白暴露后预防。应在接触后尽快注射一剂乙型肝炎免疫球蛋白（受感染母亲产下的新生儿剂量为 0.5ml, 成人及其他 0.06ml/kg）, 并立即接种乙型肝炎病毒疫苗。如果暴露时间超过 14 日, 乙型肝炎免疫球蛋白基本不可能达到效果, 在这种情况下仅仅用疫苗就可以了。对于与慢性乙型肝炎患者有性接触或家庭接触的人, 仅仅接种疫苗就可以, 乙型肝炎免疫球蛋白是作为对与急性乙型肝炎患者有性接触的人的补充[1,3a,16]。

急性乙型肝炎的抗病毒疗法是充满争议的。目前, 慢性乙型肝炎的治疗方法是干扰素疗法和拉米夫定疗法, 但它们对于急性感染的治疗还没有得到充分论证。在一项小型研究中, 干扰素 α 并没有减缓慢性进程或加速恢复。然而, 通过对暴发性和重度乙型肝炎患者使用拉米夫定的非控制性观察指出, 这种疗法可以改善感染的过程。由于拉米夫定疗法的安全性以及重度急性乙型肝炎不可预测的、潜在的严重后果, 对有暴发性肝病体征或症状（凝血酶原时间增加, 黄疸严重）的患者使用拉米夫定疗法（在病情完全康复和乙型肝炎表面抗原检测结果为阴性前每日 100mg）要很谨慎, 特别是在出现高水平乙型肝炎病毒 DNA 的情况下[1,3a,12]。对急性乙型肝炎患者的治疗应当集中于避免进一步的肝功能损害和预防接触。应在 3~6 个月后对患者进行乙型肝炎表面抗原重复检测或谷丙转氨酶水平重复检测, 以确定是否出现慢性乙型肝炎[1,3a,12]。最近, 恩替卡韦与泰诺福韦联合疗法显示出在治疗多重耐药性慢性乙型肝炎上很有效果[20]。

感染乙型肝炎病毒的成人患者中有 2%~7% 的人会出现慢性乙型肝炎, 更常见于男性和免疫抑制的人。慢性感染风险的高低也与年龄有关。它发生在 90% 感染乙型肝炎病毒的新生儿及约 30% 的婴儿身上, 成人的发生率低于 10%。在美国, 慢性乙型肝炎是肝硬化的第 3 或第 4 大病因, 也是肝癌的重要病因[1,3a,12]。

丙型肝炎

流行病学

2013年美国大约有30 000人感染丙型肝炎,报告显示为0.07‰的增长。美国大约有320万人感染了慢性丙型肝炎病毒。丙型肝炎有很大的潜在性可能会发展成慢性肝病,感染这些病毒的人中大约有85%成为慢性丙型肝炎患者,这造成了美国300多万的慢性丙型肝炎病例[1,3a,6,9,18]。丙型肝炎主要通过肠胃外途径传播,目前还没有丙型肝炎疫苗。由于这些原因,丙型肝炎是牙科保健专业需要关注的重要感染状况。

与丙型肝炎直接相关的高危人群是静脉吸毒者和多重肠胃外接触者。性传播在丙型肝炎传播中不多见。对慢性丙型肝炎患者配偶和性伴侣的追踪研究报告显示性传播的风险很低(每年小于1%)。母婴传播大约占病例中的5%,大部分是母亲血清内有丙型肝炎病毒核糖核酸(HCV RNA)并经历持续接触或者早期羊水破裂。其他丙型肝炎可能的来源是针头事故和对可反复使用的针头、注射器的污染或不充分消毒。因此,以往有很多人由于这些原因而感染慢性丙型肝炎。现有关于急性丙型肝炎的研究显示,超过60%的病例源自静脉吸毒,15%~20%源自性接触(通常包括多个性伴侣),只有一小部分源自母婴传播、针头事故和医源性问题。大约10%的病例没有其他任何潜在的接触史,可能存在一些仍然无法解释的病因[1,3a,6,9,18,21]。

发病机制与并发症

丙型肝炎病毒是一种属于黄热病毒科(肝炎病毒)的核糖核酸(RNA)病毒。丙型肝炎病毒(HCV)原本是在化学实验中发现的,并且这种病毒没有得到很好的可视化。丙肝病毒被认为可能是一种双层外壳的包膜病毒,直径50~60nm。这个基因组是一个正链核糖核酸分子,大约有9.6kb长,包括一个大的开放阅读框架用以编码一个大型多聚蛋白,被转译为3个结构多肽和若干非结构多肽。结构蛋白包括两个多变的包膜抗原E1、E2和相对保守的核衣壳蛋白C。丙型肝炎病毒在肝脏中复制很快,在急性和慢性感染期间可在血清中检测出来,滴度为每毫升10^5~10^7病毒粒子[1,3a,6,9,18,21]。除了明显的慢性肝病、肝衰竭和肝细胞癌等明显疾患外,丙型肝炎也增加了慢性肾病的发病率(见第12章)[21,22]。

临床表现

急性丙型肝炎的临床进程(图10.4)始于约15~120日(平均50日)的潜伏期。在潜伏期(通常在暴露后的1~2周),可以通过如基于逆转录—聚合酶链式反应等敏感分析方法检测出丙型肝炎病毒核糖核酸。丙型肝炎病毒核糖核酸会一直持续整个临床病程。在急性丙型肝炎后期会出现丙型肝炎病毒抗体,这种抗体可能不会出现在症状显现和血清氨转移酶升高的阶段。如果肝炎是自限性的,很快在血清中无法检测出丙型肝炎病毒核糖核酸;在这种情况下,丙型肝炎病毒抗体的滴度一般较低并最终降低到无法检测的水平[1,3a,6,9,18,21]。

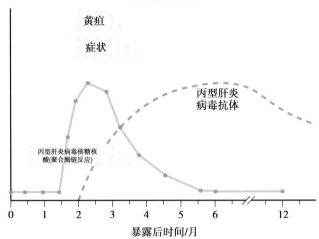

急性丙型肝炎

图10.4　急性丙型肝炎进程中的血清学检测(引自Goldman L, Ausiello D, editors: *Cecil textbook of medicine*, ed 23, Philadelphia, 2008, Saunders.)

实验室检查和诊断结果

急性丙型肝炎的诊断一般基于对有临床表现和生化特征的急性肝炎患者血清中丙型肝炎病毒抗体的检测。表10.3详细论述了丙型肝炎的诊断标准。带有血清学标志物的丙型肝炎的临床病程如图10.4所示。然而,某些患者直到发病后的几周或几月才出现可检测到的丙型肝炎病毒水平。因此,需要康复期重新检测丙型肝炎病毒抗体或直接检测丙型肝炎病毒核糖核酸,以排除对所有血清学标志物检测阴性患者是急性丙型肝炎的可能性。现在已有几项获得许可的针对丙肝病毒的商业检测,对每毫升超过100拷贝数的丙型肝炎病毒核糖核酸检测十分可靠。对丙型肝炎病毒核糖核酸水平的量化测量也是可行的,但对病毒水平的测量在急性丙肝的临床诊断或监测上没有意义[1,3a,6,9,18,21]。

表10.3　丙型肝炎诊断的实验室标准
出现以下三种标准中的一种或几种: • 丙型肝炎抗体筛选检测为阳性且根据美国疾病控制预防中心的定义,通过特定分析测定信号截止比率指向阳性(信号截止比率:http://www.cdc.gov/hepatitis/HCV/Lab-Testing.htm)*   • 丙型肝炎病毒重组免疫印迹分析阳性   • 丙型肝炎病毒核糖核酸检测呈阳性(包括定性、定量或基因型测试)   有上述标准且出现以下两种标准: • 无甲型肝炎病毒抗体免疫球蛋白M   • 无乙型肝炎核心抗体免疫球蛋白M

* 记录的阴性HCV抗体实验室检测结果在6个月内通过阳性检测结果(如实验诊断标准中所述)不需要急性临床表现来满足监测病例定义

HCV的实验室诊断标准:http://www.cdc.gov/hepatitis/HCV/Lab-testing.htm. 2015.

医疗管理

目前,除避免高危行为和正确使用预防措施以外,没有更好的方法去避免丙型肝炎。没有疫苗。目前,静脉注射吸毒是近期患丙型肝炎最常见的病因。从这个角度说,针头交换计划及教育人们意识到药物使用(鼻内可卡因)和共用注射设备的

风险是很重要的[1,3a,6,9,18,21]。

在预防传播中,最常见的问题是意外针刺暴露。目前在这种情况下不建议使用免疫球蛋白或使用抗病毒药物(干扰素)的预防性治疗。通过转氨酶水平、丙型肝炎病毒核糖核酸和丙型肝炎病毒抗体的定量测验可用于进行监测,这种方法便于早期干预和治疗[1,3a,6,9,18,21](表10.4)。

表 10.4　意外接触肝炎病毒患者血液后的治疗建议

感染源患者的传染性状态	未接种疫苗的医护工作人员	接种疫苗的医护工作人员[1],已知有效应期	接种疫苗的医护工作人员,已知伤害性感受期	接种疫苗的医护工作人员,未知反应
乙型肝炎病毒表面抗原阳性	及时(最好在 24 小时内)注射 1 剂乙型肝炎免疫球蛋白(0.06ml/kg)+启动乙型肝炎疫苗	不需治疗	注射 1 剂乙型肝炎免疫球蛋白+乙型肝炎疫苗或两剂乙型肝炎免疫球蛋白(第 2 剂在第 1 剂注射 1 个月后)	检测接触工作的乙型肝炎表面抗体;如果不充分应答(<10mU/ml),注射 1 剂乙型肝炎免疫球蛋白+加强剂量乙型肝炎疫苗
乙型肝炎病毒表面抗原阴性	启动乙型肝炎疫苗系列	不需治疗	不需治疗	不需治疗
未知、未检测	启动乙型肝炎疫苗系列	不需治疗	如果知道高风险来源,可以考虑视为乙型肝炎表面抗原阳性来源	检测接触工作[2]的乙型肝炎表面抗体;如果不充分应答,再次接种疫苗

[1] 暴露的工作人员已经接种了对抗乙型肝炎病毒的疫苗

引自 Centers for Disease Control and Prevention:Immunization of health-care workers:recommendations of the Advisory Committee on Immunization Practices(ACIP)and the Hospital Infection Control Pratices Advisory Committee(HICPAC),*MMWR Recomm Rep* 46(RR-18):1-42,1997.

[2] 经皮肤或黏膜接触后,患者(接触者)的血液应该进行乙型肝炎表面抗原、丙型肝炎病毒抗体及艾滋病毒抗体检测。测试应该按照州法律进行,并且有适当的预前测试和测试后咨询。目前,没有任何治疗方法或指导建议可以用于丙型肝炎病毒、戊型肝炎病毒和非甲型-戊型肝炎病毒的职业暴露

引自 Centers for Disease Control:Recommendations for follow-up of health-care workers after occupational exposure to hepatitis C virus,MMRW Morb Mortal Wkly Rep 46:603-606,1997.

此外,目前的数据表明,甲型肝炎病毒在职业环境中经皮或经黏膜接触不太可能导致甲型肝炎病毒的传播。根据免疫实践咨询委员会的建议,最近接触甲型肝炎病毒的未接种者(2 岁以下)应接受一次 0.02ml/kg 肌肉注射免疫球蛋白

引自 Centers for Disease Control and Prevention:Prevention of hepatitis A through active or passive immunization:recommendation of the Advisory Committee on Immunization Pratices,MMRW Recomm Rep 48[RR-12]:1-31,1999.

使用干扰素 α 和利巴韦林[1,21]进行治疗对慢性丙型肝炎有效。在超过 50%的病例中,这样的治疗会使病毒持续清除,病情痊愈。关于早期治疗的问题一直会被提及,目前我们仍不明白,治疗在急性感染过程中起什么样的作用。因为 50%~85%患者的急性疾病会发展成为慢性疾病。目前已有数个研究表明,超过 90%的急性丙型肝炎患者在使用感染素(不论是否含有病毒唑)治疗 24 周表现出疾病愈合和丙型肝炎病毒核糖核酸的持续降低[1,21,23,24]。经过 12~16 周的治疗,有部分患者在开始治疗 4 周后丙型肝炎病毒核糖核酸血清反应阴性,丙型肝炎病毒基因分型对这些患者的指导治疗和限制作用目前还在进一步研究中[1,21,23,24]。抗病毒药物的组合疗法看起来是对丙型肝炎病毒最有前景的治疗方法。在之前未接受过治疗的丙型肝炎成人患者的标准治疗中加入波普瑞韦、干扰素利巴韦林能显著提升反应[1,21,23,24]。

索菲布韦和维帕他韦也同样被证明出优秀的病毒控制能力。

在对未接受过治疗和接受过治疗的丙型肝炎患者的临床试验中发现,雷迪帕韦、索菲布韦和依巴司韦在慢性肝炎基因型 1 型感染的临床试验中很有效果。此外,尽管一些治疗方法有远期复发的可能性,西咪匹韦和索菲布韦在感染肝炎基因型 1 型的患者治疗方面还是有效的[25-28]。

急性丙型肝炎最重要的并发症是慢性肝炎的发展。图 10.4 中描述的临床过程是不典型的,因为不是治愈了丙型肝炎 50%~85%的病例,而是发展成了慢性感染。在这种情况下,丙型肝炎病毒核糖核酸依然是能检测到的,转氨酶水平一般仍然是增高的,经常处于波动形态。在某些情况下,虽然病毒血症持续存在,但转氨酶水平开始转向正常。其他并发症包括免疫复合物现象和冷球蛋白血症的形成(这些并发症在慢性疾病中更加典型)。丙型肝炎病毒造成急性重型肝炎很罕见,在数个关于急性肝衰竭的研究中,这些病例都不能归因于丙型肝炎病毒[1,3a,21]。

丁型肝炎

流行病学

丁型肝炎与乙型肝炎有关,因此他们的流行病学是相似的。丁型肝炎病毒可以通过胃肠外途径和性接触传播。丁型肝炎的高危人群是慢性乙型肝炎病毒携带者和反复的胃肠外接触者。在美国和欧洲,丁型肝炎最常发生在静脉吸毒人群和规范献血审查前的血液制品接收者(包括有血友病和地中海贫血症)身上。丁型肝炎在亚马逊盆地和中非是地方性流行疾病,在欧洲东部和地中海地区的一些地方很常见,比如意大利南部、希腊[1,3a]。

发病机制与并发症

丁型肝炎病毒是一种很特殊的 RNA 病毒,它需要乙型肝炎病毒的复制。它的病毒基因组很短,是一个 1.7kb 的循环单链分子核糖核酸,有单一开放读码框架和高度转化的非翻译区(类似类病毒的自我复制原理)。单一开放读码框架编码了丁型抗原,核糖核酸编辑可以变化分子尺寸,产生小型(195 氨基酸)或大型(214 氨基酸)丁型抗原。小型丁型抗原推动了丁型病毒核糖核酸的复制,大型丁型抗原(如成熟的 36nm 丁型病毒粒子)推动了病毒装配并分泌到血清中[1,3a]。

临床表现

丁型肝炎有两种临床表现类型,混合感染和双重感染。丁型混合感染是急性丁型肝炎病毒感染和急性乙型肝炎病毒感染同时发生。从临床上和血清学上说,它类似急性乙型肝炎但可能伴随丁型病毒的复制,表现出转氨酶水平的第 2 次升高。当有急性肝炎临床特点的患者血清中有乙型肝炎病毒表面抗原(HBsAg)、丁型肝炎病毒抗体(anti-HDV)、免疫球蛋白 M 乙型肝炎核心抗体(IgM anti-HBs),可以进行急性丁型混合感染的诊断。虽然抗体在疾病的后期才可能出现,但对丁型肝炎病毒抗体(anti-HDV)的免疫测定是可用、可靠的。对于疑似丁型肝炎的患者,可以在恢复期多次进行丁型肝炎病毒抗体(anti-HDV)的检测[1,3a,7]。

实验室检查和诊断结果

急性丁型肝炎双重感染是发生在慢性乙肝或乙型肝炎病毒表面抗原(HBsAg)携带阶段的急性丁型肝炎病毒感染。当有急性肝炎临床特点的患者血清中有乙型肝炎病毒表面抗原(HBsAg)、丁型肝炎病毒抗体(anti-HDV)但没有免疫球蛋白 M 乙型肝炎核心抗体(IgM anti-HBs)时,可以进行双重感染的诊断。丁型肝炎病毒的双重感染比混合感染更加常见,并更容易导致慢性丁型肝炎。其他有助于我们诊断的丁型肝炎病毒的测试是,对血清中丁型肝炎病毒核糖核酸(通过聚合酶链反应检测)和丁型抗原(通过免疫印迹分析)的分析。目前这些测试还在研究试验阶段,并没有制定标准。丁型抗原也很容易在肝活检实验中用免疫组织化学着色检测出来[1,3a,7]。

医疗管理

通过预防乙型肝炎可以预防丁型肝炎。丁型肝炎的严重性是另一个我们要在世界上发生地方性丁型肝炎的地方例行乙肝疫苗接种的原因之一。现在没有方法对乙型肝炎病毒表面抗原(HBsAg)携带者进行预防。在这种情况下,对于未来接触和暴露的预防是很重要的。

目前,对于急性丁型肝炎没有明确的治疗方法。拉米夫定和其他乙型肝炎病毒抗体药物在对抗丁型肝炎病毒的复制上是没有效果的。大部分急性混合感染的病例能够得到治疗,而双重感染的患者也应该接受治疗,因为很明显,慢性丁型肝炎将随之发生[1,3a,7]。

丁型肝炎有比单一的乙型肝炎更加严重的倾向性,它更容易导致急性重型肝炎、严重慢性肝炎和肝硬化[1,3a,7]。

戊型肝炎

流行病学

戊型肝炎是一种传染性的、地区性的非甲型、乙型肝炎,一般发生在世界上的不发达地区。在印度、巴基斯坦、中国、北非、中非和中美地区都有大规模暴发。根据印度和埃及的研究,由于戊型肝炎导致的急性散发性肝炎在散发性肝炎中占很大比重。在美国和欧洲西部,戊型肝炎很罕见,大部分是外来输入或由携带类型病毒的动物(如猪、鼠)传染的。戊型肝炎病毒通过粪口途径传播,大部分的病例源自于接触了不良卫生条件下受污染的水。戊型肝炎病毒似乎比甲型肝炎病毒、其他感染性肝炎病毒的传染性低很多,复发病例也很少见[1,3a,7]。

发病机制与并发症

戊型肝炎病毒是一个目前尚未分类的小型、单链的非包膜核糖核酸病毒。它的病毒基因组长 7.5kb,编译了 3 个开放读码框架:第一个是开放读码框架 1,提供给非结构蛋白负责病毒复制;第二个是开放读码框架 2,提供给衣壳蛋白(戊型肝炎病毒抗原);第三个是开放读码框架 3,提供给未知功能的短蛋白。在急性感染期间,病毒和戊型肝炎病毒抗原可以在肝细胞中被检测出来。在疾病的潜伏期,可以在粪便中检测出处于最高水平的病毒。在其他物种中,也发现了和戊型肝炎病毒相似的病毒,在饲养的猪中发现的菌株可能对人类有感染性[1,3a,7]。

临床表现

戊型肝炎的临床进程和其他类型的肝炎很相似。它的潜伏期是 15～60 日(平均 35 日)。这种疾病会导致频繁的胆汁郁结,伴随突出的胆红素和碱性磷酸酶升高[1,3a,7]。戊性肝炎也比其他传染性肝炎有更严重的倾向,有 1%～2% 的死亡率,并对孕妇有特别高的比例导致急性肝功能衰竭。戊性肝炎病毒粒子和抗原在潜伏期和早期症状阶段可以从粪便、肝脏中检测出来,但这些测试不是实践中的诊断方法。至少有 90% 临床初期的患者在对戊型肝炎病毒（及戊型肝炎病毒抗体）的免疫球蛋白（IgM 和 IgG 抗体）进行酶联免疫吸附检测（ELISA）中是有反应的。然而，这些测试既不是可以普遍使用的，也不是标准化的。此外，在正常人群中，有 1%～2% 被发现有戊型肝炎病毒抗体，这些代表已治愈的戊型肝炎的亚临床病例可能是在旅行中发生的或者是跟家畜或其他被感染动物接触的一种结果[1-3a,7]。

实验室检查和诊断结果

当有急性肝炎的患者近期去过病区，特别是对其他类型的肝炎测试无反应，我们会考虑诊断为戊型肝炎。在这种情况下，对戊型肝炎病毒抗体特别是免疫球蛋白（IgM）子类的检测，足够让我们下这个诊断[1-3a,7]。

目前没有已知的预防或治疗戊型肝炎的方法。免疫球蛋白，即使是从高比率戊型肝炎人群的血浆中获得的，似乎也没什么效果。没有已评估的具体治疗方法。前往世界上有地方性流行戊型肝炎区域旅游的人（特别孕妇），应该对当地的饮用水和未煮过的食物特别小心。目前已经研发了对抗戊型肝炎病毒的重组疫苗，在戊型肝炎动物模型中显示出是有效的。戊型肝炎病毒疫苗的药效试验已经在流行病地区进行开展[1-3a]。

对有急性肝炎临床特征的患者诊断方法始于对患者的详细病史（风险因素和可能的接触）的了解、药物使用（包括中草药和非处方药）和饮酒。从发病到病情进展的过程会给肝病或胆道疾病的成因提供一些线索，比如酗酒或胆结石。生化实验室的检测（包括血清胆红素测定、丙氨酸氨基转移酶和天门冬氨酸氨基转移酶测定、碱性磷酸酶测定、乳化脱氢酶测定、白蛋白测定、前凝血酶时间、全血细胞数），在决定临床表现是急性肝炎的典型症状（高转氨酶、中等或不太高水平的碱性磷酸酶、乳酸脱氢酶）还是类似梗阻性黄疸或酒精性肝病上很有价值[1-3a]。在非典型病例中，需要抗核抗体检测对自身免疫性肝炎进行评定，性病研究实验室试验以排除二期梅毒。发热和非典型淋巴细胞增多表明是单核细胞增多。溶血现象的出现说明可能是威尔逊病（肝豆状核变性）。血清学检测对所有急性肝病的诊断都很有帮助（见表 10.2）[1-3a]。

非甲型-戊型肝炎

流行病学

一些在病因学上是病毒性的，但不能归因于任何已知病毒的急性肝炎统称为非甲型-戊型肝炎。已经报告出多种候选病毒与这种疾病相关，包括副粘病毒、披膜病毒、虫媒病毒（GBV-C、庚型肝炎病毒、TT 病毒），但没有一种病毒能清晰明确地与临床实体联系起来。在西方国家急性肝炎病例的血清学调查中，有 2%～20% 的病例不能归类于已知的五种肝炎病毒中的任何一种[1-3a]。

临床表现

非甲型-戊型肝炎的临床特征和其他已知形式的急性肝炎很相似。在大多数的非甲型-戊型肝炎病毒中，还没有确定的清晰的接触源。极少数病例是在输血后报告出来的。病毒性肝炎典型风险因素的缺失表明，在一些情况下，非甲型-戊型肝炎可能是由一些非病毒性的原因引发的，比如自身免疫系统疾患、环境因素或药物[1-3a]。

实验室检查和诊断结果

非甲型-戊型肝炎是一种排除性诊断[1-3a]。

医疗管理

目前对非甲型-戊型肝炎没有预防或者治疗的方法。

非甲型-戊型肝炎的综合症状与急性肝功能衰竭、再生障碍性贫血的并发症有密切的联系。非甲型-戊型肝炎是常见的导致急性重型肝炎的原因，比甲型肝炎和乙型肝炎加起来更常见，占病例中的 30%～40%。约 1/3 的非甲型-戊型肝炎患者会发展成慢性肝炎，很小比例会最终发展成肝硬化[1-3a]。

甲型肝炎、戊型肝炎和非甲型-戊型肝炎对于牙科健康从业者的职业暴露令患者感染的风险很小甚至没有。相比较之下，我们已经充分认识到乙型肝炎病毒的传播风险，在面临受感染血液或含感染血液体液的意外接触时，丙型肝炎病毒呈现出更低的感染风险。或相比于乙型肝炎病毒，丙型肝炎病毒的传染性更低、传播效果更低。从事牙科保健的工作人员有皮肤损伤或锐器伤并接触到受感染血液后，感染乙型肝炎病毒的风险在 6%～30%，因其血清中有乙型肝炎 e 抗原（HBeAg）而存在潜在传染性（如血清中有乙型肝炎 e 抗原 HBeAg 和乙型肝炎病毒表面抗原 HBsAg 比血清中只有乙型肝炎病毒表面抗原的传染性增加 10 倍）。对暴露后的建议列在表 10.4 中。此外，乙型肝炎病毒在环境表面的干血和受污染的针头或工具上存活至少 1 周。相比之下，意外血液接触后丙型肝炎病毒的血清转化率是 2%～8%。而通过皮肤损伤或锐器伤造成 HIV 感染的风险是 0.3%[2,11]。

除皮下途径外，唾液在乙型肝炎病毒和丙型肝炎病毒的传播中似乎没有重大意义。在过去的几十年间，曾有记录表明乙型肝炎病毒会从牙科保健从业者传播到牙科患者身上[9]。目前还没有报道丙型肝炎病毒从牙齿保健从业者到牙科患者上的传播，但已发现心脏外科医生将这些病毒传播到几位患者身上[2,11]。

发病机制与并发症

黄疸，血浆中胆红素的累积、上皮组织和尿液，大约与甲型肝炎病毒感染病例的 70% 有关、与乙型肝炎病毒感染病例的 30% 有关、与丙型肝炎病毒和戊型肝炎病毒感染病例的 25% 相关。胆红素是血红蛋白的降解产物，是胆汁的一种主要成分，呈淡黄色的特点。胆红素一般通过血浆传输给肝脏。在肝脏里，胆红素和葡萄糖醛酸结合并排泄至肠道去辅助脂肪的乳化并刺激蠕动[1-3a]。在有肝病时，由于肝脏代谢和运输功能的下降，胆红素在血浆中累积。当血浆中的胆红素水平达到 2.5mg/100ml（正常值低于 1mg/100ml）时，临床上就出现黄疸症状。如果血浆中的胆红素没有到达这个水平，患者是无黄疸的,也就是无黄疸型肝炎[1,3a]。绝大多数的病毒性肝炎,特别是甲型和戊型,没有任何并发症。如果病毒没有从肝脏中彻底清除,乙型肝炎病毒、丙型肝炎病毒、丁型肝炎病毒会存留并复制。肝炎可能的预后包括痊愈、持续性感染(或携带阶段)、双重感染、慢性活动性肝炎、急性重型肝炎、肝硬化、肝癌或死亡。双重感染和长期酗酒导致了更多的严重疾病。每年大约有16 000 人因与肝病感染有关的并发症死亡[1,3a,7]。

急性重型肝炎　急性病毒性肝炎的一类严重并发症是急性重型肝炎,它的特征是大量肝细胞损坏和近 80% 的死亡率。它更常见于发生在老人和有慢性肝病的患者身上。乙型肝炎和丁型肝炎的混合感染、双重感染或者由单一肝炎病毒引发的感染都可能导致急性重型肝炎。这些疾病的突变菌株是有致病性的。美国每年有 100 人因暴发性甲型肝炎和暴发性戊型肝炎去世,大约有 350 人因乙型肝炎和丁型肝炎相结合的暴发性疾病去世。丙型肝炎很少导致急性重型肝炎[1,3a,7]。

慢性感染　慢性感染(携带阶段)有持续长达 6 个月肝脏中病毒及血清病毒抗原水平(HBsAg,HBeAg,HCVAg)低且无肝病体征的特征。这种情况下对他人也有潜在的传染性。携带者比率依据病毒、年龄和健康状况的不同而变化。比如,感染乙型肝炎病毒人群中约 50%~90% 的婴儿、25% 的儿童、6%~20% 的成人会成为携带者。相比之下,70%~90% 感染丙型肝炎病毒的成人会发展到持续携带阶段[1,3a]。对这 2 种病毒而言,男人和免疫抑制的人更容易受到影响。美国一般人群中有大约 0.1%~0.3%(大于 400 万人)携带乙型肝炎病毒、丙型肝炎病毒或者两者都有,5%~15% 的中国、东南亚、撒哈拉沙漠以南非洲、多数太平洋岛屿及亚马逊流域人口携带乙型肝炎病毒[1,3a,6,7]。这种显著的差别反映了乙型肝炎病毒在后者这些区域的地方性特征。

在美国,牙医携带者的比例在下降,但是风险仍然约为一般人群的 3~10 倍。最高比例(20%)的丙型肝炎携带者群体是静脉吸毒注射者和血友病患者。医护人员约有 1%~2% 的患病率。最低比例(0.5%~1.0%)的丙型肝炎抗体人群是献血者。大约 2%~5% 的急性乙型肝炎病毒和丁型肝炎病毒混合感染会发展成慢性感染。双重感染比混合感染更频繁,超过 70% 的人会发展到慢性携带阶段[1,3a,6,7]。携带阶段可能持续几十年或发展成慢性活动性肝炎引发肝脏疾病。

慢性活动性肝炎的特征是肝脏内病毒复制活跃;血清中有 HBsAg、HBeAg 或 HCVAg;慢性肝病的表现或症状;持续肝细胞坏死,6 个月以上的肝酶升高。大约 3%~5% 感染乙型肝炎病毒的患者、25% 乙型肝炎病毒携带者和 40%~50% 感染丙型肝炎病毒的患者会发展成慢性活动性肝炎[22,23]。全世界大约有 5 亿人感染了乙型肝炎病毒或丙型肝炎病毒,造成每年超过 100 万人死亡。在美国,大约 130 万人(0.4%)有慢性乙型肝炎病毒,大约 320 万(1.2%)有慢性丙型肝炎病毒[1,3a,6,7]。和乙型肝炎病毒、丙型肝炎病毒相关的慢性肝损伤及引发的纤维化造成了大约 20% 慢性肝炎病例发展为肝硬化。大约 1%~5% 的患者发展成了原发性肝细胞癌。每年约有 4 000 人因与乙型肝炎病毒相关的肝硬化死亡,10 000 人因与丙型肝炎病毒相关的肝硬化死亡,超过 800 人因与乙型肝炎病毒、丙型肝炎病毒相关

的肝癌死亡[1,3a,6,7]。肝癌与慢性携带者之间的相关性是与未感染人群的 30~100 倍,这种相关性在一些挑选出来的亚洲人中特别强[3a,18]。

肝癌、原发性肝细胞癌是全球癌症致亡的第 3 大病因,是美国癌症致亡的第 9 大病因[3a,6,7,9,21]。慢性乙型肝炎病毒、丙型肝炎病毒感染导致了全球 78% 的肝细胞癌。肝细胞癌的年平均发生率大约是万分之 0.3,在过去的 10 年中有显著的增长[3a,6,7,9,21]。数据显示,肝细胞癌的发生率持续性长期增长,存在人种、民族的差异性[6,7,9]。病毒性肝炎的治疗措施逐渐发展,包括通过健康咨询筛查感染慢性乙型肝炎病毒和丙型肝炎病毒的患者、提供充足的疫苗接种去消除乙型肝炎、提升公众健康检测等,这些对于遏制肝细胞癌发展趋势很有帮助[1,6,7,9]。

慢性丙型肝炎病毒感染也提升了慢性肾病(CKD)形成和发展的风险(见第 12 章)[22]。

临床表现　经过一段因多种病毒感染而不同的潜伏期后,大约 10% 的甲型肝炎、60%~70% 的丙型肝炎和 90% 的乙型肝炎会无症状。当临床表现发生时,急性病毒性肝炎的临床特征很相似,会放到一起讨论。其中的许多表现和症状与其他的病毒性疾病相同,可能会被描述成流感。这些临床表现在早期或前驱期特别突出。患者一般呈现出急性疾病的三个时期[1,3a,6,9,21]。

前驱期一般在黄疸出现前的 1~2 周,包括腹痛、厌食、间歇性恶心、呕吐、疲乏、肌痛、不适和发烧。在有乙型肝炎的情况下,5%~10% 的患者会表现出血清病样表现,包括关节痛或关节炎、皮疹和血管性水肿[1,3a,6,9,21]。

黄疸期是指临床黄疸的出现,呈现出结膜、皮肤、口腔黏膜及尿液的黄褐色。很多非特异性的前驱症状会减弱,但很多肠胃性表现(厌食、恶心、呕吐、右上腹疼痛)会增强,特别是在这个阶段的早期。常出现肝肿大和脾肿大。这个阶段一般持续 2~8 周,这是至少 70% 甲型肝炎病毒感染者、30% 急性乙型肝炎病毒感染者和 25%~30% 急性丙型肝炎病毒感染者临床病程的一部分[1,3a,6,9,21]。

在恢复期,症状消失了,但肝肿大和肝功能异常值会持续一段时期。这个阶段可能持续几周或几个月,乙型肝炎和丙型肝炎的恢复时间一般长一些。通常在出现黄疸后约 4 个月内痊愈(临床上及生物化学上)。乙型肝炎病毒很少出现结节性多动脉症、血管球性肾炎、白细胞破裂性脉管炎等临床综合征;凝血病、脑病、脑水肿及急性重型肝炎都很少见[1,3a,6,9,21]。慢性肝炎一般都和肝部异常有关,但会在 10~30 年无症状。慢性丙型肝炎的非特异性症状(体重降低、易疲劳、睡眠障碍、难以集中注意力、右上腹疼痛和肝压痛)直到肝纤维化、肝硬化及肝细胞癌时期才会出现。肝脏的损害来自于病毒的细胞病变和免疫激活后的炎症变化。与丙型肝炎病毒感染相关的肝外免疫紊乱源于自身抗体产物,包括免疫复合体引起的疾病(血管炎、结节性多动脉炎)、自体免疫性疾病(风湿性关节炎、血管球性肾炎、血小板减少性紫癜、甲状腺炎、肺纤维化)和 2 类免疫紊乱(扁平苔藓、淋巴细胞涎腺炎)[1,3a,6,9,21]。如果出现这些疾病或者肝病晚期的信号(出血性食管曲张、腹水、黄疸、蛛状痣及小便赤黄),建议进行慢性肝炎检测[1,3a,6,9,21]。丁型肝炎病毒感

染会导致严重的急性肝炎或快速进展性慢性肝病。混合感染一般会导致短暂和自限性的疾病，而双重感染会导致更多严重的临床疾病，表现在慢性乙型肝炎病毒携带者突然恶化加重[1,3a,6,9,21]。

实验室检查结果

在检测乙型肝炎和丙型肝炎时必须进行血清学检测。对丙型肝炎诊断的实验室标准列在表 10.3 中。

在评估肝病中最有帮助的标准试验组合包括对总胆红素和直接胆红素、白蛋白、前凝血酶时间和血清酶［谷丙转氨酶（ALT）、谷草转氨酶（AST）、碱性磷酸酶］的测定。对这些结果的解释以及详细的病历、体格检查可以指向某种特定的肝损伤，可以做直接评估、手术治疗的风险评定和预后评估[1,7]。胆红素是亚铁血红素的分解产物。高胆血红素可能是从血红蛋白过度分解过程中的胆红素剩余产物；受损肝细胞摄取、结合、排泄胆红素；或者是受损肝细胞或胆管中回流的非结合（结合）胆红素。当结膜黄疸出现时，血清胆红素的总体水平最低是 3.0mg/dl[1,7]。

转氨酶 血清转氨酶是急性肝细胞损伤最敏感的指标，从 19 世纪 50 年代开始被用作识别肝脏疾病。谷丙转氨酶（ALT/SGPT）、谷草转氨酶（AST/SGOT）催化了 α-氨基酸群中的丙氨酸、天冬氨酸转化为 α-酮酸群中的 α-酮戊二酸。谷草转氨酶，存在于细胞溶液和线粒体中，分布在身体各处。为了降低浓度，它广泛分布在肝脏、心肌、骨骼肌、肾脏、脑、胰腺、肺、白细胞和红细胞中。血清值中的转氨酶的升高反映出对富含这些酶组织的损伤或者细胞膜渗透性的变化（让谷丙转氨酶、谷草转氨酶渗漏到血清）。肝细胞坏死不是转氨酶释放的必需条件，转氨酶的升高水平也与肝损伤的程度没有关联[1,7]。

碱性磷酸酶 一般情况下，碱性磷酸酶是分布于全身各处的同功酶。同功酶在成人临床上最重要的意义在肝和骨骼上，因为这些器官是血清碱性磷酸酶的重要来源。肝胆疾病通过诱导酶合成和渗透到血清（由胆汁酸调解的过程）中提升血清碱性磷酸酶的水平[1,7]。患威尔逊病的患者检测出低血清转氨酶水平，特别是其中有急性重型肝炎和溶血现象的患者，可能是由于辅因子锌被铜置换导致的酶活力降低[1,3a,7,10]。血清转氨酶、谷丙转氨酶[1,3a,7,10]、谷草转氨酶[1,3a,7,10] 是肝损伤和急性病毒性肝炎的敏感指标，谷丙转氨酶是一个更特别的指标。在肝炎诊断中也很有作用的是血清胆红素、碱性磷酸酶（热分数）、谷酰转肽酶（GTT）、乳酸脱氢酶的升高；白细胞数量增多；前凝血酶时间的延长。在鉴别病毒病原和区别急性感染、已控制感染、慢性感染上，都需要抗原抗体血清学检测[1,3a,7,10]。

预防

通过主动免疫法预防

病毒性肝炎的风险可以通过接受主动免疫法来降低。目前，有 2 种疫苗对甲型病毒性肝炎有效、2 种疫苗对乙型病毒性肝炎有效、1 种疫苗对甲型-乙型混合肝炎有效（Twinrix）、1 种疫苗（Comvax）对乙型肝炎和婴儿流感嗜血杆菌有效。甲型肝炎疫苗最早在 1995 年应用于美国。Harivax 和 Vaqta 是甲醛溶液灭活全病毒疫苗，专门用于预防甲型肝炎病毒感染。甲型肝炎病毒疫苗具有安全、高免疫原性，推荐 2 岁及其以上患者使用[15]。

疫苗最早来源于混合供体血浆，目前这种形式不再存在。上述两种注册用于预防乙型肝炎病毒的疫苗（Engerix-B 和 Recombivax HB）是由重组 DNA 技术制造的。这些疫苗是在超过 6 个月的时间以 3 针剂执行，能够对超过 90% 的成人和 95% 的婴儿、儿童、青少年产生有效抗体。这个比率是根据三角肌注射数据获得的，因为在臀部注射的疫苗最终只在 81% 的接受者上产生有效抗体滴度。3 种疫苗的不良反应包括注射部位疼痛、发热、寒颤、流感症状、关节痛和罕见神经病。目前，尚没有记录表明疫苗使用和出现病毒感染风险之间的联系，包括原始的血源性疫苗[6,16,18]。

免疫持续的时间和增加剂量的需求目前仍有争议。现有建立在血源性乙型肝炎病毒的经验信息表明，（注射疫苗后）有效免疫期超过 10 年。现有美国疫病防治中心免疫接种咨询委员会出版的指导方针指出，只有对初次接种没有反应的接种者才需要增加剂量[6,9,16,18]。

在疫苗许可后的 10 年间，对患乙型肝炎病毒的高风险目标人群进行疫苗接种已经成为公认的预防方法（框 10.1）。该表的第 1 栏是医护工作者，包括牙医，强烈建议牙医接种疫苗。实行事后定量检测对于鉴定有无应答者很重要[6,9,16,18]。

框 10.1 应接种疫苗的乙型肝炎高风险人群

有职业风险的个体

医护工作人员

公共卫生工作人员

残疾人发展机构的客户和工作人员

血液透析患者

某些血液制品的接受者

乙型肝炎病毒携带者的家人或性伴侣

来自乙型肝炎病毒感染流行国家的被收养者

国际旅游者

吸毒者

性行为活跃的同性恋和双性恋男性（与男性有性关系的男性）

性行为活跃的异性恋男性和女性（有多个性伴侣的人）

刑期较长的囚犯

引自 Centers for Diease Control and Prevention；*Hepatitis B information for health professionals*；http://www.cdc.gov/hepatitis/HBV/index.htm.

"中止所有年龄层乙型肝炎病毒传播"的策略在 1991 年提出，1995 年更新修正。现有策略包括：①产期乙型肝炎病毒感染预防；②所有婴儿例行疫苗接种；③部分挑选的青少年和成

人疫苗接种。这个策略的施行最终控制了乙型肝炎和丁型肝炎[6,16,18]。

通过被动免疫接种预防

病毒肝炎的治疗可以通过在暴露早期接种免疫球蛋白或乙型肝炎疫苗来进行（参见"通过自动免疫法预防"）。免疫血清球蛋白是从没有乙型肝炎病毒表面抗原、丙型肝炎病毒、艾滋病病毒的人们血清中提取的抗体中得到的。这些无菌溶液中包含抵抗甲型肝炎和乙型肝炎的抗体。另一种免疫球蛋白是乙型肝炎免疫球蛋白。它是从预选的含有高浓度抗乙型肝炎表面抗原的抗体血清中制得的。免疫球蛋白和乙型肝炎免疫球蛋白的实施都是安全的，但如果它们和减毒活疫苗在 5 个月之内相继实施，互相将会有不利影响[6,9,16,18]。

治疗

和其他病毒性疾病一样，治疗一般只有缓和和支持的作用。特别是在急性期，一定要卧床休息和进流食，建议饮食富含营养、高卡路里。酒精和药物等需要肝脏进行新陈代谢的物质不会被吸收摄取。我们需要监测病毒抗原和谷丙转氨酶水平 6 个月时间，以决定肝炎是否痊愈。慢性肝炎很少自行痊愈。对于患有慢性肝炎患者的标准治疗是运用干扰素 α-2b（每周 3 次，每次 300 万~1 000 万单位，使用 6 个月到 1 年）。至今，对于慢性丙型肝炎病毒的治疗是联合使用 2 类药物。第 1 类，干扰素，针对被感染患者的免疫系统，刺激免疫系统攻击病毒。第 2 类，利巴韦林（病毒唑），干扰组成丙型肝炎病毒基因物质的核糖核酸（RNA）的生成过程。丙型肝炎病毒基因物质负责接管患者感染细胞并导向细胞生产更多病毒，同时干扰细胞的正常功能。如果这些基因物质不能进行再生产、没有新的病毒形式，那么身体内病毒向其他细胞的传播就停止了。然而遗憾的是，已有的病毒仍然存在（患者仍然处于被感染状态）[1,18-24]。

干扰素治疗使超过 17% 的丁型肝炎病毒感染患者、30% 的丙型肝炎病毒感染患者和 40% 的乙型肝炎病毒感染患者谷丙转氨酶水平恢复正常，同时减少发展为肝细胞癌的风险[1,18-24]。如果在疾病开始早期进行干扰素治疗，反应效果会更好。治疗费用很高，并且只有 10%~30% 的患者会得到长期缓解。不良反应（发胖、流感症状和骨髓抑制）很常见，超过 15% 的患者经历过明显的副作用并最终中止治疗。利用聚乙二醇干扰素治疗是标准化和比较有效的手段[1,18-24]。添加拉米夫定（一种核苷类似物抵抗乙型肝炎病毒）或者利巴韦林（一种鸟嘌呤核苷类似物对抗丙型肝炎病毒）会提高 15%~25% 的病毒学反应[1,18-24]。利巴韦林（每日 1 000mg）也是治疗的有效药剂，但是它有很多副作用和不良反应[1,11,18-24]。最近更多的临床试验表明，以前用其他药物无法治疗的丙型肝炎可以用特拉匹韦、雷迪帕韦和索菲布韦进行有效治疗[26]。近期，索菲布韦和韦帕他韦共同用于治疗慢性丙型肝炎，结果显示，能够有效减少患者的病毒载量[25]。2015 年，我们提出了联合治疗（Viekera Pak 包括 ombitasvir、帕利瑞韦和利托那韦）的概念并被证明在治疗慢性丙型肝炎中的是有效的[28]。近期临床试验（2015）也表明，依巴司韦加格佐普韦能有效治疗丙型肝炎，特别是对同时患有肾脏疾病的患者[27]。

依据实验室检验或肝组织活检确定的肝损伤严重程度，我们建议进行联合治疗[1,11,18-28]。急性重型肝炎患者依然会保留皮质类固醇。肝移植是肝硬化患者最后的解决办法（见第 21 章）[1,11]。

牙科管理

特殊类别患者的治疗注意事项

对乙型肝炎病毒、丙型肝炎病毒和丁型肝炎病毒潜在或实际携带者的识别很困难，因为在大部分情况下，通过病史无法判断其是否携带。对潜在感染源的无法识别同样发生在艾滋病病毒感染和性传播感染上。因此，所有有病毒性肝炎病史的患者都应该作为潜在的感染源对待（见框 10.1）。

疾病控制中心和美国牙医协会颁布的牙科实践操作手册中的控制感染建议措施已成为牙科实践中避免交叉感染的标准（见附录 B）[29]。这些机构建议，所有承担患者治疗工作的牙科医护人员都应该接种乙型肝炎病毒疫苗，并在所有牙科患者的治疗过程中实行标准感染防护措施。此外，职业安全和健康署（OSHA）标准中也要求雇主对由于职业原因接触血液或其他潜在感染物质的员工提供免费乙型肝炎疫苗接种。目前没有针对其他肝炎病毒免疫的建议[1,3b,9,16]。

活动性肝炎患者　除非患者已经达到临床和生化标准的康复，否则除了急救（绝对必需）外，不应该给予活动性肝炎患者任何牙科治疗（框 10.2）。紧急处置应该在独立的手术室进行，并严格遵守标准感染预防措施（见附录 B）。应尽可能少地进行喷溅操作及需要在肝脏中代谢的药物（框 10.3）。如果必须要进行手术，需要和内科医生进行讨论，以明确术前凝血原酶时间、出血时间及异常结果。牙医应将急性肝炎患者进行转诊，实施医疗诊断和治疗[4,5,8]。

肝炎病史患者　大多数乙型肝炎病毒、丙型肝炎病毒和丁型肝炎病毒的携带者并不知道他们得了肝炎。一种解释是，很多乙型肝炎和丙型肝炎表面上是温和的、临床症状不明显、无黄疸。这些病例基本上是无症状的或者类似其他温和病毒疾病，导致无法检测。因此，对于预防潜在感染接触者和未诊断为肝炎的患者、其他无法检测的感染性疾病的患者提供牙科治疗的唯一方法是对所有患者采用严格的临床无菌操作程序（见附录 B）。此外，乙型肝炎病毒疫苗的使用会大大减少乙型肝炎感染的可能。一定要敦促所有牙科医护人员接种乙型肝炎疫苗。

对于有肝炎阳性病史的患者，额外的偶发病史在确认疾病类型上很有帮助[4,5,8]。

对有未知类型肝炎病史患者的一个较为谨慎的方法是在临床实验室中筛选是否出现乙型肝炎病毒表面抗原或者丙型肝炎病毒抗体。这种筛选甚至可以指明患者肝炎种类，因为目前患者病史信息中提供的肝炎类型有 50% 是不可靠的[4,5,8]。

框 10.2	肝脏疾病患者的牙科治疗推荐

P

患者评估和风险估计（patient evaluation and risk assessment）（见框 1.1）
- 评估的目的是确定疾病的性质、严重程度、控制和稳定性

潜在问题和考虑因素

A

镇痛药（analgesics）	对于晚期肝疾病患者，要尽量避免使用或使用非常有限剂量的非甾体抗炎药包括阿司匹林、扑热息痛、可待因、哌替啶等
抗生素（antibiotics）	不建议使用预防性抗生素。然而，患有严重肝脏疾病的患者可能更容易受到感染。抗生素的选择主要基于牙科感染的风险和严重程度。避免使用甲硝唑和万古霉素
麻醉（anesthesia）	酒精性肝病患者可能需要更高的剂量才能达到充足的麻醉效果。了解当前肝脏功能对于确定适当的剂量很重要。局部麻醉剂中的肾上腺素（1∶100 000，一剂不超过 2 安瓿）一般不会造成任何问题，但需要密切监护患者
焦虑（anxiety）	根据需要使用缓解焦虑和减轻压力技巧，但要避免苯二氮䓬类药物
过敏（allergy）	正常

B

呼吸（breathing）	正常
出血（bleeding）	晚期肝脏疾病患者可能出现大出血。大多数这样的患者会出现凝血因子和血小板减少，所以他们手术后出血的风险更高；他们可能需要维生素 K 或血小板（凝血因子）置换（或全部）
血压（blood pressure）	肝脏疾病晚期患者需要监测血压，因为这部分患者的门脉高压显著增加
验血（blood tests）	根据病史和接触，对乙型肝炎病毒状态进行乙型肝炎表面抗原检测、乙型肝炎表面抗体检测和丙型肝炎抗体检测

C

椅位（chair position）	正常
咨询（consultation）	当患者在接受良好的医疗管理时，牙科治疗计划不受影响。然而，建议与患者的内科医生进行咨询以确定慢性肝脏疾病的水平、控制水平（全血细胞计数、谷丙转氨酶/谷草转氨酶）、确定出血倾向（出血时间、凝血酶原时间）和药物代谢变化，是整个治疗管理方案的一部分。对于任何形式的活动性肝炎患者，选择性治疗都应该延后

D

装置（device）	正常
药物（drugs）	由于很多药物是在肝脏中代谢的，因此需要避免使用某些药物或减少剂量。避免使用或限量使用的药物包括扑热息痛、阿司匹林、布洛芬、可待因、哌替啶、地西泮、巴比妥类药物、甲硝唑和万古霉素。必须限制使用肾上腺素或其他使血压升高的胺类（用于排龈或控制出血），特别是在出现门脉高压的情况下

E

仪器（equipment）	正常
紧急情况（emergencies）	对于需要紧急牙科治疗的严重肝脏疾病患者，可以考虑在特殊护理诊所或医院治疗。如果活动性肝炎的患者需要紧急牙科治疗，需要进行隔离。在与患者内科医生进行咨询后，在病情好转前只提供有限的治疗（仅用于控制疼痛、治疗急性感染或控制出血）

F

随访（follow-up）	在手术后对患者进行跟进随访以确定没有并发症是很重要的

框 10.3	主要由肝脏代谢的牙科药物
局部麻醉剂[1]	布洛芬(摩特灵)[2]
利多卡因(塞罗卡因)	镇静剂
甲哌卡因(卡波卡因)	安定(Valium)[3]
丙胺卡因(Citanest)	巴比妥类药物[3]
布比卡因(麻卡因)	抗生素
止痛剂	氨苄西林
阿司匹林[2]	四环素
扑热息痛(泰诺、达特利尔)[3]	甲硝唑[4]
可待因[3]	万古霉素[4]
哌替啶(杜冷丁)[3]	

[1] 大多数此类药物在使用适当剂量的情况下,对肝病患者来说是安全的

[2] 如果出现严重肝脏疾病(急性肝炎或肝硬化)或止血异常,要限制剂量或避免使用

[3] 如果出现严重肝脏疾病(急性肝炎或肝硬化)、脑病或饮酒,要限制剂量或避免使用

[4] 如果出现严重肝脏疾病(急性肝炎或肝硬化),避免使用

乙型肝炎病毒及丙型肝炎病毒感染高风险人群　有几类人群处于乙型肝炎病毒及丙型肝炎病毒感染的显著高风险中(见框 10.1)[1-5,9]。除非他们已知血清反应是阳性,否则建议符合一种或几种情况的人群进行乙型肝炎病毒表面抗原或者丙型肝炎病毒抗体的筛选。即使患者是携带者,理论上说也不需要修改治疗方法。无论如何,从这种筛选中得到的信息在某些情况下非常有用。如果患者被发现是携带者,对他的生活方式将有极大的影响。此外,患者可能有未检测到的慢性活动性肝炎,这可能导致出血并发症及药物新陈代谢的问题[1-5,9]。最终,如果在治疗过程中偶发针刺伤或穿刺伤而牙医没有接种疫苗(或抗体效价状态未知),那么知道患者乙型肝炎病毒表面抗原或丙型肝炎病毒抗体是否阳性对决定是否需要乙型肝炎免疫球蛋白、疫苗和后续医疗处置极为重要。

肝炎病毒携带患者　如果患者是病毒携带者(乙型肝炎病毒表面抗原阳性)或有丙型肝炎病史,必须采取标准预防措施(参见附录 B),以防止感染的传播。此外,一些肝炎携带者可能患有慢性活动性肝炎,导致肝功能受损并妨碍了止血和药物代谢。建议通过咨询内科医生和实验室检查肝功能,以确定当前的状况和未来的风险[29]。

有肝炎体征或症状的患者　任何有肝炎体征和症状的患者都不应进行选择性牙科治疗,而应当立刻转诊至内科医生(见框 10.2)。必需的紧急牙科处置要使用单独的操作流程及器具,并尽量减少喷溅操作[1,3b]。

药物管理

病毒性肝炎已经彻底恢复的患者不需要特殊的药物考量。但是如果患者有慢性活动性肝炎,或患者是丙型肝炎病毒或乙型肝炎病毒表面抗原阳性的携带者且肝功能受损,要依据内科医生的建议减少肝脏代谢类药物的使用剂量或尽可能避免使用此类药物(见框 10.2)。我们建议,当出现以下一个以上的因素时(见表 10.4),要减少肝脏代谢类药物的使用剂量:肝功能 Child-Pugh 分级和终末期肝病模型体系——①氨基转移酶水平升高到正常水平的 4 倍以上;②血清胆红素上升到 35mM/

L 或 2mg/dl 以上;③血清白蛋白水平低于 35g/L;④有腹水、脑病和营养不良的迹象。许多在牙科领域常用的药物主要是由肝脏代谢的,但是除了最严重的肝病患者外,其他患者可以少量(限量)使用这些药物(见框 10.3)。一般来说,一疗程剂量三盒 2%利多卡因(120mg)可以相对作为少量(限量)的药物参考[4,5]。

修订治疗计划

肝炎已经痊愈的患者不需要进行治疗计划修订。

口腔表现和并发症　慢性肝炎和严重肝损伤(或肝硬化)可能引起异常出血问题(见第 24 章)。造成这种出血问题的原因可能是异常凝血因子合成、异常纤维蛋白聚合、纤维蛋白稳定不足、过量的纤维蛋白溶解,以及与慢性肝病伴随的脾肿大相关的血小板减少症。在进行任何手术之前都应该进行血小板计数,以确定是否需要在手术前进行血小板输入,并与患者的内科医生进一步讨论(见第 24 章)[1-5,30]。

慢性病毒性肝炎增加了患肝细胞癌的风险。这种恶性肿瘤很少转移到颌骨(截至 2015 年,相关病例报道少于 30 例)[31,32]。然而,在美国肝细胞癌的发病率正在上升。口腔转移主要表现为位于前磨牙和下颌骨升支区域的出血性扩张肿块[31,32]。

医护人员暴露后事项

为了降低肝炎病毒传播的风险,美国疾病控制与预防中心已经公布了经皮或黏膜接触感染血液暴露后的处理事项。该议定书的实施取决于病源患者体内病毒的状态和接触者的疫苗接种状况(如牙科医护人员)(见表 10.4)[29]。

美国疾病控制与预防中心关于乙型肝炎病毒暴露后的指导包括对接种疫苗人群和未接种疫苗人群的概要事项。例如,一名接种过疫苗的医护人员的针刺伤或创伤伤口被乙型肝炎病毒表面抗原阳性患者的血液污染,就应该进行乙肝表面抗体的滴度水平测试(如果不知道该水平)。如果这个水平不够,该人员应立即注射乙型肝炎免疫球蛋白和疫苗增强剂(医护工作人员因锐器伤从乙肝病毒携带者身上感染乙肝病毒的风险可能接近 30%)。但如果这个水平足够,就没有进一步治疗的必要。如果未接种疫苗的人意外的经皮或黏膜接触到乙型肝炎病毒,需要立刻注射乙型肝炎免疫球蛋白和接种初始疫苗[29]。

尽管还没有针对丙型肝炎病毒暴露后的措施或疫苗,目前美国疾病控制与预防中心的指导包括以下建议:①病源患者应该接受丙型肝炎病毒抗体的基线测试;②暴露人员应该接受丙型肝炎病毒抗体和肝酶活性的基线测试和 6 个月后的后续测试;③使用重组免疫印迹试验确认丙型肝炎病毒抗体酶免疫测定阳性结果;④应避免使用免疫球蛋白或抗病毒药物进行暴露后预防;⑤医护工作人员应接受关于血液传播感染的预防及风险教育[29]。

暴露控制方案

在对肝炎病毒的感染控制方面,职业安全与健康管理局要

求所有的雇主要有暴露控制计划,并通过使用标准预防措施和提供以下最低限度的预防措施来保护雇员免受血源性病原体的危害:①给雇员接种乙肝疫苗;②暴露后评价和跟进随访;③暴露数据的记录;④通用的血源性病原体培养;⑤免费提供个人保护设施。所有的牙科医生都应该熟悉职业安全与健康管理局的指令"职业性接触血源性病原体的实施程序"(CPL 02-02-69;参见 http://www.osha.gov/pls/oshaweb/owadisp.show_ document? p_table=DIRECTIVES&p_id=257)[33]。

酒精性肝病

定义

过量饮酒会导致酒精性肝病,最终造成肝硬化并加重其他肝脏疾病(如病毒性肝炎)[2]。酒精具有肝毒性,它的代谢物乙酰醛是纤维蛋白原性的。目前,导致肝硬化所需的酒精摄入量和摄入时间还不清楚。但是,典型的酒精肝硬化患者至少有 10 年的时间每日饮用一品脱及以上的威士忌,几夸脱葡萄酒或等量的啤酒[2,8,34-39]。过度摄入酒精与肝功能障碍有关,进一步导致终末期肝病或肝硬化。酒精性肝病的发病机理与细胞因子也有关。由酒精引起的内毒素(脂多糖)大量流入肠道并进入到门脉循环,激活库弗氏细胞,增强了趋化因子的释放。而反过来,趋化因子将直接或间接损害肝细胞。但令人奇怪的是,只有 10%~15% 的重度饮酒群体会出现肝硬化,这一事实可能源于遗传、营养及个体生化差异等[2,8,34-39]。

由于缺乏对酗酒的治疗导致了酒精性肝病显著的发病率和死亡率,第 30 章专门讨论了关于酗酒的牙科患者。目前的数据显示,美国每年有 10 多万人死于酗酒,超过 20% 的住院患者与酒精有关。肝硬化是一种酗酒后遗症,也是美国成年人死亡的第 10 大病因。此外,与其他药物相比,单独饮用或与其他药物(如苯二氮䓬类药物)混合饮用酒精可能会导致过量的毒性而致死[2,8,34-39]。

发病机制与并发症

酒精对神经发育、促肾上腺皮质激素释放激素系统、神经递质代谢,以及神经递质受体功能等均有有害的影响。其中,乙酰胆碱和多巴胺能系统受损,会导致感觉和运动障碍(如周围神经病变)。长期滥用酒精会导致营养不良(叶酸缺乏)、贫血及免疫功能低下。对于每日饮酒 3 杯以上的男性来说,死亡率显著上升[2,8,34-39]。

酒精对肝脏的病理影响表现为以下三种之一。这些情况可能单独存在,但通常来说是结合出现的。酒精性肝病可见的最早变化是脂肪肝,其特征是肝脏存在脂肪的浸润。肝细胞因充满脂肪小叶而膨胀,并伴随整个肝脏的扩大。通常没有出现其他结构变化。这种情况可能仅在短时间内大量饮用酒精后出现,通常情况下是完全可逆的[2,8,34-39]。

另一种更严重的酒精性肝病是酒精性肝炎。这种肝脏弥漫性炎症的特征是细胞的破坏性变化(其中某些可能不可逆)。这种不可逆的变化会导致坏死。在酒精性肝炎的发展过程中,营养因素具有重要意义。在大多数情况下,酒精性肝炎是可逆的。然而,如果是广泛的大面积损伤,可能会致命[2,8,34-39]。

第 3 种最严重的酒精性肝病是肝硬化,通常是不可逆的,它的特征是进展型纤维化和肝结构异常再生以应对慢性伤害(如长期、大量饮用酒精)(图 10.5)。肝硬化导致肝脏代谢功能和排泄功能的逐渐恶化,最终造成肝衰竭。肝功能衰竭表现为无数的健康问题,其中较为严重的是食道炎、胃炎和胰腺炎,导致了普遍的营养不良、体重减轻、蛋白质缺乏(包括凝血因子)、尿素合成和葡萄糖代谢受损、内分泌紊乱、脑病、肾衰竭、门脉高压和黄疸。门脉高压会伴随腹水和食道静脉曲张的发展(图 10.6)。某些肝硬化患者出现出血性溃疡和食道静脉曲张,血液中氨不完全代谢,其毒性代谢产物流至大脑导致了脑病。此外,长期、大量饮用酒精还可能导致痴呆症和精神病(韦尼克-科尔萨科夫综合征)、小脑变性、上消化道癌症、肝癌和造血障碍[2,8,34-39]。

典型的、严重的酒精性脂肪肝(以前称为酒精性肝炎),它的特征是长期酗酒的人突然出现肝肿大、黄疸和发烧。通常情况下,这种疾病与流感的前驱症状相似,包括不适、厌食和虚弱。这些症状有时会促使酒精摄入减少,进而可能导致酒精戒断综合征(见第 30 章)。由于失代偿肝病或相关症状如酒精戒断综合征、胃肠道出血、感染或胰腺炎,某些患者需要住院治疗。尽管大多数人在早期戒断期间逐渐康复,但仍有部分患者在戒断和对相关问题的积极处理下依然恶化[2,8,34-39]。

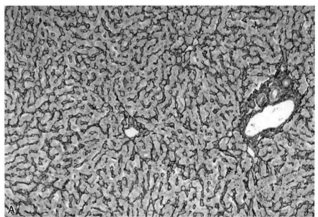

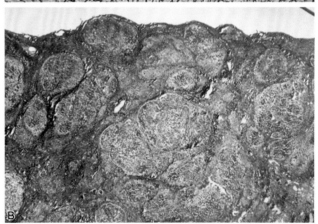

图 10.5　肝脏结构的显微镜下照片。A,正常肝脏;B,酒精性肝硬化的肝脏(A,引自 Klatt EC:In *Robbins & Cotran atlas of pathology*,ed 2,Philadelphia,2010,Saunders. B,引自 Kumar V,Abbas Ak,Mitchell RN et al,editors:*Robbins basic pathology*,ed 8,Philadelphia,2007,Saunders.)

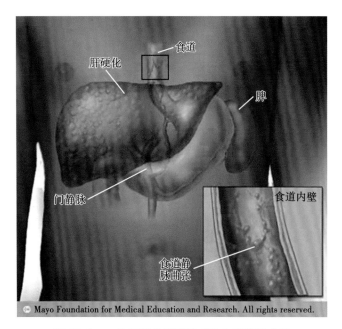

图 10.6   一位酒精性肝病患者的食道静脉曲张

肝病晚期的一个重要特征是出血倾向。易感染体制在一定程度上是凝血因子的缺乏，特别是前凝血酶组（Ⅱ、Ⅶ、Ⅸ及Ⅹ因子）。这些因素都依赖维生素 K 作为生产前体（见第 24 章）。维生素 K 从大肠中吸收并储存在肝脏中，它在肝脏中转化为酶的辅助因子用于凝血酶复合蛋白质的羧化作用。肝硬化中常见的大面积肝细胞破坏降低了肝脏的储存能力和维生素 K 的转化能力，导致前凝血酶依赖性凝血因子缺乏。除了这些之外，血小板减少症可能是由门脉高压继发性脾亢进和骨髓抑制继发性脾亢进引起的。贫血和白细胞减少也可能是由营养缺乏和酒精对骨髓的毒性作用造成的。也会出现纤维蛋白溶解加速[2,8,34-39]。

出血倾向和严重门脉高压（脾脏内血小板的阻断造成血小板减少），两者结合可能导致胃肠道出血、鼻出血、瘀斑或食道静脉曲张破裂。大多数晚期肝硬化患者死于肝昏迷并发症，通常是由食道静脉曲张破裂或间发性感染引起的大出血造成的[2,8,34-39]。

滥用酒精使酗酒患者通过多种机制得到感染。酒精中毒患者的肝脏常驻细胞群暴露在高浓度的酒精中。库弗氏细胞（代表了人体中超过 80% 的组织巨噬细胞）由于肝血窦在酒精中持续浸润而受损。酒精引起的库弗氏细胞功能受损和 T 细胞反应损伤会增加感染的风险。尽管肝硬化通常是晚期症状，但某些证据表明，在肝硬化早期通过完全、永久去除病原刺激物可能会使整个过程具有部分可逆性[2,8,34-39]。

临床表现

酒精造成的行为影响和生理影响取决于酒精的摄入量、血浆酒精增长率、联合其他药物使用时的并发症及饮酒史。长期过量饮酒会导致临床的显著认知障碍（即使患者是清醒的）或悲观消极，通常是间歇性复发和缓解。如果酒精依赖的问题未得到治疗而继续发展，很容易会出现其他精神问题（焦虑、反社会行为和情感障碍）并伴随酒精性遗症症（在某些情况下患者无法学习新内容或回忆已知内容），还可能出现酒精中毒。某些患者可能出现酒精引起的痴呆和严重的人格改变[2,8]。

临床上可能出现异常的肝肿大，但没有明显的脂肪肝表现，且通常是在诊断另一种疾病的过程中附带诊断出酒精肝。酒精性肝炎的临床表现通常是非特异性的，可能出现恶心、呕吐、厌食、不适、体重减轻和发烧等症状。进一步的表现包括肝肿大、脾肿大、黄疸、腹水、脚踝水肿和蜘蛛痣。随着病情的发展，随之可能会出现脑病和肝昏迷，最终导致死亡[2,35,36]。

酒精性肝硬化可能会持续很多年，直到出现肝脏大面积实质性破坏，产生肝衰竭的临床证据。最早期可能表现为腹水、蜘蛛痣（图 10.7）、脚踝水肿和黄疸，但是最初迹象是食道静脉曲张造成的经常性出血。出血发作可能预示着病情将快速发展，直至肝性脑病、昏迷和死亡。此外，酒精性肝病不典型的症状包括贫血性紫癜、瘀斑、牙龈出血、手掌红斑、指甲变化，以及腮腺肿大（被称为涎腺病）[2,8,34-39]（图 10.8）。

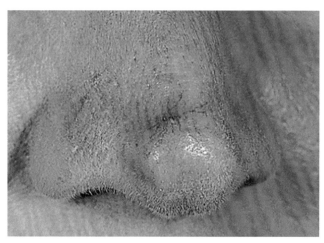

图 10.7   蜘蛛痣（引自 Swartz MH: *Textbook of physical diagnosis*, ed 6, Philadelphia, 2010 Saunders.）

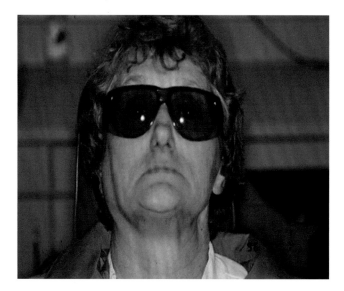

图 10.8   与酒精中毒相关的腮腺无痛性肿大

实验室检查结果

从脂肪肝引起的最微小异常到酒精性肝炎和肝硬化，酒精性肝病的实验室检测都具有重要意义。肝异常会导致胆红素、碱性磷酸酶、谷草转氨酶、谷丙转氨酶、谷酰转肽酶、淀粉酶、尿酸、甘油三酯和胆固醇水平升高。经常出现白细胞减少症（或白细胞增多症）或贫血。可以使用多因素分析器-20 或全血细胞计数分析对酒精中毒做简单筛查。谷酰转肽酶血液水平和平均红细胞容积的升高很可能认为是酒精中毒，谷草转氨酶/谷丙转氨酶比值不低于 2 能预测 90% 的酒精性肝病。碳水化合物缺乏的转移测试也被用于筛查酒精依赖症和监测酒精依赖症的临床状态[2,8,34-39]。

酒精性肝病还会导致凝血因子的不足，表现为凝血酶原时间和部分凝血活酶时间的升高。肝脾肿大可能导致血小板减少，导致血小板计数的降低。凝血时间延长或优球蛋白溶解时间降低证明纤维蛋白溶解活性的增加（参见第 24 章）[2,8,34-49]。

医疗管理

对酒精性肝病的最佳治疗方案是彻底戒酒。实际上，在戒酒 18 个月后就可以看到肝细胞酒精性脂肪变性的显著改善[2]。但是，这通常是很难实现的[2,34,35,40]。对酒精中毒患者的治疗包括 3 个基本步骤。

第 1 步和第 2 步分别是识别和干预，对可能受损的组织器官进行彻底的检查。这个评估包括寻找肝衰竭、胃肠道出血、心律失常、葡萄糖或电解质失衡的证据。食道静脉曲张出血和肝性脑病需要立即治疗。腹水要求采取措施控制液体和电解质，酒精性肝炎通常使用糖皮质激素治疗，感染或败血症一般用抗菌药物进行治疗。在这个阶段，可能患者会拒绝接受这个诊断并且经常会否认健康存在问题（参见第 30 章）[2,8,34-39]。

第 3 步是控制由于酒精快速去除引起的中枢神经系统抑制。使用苯二氮䓬类药物（如安定或利眠宁），3~5 日期间血清内药物水平逐渐下降，缓解了酒精戒断症状。β-受体拮抗剂可乐定和卡马西平是最近增加的用于戒断（脱瘾过程）的治疗药物[2,8,34-39]。

在戒断的治疗结束以后，患者将接受酒精中毒的教育。这个教育过程包括教导家庭成员和朋友们不再帮助患者脱离酒精带来的影响，而要试图帮助酗酒患者达到并保持对戒酒的高度积极性。其他的干预措施旨在帮助酗酒患者重新适应没有酒精的生活并建立起一种功能性的生活方式。对于某些患者，在酒精康复期间要使用戒酒硫。戒酒硫抑制了乙醛脱氢酶，引起乙醛血液浓度累积，从而导致使用乙醇会出汗、恶心、呕吐，以及腹泻。环丙甲羟二羟吗啡酮（纳曲酮，一种类阿片拮抗剂）和阿坎酸（γ-氨基丁酸系统的抑制剂）可用于减少酒精的使用或缩短在复发阶段使用酒精的时间。疾病不经治疗会导致肝硬化，需要进行酒精戒断和对出现的并发症进行治疗。如果到了肝硬化晚期则无法逆转，只能通过肝移植进行治疗（参见第 21 章）[2,41]。

最近，出现了一些慢性肝硬化的新治疗理念。因为与肝硬化相关的主要病理是减少血液供应、纤维化以及肝实质的瘢痕化，研究人员使用血管生成剂从根本上培育新的血管，来供应肝组织需要并减少肝硬化带来的损害[42]。

牙科管理

除了上述考虑的因素外，对于鉴别患有严重肝病的牙科患者，在提供牙科治疗方面也有一些需要特别关注的问题（见框 10.2）。

通过全血细胞计数分析、谷草转氨酶和谷丙转氨酶的测定、出血时间、凝血酶时间及凝血酶原时间来鉴别患者是否有潜在的问题。在临床检查中，发现疑似或有阳性病史的情况下，实验室异常值是转诊至内科医生进行进一步明确诊断和治疗的基础。未经治疗的酒精性肝病患者不适合进行选择性牙科治疗和门诊牙科治疗，应该转诊至内科医生。如患者经过良好的医疗处置并病情稳定后，可以与内科医生协商后提供牙科治疗[2,4,5,8,36,39]。

如果患者有酒精性肝病或酗酒史，应咨询内科医生以核实患者目前情况、药物使用、实验室数值及对药物、手术或其他治疗的禁忌。如果在最近几个月中患者没有就医，在实施侵入性治疗之前应该进行实验室检验筛查，包括全血细胞计数分析、谷草转氨酶和谷丙转氨酶的测定、血小板计数、凝血酶时间及凝血酶原时间[2,4,5,8,36,39]。

抗生素　慢性肝病患者可能会受到感染，但很少有必要进行抗生素预防。无论如何，在患有酒精性肝病的患者中，都存在感染或感染扩散的风险。手术过程或创伤会导致风险增加——它能使口腔微生物进入血液循环，导致细胞功能受损，造成网状内皮系统消除效率较低。如果没有口腔感染，就不需要抗生素预防。先前存在感染的传播风险更令人担忧，因为细菌感染对于肝病患者更加严重，有时甚至是致命的[2,4,5,8,36,39]。临床医生可以考虑实施一种分期肝病的评估方案（如终末期肝病模型分类方案）（表 10.5）确定患者是否对侵入性治疗和感染的反应不佳，是否存在细菌感染（自发性细菌性腹膜炎、肺炎血毒症）的历史。对于患有中重度疾病的患者（肝功能分级 B 或 C——以腹水、脑病、胆红素水平升高或收缩压增高为特征），应考虑就抗生素的使用问题与患者内科医生进行协商。当出现感染时应使用抗生素，如果没有抗生素治疗病情不太可能得到控制[2,4,5,8,36,39,42]。

某些抗生素可能是禁止使用的或需要对剂量进行调整。同样，止痛剂的使用可能也有一些问题（见框 10.3）。

出血　采取预防性措施尽量减少出血的风险（参见第 24 章），包括对 VII 因子缺乏特别敏感且有指示作用的凝血酶原时间检测[2,4,5,8]。出血体质应当与内科医生共同治疗，可能需要使用局部止血剂、新鲜冷冻血浆、维生素 K、血小板和抗纤维蛋白溶解药。如果患者被美国麻醉医师学会认定为 III 级或以上，出现黄疸、腹水或杵状指迹象，酒精肝的肝功能分级为 B 或 C，或终末期肝病模型等级为中重度（见表 10.4），在实行侵入性治疗或创伤手术时，止血措施尤为重要[2,40]。

耐受力

药物注意事项　肝病患者令人担忧的还有不可预测的药物代谢[2,4,5,8,36,39]。这个问题主要包括两方面，一是轻中度的酒精性肝病很可能发生明显的酶诱导，从而提高了对局部麻醉剂、镇静催眠药物和全身麻醉的药物耐受性。因此，可能需要比正常剂量更多的药物来达到预期效果[2,4,5,8,36,39]。

表 10.5　肝硬化评级中两种最常用的评分系统

	1. Child-Turcotte-Pugh(CTP)分级(范围:5~15)		
指标参数	赋分		
	1	2	3
腹水	无	1~2 级(或很容易治疗)	3~4 级(或难治的)
肝性脑病	无	1~2 级(或被提取物诱导)	3~4 级(或自发的)
胆红素(mg/ml)	<2	2~3	>3
白蛋白(g/dl)	>3.5	2.8~3.5	<2.8
凝血酶原时间或	<4	4~6	>6
INR	<1.7	1.7~2.3	>2.3

CPT 分类

Child A:5~6 分

Child B:7~9 分

Child C:10~15 分

2. 终末期肝病模型评分(MELD)(范围:6~40)

分值 = [0.957×肌酸(mg/dl)+0.378×胆红素(mg/dl)+1.12×In INR+0.643]×10

INR,国际标准化比率;In,自然对数

二是随着肝脏的进一步破坏,药物代谢被显著削弱,可能会导致药效增强或产生出人意料的影响。例如,如果对慢性酒精中毒患者使用常规治疗剂量的乙酰氨基酚或在禁食状态下用酒精服用乙酰氨基酚,可能导致严重的、致命的肝细胞疾病。在治疗慢性酒精中毒患者时,牙科医生应谨慎使用框 10.3 中列出的药物。这些剂量可能需要调整(如有肝硬化或酒精性肝炎,建议使用正常成人剂量的一半),或者依据内科医生的建议,禁止使用某些特殊药剂或特定类药物。此外,出现一种以上的下述情况说明药物代谢可能受到损害:氨基转移酶水平升高到高于正常水平的 4 倍;血清胆红素水平升高到 35mM/L(2mg/dl)以上;血清白蛋白水平低于 35g/L;腹水、脑病或营养不良的迹象(见表 10.4)[2,4,5,8,36,39]。

改良治疗计划　肝硬化患者往往比常人有更多的菌斑、结石和牙龈炎症。这似乎是任何药物滥用患者的情况,它与口腔健康的忽视更相关(而不是滥用药物的内在属性)。龋齿和牙周病的程度和忽略的程度表明,在患者表现出对牙齿治疗的兴趣和能力以前,牙科医生不应提供全面的治疗[4,5,43]。

肝酶诱导和酒精对中枢神经系统的影响,要求对酒精中毒患者使用更大剂量的局部麻醉剂或抗焦虑药物。如果表现不如预期,则这些患者的就诊需要延后于预定时间。

口腔并发症及表现　卫生条件不佳和忽视(是否出现龋齿)是慢性酒精中毒的重要口腔表现。此外,还可能发现其他各种异常(框 10.4)。肝硬化患者还报道出味觉功能受损和营养不良。营养缺乏会导致舌炎、舌乳头缺失及口角炎或唇炎(可能并发念珠菌感染)。维生素 K 缺乏、凝血障碍、门脉高压和脾肿大(引起血小板减少症)可能导致自发性牙龈出血、黏膜糜烂和瘀斑。在某些情况下,不明原因的牙龈出血是酒精中毒患者的最初病状。同样,呼吸的霉味、甜味和黏膜组织黄疸也与肝衰竭有关[2,8,43,44]。

框 10.4　晚期酒精性肝病的特征

全身并发症

外伤或不明原因的伤害(醉酒驾驶、擦伤青肿、割伤、创伤、断牙)

注意力和记忆力的缺陷

脑病

口齿不清

蜘蛛痣

黄疸(巩膜、黏膜)

外周性水肿(脸部浮肿、脚踝水肿)

腹水

掌红斑、白甲或指甲横断面白带

瘀斑、瘀点或长时间出血

在工作、学校、家庭中未能履行角色义务(如错过牙科预约)

胆红素水平上升>35mg/ml、转氨酶水平上升(>正常 4 倍)、碱性磷酸酶水平上升、γ-谷氨酰转肽酶水平上升、平均红细胞容积上升及血清白蛋白下降(<35mg/ml)

口腔并发症

口腔卫生不良

忽视口腔:龋齿、牙龈炎、牙周炎

舌炎

口角炎或唇炎

念珠菌病

牙龈出血

口腔癌

瘀斑

糜烂

黏膜黄疸

腮腺肿大

呼吸酒精气味(甜味、霉味)

创伤难愈

磨牙症

牙齿磨耗

口腔干燥

肝硬化患者常见双侧腮腺的无痛性肿大（称为涎腺病）。肥大的腺体柔软、无触痛，并不粘连在浅表皮肤上。这种情况似乎是由脱髓鞘性多发性神经病引起的，它能导致交感神经信号异常、腺泡蛋白分泌异常，以及腺泡肿胀。在涎腺病中，腮腺导管仍然通畅，并能产生明显的唾液流量[8,44,45]。

酒精滥用和吸烟是口腔鳞状细胞癌产生的重要风险因素。与所有患者一样，牙科医生必须积极检测慢性酒精中毒患者口腔内不明原因的、可疑的软组织损伤（尤其是黏膜白斑病、黏膜红斑病和溃疡）。口腔鳞状细胞癌的发生有显著的好发部位，表现在舌侧缘和口腔底部（见第 26 章）。

（刘　洋）

参考文献

1. Wedemeyer H, Pawlotsky JM. Viral hepatitis. In: Goldman L, Schafer AI, eds. *Cecil Textbook of Medicine.* 25th ed. Elsevier; 2016:966-973, [Chapter 150]. ISBN 978-1-4377-1604-7.

2. Chalasani NP, Goldman L, Schafer AI, eds. *Alcoholic and Non-Alcoholic Steatohepatitis, Cecil Textbook of Medicine.* 25th ed. Elsevier; 2016:966-973, [Chapter 155]. ISBN 978-1-4377-1604-7.

3a. Ghany M, Hoofnagle JH. Approach to the patient with liver disease. In: Kasper D, Fauci A, Hauser S, et al, eds. *Harrison's Principles of Internal Medicine.* 19th ed. New York: McGraw-Hill; 2015.

3b. Firriolo FJ. Dental management of patients with end-stage liver disease. *Dent Clin North Am.* 2006;50:563-590, vii.

4. Golla K, Epstein JB, Cabay RJ. Liver disease: current perspectives on medical and dental management. *Oral Surg Oral Med Oral Pathol Oral Radiol Endod.* 2004;98:516-521.

5. Friedlander AH. Alcohol use and dependence. *J Am Dent Assoc.* 2003;134:731-740.

6. Centers for Disease Control and Prevention. Surveillance for acute viral hepatitis—United States, 2013. http://www.cdc.gov/hepatitis/statistics/2013surveillance/index.htm.

7. Nelson PK, Mathers BM, Cowie B, et al. Global epidemiology of hepatitis B and hepatitis C in people who inject drugs: results of systematic reviews. *Lancet.* 2011;378(9791):571-583.

8. Friedman LS. Surgery in the patient with liver disease. *Trans Am Clin Climatol Assoc.* 2010;121:192-204.

9. Durham DP, Scrip LA, Brucec RD, et al. The impact of enhanced screening and treatment on hepatitis C in the U.S. *Clin Infect Dis.* 2016;62(3):298-304.

10. Miyake Y, Iwasaki Y, Kobashi H, et al. Clinical features of autoimmune hepatitis diagnosed based on simplified criteria of the International Autoimmune Hepatitis Group. *Dig Liver Dis.* 2010;42:210-215.

11. Fassio E. Hepatitis C and hepatocellular carcinoma. *Ann Hepatol.* 2010;9(suppl):119-122.

12. Centers for Disease Control and Prevention. Hepatitis B information for health professionals (website): http://www.cdc.gov/hepatitis/HBV/index.htm. 2015.

13. Weismuller TJ, Fikatas P, Schmidt J, et al. Multicentric evaluation of model for end-stage liver disease-based allocation and survival after liver transplantation in Germany—limitations of the "sickest first" concept. *Transpl Int.* 2011;24:91-99.

14. Watanabe T, Soga K, Hirono H, et al. Features of hepatocellular carcinoma in cases with autoimmune hepatitis and primary biliary cirrhosis. *World J Gastroenterol.* 2009;15:231-239.

15. American Academy of Pediatrics Committee on Infectious Diseases. Hepatitis A vaccine recommendations. *Pediatrics.* 2008;120:189-199.

16. Advisory Committee on Immunization Practices (ACIP) Centers for Disease Control and Prevention (CDC). Update: prevention of hepatitis A after exposure to hepatitis A virus and in international travelers. Updated recommendations of the Advisory Committee on Immunization Practices (ACIP). *MMWR Morb Mortal Wkly Rep.* 2007;56:1080-1084.

17. Fujiwara A, Sakaguchi K, Fujioka S, et al. Fibrosis progression rates between chronic hepatitis B and C patients with elevated alanine aminotransferase levels. *J Gastroenterol.* 2008;43:484-491.

18. Obika M, Shinji T, Fujioka S, et al. Hepatitis B virus DNA in liver tissue and risk for hepatocarcinogenesis in patients with hepatitis C virus-related chronic liver disease. A prospective study. *Intervirology.* 2008;51:59-68.

19. Current treatment options for viral hepatitis. Medscape. http://emedicine.medscape.com/article/177792-treatment. Aug 3, 2015.

20. Hung CH, Hu TH, Lu SN, et al. Tenofovir versus entecavir in treatment of chronic hepatitis B virus with severe acute exacerbation. *Antimicrob Agents Chemother.* 2015;59(6):3168-3173.

21. Simmons B. Long-term treatment outcomes of patient infected with hepC virus. *Clin Infect.* 2015;61(5):730-740.

22. Fabrizi F, Verdesca S, Messa P, et al. Hepatitis C virus infection increases the risk of developing chronic kidney disease. *Dig Dis Sci.* 2015;60(12):3801-3809.

23. Poordad F, McCone J Jr, Bacon BR, et al, SPRINT-2 Investigators. Boceprevir for untreated chronic HCV genotype 1 infection. *N Engl J Med.* 2011;364:1195-1204.

24. Zeuzem P. Peginterferon alfa-2a in patients with chronic hepatitis C. *N Engl J Med.* 2000;343:1666-1669.

25. Foster GR, Afdahl SK, Robets SK, et al. Sofosbuvir and velpatasvir for HCV genotype 2 and 3 infection. *New Engl J Med.* 2015;373(27):2608-2613.

26. Afdhal N, Reddy R, Nelson D, et al. Ledipasvir and sofosbuvir for previously treated hep C type 1 infection. *New Engl J Med.* 2014;370(16):1220-1229.

27. Roth D. Grazoprevir plus elbasvir in treatment-naive and treatment-experienced patients with hepatitis C virus genotype 1 infection and stage 4-5 chronic kidney disease (the C-SURFER study): a combination phase 3 study. *Lancet.* 2015;386(10003):1537-1545.

28. Dhawan VK, Anand BS. Hepatitis C Treatment & Management with Viekira pak (ombitasvir, paritaprevir, ritonavir). http://www.hepatitisfoundation.org/HEPATITIS/Hepatitis-overview.html?gclid=CJL03aKl1MkCFYMDaQod7NkLfw.

29. CDC Guidelines for Infection Control in Dental Health-Care Settings — 2003. http://www.cdc.gov/

oralhealth/infectioncontrol/#socialMediaShareContainer.

30. Brennan MT, Hong C, Furney SL, et al. Utility of an international normalized ratio testing device in a hospital-based dental practice. *J Am Dent Assoc.* 2008;139:697-703.

31. Severi T, van Malenstein H, Verslype C, et al. Tumor initiation and progression in hepatocellular carcinoma: risk factors, classification, and therapeutic targets. *Acta Pharmacol Sin.* 2010;31:1409-1420.

32. Sanyal AJ, Yoon SK, Lencioni R. The etiology of hepatocellular carcinoma and consequences for treatment. *Oncologist.* 2010;15(suppl 4):14-22.

33. OSHA's compliance directive "Enforcement Procedures for the Occupational Exposure to Bloodborne Pathogens" (CPL 02-02-069); Available at http://www.osha.gov/pls/oshaweb/owadisp.show_document?p_table=DIRECTIVES&p_id=257.

34. Rehm J, Kanteres F, Lachenmeier DW. Unrecorded consumption, quality of alcohol and health consequences. *Drug Alcohol Rev.* 2010;29:426-436.

35. Katoonizadeh A, Laleman W, Verslype C, et al. Early features of acute-on-chronic alcoholic liver failure: a prospective cohort study. *Gut.* 2010;59:1561-1569.

36. Stokkeland K, Ebrahim F, Ekbom A. Increased risk of esophageal varices, liver cancer, and death in patients with alcoholic liver disease. *Alcohol Clin Exp Res.* 2010;34:1993-1999.

37. Yerian L. Histopathological evaluation of fatty and alcoholic liver diseases. *J Dig Dis.* 2011;12:17-24.

38. Cohen JI, Nagy LE. Pathogenesis of alcoholic liver disease: interactions between parenchymal and non-parenchymal cells. *J Dig Dis.* 2011;12:3-9.

39. Beier JI, Arteel GE, McClain CJ. Advances in alcoholic liver disease. *Curr Gastroenterol Rep.* 2011;13:56-64.

40. Gex L, Bernard C, Spahr L. Child-Pugh, MELD and Maddrey scores. *Rev Med Suisse.* 2010;6:1803-1804, 1806-1808.

41. Varma V, Webb K, Mirza DF. Liver transplantation for alcoholic liver disease. *World J Gastroenterol.* 2010;16:4377-4393.

42. Calderone V, Gallego J, Fernandez-Miranda G, et al. Sequential functions of CPEB1 and CPEB4 regulate pathologic expression of VEGF and angiogenesis in chronic liver disease. *Gastroenterology.* 2015;doi:10.1053/j.gastro.2015.11.038.

43. Lindroth J. Management of acute dental pain in the recovering alcoholic. *Oral Surg Oral Med Oral Pathol Oral Radiol Endod.* 2003;95:492-497.

44. McCullough AJ, O'Shea RS, Dasarathy S. Diagnosis and management of alcoholic liver disease. *J Dig Dis.* 2011;12:257-262.

45. Ojha J, Bhattacharyya I, Islam N, et al. Xerostomia and lichenoid reaction in a hepatitis C patient treated with interferon-alpha: a case report. *Quintessence Int.* 2008;39:343-348.

第 11 章　胃肠道疾病

消化性溃疡病、炎症性肠道疾病和伪膜性结肠炎等胃肠道疾病在临床上很常见,并可能影响到如何进行口腔方面的治疗。这些患者可能出现很多具有临床意义的问题,需要牙科医生予以关注。牙科医生必须了解患者的情况、必须监控首次发病或复发的症状、必须清楚哪些药物会与治疗胃肠道疾病的药物互相影响或加重症状。此外,胃肠道疾病患者经常会有口腔表现,牙科医生一定要熟知全身疾病的口腔表现形式。

警示:部分胃肠道疾病患者经过牙科治疗后存在症状加重的风险。对处于风险中的群体进行评估尤为关键。

消化性溃疡病

消化性溃疡在胃肠黏膜上的病损大小有明确的定义(直径至少 0.5mm),它源于慢性的酸或胃蛋白酶分泌、幽门螺杆菌破

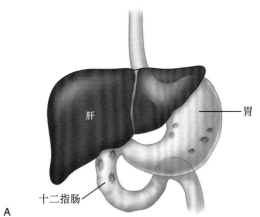

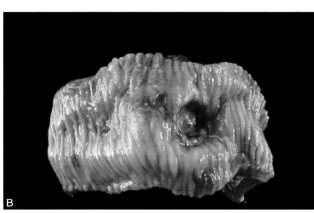

图 11.1　A,消化性溃疡的部位(阴影区域),暗区显示为高发部位。B,十二指肠溃疡(B,引自 Kumar V,Abbas A,Fausto N,editors:*Robbins & Cotran pathologic basis of disease*,ed 7,Philadelphia,2005,Saunders. 由 Robbin Foss,University of Florida-Gainesvlle 提供)

坏效应和宿主效应[1]。消化性溃疡主要在胃肠中临近酸或者胃蛋白酶分泌的区域发展(图 11.1)。十二指肠部分是大部分西方患者溃疡高发区域,而亚洲患者更多的是胃溃疡[1]。很少见于小肠上段[2]。消化性溃疡疾病一般是慢性的、局限性分布,仅有约 10% 的患者有多发性溃疡。

流行病学

消化性溃疡疾病是最常见的疾病之一,一度影响了工业化国家 15% 以上的人群。目前,全球约有 5%~10% 的人受到影响,美国每年新增 350 000 例病例[3,4]。溃疡疾病的发生率在 1900—1950 年间达到高峰,此后逐渐降低[1,5]。在北欧和美国,这种下降可能源于烟草和阿司匹林消费的减少,增加了食用植物油(富含未加工物质以合成带有细胞保护功能的前列腺素)和更好的环境卫生带来的幽门螺杆菌感染率降低[6]。消化性溃疡病影响了北欧 5%~7% 的人,而在美国约有 200 000 人每年因此住院。消化性溃疡病在格陵兰岛居住的因纽特人、美洲西南部的原住印第安人、澳大利亚土著居民和印度尼西亚人等族群中少发[7]。

其中,2/3 的消化性溃疡疾病患者为男性,患病率高峰发生在老年群体中[1]。一级亲属有 3 倍以上风险患消化性溃疡疾病[8]。吸烟群体、重度饮酒群体更倾向于患病,O 型血与患病也有联系。消化性溃疡疾病流行高发群体是甲状旁腺功能亢进和高分泌状态(如肾透析、佐林格-埃利森综合征、肥大细胞增生症)的患者。摄入非甾体抗炎药(包括阿司匹林)超过 1 个月与每年 2%~4% 的患者胃肠性出血及溃疡并发症有关[9,10]。

消化性溃疡病在儿童群体中很罕见,在儿科医院中每 2 500 人仅有 1 人由于消化性溃疡疾病住院[11]。如果 10 岁以下的儿童被诊断出患有消化性溃疡疾病,很大可能与潜在的身体疾病有关,如重度烧伤或其他严重创伤。因溃疡性疾病致死的情况多发生在超过 65 岁的患者中。在牙科治疗中,预计平均每 2 000 名成人患者中约 100 人患有消化性溃疡疾病。

病因

当对胃肠黏膜有潜在破坏作用的攻击因子和对胃肠黏膜起保护作用的防御因子之间的平衡被破坏时,可能会导致消化性溃疡病(图 11.2)。主要的攻击因子是幽门螺杆菌(原名幽门弯曲杆菌)。这种微生物与美国 80% 以上的胃溃疡和十二指肠溃疡有关、与全球其他地方 90% 以上的胃溃疡和十二指肠溃疡有关[1]。第二个最常见的导致消化性溃疡性疾病的原因是非甾体抗炎药的使用。其他风险因素包括高龄、心理及生理压

力大、酸分泌过多、吸烟、使用某些药物(表 11.1)和主要并发疾病[1,12]。此外,囊胞性纤维症更易导致溃疡因为它降低了碳酸氢盐的分泌,而巨细胞病毒感染在人类免疫缺陷病毒感染患者中是导致溃疡的罕见原因[1,13]。

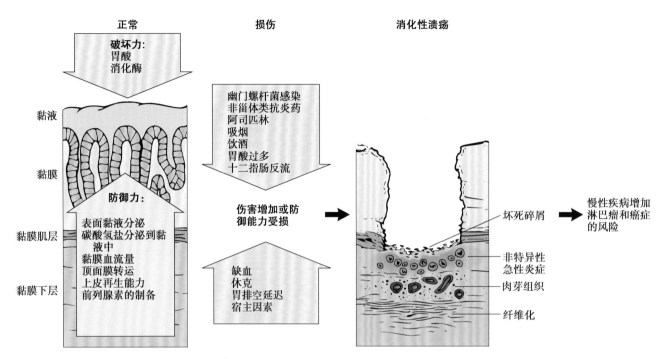

图 11.2   参与消化性溃疡疾病形成的攻击因子和防御因子间复杂的相互作用(改编自 Kumar V,Abbas A,Fausto N,editors:*Robbins & Cotran pathologic basis of disease*,ed 7,Philadelphia,2005,Saunders.)

表 11.1	提高消化性溃疡疾病风险的药物
药物	频率
非甾体抗炎药,阿司匹林	经常
抗凝血药物	不常
苯丙胺,可卡因	不常
皮质类固醇,霉酚酸酯	不常
口服双膦酸盐	不常
血清素再摄取抑制剂	不常

幽门螺杆菌是一个微嗜氧性、革兰氏阴性、螺旋形能动杆菌,有 4~6 个鞭毛[14]。Marshall 和 Warren 最早发现胃黏膜中存在幽门螺杆菌[15]。这种微生物是一种附着性但非侵入性细菌,存在于胃上皮表面和上覆黏膜凝胶层的交界处。它产生了一种强效脲酶,将尿素水解为氨和二氧化碳。这种脲酶可以通过增加局部 pH 值的同时产生副产品氨来毁坏黏膜,以保护细菌不直接处于酸性环境中。环氧合酶表达上调、中性粒细胞趋药性及细胞免疫反应与随后发生的局部组织伤害有关。

人类是幽门螺杆菌目前已知的唯一宿主。这种细菌每年感染 0.5% 左右的成人群体,自 1990 年以来,这个比率持续下降[16]。幽门螺杆菌的感染主要集中于童年期,可能是由于受污染的食物和不良卫生习惯使细菌从口腔进入所导致。这种细菌存在于口腔内[17],它可能从口腔移动到胃黏膜定植。幽门螺杆菌可以无限期的存在于胃中,但大部分被感染的人在临床上没有任何表现。发展中国家的群体感染幽门螺杆菌的比率比

发达国家高。在发展中国家,20 岁时 80% 的人感染了幽门螺杆菌,而美国仅有 20%。同时,在美国,非裔和西班牙裔美国人的流行感染率是白人的 2 倍[18]。特别是在儿童时期,幽门螺杆菌的感染与较低的社会经济地位、受污染的饮用水和家庭过度拥挤有关。大约 20% 的受感染者会进一步发展为消化性溃疡疾病[12],说明其他的生理和心理因素(压力)是导致疾病显现的必要因素[19]。

使用非甾体抗炎药,这一病因占消化性溃疡疾病病因的 15% 左右[1]。这些药物会直接损坏黏膜、减少黏膜前列腺素的产生并抑制黏液分泌。使用非甾体抗炎药引起的溃疡一般多见于胃部(而非十二指肠)。使用非甾体抗炎药的风险随着年龄大于 60 岁、高剂量长期治疗、使用血浆半衰期长(如吡罗昔康)而非半衰期短(如布洛芬)的非甾体抗炎药,以及同时使用酒精、皮质类固醇、抗凝剂或阿司匹林而增加[20]。口服治疗骨质疏松症的含氮双膦酸盐药物(如阿仑膦酸钠、利塞膦酸盐)及免疫抑制药(如霉酚酸)与食道溃疡及胃溃疡的发展有关[21]。

幽门螺杆菌阴性、未使用非甾体抗炎药的溃疡性疾病大约占总体病例的 10%,更常见于老年患者中。

发病机制与并发症

溃疡是攻击因子和防御因子间进行复杂相互作用所形成的结果(见图 11.2)。对酸分解的抵抗性(耐酸性)一般是由黏膜、黏液及前列腺素的生成、血液流动、碳酸氢盐分泌及离子载体交换等过程提供的。除此之外,还可以通过抗菌蛋白的活动(如溶菌酶、乳铁蛋白、干扰素、防御素-α、隐窝素)来获得。

在正常情况下,食物会刺激胃泌素释放,胃泌素通过胃中

的肠嗜铬样细胞刺激组胺释放,壁细胞分泌氢离子和氯离子(盐酸)。迷走神经、咖啡因和组胺也刺激壁细胞分泌盐酸。攻击因子包括张力过高的迷走神经及一些增强的胃泌素、组胺和胃蛋白酶的消化作用[1]。生理和心理的压力、强迫性行为、寄生虫感染,以及咖啡因、高剂量激素、保泰松等药物因素都会导致胃酸分泌过多。酒精和非甾体抗炎药直接对胃黏膜产生破坏。酒精改变了细胞通透性并可能引起细胞死亡。非甾体抗炎药(包括阿司匹林)通过影响前列腺素合成和使黏液的糖蛋白质变性来破坏黏膜抵抗力。甲状旁腺机能亢进可增强胃泌素的释放,肾透析不会完全去除胃泌素循环。吸烟及家族病史也是消化性溃疡疾病的风险因素,但这些和胃酸分泌无关[22,23]。吸烟和其他攻击因子相似,会通过降低一氧化氮(对刺激黏液分泌和维持黏膜血流很重要)的水平进而影响到胃黏膜[24]。

幽门螺杆菌与消化性溃疡疾病有着紧密的联系[25],但是我们还没有完全明确幽门螺杆菌感染导致消化性溃疡疾病的机制。现有证据表明,幽门螺杆菌通过生产蛋白酶和增强 G 细胞胃泌素释放从而引起胃黏膜发炎,造成胃酸生产过多、急性胃炎并最终形成溃疡[26]。

与消化性溃疡疾病相关的并发症根据胃肠道上皮和支撑组织的破坏程度不同而变化。浅表溃疡的特征是出现坏死碎片、纤维蛋白和皮下炎性浸润、肉芽组织和纤维化。通过纤维组织渗透到肌层(黏膜肌层)的溃疡可以贯穿到腹腔(腹膜炎)或者胰头。肌层的动脉或者静脉可能被溃疡损坏(出血性溃疡),引起急性出血、贫血和潜在休克。未经治疗的溃疡常因纤维化而痊愈,这可能导致幽门狭窄、胃出口梗阻、脱水和碱中毒。并发症更常见于老年患者及肝病、肾病和恶性病的共病患者[27]。每年约有 5% 的十二指肠溃疡患者因为这些并发症而死亡[28]。

幽门螺杆菌与胃黏膜相关的淋巴组织瘤发展也有关联[29]。因此,幽门螺杆菌被世界卫生组织划定为明确的人类致癌物(Ⅰ类)[30]。

消化性溃疡很少发生癌变。相对于十二指肠溃疡,胃大弯溃疡发生恶性病变的倾向性更大。根除幽门螺杆菌有助于阻止萎缩性胃炎的发展,从而降低恶性转化的风险[31,32]。

临床表现

症状和体征

尽管很多患有活动性消化性溃疡疾病的患者没有表现出溃疡症状,但大部分患者都会有长期的(几小时)、局部剧烈的、反复发作的上腹疼痛。患者描述这种疼痛是“烧灼样的”“撕咬的”,但也可能是“不清楚的”“疼痛的”。十二指肠溃疡带来的不适感更容易出现在空腹的情况下,因而患者经常在半夜被疼醒。在大多数情况下,摄入食物、牛奶或抗酸药可以迅速缓解疼痛。与此不同的是,胃溃疡患者对摄入食物的反应不一,有时甚至会引起腹部疼痛并伴随上腹疼痛[1]。

疼痛特征的变化和不同,意味着并发症的发展也不同。例如,持续的不适感、抗酸药物无法缓解、疼痛蔓延到背部等症状可能预示着更深层的溃疡或溃疡穿孔。餐后持续若干小时的呕吐可能预示胃出口(幽门)梗阻。黑便症(血便)或柏油样便预示着由胃肠出血引起的失血。

实验室检查和诊断结果

对消化性溃疡疾病的诊断主要通过纤维内镜活体组织切片及实验室检验对幽门螺杆菌进行检测[1]。在内窥镜检查中,对邻近溃疡边缘的黏膜进行活体组织切片检查以确认诊断结果并排除恶性肿瘤的可能。接着,快速脲酶试验以检测黏膜活检样本中的细菌产物——脲酶。在活体组织切片的显微分析中,利用吉姆萨、吖啶橙和沃辛星形染色能够有效的对幽门螺杆菌进行显微检测(图 11.3)。由于该技术烦琐、困难,且没有常规组织学分析敏感,因此,只适用于疑似存在抗菌素耐药性的病例中。

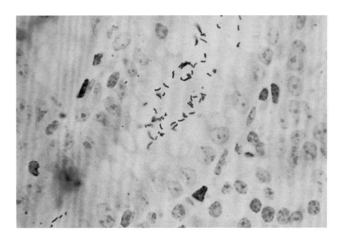

图 11.3　肠腔中明显的幽门螺杆菌(黑色杆状物)(沃辛星形染色)(由 Eun Lee,Lexington,KY 提供)

非内窥镜检测包括尿素呼气实验和幽门螺杆菌粪便抗原检测(不常见)。尿素呼气试验是一种高敏感度、非损伤性的实验,需摄入标记碳-13(^{13}C)或者碳-14(^{14}C)的尿素。尿素被幽门螺杆菌降解释放出^{13}C 或者^{14}C,从而可在呼出的二氧化碳中检测出来[33]。这些测试很有用,因为它们间接测量了幽门螺杆菌在治疗前是否存在,以及治疗后是否根除。我们很少采用胃肠道成像,它缺乏活组织检查的敏感性。患有胃肠出血的患者可能出现红细胞计数低的情况。

医疗管理

大部分患有消化性溃疡疾病的患者在就诊前都会经历几周的病痛折磨。如果消化性溃疡是局限的、不复杂的且幽门螺杆菌尚未出现,可以服用 10~14 日抑制分泌的药物,如质子泵抑制剂(表 11.2)。如果出现并发症,治疗将持续 4 周或 4 周以上。如果患者感染了幽门螺杆菌,推荐使用抑制胃酸分泌药物及两种以上的抗菌药物。根据国家及幽门螺杆菌抗生素耐药性比率的不同,出现了多种治疗方案(框 11.1)[34]。传统的治疗方案是采用“三联疗法”,因为抗分泌药物(如质子泵抑制剂)能迅速缓解疼痛、加速愈合,如果结合两种以上的抗生素,能有效根除就诊患者 90% 以上的幽门螺杆菌[1,35]。治疗通常是 10~14 日,但由于耐药性的问题,随后要确认感染是否根除。四联疗法主要用于幽门螺杆菌抗生素耐药性比率较高的地区。

表 11.2　抗分泌药

分类	药物	商品名	牙科注意事项
组胺 H_2 受体拮抗药	西咪替丁	泰胃美	苯二氮䓬类药物会延迟肝代谢;可逆转的关节症状与现有的关节炎
	雷尼替丁	善胃得	—
	法莫替丁	Pepcid	厌食症、口干
	尼扎替丁	爱希	同时服用阿司匹林可能增加血清水杨酸盐水平
质子泵抑制剂	奥美拉唑-速释	洛赛克、普利乐	质子泵抑制剂会减弱氨苄青霉素、酮康唑和伊曲康唑的吸收;可能会增加苯二氮䓬类药物、华法林、苯妥英的浓度。牙科医生在使用抗感染药物之前,应该检查确认药物的交互影响
	兰索拉唑	Prevacid	
	泮托拉唑	Protonix,Protium	
	雷贝拉唑	波利特	
	埃索美拉唑	耐信	可能会引起维生素 B_{12} 缺乏
	右兰索拉唑	Dexilant	—
前列腺素*	米索前列醇	喜克馈	腹泻,腹部绞痛

*不是治疗消化性溃疡疾病的一线药物。一般用于消化性溃疡疾病的预防及非甾体抗炎药的使用者

框 11.1　消化性溃疡疾病中幽门螺杆菌治疗的抗菌处理

三联疗法

质子泵抑制剂(奥美拉唑 20mg 一日 2 次或兰索拉唑 30mg 一日 2 次、埃索美拉唑 40mg 一日 1 次)加上克拉霉素 500mg 一日 2 次*(或甲硝唑 500mg 一日 2 次)和阿莫西林 1 克一日 2 次,使用 10~14 日

质子泵抑制剂一日 2 次加上克拉霉素 500mg 一日 2 次及甲硝唑 500mg 一日 2 次,使用 10~14 日

铋化合物一日 4 次加上四环素 500mg 一日 4 次及甲硝唑 500mg 一日 4 次,使用 14 日

四联疗法

质子泵抑制剂(2 粒 30mg 的兰索拉唑)加上 525mg 水杨酸亚铋一日 4 次、500mg 甲硝唑片一日 4 次、2 克阿莫西林混悬剂一日 4 次(或 500mg 四环素一日 4 次)

挽救疗法

左氧氟沙星 250~500mg 一日 2 次、阿莫西林 1 000mg 一日 2 次、加上质子泵抑制剂一日 2 次,使用 10~14 天的联合疗法,在当其他治疗方法无法成功清除幽门螺杆菌时,可以用作挽救疗法

*如果社区中克拉霉素的抗性率超过 15%,避免使用三联疗法。消化性溃疡疾病患者如果在幽门螺杆菌检测中为阴性,应采用抗分泌剂治疗——H_2 受体拮抗药(如西咪替丁、雷尼替丁、法莫替丁和尼扎替丁)或质子泵抑制剂

引自 Peptic ulcer disease. In *Ferri's clinical advisor*. 2016,943-944,e1,Philadelphia,2016,Elsevier and Peptic ulcer disease. In Greenberger N,Blumberg R,Burakoff R,editors:*Current diagnosis and treatment:gastroenterology,hepatology & endoscopy*,ed 3. New York,2016,McGraw Hill http://accessmedicine.mhmedical.com.ezproxy.uky.edu/ViewLarge.aspx?figid=105183359.

在 2000 年以前,50% 以上的消化性溃疡疾病的患者出现治疗后复发的问题。由于当时普遍选择仅使用抗分泌药物治疗,复发的可能性很大。无论如何,仅单独使用抗分泌药物无法根除幽门螺杆菌,更无法完全治愈消化性溃疡疾病。通过抗生素治疗根除了幽门螺杆菌,将复发率降低了 85%~100%[35]。溃疡的再次出现一般源于治疗后使用了不合适的药物,没有坚持药物治疗,缺乏行为矫正或者细菌的耐药性导致幽门螺杆菌持续存在[2]。

对于正在接受消化性溃疡疾病治疗的患者来说,应尽量控制和消除产生溃疡的因素(如饮酒、服用阿司匹林或非甾体抗炎药、摄入刺激胃酸分泌的食物、持续的压力)以加速痊愈和限制复发。戒烟对患者很有帮助,吸烟患者的溃疡穿孔率更高,持续吸烟的患者治疗后复发率更高,幽门螺杆菌根除率更低[35]。当幽门螺杆菌彻底根除后,吸烟不会提升溃疡复发的风险[36]。

在消化性溃疡疾病的治疗中,一般不采用选择性手术治疗(如胃底区迷走神经剥离)。目前,手术主要用于治疗消化性溃疡疾病的并发症,如大出血(对内镜检查的凝血剂无反应)、穿孔及胃出口梗阻。当消化性溃疡疾病与甲状旁腺功能亢进、甲状旁腺腺瘤有关联的情况下,会选择手术切除受影响的腺体。当内分泌功能紊乱得到解决,胃肠道疾病就治愈了。目前,依然在研发幽门螺杆菌疫苗[37]。

牙科管理

识别　因为很多胃肠道疾病是慢性的、周期性的,很长时间内无法检测出来。所以在牙科治疗开始前,牙科医生必须通过了解患者的详细病史来识别患者的肠道症状。对病史的询问和了解包括药物服用史(阿司匹林和其他非甾体抗炎药、口服抗凝血药)和饮酒量可能造成的胃肠出血。如果有胃肠症状显示可能患有活动性疾病,需要转诊。如果患者已经进行治疗并且病情得到控制,牙科医生应当在牙科诊疗记录上填写当前使用药物(包括类型和剂量)并遵守内科医生的指导。此外,应该鼓励内科医生定期访问,为有风险的患者提供早期诊断和癌症筛查。

风险评估　对已知患有消化性溃疡疾病的患者,牙科医生

有责任确定他们病情的严重性和稳定性。如果患者出现持续的疼痛、血便、贫血、医生回访及住院治疗,说明患者病情严重。

建议

抗生素:感染性风险　在消化性溃疡疾病治疗中使用抗生素能够抑制绝大部分牙科感染。然而,根据近期在消化性溃疡疾病中使用抗生素的情况,针对牙科问题的抗生素选择也需要作出调整和改变。

出血　口腔组织出血和消化性溃疡疾病无关。与之不同的是,与消化性溃疡疾病有关的胃肠出血是主要关注点,并可能导致严重的并发症,延误牙科治疗。

耐受力　在消化性溃疡疾病的药物治疗期间,可以进行常规牙科治疗。但是,治疗主要取决于患者是否舒适、方便和病情的严重程度。如果患者目前有活动性消化性溃疡疾病的体

征和症状,不宜进行常规牙科治疗。

药物注意事项　最重要的是要注意一些药物对消化性溃疡疾病患者的影响和相互作用(框 11.2)。总体上来说,牙科医生应尽量避免对有消化性溃疡病史的患者使用阿司匹林、含阿司匹林成分的药物及非甾体抗炎药,因为这些药物对胃肠上皮有刺激性。建议使用对乙酰氨基酚或含对乙酰氨基酚成分的药物替代。如果使用了非甾体抗炎药,建议短期服用选择性环氧合酶-2 抑制剂(如塞来昔布)与质子泵抑制剂或米索前列醇(前列腺素 E_1 类似物;喜克馈)(每日 4 次、每次 200μg),能降低胃肠出血风险[38]。依据患者的风险因素(胃肠出血史、高龄、饮酒、使用抗凝血药、使用类固醇)和在最短的时间内达到预期效果的最低剂量两方面考量来合理选择止痛剂。一般不使用组胺 H_2 受体拮抗剂和硫糖铝,否则患者依然可能患上非甾体抗炎药引发的并发症[39]。

框 11.2	胃肠道疾病患者的牙科治疗注意事项	
A		
意识(awareness) 应意识到牙科治疗及牙科药物可能导致胃肠道疾病或加重胃肠道疾病		
P		
患者评估与风险估计(patient evaluation and risk assessment) • 评估是否存在胃肠道疾病的体征与症状,是否有共存疾病 • 如果患者疾病未得到充分控制、体征与症状显示患者处于未确诊或诊断不明,需要向内科医生进行医药咨询		
潜在问题和考虑因素		
A		
镇痛药(analgesics)	对消化性溃疡疾病和炎症性肠病的患者应尽量避免使用阿司匹林、含有阿司匹林成分的药物及其他非甾体抗炎药。建议将含有对乙酰氨基酚成分的药物或塞来昔布(西乐葆),结合质子泵抑制剂或米索前列醇(喜克馈)一起使用	
抗生素(antibiotics)	对口腔感染抗生素的选择上,会受到近期服用的治疗消化性溃疡疾病的抗生素影响。有些药物会增加消化性溃疡疾病患者肠道疾病突发的风险。避免长期使用抗生素,特别是对老人和体质弱的人,将假膜性结肠炎的风险降到最低。监测假膜性结肠炎或病情恶化的体征及症状(腹泻,胃肠道疾病)。如果胃肠症状恶化而患者在服用抗生素,咨询患者的内科医生看是否可以使用替代疗法	
麻醉(anesthesia)	正常	
焦虑(anxiety)	术中镇静可通过口服、吸入或静脉注射方式提供	
B		
出血(bleeding)	同时使用抗酸药、质子泵抑制剂和华法林(香豆素)可以提高抗凝剂的血液水平。如果药物状况增加了患者贫血、白细胞减少、血小板减少或出血的风险,要获取患者的全血细胞计数	
血压(blood pressure)	正常	
C		
椅位(chair position)	座椅位置基于患者的舒适度(如何舒适与患者胃肠紊乱及并存病有关)	
D		
装置(devices)	正常	
药物(drugs)	如果患者在使用抗酸药物(如西咪替丁),会减缓了某些牙科处方药的新陈代谢、增强这些药物的作用时间,因此要降低安定、利多卡因、三环抗抑郁药的剂量。质子泵抑制剂可能会削弱某些抗生素和抗真菌药物的吸收。监测免疫抑制剂药物的效果。如果患者近期使用了皮质类固醇,通常不需要剂量调整。但是,牙科医生需要评估患者的健康状况、焦虑或恐惧程度、感染的存在,以及牙科手术的侵袭性表现,确定是否需要补充类固醇(见框 15.2)	
E		
仪器(equipment)	正常	
紧急情况(emergencies)	正常	

框 11.2	胃肠道疾病患者的牙科治疗注意事项(续)

	F
随访(follow-up)	在患者的病情缓解期进行牙科预约安排。由于疾病的突发是不可预测的,在预约安排上要灵活。可能需要尽快预约 医疗并发症风险的升高也会影响治疗安排。如: • 消化性溃疡疾病更常见于 65 岁以上、有溃疡并发症病史、长期使用非甾体抗炎药物的人,以及同时使用抗凝剂、皮质类固醇或双膦酸盐的人 • 当患者出现症状并发烧时,很可能发生炎症性肠病

• 假膜性结肠炎更常见于 65 岁以上、近期有住院病史、服用广谱抗生素(克林霉素、头孢菌素、氨苄青霉素)、使用多种抗生素,以及有与免疫系统抑制相关的艾滋病毒血清反应的人
• 黏膜相关淋巴组织瘤常见于持续存在幽门螺杆菌的患者,克罗恩病患者及溃疡性结肠炎患者有更高的结肠癌风险

建议这些患者进行常规内科医生评估

抑酸药物(如西咪替丁)降低了某些牙科处方药(安定、利多卡因、三环抗抑郁药)的新陈代谢,增强了这些药物的作用时间(见表 11.2)。在这种情况下,麻醉剂、苯二氮䓬类药物、抗抑郁药等需要在肝脏中进行新陈代谢的药物,剂量需要调整。抗酸药也削弱了四环素、红霉素、口服铁、氟化物的吸收,阻碍这些药物达到最佳血液水平。为了避免这个问题,在摄入抗酸药的 2 个小时之前或 2 个小时之后要服用抗生素和膳食补充剂。

口腔并发症及表现

牙菌斑中也存在幽门螺杆菌,这是引起消化道感染和再感染的病灶[40,41]。良好的口腔卫生习惯、定期刮治及预防能够减少这种微生物的传播。牙科医生应当告知患者采取严格卫生措施的必要性,同时,建议有消化性溃疡病史、有复发症状和已经复发的患者考虑对口腔组织进行实验室检测。

如果对消化性溃疡疾病患者使用系统的全身抗生素,则可能会造成口腔中的真菌过度生长(念珠菌病)。对于这类患者,牙科医生应该警惕是否存在口腔真菌感染(如正中菱形舌炎)(图 11.4)。可以使用一个疗程的抗真菌剂(见附录 C)来解决真菌感染的问题。

此外,还有两种不太常见的消化性溃疡疾病的口腔表现——唇部血管畸形和牙釉质酸蚀。唇部血管畸形多发于患有消化性溃疡疾病的老年男性患者,尺寸从一个小斑点到一个大的静脉池[42]。牙釉质酸蚀是由于幽门狭窄引起的胃液持续反流到口腔(图 11.5)。如果有胃酸反流病史的患者又存在牙釉质酸蚀情况,必须就医诊断。

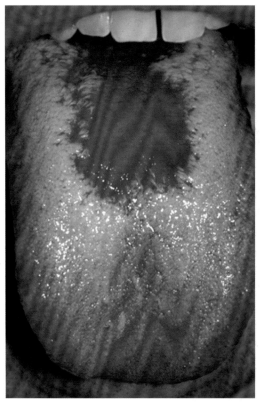

图 11.4   使用抗生素引发的正中菱形舌炎

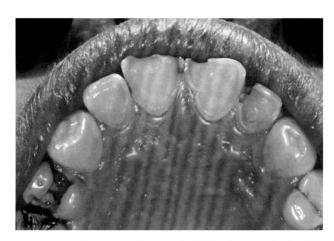

图 11.5   牙冠硬组织破坏。一位持续胃液反流患者的上颌切牙腭侧釉质缺损

在患者治疗消化性溃疡疾病过程中使用的药物也可能造成口腔表现。质子泵抑制剂可能会改变味觉。西咪替丁和雷尼替丁可能对骨髓有毒性影响,甚至可能引发贫血、粒细胞缺

乏症或血小板减少症。如果出现黏膜溃疡，可能患有粒细胞缺乏症；如果黏膜苍白，可能是贫血症；如果牙龈出血或瘀点，可能是血小板减少症。使用法莫替丁及抗胆碱能药物（如丙胺太林）可能会造成口干舌燥。如果出现慢性口干，患者疑似有细菌感染（龋齿和牙周病）或真菌病（念珠菌病）。多形性红斑与使用西咪替丁、雷尼替丁、奥美拉唑和兰索拉唑等药物有关。

炎症性肠道疾病

炎症性肠道疾病是克罗恩病和溃疡性结肠炎这两种胃肠特发性疾病的统称。这两种疾病的区别仅在于组织损伤部位和范围的不同，因此，我们将这些临床疾病放在一起考虑。溃疡性结肠炎实际上是一种局限于大肠和直肠的溃疡性疾病。与之不同的是，克罗恩病是一种穿透肠壁的过程（包括整个肠壁层），可能发生于口腔到肛门整个消化道的任何地方而产生"片状"溃疡，但一般在回肠末端和结肠近端好发。

流行病学

炎症性肠道疾病的发生和传染根据地域和族群的不同有很大的差异。犹太人和白种人的发病几率比黑种人高得多，虽然亚洲的发病率在攀升，但美国、北欧、西欧的发病率比亚洲和非洲高得多[43]。在美国、澳大利亚和欧洲，每年，每 100 000 人中有 15 ~ 25 人被确诊为炎症性肠道疾病[44,45]，目前在美国有超过一百万人受此影响[46]。发病年龄的高峰是 20 ~ 40 岁（青壮年），而克罗恩病的第 2 个发病高峰是 70 岁。目前了解，儿童也会患炎症性肠道疾病，并且儿童阶段的发病率在上升[47]。男性和女性在克罗恩病和溃疡性结肠炎的发病率无显著差异。患者一级亲属的发病风险会增加 10 倍，这说明基因因素对该病有影响[48]。环境因素也很值得关注，克罗恩病在吸烟者中更常见，但吸烟可以预防溃疡性结肠炎[43]。母乳喂养也能降低炎症性肠道疾病的风险[49]。在一般的牙科治疗中，每 2 000 名成年患者中预计约 5 人患有炎症性肠道疾病。

病因

溃疡性结肠炎和克罗恩病是一种未知原因引起的炎症性疾病，目前通常认为与遗传性易感人群对环境因素形成的免疫功能障碍有关。目前，我们已经识别出很多遗传性易感基因包括 *Nod2*，*ATG16L1*，*IL-23* 受体基因，*TNFSF15*，*TLR-4*。这些基因突变对免疫反应和（或）细胞自动调节产生损伤，造成肠上皮细菌和细胞降解产物无法被有效识别和清除，导致炎症和肠壁渗透性的增加[50,51]。目前，在炎症性肠道疾病中，没有特定的肠道微生物诱导炎症反应。而患有活动性炎症性肠道疾病的患者体内微生物的多样性有所减少。

发病机制与并发症

溃疡性结肠炎和克罗恩病都是对引起 T 细胞（T_H 17）和体液（抗体）免疫的共生菌先天免疫调节紊乱的结果。

溃疡性结肠炎 溃疡性结肠炎是一种发生于大肠的炎症性疾病，病情轻重不等。它最初处在结肠和直肠区域，并在近端蔓延到整个大肠。组织病理学的表现包括上皮细胞坏死、水肿、血管淤血、隐型陷窝和单细胞浸润。持续性疾病导致上皮糜烂、形成出血性假息肉、腺窝脓肿和黏膜下层纤维化。纤维组织的慢性沉积可能导致纤维缩短、纤维变厚，甚至结肠狭窄。

一般来说，溃疡性结肠炎是终身疾病。当病情发展到更严重时，患者易感中毒性扩张（中毒性巨结肠）和肠部不典型性增生（癌）。当疾病延伸到深层肌肉层，会引起中毒性巨结肠。肠壁的削弱导致结肠扩张，很可能发展成肠穿孔，也有报道伴有发烧、电解质紊乱及血容量减少。患有溃疡性结肠炎的患者比普通人得结肠癌的比率高 10 倍。恶性转化的可能性随着溃疡范围的扩大和长期疾患（大于 8 ~ 10 年）的存在而增加，每年约 0.5% ~ 2%[52]。

克罗恩病 克罗恩病是一种慢性、复发性的疾病，以肠黏膜溃疡的节段分布（即"跳跃性病变"）为特征。最好发部位是回肠末端和结肠近端，但肠的各段都可能发生。在标本中，肠体呈现出大幅不连续的肠壁增厚、不规则腺体开口、黏膜裂隙、溃疡糜烂及良性狭窄（图 11.6）。由于黏膜增厚和密集炎性浸润，肠黏膜呈现出结节状或"鹅卵石状"的外观。克罗恩病的典型特征是肠壁穿透、肠部非干酪样上皮肉芽肿及肠系膜淋巴结，由此，肠系膜变厚，将肠固定在一个位置。肠系膜脂肪组织

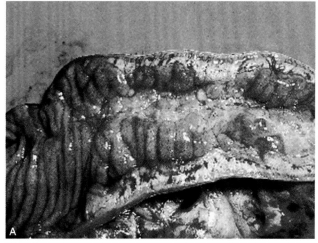

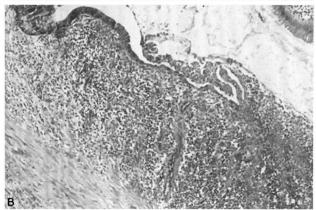

图 11.6 A，表现为肠黏膜溃烂的克罗恩病。B，低倍显微照片显示致密性炎性浸润克罗恩病溃疡肠黏膜（A，引自 MC，Dhillon AP，Lewis WG，et al：*Inflammatory bowel disease*，London，1998，Mosby. ）。

产生大量影响疾病进程的免疫调节脂肪因子[53]。

在微观水平上,溃疡性结肠炎和克罗恩病的特征包括激活的炎症细胞(中性粒细胞和巨噬细胞)、免疫细胞(淋巴细胞和浆细胞)和非干酪样肉芽肿在内的肠壁浸润性病变[54]。克罗恩病还有一个特征是黏膜免疫和黏膜屏障缺陷,导致肠道渗透性增加、细菌附着增强、防御素表达下降[47]。克罗恩病的临床进程包括缓解和复发(吸烟患者更易复发)。小肠狭窄和瘘管形成使这种不间断的疾病更加复杂。根据克罗恩病患者情况的不同,他们至少需要一次手术[42]。长期的结肠克罗恩病增加了发展为结肠直肠癌的风险。

临床表现

症状和体征

溃疡性结肠炎　溃疡性结肠炎患者会有三种突出症状:①腹泻;②直肠出血(血性腹泻);③腹部绞痛。症状的出现可能是突然的、潜伏的,但大部分病例中是延续一个慢性间歇过程。一般还伴有脱水、疲劳、体重减轻,以及因水和电解质吸收不良而引起的发烧。肠外表现还包括关节炎、结节性红斑或坏疽性脓皮病、眼疾(如虹膜炎和葡萄膜炎),以及生长衰竭。尽管很多患者病情得到了长期有效的控制,但仅有 5% 的患者在 10 年后保持没有任何复发症状,50% 的患者均有不同年限的复发[55]。

克罗恩病　克罗恩病的最初表现包括反复或持续的腹泻(一般无血)、右下腹疼痛或痉挛、厌食、体重减轻。接下来会出现原因不明的发热、不适、关节炎、葡萄膜炎,以及与吸收不良有关的特征。根据受影响组织部位和范围的不同,患者之间的症状有所差异,主要有以下三种模式:①与回肠和盲肠有关的疾病;②局限于小肠的疾病;③局限于结肠的疾病。症状和模式的多变性导致从症状出现到确诊,有平均 3 年的延迟[54]。慢性炎症损伤引起的肠道并发症包括透壁纤维化、肠道裂隙、瘘管或脓肿的形成。这些并发症很常见,70%~80% 的患者要进行外科手术。吸收障碍也是并发症之一,可能导致明显的体重减轻、生长衰竭、贫血及手指抽筋。骨密度降低(如骨质疏松症)也是由于吸收障碍和长期使用皮质类固醇导致的。约有 20% 的患者会出现肠外症状(外周关节炎、结节性红斑、口疮、葡萄膜炎、巩膜外层炎、肝脏并发症)[48]。

实验室检查和诊断结果

对消化性溃疡疾病的诊断主要基于临床表现、内窥镜检查和活组织检查结果,以及对肠黏膜组织病理切片的观察。腹部 X 射线成像(包括计算机断层扫描、磁共振肠动描记法)和粪便检测结果能够提供支持证据[48]。

溃疡性结肠炎的内镜和组织病理学检查显示,结肠呈现为脆性、颗粒样、红斑样,黏膜受到侵蚀,并伴有水肿和慢性炎症区域。与之不同的是,克罗恩病的特征是片状的糜烂和溃疡,可能在整个消化道的任意一处出现非干酪样肉芽肿。消化性溃疡疾病的血液检查可能显示出由吸收障碍造成的贫血(缺铁、叶酸或维生素 B_{12})、血清总蛋白和白蛋白水平降低(吸收障碍的后果)、活动性炎症(红细胞沉降率升高和 C 反应蛋白浓度升高),以及血小板或白细胞数量增加且粪便样本呈微生物阴性。40%~70% 的克罗恩病患者的抗酿酒酵母菌抗体(酵母)升高,而仅有不到 15% 的溃疡性结肠炎抗酿酒酵母菌抗体(酵母)升高。

医疗管理

溃疡性结肠炎和克罗恩病可以通过一系列药物对病情进行治疗但无法治愈。一般来说,一线药物是止泻药和抗炎药物(如柳氮磺胺吡啶、皮质类固醇、5-氨基水杨酸)[48,55]。二线药物是免疫抑制药物和抗生素。针对难治的克罗恩病患者的三线药物是类固醇治疗,包括对抗肿瘤坏死因子或特定白介素的生物制剂[如英夫利昔(Remicade)],如果需要,可以通过手术切除结肠病变部分。支持性治疗包括卧床休息、饮食控制和必需的营养补充。在饮食中摄入鱼油补充剂可能对患有克罗恩病的患者有益[56]。

含有 5-氨基水杨酸的药物仍然是治疗溃疡性结肠炎的主要药物,但在治疗克罗恩病方面的作用很小[48,57]。这些药物——柳氮磺胺吡啶、美沙拉嗪(Asacol、颇得斯安)、奥沙拉秦、巴柳氮——与 5-氨基水杨酸共价结合,当药物被结肠细菌裂解时开始缓释。由于柳氮磺胺吡啶的使用可能带来不良反应(恶心、头痛、发烧、关节痛、皮疹性贫血、粒性白细胞缺乏症、淤胆型肝炎)且不太容易在肠的近端递送,所以一般口服在回肠末端溶解的 5-氨基水杨酸控释药物(美沙拉嗪、奥沙拉秦、巴柳氮)。也会使用直肠栓剂和灌肠剂。值得注意的是,5-氨基水杨酸类药物可能会损伤肾脏,因此建议医生要监测患者的肾功能。

当患者疾病发作时,我们一般将皮质类固醇与柳氮磺胺嘧啶结合使用以缓解病情。由于长期使用类固醇可能产生若干副作用,类固醇一般不用于维持治疗。当患者产生腹痛、脱水、发烧、呕吐和严重的血性腹泻,应当住院治疗及注射皮质类固醇。大约 2 周后或身体较为舒适后,可用口服类固醇替代注射皮质类固醇,并逐渐减少剂量直至停药。

对于那些对皮质类固醇没有反应的活动性疾病患者及皮质类固醇依赖者,可以使用免疫抑制剂如硫唑嘌呤(依木兰)的代谢物 6-巯基嘌呤、甲氨甲酯或环孢霉素,以减少类固醇的用量并限制类固醇的剂量依赖性副作用[57]。免疫抑制剂可以接连使用多年,但它们的使用受其毒性(类似流感的白细胞减少症、胰腺炎、肝炎及危及生命的感染)的限制。因此,要常规进行白细胞数量监测和肝功能检测。骨髓和造血干细胞移植可以永久性治愈此类疾患[58,59]。

若干生物制剂被用来治疗消化性溃疡疾病,包括抗肿瘤坏死因子(TNF)单克隆抗体治疗(英夫利昔、阿达木单抗、戈利木单抗)和那他珠单抗(抗 α_4 整合素)、维多珠单抗(抗 $\alpha_4\beta_7$ 整合素)。这些药物一般用于其他药物难以治疗的几种疾病(每年复发 1 次以上)和维持病情的稳定[60]。这些药物很贵,需要间隔 8 周进行缓慢静脉滴注(英夫利昔单抗、那他珠单抗、维多珠单抗)或每 2~4 周的皮下注射[61]。如果生物制剂与其他免疫抑制剂或抗炎症药物共同使用,药物效果更好、副作用发生率更低。

抗生素(甲硝唑或环丙沙星)也被用来治疗活动性克罗恩病(脓肿)或维持病情稳定,也可用于术后出现发热、白细胞增多或发生中毒性结肠炎等情况。根据止泻、抗肥大细胞释放及治疗贫血等不同需求,使用对应的阿片类药物、色甘酸钠或铁补充剂等额外药物。

对于严重的消化性溃疡疾病,如对皮质类固醇无反应或对严重并发症(大出血、梗阻、穿孔、中毒性巨结肠、)的治疗无反应,建议进行手术治疗。全结直肠切除加回肠造瘘术是治疗消化性溃疡疾病中一种标准但不常用的方法。50%的克罗恩病患者在诊断后10年之内都需要进行某些手术,40%克罗恩病患者因疾病复发需要额外切除手术[62]。

牙科管理

识别和风险估计　牙科医生应该识别胃肠道疾病的体征和症状,转诊至内科医生做进一步评估以作为牙科治疗的参考。牙科医生也要对消化性溃疡疾病的患者进行评估,确认病情的严重程度和控制水平。可以采取测量体温、是否便血、确定每日腹泻次数等措施评估患者病情的严重程度。如果患者每日腹泻4次以下、粪便中没有或少有血、不发热、少见消化性溃疡疾病症状、沉降速度低于20mm/h,可以认为患者的症状轻微,能够在牙科诊所接受牙科治疗。患者如患有中度(介于轻微和严重之间)或重度疾病(重度是指每日腹泻超过6次并伴有便血、发热、贫血、沉降速度高于30mm/h),则不宜进行牙科治疗,建议转诊。

建议

抗生素:感染性风险　一般来说,大部分患有消化性溃疡疾病的患者再次感染的风险很低。但是,若使用免疫抑制疗法结合生物制剂,感染的风险会增加。另一个关系到牙科医生的问题是对这类患者使用抗生素的问题。某些抗生素会促进艰难梭菌的过度生长,造成症状性眩晕和腹泻(参见下一部分)。尽管缺乏这类疾病患者特定抗生素和眩晕相关的数据,但已经证明克林霉素和青霉素与假膜性结肠炎有关。牙科医生在使用抗生素时,要尽可能地减少克林霉素的使用。此外,建议患者报告症状性眩晕(腹泻)情况,这样医生会关注到检查艰难梭菌,进而在适当的情况下对治疗方案进行修订。

就诊预约　消化性溃疡的严重程度、临床进程和最终预后是极其多变的,并对常规牙科治疗产生影响。大部分消化性溃疡疾病的患者会经历间断性发作,2次发作间表现为无症状的缓解。在整个疾病期间,由于患者会有严重的焦虑和压力,需要身体上的休息和精神上的支持。在胃肠道疾病的急性加重期,只建议进行紧急的牙科治疗。选择性的牙科治疗应当安排在并发症消退、身体恢复好转的缓解期。由于这种疾病的不可预测性,最好让患者灵活安排预约就诊时间。

出血　在消化性溃疡疾病患者中一般不存在出血问题,除非病情突发并伴有血小板减少或者患者服用某种或某几种免疫抑制药物引发血小板减少。如果消化性疾病患者已安排选择性外科手术但服用了柳氮磺胺吡啶,牙科医生要在术前评估患者的身体健康情况,获取全血细胞计数分析及出血时间。这种术前评估特别重要,因为柳氮磺胺吡啶除了具备消化性溃疡疾病的免疫抑制效果外,还可能引发肺病、肾病及血液系统的异常(各类贫血、白细胞减少症和血小板减少症)。

耐受力　由于皮质类固醇会抑制肾上腺的功能,降低患者的抗压能力。因此,对消化性溃疡疾病患者使用类固醇药物存在一定的临床顾虑。目前一般建议在牙科就诊前使用日常剂量的皮质类固醇,且牙科医生要充分进行疼痛和焦虑的控制

(见框15.1)。在极少数情况下(手术进行中患者健康情况不佳、患者恐惧、出现感染等),需要补充皮质类固醇(见第15章)。

药物注意事项　消化性溃疡疾病患者很可能使用抗炎药物、皮质类固醇及免疫调节药物,这些都会影响到牙科治疗。由于抗炎药物的使用和肠道受累的因素,不建议使用阿司匹林和其他非甾体抗炎药。对乙酰氨基酚可以单独使用或与阿片类药物结合使用。或者,环氧合酶-2(塞来昔布)与质子泵抑制剂的协同治疗,可以缓解疼痛并同时保护胃肠黏膜。牙科医生要仔细询问获取患者的用药史,避免对已服用阿片类药物来控制肠道疼痛的患者额外服用阿片类药物(见框11.2)。

免疫抑制剂(硫唑嘌呤和6-巯基嘌呤)的使用与约5%的患者发生全血细胞减少症有关。此外,对于使用免疫抑制剂的患者应该进行头部和颈部的全面检查,因为免疫抑制剂的使用会增加淋巴癌和感染(传染性单核细胞增多症、复发性疱疹)的风险。在这个特定患者群体中,如果出现没有明显致病因素的发烧,要立即转诊至内科医生。

口腔并发症及表现

有几种口腔并发症与消化性溃疡疾病有关。20%以上的溃疡性结肠炎患者口腔中会出现类似口疮样病变(图11.7)。在胃肠道疾病发作期间,通常会暴发口腔病损。发生的溃疡有一些轻微疼痛,一般位于牙龈、唇部、颊黏膜,以及软腭、悬雍垂、磨牙后三角区,很难将它们与口疮病变相区分。颗粒性或出现不规则边缘这两点可能有助于诊断。

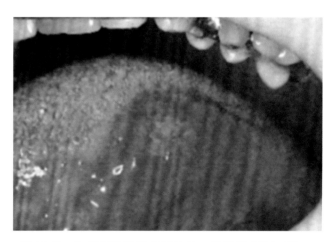

图11.7　与溃疡性结肠炎相关的口腔溃疡(引自 Allison MC, Dhillon AP, Lewis WG, et al: *Inflammatory bowel disease*, London, 1998, Mosby.)

增殖性脓性口炎的发生也会影响溃疡性结肠炎患者,并能帮助其进行确诊。至今,文献中有记载的仅有不足60个病例[63]。这种口炎在唇黏膜、牙龈和上颚红斑的基础上产生乳头状突起、脓疱状突起、脓疱(图11.8)。一般不涉及舌部。如果不进行治疗,最初的红斑会恶化并最终演变为溃疡性和化脓性肿块。口疮样病损和增殖性脓性口炎的治疗都需要对溃疡性结肠炎进行药物控制。对于使用抗炎药物治疗后依然存在的口腔病损,需要对局部反复应用类固醇才能取得疗效。增殖性生长可以通过手术根除。

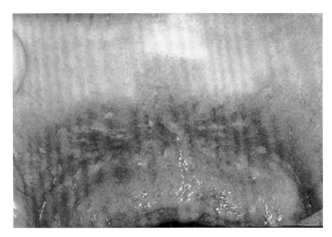

图 11.8　增殖性脓性口炎。一位溃疡性结肠炎患者唇颊沟处脓疱疹状突起性病变（引自 Allison MC, Dhillon AP, Lewis WG, et al: *Inflammatory bowel disease*, London, 1998, Mosby.）

约 20%的克罗恩病患者会有特异的口腔表现,这些口腔表现可能比胃肠道疾病的诊断早几年出现。这些口腔表现的特征包括非典型性黏膜糜烂、唇部和脸颊的弥漫性肿大（颌面部肉芽肿病）。口腔溃疡表现为线状黏膜溃疡和黏膜丘疹结节性"鹅卵石"样增生,一般分布在颊前庭和软腭上。口腔病损是间歇性但长期持续存在的,当肠道疾病恶化时,口腔症状就会显现[64]。与溃疡性结肠炎相关的口腔病损很相似,当胃肠道疾病得到药物控制时,克罗恩病引发的口腔溃疡问题就解决了。在症状显现阶段,局部应用类固醇药物效果明显。

使用柳氮磺胺吡啶可能对骨髓产生毒副作用,导致贫血、血小板减少症、粒性白细胞缺乏症,进一步会出现头发脱落、口腔感染或出血等代表性症状。使用皮质类固醇会导致骨量减少,可能会影响到牙槽骨。关于这些非常规症状口腔治疗的补充信息参见附录 C。

伪膜性结肠炎

伪膜性结肠炎是一种严重的、甚至有时会致命的结肠炎,主要是由于结肠中艰难梭菌过度生长引起的。艰难梭菌的过度生长源于使用广谱抗生素造成有竞争力的厌氧肠道细菌的缺乏,也可能源于重金属中毒、败血症和器官衰竭等。致病微生物（艰难梭菌生产和释放出强效肠毒素）可诱发结肠炎和腹泻。很少有其他致病微生物可能导致伪膜性结肠炎[65,66]。

流行病学

伪膜性结肠炎是胃肠道中最常见的医院内感染[66]。在美国,每 100 000 人中约有 50 例感染患者,且感染率仍在攀升[65,67]。发病率因接触抗生素的类型和频率而有所不同。根据已有发现,伪膜性结肠炎没有性别差异,此病最常见于老年人、医院和疗养院的住院患者（鼻饲管喂养者和免疫系统抑制者）[65,67]。婴幼儿很少受到影响或感染。

病因

艰难梭菌是 90%~99%伪膜性结肠炎的病原体,是一种革

兰氏阳性、孢子组成的厌氧杆菌,存在于沙、油及粪便中。孢子可以在受污染的表面存活数月,并且对许多消毒剂具有较强的抵抗力。艰难梭菌入侵了 2%~3%的成人肠道及 50%以上的老年人肠道[66]。在孢子易被吸入的地方（如医院和疗养院等）和长期使用广谱抗生素的情况下,患病风险会上升。此外,肥胖、并发肠易激综合征及使用质子泵抑制剂也会增加患病风险[68]。最常见的致病相关抗生素是广谱药物和针对结肠厌氧菌群的药物。风险最高的是克林霉素（2%~20%使用）或氨苄青霉素或阿莫西林（5%~9%使用）和第三代头孢类抗生素（<2%使用）。大环内酯类、盘尼西林、三甲氧唑、磺胺甲噁唑（复方新诺明）和四环素介入的相对较少,氨基糖苷、抗真菌剂、甲硝唑和万古霉素是很罕见的致病因素。总体来说,口服抗生素是主要致病因素,其次是肠外抗生素[65,69]。

发病机制与并发症

随着肠道共生菌的消除,艰难梭菌过度生长并产生促进组织退化的酶和与肠黏膜细胞结合的三种毒素,A、B 和二元毒素,导致细胞框架分解和血管通透性的改变。随着细胞（肠上皮细胞）死亡,体液流失,在远端结肠形成微观伪膜和宏观伪膜。轻度疾病的特点是片状分布,严重的疾病表现为大片的、聚合的菌斑和大面积的裸露区域（图 11.9）。组织病理学表现包括上皮细胞坏死、杯状细胞膨胀、固有层白细胞浸润及炎症细胞、纤维蛋白、黏蛋白的假膜性斑块和黏膜细胞脱落。并发症包括复发、穿孔、中毒性巨结肠和死亡[66]。

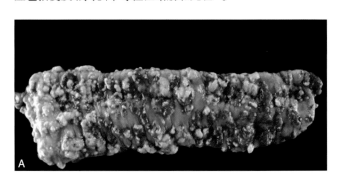

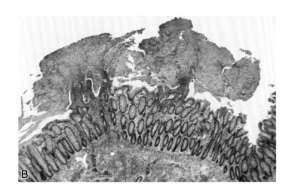

图 11.9　艰难梭菌感染引起的伪膜性结肠炎。A,大体照片显示黄色纤维蛋白和炎性碎屑附着于红色结肠黏膜上。B,低倍显微照片显示黏膜表面被侵蚀,覆有含纤维、黏液和炎性碎屑的伪膜（引自 Kumar V, et al, editors: *Robbins & Cotran pathologic basis of disease*, ed 8, Philadelphia, 2010, Saunders.）

临床表现

症状和体征

尽管疾病进程不同,伪膜性结肠炎最常见的表现是腹泻。对于病情轻微的患者,粪便是很稀的水状。对于病情严重的患者,会出现血便并伴有腹痛、痉挛、发烧。腹泻通常在抗生素治疗的最初 4~10 日内开始,但也可能在药物治疗后的 1 日~8 周内持续发生。如果疾病没有得到控制,可能出现严重脱水、代谢性酸中毒、腹膜炎、中毒性巨结肠等严重并发症。

实验室检查和诊断结果

伪膜性结肠炎通常与白细胞增多、布满白细胞的粪便及艰难梭菌(或其产生的毒素之一)阳性的粪便样本有密切关联性。一般来说,在结肠镜检查或乙状结肠镜检查中可见直径 5~10 毫米的结肠黄白色伪膜。

医疗管理

伪膜性结肠炎的一线治疗包括停止使用攻击型抗生素,同时引进一种能够根除生产毒素的艰难梭菌的抗生素[70]。对于病情轻微的患者而言,所需的仅是停止使用攻击型抗生素。对于病情中度的患者而言,推荐口服甲硝唑(灭滴灵),每日 3 次,每次 500mg,服用 10~14 日。对于病情重度或对甲硝唑无效的患者,推荐使用万古霉素(每日 4 次,每次 125~500mg,服用 10~14 日)[66,71]。但是,有超过 20% 的患者,艰难梭菌孢子能够在治疗中存活以致病情复发。为纠正电解质和体液失衡,可以补水和静脉输液。对于病情复发的情况,可以使用万古霉素、非达霉素、利福昔明、益生菌(有无均可)或从粪便中筛选特异性细菌选择性治疗。

牙科管理建议

抗生素　牙科医生应该意识到,使用某些系统性的全身抗生素(特别是克林霉素、氨苄青霉素和头孢菌素)可能导致老年人、体弱者和有伪膜性结肠炎病史的人患伪膜性结肠炎的风险更高(见框 11.2)。剂量越大、治疗时间越长、使用抗生素的数量越多,则风险随之越大。是否使用抗生素、使用多长时间取决于可靠的临床诊断,确定这些药是必需的而不是随意开具的。牙科医生还应该注意到,在美国心脏协会的预防方案中有短期使用克林霉素后出现伪膜性结肠炎的情况[72]。

就诊预约　建议选择性牙科治疗延后安排,直至患者的伪膜性结肠炎治愈。

药物注意事项及口腔表现

对伪膜性结肠炎患者使用系统性的全身抗生素进行治疗可能导致口腔内的真菌生长(念珠菌病)(见图 11.4)。甲硝唑可引起周围神经病变、恶心和口中金属味。

（刘　洋）

参考文献

1. Kuipers E, Blaser M. Acid peptic disease. In: Goldman L, Schafer A, eds. *Goldman-Cecil Medicine*. Philadelphia: Saunders/Elsevier; 2016:908-918.
2. Yuan Y, Padol IT, Hunt RH. Peptic ulcer disease today. *Nat Clin Pract Gastroenterol Hepatol*. 2006;3(2): 80-89.
3. Zagari RM, Eusebi LH, Rabitti S, et al. Prevalence of upper gastrointestinal endoscopic findings in the community: a systematic review of studies in unselected samples of subjects. *J Gastroenterol Hepatol*. 2016.
4. Shaheen NJ, Hansen RA, Morgan DR, et al. The burden of gastrointestinal and liver diseases, 2006. *Am J Gastroenterol*. 2006;101(9):2128-2138.
5. Xia B, Xia HH, Ma CW, et al. Trends in the prevalence of peptic ulcer disease and *Helicobacter pylori* infection in family physician-referred uninvestigated dyspeptic patients in Hong Kong. *Aliment Pharmacol Ther*. 2005;22(3):243-249.
6. Hollander D, Tarnawski A. Is there a role for dietary essential fatty acids in gastroduodenal mucosal protection? *J Clin Gastroenterol*. 1991;13(suppl 1):S72-S74.
7. Lam SK. Differences in peptic ulcer between East and West. *Baillieres Best Pract Res Clin Gastroenterol*. 2000;14(1):41-52.
8. Sonnenberg A, Everhart JE. The prevalence of self-reported peptic ulcer in the United States. *Am J Public Health*. 1996;86(2):200-205.
9. Huang ES, Strate LL, Ho WW, et al. Long-term use of aspirin and the risk of gastrointestinal bleeding. *Am J Med*. 2011;124(5):426-433.
10. Voutilainen M, Mantynen T, Farkkila M, et al. Impact of non-steroidal anti-inflammatory drug and aspirin use on the prevalence of dyspepsia and uncomplicated peptic ulcer disease. *Scand J Gastroenterol*. 2001;36(8):817-821.
11. Drumm B, Rhoads JM, Stringer DA, et al. Peptic ulcer disease in children: etiology, clinical findings, and clinical course. *Pediatrics*. 1988;82(3 Pt 2):410-414.
12. Borum ML. Peptic-ulcer disease in the elderly. *Clin Geriatr Med*. 1999;15(3):457-471.
13. Chiu HM, Wu MS, Hung CC, et al. Low prevalence of *Helicobacter pylori* but high prevalence of cytomegalovirus-associated peptic ulcer disease in AIDS patients: comparative study of symptomatic subjects evaluated by endoscopy and CD4 counts. *J Gastroenterol Hepatol*. 2004;19(4):423-428.
14. Graham DY. *Helicobacter pylori* infection in the pathogenesis of duodenal ulcer and gastric cancer: a model. *Gastroenterology*. 1997;113(6):1983-1991.
15. Marshall BJ, Warren JR. Unidentified curved bacilli in the stomach of patients with gastritis and peptic ulceration. *Lancet*. 1984;1(8390):1311-1315.
16. Nakajima S, Nishiyama Y, Yamaoka M, et al. Changes in the prevalence of *Helicobacter pylori* infection and gastrointestinal diseases in the past 17 years. *J Gastroenterol Hepatol*. 2010;25(suppl 1):S99-S110.
17. Tan VP, Wong BC. *Helicobacter pylori* and gastritis: untangling a complex relationship 27 years on. *J*

Gastroenterol Hepatol. 2011;26(suppl 1):42-45.

18. Malaty HM, Evans DG, Evans DJ Jr, et al. *Helicobacter pylori* in Hispanics: comparison with blacks and whites of similar age and socioeconomic class. *Gastroenterology.* 1992;103(3):813-816.

19. Levenstein S, Rosenstock S, Jacobsen RK, et al. Psychological stress increases risk for peptic ulcer, regardless of *Helicobacter pylori* infection or use of nonsteroidal anti-inflammatory drugs. *Clin Gastroenterol Hepatol.* 2015;13(3):498-506. e1.

20. Zullo A, Hassan C, Campo SM, et al. Bleeding peptic ulcer in the elderly: risk factors and prevention strategies. *Drugs Aging.* 2007;24(10):815-828.

21. Modi A, Siris ES, Steve Fan CP, et al. Gastrointestinal events among patients initiating osteoporosis therapy: a retrospective administrative claims database analysis. *Clin Ther.* 2015;37(6):1228-1234.

22. Leoci C, Ierardi E, Chiloiro M, et al. Incidence and risk factors of duodenal ulcer. A retrospective cohort study. *J Clin Gastroenterol.* 1995;20(2):104-109.

23. Kikendall JW, Evaul J, Johnson LF. Effect of cigarette smoking on gastrointestinal physiology and non-neoplastic digestive disease. *J Clin Gastroenterol.* 1984;6(1):65-79.

24. Maity P, Biswas K, Roy S, et al. Smoking and the pathogenesis of gastroduodenal ulcer–recent mechanistic update. *Mol Cell Biochem.* 2003;253(1-2):329-338.

25. Huang JQ, Sridhar S, Hunt RH. Role of *Helicobacter pylori* infection and non-steroidal anti-inflammatory drugs in peptic-ulcer disease: a meta-analysis. *Lancet.* 2002;359(9300):14-22.

26. White JR, Winter JA, Robinson K. Differential inflammatory response to *Helicobacter pylori* infection: etiology and clinical outcomes. *J Inflamm Res.* 2015;8:137-147.

27. Leontiadis GI, Molloy-Bland M, Moayyedi P, et al. Effect of comorbidity on mortality in patients with peptic ulcer bleeding: systematic review and meta-analysis. *Am J Gastroenterol.* 2013;108(3):331-345. quiz 46.

28. Ahsberg K, Ye W, Lu Y, et al. Hospitalisation of and mortality from bleeding peptic ulcer in Sweden: a nationwide time-trend analysis. *Aliment Pharmacol Ther.* 2011;33(5):578-584.

29. Zucca E, Bertoni F, Roggero E, et al. Molecular analysis of the progression from *Helicobacter pylori*-associated chronic gastritis to mucosa-associated lymphoid-tissue lymphoma of the stomach. *N Engl J Med.* 1998;338(12):804-810.

30. Schistosomes, liver flukes and *Helicobacter pylori*. IARC Working Group on the Evaluation of Carcinogenic Risks to Humans. Lyon, 7-14 June 1994. *IARC Monogr Eval Carcinog Risks Hum.* 1994;61:1-241.

31. Take S, Mizuno M, Ishiki K, et al. Baseline gastric mucosal atrophy is a risk factor associated with the development of gastric cancer after *Helicobacter pylori* eradication therapy in patients with peptic ulcer diseases. *J Gastroenterol.* 2007;42(suppl 17):21-27.

32. Zhou L, Lin S, Ding S, et al. Relationship of *Helicobacter pylori* eradication with gastric cancer and gastric mucosal histological changes: a 10-year follow-up study. *Chin Med J.* 2014;127(8):1454-1458.

33. Ozturk E, Yesilova Z, Ilgan S, et al. A new, practical, low-dose 14C-urea breath test for the diagnosis of *Helicobacter pylori* infection: clinical validation and comparison with the standard method. *Eur J Nucl Med Mol Imaging.* 2003;30(11):1457-1462.

34. Ferri F. Peptic ulcer disease. In: Ferri F, ed. *Ferri's Clinical Advisor 2016.* Philadelphia: Elsevier; 2016:943-944.

35. Forbes GM, Glaser ME, Cullen DJ, et al. Duodenal ulcer treated with *Helicobacter pylori* eradication: seven-year follow-up. *Lancet.* 1994;343(8892):258-260.

36. Borody TJ, George LL, Brandl S, et al. Smoking does not contribute to duodenal ulcer relapse after *Helicobacter pylori* eradication. *Am J Gastroenterol.* 1992;87(10):1390-1393.

37. Milani M, Sharifi Y, Rahmati-Yamchi M, et al. Immunology and vaccines and nanovaccines for *Helicobacter pylori* infection. *Expert Rev Vaccines.* 2015;14(6):833-840.

38. Chan FK, Wong VW, Suen BY, et al. Combination of a cyclo-oxygenase-2 inhibitor and a proton-pump inhibitor for prevention of recurrent ulcer bleeding in patients at very high risk: a double-blind, randomised trial. *Lancet.* 2007;369(9573):1621-1626.

39. Ehsanullah RS, Page MC, Tildesley G, et al. Prevention of gastroduodenal damage induced by non-steroidal anti-inflammatory drugs: controlled trial of ranitidine. *BMJ.* 1988;297(6655):1017-1021.

40. Shames B, Krajden S, Fuksa M, et al. Evidence for the occurrence of the same strain of *Campylobacter pylori* in the stomach and dental plaque. *J Clin Microbiol.* 1989;27(12):2849-2850.

41. Nguyen AM, el Zaatari FA, Graham DY. *Helicobacter pylori* in the oral cavity. A critical review of the literature. *Oral Surg Oral Med Oral Pathol Oral Radiol Endod.* 1995;79(6):705-709.

42. Gius JA, Boyle DE, Castle DD, et al. Vascular formations of the lip and peptic ulcer. *JAMA.* 1963;183:725-729.

43. Colombel JF, Vernier-Massouille G, Cortot A, et al. Salomez JL. [Epidemiology and risk factors of inflammatory bowel diseases]. *Bull Acad Natl Med.* 2007;191(6):1105-1118. discussion 18-23.

44. Jacobsen BA, Fallingborg J, Rasmussen HH, et al. Increase in incidence and prevalence of inflammatory bowel disease in northern Denmark: a population-based study, 1978-2002. *Eur J Gastroenterol Hepatol.* 2006;18(6):601-606.

45. Wilson J, Hair C, Knight R, et al. High incidence of inflammatory bowel disease in Australia: a prospective population-based Australian incidence study. *Inflamm Bowel Dis.* 2010;16(9):1550-1556.

46. Centers for Disease Control and Prevention. Inflammatory bowel disease (IBD): Epidemiology of the IBD. Available at: http://www.cdc.gov/ibd/ ibd-epidemiology.htm. Accessed 25 February 2016.

47. Benchimol EI, Fortinsky KJ, Gozdyra P, et al. Epidemiology of pediatric inflammatory bowel disease: a systematic review of international trends. *Inflamm Bowel Dis.* 2011;17(1):423-439.

48. Lichtenstein G. Inflammatory bowel disease. In: Goldman L, Schafer A, eds. *Goldman-Cecil Medicine.* Philadelphia: Saunders/Elsevier; 2016:935-943.

49. Rigas A, Rigas B, Glassman M, et al. Breast-feeding and maternal smoking in the etiology of Crohn's disease and

ulcerative colitis in childhood. *Ann Epidemiol.* 1993;3(4):387-392.

50. Schirbel A, Fiocchi C. Inflammatory bowel disease: established and evolving considerations on its etiopathogenesis and therapy. *J Dig Dis.* 2010;11:266-276.

51. Molodecky N, Kaplan G. Environmental risk factors for inflammatory bowel disease. *Gastroenterol Hepatol.* 2010;6(5):339-346.

52. Lukas M. Inflammatory bowel disease as a risk factor for colorectal cancer. *Dig Dis.* 2010;28:619-624.

53. Batra A, Zeitz M, Siegmund B. Adipokine signaling in inflammatory bowel disease. *Inflamm Bowel Dis.* 2009;15:1897-1905.

54. Rogler G, Andus T. Cytokines in inflammatory bowel disease. *World J Surg.* 1998;22:382-389.

55. Katz JA. Management of inflammatory bowel disease in adults. *J Dig Dis.* 2007;8:65-71.

56. Ruggiero C, Lattanzio F, Lauretani F, et al. Omega-3 polyunsaturated fatty acids and immune-mediated diseases: inflammatory bowel disease and rheumatoid arthritis. *Curr Pharm Des.* 2009;15:4135-4148.

57. Kornbluth A, Sachar DB, Practice Parameters Committee of the American College of G. Ulcerative colitis practice guidelines in adults: American College of Gastroenterology, Practice Parameters Committee. *Am J Gastroenterol.* 2010;105(3):501-523. quiz 24.

58. Annaloro C, Onida F, Lambertenghi Deliliers G. Autologous hematopoietic stem cell transplantation in autoimmune diseases. *Expert Rev Hematol.* 2009;2(6):699-715.

59. Kashyap A, Forman SJ. Autologous bone marrow transplantation for non-Hodgkin's lymphoma resulting in long-term remission of coincidental Crohn's disease. *Br J Haematol.* 1998;103(3):651-652.

60. Danese S. New therapies for inflammatory bowel disease: from the bench to the bedside. *Gut.* 2012;61(6):918-932.

61. Colombel JF, Sandborn WJ, Reinisch W, et al. Infliximab, azathioprine, or combination therapy for Crohn's disease. *N Engl J Med.* 2010;362(15):1383-1395.

62. Kristo I, Stift A, Bergmann M, et al. Surgical recurrence in Crohn's disease: are we getting better? *World J Gastroenterol.* 2015;21(20):6097-6100.

63. Femiano F, Lanza A, Buonaiuto C, et al. Pyostomatitis vegetans: a review of the literature. *Med Oral Patol Oral Cir Bucal.* 2009;14(3):E114-E117.

64. Lourenco SV, Hussein TP, Bologna SB, et al. Oral manifestations of inflammatory bowel disease: a review based on the observation of six cases. *J Eur Acad Dermatol Venereol.* 2010;24(2):204-207.

65. Surawicz CM. Antibiotic-associated diarrhea and pseudomembranous colitis: are they less common with poorly absorbed antimicrobials? *Chemotherapy.* 2005;51(suppl 1):81-89.

66. Gerding DN, Johnson S. Clostridial infections. In: Goldman L, Schafer AI, eds. *Goldman-Cecil Medicine.* Philadelphia: Saunders/Elsevier; 2016:1924-1931.

67. McFarland LV. Renewed interest in a difficult disease: clostridium difficile infections–epidemiology and current treatment strategies. *Curr Opin Gastroenterol.* 2009;25(1):24-35.

68. Vassallo A, Tran MC, Goldstein EJ. *Clostridium difficile:* improving the prevention paradigm in healthcare settings. *Expert Rev Anti Infect Ther.* 2014;12(9):1087-1102.

69. Salkind AR. *Clostridium difficile:* an update for the primary care clinician. *South Med J.* 2010;103(9):896-902.

70. Kociolek LK, Gerding DN. Breakthroughs in the treatment and prevention of *Clostridium difficile* infection. *Nat Rev Gastroenterol Hepatol.* 2016.

71. Cohen SH, Gerding DN, Johnson S, et al. Clinical practice guidelines for *Clostridium difficile* infection in adults: 2010 update by the society for healthcare epidemiology of America (SHEA) and the infectious diseases society of America (IDSA). *Infect Control Hosp Epidemiol.* 2010;31(5):431-455.

72. Thornhill MH, Dayer JM, Prendergast B, et al. Incidence and nature of adverse reactions to antibiotics used as endocarditis prophylaxis. *J Antimicrob Chemother.* 2015;70:2382-2388.

第 5 部分

泌尿生殖系统疾病

12

第12章　慢性肾脏病及透析

肾脏疾病可由急性(如病毒感染、尿道梗阻或肾实质受损)或慢性病变引起。相对于那些患有急性疾病的患者，慢性肾脏病患者更可能需要口腔治疗，因此本章将重点阐述慢性肾脏病(chronic kidney disease, CKD)。

慢性肾脏病是一种患病率持续升高的全球性疾病。慢性肾脏病与很多严重的医学疾病相关[1-3]。因此，口腔医生需要识别这些患者的临床状态，且必须认识到可能发生的不良预后及合理的治疗原则。进展性肾病可能导致肾功能减退，最终引起肾衰竭并影响多脏器功能。潜在的临床表现包括贫血、异常出血、水-电解质失衡、高血压、药物不耐受，以及可能影响口腔治疗效果的骨骼畸形。除此之外，重症型及进展性疾病患者需要通过透析或肾移植(见第21章)实现人工血液过滤。本章主要回顾慢性肾脏病的前沿知识，介绍口腔治疗的原则。

肾脏有几个重要的功能，包括：调节体内液体量、过滤废物及毒素、维持血浆酸碱平衡；合成并释放激素(促红细胞生成素、1,25-二羟胆钙化醇和肾素)；负责药物代谢；作为甲状旁腺素及醛固酮的靶器官。在正常的生理状态下，每分钟有25%的循环血液注入肾脏。在肾单位(肾脏的功能单位)(图12.1)中，这些血液通过一系列复杂的肾小管及肾小球毛细血管后完成过滤。超滤液，即尿液的前体，在肾单位中以125ml/(min·1.73m²)的速度生成。

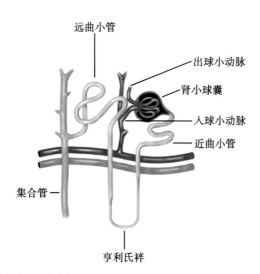

远曲小管

出球小动脉

肾小球囊

入球小动脉

近曲小管

集合管

亨利氏襻

图12.1　肾单位(由 Matt Hazzard, University of Kentucky 提供)

定义

慢性肾脏病被定义为肾脏的结构或功能异常，持续时间超过3个月，并对健康产生影响，可由肾单位直接损伤或双侧肾单位的慢性进行性退化引起[4,5]。在慢性肾脏病中，肾脏的损伤很难修复，因此，进展性肾病(如尿毒症和肾衰竭)可能导致死亡。疾病的破坏率及严重程度由潜在病因及影响因素共同决定，其中糖尿病及高血压常被视为主要的病因[2,6]。

美国肾脏基金会(National Kidney Foundation)根据肾小球滤过率(glomerular filtration rate, GFR)定义了慢性肾脏病的五期分级系统(表12.1)[7,8]。1期特征为 GFR 正常或轻度升高，伴一定程度的肾损伤。该期患者通常无临床症状，仅表现肾功能轻度(10%~20%)减退。2期特征为 GFR 轻度降低。3期表现为GFR 中度降低(30~59ml/min)，伴正常肾功能丧失50%或以上。到达3期的患者发生慢性肾脏病进展的风险更高。4期定义为GFR 重度降低(15~29ml/min)。5期表现为肾衰竭，大约200万个肾单位中75%或以上的功能已丧失(GFR<15ml/min)。随着疾病进展(2~5期)，血液中的氮素产物蓄积，肾脏的排泄、内分泌及代谢功能减弱，最终失去维持正常稳态的能力。由肾衰竭、排泄产物潴留、内分泌及代谢功能障碍引起的临床综合征称为尿毒症。

表12.1　慢性肾脏病(CKD)分期和相关并发症的分级

CKD 分期	体征描述	GFR/[ml/(min·1.73m²)]	并发症发病率
1	慢性肾损伤；GFR 正常或升高	≥90	贫血:4% HTN:40% DM:9%
2	GFR 轻度降低	60~89	贫血:4% HTN:40% DM:13%
3 3a 3b	GFR 中度降低	30~59 45~59 30~44	贫血:7% HTN:55% DM:20% HPT>50% 5年致死率:24%
4	GFR 重度降低	15~29	贫血:29% HTN:77% DM:30% HPT>50% 5年致死率:46%
5	肾衰竭——ESRD	<15 (或透析)	贫血:69% HTN:75% DM:40% HPT>50% 5年致死率:>50%

DM:糖尿病；ESRD:终末期肾脏病；GFR:肾小球滤过率；HPT:甲状旁腺功能亢进症；HTN:高血压

引自 Mitch WE: Chronic kidney disease. In Goldman L, Ausiello D, editors: *Goldman-Cecil medicine*, ed 25, Philadelphia, 2016, Saunders, pp 833-41.

流行病学

超过 2.3 亿的美国人(约占成年人口的 11%)患有不同程度的肾脏病[2]。早期(1~3 期)CKD 占该病的 96.5%,通常无临床症状[9]。而终末期肾病(end-stage renal disease,ESRD)患者超过 87.1 万人,且每年诊断出的新的肾衰竭病例超过 10 万例[2]。

CKD 患病率约以每年 4% 的速度增长,在 65 岁以上人群及糖尿病和高血压患者中增速最快。CKD 最常见于男性,多为非洲人、土著及亚裔美国人,高发年龄为 45~65 岁。准确来说,60 岁及以上人群中患有 CKD 的占 24.5%,而超过 90% 的肾衰竭患者年龄均在 18 岁以上[2]。

众所周知,慢性肾脏病与心血管疾病、糖尿病及衰老相关。实验室检查结果显示,14% 的非糖尿病高血压患者、20% 的糖尿病患者,以及 25% 的 70 岁以上人群患有 3 期或以上的 CKD[2,10]。每年大约有 9 万名美国人死于肾衰竭,大部分是由心血管系统相关疾病引起。平均每 2 000 位获得口腔治疗的成年人中,可能有 220 位具有生理学依据的 CKD 患者。

病因

终末期肾病是由破坏肾单位的病变引起的。引起终末期肾病的四个最常见病因分别是糖尿病(44%)、高血压(28%)、慢性肾小球肾炎(16%)及多囊性肾病(4.5%)[6]。其他常见的病因,按比重由大到小,依次为肾小管间质性肾炎、系统性红斑狼疮、肿瘤、梗阻性肾病、获得性免疫缺陷综合征(AIDS)肾病[2]。遗传和环境因素如淀粉样变性、先天性疾病、高脂血症、免疫球蛋白 A(IgA)肾病、二氧化硅及烟雾暴露等也会致病。年龄超过 60 岁是 CKD 最大的风险因素[11]。

发病机制与并发症

在大约 200 万个肾单位的作用下,肾脏每日的滤过量为 180L。功能肾单位的退化和破坏是肾衰竭的潜在病理过程[6]。肾单位由肾小球、肾小管和血管组成。各种疾病初始仅累及肾单位的不同区段,最终将侵袭整个肾单位。例如,高血压最先影响血管,肾小球肾炎则最先影响肾小球。重要的是,丧失的肾单位不会被更替。然而,由于余留肾单位的代偿性肥大,肾脏在短时间内仍能维持正常的肾功能。在相对肾功能不全阶段,内环境仍维持稳态。患者依然无临床症状,实验室检查结果也仅显示出极小的异常如 GFR 减少。正常肾功能将一直维持,直到 50% 以上的肾单位被破坏。之后,代偿机制被掩盖,开始出现尿毒症的症状及体征。至于终末期肾脏的形态,常表现为体积缩小,出现瘢痕及结节(图 12.2)。

肾衰竭早期患者可能仍无临床症状,但随着疾病进展终将出现生理性改变。肾小管功能异常导致钠泵失去作用,发生排钠反应。大量的稀释尿液会随钠一起排出,可导致常见的多尿症[6]。

晚期肾病患者会发生尿毒症,若不经治疗将导致死亡。衰竭的肾脏无法集合并过滤摄入的钠,导致尿量减少、体液超量、高血压、胰岛素抵抗,可能发生严重电解质紊乱(低钠和高钾——钾含量高于正常水平)和心脏病。在每年死亡的 ESRD

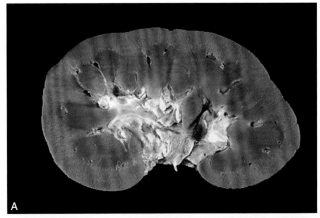
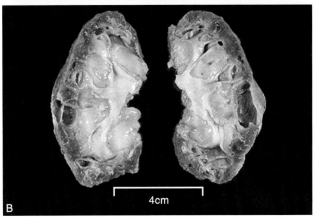

图 12.2　肾脏大体解剖。A,正常肾。B,慢性肾小球肾炎患者的萎缩肾(引自 Klatt EC:*Robbins and Cotran atlas of pathology*,ed 2,Philadelphia,2010,Saunders.)

患者中,约有一半的人死于这些心血管系统相关症状[6,12]。

由于肾小球过滤功能丧失,血液中蓄积非蛋白氮化合物(主要为尿素),称为氮质血症。通过测定尿素氮(BUN)可以反映氮质血症的水平。由于肾小管损伤,酸性物质也会蓄积。代谢产物积累成为基质,引起代谢性酸中毒,其主要后果是体内氨潴留。在肾衰竭的后期,酸中毒将引起恶心、食欲不振和疲劳。为了代偿代谢性酸中毒,患者可能出现呼吸深长的体征。对于 ESRD 伴酸中毒的患者,适应机制已超出其正常水平,任何需求的增加都会引起严重的后果。例如,脓血症或发热性疾病会造成严重的酸中毒,可能导致死亡[6]。

ESRD 患者会显示出多个血液指标异常,包括贫血、白细胞和血小板功能障碍、凝血功能障碍等。贫血可由缺铁、肾脏分泌的促红细胞生成素减少、红细胞(RBC)合成抑制、溶血、出血、RBC 存活率缩短等原因引起,是 ESRD 最常见的临床表现之一。大部分异常反应是由尿毒症患者血浆中的不明毒性物质和其他因素引起的[6,13]。营养缺乏、白细胞功能障碍、细胞免疫抑制和低丙种球蛋白血症均能损伤宿主防御能力。这种能力的下降导致粒细胞趋化作用、吞噬作用及抗菌活性减弱,使患者更易受到感染[10]。

易出血体质表现为有异常出血和淤血倾向,在 ESRD 患者中常见,主要归因于血小板的异常黏集和黏附、血小板第 3 因子减少、凝血酶原消耗降低,以及蛋白尿引起凝血因子的流失。血小板生成不足也是一个重要原因。血小板第 3 因子通过激活 X 因子可促进凝血酶原转化为凝血酶[10]。

高脂血症、动脉粥样硬化及动脉硬化、动脉高压(后者是由氯化钠潴留、体液超量、异常的高肾素水平引起的)均会使心血管系统受累。充血性心力衰竭和左心室肥大,甚至可能危及冠状动脉血流,都是常见病变的相关表现。电解质紊乱合并这些并发症将大大增加 ESRD 患者突然死于心肌梗死的风险[14]。

在 ESRD 患者中可以见到各类骨骼病变,被统称为肾性骨营养不良。肾功能减退导致维生素 D 的 1-α-羟化反应减弱,引起肠道钙吸收减少(从而造成低钙血症)。随着 CKD 进展到晚期和肾单位的丧失,肾磷排泄量降低,骨骼试图通过释放钙质和磷酸盐缓冲酸性物质的蓄积。这会引起脱钙、软骨症,以及血液中钙磷元素发生结合。由此产生的低水平血清钙离子可促进甲状旁腺分泌甲状旁腺素(PTH),引起继发性甲状旁腺功能亢进[6]。PTH 有三个主要功能:

1. 抑制肾小管对磷的重吸收。
2. 促进肾脏合成钙代谢必需的维生素 D。
3. 增强肠道内维生素 D 的吸收。

PTH 维持高水平状态,但是由于在 ESRD 患者中,衰竭的肾脏无法合成 1,25-二羟胆钙化醇(即维生素 D 的活性代谢物),因此,肠道内钙吸收受到抑制。PTH 能活化肿瘤坏死因子和白细胞介素-1,以介导骨重建、骨内钙动员和增加磷排泄,可能导致肾性和转移性钙化的形成。作为磷元素和维生素 D 代谢的重要调控因子,成纤维细胞生长因子 23(FGF-23)的水平也会升高,以抑制成骨细胞的成熟和基质的钙化[12]。一系列的骨组织改变如下:继发于骨软化(未矿化骨样基质增加)发生纤维性骨炎(因溶解性病变及骨髓纤维化引起的骨吸收)(图 12.3),最终形成不同程度的骨硬化(骨密度增强)(图 12.4)。对于那些患有肾性骨营养不良的儿童,其骨骼生长障碍,并伴有愈合缓慢的自发性骨折、肌病、髋关节无菌性坏死及骨外钙化的倾向。

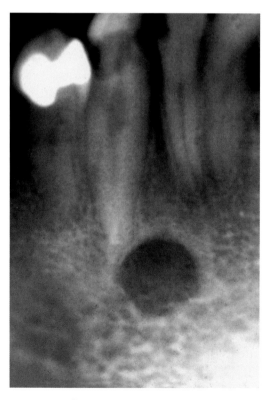

图 12.3　甲状旁腺功能亢进症患者的下颌骨前缘发生溶解性病变(由 L. R. Bean,Lexington,KY 提供)

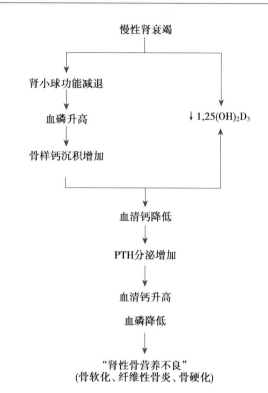

图 12.4　关于引起肾性骨营养不良的改变的概述。PTH:甲状旁腺素

临床表现

图 12.5 展现了肾衰竭的临床特点。尽管临床表现的类型和程度因病变的严重程度和特定患者而异,我们必须在了解患者的整体身体状况的前提下进行鉴别。此外,肾衰竭的影响通常很广泛,可能累及多个系统(如 40% 以上的终末期肾病患者同时患有糖尿病,25% 以上的患者同时患有高血压)[2]。

症状和体征

病情进展到 3 期后,慢性肾脏病患者可能表现出轻度的临床症状或体征。在进入 3 期以后,患者普遍主诉有不适感、疲乏、虚弱、头痛、恶心、食欲不振及体重减轻等症状。随着更进一步的发展,通常出现贫血,腿抽筋,失眠,尿色加深,排尿增多(尤其在夜间,即夜尿症)等症状。贫血会造成皮肤和黏膜苍白,并出现昏睡、头晕等症状。

肾衰竭患者更容易发生骨骼疼痛(如腰部、髋关节及膝盖疼痛)和胃肠道体征如食欲不振、恶心、呕吐、广泛性肠胃炎,以及消化性溃疡等。尿毒综合征通常引起营养不良和腹泻。患者表现为反应迟钝或抑郁,在晚期甚至出现精神异常的表现。他们也会出现周围神经病变和肌肉活动过度(抽搐、多动腿)的体征。晚期可能表现为惊厥,其与氮质血症的程度直接相关。其他表现可包括口腔溃疡和念珠菌病(图 12.6)引起的口炎、腮腺炎,或出现嗅觉和味觉障碍,可以检测到呼吸有尿样气味[10,15]。

由于终末期肾病常伴易出血体质,出血现象是很常见的,特别是胃肠道隐血。对于那些接受透析的患者而言,好处在于改善了对尿毒症的控制力并减少了严重出血。与易出血体质

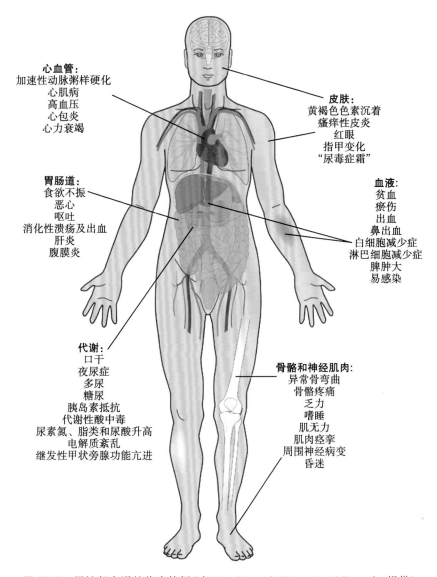

心血管：
加速性动脉粥样硬化
心肌病
高血压
心包炎
心力衰竭

皮肤：
黄褐色色素沉着
瘙痒性皮炎
红眼
指甲变化
"尿毒症霜"

胃肠道：
食欲不振
恶心
呕吐
消化性溃疡及出血
肝炎
腹膜炎

血液：
贫血
瘀伤
出血
鼻出血
白细胞减少症
淋巴细胞减少症
脾肿大
易感染

代谢：
口干
夜尿症
多尿
糖尿
胰岛素抵抗
代谢性酸中毒
尿素氮、脂类和尿酸升高
电解质紊乱
继发性甲状旁腺功能亢进

骨骼和神经肌肉：
异常骨弯曲
骨骼疼痛
乏力
嗜睡
肌无力
肌肉痉挛
周围神经病变
昏迷

图 12.5　慢性肾衰竭的临床特征（由 Matt Hazzard，University of Kentucky 提供）

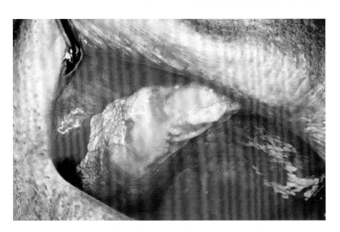

图 12.6　终末期肾病患者的口腔念珠菌病

相关的皮肤表现包括瘀斑、瘀点、紫癜和牙龈或黏膜出血（如鼻出血）。此外，终末期肾病会发生皮肤的色素沉着，表现为棕黄色外观，通常是由肾脏排泄的胡萝卜素样色素滞留引起的。这些色素可能引起严重的瘙痒症。在躯干和手臂皮肤上偶尔可以发现汗水蒸发后留下的由残余尿素结晶形成的白斑（尿毒症霜）[6]。

终末期肾病的心血管表现包括高血压，充血性心力衰竭（气短、端坐呼吸、运动性呼吸困难、外周性水肿）和心包炎[6,10]。

实验室和诊断结果

根据病史、体格检查结果、实验室评估，以及在特定疾病中利用影像和活组织检查可对肾病进行诊断。实验室评估包括血压、GFR、尿液分析、血清尿素氮、血清肌酐、肌酐清除率及电解质的测定。

尿液分析即对尿液进行理化及微观检测，是检查肾功能最基础的试验。尿液分析通常检测蛋白尿、血尿、管型尿、比重、pH 和一系列化学物质。

肾小球滤过率是整体肾功能检查的最佳方法，而尿液中最重要的蛋白质是白蛋白（白蛋白尿）。综合这两项检查可用来确定慢性肾脏病的严重程度及预后[5]。图 12.7 和表 12.2 列举了其他的实验室检查结果以辅助肾功能检查。

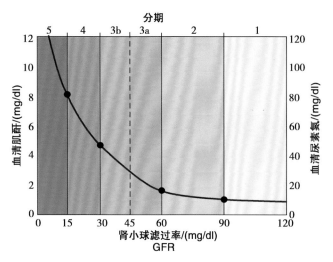

分期

图 12.7   肾功能与血清酶和肾小球滤过率（GFR）的关系。值得注意的是，患者通常无症状，直到肾小球滤过率（GFR）低于 20ml/min，蛋白尿超过 300mg/g，肌酐清除率低于 20ml/min 及血清尿素氮（BUN）超过 20mg/dl。实际上，在血清尿素氮浓度不超过 60mg/dl 的情况下，尿毒综合征是很罕见的（由 Matt Hazzard,University of Kentucky 提供）

表 12.2	用以评估肾功能和肾衰竭的实验室数值		
实验室检查	参考数值	肾功能不全的提示*（2~4 期）	肾衰竭的提示（5 期）
	尿液		
蛋白尿	<30mg/g	30~300mg/g	>300mg/g
肌酐清除率（CCr）	85~125ml/min（女性）97~140ml/min	50~90ml/min	中度:10~50ml/min 重度:<10ml/min
肾小球滤过率（GFR）†	100~150ml/min	15~89ml/min	中度:<15ml/min 重度:<10ml/min
	血清		
血清尿素氮（BUN）	8~18mg/dl（3~6.5mmol/L）	20~30mg/dl	中度:30~50ml/min 重度:>50ml/min
肌酐	0.6~1.20mg/dl	2~3mg/dl	中度:3~6ml/min 重度:>6ml/min

* 间接提示肾功能情况

正常的参考数值：钙:8.2~11.2mg/dl；氯:95~103mmol/L；无机磷:2.7~4.5mg/dl；钾:3.8~5mmol/L；钠:136~142mmol/L；静脉血二氧化碳总量:22~26mmol/L；尿酸:2.4~7.0mg/dl

† GFR 的计算通常采用 Cockcroft-gault 方程、MDRD 研究方程或慢性肾病流行病学合作研究（CKD-EPI）方程

改编自 National Kidney Foundation：K/DOQI clinical practice guidelines for chronic kidney disease：evaluation, classification, and stratification, *Am J Kidney Dis* 39：S1-S266,2002 and Evaluation and management of chronic kidney disease：synopsis of the kidney disease：improving global outcomes 2012 clinical practice guideline,*Ann intern Med* 158：825-30,2013.

血清肌酐水平可用来检测肌肉破坏和肾单位过滤能力。肌酐浓度与肾小球滤过率成正比，可以通过血清或尿液进行测定。肌酐清除率可通过比较血液和尿液（24 小时尿液采集）中的肌

酐浓度测得。尿素氮是肾功能检查的常用指标，但是准确性不及肌酐清除率或血清肌酐水平，因为尿素氮也会受到肝功能及血流影响因素的干扰[6]。其他用于评估和监测肾病的检查包括对参与酸碱调节和钙磷代谢的血清电解质的测定（见表 12.2）、血常规、甲状旁腺素水平、骨骼密度的测定和尿液的免疫电泳法[6]。

医疗管理

保守治疗

国际专家已提出关于治疗慢性肾脏病的临床实践指南。治疗的目标是减慢疾病的进展并维持患者的生活质量[5,7,8]。对于 1 期及 2 期慢性肾脏病患者，推荐长期适用的保守治疗方法。保守治疗包括减少含氮代谢产物的滞留和控制高血压、体液及电解质平衡。这些改变可通过改善饮食来实现，包括建立低蛋白饮食习惯和限制液体、钠、钾元素的摄入。伴发的疾病如糖尿病、高血压、充血性心力衰竭和甲状旁腺功能亢进应尽可能在最早期得到纠正或控制。贫血、营养不良和骨骼病变（例如甲状旁腺功能亢进）通常在 3 期初进行治疗。进入 4 期后，建议由肾病学家进行治疗，并开始准备肾脏替代治疗。在第 5 期，出现尿毒症特征或发生难治性体液超量时，开始透析治疗。表 12.3 总结了以减缓慢性肾脏病进展及解决伴发疾病为目标的肾脏保护策略[9,16-18]。

表 12.3	以减缓慢性肾脏病进展*及解决伴发疾病为目标的肾脏保护策略	
因素	目标	干预
生活方式调整	戒烟、达到理想的体重、锻炼 30 分钟，每周 5 次	心理咨询、锻炼计划、每 3~6 个月复诊
降脂	LDL<100mg/dl	膳食咨询、他汀类药物
血压控制（mmHg）	蛋白尿中蛋白质排泄量<1g/d 者血压<130/80mmHg；>1g/d 者血压<125/75mmHg	ACE 抑制剂、ARB、钠盐、限制剂、利尿剂、β 受体拮抗剂
膳食蛋白质与钾的限制	蛋白质:<2g/d 钾:40~70mEq/L	膳食咨询
减少蛋白尿	<0.5g/d	ACE 抑制剂、ARB
血糖控制	HgbA₁c<7%	膳食咨询、口服降糖药、胰岛素
贫血管理	血红蛋白:10~12g/dl	静脉注射呋喃西林或重组人促红细胞生成素
控制 PTH 水平，避免发生继发性甲状旁腺功能亢进	PTH:3 期为 35~70pg/ml 4 期为 70~110pg/ml 5 期为 150~300pg/ml	低磷膳食+非铝磷酸结合剂（如碳酸钙）+维生素 D 类似物

* 1/3 的 4 期 CKD 患者将在 3 年内进展为 ESRD

ACE:血管紧张素转化酶；ARB:血管紧张素受体拮抗剂；HgbA₁c:糖化血红蛋白；LDL:低密度脂蛋白；PTH:甲状旁腺素

改编自 Carey WD, editor：*Cleveland Clinic：current clinical medicine*, ed 2, St. Louis, 2010, Saunders and Abboud H, Henrich WL：Clinical practice. Stage IV chronic kidney disease. *N Engl J Med* 362：56-65,2010.

透析

透析是一个人工过滤血液的医疗过程。当肾单位的数量减少到某个值时,将无法防止或控制氮质血症的发生,此时必须进行透析。透析的起始时间是由患者个人决定的,当肾小球滤过率降到 30ml/(min・1.73m²) 以下时,这个决定就变得非常重要。在美国,有超过 40 万人接受透析治疗,每年的花费超过 70 亿美元。这项治疗可经腹膜透析或血液透析完成[4,16,19]。

大约有 3.6 万名美国人实行腹膜透析[20]。有持续循环腹膜透析(CCPD)或持续非卧床腹膜透析(CAPD)两种模式可供选择。在两种模式中,高渗溶液均通过永久性腹膜导管注入腹腔。过一段时间,将溶液和溶解的溶质(例如尿液)抽取出来。更古老的方法即 CCPD,也称自动腹膜透析(APD),是在患者睡觉时(8~10 小时)用机器进行 3~5 次透析液交换。白天排泄的液体蓄积在患者的腹腔内直到夜间再次实行透析[21]。

持续非卧床腹膜透析是更常用的透析方式。用这种方法进行的透析(图 12.8)要求更短的交换周期,每日 4~5 次,每次 30~45 分钟。交换需要手工进行,将 1.5~3L 透析液注入腹腔内。导管是密封的,每隔 3~6 个小时,透析液才能流入绑在患者身上的袋子内。相较于持续循环腹膜透析,采用持续非卧床腹膜透析的患者更加自由。但两种方法都允许患者在交换间期进行日常活动(例如行走、工作)[16]。

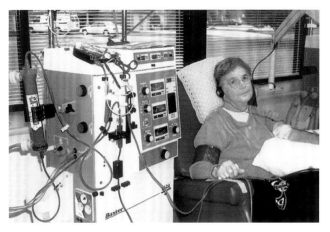

图 12.9　接受血液透析的患者(引自 Ignatavicius D,Workman ML:*Medical-surgical nursing:patient-centered collaborative care*,ed 6,St. Louis,2010,Saunders.)

美国超过 80% 的接受血液透析的人是通过永久性的、外科手术形成的人工血管动静脉瘘进行透析的,通常位于前臂。通过用大直径针头向瘘管内插管获得通路(图 12.10)。在永久通路位点愈合或所有其他通路都已用尽时,约有 18% 的患者通过临时或永久的中心导管接受透析治疗。患者在瘘管部位"接入"血液透析机,血液通过机器,滤过后返回患者体内。在透析过程中,通常给予肝素起抗凝作用[22]。

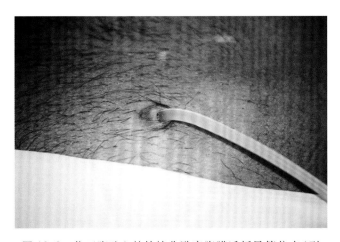

图 12.8　位于腹壁上的持续非卧床腹膜透析导管位点(引自 Lewis SM,Dirksen SR,Heitkemper MM,et al,editors:*Medical surgical nursing*,ed 8,St. Louis,2011,Mosby. 由 Mary Jo Holechek,Baltimore,MD 提供)

腹膜透析的优点在于其初始成本相对较低、操作简便、传染病传播的可能性较小,且不需要抗凝治疗。缺点包括需要频繁多次治疗、有患腹膜炎的风险(每 1.5 年有 1 例患者)、常与腹疝相关,且效果明显比血液透析差。其主要应用对象是急性肾衰竭患者或那些只需间歇性透析治疗的患者。

在美国,绝大部分患者(88%)接受血液透析。当氮质血症发生时,血液透析是一种可供选择的方法,且治疗需要长期进行[2,22,23]。视需求而定,一般每 2~3 日进行一次治疗,每次通常需要 3~4 个小时(图 12.9)。血液透析会消耗患者大量的时间且极度拘束。但在透析间期,患者能相对正常地生活[23]。

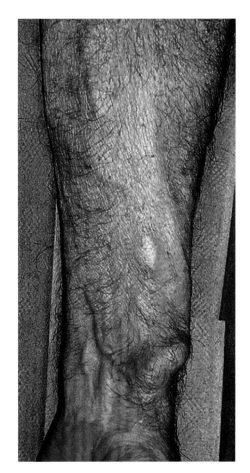

图 12.10　手术形成的动静脉瘘的部位,随后静脉发生扩张且肥大(引自 Kumar P. Clark ML:*Kumar and Clark's clinical medicine*,ed 7,Edinburgh,2009,Saunders.)

虽然血液透析是一项挽救生命的技术,但透析只能提供约15%的正常肾功能,且治疗后会产生并发症。血钙浓度需要通过使用钙剂、活性维生素 D(如钙三醇、阿法骨化醇、帕立骨化醇或度骨化醇)或含钙的透析液来达到严密调控[18]。血液水平不当将引起肌肉强直及甲状旁腺素分泌过多。透析相关的淀粉样变常见于那些接受 5 年以上透析治疗的患者——关节和肌腱处的血液中出现蛋白质沉积,引起疼痛和强直。贫血是肾衰竭和透析治疗的常见特征,可用重组人促红细胞生成素进行治疗。由于透析机在治疗间期通常只进行消毒而不灭菌,且患者通常有多次血液暴露,因此感染乙肝、丙肝及人类免疫缺陷病毒(HIV)[24]的风险大大增加。2002 年美国的一份全国调查显示,在长期接受透析治疗的患者中,乙肝表面活性抗原(乙肝携带者)的发病率为 1.0%,丙肝血清反应呈阳性的占 7.8%,HIV 血清反应呈阳性的占 1.5%。虽然三种病毒共同组成了一个潜在传染库,但在美国仅有过在透析治疗中心发生院内感染乙肝和丙肝病毒的报道[23,25]。

动静脉瘘可能发生感染,会引起败血症、脓毒性栓子、感染性动脉内膜炎和感染性心内膜炎。金黄色葡萄球菌是造成这些患者发生血管通路感染和相关菌血症的最常见原因。手术过程中发生瘘管感染的风险(如泌尿生殖、口腔外科、牙科)很小。另一个相关问题是存在发生传染和抗生素耐药感染的风险。值得注意的是,对于长期维持血液透析治疗的患者,其结核病和万古霉素、甲氧西林耐药感染的发病率均高于一般人群[23,26]。

与终末期肾病患者一样,接受透析治疗的患者也必须避免使用主要通过肾脏进行代谢或具有肾毒性的药物[27,28]。

另一个透析相关问题是异常出血。继发于血小板黏集改变和血小板第 3 因子的减少,终末期肾病患者有明显的出血倾向。血液透析还涉及另一个问题,治疗过程中的机械性创伤会引起血小板的破坏。透析液发生铝污染可能干扰血红素的合成,加剧贫血和软骨病[22]。另外,血液透析的过程可能活化前列腺素 I_2(前列环素),减少血小板的黏集。

透析患者的 5 年存活率为 35%。50~54 岁开始透析的患者的预期寿命平均可以达到 7.1 年。肾移植是长期透析的一种替代治疗方法(见第 21 章)。移植平均可以获得 17.2 年的预期寿命,但也涉及很多问题。

牙科管理

接受保守治疗的患者

医学考虑

诊断　美国肾脏基金会指南建议高风险人群(如糖尿病和高血压患者)应进行慢性肾脏病筛查。因此,在出现糖尿病和高血压体征并存在其他已知的风险因素(例如肥胖、吸烟、伴心血管疾病或有家庭成员患终末期肾病的患者)的情况下,应转诊进行筛查。同样地,任何出现肾脏疾病体征和症状(例如血尿、反复尿路感染或水肿)但还未经评估的患者应转诊至内科医生进行诊断和治疗。配合治疗虽是简单的一步,但能提高患者对其健康的关注,并能将慢性肾脏病相关的发病率和死亡率降到最低。

风险评估　在了解患者的肾小球滤过率、慢性肾脏病分期和蛋白尿程度后开始风险评估。对于 1~3 期的慢性肾脏病患者,若疾病得到良好控制且进行保守治疗,那么在进行门诊口腔治疗时一般不会出现问题。对于 4 期以上的慢性肾脏病患者,建议在进行口腔治疗之前与患者的内科医生进行会诊。若患者处于肾衰竭晚期,或有另一种伴发病(例如糖尿病、高血压、系统性红斑狼疮),或存在严重的蛋白尿及电解质失衡,必须与内科医生进行会诊,在有医院相关设备的条件下进行口腔治疗。在患者病情明确且慢性肾脏病得到适当控制之前,口腔治疗需要延期进行(框 12.1)。

建议　在向患有肾脏疾病的口腔患者提出建议时,口腔医生必须综合考虑肾脏功能障碍的分型和程度、提供的医疗服务,以及口腔治疗计划。

抗生素　慢性肾脏病(1~3 期)及不接受透析治疗的患者一般很少有感染问题,因此他们通常不需要额外考虑抗生素。但是,当 3 期以上慢性肾脏病患者计划进行侵入性治疗时,口腔医生应与内科医生会诊以评估是否应用抗生素。根据余留的肾功能量,需要进行药物剂量的选择。若发生颌面部感染,通常需要进行培养和药敏试验,并选用合适的抗生素进行积极治疗。

出血　由于潜在出血问题,若计划进行侵入性治疗,患者需在治疗前进行出血性疾病的筛查,且获得血小板计数(见第 24 章)。同时应获得血细胞比容水平和血红蛋白计数以评估贫血情况。任何异常的数值都需要与内科医生进行讨论。当血细胞比容水平超过 25% 时,非出血性口腔治疗一般没有问题。若预计会出血,可在内科医生的指导下应用促红细胞生成素(EPO)来提高血细胞比容水平。另一个不太可取的方法是 RBC 输注,有致敏和发生血源性感染的风险。

若进行外科手术治疗,则应非常注重良好的外科技术以降低出血过多和感染的风险。在尿毒症患者进行口腔外科手术时,应提供并使用局部止血材料(外用凝血酶、微纤维止血胶原、可吸收明胶海绵、缝线)以减少出血。应避免使用去氨加压素[28]。在需要进行长时间的操作时,结合雌激素有助于减少出血,但为保证效果通常需给药 1 周。经与患者的血液科医生会诊后,难治性病例中可应用高纯度的血源性产物,如冷沉淀物(一种富含第 8 因子、纤维蛋白原和纤维粘连蛋白的血浆衍生物),以减少出血。由于免疫原性致敏的相关风险,一般不常用血小板输注的方法。

血压　在门诊进行口腔治疗时,应严密监测操作前后的血压。应告知患者良好地控制血压不仅对肾脏有利,还有益于全身健康。

治疗耐受能力　对于那些肾脏功能进行性衰退(GFR<50ml/min)的患者,如非急需,在会诊完成且患者病情稳定之前,口腔治疗应延期进行。按终末期肾病医疗管理方案应用大剂量皮质类固醇(例如应用泼尼松或等效药物每日≥10mg)的患者可能进展为肾上腺功能不全。为了避免应用这种方案的患者发生肾上腺危象,口腔临床医生应确保患者在术前服用常用剂量的皮质类固醇,且必须在术后护理阶段严密监测患者的情况(见第 15 章)[25]。

框 12.1	对进行保守治疗的终末期肾病患者的牙科管理考虑

P

患者评估与风险估计(patient evaluation and risk assessment)
- 诊断并确定肾脏疾病是否存在
- 若患者的病情控制得很差,或症状和体征未能帮助确诊病情,或诊断结果不确定,要咨询临床医师

潜在问题和考虑因素

A

镇痛药(analgesics)	当 GFR<50ml/min 时,剂量可能发生调整。CKD 应避免长期使用 NSAID。避免使用镇痛药,因为这些药物会导致长时间的镇静和呼吸抑制
抗生素(antibiotics)	当 GFR<50ml/min 时,剂量可能发生调整。通过培养、药敏测试和应用抗生素,积极管理口腔颌面部感染。严重感染或重大手术者应考虑住院。当感染和 CKD 同时发生时,可能需要给予负荷剂量
麻醉药(anesthesia)(局部)	通常不需要调整剂量
焦虑(anxiety)	不需要调整单剂苯二氮䓬类药物的剂量

B

出血(bleeding)	侵入性手术前筛查出血性疾病。注意良好的外科技术。未经治疗或控制不佳的 CKD 患者可能会大量出血。使用局部止血材料
血压(blood pressure)	密切监测 BP,因为高血压在 CKD 中很常见。如果 BP 升高,将患者转诊至内科医生进行评估

C

椅位(chair position)	若患者服用降压药,请在患者离开牙椅前竖直牙椅以帮助其恢复平衡

D

装置(devices)	无
药物(drugs)(相互作用、过敏或补充)	当 GFR<50ml/min 时,需调整肾脏代谢的药物剂量,见表 12.4。避免使用肾毒性药物(高剂量的氨基糖苷、对乙酰氨基酚、阿昔洛韦、阿司匹林、其他 NSAID、四环素)

E

紧急情况(emergencies)	若病情不稳定(控制不佳)或进展到 3 期及以上的 CKD,避免侵入性的治疗,减少治疗时长以降低发生突发情况的风险

接受血液透析

P

患者评估与风险估计(patient evaluation and risk assessment)(见框 1.1)
- 与保守治疗建议一致
- 由于这些患者成为乙肝、丙肝病毒携带者和人类免疫缺陷病毒携带者的风险增大,因此需确认这些患者的肝功能状态,并评估是否存在机会性感染[20]

潜在问题和考虑因素
- 与保守治疗建议一致,附加以下问题:

A

抗生素(antibiotics)	若存在脓肿,考虑进行抗菌预防治疗(根据指南,见框 12.3)

D

复诊时间(day of appointment)	避免在血液透析当日进行口腔治疗(尤其是在透析后的前 6 小时内),最好在第 2 日治疗
装置(devices)	避免使用 AV 分流器进行血压测量和静脉药物注射(见框 12.3)
药物(drugs)(相互作用、过敏或补充)	根据表 12.4 调整药物剂量。考虑补充皮质类固醇(见表 15.2)

F

随访(follow-up)	应联系 CKD 患者,以确保术后治疗过程无并发症

AV:静脉注射;BP:血压;CKD:慢性肾脏病;GFR:肾小球滤过率;NSAID:非甾体类药物

　　药物注意事项　在治疗终末期肾脏病患者时,主要关注的问题是由医护人员开具的药物可能引起的肾脏毒性反应和其他不良反应[28]。由此,口腔医生必须清楚应该使用和避免使用哪些药物,以及基于患者病情的适当药物剂量(表 12.4)。某些药物需经肾脏初次排泄,某些药物具有天然的肾毒性。通常来说,当 GFR 降至 50ml/min 后,经肾脏排泄的药物清除效率会降低 2 倍,因此可能在 GFR 更低时达到毒性水平。在这种情况下,需要减少给药剂量并延长给药时间。对于肾功能受损的患者,通常应避免使用肾毒性药物,如阿昔洛韦、氨基糖苷类药物、阿司匹林、非甾体类抗炎药物(NSAID)及四环素类药物。NSAID 会抑制前列腺素的合成,造成血管收缩及肾脏血流灌注减少。对乙酰氨基酚也具有肾毒性,高剂量时可能导致肾小管坏死,但是对于短期使用该药物的患者,其安全性可能优于阿司匹林,因为对乙酰氨基酚是在肝脏内进行代谢的。另一种镇痛药是曲马多[28]。除多西环素以外的四环素类药物均会通过抑制蛋白质合成而加重肾功能损伤,用于口腔治疗时会引起肾功能恶化[29]。

表 12.4　慢性肾脏病的药物调整

药物及常用剂量	消除或代谢路径	经透析去除	肾衰竭的药物剂量调整*			血液透析后补充药物剂量
			方法	GFR/(ml/min)		
				10~50	<10	
镇痛药						
对乙酰氨基酚 650mg q4h	肝脏	HD:能 PD:不能	I,D	无调整	q8h	不需要
阿司匹林 650mg q6h	肝脏	能	D	50%	避免使用	需要
塞来昔布(西乐葆)100~200mg q12h	肝脏	不能	D	当 GFR <30ml/min 时,避免使用该药物	避免使用	不需要
可待因 30~60mg q4~6h	肝脏	不能	D	75%	避免使用	不需要
布洛芬 400~800mg q8h	肝脏	不能	—	无调整	避免使用	不需要
哌替啶‡(杜冷丁)50mg q4h	肝脏	不能	D	75%	50%	不需要
曲马多 50~100mg q6h	肾脏	不能	I	q6~12h	50% q12h	需要
麻醉药						
阿替卡因、利多卡因、甲哌卡因、丙卡因	酯酶(阿替卡因),肝脏(利多卡因、甲哌卡因、丙卡因)	不能	—	无调整		N/A
辅助镇痛						
加巴喷丁(Neurontin)200~600mg q8h	肾脏	能	D	200~600mg q12~24h	每日 1 次 <100mg	需要
抗菌药物						
阿昔洛韦(无环鸟苷)200~800mg q4h	肾脏	能	I,D	q8h	q12h	需要
阿莫西林 500mg q8h	肾脏	能	I	q8~12h	q12~24h	需要
阿奇霉素(希舒美)250~500mg q24h	肝脏	ND	—	无调整	避免使用	
头孢氨苄(Keflex)250~500mg q6h	肾脏	能	I	q6~8h	q12~24h	需要
克拉霉素 250mg q12h	肝脏	ND	D	50%~100% q12h	50% q12h	ND
克林霉素(Cleocin)150~300mg q6h	肝脏	不能	D	无调整		不需要
多西环素(强力霉素)100mg q12h	肝脏	不能	—	无调整		不需要
红霉素 250~500mg q6h	肝脏	不能	—	无调整		不需要

表 12.4　慢性肾脏病的药物调整(续)

药物及常用剂量	消除或代谢路径	经透析去除	肾衰竭的药物剂量调整[*]			血液透析后补充药物剂量
			方法	GFR/(ml/min)		
				10~50	<10	
氟康唑(大扶康)100~200mg q24h	肾脏	能	D	50%	25%	需要
甲硝唑(灭滴灵)250~500mg q8~12h	肝脏	能	—	无调整		需要(HD)
四环素[†](Sumycin, 金霉素)250~500mg q6~12h	肾脏	不能	I	避免使用	避免使用	不需要
苯二氮草类药物						
地西泮(安定)[‡]2~5mg q12h	肝脏	不能	D	无调整		不需要
三唑仑(酣乐欣)睡前 0.125mg						
皮质类固醇						
地塞米松、氢化可的松、泼尼松 5~10mg/d	局部位置及肝脏	不能	—	无调整		不需要
镇静催眠药						
水合氯醛 250~500mg/d	肝脏、红细胞、肾脏	能	—	禁用		

[*] 25%指常用剂量的 25%

[†] 阿昔洛韦、四环素和氨基糖苷类药物均有肾毒性,慢性肾脏病(CKD)患者应避免使用。西维美林、头孢曲松钠、克林霉素、萘夫西林、青霉素 G、青霉素 V 钾、匹鲁卡品(毛果芸香碱)用于慢性肾病时不需要调整剂量。非甾体抗炎药会加重钠潴留和水肿。足量的阿司匹林会加重凝血障碍

[‡] 谨慎使用药物。用于肾衰竭时,活性代谢物会蓄积,若给药时间较长可减少剂量

D:减少剂量;I:给药间期延长;GFR:肾小球滤过率;HD:血液透析;ND:无数据;PD:腹膜透析

改编自 Aronoff GR, Bennett WM, Berns JS, et al: *Drug prescribing in renal failure: dosing guidelines for adults and children*, ed 5, Philadelphia, 2007, American College of Physicians and Golightly LK, Teitelbaum I, Kiser TH, Levin DA, et al, editors: *Renal pharmacology*, New York, 2013, Springer.

　　除肾毒性和肾脏代谢外,还有其他一些需要调整晚期 CKD 患者的给药频率和剂量的原因。例如:①低血清白蛋白值会减少循环药物的结合位点数量,从而增强药物的作用;②尿毒症可以改变药物的肝脏代谢(增加或减少清除力)[30,31];③抗酸剂会影响酸碱或电解质平衡,从而使尿毒症对电解质平衡的影响复杂化;④出现水肿或大量腹水时可能需要加大初始剂量,而出现脱水或重度乏力时则可能需要减少初始剂量;⑤阿司匹林和其他 NSAID 会加重尿毒症血小板缺陷,因此在进行侵入性治疗时需要避免使用这些抗血小板药物[32](见表 12.4)。

　　虽然终末期肾病患者在使用笑气、安定等抗焦虑药物时需要对剂量进行略微调整,但在静脉镇静之前应测定血细胞比容或血红蛋白浓度以确保充分氧合。出现尿毒症时,最好避免使用抑制中枢神经的药物(巴比妥类药物、麻醉剂),因为血脑屏障不完整,可能导致过度镇静。如果 CKD 患者需要使用阿片类药物,应对剂量进行一定调整,而 CKD 患者应避免使用哌替啶,因为其代谢产物将蓄积而引起癫痫。当血红蛋白浓度低于 10g/100ml 时,一般不建议终末期肾病患者进行全身麻醉[33]。

　　口腔并发症及临床表现　框 12.2 列举了慢性肾衰竭常见的一些口腔表现[15]。两颊及黏膜的橙红色样变与瘙痒相关,当肾脏滤过减少时,会出现胡萝卜素样色素沉积。唾液流量可能减少,引起口干症和腮腺感染[34,35]。当唾液流量减少时,念珠菌病变得更为常见。患者常主诉唾液味道改变或有金属味,唾液成分也发生改变,pH 变高,尿毒含量较高可能引起典型的氨

味[36,37]。口腔卫生差、口臭、龈炎、牙周疾病,以及牙列缺失等在 3 期以上的慢性肾脏病患者中更为常见[35,38,39]。

框 12.2　慢性肾衰竭的口腔表现

- 苍白;口腔黏膜色素沉着及瘀点(也有瘀斑)
- 口腔干燥(口干)、味觉改变(味觉障碍)、口臭
- 感染:念珠菌病、牙周炎、腮腺感染
- 发育期牙列的釉质缺陷(发育不全和钙化不全)
- 骨营养不良(可透射的颌骨病变)
- 尿毒症口炎[*]

[*] 可见于严重的终末期肾病患者

引自 Proctor R, Kumar N, Stein A, et al: Oral and dental aspects of chronic renal failure, *J Dent Res* 84:199-208, 2005 and Patil S, Khaandelwal S, Doni B, et al: Oral manifestations in chronic renal failure patients attending two hospitals in North Karnataka, India. *Oral Health Dent Manag* 11:100-106, 2012.

　　与急性肾衰竭相关的尿毒症口炎通常很少见,其 BUN 水平超过 55mg/dl。早期改变通常包括覆有灰色渗出物的红色烧灼样黏膜,后转为明显的溃疡。尿素晶体沉积引起的粘连性白斑即尿毒症霜多见于皮肤,也可见于口腔黏膜,类似毛状白斑。唇颊侧黏膜、软腭、舌缘的瘀点及瘀斑,以及龈缘出血,都反映了出血倾向(图 12.11)[35]。

　　牙齿也可能发生特异性改变。早年罹患终末期肾病的患者会有明显的釉质发育不全及矿化不全。对于发育期牙列,有报道称出现棕红色样变及萌出稍迟。持续呕吐会引起牙齿腐蚀,也有记录显示髓腔变窄或封闭[15,38]。但龋齿并不常见,因为

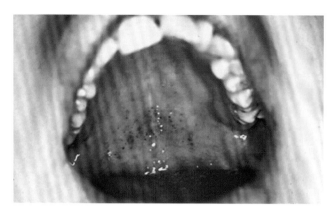

图12.11　终末期肾病患者的腭部瘀点

唾液中的尿素能抑制菌斑代谢的终产物并提高唾液的缓冲能力,从而防止pH降至能造成龋齿的水平[15]。

慢性肾衰竭常伴有下颌骨特异性改变。最典型的骨改变是硬骨板消失三联征,骨脱钙(造成毛玻璃样外观),局限和膨胀性可透射的颌骨病变(中央巨细胞肉芽肿,也称棕色瘤),后者继发于甲状旁腺功能亢进。其他骨质变化包括骨小梁增宽、骨皮质丧失、拔牙位点钙化(所谓"拔牙窝硬化"),以及软组织和颅骨的转移性钙化[15]。颈动脉的血管钙化也很常见[40]。

服用钙通道阻滞剂类降压药物的慢性肾脏病患者和服用环孢霉素的肾移植受者均可能有牙龈增生的表现,类似于苯妥英引起的临床表现。

治疗计划调整　慢性肾脏病患者通常表现为口腔卫生不佳、唾液流量小且不能满足其口腔治疗需求。对于这些患者,必须在平衡他们的医疗需求的同时解决这些因素,以达到恢复其口腔健康的目标。口腔卫生指导及频繁定期回访对于长期保持口腔健康非常重要。细致的口腔清洁、频繁的专业性预防,以及抗菌斑措施(用氯己定或三氯生冲洗)也可以帮助减少移植受者因服用环孢霉素引起的药物性牙龈增生的影响。一旦口腔卫生达到可接受的水平,只要适当关注患者的全身健康,常规的口腔治疗就没有禁忌证。

接受透析治疗的患者

医学考虑

风险评估　在对患有肾病且接受透析治疗的口腔患者进行风险评估时,口腔医生必须考虑透析类型,肾功能障碍等级,并发症(贫血、骨吸收、免疫功能和止血发生变化),口腔健康状况,以及治疗方案等。譬如,腹膜透析对于口腔管理没有其他的要求,但接受血液透析的患者并非如此(见框12.1)。这些透析治疗的患者手术形成的动静脉瘘易发生感染(动脉内膜炎),且可能成为菌血症的来源,引起感染性心内膜炎。即使没有心脏缺损,血液透析的患者也可能发生感染性心内膜炎[41,42]。虽然这项研究尚未确定感染性心内膜炎全部的风险因素,但都认为宿主抵抗能力的改变、心脏输出量和机械压力的改变,以及分流管上细菌的散播和生长等因素非常重要。

2%~9%的接受血液透析的患者会发生感染性心内膜炎。这个发病率明显高于风湿性心脏病患者的报告数据。大部分这种感染都是由葡萄球菌感染的传播继发引起的,可发生在移植体、瘘管或导管的位置。大约10%~17%的病例是由来自口

咽部的微生物(草绿色链球菌、乳酸杆菌属)引起的[42]。一般认为以下装置会增加患者发生与原发性动静脉瘘相关的细菌播散的风险:双腔套管静脉导管、聚四氟乙烯移植体、新置入的移植体和长期导管。

建议

抗生素　基于口腔细菌的致病率明显较低[41],2003年的美国心脏协会指南[42]中未涉及对接有血管内通路装置的患者行侵入性口腔手术之前进行预防性抗生素治疗以防止发生动脉内膜炎或感染性心内膜炎的建议,除非有脓肿被切开并引流(框12.3)。这一观点有系统性综述支持[43-45]。

框12.3	对使用现有的无瓣膜心血管装置的患者的预防性使用抗生素建议

- 对于进行口腔、呼吸系统、胃肠道或泌尿生殖系统手术的患者,在设备放置后不推荐常规的预防性使用抗生素
- 若配有这些装置的患者在其他部位发生切口感染和引流(如脓肿)或更换了被感染的装置,建议预防性使用抗生素
- 对于因动脉导管未闭、房间隔缺损或室间隔缺损而造成的泄漏,在置入装置后仍有残余泄漏的患者,建议预防性使用抗生素

改编自 Baddour LM, Bettmann MA, Bolger AF, et al: AHA: Nonvalvular cardiovascular device-related infections, *Circulation* 108:2015-2031, 2003.

感染风险　长期依赖透析治疗的患者(尤其是那些糖尿病患者)易发生感染[46,47]。另外,这类患者发生结核病和万古霉素、甲氧西林耐药感染的比例高于一般人群[26]。因此,我们应努力识别颌面部感染的体征并清除口腔感染源。活动性结核病患者在病情稳定之前不应接受透析治疗(见第7章)。对于发生口腔感染的血液透析患者,其抗生素的选择应谨慎并基于适当的标准(见表12.4)。

乙肝和HIV的定期检查也有益于血液透析患者,因为疫苗或抗病毒制剂可有助于降低并发这些疾病的风险。口腔医生应注意以往阴性的测试结果并不能预测患者们当前的状态。患者可能在上次检查之后患病,或为其他能造成肝损伤(见第10章)或免疫缺陷的感染病毒携带者(例如EB病毒、巨细胞病毒)。因此,对所有患者进行的口腔手术应遵循标准的感染控制程序。

携带乙肝病毒的患者可能有肝功能的改变,且有发生肝癌的风险。在进行出血性手术之前应评估肝功能(见第10章)。同时建议与患者的内科医生一起进行适当的随访。

出血　血液透析通过对血小板的物理破坏并结合肝素的使用,容易加重出血倾向。因此,在进行口腔手术之前确定凝血状态是很重要的。应安排像活化部分凝血活酶时间和血小板计数等筛选试验。这些实验室检查数值偏高且有胃肠道出血史的患者具有较高的出血风险(见第24章)。虽然预计这些患者的出血风险会增加,但一些治疗上的调整可以降低严重出血的可能性:

- 在最佳时间进行口腔治疗,通常选择血液透析后1日,因为在透析当日,患者通常会感到疲乏并有出血倾向。肝素在注入后能持续3~6个小时的活性,延缓治疗直到药物从血液中清除完全是较为谨慎的选择。

- 获得一期缝合，如有需要，应用加压和局部止血剂（例如可吸收明胶海绵、凝血酶、氧化纤维素、可吸收胶原、壳聚糖敷料及氰基丙烯酸酯）。可使用凝血酸（见第 24 章），但应在咨询内科医生后调整其剂量。
- 将重要手术安排在血液透析治疗结束后的第 2 日，在继续透析之前为保留血凝块提供额外的时间。例如，对于一名规定每周一、三、五进行透析治疗的患者，安排在周六的手术就能在下个周一继续透析之前多出 1 日的时间来稳定凝血。
- 与肾病学家会诊，要求在术后的第一次透析治疗中减少或消除肝素的剂量。需要注意的是，当止血和保留血凝块特别关键时，可以在不使用肝素的情况下进行血液透析。
- 若透析当日必须进行口腔治疗，可使用硫酸鱼精蛋白（通常由内科医生提供）。这一制剂可以阻断肝素的抗凝血作用。

血压　临床医生应了解接受血液透析患者在心血管方面的其他注意事项。例如，接有动静脉分流管的手臂应避免用于血压测量、抽血和引入静脉药物。充气的血压计袖带或止血带可能会破坏分流管使其失效。同样地，分流管应避免静脉穿刺，防止因静脉注射药物和血栓形成引起静脉炎并发症，可能危及分流。

治疗耐受能力　并发症（如心血管疾病和糖尿病）在接受透析治疗的患者中很常见。此外，约 40% 的透析患者患有充血性心力衰竭，他们中每年有 39% 的人死于心血管并发症[39]。这些患者常服用多种药物来控制高血压、糖尿病、充血性心力衰竭或高凝状态（即抗凝）。只有当患者的医疗状况稳定时才能进行口腔治疗，且在制订治疗计划时应了解所需的药物及适当的口腔预防措施（见第 3 章、第 4 章、第 6 章和第 24 章）[33]。另外，接受透析治疗的患者发生骨折的风险增加，因此应施行适当的预防措施。

药物注意事项　口腔医生应了解透析治疗会带走循环血液中的某些药物，这可能缩短处方药的药效时间。所给药物被透析的概率由四个因素决定：①分子重量和大小；②蛋白结合程度[31]；③药物分布容积；④体内药物清除[30]。例如，大分子药物（超过 500Da）很难被透析。在血液透析时被清除的都是那些与血浆蛋白结合能力较弱的药物。然而，尿毒症可能会大大改变蛋白结合的正常程度。一种通常为高蛋白结合率的药物（如苯妥英）在尿毒症时期会表现出较低的血浆蛋白结合率，更大程度上可被透析清除。具有高脂亲和力的药物会表现出较高的组织结合能力，不会被透析清除。而且，药物经有效的肝脏清除也会大大降低透析治疗的效果。

一般来说，药物剂量应在透析后进行调整，以确保在下一次给药前达到活跃的药物水平，且应根据现有状况（见表 12.4）和患者内科医生的建议调整给药次数和间隔[28,48]。

口腔并发症及临床表现　血液透析逆转了很多与 ESRD 相关的严重口腔病变。但是，这些患者中还有很多仍存在尿样气味、口干、味觉改变、舌体和黏膜疼痛等体征和症状。在接受透析治疗的患者中，瘀点、瘀斑、血小板和结石指数偏高、唾液分泌水平偏低等情况较健康患者更为常见。已有报告显示 30% 以上接受透析治疗的患者会发生继发性甲状旁腺功能亢进伴相关的颌骨骨质改变，死亡率的升高与高水平的甲状旁腺素有关[49]。

肾移植的患者

大约 19 万名 ESRD 患者拥有功能性移植肾[50]。有移植肾的患者可能需要特殊的预防性治疗，包括需要皮质类固醇或预防性抗生素治疗，以及需要对环孢素治疗引起的口腔感染和牙龈过度增生进行处理（见第 21 章）。

（孙伯成）

参考文献

1. Foundation NK Global facts: about kidney disease. https://www.kidney.org/kidneydisease/global-facts-about-kidney-disease. Accessed 26 March 2016.
2. Saran R, Li Y, Robinson B, et al. US Renal Data System 2015 Annual Data Report: Epidemiology of Kidney Disease in the United States. *Am J Kidney Dis.* 2016;67(3 suppl 1):A7-A8.
3. Grams ME, Chow EK, Segev DL, et al. Lifetime incidence of CKD stages 3-5 in the United States. *Am J Kidney Dis.* 2013;62(2):245-252.
4. Levey AS, Coresh J, Balk E, et al. National Kidney Foundation practice guidelines for chronic kidney disease: evaluation, classification, and stratification. *Ann Intern Med.* 2003;139(2):137-147.
5. Stevens PE, Levin A, Kidney Disease: Improving Global Outcomes Chronic Kidney Disease Guideline Development Work Group M. Evaluation and management of chronic kidney disease: synopsis of the kidney disease: improving global outcomes 2012 clinical practice guideline. *Ann Intern Med.* 2013;158(11):825-830.
6. Landry DW, Bazari H. Approach to the patient with renal disease. In: Goldman L, ed. *Goldman-Cecil Medicine.* Philadelphia: Saunders/Elsevier; 2016:728-736.
7. National Kidney Foundation. K/DOQI Clinical practice guidelines for chronic kidney disease: evaluation, classification, and stratification. *Am J Kidney Dis.* 2002;39:S1-S266.
8. Inker LA, Astor BC, Fox CH, et al. KDOQI US commentary on the 2012 KDIGO clinical practice guideline for the evaluation and management of CKD. *Am J Kidney Dis.* 2014;63(5):713-735.
9. Carey WD, ed. *Cleveland Clinic: Current Clinical Medicine.* 2nd ed. St. Louis: Saunders; 2010.
10. Bargman JM, Skorecki K. Chronic kidney disease. In: Fauci AS, Braunwald E, Kasper DL, et al, eds. *Harrison's Principles of Internal Medicine.* New York: McGraw Hill; 2008:1761-1771.
11. United States Renal Data System. CKD in the general population. http://www.usrds.org/2015/view/v1_01.aspx. Accessed 26 March 2016.
12. Pun PH, Smarz TR, Honeycutt EF, et al. Chronic kidney disease is associated with increased risk of sudden cardiac death among patients with coronary artery disease. *Kidney Int.* 2009;76(6):652-658.
13. Galbusera M, Remuzzi G, Boccardo P. Treatment of bleeding in dialysis patients. *Semin Dial.* 2009;22(3):279-286.
14. Thomas R, Kanso A, Sedor JR. Chronic kidney disease and its complications. *Prim Care.* 2008;35(2):329-344, vii.

15. Proctor R, Kumar N, Stein A, et al. Oral and dental aspects of chronic renal failure. *J Dent Res.* 2005;84(3):199-208.

16. National Kidney and Urologic Diseases Information Clearinghouse (NKUDIC). Treatment Methods for Kidney Failure: Peritoneal Dialysis. 2010. Bethesda, MD. http://kidney.niddk.nih.gov/kudiseases/pubs/peritoneal/.

17. National Kidney Foundation. KDOQI Clinical Practice Guideline for Diabetes and CKD: 2012 Update. *Am J Kidney Dis.* 2012;60(5):850-886.

18. National Kidney Foundation. K/DOQI clinical practice guidelines for bone metabolism and disease in chronic kidney disease. *Am J Kidney Dis.* 2003;42(4 suppl 3):S1-S201.

19. Slinin Y, Greer N, Ishani A, et al. Timing of dialysis initiation, duration and frequency of hemodialysis sessions, and membrane flux: a systematic review for a KDOQI clinical practice guideline. *Am J Kidney Dis.* 2015;66(5):823-836.

20. National Institute of Diabetes and Digestive and Kidney Diseases. Kidney Disease Statistics for the United States. U.S. Department of Health and Human Services. http://www.niddk.nih.gov/health-information/health-statistics/Pages/kidney-disease-statistics-united-states.aspx. Accessed 28 March 2016.

21. Finelli L, Miller JT, Tokars JI, et al. National surveillance of dialysis-associated diseases in the United States, 2002. *Semin Dial.* 2005;18(1):52-61.

22. Liu KD, Chertow GM. Dialysis in the treatment of renal failure. In: Fauci AS, Braunwald E, Kasper DL, et al, eds. *Harrison's Principles of Internal Medicine.* New York: McGraw Hill; 2008:1772-1776.

23. Tokoff-Rubin N. Treatment of irreversible renal failure. In: Goldman L, Ausiello D, eds. *Cecil Medicine.* 23th ed. Philadelphia: Saunders Elsevier; 2008:936-947.

24. Tokars JI, Miller ER, Alter MJ, et al. National surveillance of dialysis-associated diseases in the United States, 1997. *Semin Dial.* 2000;13(2):75-85.

25. Marik PE, Varon J. Requirement of perioperative stress doses of corticosteroids: a systematic review of the literature. *Arch Surg.* 2008;143(12):1222-1226.

26. Centers for Disease Control, Prevention. Invasive methicillin-resistant *Staphylococcus aureus* infections among dialysis patients–United States, 2005. *MMWR Morb Mortal Wkly Rep.* 2007;56(9):197-199.

27. Aronoff GR, Bennett WM, Berns JS, et al. *Drug Prescribing in Renal Failure.* Philadelphia: American College of Physicians; 2007.

28. *Renal Pharamcotherapy: Dosage Adjustment of Medications Eliminated by the Kidneys.* New York: Springer; 2013.

29. Miller CS, McGarity GJ. Tetracycline-induced renal failure after dental treatment. *J Am Dent Assoc.* 2009;140(1):56-60.

30. Gabardi S, Abramson S. Drug dosing in chronic kidney disease. *Med Clin North Am.* 2005;89(3):649-687.

31. Plantinga LC, Crews DC, Coresh J, et al. Prevalence of chronic kidney disease in US adults with undiagnosed diabetes or prediabetes. *Clin J Am Soc Nephrol.* 2010;5(4):673-682.

32. De Rossi SS, Glick M. Dental considerations for the patient with renal disease receiving hemodialysis. *J Am Dent Assoc.* 1996;127(2):211-219.

33. Lockhart PB, Gibson J, Pond SH, et al. Dental management considerations for the patient with an acquired coagulopathy. Part 1: coagulopathies from systemic disease. *Br Dent J.* 2003;195(8):439-445.

34. Gavalda C, Bagan J, Scully C, et al. Renal hemodialysis patients: oral, salivary, dental and periodontal findings in 105 adult cases. *Oral Dis.* 1999;5(4):299-302.

35. Kho HS, Lee SW, Chung SC, et al. Oral manifestations and salivary flow rate, pH, and buffer capacity in patients with end-stage renal disease undergoing hemodialysis. *Oral Surg Oral Med Oral Pathol Oral Radiol Endod.* 1999;88(3):316-319.

36. Tomas I, Marinho JS, Limeres J, et al. Changes in salivary composition in patients with renal failure. *Arch Oral Biol.* 2008;53(6):528-532.

37. Kshirsagar AV, Moss KL, Elter JR, et al. Periodontal disease is associated with renal insufficiency in the Atherosclerosis Risk In Communities (ARIC) study. *Am J Kidney Dis.* 2005;45(4):650-657.

38. Davidovich E, Davidovits M, Eidelman E, et al. Pathophysiology, therapy, and oral implications of renal failure in children and adolescents: an update. *Pediatr Dent.* 2005;27(2):98-106.

39. Chambrone L, Foz AM, Guglielmetti MR, et al. Periodontitis and chronic kidney disease: a systematic review of the association of diseases and the effect of periodontal treatment on estimated glomerular filtration rate. *J Clin Periodontol.* 2013;40(5):443-456.

40. Lee JY, Antoniazzi MC, Perozini C, et al. Prevalence of carotid artery calcification in patients with chronic renal disease identified by panoramic radiography. *Oral Surg Oral Med Oral Pathol Oral Radiol.* 2014;118(5):612-618.

41. Robinson DL, Fowler VG, Sexton DJ, et al. Bacterial endocarditis in hemodialysis patients. *Am J Kidney Dis.* 1997;30(4):521-524.

42. Baddour LM, Bettmann MA, Bolger AF, et al. Nonvalvular cardiovascular device-related infections. *Circulation.* 2003;108(16):2015-2031.

43. Lockhart PB, Loven B, Brennan MT, et al. The evidence base for the efficacy of antibiotic prophylaxis in dental practice. *J Am Dent Assoc.* 2007;138(4):458-474, quiz 534-5, 437.

44. Oliver R, Roberts GJ, Hooper L, et al. Antibiotics for the prophylaxis of bacterial endocarditis in dentistry. *Cochrane Database Syst Rev.* 2008;(4):CD003813.

45. Termine N, Panzarella V, Ciavarella D, et al. Antibiotic prophylaxis in dentistry and oral surgery: use and misuse. *Int Dent J.* 2009;59(5):263-270.

46. Wakasugi M, Kawamura K, Yamamoto S, et al. High mortality rate of infectious diseases in dialysis patients: a comparison with the general population in Japan. *Ther Apher Dial.* 2012;16(3):226-231.

47. Christensen L, Evans H, Cundick D, et al. Necrotizing fasciltis case presentation and literature review. *N Y State Dent J.* 2015;81(4):24-28.

48. Matzke GR, Aronoff GR, Atkinson AJ Jr, et al. Drug dosing consideration in patients with acute and chronic kidney disease-a clinical update from Kidney Disease: Improving Global Outcomes (KDIGO). *Kidney Int.* 2011;80(11):1122-1137.

49. Tentori F, Wang M, Bieber BA, et al. Recent changes in therapeutic approaches and association with outcomes among patients with secondary hyperparathyroidism on chronic hemodialysis: the DOPPS study. *Clin J Am Soc Nephrol.* 2015;10(1):98-109.

50. National Kidney Foundation. Fast Facts. https://www.kidney.org/news/newsroom/factsheets/FastFacts - Ref. Accessed 28 March 2016.

13

第13章　性传播疾病

定义

性传播疾病(sexually transmitted disease,STD)是一个重要的全球性健康问题。通过已知的30余种性传播疾病(框13.1),很难预计全球的负担。然而,世界卫生组织报告显示,对于四种最流行的应申报的细菌性性传播疾病(即衣原体感染、淋病、滴虫病和梅毒),每日总计有近100万个新病例[1]。美国疾病预防控制中心(Center for Disease Control and Prevention,CDC)已报告了上述四种性传播疾病的发病率,在美国,每年预计有500万新感染病例[2]。加上四种最流行的病毒性性传播疾病(即人类乳头状病毒、单纯疱疹病毒、乙肝病毒和人类免疫缺陷病毒感染)的数据,在美国,这八种性传播疾病每年有2 000万新感染病例,新感染和已感染的病例总计达1.1亿[3]。值得关注的是,超过50%的新感染病例发生于青壮年人群(15~25岁)。据估算,美国医疗保健系统的支出预计超过150亿美元[4]。在一项包含2 000名患者的牙科治疗中,发现有大约600~700位患者新感染或已感染了性传播疾病。

性传播疾病的发病率和死亡率差别很大,可以是轻微的不便,也可是严重的健康后果甚至死亡。对性传播疾病的诊断也会产生重大的社会心理影响。性传播疾病对口腔医疗团队有重要的影响,因此及时识别、诊断和管理性传播疾病至关重要。口腔医疗从业者可能会在采集病史或通过头颈部检查发现性传播疾病的口腔表现后,发现患有性传播疾病的患者。但重要的是要记住,患者并不一定会透露他们患有性传播疾病,或者他们可能无临床症状,不知道已经发生急性感染。性传播疾病可通过血液、唾液及口腔病损(若存在)等接触进行传播,或在一些病毒性性传播疾病病例中可通过无症状的病毒脱落传播。因此,口腔团队应假设所有患者都有潜在的传染性,并且必须遵守标准的感染控制预防措施(见附录B)。在大约10%的病例中,单一的性传播疾病会伴有其他性传播疾病,且性传播疾病会增加HIV感染的风险[5,6]。预防是至关重要的,口腔医疗服务人员可向患者提供宣传教育(尤其是口腔接触的相关内容)以减少传播。

大部分口腔医生不会常规采集所有患者的性生活史,但需要熟悉必要时如何采集性生活史(框13.2)。了解性传播疾病的流行病学、发病机理(疾病或异常状况的起因和发展)、临床病程及表现、诊断和治疗管理,可以为确认性传播疾病患者的口腔表现和牙科注意事项提供坚实的基础。本章的讨论仅限于淋病、梅毒、特定的人类疱疹病毒和HPV感染,因为这些疾病对口腔操作有特殊意义或重要性,且有助于阐明基本原则。有关乙肝病毒感染和HIV(AIDS)的信息,请见第10章和第18章。

框13.1　性传播疾病的分类	
细菌性	
细菌性阴道病	阴道阿托波氏菌、拟杆菌属、梭菌属、阴道加德纳氏菌、动弯杆菌属、人型支原体、消化链球菌属、卟啉单胞菌属、普氏菌属、解脲支原体
软性下疳	杜克雷嗜血杆菌
衣原体病	沙眼衣原体
贾第鞭毛虫病	蓝氏贾第鞭毛虫
淋病	淋病奈瑟菌
腹股沟肉芽肿(杜诺凡病)	肉芽肿克雷伯菌
男性非淋菌性非衣原体性尿道炎	生殖支原体 解脲支原体
沙门氏菌病	沙门氏菌
志贺杆菌病	志贺杆菌
链球菌感染	B群链球菌属
梅毒	梅毒螺旋体
阴道毛滴虫病	阴道毛滴虫
体外寄生虫	
阴虱病	阴虱
疥疮	疥螨
真菌性	
外阴阴道念珠菌病	念珠菌属、球拟酵母菌属
原虫性	
阿米巴病	溶组织内阿米巴
蛲虫病	蛲虫
病毒性	
尖锐湿疣(生殖器疣)	人类乳头瘤病毒感染(HPV-6,HPV-11)
巨细胞病毒感染	人巨细胞病毒(CMV)
生殖器疱疹	单纯疱疹病毒(HSV-1,HSV-2)
HIV感染(获得性免疫缺陷综合征)	人类免疫缺陷病毒(HIV)
乙型肝炎	乙肝病毒(HBV)
丙型肝炎	丙型肝炎(HCV)
传染性软疣	痘病毒
寨卡病毒感染	寨卡病毒

并发症

性传播疾病对口腔临床操作有重要影响，性传播疾病能通过亲密的人际接触传播，可引起口腔表现。口腔专业人员需要识别这些表现，并将其作为转诊患者接受适当治疗的基础。一些性传播疾病可通过病损、血液或唾液直接传播，且由于很多患者可能无临床症状，口腔医生所接触的所有患者都有可能传播疾病，因此必须坚持标准的预防措施。在大约 10% 的病例中，单一的性传播疾病会伴有其他性传播疾病，而性传播疾病相关的生殖器溃疡将增加 HIV 感染的风险。引起性传播疾病的病原体会表现出抗生素耐药性，因此必须进行适当的治疗。

有些性传播疾病是无法治愈的，但所有的都是可以预防的。通过提供诊断、宣教和获得治疗信息的机会，患者与口腔保健工作者的交流可以成为控制性传播疾病的一个重要组成部分。

淋病

淋病是由淋病奈瑟菌引起的，人体是该病的唯一自然宿主。淋病几乎完全通过性接触传播，无论是生殖器-生殖器、口-生殖器或直肠-生殖器。淋病首先感染尿道、宫颈、直肠和口咽部，也可能感染其他部位，如结膜。

流行病学

在这三种国家法定申报的性传播疾病（衣原体感染、淋病和梅毒）中，淋病是仅次于衣原体感染的第二大最常见疾病，CDC2014 年的报告显示美国有 350 062 个新感染病例（即每 10 万人中有 110.7 人患病）。这表示在过去 5 年间每 10 万人中新增了 10 例[2]。报告的男性病例略多于女性，超过 50% 的病例是 15～24 岁的个体，虽然非西班牙裔黑人的发病率已呈现下降趋势，但其发病率仍为白人的 10 倍以上。

发病机制

淋病奈瑟菌是一个需氧革兰氏阴性 β-变形杆菌，通常呈现为带菌毛（毛发样表面结构）的双球菌形态，对人体黏液有显著趋向性。它很容易在温暖潮湿的环境中复制，且最适宜在高湿度、特定温度及 pH 的环境中生长。这种细菌在干燥条件下会死亡，因此不易通过污染物传播。根据其作用的宿主上皮类型，淋病奈瑟菌会呈现出不同的侵袭性。柱状上皮（可见于尿道和宫颈的黏膜衬里）和移行上皮（可见于口咽和直肠）均高度易感，而复层鳞状上皮（皮肤和口腔黏膜衬里）通常能抵抗感染。图 13.1 描述了口腔内及口咽部淋病奈瑟菌易感的相关上皮区域。

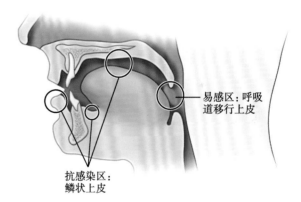

易感区：呼吸道移行上皮

抗感染区：鳞状上皮

图 13.1　口腔内及口咽部淋病奈瑟菌易感的相关上皮区域

淋病奈瑟菌显示出一定的抗生素耐药倾向，已成为全球性的重大问题[7]。

临床表现

在男性中，感染通常始于前尿道，在性接触后经历 2～5 日的潜伏期。通常急性感染是有症状的，会引起尿道炎、脓性尿道分泌物及排尿困难。少数男性可发生无症状感染。感染可能比较局限，也可能向后扩散累及附睾、前列腺、精囊或膀胱。附睾炎可导致不孕。

与男性相比，大部分女性发生感染是无临床症状的，这会产生很多问题，因为患者可能不会因其病情寻求医疗帮助，由此构成感染源。潜伏期为 5～10 日。大部分有症状的感染会引起宫颈炎,并发脓性分泌物和性交困难,很少发生尿道炎。巴氏腺和尿道旁腺管也可能受到影响。感染上行可能累及子宫内膜、输卵管、卵巢及盆腔腹膜,且淋病是盆腔炎的常见病因,在美国每年大约有 100 万女性受此影响。盆腔炎可有症状(可能出现背痛和腹痛),可能造成输卵管瘢痕,导致不孕或异位妊娠。在美国,围产期传播占淋病病例的一小部分,会导致新生儿淋球菌性结膜炎及关节炎,若不及时治疗会导致失明或关节感染。

无论男女,肛门直肠淋病可能发生于肛门-生殖器性交后。它通常不如生殖器感染严重,但可以注意到有类似症状,包括大量脓性分泌物、酸痛和疼痛感。在 3%~7% 的异性恋男性、10%~20% 的异性恋女性和 10%~25% 的同性恋男性中发现咽部感染,异性恋男性患者比例较低证实了口交比舔阴和口-口接触更易发生感染。口咽部感染通常无症状或表现为轻度咽喉痛,临床上与弥漫性非特异性炎症相关。在有症状的病例中,口咽部可能出现红斑,伴有小脓疱(图 13.2),并可累及腭扁桃体使其增大,有无黄色渗出物[8] 可能与颈淋巴结肿大相关。与生殖器-咽部或生殖器-生殖器传播相比,咽部淋病向生殖器传播的可能性较小。播散型淋病也很少发生(1%~2% 的病例),可能导致多种疾病,包括游走性关节炎、皮肤和黏膜病变、心内膜炎、脑膜炎、盆腔炎和心包炎。

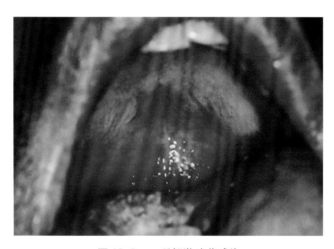

图 13.2　口咽部淋球菌感染

实验室检查和诊断结果

对于伴脓性分泌物的有症状患者,革兰氏染色(亚甲基蓝或龙胆紫)显示中性粒细胞内有革兰氏阴性双球菌是发生淋病奈瑟菌感染的最佳即时诊断标准(图 13.3)[9]。而对于无症状或不伴脓性分泌物的患者(如宫颈内、直肠或咽部感染),革兰氏染色的准确性较差,且没有指示意义。

细菌培养和核酸扩增试验(NAAT)都是淋病检测的常用方法。虽然美国食品药品管理局(FDA)只批准了用于生殖道感染 NAAT 平台,但 CDC 推荐 NAAT 作为淋病奈瑟菌的一线诊断方法,无论是对于有症状和无症状的生殖道感染,还是生殖器外感染[10]。鉴于与沙眼衣原体合并感染的可能性很大,这些平台通常被捆绑在一起,用于测试这两种生物体。对于那些接受CDC 建议的抗菌治疗方案但仍有持续的 NAAT 阳性结果的患

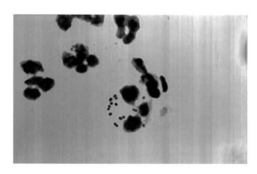

图 13.3　涂片显示中性粒细胞内的革兰氏阴性双球菌(图片来源:http://www. public-domain-image. com/free-images/science/microscopy-images/gonorrhea-neisseria-gonorrhoeae/histopathology-in-an-acute-case-of-gonococcal-urethritis-using-gram-stain-technique/attachment/histopathology-in-an-acute-case-of-gonococcal-urethritis-using-gram-stain-technique.)

者,淋病奈瑟菌的培养有指示意义。细菌培养可与药敏试验结合,这对于确定淋病奈瑟菌对抗生素的耐药倾向非常重要。

医疗管理

由于抗菌药物敏感性,CDC 已更新治疗建议[10],现建议双重治疗,即用单剂头孢曲松 250mg 肌内注射(IM)联合单剂阿奇霉素 1g 口服治疗成人宫颈、尿道、咽或直肠的单纯型淋病(其他发病部位、儿童或妊娠期的方案是不同的)。另一替代方案,没有头孢曲松时,即用单剂头孢克肟 400mg 口服联合阿奇霉素 1g 口服。对于头孢菌素过敏的患者,CDC 建议单剂吉米沙星 320mg 口服联合单剂阿奇霉素 2g 口服或单剂庆大霉素 240mg 肌注联合单剂阿奇霉素 2g 口服治疗。所有性伴侣应接受检测和治疗,已经接受治疗但仍有持续体征或症状的患者应进行细菌培养和药敏试验。

牙科考虑

一名新感染淋病的患者,经适当的抗生素治疗后,疾病向口腔团队传播的风险很小。这类患者可以在开始抗生素治疗后的几日内接受口腔治疗[8,11]。有活动性咽炎和出现其他提示病因不明的急性感染症状或体征的患者应立即转诊至内科医生作进一步的评估。

口腔临床表现

有关淋病的报告中很少涉及口腔(即除口咽以外的部位),仅在两篇综述中有相关总结[8,11]。遇到有症状的咽炎患者有必要转诊作进一步评估。

梅毒

梅毒是由梅毒螺旋体引起的一类性传播疾病。和淋病一样,人体是梅毒已知的唯一自然宿主。一般来说,存在早期感染阶段(称为一期和二期梅毒),若不经治疗,经历一段潜伏

期后将进入非传染性晚期(三期梅毒)。晚期表现形式多样,使得梅毒在历史上被称为"伟大的模仿者",其中包括对恶性肿瘤的模仿。梅毒感染的原发部位是生殖器,但也发生于生殖器以外的部位(包括口腔)。先天性梅毒也可能发生。在现代医学中,由于梅毒有一定的发病率,因此仍是一种重要的传染病。

流行病学

在这三种国家法定申报的性传播疾病中,梅毒是最不常见的,CDC 2014 年的报告显示美国有 1 999 个一期和二期梅毒新病例(即每 10 万人中有 6.3 人患病)[2],这个比率在过去 10 年内几乎翻了一番。预估 2014 年新增和已有的感染病例(即包括梅毒患病的所有阶段)总数为 63 450 例。男性比女性的感染概率高 10 倍以上,其中黑人男性发病率最高,但据报告,与男性发生性关系的男性感染人数增幅最大,这引人担忧,因为艾滋病毒感染的传播风险也相应增加。

先天性梅毒是指胎儿在子宫内受到患病母亲的感染。根据 2014 年的报告,每 10 万个活产婴儿中有 11.6 人患病,自 2012 年以来呈上升趋势。

发病机制

梅毒螺旋体是一种细长、易碎的微需氧螺旋体。它主要通过生殖器-生殖器、口-生殖器或直肠-生殖器接触受污染的溃疡等性接触进行传播。然而,也可能通过接吻[12]或血源性感染进行传播,并可能由此传染给胎儿造成先天性梅毒。

梅毒螺旋体易被高热、干燥、消毒及肥皂水杀死,因此不太可能经污染物传播。一般认为梅毒螺旋体不会侵入完整的皮肤,但可侵入完整的黏膜上皮,并可通过微小的磨损或毛囊进入。侵入后的几小时内,可发生淋巴和血流扩散,导致疾病的早期广泛传播。传播风险仅存在于疾病的一期、二期和早期潜伏阶段,而非晚期梅毒。

临床表现

梅毒的临床表现通常根据疾病的分期进行分类,每个阶段都有其独特的体征和症状。这些阶段包括一期、二期、潜伏期、三期和先天性。患者在患病的前 2 年最具传染性。需要注意的是,很多感染者多年未出现症状,但若不接受治疗,他们仍有发生晚期并发症的风险。

一期梅毒

这一阶段的特征为硬下疳,是一种单个(多个也有可能)圆形、通常无痛、稍硬的病损,发生在与传染性生物体接触的部位。硬下疳(图 13.4 和图 13.5)通常发生在性接触后的 2~3 周(波动范围为 10~90 日),在其出现之前患者已受到感染。病损初起为小丘疹,后逐渐扩大形成糜烂或溃疡,表面通常被充满梅毒螺旋体的黄色血痂覆盖。大量无痛稍硬的区域淋巴结肿大是其典型表现。硬下疳通常经 3~6 周会不治自愈,以丘疹愈合的方式留下不规则疤痕。超过 80% 的硬下疳发生在生

殖器,最常见的生殖器外部位是口腔或口咽部(其他包括手指、乳头、会阴、肛门和直肠)。若未经充分治疗,感染将进展为二期梅毒。

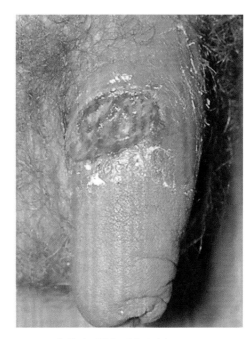

图 13.4　一期梅毒:阴茎下疳(引自 Habif TP,Campbell JI Jr,Chapman MS,et al:*Skin disease*:*diagnosis and treatment*,ed 2,St. Louis,Mosby,2005.)

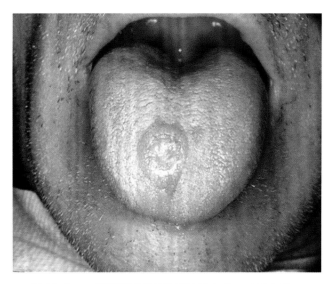

图 13.5　一期梅毒可见舌下疳(引自 Ibsen DAC,Phelan JA:*Oral pathology for the hygienist*,ed 4,St. Louis,Saunders,2003.)

二期梅毒

二期梅毒的表现一般出现在性接触后 6~8 周,与血行播散及梅毒螺旋体的系统性免疫反应有关。在这之前,硬下疳已经或尚未完全愈合。全身症状及体征广泛,包括发热、不适、头痛、关节痛、全身淋巴结肿大、片状脱发和包括口腔的皮肤黏膜

泛发出疹(见口腔表现部分)。在一些病例中,二期梅毒可能无临床症状。皮疹为斑状丘疹(图 13.6,A),躯干处呈界线清楚的红棕色病变区域,且好发于手掌和脚掌,一般不痒。疣状病变(称尖锐湿疣)可能累及生殖器、口腔,或两者均有受累。在免疫力低下的患者中(如那些 HIV 感染者),恶性梅毒是一种罕见而严重的二期梅毒表现[13]。皮肤和黏膜的病变具有高度传染性。若不经治疗,二期梅毒最后会自行消退,但感染将进展为潜伏期或晚期。

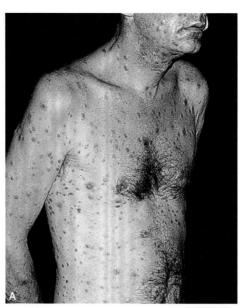

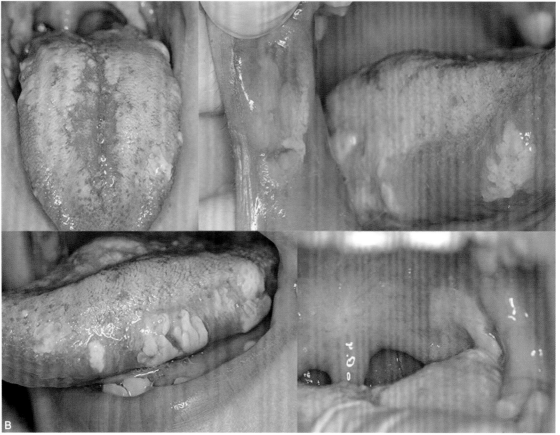

图 13.6　二期梅毒病变。A,大量丘疹性皮疹;B,多种口腔病变,包括黏膜斑和不可拭去的白色斑块(A,引自 Habif TP,Campbell JI Jr,Chapman MS, et al: *Skin disease: diagnosis and treatment*, ed 2, St. Louis, Mosby, 2005. B, 引自 Dr. Stefania Leuci,Federico II University of Naples,Italy)

潜伏梅毒

潜伏梅毒被定义为未经治疗的感染的第 3 阶段。患者血清为阳性但无症状，且没有如何指示疾病的临床指征。潜伏梅毒分为早期潜伏梅毒（即前 1 年内感染的疾病）和晚期潜伏梅毒（超过 1 年）。在潜伏梅毒的前 4 年内，患者可能会有黏膜皮肤复发，被认为具有传染性。4 年之后，复发通常不再发生，且认为患者不具传染性。潜伏期可持续多年，甚至持续终生。然而，一些未经治疗的患者将进展为晚期梅毒。

三期梅毒

一般在发病后几年，10%～40% 未经治疗的患者将发展为三期（晚期）梅毒。虽然患者不具传染性，但这是疾病的破坏性阶段。机体的任何器官都有可能被累及，有人将三期梅毒分为三种亚型：神经梅毒、心血管梅毒和树胶肿。神经梅毒可导致脑膜炎样综合征、阿-罗（Argyll Robertson）瞳孔（调节反射存在但光反射消失）、反应迟钝、麻痹性痴呆、脊髓痨（脊髓背柱和感觉神经干退行性变）、肌肉运动协调困难或精神错乱。心血管梅毒本质上是血管性的，是闭塞性动脉内膜炎的最终产物。这会导致颈动脉和主动脉狭窄，可能最终表现为升主动脉瘤。树胶肿是三期梅毒的典型局部病变，可能累及皮肤、黏膜（包括口腔）、骨骼或任何器官。它被认为是超敏反应的最终结果，基本上是一种非传染性的炎性肉芽肿病变，有一中央坏死区。

先天性梅毒

若母亲在怀孕时感染梅毒，就可能引起先天性梅毒（即继发于梅毒螺旋体菌血症），经胎盘感染最早可发生于子宫内 9～10 周。大约 25% 的妊娠会导致死产，12% 导致新生儿死亡[14]。大部分新生儿（>80%）无临床症状。由于大量女性没有接受产前梅毒检测，导致这种疾病在世界范围内持续存在。临床表现分为早期和晚期[15]。早期体征（在出生时或出生 2 年内出现）可能包括肝肿大、相关肝功能障碍、血液异常、黏膜皮肤表现（即斑状丘疹、继发于鼻腔炎症的鼻炎、口周和周围神经扁平湿疣）及骨质改变（骨软骨炎和骨膜炎引起的假性瘫痪），神经症状不太常见。晚期先天性梅毒较为罕见，有一种典型的先天性梅毒三联症称为哈钦森三联征，包括间质性角膜炎、听神经性耳聋及牙齿畸形（见口腔表现）。此外，鼻炎可造成马鞍鼻，由软骨破坏、皲裂、神经后遗症（包括智力障碍）和骨骼畸形（如前额突出）引起。

实验室检查和诊断结果

从未在任何类型的培养基上成功培养过梅毒螺旋体，且在显微镜检查时不易染色。一直以来是通过在一期和二期较早阶段对新鲜病变渗出物进行暗视野显微镜检查来确诊梅毒的。其他直接检测方法包括直接荧光抗体（DFA）检测或聚合酶链反应（polymerase chain reaction，PCR）。但因其不能检测梅毒各个阶段，且不能用于治疗后疾病的监测，这些检测方法已不再被广泛采用。随着血清学检查的出现，梅毒的传统诊断方法是在临床发现的基础上，结合使用梅毒螺旋体"筛查"试验完成两步检测法，然后进行特异性梅毒螺旋体确认试验。

非梅毒螺旋体试验

非梅毒螺旋体试验包括性病研究实验室（Venereal Disease Research Laboratory，VDRL）玻片试验和快速血浆反应素（rapid plasma regain，RPR）试验。这些试验都同样有效但无法进行比较，能检测到类似抗体的物质——反应素，是梅毒感染后免疫反应的替代产物。它们的特异性较低，但可用来更好地评估当前疾病的活动度。初次试验是定性的，如果呈阳性，则进行定量试验，生成血清稀释后的"滴度"值（如 1∶2，1∶4，1∶8）。它们始终呈阳性，在一期硬下疳出现后的 3～8 周内滴度最高。滴度发生 4 倍变化（如 1∶4 变 1∶16 或 1∶32 变 1∶8）是显示系列试验结果的变化有临床意义的临界值。对于一期梅毒，非梅毒螺旋体试验结果通常会在治疗成功后的 12 个月内恢复为阴性。对于二期梅毒，患者至少需要 24 个月才能达到血清试验阴性。有时患者会终生保持血清试验阳性，或在有相关感染或症状时显示阳性（假阳性）。而三期梅毒的很多患者将终生保持血清试验阳性。

梅毒螺旋体试验

这些试验包括荧光螺旋体抗体吸收试验（fluorescent treponemal antibody absorption test，FTA-ABS）、梅毒螺旋体明胶凝集试验（T. pallidum particle agglutination，TPPA）、梅毒螺旋体血凝试验（T. pallidum hemagglutination assay，TPHA）和各种免疫分析［即酶免疫检测法（enzyme immunoassay，EIA）、化学发光免疫分析法（chemiluminescence immunoassay，CIA）和微珠免疫测定法（microbead immunoassay，MIA）］。上述试验均有高度特异性，但由于大部分患者体内的抗体保持阳性，因此阳性的试验结果不能判定感染是最近还是过去发生的。

为了更好地诊断出那些有感染和早期病史的患者，采用了一种新的三步"反向"算法。首先进行梅毒螺旋体免疫分析，若有反应性，则进行非梅毒螺旋体定性试验。若第二项试验结果为阴性，最后进行非梅毒螺旋体定量试验。最近，FDA 批准了一种快速的梅毒螺旋体即时筛查试验，称为梅毒健康检查。这些即时试验具有与实验室梅毒螺旋体试验相似的性能，可有助于在资源有限的条件下进行筛查[16]。

医疗管理

建议进行伴发 HIV 感染检测，并对患者性伴侣的感染进行诊断及管理。针对成人一期、二期或早期潜伏梅毒，经肠道外肌肉注射单剂为 240 万 IU 的长效苄星青霉素 G 仍是推荐且有预测性的治疗方法；对于儿童或婴儿，应使用 5 万 IU/kg 青霉素 G[17]。与淋病一样，其传染性可能在注射后几小时内迅速逆转。对于晚期潜伏或晚期梅毒患者，建议采用更密集的治疗方案，每周肌肉注射 240 万 IU，持续 3 周（即总计 720 万 IU）。静脉注射 1 800 万～2 400 万 IU 的水剂青霉素 G 或每日肌肉注射 240 万 IU 普鲁卡因青霉素 G 联合丙磺舒（500mg，每日 4 次），且两种方案的疗程均超过 10～14 日，都能更有效地治疗神经梅毒或梅毒性眼病。对于可能患有先天性梅毒的新生儿，应通过临床、影像学和血液及脑脊液 VDRL 的实验室检测进行评估。若结果证明疾病存在或显示梅毒可能性很高，则婴儿应静脉注射青霉素 G 治疗至少 10 日。对于过敏患者，一线用药至少 10 日以上。对于青霉素过敏的患者，其一线药物是口服多西环素（口服 100mg，每日 2 次，持续 2 周）或四环素（500mg，每日 4 次，持续 2 周）。对青霉素过敏的孕妇建议进行青霉素脱敏。对具有免疫力的一期或二期梅毒患者，应在 6 个月和 12 个月时重新检测其血清转化率。HIV 感染患者和晚期潜伏或晚期梅毒患者分别需要更严密或更长期的监测。赫氏反应是一种急性发热反应，通常伴有寒颤、肌痛和头痛，发生于梅毒抗菌治疗开始后 24 小时内。该症状最常发生于（即 50%患者）早期梅毒治疗后。

牙科考虑

未经治疗的一期和二期梅毒病变和患者的血液及唾液均具有传染性。即使在治疗开始后，也不能确定其绝对有效，除非血清试验结果由阳性转为阴性。但在抗菌治疗开始后常预期感染发生早期逆转。逆转所需时间为几个月至 1 年以上不等。因此，应将目前正在接受治疗或接受治疗后保持梅毒血清阳性结果的患者视为具有潜在传染性。尽管如此，只要遵守标准的预防措施，任何必要的口腔治疗都有可能进行，除非存在口腔病变。当口腔病变治愈后，可开始口腔治疗。

口腔表现

口腔梅毒硬下疳和黏膜斑通常是无痛的，除非发生继发感染。2 种病变都有高度传染性。口腔硬下疳（见图 13.4）通常为单发病变，可能累及唇、舌、咽或其他口腔部位，与淋巴结肿大有关[18,19]。硬下疳初起为一圆形丘疹，后坏死形成表面光滑的无痛性溃疡。大小可为几毫米至 2cm 以上不等。有时硬下疳可表现为硬化。二期梅毒（超过 30%的患者）的口腔表现多变（图 13.6，B），包括单发或多发病变，如黏膜斑、斑状丘疹病变（即皮疹的可能对应物）、糜烂、特殊的"蜗状"溃疡、类似白斑的白色斑块[20]和丘疹结节样病变[19]。口内黏膜斑通常无症状，呈微隆起的浅灰色斑块，可累及口腔多个部位[21]。三期梅毒的口腔树胶肿较少见。它通常表现为外生型、表面硬化并伴溃疡的单发病变，最常累及舌及腭部。腭部树胶肿可侵蚀骨质，贯穿鼻腔或上颌窦，造成口鼻或口窦瘘。报告显示三期梅毒还有萎缩性或间质性舌炎的表现[22]。先天性梅毒的口腔表现包括切缘中央凹陷呈半月形缺损的中切牙（哈钦森牙）（图 13.7）、牙尖有缺损呈多发结节状的磨牙（桑葚牙）[23]、高而狭窄的上颚和口周皲裂（皮肤皲裂）。

作为"伟大的模仿者"，梅毒的表现类似于恶性肿瘤。但是梅毒作为癌症诱因的证据尚不明确。虽然尚未用控制其他风险因素的多变量分析方法进行病例对照研究，但一直以来，梅毒被认为是口腔鳞状细胞癌的一个风险因素，尤其是舌部发生与三期梅毒相关的梅毒性舌炎的患者[24]。

生殖器单纯疱疹病毒感染

生殖器疱疹是由两种密切相关的 HSV 分型（1 型和 2 型）之一引起的一种无法治愈的疼痛性感染，累及肛扣生殖区域。该疾病分为急性期和复发期，与较高的亚临床感染率和无症状病毒脱落有关。

流行病学

在美国以至世界范围内，生殖器疱疹是一种重要的性传播疾病。生殖器单纯疱疹病毒感染的血清阳性率很难评估。这些病毒的血清抗体存在表明有既往感染。HSV-2 型抗体与性传播或生殖器传播有关，但发生于口腔与生殖器的 HSV-1 型感染很难区分。一项生殖器疱疹疫苗试验的最新数据显示，在一群年龄为 18~30 岁的初始血清 HSV 为阴性的女性中，由 HSV-1 引起的原发性生殖器感染是 HSV-2 的 2 倍以上，提示口-生殖器传播呈增长趋势[25]。目前保守估计由 HSV-1 感染引起的生殖器疱疹占 50%，这意味着全球生殖器 HSV 的血清抗体阳性率（15~49 岁人群）估计至少为 5.44 亿[26]。根据 CDC 的报告，约 2.4 亿美国人存在 HSV-2 感染，每年新感染病例超过 75 万[3]。但这些估计值不包括 HSV-1 感染，根据美国国家健康与营养调查的研究数据报告，在美国全体居民中（2005—2010 年），HSV-1 和 HSV-2 的血清阳性率分别是 53.9%和 15.7%[27]，提示明显低估了总人口的生殖器疱疹发病情况。女性（22%）的 HSV-2 血清阳性率约为男性（11%）的 2 倍，非西班牙裔黑人（56%）几乎是白人（21%）的 3 倍[28]。HSV-2 的感染风险是 HIV 感染的 3 倍[6]。

发病机制

单纯疱疹病毒属于人类 8 大疱疹病毒家族，包括巨细胞毒（CMV）、EB 病毒（EBV）、水痘-带状疱疹病毒、人类疱疹病毒 6 型（HHV-6）、人类疱疹病毒 7 型（HHV-7）和卡波氏肉瘤相关疱疹病毒（HHV-8）。HSV-1 是引起大多数累及口腔黏膜（即原发性疱疹性龈口炎、复发性唇疱疹和复发性口内疱疹）、鼻黏膜、眼、脑和皮肤等腰部以上部位的疱疹性感染的病原体。HSV-1 原发感染大多呈亚临床感染，因此感染者一直不知道。病毒通常经传染性唾液转移（如接触、接吻或口交）等亲密接触传染给别人，也可能经面部、手指、眼睛和外生殖器发生自体接种。HSV-2 主要通过性接触时经无症状的脱落病毒传播，也可能通过非性接触方式传播。HSV 也可能由感染的母亲传播给新生儿（新生儿疱疹）[29]。

HSV-1 和 HSV-2 感染的发病机理相似，且其皮肤和黏膜病

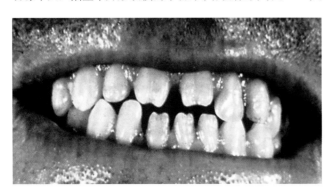

图 13.7　先天性梅毒：哈钦森牙

变有类似的表现。在性接触时,上皮、表皮和其他允许细胞遭到入侵(即病毒颗粒黏附于细胞膜并融合,或经一系列糖蛋白相互作用,整个病毒颗粒被细胞膜包裹),发生病毒复制。典型的细胞改变包括气球样变、核内包涵体及多核巨细胞形成。细胞破坏伴随着炎症和水肿加剧,导致丘疹形成,进展为水疱。这些水疱破裂后留下溃疡面,若暴露于空气,最终会结痂。

在原发感染期间,病毒子代入侵局部外周神经元末端,并沿轴突向上迁移至区域神经节(HSV-1 主要感染三叉神经节,HSV-2 主要感染骶神经节),形成潜伏感染。非原发性感染也可能发生,指的是已感染过另一类病毒的个体初次感染单纯疱疹病毒。在创伤、光照、月经、性交或免疫抑制后,病毒活化。活化的病毒子代沿轴突向下迁移,可造成复发性感染,其病变表现类似于原发性感染,虽然病变通常较轻且更为局限。

临床表现

生殖器疱疹的临床表现可分为原发性和复发性感染。

原发性感染

原发性感染的临床病程多变,但淋巴结肿大和病毒血症是突出表现。在其他具有免疫能力的个体中,感染被机体的免疫系统所控制,病程在 10~20 日内。然而,已证实在其他表皮部位[如疱疹性瘭疽(手指感染)、角结膜炎(眼部)]和新生儿分娩过程中存在感染。在一些罕见病例中,婴幼儿和免疫抑制的个体可发生系统而广泛的感染,可能导致严重的发病率和死亡率。

在生殖器新感染病例中,约 2/3 的 HSV-1 和 40% 的 HSV-2 感染是有症状的,而在那些无症状感染病例中,男性的比例更高[30]。经过 2~10 日的潜伏期,原发性生殖器疱疹可能出现病变表现。女性的内、外生殖器均可能受累,也可能累及会阴区和大腿及臀部皮肤。男性的外生殖器和腹股沟区皮肤可能受累。湿润区的病变易引起早期溃烂、疼痛,且根据位置的不同,可能引起排尿困难。外露的干燥区的病变易残留脓疱或水疱,之后结痂。感染会伴发有痛性区域淋巴结肿大、头痛、不适、肌痛和发热症状。这些症状大约在 2 周内逐渐消退,3~5 周完全消失。

复发性感染

复发性生殖器疱疹通常每年暴发 2~6 次,且病变一般轻于原发性感染。在两种可感染骶神经节的 HSV 血清型中,HSV-2 更易活化,HSV-2 感染者的生殖器复发率约为 HSV-1 感染者的 4 倍[31]。而且,免疫抑制使复发更为频繁且更严重的风险大大增加。可能出现明显的局部瘙痒、刺痛、感觉异常、疼痛和烧灼感等前驱症状,随后发生不同程度的水性疱疹(图 13.8)。10~14 日后消失。通常不存在原发症状。

HSV-1 和 HSV-2 病变具有高度传染性,因此可向其他个体或患者的其他部位传播。疱疹性病变的感染期不确定,但最常在结痂之前的阶段检测到病毒培养呈阳性。因此,我们应假定结痂完成之前的所有疱疹性病变(即丘疹、水疱、脓疱和溃疡)均具有传染性。在复发间期,感染者间歇性地从肛生殖区脱落病毒(即无症状脱落),也可引起传播。

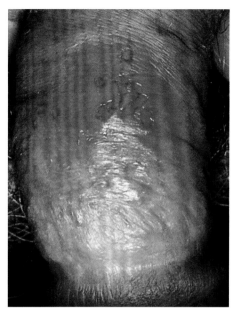

图 13.8　包皮复发性单纯疱疹病毒感染(引自 Habif TP, Campbell Jl Jr, Chapman MS, et al: *Skin disease: diagnosis and treatment*, ed 2, St. Louis, Mosby, 2005.)

实验室检查和诊断结果

从活跃的生殖器病变中提取的样本可通过培养或对病毒抗原进行 NAAT 或直接免疫荧光试验(DIF)来确认病毒分型。通常不建议进行细胞病理学检测,虽然对单纯疱疹病毒感染进行染色可能有一定帮助。病毒培养较慢(约 5 日)且昂贵,有技术敏感性(即标本必须置于病毒传输介质中并冷藏)。实时 PCR 检测具有准确性高、速度快和技术敏感性低等特点,可得出定量结果,而且很重要的是,可用于评估无症状病毒脱落。DIF 是一种快速检测方法,但仅可用于高浓度新鲜标本。理想情况下,标本应在初期临床表现 24 小时内从水疱病变基底部提取[32]。

针对 HSV-1 或 HSV-2 IgG 的血清学检测能可靠地表示既往感染情况。HSV IgM 的血清学结果并不能可靠地提示发生近期或早期感染。在某些情况下,血清转化需要几周甚至数月时间,因此若患者初次血清学检测为阴性,之后可能需要重复检测。

医疗管理

针对生殖器疱疹的循证管理策略既与诊断为急性发作(原发性或复发性感染)的患者的治疗有关,也与复发性感染的预防有关。所有的患者及其伴侣应接受有关生殖器疱疹病史、性传播和围产期传播史的咨询,并掌握减少传播的方法。

对于那些生殖器疱疹初次临床发作的患者,需使用阿昔洛韦、泛昔洛韦或伐昔洛韦进行口腔抗病毒治疗[33,34]。这三种均为核苷类药物,在感染细胞发生病毒复制时可充当 DNA 链终止子。局部阿昔洛韦治疗的有效性明显低于系统性药物治疗,且不建议该药用于生殖器疱疹的治疗。抗病毒药物的系统性使用可缩短药物持续时间、减少给药频率、减轻发作症状,并可降低无症状病毒脱落的频率和传播风险[35]。然而,抗病毒制剂并不会将病毒从潜伏状态消除,也不会影响药物停用后的风险、复发频率或严重程度。但是预防性使用(主要用于那些有潜在感染的患者)抗病毒药物或至少在症状出现 1 日内使用是有效的[33]。对于经常复发的患者(每年 5 次以上),可采用每日抑制性抗病毒治疗。通过每日服用阿昔洛韦长达 6 年和那些服用伐昔洛韦及泛昔洛韦 1 年的患者,已证实该治疗方法的安全性和有效性。对于具有免疫力的患者,临床上出现阿昔洛韦的显著耐药性与抑制疗法无关。由于很多患者的复发频率会随着时间不断减少,目前的建议包括定期讨论中断抑制疗法的可行性,以重新评估是否需要继续治疗。

阿昔洛韦、泛昔洛韦和伐昔洛韦被 FDA 分别指定为妊娠期 C 类、B 类和 B 类药物。由此认为给妊娠期女性服用泛昔洛韦和伐昔洛韦是相对安全的。

CDC[36] 目前的治疗建议(框 13.3)是针对原发性、复发性和抑制性生殖器疱疹进行治疗。这些方案也可用于口腔感染。静脉注射抗病毒制剂(阿昔洛韦、西多福韦和膦甲酸)用于严重或复杂感染,可能也需要用于免疫抑制患者。

框 13.3 CDC 对生殖器疱疹的推荐治疗方案[36]

生殖器疱疹初次发作[*](中高质量依据[33,34])
阿昔洛韦 400mg 口服,每日 3 次,持续 7~10 日
或阿昔洛韦 200mg 口服,每日 5 次,持续 7~10 日
或泛昔洛韦 250mg 口服,每日 3 次,持续 7~10 日
或伐昔洛韦 1g 口服,每日 2 次,持续 7~10 日
复发性感染
阿昔洛韦 400mg 口服,每日 3 次,持续 5 日
或阿昔洛韦 200mg 口服,每日 5 次,持续 5 日
或阿昔洛韦 800mg 口服,每日 2 次,持续 5 日
或泛昔洛韦 125mg 口服,每日 2 次,持续 5 日
或伐昔洛韦 100mg 口服,每日 2 次,持续 3~5 日
或伐昔洛韦 1000mg 口服,每日 1 次,持续 5 日
每日抑制疗法(中高质量依据[33])
阿昔洛韦 400mg,每日 2 次
或泛昔洛韦 250mg 口服,每日 2 次
或伐昔洛韦 500mg 口服,每日 1 次
或伐昔洛韦 1 000mg 口服,每日 1 次

[*] 注:若治疗 10 后恢复不完全,治疗时间可延长。对于每年复发次数超过 10 次及免疫力低下的患者,可增加抗病毒药物的剂量

尽管进行了广泛的研究,但目前尚无能有效对抗单纯疱疹病毒感染的疫苗[37]。

牙科考虑和口腔临床表现

生殖器疱疹很少从生殖器部位向口腔传播(图 13.9)。

由单纯疱疹病毒引起的累及口腔和口周组织的病变,不论其病因或病毒亚型,在丘疹、水疱和溃疡期均具有传染性,应延缓选择性口腔治疗,直到疱疹病变完全痊愈。在这些易传染阶段,口腔操作存在以下风险:①病毒接种到患者身上的新部位;

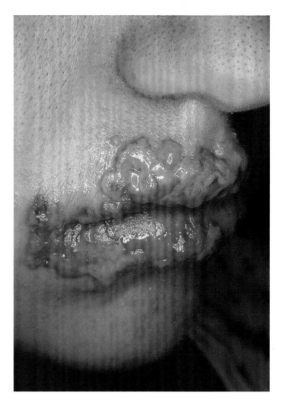

图 13.9 实验室检测记录的发生于口腔内的 2 型原发性单纯疱疹(引自 Sapp JP,Eversole LS,Wysocki GP: *Contemporary oral and maxillofacial pathology*, ed 2, St. Louis,Mosby,2004.)

②传染给口腔医护工作者;③病毒经气雾或液滴接种到患者或口腔医务人员的结膜。待病变结痂后,认为其相对不具有传染性。在口腔治疗后,可能需要使用抗病毒制剂来预防复发[38]。对口腔 HSV 感染的管理详见附录 C。

口腔医生特别关注的一个问题是皮肤接触患者嘴唇或口腔的疱疹病变而发生手指或甲床的疱疹感染。这种感染被称为疱疹性瘭疽或疱疹性甲沟炎(图 13.10),是一种严重的、使人虚弱且易复发的临床病变[39]。而且,在口腔或口腔外部位发生无症状的病毒脱落会引发多形性红斑,是一种由对病毒的免疫反应引起的以"靶向"丘疹和溃疡为特征的皮肤黏膜疹。

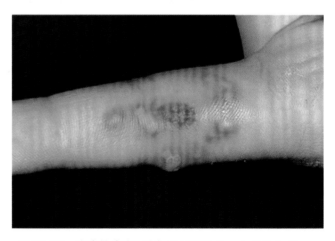

图 13.10 疱疹性瘭疽(引自 Habif TP,Campbell Jl Jr,Chapman MS, et al: *Skin disease*: *diagnosis and treatment*, ed 2, St. Louis,Mosby,2005.)

传染性单核细胞增多症

虽然不是传统意义上的性传播疾病,本章将讨论传染性单核细胞增多症,因为该病可通过亲密的个体接触传染。在 90% 以上的病例中,传染性单核细胞增多症是由原发性 EB 病毒感染引起的(剩余约 10% 的病例是由其他生物体引起,包括 CMV、HHV-6、HIV、腺病毒和弓形虫病)。儿童、青少年和青壮年是最常见的感染人群,病毒主要通过近距离个体接触时的口咽途径(即热吻)进行传播。传染性单核细胞增多症会引起发热、咽喉痛和淋巴结肿大的临床三联征,且与淋巴细胞增多有关。

流行病学

在世界范围内,超过 90% 的成人感染了 EB 病毒[40]。EB 病毒的血清阳性率在儿童时期升高,15~19 岁非西班牙裔黑人的比率最高(约为 78%)[41]。没有发现性别倾向。拥有大量性伴侣会增加感染 EB 病毒的风险。在感染 EB 病毒的青少年中,仅有大约 25% 的人出现传染性单核细胞增多症。

发病机制

EB 病毒是一种嗜 B 淋巴细胞疱疹病毒,主要通过接吻时口咽分泌物的接触进行传播。很少通过分享污染的饮料、食用餐具或污染的血液制品传播。潜伏期约为 6 周。临床阶段通常持续 7~20 日,在此之前有 3~5 日的前驱期。在前驱期,病毒感染口咽部上皮细胞,并向扁桃体隐窝内的 B 淋巴细胞扩散。被感染的淋巴细胞经网状上皮系统循环,引起显著的 CD8+ T 淋巴细胞反应(图 13.11)[42]。反应性淋巴细胞及其产生的细胞因子,以及 B 细胞产生的针对 EB 病毒抗原的(嗜异性)抗体共同导致了急性感染的临床表现。在急性感染后,病毒将在宿主的 B 淋巴细胞中潜伏终生。大约 40% 的无症状但疱疹病毒血清学呈阳性的成人每日的唾液中都携带有 EB 病毒[43]。

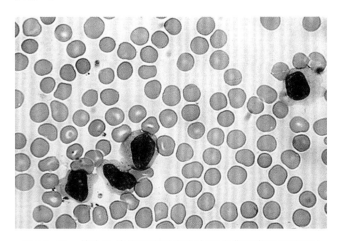

图 13.11　传染性单核细胞增多症中的非典型淋巴细胞(引自 Kumar V，Abbas A，Fausto N：*Robbins & Cotran's pathologic basis of disease*，ed 7，Philadelphia，2005，Saunders.)

临床表现

在儿童中发现的传染性单核细胞增多症通常无临床症状,但当青壮年被感染后,大约 75% 的人是有症状的。一项关于临床表现的 Meta 分析中报告了最常见的表现包括淋巴结肿大(主要为颈部)、咽喉痛、不适和乏力[44]。腭部瘀点出血,后颈部、腋下或腹股沟淋巴结肿大,咽部或扁桃体渗出和皮疹等表现较少见。其他的体征和症状包括发热、头痛、食欲下降、恶心呕吐、肌痛(身体疼痛)、关节疼痛、脾肿大、肝肿大和黄疸。症状通常在发病 3 周内消失。

并发症很罕见(<1%),但可能出现脾破裂(特指在感染期间运动的患者)、咽炎引起的气道阻塞、脑膜脑炎、溶血性贫血和血小板减少。传染性单核细胞增多症和 EB 病毒都不是慢性疲劳综合征的潜在病因,但 EB 病毒和传染性单核细胞增多症病史是发生多发性硬化症、EB 病毒相关性淋巴瘤和鼻咽癌的高风险因素[45]。

实验室检查和诊断结果

传染性单核细胞增多症的诊断不能单靠临床检查,需要实验室检测后才能确诊。白细胞计数显示淋巴细胞增多(>50%)和血液涂片显示 10% 以上的非典型"活性"淋巴细胞均有高度预测性(见图 13.11)。其他实验室检测包括非特异性嗜异性抗体实验、特异性酶免疫分析抗体试验和 PCR。嗜异性抗体是一种 IgM 抗体,可结合(凝集)来自非人类物种(如绵羊和马)的红细胞[46]。这一过程为廉价的乳胶快速凝集试验(单点试验)奠定了基础。该试验可产生假阴性结果(高达 25%,尤其在早期感染阶段),在 2014 年,CDC 建议不再使用这种检测方法,他们更倾向于对病毒衣壳抗原(VCA-IgM 和 VCA-IgG)及 EB 病毒核抗原(EBNA)进行昂贵但精确的抗体检测。VCA-IgM 阳性结果与原发性感染相符,VCA-IgG 和 EBNA 阳性结果指示有既往感染史。PCR 检测也可用于检测原发性感染[47]。诊断为 EB 病毒相关性单核细胞增多症后,血液中的 EB 病毒复制量可用于监测患者(尤其是免疫力低下的患者)感染的严重程度和进展情况[48]。

医疗管理

传染性单核细胞增多症主要是对 EB 病毒的免疫反应所致,目前尚无针对该疾病的药物治疗方法。因此,治疗方案需根据症状进行调整,包括卧床休息、补液、扑热息痛或非甾体类抗炎药控制疼痛、用生理盐水或利多卡因漱口及冲洗以缓解咽喉痛症状。像阿昔洛韦这类抗病毒药物能抑制 EB 病毒的复制,但它们不适用于急性传染性单核细胞增多症,除非是严重病例或免疫力低下的患者。除非有气道梗阻的迹象,否则不建议进行全身糖皮质激素治疗[49]。大约 20% 有症状的传染性单核细胞增多症患者会并发 β-溶血性链球菌性咽扁桃体炎,对青霉素过敏的患者应使用青霉素 V 钾,不应使用氨苄西林,可能会引起超敏反应和皮疹。大部分患者会感觉好转,并在 1 个月内恢复正常活动。

尽管进行了积极的研究,但目前尚无预防传染性单核细胞增多症的疫苗[50]。

牙科考虑

传染性单核细胞增多症患者可能因口腔症状和体征来看牙医,一般应先转诊至内科医生进行评估和治疗。常规口腔治疗应延缓 4 周左右,直到患者康复。

口腔表现

对于有腭部瘀点、扁桃体肥大、咽炎伴扁桃体渗出和颈部淋巴结肿大等表现的患者(特别是青少年),应怀疑为传染性单核细胞增多症。有传染性单核细胞增多症病史的患者可能有发生 EB 病毒相关性霍奇金和非霍奇金淋巴瘤。这些淋巴瘤可表现为长期颈部淋巴结肿大或口腔病变。

生殖器疣和人类乳头状瘤病毒感染

人类乳头状瘤病毒是一种较小的双链非编码 DNA 病毒,可在黏膜和皮肤部位发生感染和复制。目前已确定超过 120 种的 HPV 亚型,其中已知超过 40 种是通过性接触传播并会累及肛门生殖器上皮[51]。每种 HPV 亚型都表现出优先感染的解剖部位和改变上皮生长及复制的倾向。所引起的疾病谱取决于 HPV 感染的类型、位置和免疫应答。HPV 亚型已被分为"高风险"或"低风险"型。低风险型 HPV(90% 以上的亚型为 HPV-6 型和 HPV-11 型)导致良性病变(累及生殖器和其他非生殖器的皮肤和黏膜部位),而高风险 HPV 亚型(主要为 HPV-16 型和 HPV-18 型)与上皮内病变、宫颈癌、阴道癌及肛门癌高度相关[52]。HPV-16 型也与口咽癌(舌根和扁桃体)高度相关。框 13.4 列举了 HPV 相关病变和状况。

框 13.4   HPV 相关病变和常见的 HPV 基因型
累及皮肤的非生殖器良性病变
寻常疣[1,2,4,7]
扁平疣[3,9]
跖疣[1,2,4,63]
累及黏膜的非生殖器良性病变
口腔乳头状瘤[6,10]
局灶性上皮增生(Heck 病)[13,32]
复发性喉乳头状瘤[6,9]
口腔尖锐湿疣[6,9]
口腔菜花样乳头状瘤(HIV 感染患者)[6,7,9,18,32]
生殖器良性病变
肛门生殖器疣(尖锐湿疣)[6,9]
恶性和潜在恶性疾病
肛门异常增生和鳞状细胞癌[18,20]
宫颈上皮内瘤样病变和鳞状细胞癌[18,20,31,33,35,39,45,52,56]
阴茎鳞状细胞癌[18,20]
口咽鳞状细胞癌[18,20]
会阴鳞状细胞癌[18,20]

流行病学

在世界范围内,生殖器疣是最常见的性传播疾病。全球每年生殖器疣的发病率估计约为每 10 万人中有 100~200 人,在对寻求医疗护理的人群进行研究时发现患病率大约为 0.13%~0.20%,而在对接受生殖器检查的一般人群进行研究时发现患病率高达 1%~5%[53]。在美国,估计有 8 亿人存在活动性生殖器 HPV 感染,且每年有超过 1 400 万的新感染病例[3]。这些感染中超过 90% 会随时间推移而消失,余下的是有症状的,表现出生殖器疣或癌前或恶性疾病(即在那些有高危基因型感染的人群中)。至少 50% 的性活跃成人会在他们的一生中感染 HPV。生殖器疣在两性中都较常见,且最高的感染比率发生于 19~26 岁人群。在 50 岁之前,超过 80% 的女性会感染生殖器 HPV。非裔美国女性发生感染比白人女性更常见。一生中性伴侣的数量是发生生殖器疣的最重要的风险因素[54]。根据 2008—2012 年的数据,美国每年大约诊断出 3.1 万例 HPV 相关癌症[55]。

发病机制

生殖器 HPV 可通过性接触时的直接接触进行传播(例,穿透性的:阴道或肛门;非穿透性的:口-生殖器、生殖器-生殖器或手-生殖器)。胎儿感染很罕见,但可引起呼吸道乳头状瘤。病毒通过细小的裂缝进入上皮或表皮,感染基底细胞层。当病毒位于细胞内,它会加快感染细胞的更替。非致癌亚型,如 HPV-6 型和 HPV-11 型有很强的诱导上皮增生的倾向,引起湿疣。一些感染仍然处于潜伏期。生殖器病变(尖锐湿疣)通常在经历 3 周至 8 个月的潜伏期后出现。至少有 13 种不同的致癌基因型,其中 HPV-16 型和 HPV-18 型在人类癌症中最常见。所有的致癌基因型都有诱发异常增生和恶性肿瘤的倾向,虽然恶性转化通常需要几年甚至几十年的时间。

临床表现

肛门生殖器疣(湿疣)主要发生在外部,虽然也可能在肛门内、阴道内发现或累及子宫颈和尿道口。从外表上看,它们有不同的临床外观,从小而多的融合无蒂丘疹(<1mm)到直径可达几厘米的粗大外生型乳头状或疣状菜花样病变。男性的阴茎、阴囊、耻骨区、肛门和直肠等部位都有这种增生。在女性中,生殖器疣常见于阴唇和阴道口(图 13.12,A)等湿润区。边界突起且呈圆形。颜色呈粉色或暗灰色。大部分湿疣是无症状的,但患者可能报告因操作或创伤引起的瘙痒、刺激、疼痛或出血。

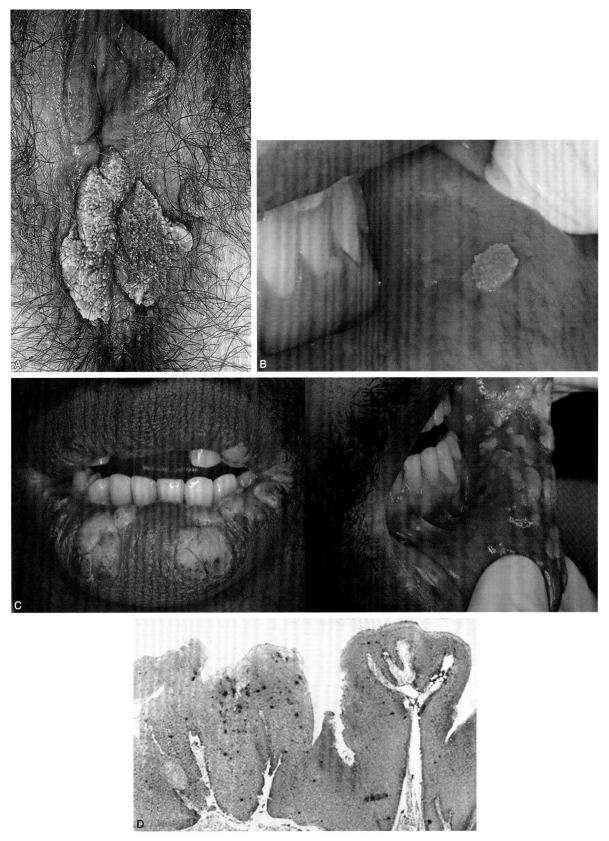

图 13.12　人类乳头瘤病毒(HPV)感染。A,阴道部位较大的菜花样疣体。B,位于唇黏膜的顶端稍平的乳头状口腔尖锐湿疣。C,同性恋 HIV 感染者多发口腔疣体。D,原位杂交技术显示尖锐湿疣上皮内的深紫色斑点为 HPV 的 DNA(A,引自 Habif TP,Campbell Jl Jr,Chapman MS,et al:*Skin disease:diagnosis and treatment*,ed 2,St. Louis,Mosby,2005.)

实验室检查和诊断结果

人类乳头状瘤病毒不能在细胞培养皿中生长，血清学检测也不能常规进行。因此，若对尖锐湿疣的临床诊断不明确，病变应做活检并进行显微镜检查。镜下表现包括无蒂的基部、上皮边缘突起、较厚的棘层（棘层增生）、过度角化，且常有空泡细胞出现。如有需要，通常可用检测 HPV 的商用 DNA 和 RNA 原位杂交试剂盒来鉴定 HPV 基因型。一些试剂盒可以筛选低风险和高风险的 HPV 基因型，其他试剂盒可以识别特定基因型（图 13.12，D）。替代诊断方法包括 PCR 和利用抗 HPV 抗体进行免疫组化[56]。

医疗管理

和所有性传播疾病一样，治疗应包括患者的性伴侣以避免再次感染，并使用保护性措施（即禁欲、使用避孕套）减少传播。若不经治疗，病变可能扩大并播散，即便也可能会自行消退。

生殖器疣

对于生殖器疣的管理，有强有力的依据可支持应用一些方案，以清除湿疣、减少复发并防止进一步传播[57]。这些方案包括外科手术和消融技术，或使用抗增殖剂或免疫抑制剂。消融技术包括手术刀切除、电外科手术、激光去除术（即用二氧化碳激光器汽化）、冷冻疗法、光动力治疗，以及化学破坏技术，比如局部应用三氯乙酸、二氯乙酸和氢氧化钾。非破坏性局部用药包括鬼臼毒素、足叶草脂、咪喹莫特、赛儿茶素（如多酚 E）、西多福韦和 5-氟尿嘧啶[58]。其他药物包括维生素 A 酸类和干扰素，可局部使用、病变内使用或全身应用。CDC 推荐的治疗方法及其分级依据可见框 13.5[59]。

框 13.5　由美国 CDC 推荐的肛门生殖器疣的治疗方案[59]

肛周尖锐湿疣（如阴茎、腹股沟、阴囊、外阴、会阴、肛门外及肛周*）

患者应用

3.75% 或 5% 咪喹莫特乳膏[†]+（在 HIV 阴性患者中呈极低[65] 至高[57] 质量依据；HIV 阳性患者呈低质量依据[57]）

或 0.5% 鬼臼毒素溶液或凝胶（在 HIV 阴性患者中呈高质量依据[57]）

或 15% 赛儿茶素药膏[†]

供者管理

使用液氮或冷冻探针进行冷冻疗法

或手术去除：

- 沿切向切除、沿切向刮除、刮治术（中等质量依据[57]）或激光去除（相对手术切除为低质量依据[57]）
- 电外科手术（高质量依据[57]）

或 80%~90% TCA 或 CA 溶液（中等质量依据[57]）

尿道尖锐湿疣

液氮冷冻疗法

或手术切除

阴道疣

采用液氮冷冻疗法

或手术切除

或 80%~90% TCA 或 BCA 溶液

注意：由于可能造成阴道贯穿和瘘管形成，阴道处不建议使用冷冻疗法

宫颈疣

采用液氮冷冻疗法

或手术切除

或 80%~90% TCA 或 BCA 溶液

注意：宫颈疣的治疗应包括专家咨询。对于患有外生型宫颈疣的女性，在开始治疗前必须进行活检评估以排除高等级 SIL

肛门疣

采用液氮冷冻疗法

或手术切除

或 80%~90% TCA 或 BCA 溶液

注意：肛门疣的治疗应包括专家咨询

* 许多有肛门外疣的人也有肛门内疣。因此，肛门外疣患者可通过数字检查、标准肛门镜检查或高分辨率肛门镜检查进行筛查

[†] 可能削弱避孕套和阴道隔膜的作用

BCA：二氯乙酸；SIL：鳞状上皮内病变；TCA：三氯乙酸

癌症

对于诊断为轻度或重度肛门-生殖器鳞状上皮内病变或鳞状细胞癌的病变管理，通常包括手术，可伴或不伴放疗、化疗或靶向治疗。读者可参考美国癌症协会的网站以获得其他信息。

2006 年，随着四价 HPV 疫苗（加卫苗）的引入，治疗上有了重大进展，该疫苗能覆盖 HPV-6 型、HPV-11 型、HPV-16 型和 HPV-18 型。这种疫苗在预防感染方面的有效性达 95%~100%，已被批准用于 9~26 岁的女孩及妇女和 11 或 12 岁的男孩（有生殖器疣），实施 6 个月内注射三针的方案。最近引入一种新的 9 价 HPV 疫苗（加卫苗 9），可覆盖五种其他的致癌基因型（HPV-31 型、HPV-33 型、HPV-45 型、HPV-52 型和 HPV-58）。在引入四价疫苗后的 6 年内，HPV-6 型、HPV-11 型、HPV-16 型和 HPV-18 型感染在年轻女性中的发病率明显降低（在 14~19 岁人群中降低 64%，在 20~24 岁人群中降低 34%）[60]。

口腔表现和牙科考虑

口腔尖锐湿疣常为发生于舌腹、牙龈、唇黏膜及腭的单个或多个病变（图 13.12，B）。HIV 感染患者的口腔疣主要发生于男性同性恋人群中，可表现为单个病变，也可能是成簇的多

个病变,外观可呈菜花样,也可能不太美观(图 13.12,C)[61]。在这些病变中可能检测出多种不同的 HPV 亚型,其中有些为高风险亚型[62]。这些病变在颜色(粉色到白色)、表面形态(表面平坦到乳头状)和大小[小的为 1~2mm,融合成大(直径>1cm)而粗的外生型]等各不相同。

并不是所有的口腔疣都是经性行为传播的,当在常规检查中被发现时,口腔健康护理工作人员应详细采集病史,以评估可能的传播方式。在儿童中检测出尖锐湿疣引起了人们对性虐待的怀疑,特别是在排除了通过手-生殖器接触、非性接触或母婴传播引起的自体接种这些情况后。在一些州,不向州立卫生官员申报性传播疾病的体征是违法的。

口腔疣传播给口腔医疗服务团队的风险通常较小。单个口腔疣可通过手术切除并提交病理检查。对菜花样口腔疣的治疗是一个挑战,目前没有循证治疗方法。病变可通过手术切除或使用电灼或激光去除。已有使用局部、病灶内或全身性的药物如鬼臼毒素、咪喹莫特、西咪替丁、干扰素或西多福韦等来清除疣体的报道,尽管可能有副作用。在激光治疗过程中,应使用严格的感染控制程序和强吸,避免表面交叉污染和吸入充满病毒颗粒的气团[63]。

总结

性病患者的口腔管理需从诊断开始。由于他们可能有潜在的传染性,所以显然目标就是确诊所有患活动性疾病的个体。可惜的是,每个病例都做到这样是不可能的,因为有些患者不愿提供病史,或者可能没有显示出疾病的明显体征或症状。医生无法诊断出潜在的感染者,这种情况也常见于其他疾病,如 HIV 感染和病毒性肝炎。因此,所有患者都有必要像感染者一样接受治疗。美国公共卫生服务处通过 CDC 发布了在口腔领域预防交叉感染的标准预防措施的建议(见附录 B)[64]。在实际操作中,严格遵守这些建议将消除口腔团队与患者之间发生疾病传播的风险。梅毒、淋病和获得性免疫缺陷综合征(AIDS)的新病例应申报当地或州立卫生部门。对儿童遭受性虐待的合理怀疑,如诊断出口腔尖锐湿疣,也应申报。

(孙伯成)

参考文献

1. Newman L, Rowley J, Vander Hoorn S, et al. Global estimates of the prevalence and incidence of four curable sexually transmitted infections in 2012 based on systematic review and global reporting. *PLoS ONE.* 2015;10:e0143304.
2. *Sexually Transmitted Disease Surveillance 2014.* Atlanta: Centers for Disease Control and Prevention; 2015.
3. Satterwhite CL, Torrone E, Meites E, et al. Sexually transmitted infections among US women and men: prevalence and incidence estimates, 2008. *Sex Transm Dis.* 2013;40:187-193.
4. Owusu-Edusei K Jr, Chesson HW, Gift TL, et al. The estimated direct medical cost of selected sexually transmitted infections in the United States, 2008. *Sex Transm Dis.* 2013;40:197-201.
5. Fleming DT, Wasserheit JN. From epidemiological synergy to public health policy and practice: the contribution of other sexually transmitted diseases to sexual transmission of HIV infection. *Sex Transm Infect.* 1999;75:3-17.
6. Freeman EE, Weiss HA, Glynn JR, et al. Herpes simplex virus 2 infection increases HIV acquisition in men and women: systematic review and meta-analysis of longitudinal studies. *AIDS.* 2006;20:73-83.
7. Unemo M, Del Rio C, Shafer WM. Antimicrobial resistance expressed by *Neisseria gonorrhoeae*: a major global public health problem in the 21st century. *Microbiol Spectr.* 2016;4(3):213-237.
8. Balmelli C, Gunthard HF. Gonococcal tonsillar infection–a case report and literature review. *Infection.* 2003;31:362-365.
9. Little JW. Gonorrhea: update. *Oral Surg Oral Med Oral Pathol Oral Radiol Endod.* 2006;101:137-143.
10. Recommendations for the laboratory-based detection of *Chlamydia trachomatis* and *Neisseria gonorrhoeae*–2014. *MMWR Recomm Rep.* 2014;63:1-19.
11. Workowski KA, Bolan GA. Sexually transmitted diseases treatment guidelines, 2015. *MMWR Recomm Rep.* 2015;64:1-137.
12. Yu X, Zheng H. Syphilitic chancre of the lips transmitted by kissing: a case report and review of the literature. *Medicine (Baltimore).* 2016;95:e3303.
13. Tucker JD, Shah S, Jarell AD, et al. Lues maligna in early HIV infection case report and review of the literature. *Sex Transm Dis.* 2009;36:512-514.
14. Gomez GB, Kamb ML, Newman LM, et al. Untreated maternal syphilis and adverse outcomes of pregnancy: a systematic review and meta-analysis. *Bull World Health Organ.* 2013;91:217-226.
15. De Santis M, De Luca C, Mappa I, et al. Syphilis infection during pregnancy: fetal risks and clinical management. *Infect Dis Obstet Gynecol.* 2012;2012:430585.
16. Jafari Y, Peeling RW, Shivkumar S, et al. Are *Treponema pallidum* specific rapid and point-of-care tests for syphilis accurate enough for screening in resource limited settings? Evidence from a meta-analysis. *PLoS ONE.* 2013;8:e54695.
17. Centers for Disease Control and Prevention. Sexually Transmitted Diseases. Treatment Guidelines, 2015: Syphilis. Vol 2016.
18. Little JW. Syphilis: an update. *Oral Surg Oral Med Oral Pathol Oral Radiol Endod.* 2005;100:3-9.
19. Leuci S, Martina S, Adamo D, et al. Oral syphilis: a retrospective analysis of 12 cases and a review of the literature. *Oral Dis.* 2013;19:738-746.
20. Compilato D, Amato S, Campisi G. Resurgence of syphilis: a diagnosis based on unusual oral mucosa lesions. *Oral Surg Oral Med Oral Pathol Oral Radiol Endod.* 2009;108:e45-e49.
21. Czerninski R, Pikovski A, Meir K, et al. Oral syphilis lesions–a diagnostic approach and histologic characteristics of secondary stage. *Quintessence Int.* 2011;42:883-889.
22. Captline AM, White NS, Merkow LP, et al. Atrophic luetic glossitis. Report of a case. *Oral Surg Oral Med Oral Pathol.* 1970;30:192-195.

23. Nissanka-Jayasuriya EH, Odell EW, Phillips C. Dental stigmata of congenital syphilis: a historic review with present day relevance. *Head Neck Pathol*. 2016.

24. Michalek AM, Mahoney MC, McLaughlin CC, et al. Historical and contemporary correlates of syphilis and cancer. *Int J Epidemiol*. 1994;23:381-385.

25. Bernstein DI, Bellamy AR, Hook EW 3rd, et al. Epidemiology, clinical presentation, and antibody response to primary infection with herpes simplex virus type 1 and type 2 in young women. *Clin Infect Dis*. 2013;56:344-351.

26. Looker KJ, Garnett GP. A systematic review of the epidemiology and interaction of herpes simplex virus types 1 and 2. *Sex Transm Infect*. 2005;81: 103-107.

27. Bradley H, Markowitz LE, Gibson T, et al. Seroprevalence of herpes simplex virus types 1 and 2–United States, 1999-2010. *J Infect Dis*. 2014;209:325-333.

28. Xu F, Sternberg MR, Kottiri BJ, et al. Trends in herpes simplex virus type 1 and type 2 seroprevalence in the United States. *JAMA*. 2006;296:964-973.

29. Brown ZA, Wald A, Morrow RA, et al. Effect of serologic status and cesarean delivery on transmission rates of herpes simplex virus from mother to infant. *JAMA*. 2003;289:203-209.

30. Langenberg AG, Corey L, Ashley RL, et al. A prospective study of new infections with herpes simplex virus type 1 and type 2. Chiron HSV Vaccine Study Group. *N Engl J Med*. 1999;341:1432-1438.

31. Engelberg R, Carrell D, Krantz E, et al. Natural history of genital herpes simplex virus type 1 infection. *Sex Transm Dis*. 2003;30:174-177.

32. Glinsek Biskup U, Ursic T, Petrovec M. Laboratory diagnosis and epidemiology of herpes simplex 1 and 2 genital infections. *Acta Dermatovenerol Alp Pannonica Adriat*. 2015;24:31-35.

33. Hollier LM, Straub H. Genital herpes. *BMJ Clin Evid*. 2011;4:pii 1603.

34. Hollier LM, Eppes C. Genital herpes: oral antiviral treatments. *BMJ Clin Evid* 2015;4:pii 1603.

35. Corey L, Wald A, Patel R, et al. Once-daily valacyclovir to reduce the risk of transmission of genital herpes. *N Engl J Med*. 2004;350:11-20.

36. Centers for Disease Control and Prevention. Sexually transmitted diseases treatment guidelines, 2015: Genital HSV Infection. Vol 2016.

37. McAllister SC, Schleiss MR. Prospects and perspectives for development of a vaccine against herpes simplex virus infections. *Expert Rev Vaccines*. 2014;13:1349-1360.

38. Miller CS, Cunningham LL, Lindroth JE, et al. The efficacy of valacyclovir in preventing recurrent herpes simplex virus infections associated with dental procedures. *JADA*. 2004;135:1311-1318.

39. Lewis MA. Herpes simplex virus: an occupational hazard in dentistry. *Int Dent J*. 2004;54:103-111.

40. Dunmire SK, Hogquist KA, Balfour HH. Infectious mononucleosis. *Curr Top Microbiol Immunol*. 2015;390:211-240.

41. Condon LM, Cederberg LE, Rabinovitch MD, et al. Age-specific prevalence of Epstein-Barr virus infection among Minnesota children: effects of race/ethnicity and family environment. *Clin Infect Dis*. 2014;59:501-508.

42. Balfour HH Jr, Dunmire SK, Hogquist KA. Infectious mononucleosis. *Clin Transl Immunology*. 2015;4:e33.

43. Miller CS, Avdiushko SA, Kryscio RJ, et al. Effect of prophylactic valacyclovir on the presence of human herpesvirus DNA in saliva of healthy individuals after dental treatment. *J Clin Microbiol*. 2005;43:2173-2180.

44. Ebell MH, Call M, Shinholser J, et al. Does this patient have infectious mononucleosis?: the rational clinical examination systematic review. *JAMA*. 2016;315:1502-1509.

45. Lennon P, Crotty M, Fenton JE. Infectious mononucleosis. *BMJ*. 2015;350:h1825.

46. Linderholm M, Boman J, Juto P, et al. Comparative evaluation of nine kits for rapid diagnosis of infectious mononucleosis and Epstein-Barr virus-specific serology. *J Clin Microbiol*. 1994;32:259-261.

47. Jiang SY, Yang JW, Shao JB, et al. Real-time polymerase chain reaction for diagnosing infectious mononucleosis in pediatric patients: a systematic review and meta-analysis. *J Med Virol*. 2016;88:871-876.

48. Balfour HH Jr, Holman CJ, Hokanson KM, et al. A prospective clinical study of Epstein-Barr virus and host interactions during acute infectious mononucleosis. *J Infect Dis*. 2005;192:1505-1512.

49. Rezk E, Nofal YH, Hamzeh A, et al. Steroids for symptom control in infectious mononucleosis. *Cochrane Database Syst Rev*. 2015;(11):CD004402.

50. Cohen JI. Epstein-barr virus vaccines. *Clin Transl Immunology*. 2015;4:e32.

51. Cubie HA. Diseases associated with human papillomavirus infection. *Virology*. 2013;445:21-34.

52. Rautava J, Syrjanen S. Human papillomavirus infections in the oral mucosa. *JADA*. 2011;142:905-914.

53. Patel H, Wagner M, Singhal P, et al. Systematic review of the incidence and prevalence of genital warts. *BMC Infect Dis*. 2013;13:39.

54. Munk C, Svare EI, Poll P, et al. History of genital warts in 10,838 women 20 to 29 years of age from the general population. Risk factors and association with Papanicolaou smear history. *Sex Transm Dis*. 1997;24:567-572.

55. Viens LJ, Henley SJ, Watson M, et al. Human papillomavirus-associated cancers - United States, 2008-2012. *MMWR Morb Mortal Wkly Rep*. 2016;65:661-666.

56. Wititsuwannakul J, Klump VR Jr, McNiff JM, et al. Detecting HPV in cutaneous lesions using anti-HPV antibody immunohistochemistry. *Am J Dermatopathol*. 2013;35:327-331.

57. W. Buck HJ. Warts (genital). *BMJ Clin Evid* 2010;pii 1602.

58. Fathi R, Tsoukas MM. Genital warts and other HPV infections: established and novel therapies. *Clin Dermatol*. 2014;32:299-306.

59. Centers for Disease Control and Prevention. Sexually Transmitted Diseases. Treatment Guidelines, 2015: Anogenital Warts.

60. Markowitz LE, Liu G, Hariri S, et al. Prevalence of HPV after introduction of the vaccination program in the United States. *Pediatrics*. 2016;137:e20151968.

61. Shiboski CH, Patton LL, Webster-Cyriaque JY, et al. The

Oral HIV/AIDS Research Alliance: updated case definitions of oral disease endpoints. *J Oral Pathol Med.* 2009;38:481-488.

62. Syrjanen S. Human papillomavirus infection and its association with HIV. *Adv Dent Res.* 2011;23: 84-89.

63. Ilmarinen T, Auvinen E, Hiltunen-Back E, et al. Transmission of human papillomavirus DNA from patient to surgical masks, gloves and oral mucosa of medical personnel during treatment of laryngeal papillomas and genital warts. *Eur Arch*

Otorhinolaryngol. 2012;269:2367-2371.

64. *Summary of Infection Prevention Practices in Dental Settings: Basic Expectations for Safe Care.* Atlanta, GA: US Department of Health and Human Services, Centers for Disease Control and Prevention, National Center for Chronic Disease Prevention and Health Promotion, Division of Oral Health; 2016.

65. Grillo-Ardila CF, Angel-Muller E, Salazar-Diaz LC, et al. Imiquimod for anogenital warts in non-immunocompromised adults. *Cochrane Database Syst Rev.* 2014;(11):CD010389.

第 6 部分

内分泌与代谢性疾病

14

第14章 糖尿病

定义

糖尿病是一组以血糖水平升高(高血糖症)与机体产生和/或利用胰岛素障碍为特征的一组代谢性疾病。该病定义为血糖水平异常和血糖利用障碍,美国糖尿病学会(American Diabetes Association,ADA)将其分成四种基本类型(框14.1)[1]。每种类型的潜在发病机制和血糖水平都不相同。

框14.1 目前糖尿病的分类	
1型糖尿病	• 胰岛β细胞破坏,常导致绝对胰岛素缺乏 • 免疫介导性:存在能介导自身免疫反应的胰岛细胞抗体或胰岛素抗体,导致胰岛β细胞破坏 • 特发性:无自身免疫证据
2型糖尿病	• 胰岛素抵抗伴相对胰岛素缺乏或胰岛素分泌缺陷伴胰岛素抵抗
其他特殊类型糖尿病	• 胰岛β细胞功能或胰岛素作用的基因缺陷、胰腺外分泌疾病、内分泌疾病、药物或化学品所致糖尿病、感染、不常见的免疫介导性糖尿病,以及其他遗传综合征 • 空腹血糖受损(糖耐量受损) • 空腹血糖异常(糖耐量异常)
妊娠糖尿病	• 妊娠期间出现的不同程度的糖耐量异常

引自 American Diabetes Association;Standards of care—2011, *Diabetes Care* 34(suppl 1);S11-S61,2011.

糖尿病是一种慢性疾病,各个年龄段的人都可能发病[1,2]。持续性高血糖会导致代谢和血管并发症[3-9]。血管并发症包括早发性大血管病变和严重的微血管病变。代谢性并发症包括与胰岛素相对或绝对缺乏导致的脂蛋白代谢改变相关的血糖升高[3-5]。严格控制血糖可以预防或延缓糖尿病微血管并发症的发展,包括口腔并发症[3-9]。血管并发症包括非特异性的动脉粥样硬化加速发作和主要影响眼和肾脏的特异性微血管病变。视网膜病变和糖尿病肾病是几乎每个慢性糖尿病患者的晚期并发症[3-9]。

糖尿病有极其重要的意义,因为:

- 口腔科医生和保健师会遇到很多糖尿病患者。
- 口腔科医生和保健师作为卫生保健团队的一员能够发现许多尚未诊断或控制不良的糖尿病患者。

- 糖尿病影响口腔健康,口腔健康也会影响糖尿病(这是双向的)。
- 口腔科医生和保健师必须能够为已经处于医疗管理下的患者提供疾病护理而不危及他们的健康。

患有糖尿病的牙科患者护理的一个重要方面是确定疾病严重程度、血糖控制水平,以及有无糖尿病并发症,以便于提供适当的牙科治疗。其关键是在提供牙科治疗时了解患者的血糖水平。

并发症:糖尿病患者在接受牙科治疗时可能未被确诊,并且会有发生昏迷、感染、出血、药物相互作用和副作用等并发症的风险。这些并发症可能会很严重。口腔科医生必须能够识别出这些患者,根据病史和临床发现来评估风险,并与内科主治医师密切合作,制订一项对患者有效和安全的牙科管理计划。

流行病学

全世界有超过2.5亿人患有糖尿病,卫生官员估计到2020年这一数字将超过3亿[1-3]。将近3000万美国人患有糖尿病,几乎占总人口的9%。其中,大约25%的人没有被诊断出糖尿病。ADA预测,到2050年美国将有大约8700万人患2型糖尿病[1,2]。该病影响15.9%的美洲土著和阿拉斯加土著人、13.2%的黑人、12.8%的西班牙裔和7.6%的白人。糖尿病每年造成79000人死亡,是美国第7大最常见的死亡原因[3]。

2型糖尿病是最常见的糖尿病类型[1-5]。在美国糖尿病患者中,90%以上患有2型糖尿病。2型糖尿病的发病率随着年龄的增长而增加,患者主要是成人。相比之下,0.3%的美国人患1型糖尿病,但在20岁以下的人群中,1型糖尿病的发病率是2型糖尿病的4倍以上。目前,约有2600万人患有2型糖尿病(90%),约400万人患有1型糖尿病(10%)[1-5]。

在过去的30年中,糖尿病在美国的发病率增加了6倍以上。糖尿病发病率急剧增长的主要原因是肥胖症的流行,尤其与2型糖尿病有关[1-4]。最近的报告表明,超过60%的2型糖尿病患者在确诊糖尿病时是肥胖的,超过2/3的美国成年人超重或肥胖[1-4]。肥胖是美国糖尿病病例持续增加的一个主要因素[5-10]。与糖尿病发病率增加有关的其他因素包括人口增加、预期寿命延长,以及有后代的患者人数增加,他们的后代会遗传这种疾病[4-11]。

病因

1型糖尿病主要由胰岛β细胞破坏导致,并且以胰岛素缺乏为特征[4]。2 型糖尿病以胰岛素抵抗和相对胰岛素缺乏为特征[5]。其他特殊类型糖尿病(见框 14.1)的大体分类包括由胰岛β 细胞基因缺陷引起的超过 56 种病理状态和由疾病或感染导致的糖尿病。妊娠糖尿病是在妊娠期间首次出现或发现的糖

耐量异常[12]。此外,还有两种类型的糖尿病前期——糖耐量受损和空腹血糖受损[11-13]。血糖水平异常但尚不能归类为糖尿病的人会被诊断为糖尿病前期[11-13]。图 14.1 说明了各个病因学类型糖尿病的血糖紊乱状态。

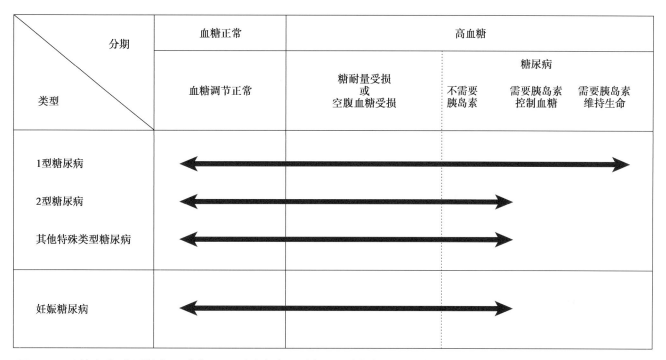

分期 类型	血糖正常	高血糖		
			糖尿病	
	血糖调节正常	糖耐量受损 或 空腹血糖受损	不需要 胰岛素	需要胰岛素 控制血糖	需要胰岛素 维持生命
1型糖尿病	←——————————————————————————→			
2型糖尿病	←————————————————→			
其他特殊类型糖尿病	←————————————————→			
妊娠糖尿病	←——————————→			

图 14.1　血糖紊乱:病因学类型、分期,以及对胰岛素的需求。血糖控制范围用箭头表示(引自 American Diabetes Association: Diagnosis and classification of diabetes mellitus, *Diabetes Care* 34(suppl 1):S62-69,2011.)

　　糖尿病由多种致病过程引起,包括 1 型糖尿病的胰岛 β 细胞自身免疫破坏和导致胰岛素抵抗(2 型糖尿病)的异常。1 型糖尿病被认为是由遗传、自身免疫和环境等多种因素共同作用的结果[4-6]。图 14.2 阐明了导致胰岛 β 细胞丢失和最终发展为糖尿病的一系列事件及其病情随时间的进展。

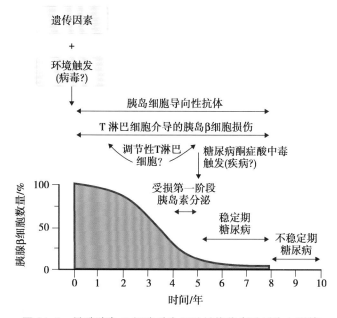

图 14.2　导致胰岛 β 细胞丢失以及最终临床进展为 1 型糖尿病系列事件的概述

　　在同卵双生子中 1 型糖尿病的共患率为 30% ~ 40%,提示了遗传因素在糖尿病发病中的作用。6 号染色体上的人类白细胞抗原基因与 1 型糖尿病有关。85% ~ 90% 的 1 型糖尿病患者存在抗胰岛 β 细胞成分的自身抗体,T 淋巴细胞介导对胰岛β 细胞的破坏作用[4-6]。病毒感染(腮腺炎、风疹和柯萨奇病毒感染)是可能引发与 1 型糖尿病相关的自身免疫反应的环境因素。约 10% ~ 15% 的 1 型糖尿病患者病因不明(即特发性糖尿病)[4-6]。

　　2 型糖尿病由遗传、环境和年龄增长等因素共同作用。若有父母一方患病的阳性家族史,其后代的终生患病风险为38%;若父母双方均患病,其后代的终生患病风险为 60%[5-6]。同卵双生子的共患率为 100%[5-6]。过氧化物酶体增殖物激活受体 γ(peroxisome proliferator-activated receptor γ, PPAR-γ)基因是 2 型糖尿病的候选基因,它在成脂细胞分化的调控中起着关键作用;然而,2 型糖尿病是多基因病[5-6]。遗传和环境因素共同作用引起胰岛素受体功能缺陷、胰岛素受体信号转导异常、胰岛素分泌缺陷,以及葡萄糖转运和磷酸化、糖原合成和葡萄糖氧化障碍导致胰岛素抵抗,加速内源性葡萄糖生成。肥胖和缺乏体力活动是 2 型糖尿病发病的主要环境因素[5,6,11]。

　　其他特殊类型的糖尿病可能是由特定的基因缺陷、内分泌状态引起的,如炎症、癌症、手术、垂体功能亢进或甲状腺功能亢进对胰岛细胞的原发性破坏。使用类固醇引起的医源性糖尿病是一个已知的致病因素[5]。

妊娠糖尿病的发生率为 5%～7%。妊娠期肥胖是该病的一个已知危险因素。分娩后,患者的血糖通常会恢复正常,但这些妇女在 5～10 年内患糖尿病的风险增加。妊娠糖尿病会增加流产的风险,并与存活胎儿的体积增加有关。胰岛素抵抗是潜在的发病机制。遗传基础可能起一定作用,然而,潜在的遗传因素尚未明确[5,6,12]。

发病机制与并发症

血糖水平持续升高有患糖尿病的风险[4,5]。事实上,在平均 3 年的随访期间,每年接受随访的糖尿病前期患者中约有 11%

发展成显性糖尿病[11,13]。

葡萄糖被胰岛 β 细胞迅速吸收,是胰岛素分泌最重要的刺激物[4-6]。胰岛素在血液循环中仅停留数分钟(半衰期 4～8 分钟),然后与靶组织(如,肌肉、肝脏、脂肪细胞)相互作用并与细胞表面胰岛素受体相结合。细胞内第二信使被激活并与细胞效应系统相互作用,包括酶和葡萄糖转运蛋白[4-6]。缺乏胰岛素或胰岛素作用障碍会导致碳水化合物、脂肪和蛋白质代谢异常(即糖原、脂肪和蛋白质生成的葡萄糖增加)。葡萄糖利用率降低与糖原分解和脂肪代谢产生葡萄糖增加共同导致组织液和血液中葡萄糖积累[4-6](图 14.3)。

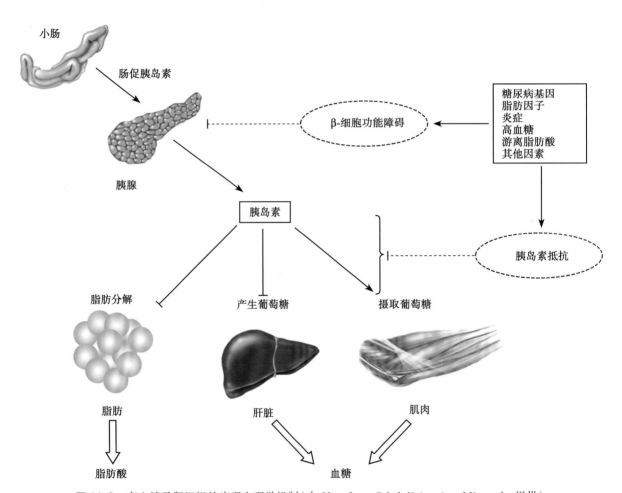

图 14.3   高血糖及靶组织的病理生理学机制(由 Mary Lous Cahal,University of Kentucky 提供)

高血糖会导致葡萄糖从血液中排泄,引起尿量增加[3,4]。尿液增加引起的失水量增加可能导致脱水和电解质的流失。对于 2 型糖尿病,长期的高血糖会导致大量的液体通过尿液流失。当发生这种严重的脱水时,尿量下降,可能会导致非酮症性高渗昏迷。这种情况最常见于老年 2 型糖尿病患者[13]。

体内许多细胞对葡萄糖缺乏利用从而导致细胞饥饿。患者常常会增加食物的摄入,但在很多情况下体重仍然下降[4,7-9]。如果病情继续进展,1 型糖尿病患者会发生代谢性酸中毒。在一段时间内,人体可能能够将 pH 维持在接近正常的水平,但当缓冲系统以及呼吸和肾脏调节系统无法进行代偿时,体液就会

更加酸化(即人体 pH 下降)。严重的酸中毒如果未及时发现和治疗,就会导致昏迷和死亡。糖尿病的主要表现是高血糖、酮症酸中毒和血管壁疾病,其导致未控制血糖的糖尿病患者无法抵抗感染和特征性的伤口愈合不良。因此,这些糖尿病患者更容易受到感染和感染易于播散,以及创伤和手术伤口愈合延迟[4,7-9,14]。

在 30 岁前确诊的患者中很少有死亡的病例。然而,在 40 岁之前确诊的人中,不到一半的人在 55 岁之前还存活[4,7-9,15]。除了将预期寿命降低至少 5～10 年之外,糖尿病的并发症会导致严重的体征和症状,从而损害患者的生活质量[16,17](表 14.1)。

表14.1	与给定年龄组相比,糖尿病患者和非糖尿病患者的预期额外寿命年数		
患糖尿病的年龄/岁	非糖尿病患者的预期额外寿命年数	糖尿病患者的预期额外寿命年数	因糖尿病而失去的寿命年数
10	61.5	44.3	17.2
20	51.9	36.1	13.8
30	42.5	30.1	12.4
40	33.3	23.7	9.6

糖尿病的并发症与高血糖的水平和血管以及周围神经系统的病理变化有关(框14.2)[3,4]。血管并发症是由微血管病变和动脉粥样硬化引起的。高血糖可能导致微血管和动脉粥样硬化并发症的机制包括通过醛糖还原酶途径增加多元醇的积累、晚期糖基化终末产物形成增加和血管内皮细胞生长因子(vascular endothelial cell growth factor,VEGF)生成增多[3,4,17]。血管改变包括内膜增厚、内皮增生、脂质沉积和对氨基水杨酸阳性物质的积累。全身上下均可出现这些变化,但当它们发生在视网膜和肾脏的小血管中时,就具有特殊的临床意义[17-19]。

框14.2	糖尿病的并发症

- **代谢障碍**:酮症酸中毒和非酮症性高渗昏迷(2 型糖尿病)
- **心血管系统**:加速发作的动脉粥样硬化(冠心病[1]);2/3 患者有高血压;糖尿病患者卒中和心脏病死亡的风险要高出 2~4 倍
- **眼**:视网膜病变、白内障;糖尿病是成人新发失明的主要原因
- **肾脏**:糖尿病肾病;糖尿病是肾衰竭的主要原因
- **四肢**:足部溃疡和坏疽;糖尿病是非事故相关性的腿部和脚部截肢的主要原因
- **糖尿病神经性病变**:吞咽困难、胃扩张、腹泻、阳痿、肌肉无力或抽搐、麻木、刺痛、深度烧灼痛
- **早死**:糖尿病是美国第七大死因,最常见的原因是心血管疾病

引自 Centers for Disease Control and Prevention:*National diabetes fact sheet:national estimates and general information on diabetes and prediabetes in the United States*,2011. Atlanta,GA,2011,U. S. Department of Health and Human Services,Center for Disease Control and Prevention.

视网膜病变可以发生在所有类型的糖尿病中。它包括非增殖性病变(微动脉瘤、视网膜出血、视网膜水肿和视网膜渗出)和增殖性病变(新生血管形成、胶质增生和玻璃体视网膜牵拉),在美国是导致失明的主要原因[4,20]。增殖性视网膜病变在 1 型糖尿病患者中最为常见,在 2 型糖尿病患者中发病率较低。白内障在 1 型糖尿病患者中发生年龄较早且频率较高[4,20]。35~55 岁的糖尿病患者中有 59% 患有典型的白内障,即老年性白内障,但在不患糖尿病的人中发病率只有 12%。患有糖尿病的年轻人易患代谢性白内障。糖尿病患者失明的风险是普通人群的 20 倍[4,20]。

糖尿病患者比没有糖尿病的人患终末期肾病(end-stage renal disease,ESRD)的可能性高 25 倍[4,19]。糖尿病肾病是由肾小球毛细血管病变引起的,导致 30%~40% 的 1 型糖尿病患者(图 14.4)和 5% 的 2 型糖尿病患者患 ESRD[4,19]。然而,由于 2 型糖尿病比 1 型糖尿病更常见,两种类型的糖尿病患者肾功能衰竭的人数是相同的。肾衰竭是 1 型糖尿病患者的主要死亡原因。在所有接受透析的患者中,37% 患有糖尿病[4,19-23]。

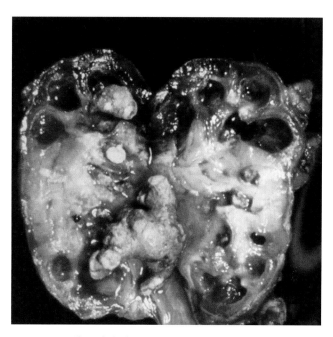

图 14.4　糖尿病肾病:肾脏横切面(由 Richard Estensen, MD,Minneapolis,Minnesota 提供)

大血管疾病(动脉粥样硬化)在糖尿病患者中发生得更早、更普遍、病情更严重[4,19-23]。在 1 型糖尿病患者中,动脉粥样硬化似乎与微血管疾病(微血管病变)无关。高血糖在动脉粥样硬化斑块的形成过程中起着重要作用。未控制血糖的糖尿病患者低密度脂蛋白(low-density lipoprotein,LDL)胆固醇水平升高,高密度脂蛋白(high-density lipoprotein,HDL)水平降低。血糖水平达到正常往往会改善 LDL 与 HDL 的比值[4,19-23]。

糖尿病中与血糖控制不佳相关的并发症主要是加速发作的动脉粥样硬化[4,19,24,25]。动脉粥样硬化增加了足溃疡和坏疽(图 14.5)、高血压、肾功能衰竭、冠状动脉功能不全、心肌梗死

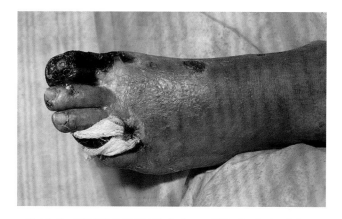

图 14.5　糖尿病足坏疽(引自 Swartz MH:*Textbook of physical diagnosis:history and examination*,ed 6,Philadelphia,2010, Saunders.)

和卒中的风险。2 型糖尿病患者最常见的死因是心肌梗死[4,19,25]。到 60 岁时,1/3 的糖尿病患者死于其并发症冠心病(coronary heart disease,CHD)[19,23]。用胰岛素治疗的女性糖尿病患者患冠心病的风险比非胰岛素治疗的女性患者高。而用胰岛素治疗的男性则不然[23]。另外,糖尿病患者患心肌梗死和卒中的风险比没有糖尿病的人高出 2~4 倍,而糖尿病患者心肌梗死和卒中存活的概率比不患糖尿病的人要小[4,19-23]。

糖尿病神经病变可能导致四肢肌肉无力、肌肉痉挛、深度烧灼痛、刺痛感和麻木[19,25]。此外,腱反射、两点辨别觉和位置觉也可能丧失。一些口腔感觉异常和舌灼痛是由这一并发症引起的[26]。

糖尿病神经病变也可能涉及自主神经系统[25]。食管功能障碍可能导致吞咽困难,胃受累可能导致胃运动功能丧失和胃扩张,小肠受累可能导致夜间糖尿病性腹泻。也可能出现阳痿和膀胱功能障碍。糖尿病神经病变在 1 型和 2 型糖尿病中很常见,50%以上的患者可能会发生该病变。2 型糖尿病患者的神经病变随着时间而进展,而在低胰岛素血症患者中,这种进展的可能性更大[19,25]。

糖尿病与皮疹、皮肤脂肪沉积(糖尿病性黄瘤)、褥疮、伤口愈合不良和肢体坏疽有关[4,19,24]。糖尿病患者因糖尿病并发症需要截肢的相对风险是正常人的 40 倍以上[19]。

糖尿病并发症的严重程度主要取决于血糖控制水平[4,27-33]。在一项长达 17 年多的纵向研究中,研究人员表明,血糖控制良好的糖尿病患者[糖化血红蛋白(hemoglobin A₁c,HbA₁c)<7%]比血糖控制不佳患者(HbA₁c>8%)的系统性并发症少 42%,死亡率低 57%[27]。因此,有充分的理由进行早期诊断和适当控制血糖,以防止或减少并发症的进展。

临床表现

1 型糖尿病患者的症状是急性突发的,常在数日或数周内发展[4,14,19]。虽然 1 型糖尿病可发生于任何年龄,确诊的患者多为非肥胖的儿童或 40 岁以下的成人。其症状和体征包括多饮、多尿、多食、体重减轻、乏力、易怒、遗尿症复发、嗜睡、不适和视力模糊。患者也可能出现酮症酸中毒,严重时伴有呕吐、腹痛、恶心、呼吸急促、瘫痪和意识障碍[4,14,19]。

2 型糖尿病常在 40 岁以后起病,并且肥胖者更易患病[5,11]。2 型糖尿病起病通常是隐匿的,其主要表现和症状(多饮、多尿、多食、体重减轻和乏力)较少见[5,11,19]。表 14.2 和框 14.3 概括了 1 型糖尿病和 2 型糖尿病的体征和症状。

其他与糖尿病并发症有关的体征和症状包括皮肤病变、白内障、失明、高血压、胸痛和贫血。成人快速发病的近视高度提示糖尿病[4,19]。

实验室检查和诊断结果

ADA 建议对所有年龄为 45 岁以上和具有以下危险因素如肥胖、糖尿病家族史、属于有糖尿病风险的种族或少数群体、低HDL 胆固醇血症合并高甘油三酯血症、高血压或妊娠糖尿病者,以及有巨大儿分娩史(出生体重>4kg)、曾有过自然流产或死产、具有糖尿病或其并发症的体征和症状的妇女进行糖尿病筛查[31,32]。对于 45 岁以上者,应该每隔 3 年进行 1 次筛查。大部分糖尿病筛查包括对未确诊的 2 型糖尿病的评估[31,32]。

表 14.2　1 型糖尿病和 2 型糖尿病的临床特征		
特征	1 型糖尿病	2 型糖尿病
频率,占糖尿病患者的百分比/%	5~10	90~95
发病年龄/岁	15	40 岁以上
体型	正常或消瘦	肥胖
严重程度	极度	轻微
胰岛素	几乎全部	25%~30%
血浆胰高血糖素	高,可抑制	高,抵抗
口服降糖药	几乎无效	50%起效
酮症酸中毒	常见	罕见
并发症	90% 发生在起病20 年内	不常见
临床起病速度	迅速	缓慢
稳定性	不稳定	稳定
基因位点	6 号染色体	2、7、12、13 号染色体
HLA 和异常自身免疫反应	存在	不存在
胰岛素受体缺陷	常无	通常存在

HLA:人类白细胞抗原

框 14.3　糖尿病的早期表现
1 型糖尿病
● **主要症状和体征(常见)**:多饮、多尿、多食、体重减轻、乏力
● **其他症状和体征**:遗尿症复发、反复皮肤感染、易怒、头痛、嗜睡、不适、口干
2 型糖尿病
● **主要症状和体征(不常见)**:多饮、多尿、多食、体重减轻、乏力
● **常见的症状和体征**:轻度体重减轻或增加、胃肠不适、恶心、夜尿、外阴瘙痒、视力模糊、视力下降、感觉异常、皮肤干红、感觉丧失、阳痿、体位性低血压

糖尿病的诊断标准基于随机血糖、空腹血糖或 75g 葡萄糖试验[口服葡萄糖耐量试验(oral glucose tolerance test,OGTT)]后的血糖水平。另外,也可以进行糖化血红蛋白测定。ADA 的糖尿病诊断标准见表 14.3[31,32]。

空腹血糖受损的主要诊断标准是空腹血糖(fasting plasma glucose,FPG)为 100~125mg/dl,糖耐量受损为 OGTT 2 小时的血糖水平为 140~199mg/dl(表 14.4)。糖尿病的主要诊断标准是超过 1 次的 FPG 水平大于 126mg/dl[31,32]。

表 14.3　糖尿病的诊断标准*

1. 2 次空腹血糖（fasting plasma glucose，FGP）≥126mg/dl（≥7.0mmol/L）。空腹指至少 8 小时内无任何热量摄入。该空腹血糖值与视网膜病变的风险有关
或
2. 糖尿病症状和体征加随机血糖浓度 ≥200mg/dl（11.1mmol/L）。随机是指 1 日内任何时间，无论上一次进餐时间。很多患者没有明显症状。糖尿病的主要临床表现包括多尿、多饮和不明原因的体重减轻
或
3. OGTT 2 小时负载后的血糖 ≥200mg/dl（11.1mmol/L）。该试验应按世界卫生组织（WHO）的描述进行，使用相当于 75g 无水葡萄糖溶解在水中的葡萄糖负荷*
或
4. 糖化血红蛋白（A_{1c} 法）≥6.5%

* 临床上一般不推荐口服葡萄糖耐量试验

引自 Executive summary：standards of medical care in diabetes—2010：current criteria for the diagnosis of diabetes，*Diabetes Care* 33：S4-S10，2010；Diagnosis and classification of diabetes mellitus，*Diabetes Care* 33（suppl 1）：S62-S69，2010；and International Expert Committee Report on the Role of the A1C Assay in the Diagnosis of Diabetes，*Diabetes Care* 32：1327-34，2009.

表 14.4　糖尿病风险增加的分类（糖尿病前期）

空腹血糖水平	口服葡萄糖耐量试验 2 小时*		
	<140mg/dl	140~199 mg/dl	>200mg/dl
<100mg/dl	正常	糖耐量受损	糖尿病
100~125mg/dl	空腹血糖受损	糖耐量受损和空腹血糖受损	糖尿病

* 空腹血糖受损：空腹血糖水平为 100~125mg/dl；糖耐量受损：OGTT 2 小时值为 140~199mg/dl

引自 American Diabetes Association：Diagnosis and classification of diabetes mellitus，*Diabetes Care* 34（suppl 1）：S62-69，2011.

血糖的测量对糖尿病的诊断和治疗至关重要。大多数采用葡萄糖脱氢酶法、葡萄糖氧化酶法（与铁氰化物偶联）或己糖激酶法测定葡萄糖[31,32]。值得注意的是，血糖水平受血液来源（静脉与毛细血管）、患者年龄、饮食性质、患者体力活动水平，以及用于测量血样中糖含量的方法的影响[31,32]。饮食异常（例如，连续几天缺少碳水化合物的饮食）可能导致误诊。为了尽量减少这种可能性，在测试前的 3 日，每日饮食中至少应该含有 250~300g 的碳水化合物。即将要评估血糖水平的患者不应该进行过度的体力活动，因为运动会降低血糖水平[31,32]。

OGTT 反映葡萄糖从血液中清除的速度，同时考虑到吸收率、组织摄取率和尿液中的排泄率[31,32]。葡萄糖负荷通常采用葡萄糖水的形式，约 200ml 的瓶中含有 75g 葡萄糖。在服用葡萄糖前以及服用葡萄糖后 2 小时从手臂上抽取静脉血样，并留取尿液样本。糖尿病最典型的改变是空腹血糖升高（≥126mg/100ml），峰值增加（≥200mg/100ml），并在 2 小时样本中血糖恢复正常延迟。早期轻度糖尿病患者可能会在摄入葡萄糖后 3~5 小时出现低血糖。为此，有些医生将某些患者的葡萄糖耐量试验期延长至 5 小时。在试验的任何时间点，尿样里都不应含

有葡萄糖[31,32]。

血红蛋白 A 可以在红细胞内形成 HbA_{1c}（即糖化血红蛋白），其糖基化（非酶葡萄糖加成）程度用以检测和评估糖尿病患者长期水平（即血糖控制水平）（表 14.5）[31,32]。测定 HbA_{1c} 的实验室检查叫 A1C 试验。该试验测定了血红蛋白的糖含量，在高血糖的情况下糖化血红蛋白水平升高。A1C 反映患者前 3 个月的血糖水平，大致为红细胞的寿命[4,24,25]。健康人的 HbA_{1c} 应该 <6%。血糖控制良好的患者应该 <7%，同时不出现临床严重的低血糖[4,24,25]。对于已经达到治疗目标（和血糖控制稳定）的患者，标准做法是每年至少测量 2 次 HbA_{1c} 水平，而那些改变治疗方案或未达到治疗目标的患者应每 3 个月测量 1 次[4,24,25]。HBA_{1c} 升高会加速糖尿病患者并发症（包括口腔并发症）的发作。所以，当对这类人进行治疗时，临床监控很重要[24,26]。

表 14.5　美国糖尿病学会（ADA）和美国内分泌学院（ACE）：血糖管理目标

检测指标	正常	ADA*	ACE
餐前血糖（mg/dl）	<100（平均≈90）	90~130	<110
餐后血糖*（mg/dl）	<140	<180	<140
糖化血红蛋白（A_{1c}）	4%~6%	<7%[†]	<6.5%

* 餐后血糖测量应在用餐开始后 1~2 小时进行，通常代表糖尿病患者的血糖峰值

[†] ADA 进一步建议：①目标应个体化；②某些人群（儿童、孕妇和老年人）需要特别考虑；③严重或经常低血糖患者应采用较为宽松的目标；④流行病学分析表明，更严格的血糖目标（即糖化血红蛋白检测结果正常，<6%）可能会进一步减少并发症，但是会增加低血糖的风险；⑤若餐后血糖达标而糖化血红蛋白不达标，餐后血糖应作为管理目标

引自 American Diabetes Association：Standards of medical care in diabetes，*Diabetes Care* 27：S15-S35，2004 and American College of Endocrinologists：American College of Endocrinology consensus statement on guidelines for glycemic control，*Endocr Pract* 8（Suppl 1）：5-11，2002.

医疗管理

糖尿病是一种无法治愈的疾病，然而，通过定期监测严格控制血糖可以减少血管和眼部并发症[4-10,14,19-25]。因此，ADA 发布的指南以注重控制血糖、改善营养摄入和减肥（视情况而定）、控制血压和良好的血脂状况的结果作为目标[10]（框 14.5 和表 14.5）。

1 型或 2 型糖尿病的治疗目标是：①消除与高血糖有关的症状；②减少或消除糖尿病的长期微血管和大血管并发症；③尽可能让患者过上正常的生活。为了达到这些目标，医生应该为每个患者制定一个控制血糖的目标水平，为患者提供达到这一水平所需的教育和药理资源，并监测和治疗糖尿病相关并发症。糖尿病的症状通常在血糖低于 11.1mmol/L（<200mg/dl）时得到缓解，因此大多数糖尿病治疗注重实现第二和第三个目标[19]。

1 型或 2 型糖尿病的护理需要多学科团队协作。这个团队成功的核心是患者的参与、投入和热情，所有这些都是优化糖尿病管理的关键。医疗团队的成员包括初级医护人员或内分泌学家或糖尿病专家、营养学家和心理学家。此外，当糖尿病并发症出现时，具有糖尿病相关并发症经验的亚专科医生（包

括神经科、肾病科、血管外科、心脏科、眼科和足科医生)是必不可少的[19]。

对于大多数患者,应制订灵活的治疗计划,包括健康食品选择和运动建议,以及口服降糖药物、注射胰岛素和胰岛素泵的使用(框 14.4)[19]。这些治疗方法一直沿用多年[4,19]。糖尿病的管理还涉及治疗血管、肾脏和眼部并发症的药物,包括血管紧张素转换酶抑制剂等降压药物,这种抑制剂可以降低血压,延缓整体肾功能的下降,并减少糖尿病神经病变的进展[4,19,31-35]。如果标准治疗失败,胰腺和肾脏移植或将胰岛细胞移植到受体的肝脏也是一种选择。然而,移植存在很多问题(见第 21 章),包括器官捐赠者数量不足和 10 年生存率低于 60%[36]。

由于糖尿病的并发症与血糖控制水平有关,血糖水平正常是大多数患者的理想治疗目标,但往往难以实现。最近的报告表明,控制血糖水平长期正常或接近正常非常困难[7-9]。无论高血糖水平如何,血糖控制的改善将降低糖尿病并发症的风险(图 14.6)[27-33]。

血糖控制的目标(由 HbA_{1c} 所反映)必须是个体化的,应在考虑了一些医疗、社会和生活方式问题后,与患者协商制订治疗目标[19]。ADA 称之为以患者为中心的治疗方法,提倡个体化的血糖目标[10]。一般说来,ADA 建议的目标是使 HbA_{1c} 尽可能接近正常水平,而不出现明显的低血糖。对大多数人,HbA_{1c} 的目标水平应小于 7%,对一些患者来说这个标准应更严格[10]。例如,患有 1 型糖尿病的年轻成人的 HbA_{1c} 目标可能是 6.5%。较高的 HbA_{1c} 目标(8.0% 或 8.5%)可能适合于非常年轻或老年患者或寿命有限或有共患病患者[10]。

1 型糖尿病

概况 1 型糖尿病的管理目标是设计和实施模拟生理胰岛素分泌的胰岛素方案。因为 1 型糖尿病患者部分或完全缺乏内源性胰岛素的产生,基础胰岛素的应用对于调节糖原分解、糖异生、脂肪分解和酮体生成是必不可少的。同样,餐时胰岛素替代治疗应该适于碳水化合物的摄入,并促进葡萄糖的正常使用和储存。选择治疗胰岛素的类型取决于起效速度、峰值效应和作用持续时间[19]。

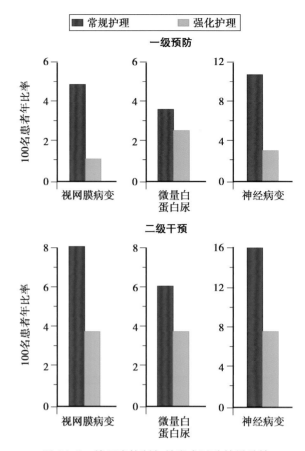

图 14.6   糖尿病控制与并发症试验结果总结

强化管理 强化糖尿病管理的目标是达到接近正常的血糖水平。这种方法需要多种资源,包括彻底和持续的患者教育、全面记录患者的血糖测量结果和营养摄入量,以及与葡萄糖摄入量和胰岛素剂量相匹配的可变胰岛素方案。胰岛素方案通常包括多组分胰岛素方案、每日多次胰岛素注射或胰岛素输注装置(每种方案将在后面讨论)[19]。强化糖尿病管理和改善血糖控制的好处包括减少糖尿病微血管并发症和减少糖尿病相关并发症。在妊娠前和妊娠期间加强糖尿病管理可以降低胎儿畸形和患病的风险[6,8,19,24,25]。

胰岛素制剂 目前的胰岛素制剂是利用重组 DNA 技术制备的,由人胰岛素或其变体的氨基酸序列组成(表 14.6)。在美国,大多数胰岛素配制为 U-100(100U/ml)。普通胰岛素配制为 U-500(500U/ml),有时可用于严重胰岛素抵抗患者。人胰岛素具有独特的药代动力学或经基因修饰以更接近生理性胰岛素分泌。胰岛素可以分为短效或长效胰岛素[19]。例如,短效胰岛素制剂赖脯胰岛素是一种胰岛素类似物,其胰岛素 B 链上的第 28 和 29 位氨基酸(赖氨酸和脯氨酸)通过重组 DNA 技术进行互换。门冬胰岛素和赖谷胰岛素是经过基因修饰的胰岛素类似物,其性质与赖脯胰岛素相似。这三种胰岛素类似物都有完全的生物学活性,但自我聚合倾向较小,从而吸收和起效更快,作用时间更短[19]。作用时间更短似乎也与低血糖发作次数减少有关,主要因为餐后血浆胰岛素水平下降。因此,门冬胰岛素、赖脯胰岛素或赖谷胰岛素比普通胰岛素更适合餐时使用[19]。甘精胰岛素是一种长效生物合成人胰岛素，与正常胰岛素不同，其 21 位氨基酸天冬酰胺被甘氨酸取代，并且在 B 链的 C 端加入两个精氨酸残基。与中性精蛋白锌（neutral protamine Hagedorn，NPH）胰岛素相比，甘精胰岛素起效较晚，作用时间较长（约 24 小时），且峰值较小（见表 14.6）[19]。与 NPH 胰岛素相比，甘精胰岛素引起的低血糖，尤其是夜间低血糖的发生率较低。地特胰岛素有一个脂肪酸侧链，可以通过减缓吸收和分解来延长其作用时间。有时需要每日注射 2 次甘精胰岛素或地特胰岛素，以提供 24 小时胰岛素。普通胰岛素和 NPH 胰岛素都有天然的胰岛素氨基酸序列[19]。

表 14.6　根据药效动力学分类的胰岛素制剂			
	起效时间/小时	峰值时间/小时	作用持续时间/小时
速效			
门冬胰岛素	0.25~0.5	0.5~2.5	≤5
赖脯胰岛素	<0.25	1~3	3~5
短效			
普通胰岛素（可溶性）	0.5~1	2~4	5~8
中效			
NPH	1~2	2~8	14~24
慢胰岛素锌混悬液	1~2	3~10	20~24
长效			
特慢胰岛素锌混悬液	0.5~3	4~20	20~36
甘精胰岛素	2~4	无明显峰值	20~24
地特胰岛素	1	6~8	6~23
预混组合			
50% NPH，50% 普通胰岛素	0.5~1	双峰（≈4）	14~24
70% NPH，30% 普通胰岛素	0.5~1	双峰（≈4）	14~24
70% NPA，30% 门冬胰岛素	<0.25	双峰（≈3）	14~24
75% NPL，25% 赖脯胰岛素	<0.25	双峰（≈4）	14~24

NPA：中性精蛋白锌门冬胰岛素；NPL：中性精蛋白锌赖脯胰岛素。NPA 和 NPL 都是中效和短效胰岛素的稳定预混物

引自 Wolfsdorf JI，Weinstein DA：Management of diabetes in children. In Degroot LJ，Jameson JL：*Endocrinology*，ed 5，Philadelphia，2006，Saunders and Inzucchi SE，Sherwin RS：Diabetes mellitus. In Goldman L，Ausiello D，editors：*Cecil medicine*，ed 23，Philadelphia，2008，Saunders.

基础胰岛素需要量由长效（NPH 胰岛素、甘精胰岛素或地特胰岛素）胰岛素制剂提供[19,31-34]。这些胰岛素通常与短效胰岛素一起使用，以模拟餐后生理性胰岛素释放。有些胰岛素制剂可做成"胰岛素笔"，这对某些患者来说可能更方便。胰岛素吸入给药（Exubera）最近已获批准，但尚未使用[35,36]。其他胰岛素正在开发中（见表 14.6）。

胰岛素方案　图 14.7 阐明了可用于治疗 1 型糖尿病的各种胰岛素方案[19,31-34]。虽然胰岛素曲线是"平滑"、对称的曲线，但患者与患者之间在峰值和持续时间上有相当大的差异。在所有方案中，长效胰岛素（NPH、甘精或地特胰岛素）提供基础胰岛素，但普通胰岛素、门冬胰岛素、赖谷胰岛素或赖脯胰岛素提供餐时胰岛素。短效胰岛素类似物应在餐前（<10 分钟）或餐后即时注射，普通胰岛素在餐前 30~45 分钟注射。有时，短效胰岛素类似物在饭后即时注射（胃轻瘫时，饱餐后大量食物导致血糖升高）[19,31-34]。

目前胰岛素方案的一个缺点是注射胰岛素可立即进入全身循环，而内源性胰岛素则分泌到门静脉系统。因此，外源性胰岛素给药使肝脏处于亚生理胰岛素水平。胰岛素治疗方案不能再现胰岛精确的胰岛素分泌模式。大多数的生理治疗包括更频繁的胰岛素注射，更多的依赖于短效胰岛素，以及更频繁的毛细血管血糖测量。一般来说，1 型糖尿病患者每日需要 0.5~1U/kg 的胰岛素，分成多个剂量，其中大约 50% 的胰岛素提供基础胰岛素[19,31-34]。

多组分胰岛素方案是指基础胰岛素和注射胰岛素（餐前短效胰岛素）的结合。改变短效餐前胰岛素的使用时间和剂量，以适应血糖自我监测（self monitoring of blood glucose，SMBG）的结果、预期食物摄入量和体力活动。这些方案使患者有机会将血糖水平控制至接近正常值。（见图 14.7）[19,31-34]。

还可以使用预混人胰岛素类似物。常用的预混制剂包括 NPH-普通胰岛素（70：30）、赖脯胰岛素精蛋白混悬液-赖脯胰岛素（75：25）和门冬胰岛素精蛋白混悬液-门冬胰岛素（70：30）[19,31-34]。普兰林肽（pramlintide）是一种非胰岛素制剂，也被批准用于治疗其他胰岛素治疗无效的 1 型糖尿病和 2 型糖尿病患者（见表 14.6 和表 14.7）[19]。

持续皮下胰岛素输注（continuous subcutaneous insulin infusion，CSII）是治疗 1 型糖尿病的一种有效胰岛素方案[37,38]。这些"泵"由一个实时传感器组成，可通过插入患者腹部皮下组织的导管，持续皮下注射速效（或较少见的，短效）胰岛素（图 14.8）[37,38]。这些精密的胰岛素输注装置能够准确地输送小剂量的胰岛素（μl/h），并具有以下几个优点：①可以编程多个基础输注率，以适应夜间与日间基础胰岛素需求；②在运动期间可以改变基础输注率；③与膳食相关的胰岛素输注的不同波形使得可以根据膳食组成更好地匹配胰岛素；④程序化算法在计算胰岛素剂量时考虑了先前的胰岛素剂量和血糖值。胰岛素输注装置带来了独特的挑战，如输注部位感染、输液器受阻导致原因不明的高血糖、或泵断开时出现糖尿病酮症酸中毒。由于大多数医生在 CSII 中使用赖脯胰岛素、赖谷胰岛素或门冬胰岛素，如果输送系统中断，这些胰岛素的半衰期极短，很快就会导致胰岛素缺乏。对患者进行彻底的关于泵功能和经常性血糖自我监测的教育，对安全使用输液装置至关重要[37,38]。

胰岛素方案

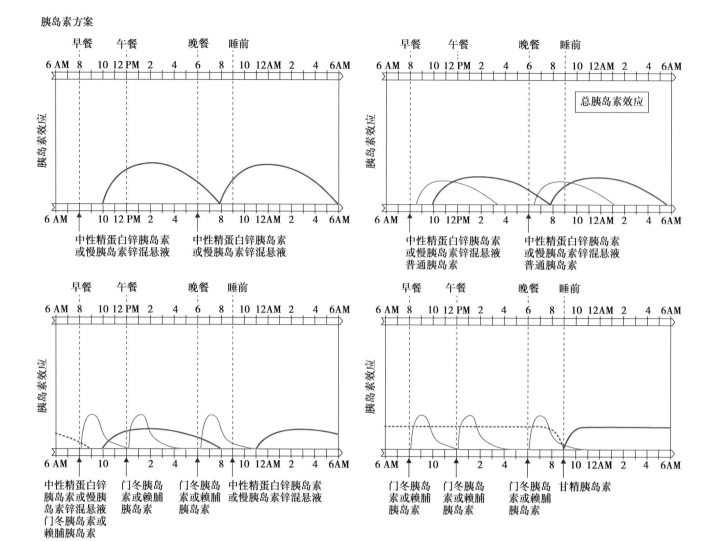

图 14.7   不同类型胰岛素的血浆胰岛素水平图

表 14.7 非胰岛素类抗糖尿病药			
药物类别	作用机制(靶组织)	主要副作用	药物相互作用
磺酰脲类			
饭前 30 分钟服用			
第一代			
氯磺丙脲(Diabinese、Insulase)	促进胰岛素分泌(β 细胞)	低血糖、体重增加、高胰岛素血症	水杨酸盐和酮康唑增加低血糖的发生
醋磺己脲(Dymelor)			
妥拉磺脲(Tolinase)			
甲苯磺丁脲(Orinase)			
第二代			
格列吡嗪(Glucotrol , Glucotrol XL)	促进胰岛素分泌(β 细胞)	低血糖、体重增加、高胰岛素血症	皮质类固醇可降低其疗效
格列本脲(Micronase、Glynase、 DiaBeta)			
格列美脲(Amaryl)			

表 14.7　非胰岛素类抗糖尿病药(续)

药物类别	作用机制(靶组织)	主要副作用	药物相互作用
双胍类			
餐中服用			
二甲双胍(Foramet)	减少葡萄糖生成*	胃肠功能紊乱(腹痛、恶心、腹泻)、乳酸性酸中毒	—
α-葡萄糖苷酶抑制剂			
饭前即时服用			
阿卡波糖(Precose) 米格列醇(Glyset)	延迟碳水化合物吸收	胃肠道紊乱(腹痛、恶心、腹泻)、肝功能检查指标升高	—
噻唑烷二酮类(格列酮类)			
餐时服用			
吡格列酮(Actos) 罗格列酮(Avandia)	增加靶组织对胰岛素的敏感性(脂肪、肌肉)	头痛、体重增加、胃肠胀气、引起或加重心力衰竭、血红蛋白或红细胞压积降低	—
钠-葡萄糖协同转运蛋白-2 抑制剂			
达格列净(Farxiga) 卡格列净(Invokana) 恩格列净(Jardiance)	选择性地抑制钠-葡萄糖协同转运蛋白,该蛋白几乎完全表达于肾近曲小管中	头痛、体重增加、胃肠胀气	可能会增加低血糖的发生
格列奈类			
饭前 15 分钟服用			
瑞格列奈(Prandin)	增加胰岛素分泌(β 细胞)	血糖(发生率低于磺酰脲类)、体重增加、高胰岛素血症、过敏反应、尿酸水平升高	水杨酸盐、非选择性 β 受体拮抗剂、非甾体类抗炎药增加低血糖的风险
那格列奈(Starlix)			唑类药物、红霉素可能抑制其代谢
肠促胰素(GLP-1)类似物			
饭前 15 分钟使用			
艾塞那肽(百泌达) 皮下注射 利拉鲁肽(诺和力) 皮下注射	增加胰岛素分泌(β 细胞),延缓胃排空(肠)、抑制餐时胰高血糖素分泌	胃肠道不良反应(恶心、呕吐、腹泻)	—
胰淀素类似物			
饭前使用			
普兰林肽(Symlin) 皮下注射	延缓胃排空以协助葡萄糖吸收(肠)、增加饱腹感(下丘脑结合位点)	胃肠道紊乱、头痛	避免使用改变胃动力的抗胆碱能药物。可延缓口服药物的吸收,注射普兰林肽 1~2 小时后再服用口服降糖药
二肽基肽酶-4 抑制剂			
每日 1 次,与进餐无关			
利格列汀(Tradjenta)	抑制胰高血糖素样肽-1 和肠抑胃肽的酶分解,增加胰岛素分泌,减少胰高血糖素的分泌(胰腺)	流涕、头痛	与胰岛素或磺酰脲类联用可能会出现低血糖
沙格列汀(昂格莎)		周围性水肿	—
西他列汀(佳糖维)		头痛	
联合用药			
联合用药包括格列本脲和二甲双胍(Glucovance)、格列吡嗪和二甲双胍(Metaglip)、盐酸吡格列酮和格列美脲(Duetact)			

*引自 Dungan KM,Buse JB:Management of type 2 diabetes mellitus. In Jameson JL, Degroot LJ (eds):*Endocrinology*, ed 6,Philadelphia,2010,Saunders.

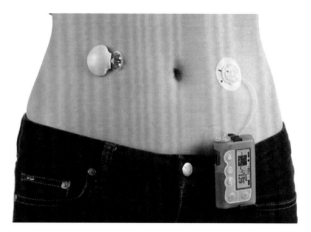

图 14.8　Minimed Paradigm REAL-TIME Revel System. 胰岛素泵很小,可以配戴在衣服下面或腰带上。它通过插入皮下组织的导管或套管(输注装置)输送胰岛素。洗澡、游泳或换衣服时可以断开该泵。使用自动插入装置将一小型葡萄糖传感器插入到皮下组织中。传感器数据被发送到用防水粘合剂贴片连接到皮肤上的发射器中。发射器利用无线技术向胰岛素泵发送数据。泵上的感应器和导管(新管)必须每 3 日重新安装 1 次,以尽量减少管道感染阻塞的风险(引自 Medtronics,Diabetes,Minneapolis,MN.)

其他改善血糖控制的药物　胰淀素(Amylin)是一种含有 37 个氨基酸残基的多肽,它和胰岛素一起由胰岛 β 细胞共分泌,其在正常血糖稳态中的作用尚未明确。然而,在胰岛素缺乏的患者也缺乏胰淀素的理论基础上,产生了一种胰淀素类似物(普兰林肽),被发现可以减少使用胰岛素的 1 型和 2 型糖尿病患者餐后血糖波动(表 14.7)[19,31,33]。

2 型糖尿病

概况　2 型糖尿病的血糖控制治疗目标与 1 型糖尿病类似[19]。虽然血糖控制在 1 型糖尿病的治疗中占主导地位,但对 2 型糖尿病患者的护理还必须包括对与 2 型糖尿病相关的疾病(例如肥胖、高血压、血脂异常、心血管疾病)的治疗,以及糖尿病相关并发症的检测和管理。降低心血管疾病风险至关重要,因为这是 2 型糖尿病患者死亡的主要原因[5,19,23,27,29]。

2 型糖尿病的治疗应从改变生活方式开始,包括饮食、减肥和减少心血管疾病的危险因素[5](见框 14.5)。此外,还应制订运动方案以提高胰岛素敏感性和促进体重减轻。2 型糖尿病的药物治疗包括口服降糖药、胰岛素和其他改善血糖控制的药物,大多数医生和患者倾向于将口服降糖药单药治疗作为首选[5,10](见表 14.7)。目的是改善血糖控制,降低对 β 细胞的"葡萄糖毒性",改善内源性胰岛素分泌。然而,2 型糖尿病是一种进行性疾病,大多数患者最终需要多种治疗药物且常常需要胰岛素[5,10](图 14.9)。当口服药物无效时,注射性药物(例如,艾塞那肽、普兰林肽和胰岛素)可能是控制血糖所必需的(见表 14.7)[5,10,19,31,33,39-50]。

降糖药　2 型糖尿病的治疗进展是已有针对 2 型糖尿病不同病理生理过程的口服降糖药。根据其作用机理,将降糖药分为促进胰岛素分泌、减少葡萄糖生成、增加胰岛素敏感性、增强

框 14.5　糖尿病患者综合管理计划的关键因素

改变生活方式
- 健康饮食
- 有氧运动
- 控制体重
- 戒烟
- 缓解压力

可调节代谢因子的控制
- 血糖
- 血脂
- 血压
- 高危患者使用阿司匹林进行预防治疗

预防护理
- 定期进行医学检查
- 定期筛查蛋白尿
- 定期行眼科检查
- 定期足部检查(和自我检查)
- 定期行牙科检查
- 每年接种流感疫苗
- 接种肺炎球菌疫苗

胰高血糖素样肽-1(glucagon-like peptide 1,GLP-1)作用或促进尿葡萄糖排泄的药物[5,10,19,31,33](见表 14.7)。除胰岛素外的降糖药(胰淀素类似物和 α-葡萄糖苷酶抑制剂除外)对 1 型糖尿病无效,且不应用于 2 型糖尿病重症患者的血糖管理。胰岛素有时被作为治疗 2 型糖尿病的首选药物。2 型糖尿病患者的起始治疗通常为单药治疗[5,10,19,31,33,51]。

双胍类　双胍类药物是胰岛素增敏剂,其主要作用部位在肝脏或外周组织。二甲双胍(Glucophage)是这类药物的代表,可以减少肝脏葡萄糖的生成,并有轻度提高外周葡萄糖利用率的作用[19,31,33,34,51](见表 14.7)。二甲双胍激活单磷酸腺苷(adenosine mono-hosphate,AMP)依赖的蛋白激酶并通过有机阳离子转运蛋白进入细胞。(这些基因的多态性可能影响对机体二甲双胍的反应。)最近的证据表明,二甲双胍降低肝葡萄糖生成的机制是拮抗胰高血糖素在肝细胞中产生 cAMP 的能力[19,31,33,34,51]。二甲双胍降低 FPG 和胰岛素水平,改善血脂谱,并适度促进体重减轻。其缓释剂型胃肠道副作用(腹泻、厌食、恶心、口腔金属味)较小。由于其起效时间相对较慢,且较大剂量会引起胃肠道症状,应从小剂量开始并根据 SMBG 结果每 2～3 周逐渐加量。二甲双胍单药治疗有效,可与其他口服药物或胰岛素联合使用[19,31,33,34,51]。二甲双胍的主要毒性是乳酸酸中毒,这非常罕见,可以通过谨慎选择治疗对象来预防。在二甲双胍治疗期间,维生素 B_{12} 水平下降约 30%。二甲双胍不应用于肾功能不全[肾小球滤过率(glomerular filtration rete,GFR)<60ml/min],任何形式的酸中毒,不稳定型充血性心力衰竭(congestive heart failure,CHF),肝病或严重低氧血症患者[19,31,33,34,51]。英国国家卫生与临床优化研究所建议,二甲双胍可在 GFR 大于 30ml/min 的条件下使用,当 GFR 低于 45ml/min 时,应减少剂量[52]。

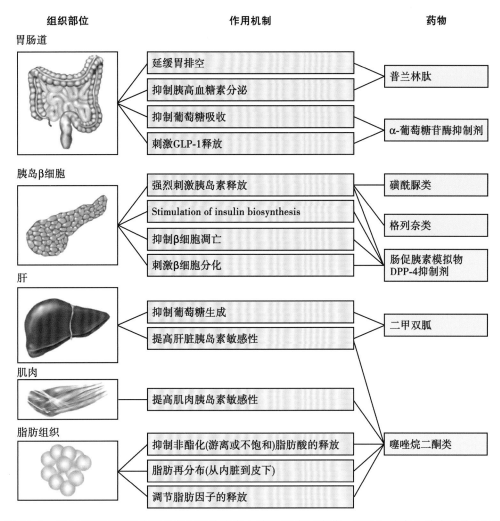

组织部位　　　　　　　作用机制　　　　　　　药物

胃肠道

延缓胃排空
抑制胰高血糖素分泌　　　　　　普兰林肽
抑制葡萄糖吸收
刺激GLP-1释放　　　　　　　α-葡萄糖苷酶抑制剂

胰岛β细胞

强烈刺激胰岛素释放　　　　　　磺酰脲类
Stimulation of insulin biosynthesis
　　　　　　　　　　　　　　格列奈类
抑制β细胞凋亡
　　　　　　　　　　　　　肠促胰素模拟物
刺激β细胞分化　　　　　　　　DPP-4抑制剂

肝

抑制葡萄糖生成
提高肝脏胰岛素敏感性　　　　　二甲双胍

肌肉

提高肌肉胰岛素敏感性

脂肪组织

抑制非酯化(游离或不饱和)脂肪酸的释放
　　　　　　　　　　　　　　噻唑烷二酮类
脂肪再分布(从内脏到皮下)
调节脂肪因子的释放

图 14.9　根据作用部位和作用机制用以治疗高血糖的抗糖尿病药。GLP-1,胰高血糖素样肽-1(引自 Medtronics,Diabetes,Minneapolis,MN.)

促胰岛素分泌剂——作用于 ATP 敏感性钾离子通道的药物　磺酰脲类药物自 20 世纪 50 年代以来一直用于治疗糖尿病。磺酰脲类是促胰岛素分泌剂,通过与 β 细胞上 ATP 敏感的钾离子通道相互作用来刺激胰岛素分泌。这些药物对新近发病(<5 年)的体内有残留的内源性胰岛素产生的 2 型糖尿病患者最有效。第一代磺酰脲类药物(氯磺丙脲、妥拉磺脲、甲苯磺丁脲)半衰期长、低血糖发生率高、药物相互作用多,已经不再使用。第二代磺酰脲类药物起效更快,对餐后血糖的覆盖也更好,但某些药物的半衰期较短,可能需要不止每日 1 次的剂量。磺酰脲类药物可降低空腹和餐后血糖,应从低剂量开始,并在 SMBG 基础上每隔 1~2 周加 1 次量。一般说来,磺脲类药物会使胰岛素快速增加,因此应该在餐前不久服用。但是,通过长期治疗,胰岛素释放会更持久。格列美脲和格列吡嗪可每日服药 1 次,优于格列本脲,尤其对于老年患者。瑞格列奈、那格列奈和米格列奈不是磺酰脲类,但也是作用于 ATP 敏感的钾离子通道。由于半衰期很短,这些药物应在每次餐时或餐前即时服用,以减少与进食相关的血糖波动。

促胰岛素分泌剂,尤其是长效制剂,有可能导致低血糖,尤其是在老年患者中。低血糖通常与延迟进食、体力活动增加、饮酒或肾功能不全有关。摄入过量该药物的个体会产生长期和严重的低血糖,手术时应密切监测。大多数磺酰脲类药物在肝脏中代谢成能被肾脏清除的化合物(其中有些是具有活性的)。因此,有严重肝肾功能障碍的患者不宜使用。体重增加是磺酰脲类药物治疗的常见副作用,是胰岛素水平升高和血糖控制改善的结果。一些磺脲类药物与酒精和某些药物有显著的相互作用,如华法林、阿司匹林、酮康唑、α-葡萄糖苷酶抑制剂和氟康唑。

格列奈类(瑞格列奈和那格列奈)在葡萄糖存在情况下以类似磺酰脲类药物的方式增加胰岛素的分泌,然而,它们作用更快,持续时间更短。格列奈类与餐同服,能很好地控制餐后血糖。其导致低血糖和体重增加的程度低于磺酰脲类药物。

其他可用于治疗 2 型糖尿病的口服药物包括二肽基肽酶-4(dipeptidyl peptidase-4,DPP-4)抑制剂。这些药物阻断了导致肠促胰岛素分解的酶(参见注射用的促胰岛素分泌剂)。西他列汀等药物在单药治疗或与二甲双胍联合使用时,均能提供良好的血糖控制作用(见表 14.7)[4,19,31,33,34,47,51]。

促胰岛素分泌剂——增强 GLP-1 受体信号　肠促胰岛素可以增强葡萄糖刺激的胰岛素分泌。GLP-1 受体激动剂或增强内源性 GLP-1 活性的药物被批准用于治疗 2 型糖尿病[19,31,34,43-45]。由于肠促胰岛素刺激的胰岛素分泌是葡萄糖依赖性的,故此类药物不会导致低血糖(除非同时使用有可能导致低血糖的药物——磺酰脲类等)。艾塞那肽是最初在吉拉毒蜥(Gila monster)唾液中发现的一种多肽(毒蜥外泌肽,exendin-4)的合成形式,是 GLP-1 类似物。与天然 GLP-1 不同,艾塞那肽的半衰期大于 5 分钟,其氨基酸序列的差异使其对降解 GLP-1 的酶[二肽基肽酶Ⅳ(DPP-Ⅳ)]产生抵抗。因此,艾塞那肽延长了 GLP-1 样作用,并与胰岛、胃肠道和大脑中的 GLP-1 受体结合。

　　另一种 GLP-1 受体激动剂利拉鲁肽除了有 1 位氨基酸发生替换和增加了脂酰基(与 γ-谷氨酸间隔基团结合),其氨基酸序列几乎与天然 GLP-1 完全相同。它能促进与白蛋白和血浆蛋白的结合,从而延长其半衰期(见表 14.7)[19,31,34,43-45]。最近的研究证明(2016 年 6 月),利拉鲁肽能显著减少 2 型糖尿病的心血管并发症[50]。GLP-1 受体激动剂能增加葡萄糖依赖的胰岛素分泌、抑制胰高血糖素的分泌和延缓胃排空。这些药物不会导致体重增加,事实上,大多数患者的体重略有下降,食欲受到抑制。此类药物的治疗应该从小剂量开始,以减少初始治疗时的副作用(恶心是其中一个剂量限制性副作用)。GLP-1 受体激动剂有每日 2 次、每日 1 次和每周 1 次的注射剂型,可与二甲双胍、磺酰脲类和噻唑烷二酮类联合使用[19,31,34,43-45]。某些患者服用促胰岛素分泌剂时可能需要减少此类药物的用量,以防止低血糖。主要的副作用是恶心、呕吐、腹泻。由于 GLP-1 受体激动剂延缓胃排空,因此可能影响其他药物的吸收。GLP-1 受体激动剂是否能促进 β 细胞存活、促进 β 细胞增殖或改变 2 型糖尿病的自然病史尚不清楚。其他 GLP-1 受体激动剂和制剂正在研发中[19,31,34,43-45]。

α-葡萄糖苷酶抑制剂　α-葡萄糖苷酶抑制剂通过延缓葡萄糖吸收来降低餐后高血糖,它们不影响葡萄糖的利用或胰岛素的分泌。餐后高血糖继发于肝脏及外周糖代谢受损,导致 2 型糖尿病患者高血糖状态(见表 14.7)[19,31,34,43-45]。此类药物于每餐前即时服用,通过抑制肠腔中将低聚糖分解成的单糖的酶来减少葡萄糖的吸收。治疗应从小剂量开始,与晚餐同服,并在数周到数月增加至最大剂量。其主要的副作用(腹泻、排气增多、腹胀)与低聚糖运输至大肠有关,可以通过逐渐增加药物剂量而有所减轻。α-葡萄糖苷酶抑制剂可能增加体内磺脲类药物的含量,从而增加低血糖的发生率。该药物不应用于患有炎症性肠病、胃轻瘫或血清肌酐水平大于 $177\mu mol/L(2mg/dl)$ 的患者。这类药物在降低 HbA_{1c} 方面不如其他口服药物有效,但其独特之处在于它降低了餐后高血糖,即使在 1 型糖尿病患者中也是如此。如果服用这些药物时发生其他糖尿病治疗所致的低血糖,患者应摄入额外的葡萄糖[19,31,34,43-45]。

噻唑烷二酮类　噻唑烷二酮类通过与 PPAR-γ 核受体(与维 A 酸 X 受体形成异源二聚体)结合来降低胰岛素抵抗(见表 14.7)[19,31,34,46]。PPAR-γ 受体在脂肪细胞中的表达水平最高,但在许多其他组织中的表达水平较低。这种受体的激动剂对很多基因进行调控,促进脂肪细胞的分化、减少肝脏脂肪的积累,以及促进脂肪酸的储存。噻唑烷二酮类促进脂肪重新分布,从中央转移到外周组织。使用噻唑烷二酮使循环胰岛素水平下降,表明胰岛素抵抗减少[19,31,34,46]。尽管罗格列酮和吡格列酮似乎不会引起曲格列酮所见的肝脏异常,但美国食品药物管理局(FDA)建议在开始治疗之前进行肝功能检查[19,31,34,46]。

　　罗格列酮可轻度增加 LDL、HDL 和甘油三酯的含量。吡格列酮对 HDL 的升高程度较高,LDL 的升高程度较小,但降低了甘油三酯。这些药物导致脂质谱变化的临床意义尚不清楚且难以确定,因为大多数 2 型糖尿病患者也使用了他汀类药物[19,31,34,46]。

　　噻唑烷二酮类可引起体重增加(2~3kg)、血细胞比容轻度降低和血浆容量轻度增加。外周水肿和充血性心力衰竭在接受这些药物治疗的个体中更常见。肝病或心衰(心功能Ⅲ级或Ⅳ级)患者禁用这类药物。FDA 发布警告称,极少数患者服用这些药物后可能会出现糖尿病性黄斑水肿的恶化。服用该类药物的妇女骨折的风险增加。噻唑烷二酮类药物已被证实可诱导多囊卵巢综合征的绝经前妇女排卵。因此应该警告服用该药的妇女有妊娠的风险,因为噻唑烷二酮类对妊娠的安全性尚未明确[19,31,34,46]。

　　由于担心与罗格列酮有关的心血管风险增加,罗格列酮的使用受到了很大的限制,2007 年 FDA 发布了"黑匣子"警告。然而,根据新的信息,FDA 已经修订了指南,并将罗格列酮归类为与其他治疗 2 型糖尿病的药物类似的药物。由于可能增加膀胱癌的风险,吡格列酮是 FDA 持续进行的安全性审查的一部分[19,31,34]。

钠-葡萄糖协同转运蛋白-2 抑制剂　钠-葡萄糖协同转运蛋白-2(Sodium glucose co-transporter-2,SGLT2)抑制剂是治疗 2 型糖尿病患者的一种新型口服药物(见表 14.7)。SGLT2 抑制剂自 2013 年以来已被批准用于治疗糖尿病[19,31,47]。不管有无进食,每日服用 1 次。

　　下列药物属于 SGLT2 抑制剂类(格列净类):达格列净、卡格列净和恩格列净[47]。最近的一项研究(2016 年 6 月)表明,恩格列净显著改善了 2 型糖尿病患者的肾功能,延缓了肾脏并发症的发生[49]。此外,索格列净,一种新的格列净类药物,最近(2016 年 6 月)被证实对治疗 1 型糖尿病起积极作用[53,54]。

　　这些药物通过选择性地抑制钠-葡萄糖协同转运蛋白来降低血糖,该转运蛋白几乎只在肾脏的近曲小管中表达。这会抑制葡萄糖的重吸收、降低肾糖阈,并导致尿葡萄糖排泄增加。因此,其降糖作用是不依赖胰岛素的,与胰岛素敏感性或分泌的变化无关。由于该类药物是治疗 2 型糖尿病的最新药物,所以临床经验有限[53,54]。

　　由于尿糖增加,尿路感染和阴道感染更常见,其渗透性利尿作用可导致血容量减少。作为 2013 年 FDA 批准卡格列净的一部分,对心血管结局与监测膀胱癌和尿道癌风险的上市后研究正在进行中[53,54]。

联合治疗　对 2 型糖尿病,许多药物联合治疗方案是有效的(如二甲双胍+第二种口服药,二甲双胍+GLP-1 受体激动剂或二甲双胍+胰岛素),联合用药的剂量与单独用药时相同[39-42](图 14.10)。

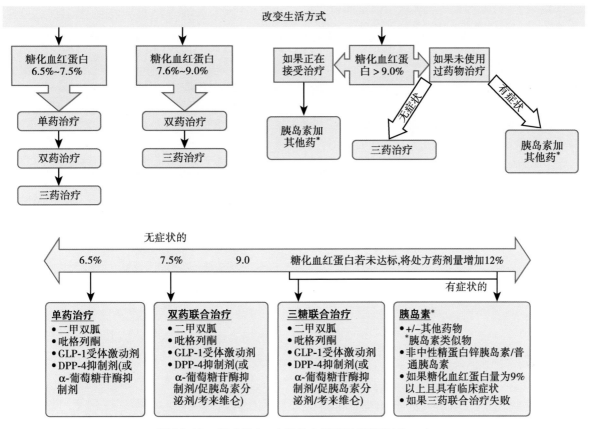

图 14.10　基于 HbA$_{1c}$ 水平的 2 型糖尿病管理（Unger）

随着 2 型糖尿病进入相对胰岛素缺乏的阶段（在慢性糖尿病中存在），用胰岛素治疗是必要的，使用 1 种或 2 种口服降糖药不能控制血糖为进入该阶段的标志[19,31,33]。胰岛素单独或联合应用于不能达到血糖控制目标的患者。例如，睡前注射单剂量长效胰岛素通常与二甲双胍联用有效。2 型糖尿病的胰岛素治疗方案与上述讨论的 1 型糖尿病的长效胰岛素和短效胰岛素联用的方案通常是一样的。由于 2 型糖尿病患者的高血糖往往更"稳定"，根据空腹血糖结果，这些用药方案的剂量可每 2～3 日增加 10%。体重增加和低血糖是胰岛素治疗的主要副作用。当内源性胰岛素产生减少和胰岛素抵抗持续存在时，每日所需的胰岛素剂量会变得相当大（每日 1～2U/kg）。添加二甲双胍或噻唑烷二酮类可以降低部分 2 型糖尿病患者的胰岛素需求，同时维持甚至改善血糖控制水平[19,31]。

新兴疗法　全胰腺移植（与肾移植同时进行）可使糖耐量恢复正常，是治疗 1 型糖尿病合并 ESRD 的重要治疗方法，尽管这需要大量的专业知识，并与免疫抑制的副作用有关[19,55]。胰岛移植一直受到胰岛供应和移植物存活的限制，一直是临床研究的热点[55]。许多慢性 1 型糖尿病患者仍能产生非常少量的胰岛素或胰腺内存在胰岛素阳性细胞。这表明 β 细胞可能会缓慢再生，但很快就会被自身免疫过程所破坏。因此，在确诊 1 型糖尿病时和诊断后数年内，都在对抑制自身免疫过程和刺激 β 细胞再生的尝试进行检验[19,55]。随着计算机化葡萄糖监测（computerized glucose monitoring，CGM）技术的发展，对血糖水平变化做出应答而注入适当剂量胰岛素的闭环泵是可行的。输送胰岛素和胰高血糖素的双激素泵正在研制中[56]。正在研发

的 2 型糖尿病治疗方法包括葡萄糖激酶的激活剂、11 β-羟类固醇脱氢酶-1 抑制剂、GPR40 激动剂、减少炎症的单克隆抗体和双水杨酸酯[19,33,41,42]。此外，患有 2 型糖尿病的肥胖患者的减重手术也显示出巨大的前景，有时会大幅解决糖尿病问题或减少所需降糖药的剂量[19,31,33]。

胰岛素休克

接受胰岛素治疗的患者必须严格遵守他们的饮食。如果他们没有按照糖尿病管理计划进食（在适当的时间间隔摄入足够的热量）而继续定期注射胰岛素，他们可能会发生胰岛素过量引起的低血糖反应（胰岛素休克）。低血糖反应也可能由胰岛素或口服降糖药过量，特别是磺酰脲类药物引起。胰岛素过量引起的反应或休克通常发生在三个明确定义的阶段，每个阶段都比前一阶段更加严重和危险（框 14.6）。

轻度　轻度阶段的特征表现是饥饿、乏力、颤抖、心动过速、面色苍白和出汗，有时会出现感觉异常。它可能发生在饭前、运动时、不进食或延迟进食时。

中度　中度阶段的患者思维不连贯、不合作，有时会出现易怒或行为不理智、判断和定向力障碍。该时期主要的危险是患者可能会伤害自己或其他人（例如，患者正在开车）。

重度　重度阶段患者会出现完全意识丧失伴或不伴强直或阵挛发作。这些反应大多发生在睡眠中，前两个阶段没有被识别出来之后。如果早期症状被忽略，也可能在运动后或饮酒后发生。可能会出现出汗、面色苍白、脉搏细速、低血压和低体温（见框 14.6）。

框 14.6　胰岛素休克的症状和体征

轻度	易怒
● 饥饿	● 缺乏判断力
● 乏力	● 定向力障碍
● 心动过速	重度
● 面色苍白	● 意识障碍
● 出汗	● 强直或阵挛发作
● 感觉异常	● 低血压
中度	● 低体温
● 思维不连贯	● 脉搏细速
● 不合作	

可以通过给患者加糖果汁或任何含糖的东西来纠正胰岛素休克(例如,糖霜蛋糕)。重度阶段(意识丧失)患者最好用静脉注射葡萄糖溶液治疗,胰高血糖素或肾上腺素用于短暂缓解。

牙科管理

据悉,多达 50% 患有牙科疾病的患者有未确诊的糖尿病[57]。任何未确诊糖尿病但有糖尿病的主要体征和症状(即多饮、多尿、多食、体重减轻和乏力)的牙科患者,应转诊至内科医生进行诊断和治疗。有以下糖尿病症状(头痛、口干、易怒、反复皮肤感染、视力模糊、进行性牙周病、多发性牙周脓肿、感觉丧失)的患者应转诊至临床实验室或内科医生处进行筛检,以确定这些症状是否由 1 型糖尿病、2 型糖尿病或其他类型糖尿病引起的[58,59]。

患者应使用个人血糖监测装置(如血糖计或手表式血糖仪)监测血糖水平。如果需要,估计空腹血糖水平为 126mg/100ml 或以上的患者应转诊至内科医生进行医学评估和治疗。餐后 2 小时血糖水平为 200mg/100ml 或以上者也应转诊[58,59]。然而,有研究表明,进行牙科护理的糖尿病患者通常血糖控制不良[57-60]。

肥胖、45 岁以上或有糖尿病近亲的患者应定期接受筛查(至少每隔 3 年 1 次),以确定是否出现糖尿病的高血糖症状。有巨大儿(出生体重>4kg)分娩史或有多次自然流产或死产病史的妇女也应每年筛查 1 次糖尿病[57-60]。

所有被诊断为糖尿病的患者必须根据病史来确定,并且确定他们接受的治疗类型(框 14.7)。应确定糖尿病的类型(1 型、2 型、其他类型糖尿病),并注意并发症的发生。应该询问接受胰岛素治疗的患者每日使用胰岛素的剂量、多久注射 1 次。还应询问患者是否监测自己的血糖、用什么方法、多久测量 1 次,以及最近的血糖水平。此外,还应确定以下几点:①胰岛素反应的频率和最近 1 次发生胰岛素反应的时间;②就诊次数;③HbA_{1c} 检查的频率和最近 1 次检查的结果;④患者多久监测 1 次自己的血糖水平;⑤患者使用的血糖监测系统和方案。

生命体征也可作为糖尿病患者疾病控制和管理的指南。脉率和节律异常或血压升高的患者应谨慎对待。功能能力是决定糖尿病严重程度和控制水平的重要因素,在牙科治疗前应作为患者评估的一部分。总体功能能力差[即,<4 代谢当量水平(metabolic equivalent levels,MET)]增加了牙科治疗期间和治疗后并发症的风险。功能能力下降到小于 4MET,即那些难以完成日常体力活动的患者,患严重心血管事件的风险大大增加(见第 1 章)。这些患者应谨慎对待[60,61]。

框 14.7　糖尿病患者的临床诊断

已知患糖尿病的患者
1. 病史诊断
   a. 你有糖尿病吗?
   b. 你现在在服用什么药?
   c. 你现在在接受治疗吗?
2. 确定病情严重程度及控制程度
   a. 你初次确诊为糖尿病是什么时候?
   b. 你最后一次测量的血糖水平是多少?
   c. 你平时的血糖水平是多少?
   d. 你的糖尿病是怎么治疗的?
   e. 你多久有一次胰岛素反应?
   f. 你每次注射多少胰岛素以及多久注射一次?
   g. 你多久测一次血糖?
   h. 你上次就诊是什么时候?
   i. 你目前有什么糖尿病症状吗?

未确诊糖尿病的患者
1. 糖尿病及其并发症的体征或症状史
2. 患糖尿病的风险很高:
   a. 父母任何一方患有糖尿病
   b. 有一次或以上巨大儿(>4 000g)分娩史
   c. 自然流产或死产史
   d. 肥胖
   e. 年龄超过 40 岁
3. 糖尿病转诊或筛查试验

镇痛药　阿司匹林和非甾体类抗炎药物有可能提高某些口服降糖药(磺酰脲类)的疗效而增加低血糖的发生。因此,应谨慎使用。

抗生素　控制良好的糖尿病患者在接受牙科治疗时不需要特别注意,除非他们发生明显的牙齿或口腔感染可能伴有肿胀或发烧。相反,有肾脏疾病或心血管疾病等并发症的患者可能需要特殊的牙科管理[57-60]。那些接受胰岛素治疗或没有接受良好医学管理的人需要特别关注(框 14.8)。决定使用抗生素预防或治疗,通常需要与患者的内科医生协商,这种情况与血糖控制不良有关。

患有脆性糖尿病(很难控制病情)或需要大剂量胰岛素(在 1 型糖尿病中)并正在接受侵入性手术的患者术后感染的风险可能会增加。然而,不建议使用预防性抗生素。如果患者发生感染,可以给予适当的全身抗生素。

糖尿病患者的急性口腔感染是一个潜在的重要管理问题(框 14.9)。使用高剂量胰岛素的患者和 1 型糖尿病患者的管理更为困难。感染经常导致对糖尿病病情失去控制。因此,糖尿病患者体内的防御系统不能像正常人一样很好地处理感染。患有脆性糖尿病的患者(例如,需要高剂量胰岛素)可能需要住院以充分治疗感染。在此期间应咨询患者的内科医生并与其密切配合[57-60]。

框 14.8	糖尿病患者牙科治疗注意事项

P

患者评估与风险估计（patient evaluation and risk assessment）（见框 1.1）

- 评估和确定是否患糖尿病
- 如果血糖控制不佳，或症状和体征表明有糖尿病而未确诊，或诊断不明，应该咨询内科医生。如果糖尿病控制良好*，所有的常规牙科手术都可以在没有特殊预防措施的情况下进行。预约早上通常是最好的

潜在问题和考虑因素

A

镇痛药（analgesics）	使用磺酰脲类药物的患者应避免使用阿司匹林和其他非甾体类抗炎药，因为会加重低血糖
抗生素（antibiotics）	一般不需要使用预防性抗生素。对于患有脆性（很难控制）糖尿病、计划进行侵入性手术但口腔健康差、空腹血糖超过 200mg/dl 的患者可以使用抗生素。通过切开和引流、拔除、牙髓切开术、温水冲洗和抗生素治疗感染
麻醉（anesthesia）	如果糖尿病控制良好则没有问题。对于合并高血压、近期心肌梗死病史或心律失常的糖尿病患者，肾上腺素的剂量应限制在 2 管以内，每管含有 1∶100 000 的肾上腺素
焦虑（anxiety）	没有问题
过敏反应（allergy）	没有问题

B

出血（bleeding）	有关外科手术的问题，请参阅下文关于外科手术的说明 血小板减少症是一种罕见的与磺酰脲类药物相关的不良反应
呼吸（breathing）	没有问题
血压（blood pressure）	监测血压，因为糖尿病与高血压有关

C

椅位（chair position）	没有问题
心血管（cardiovascular）	确认心血管状况。β-受体拮抗剂可加重服用磺酰脲类药物患者的低血糖

D

装置（devices）	患者可以配戴胰岛素泵。确保其连接和工作正常。不需使用预防性抗生素
药物（drugs）	建议患者在牙科预约当日使用平时剂量的胰岛素及正常饮食，并于预约时向患者确认有关信息
药物相互作用（drug interactions）	见表 14.7

E

仪器（equipment）	使用办公室血糖仪确保良好的血糖控制
紧急情况（emergencies）	建议患者在牙科检查期间若出现胰岛素反应的症状，应告知口腔科医生和工作人员。有可用的葡萄糖源（橙汁、苏打饼、糖霜蛋糕），在出现胰岛素反应症状时提供给患者

F

随访（follow-up）	建议对糖尿病患者进行常规和定期随访评估。将检查口腔病变作为监测疾病进展的方法。牙周健康状况不佳与血糖控制不良有关

关于外科手术的说明

如果需要进行大范围手术：

- 就术后的饮食要求咨询患者的内科医生
- 如果糖尿病控制不良［即，空腹血糖 < 70mg/dl 或 > 200mg/dl，以及合并症（心肌梗死后、肾脏疾病、心力衰竭、症状性心绞痛、高龄、心律失常、脑血管意外）存在和血压 >180/110mmHg 或功能能力 <4］：
  - 仅提供适当的急救护理
  - 请求转诊进行医疗评估、管理和改变危险因素
- 如果患者出现症状，立即转诊
- 如果患者无症状，按常规转诊

注：对于患有糖尿病、肾病或心脏病的患者，可能需要特别的预防措施

---

* 控制良好：空腹血糖在 70~200mg/dl 之间且没有并发症（即，心肌梗死后、肾脏疾病、充血性心力衰竭、症状性心绞痛、高龄、心律失常、脑血管意外），血压 <180/110mmHg，功能能力 >4MET

框14.9   糖尿病和急性口腔感染患者的牙科管理

1. 非胰岛素控制的患者可能需要使用胰岛素,建议咨询医生
2. 用胰岛素控制的患者通常需要增加胰岛素的剂量,建议咨询医生
3. 患有脆性糖尿病或接受高剂量胰岛素治疗的患者应从感染区域取样进行培养用于抗生素敏感性试验
   a. 培养物送检
   b. 开始抗生素治疗
   c. 第一种抗生素的临床反应不佳时,根据药敏试验结果选择一种更有效的抗生素
4. 应采用标准方法治疗感染:
   a. 口腔内温水冲洗
   b. 切开和引流
   c. 牙髓切断、牙髓摘除、拔牙
   d. 使用抗生素

理论上,糖尿病患者感染的风险与空腹血糖水平、感染微生物的存在和牙科手术的侵袭性直接相关。普外科手术的数据表明,如果空腹血糖水平低于206mg/100ml,感染风险就不会增加。然而,空腹血糖水平在(207~229)mg/100ml,如果进行外科手术,风险预计会增加20%。此外,如果空腹血糖升至230mg/100ml以上,则术后感染风险增加80%[62,63]。虽然这些研究是基于非口腔外科手术来预测风险的,口腔科医生应该了解接受复杂的口腔外科手术患者的血糖水平,因为他们的预计感染风险会增加。在这些患者的管理中,应考虑合理地监测和适当使用抗生素[60]。

在这种情况下治疗的基本目标是同时治愈口腔感染和恢复对患者血糖水平的控制。接受胰岛素治疗的患者通常需要额外的胰岛素,这应该由他们的内科医生开具处方。非胰岛素控制的患者可能需要对他们的糖尿病进行更积极的医疗管理,其中可能包括在此期间使用胰岛素。

口腔科医生应通过切开和引流、拔除、牙髓切开术、温水冲洗和抗生素积极治疗感染。建议对脆性糖尿病患者和需要高剂量胰岛素控制的患者进行抗生素敏感性试验。对于这些患者,可以开始青霉素治疗。如果临床反应不佳,就可以根据抗生素敏感试验的结果选择更有效的抗生素。同时还要注意患者的电解质平衡和液体与饮食的需求[60]。

麻醉剂   对于大多数糖尿病患者,常规使用含1:100 000肾上腺素的局麻药耐受良好。然而,值得注意的是,肾上腺素的药理作用与胰岛素相反,使用肾上腺素可能使血糖升高[61]。对于患有高血压、近期心肌梗死史或心律失常的糖尿病患者,使用肾上腺素可能需要谨慎。这些患者的指南与心血管疾病患者相似,对患有糖尿病和心血管疾病且功能能力低于4MET的患者甚至更严格(见框14.8)[57-61]。

并发症   糖尿病患者接受良好的医学管理,血糖控制良好而无严重并发症,如肾脏疾病、高血压或冠状动脉粥样硬化性心脏病,可接受任何指定的牙科治疗。如果糖尿病控制良好,即使进行心脏移植也是安全的[57-60]。

然而,对于有严重药物并发症的糖尿病患者,可能需要改变牙科治疗计划(见第3章~第6章、第13章)。研究表明,许多患糖尿病的牙科患者血糖控制不良。空腹血糖升高会使牙科患者更容易出现并发症。另一个值得关注的问题是,患者血糖控制过度(低血糖),导致血糖水平降低(<70mg/dl)。必须意识到这种情况并进行适当的管理(图14.11)。因此,必须对患者的身体状况进行仔细和持续的监测[58]。

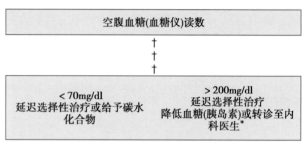

*口服降糖药由患者的内科医生开具处方

图14.11   基于血糖(血糖仪)读数的糖尿病患者牙科治疗决策图

正在接受胰岛素治疗的糖尿病患者,其牙科管理的主要目标是在牙科就诊期间预防胰岛素休克。应告知患者在就诊前照常使用胰岛素和正常进食,最好安排在早上。接诊这类患者时,口腔医生应确认患者使用了胰岛素并吃过早餐。此外,还应指导患者告知口腔医生是否在就诊期间出现胰岛素反应的症状。如果出现胰岛素反应症状,牙科诊所必须为患者提供糖源,如橙汁、糖霜蛋糕或非膳食软饮料(见框14.6和附录A)。

协商   通常需要与患者的内科医生进行协商以确定血糖控制水平。最近(在过去6个月内)没有看过内科医生、经常发生胰岛素休克或诉有糖尿病症状和体征的患者可能患有不稳定型糖尿病。这些患者应该转诊至其内科医生处进行评估,或咨询其内科医生以确定他们目前的情况。

饮食   任何糖尿病患者,如果要接受广泛的牙周或口腔手术,而不是单纯的拔牙,应在手术后给予特殊的饮食指导[58,64]。饮食中的总热量和蛋白质-碳水化合物-脂肪比保持不变很重要,以控制疾病和保持适当的血糖平衡。术后的饮食建议应咨询患者的内科医生。建议患者用搅拌机来准备其日常饮食,以减少摄入食物时的不适,或者可以使用液体形式的特殊膳食补充剂。医生也可以根据患者适当进食的能力和手术的范围改变其胰岛素方案[19,31](见框14.6)。

静脉麻醉时通常要在就诊前禁食(即午夜后不再进食),只使用平常胰岛素剂量的一半,然后在手术过程中从静脉补充葡萄糖。控制良好的糖尿病患者必要时可接受全麻。然而,局部麻醉更可取,尤其是在门诊环境中[60,61]。

装置   如果患者使用胰岛素泵,必须确保其正常工作。不需使用预防性抗生素。

药物   有些正在接受大剂量胰岛素治疗的1型糖尿病患者(有时是2型糖尿病),即使得到最好的医疗管理,也会经历极度高血糖和低血糖(脆性糖尿病)的时期。对于这些患者,在开始任何牙科治疗之前,需要与其内科医生密切协商。某些用于牙科治疗的药物可以改变血糖浓度并干扰几种用于治疗糖尿病(胰岛素)的药物的作用。药物相互作用见表14.7和附

录 D。

口腔并发症和临床表现

控制不良的糖尿病口腔并发症可能包括口干、细菌、病毒和真菌感染(包括念珠菌病)、伤口愈合不良、龋齿发病率和严重程度增加、牙龈炎和牙周病、根尖周脓肿,以及口腔灼热症状[26,58,62,64-67](图 14.10~图 14.13)。未控制糖尿病患者的口腔并发症最可能与通过排尿导致体液过度丢失、改变机体对感染的应答、微血管的变化有关,以及可能与唾液中葡萄糖浓度的增加有关[62-64]。

高血糖会导致尿量增加从而耗尽细胞外液,减少唾液分泌,导致口干。很大比例的糖尿病患者出现口干,唾液钙、磷和氟含量较低[63]。在已控制和未控制的糖尿病患者中,唾液葡萄糖均水平升高[63]。几项研究显示,糖尿病患者牙龈炎、牙周脓肿和慢性牙周病的发病率和严重程度均增加[61,62-67](见图 14.12 和图 14.13)。

糖尿病导致炎症反应增强,伤口愈合延迟和小血管改变,从而增加患牙周炎的风险。因此,患未控制糖尿病的成年人比不患糖尿病的成年人牙周病的临床表现更严重并不奇怪。作为一个组,病情控制良好的糖尿病患者似乎比不患糖尿病的患者牙周疾病更严重,但差异并不显著[62,65,68]。糖尿病的发生与牙周病的发生之间的时间关系尚未明确。然而,牙周病显然是 1 型和 2 型糖尿病的并发症,这种联系不能仅仅通过龈上菌斑累积的增加来解释[62,64,68]。这些年轻成人(30 岁以上)的牙周病通常是无症状的,而且通常仍未被发现。总地来说,控制不良的糖尿病患者牙周病更严重,发病频率更高[58,62,64,68]。

血糖控制不良的患者龋齿更严重[65,66]。口腔真菌感染,包括念珠菌病和更罕见的黏液真菌病(图 14.14 和图 14.15),可出现在未控制糖尿病的患者中。普遍认为未控制糖尿病的患者的伤口愈合延迟,而且在接受手术治疗后更容易发生各种口腔感染[65,66]。这些感染的治疗建议见附录 C。

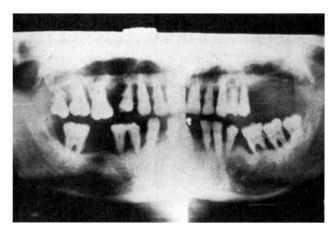

图 14.12 一位患有严重进行性牙周炎的年轻成人的牙齿全景片。糖尿病筛查阳性之后,将患者转诊至内科医生并确诊为糖尿病。患者接受了胰岛素治疗

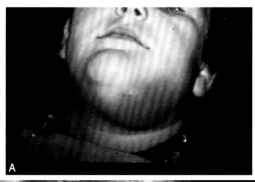

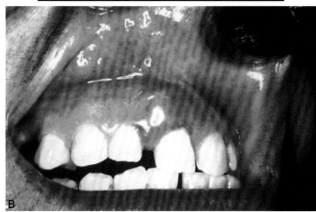

图 14.13 A,由下颌牙脓肿引起的蜂窝织炎患者。B,一例多发性脓肿患者的牙周脓肿。经内科医生评估,确诊为糖尿病

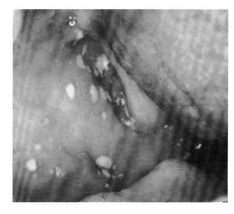

图 14.14 1 例糖尿病患者口腔念珠菌病。颊黏膜上多个白色小病变易被刮除。细胞学和培养证实白色念珠菌感染

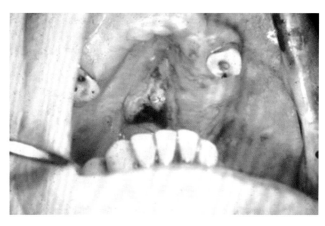

图 14.15 糖尿病患者腭部的棕褐色病变。培养确诊为黏液真菌病,这是一种严重的真菌感染,可能发生于患有系统性疾病如糖尿病或癌症的患者。治疗通常包括控制糖尿病、手术切除病变、使用抗生素和有效的抗真菌药

口腔病变在糖尿病患者中更常见。与对照人群相比,1 型糖尿病患者的口腔病变,尤其是念珠菌病、创伤性溃疡、扁平苔藓和延迟愈合的比例明显增高。免疫系统功能的改变促进了糖尿病中这些病变的出现[69]。

糖尿病神经病变可引起口腔症状,如口腔神经病变引起的感觉异常和刺痛感、麻木、灼热或疼痛。糖尿病与口腔灼热症状有关。早期诊断和治疗糖尿病可能使这些症状消退,但在长期病例中,这些病变可能是不可逆转的[26]。

二甲双胍与口腔金属味有关[70]。

（王宏伟　陈莹莹）

参考文献

1. American Diabetes Association. Diagnosis and classification of diabetes mellitus. *Diabetes Care.* 2011;34(suppl 1):S62-S69. care.diabetesjournals .org.2011.
2. National diabetes statistics; 2015. http://diabetes.niddk .nih.gov/dm/pubs/statistics/#fast. Accessed on 11 May 2016.
3. Diabetes by race/ethnicity; 2016. http://diabetes.org/ diabts-basics/statistics.
4. Inzucchi SE, Sherwin RS. Type 1 Diabetes mellitus. In: Ausiello DA, Goldman L, eds. *Cecil Textbook of Medicine.* 25th ed. Elsevier; 2016:1475-1481, [Chapter 236]. ISBN 978-1-4377-1604-7.
5. Inzucchi SE, Sherwin RS. Type 2 diabetes mellitus. In: Ausiello DA, Goldman L, eds. *Cecil Textbook of Medicine.* 25th ed. Elsevier; 2016:1481-1489, [Chapter 237]. ISBN 978-1-4377-1604-7.
6. Vella A, Rizza RA, Service J. Hypoglycemia/pancreatic island cell disorders. In: Ausiello DA, Goldman L, eds. *Cecil Textbook of Medicine.* 25th ed. Elsevier; 2016:1499-09. [Chapter 238]. ISBN 978-1-4377-1604-7.
7. Diabetes Control and Complications Trial Research Group. The effect of intensive treatment of diabetes on the development and progression of long-term complications of insulin-dependent diabetes mellitus. *N Engl J Med.* 1993;329:927-937.
8. Diabetes Control and Complications Trial/Epidemiology of Diabetes Intervention and Complications (DCCT/ EDIC) Study Research Group. Intensive diabetes treatment and cardiovascular disease in patients with Type 1 diabetes mellitus. *N Engl J Med.* 2005;353:2643-2657.
9. Bharucha AE, Batey-Schaefer B, Cleary PA, et al; Diabetes Control and Complications Trial–Epidemiology of Diabetes Interventions and Complications Research Group. Delayed gastric emptying is associated with early and long-term hyperglycemia in type 1 diabetes mellitus. *Gastroenterology.* 2015;149(2):330-339. doi:10.1053/j .gastro.2015.05.007. [Epub 2015 May 14].
10. American Diabetes Association. Standards of medical care in diabetes. *Diabetes Care.* 2012;35(1):S2-S63.
11. Karam JG, McFarlane SI. Update on the prevention of type 2 diabetes. *Curr Diab Rep.* 2011;11:56-63.
12. Lambrinoudaki I, Vlachou SA, Creatsas G. Genetics in gestational diabetes mellitus: association with incidence, severity, pregnancy outcome and response to treatment. *Curr Diabetes Rev.* 2010;6:393-399.
13. Prediabetes FAQs (article online). http://www.diabetes .org/diabetes-basics/prevention/pre-diabetes/pre-diabetes -faqs.html. Accessed on 11 May 2011.
14. Blakytny R, Jude E. The molecular biology of chronic wounds and delayed healing in diabetes. *Diabet Med.* 2006;23:594-608.
15. Nathan DM, Cleary PA, Backlund JY, et al; Diabetes Control and Complications Trial/Epidemiology of Diabetes Interventions and Complications (DCCT/EDIC) Study Research Group. Intensive diabetes treatment and cardiovascular disease in patients with type 1 diabetes. *N Engl J Med.* 2005;353:2643-2653.
16. Leal J, Gray AM, Clarke PM. Development of life-expectancy tables for people with type 2 diabetes. *Eur Heart J.* 2009;30:834-839.
17. Pera PI. Living with diabetes: quality of care and quality of life. *Patient Prefer Adherence.* 2011;5:65-72.
18. Mironidou-Tzouveleki M, Tsartsalis S, Tomos C. Vascular endothelial growth factor (VEGF) in the pathogenesis of diabetic nephropathy of type 1 diabetes mellitus. *Curr Drug Targets.* 2011;12:107-114.
19. Powers AC. Diabetes mellitus: complications. In: Kasper D, Fauci A, Braunwald R, et al, eds. *Harrison's Principles of Internal Medicine.* 19th ed. New York, NY: McGraw-Hill; 2015:[Chapter 419]. http:// accessmedicine.mhmedical.com/content.aspx?bookid=113 0&Sectionid=79752952. Accessed 7 July 2016.
20. Diabetes Control and Complications Trial (DCCT)/ Epidemiology of Diabetes Interventions and Complications (EDIC) Research Group, Lachin JM, White NH, et al. Effect of intensive diabetes therapy on the progression of diabetic retinopathy in patients with type 1 diabetes: 18 years of follow-up in the DCCT/ EDIC. *Diabetes.* 2015;64(2):631-642. doi:10.2337/ db14-0930. [Epub 2014 Sep 9].
21. Molitch ME, Steffes M, Sun W, et al; Epidemiology of Diabetes Interventions and Complications Study Group. Development and progression of renal insufficiency with and without albuminuria in adults with type 1 diabetes in the diabetes control and complications trial and the epidemiology of diabetes interventions and complications study. *Diabetes Care.* 2010;33(7):1536-1543. doi:10.2337/dc09-1098. [Epub 2010 Apr 22].
22. DCCT/EDIC research group. Effect of intensive diabetes treatment on albuminuria in type 1 diabetes: long-term follow-up of the Diabetes Control and Complications Trial and Epidemiology of Diabetes Interventions and Complications study. *Lancet Diabetes Endocrinol.* 2014;2(10):793-800. doi:10.1016/S2213- 8587(14)70155-X. [Epub 2014 Jul 17].
23. Tancredi M, Rosengren A, Olsson M, et al. The relationship between e GFR and hospitalization for heart failure in individuals with type 2 diabetes. *Diabetes Metab Res Rev.* 2016;doi:10.1002/dmrr.2793.
24. Monnier VM, Sun W, Gao X, et al. Skin collagen advanced glycation endproducts (AGEs) and the long-term progression of sub-clinical cardiovascular disease in type 1 diabetes. *Cardiovasc Diabetol.* 2015;14:118. doi:10.1186/s12933-015-0266-4. Erratum in: *Cardiovasc Diabetol.* 2015;14:138.
25. Pop-Busui R, Hotaling J, Braffett BH, et al. Cardiovascular autonomic neuropathy, erectile dysfunction and lower urinary tract symptoms in men

with type 1 diabetes: findings from the DCCT/EDIC. *J Urol.* 2015;193(6):2045-2051. doi:10.1016/j.juro.2014.12.097. [Epub 2015 Jan 10]; Erratum in: *J Urol.* 2015 Sep;194(3):855.

26. Rhodus NL, Carlson CR, Miller CS. Burning mouth (syndrome) disorder. *Quintessence Int.* 2003;34:587-593.

27. Lind M, Svensson A, Kosiborod M, et al. Glycemic control and excess mortality in type 1 diabetes. *N Engl J Med.* 2014;371(21):1972-1979.

28. Hemmingsen B, Lund SS, Gluud C, et al. Targeting intensive glycemic control versus targeting conventional glycemic control for type 2 diabetes. *Cochrane Database Syst Rev.* 2013; Nov 11, 2013: CD008143, doi:10.1002/14651858.CD008143.pub3.

29. Orchard TJ, Nathan DM, Zinman B, et al; DCCT/EDIC research group. Association between seven years of intensive diabetes treatment of type 1 diabetes and long-term mortality: long-term follow-up of the Diabetes Control and Complications Trial and Epidemiology of Diabetes Interventions and Complications study. *JAMA.* 2015;313(1):45-53.

30. Fullerton B, Jeitler K, Seitz M, et al. Intensive glucose control versus conventional glucose control for type 1 diabetes. *Cochrane Database Syst Rev.* 2014;CD009122, doi:10.1002/14651858.CD009122.pub.

31. Unger J, Schwartz Z. *Diabetes Management in Primary Care.* Philadelphia: Lippincott Williams and Wilkins; 2013:340-380.

32. Powers AC. Diabetes mellitus: diagnosis, classification, and pathophysiology. In: Kasper D, Fauci A, Braunwald R, et al, eds. *Harrison's Principles of Internal Medicine.* 19th ed. New York, NY: McGraw-Hill; 2015:[Chapter 417].

33. Powers AC. Diabetes mellitus: management and therapies. In: Kasper D, Fauci A, Braunwald R, et al, eds. *Harrison's Principles of Internal Medicine.* 19th ed. New York, NY: McGraw-Hill; 2015:[Chapter 418]. http://accessmedicine.mhmedical.com/content.aspx?bookid=1130&Sectionid=79752952. Accessed 7 July 2016.

34. Drugs to treat diabetes. http://www.mayoclinic.org/diseases-conditions/type-2-diabetes/diagnosis-treatment/treatment/txc-20169988.

35. Inhaled insulin (Exubera). *Med Lett Drugs Ther.* 2006;48:57-58.

36. Baran MK, Godoy AT. What went wrong? A retrospective on Exubera. *Adv Nurse Pract.* 2008;16:53-54, 77.

37. Reznik Y. Continuous subcutaneous insulin infusion (CSII) using an external insulin pump for the treatment of type 2 diabetes. *Diabetes Metab.* 2010;36:415-421.

38. Pickup J. Insulin pumps. *Int J Clin Pract Suppl.* 2010;166:16-19.

39. Jabbour S, Ziring B. Advantages of extended-release metformin in patients with type 2 diabetes mellitus. *Postgrad Med.* 2011;123:15-23.

40. Jones MC. Therapies for diabetes: pramlintide and exenatide. *Am Fam Physician.* 2007;275:1831-1835.

41. Nyenwe EA, Jerkins TW, Umpierrez GE, et al. Management of type 2 diabetes: evolving strategies for the treatment of patients with type 2 diabetes. *Metabolism.* 2011;60:1-23.

42. Shomali M. Add-on therapies to metformin for type 2 diabetes. *Expert Opin Pharmacother.* 2011;12:47-62.

43. Drucker DJ, Nauck MA. The incretin system: glucagon-like peptide-1 receptor agonists and dipeptidyl peptidase-4 inhibitors in type 2 diabetes. *Lancet.* 2006;368:1696-1705.

44. Verspohl EJ. Novel therapeutics for type 2 diabetes: incretin hormone mimetics (glucagon-like peptide-1 receptor agonists) and dipeptidyl peptidase-4 inhibitors. *Pharmacol Ther.* 2008;124:113-138.

45. Peterson GE, Pollom RD. Liraglutide in clinical practice: dosing, safety and efficacy. *Int J Clin Pract Suppl.* 2010;64:35-43.

46. Derosa G. Efficacy and tolerability of pioglitazone in patients with type 2 diabetes mellitus: comparison with other oral antihyperglycaemic agents. *Drugs.* 2010;70:1945-1961.

47. Riggs K, Ali H, Taegtmeyer H, et al. The use of SGLT-2 inhibitors in type 2 diabetes and heart failure. *Metab Syndr Relat Disord.* 2015;13(7):292-297. doi:10.1089/met.2015.0038.

48. Twigg S, Daja MM, O'Leary BA, et al. Once-daily liraglutide (1.2 mg) compared with twice-daily exenatide (10 μg) in the treatment of type 2 diabetes patients: an indirect treatment comparison meta-analysis. *J Diabetes.* 2016;doi:10.1111/1753-0407.12372.

49. Wanner C, INzucchi S, Lachin J, et al. Empagliflozin and progression of kidney disease in type 2 diabetes. *N Engl J Med.* 2016;doi:10.1056/NEJMoa1515920.

50. Marso S, Daniels G, Brown-Frandsen K, et al. Liraglutide and cardiovascular outcomes in type 2 diabetes. *N Engl J Med.* 2016;doi:10.1056/NEJMoa1603827.

51. Stern RJ, Murphy EJ. Metformin as initial therapy in type 2 diabetes. *JAMA.* 2015;313(24):2484-2485. doi:10.1001/jama.2015.2765.

52. Type 2 diabetes management. https://www.nice.org.uk/guidance/ng28.2015.

53. Sotagliflozin, a dual SGLT1 and SGLT2 inhibitor, as adjunct. http://care.diabetesjournals.org/content/early/2015/05/06/dc14-2806.

54. Sands A, Zambrowicz BP, Rosenstock J, et al. Sotagliflozin, a dual SGLT1 and SGLT2 inhibitor, as adjunct therapy to insulin in type 1 diabetes. *Diabetes Care.* 2015 May. http://dx.doi.org/10.2337/dc14-2806.

55. White SA, Shaw JA, Sutherland DE. Pancreas transplantation. *Lancet.* 2009;373:1808-1817.

56. Bruttomesso D, Farret A, Costa S, et al. Closed-loop artificial pancreas using subcutaneous glucose sensing and insulin delivery and a model predictive control algorithm: preliminary studies in Padova and Montpellier. *J Diabetes Sci Technol.* 2009;3:1014-1021.

57. Rhodus NL, Vibeto BM, Hamamoto DT. Glycemic control in patients with diabetes mellitus upon admission to a dental clinic: considerations for dental management. *Quintessence Int.* 2005;36:474-482.

58. Miley BD, Terezhalmy GT. The patient with diabetes mellitus: etiology, epidemiology, principles of medical management, oral disease burden, and principles of dental management. *Quintessence Int.* 2005;36:779-795.

59. Lalla R, Lamster I. Dental management of the patient with diabetes. *Dent Clin North Am.* 2012;56:819-829. http://dx.doi.org/10.1016/j.cden.2012.07.0080011-8532/12/$.

60. Guvener M, Pasaoglu I, Demircin M, et al. Perioperative hyperglycemia is a strong correlate of postoperative infection in type II diabetic patients after coronary artery bypass grafting. *Endocr J*. 2002;49:531-537.

61. Brown RS, Rhodus NL. Epinephrine and local anesthesia revisited. *Oral Surg Oral Med Oral Pathol Oral Radiol Endod*. 2005;100:401-408.

62. Demmer RT, Jacobs DR, Singh R, et al. Periodontal bacteria and prediabetes prevalence in ORIGINS. *J Dent Res*. 2016;94(9):doi:10.1177/0022034515590369.

63. Jawed M, Shahid SM, Qader SA, et al. Dental caries in diabetes mellitus: role of salivary flow rate and minerals. *J Diabetes Complications*. 2011;25:183-186.

64. Iacopino AM. Periodontitis and diabetes interrelationships: role of inflammation. *Ann Periodontol*. 2001;6:125-137.

65. Belazi M, Velegraki A, Fleva A, et al. Candidal overgrowth in diabetic patients: potential predisposing factors. *Mycoses*. 2005;48:192-196.

66. Iatta R, Napoli C, Borghi E, et al. Rare mycoses of the oral cavity: a literature epidemiologic review. *Oral Surg Oral Med Oral Pathol Oral Radiol Endod*. 2009;108:647-655.

67. Lee DH, Kim SY, Nam SY, et al. Risk factors of surgical site infection in patients undergoing major oncological surgery for head and neck cancer. *Oral Oncol*. 2011;47:528-531.

68. Sharma P, Dietrich T, Ferro CJ, et al. Severity of periodontal disease and response to therapy based upon glycemic control. *J Clin Periodontol*. 2015 Dec 31;doi:10.1111/jcpe.12502. [Epub ahead of print].

69. Marsot-Dupuch K, Quillard J, Meyohas MC. Head and neck lesions in the immunocompromised host. *Eur Radiol*. 2004;14(suppl 3):E155-E167.

70. Lee AJ. Metformin in noninsulin-dependent diabetes mellitus. *Pharmacotherapy*. 1996;16:327-351.

第 15 章　肾上腺功能不全

肾上腺是小的内分泌腺（6~8g），位于两侧每个肾脏的上部。每个腺体包含外皮质层和内髓质层。肾上腺髓质起交感神经节的作用，分泌儿茶酚胺，主要是肾上腺素。肾上腺皮质分泌多种类固醇激素，这些激素具有多种生理作用（图15.1）。

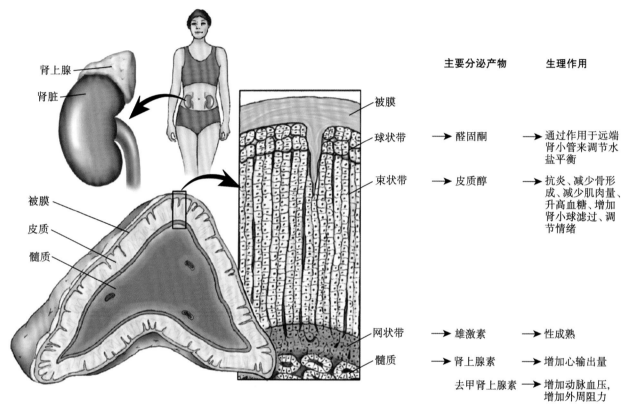

图 15.1　肾上腺的结构、代表区带及其主要分泌产物和生理作用（改编自 Thibodeau GA，Patton KT：*Anatomy and physiology*，ed 7，St. Louis，2010，Mosby.）

90%的肾上腺腺体由肾上腺皮质组成，其分为三层。外层是球状层，中间层是束状层，最里面是网状层。皮质层分泌三类肾上腺激素——糖皮质激素、盐皮质激素和雄激素。这些激素都来源于胆固醇，拥有共同的分子内核。球状带分泌的主要激素是醛固酮，它是一种盐皮质激素，对肾脏分泌的激素（即肾素和血管紧张素）做出反应。醛固酮调节钠和钾的生理水平，这两种电解质对控制血容量和血压非常重要。束状带分泌糖皮质激素，网状带分泌雄激素或性激素[1]。

皮质醇是主要的糖皮质激素，在消化、代谢、心血管功能和免疫系统，以及生理或情绪应激时维持体内平衡方面具有重要的生理作用。皮质醇作为胰岛素拮抗剂（图15.2），通过激活肝脏糖异生关键酶和抑制外周组织（即骨骼肌）摄取葡萄糖，从而提高血糖水平和增加外周葡萄糖的利用[1]。在脂肪组织中，皮质醇激活脂肪分解，导致游离脂肪酸释放到循环中。皮质醇

通过增强儿茶酚胺和血管紧张素Ⅱ对肾脏和血管的缩血管作用来升高血压[1,2]。其抗炎作用受其对溶酶体释放、前列腺素的生成、类花生酸和细胞因子释放、内皮细胞表达吸引中性粒细胞的细胞内和细胞外黏附分子，以及白细胞功能的抑制作用的调节。皮质醇还能激活破骨细胞并抑制成骨细胞。

皮质醇分泌的调节是通过下丘脑-垂体-肾上腺（hypothalamic-pituitary-adrenal，HPA）轴的活动来实现的（图15.3）。中枢神经系统传入调节昼夜节律和应激反应，刺激下丘脑释放促肾上腺皮质激素释放激素（corticotropin-releasing hormone，CRH），刺激垂体前叶分泌促肾上腺皮质激素（adrenocorticotropic hormone，ACTH）。中枢神经系统介导昼夜节律和应激的传入纤维刺激下丘脑释放CRH，后者促进垂体前叶产生和分泌ACTH。然后，ACTH刺激肾上腺皮质产生和分泌皮质醇。受到刺激后几分钟内血浆皮质醇水平就会升高。循环中的皮质

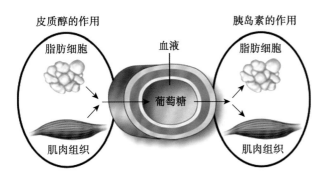

图 15.2   皮质醇和胰岛素对血液中葡萄糖的影响

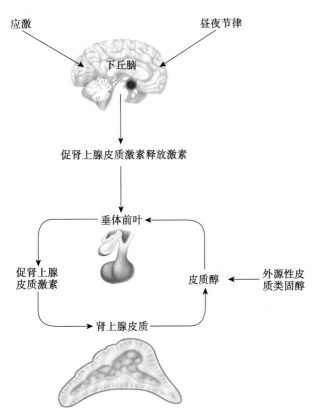

图 15.3   下丘脑-垂体-肾上腺轴和皮质醇分泌的调节

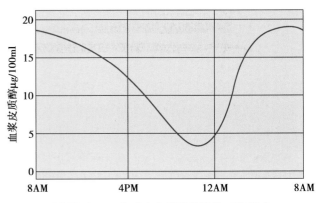

图 15.4   24 小时内皮质醇分泌的正常模式

节炎、系统性红斑狼疮、哮喘、肝炎、炎症性肠病、皮肤病和黏膜炎）的合成糖皮质激素（皮质醇类似物）可影响肾上腺的功能。器官移植和关节置换术患者的免疫抑制治疗应以长期使用糖皮质激素为基础。在牙科中，皮质类固醇可用于围手术期以减轻疼痛和水肿，以及在口腔外科和牙髓手术后使用以减轻张口受限[10,11]。许多合成的糖皮质激素都是可用的，它们相对于皮质醇的效力和作用时间不同（表 15.1）。

表 15.1   糖皮质激素及其相对效力

化合物	抗炎效力	盐皮质激素效力	等效剂量*/mg
短效（<12 小时）			
皮质醇	1	2	20
氢化可的松	0.8	2	20
中效（12~36 小时）			
泼尼松	4	1	5
泼尼松龙	4	1	5
曲安西龙	5	0	4
甲基泼尼松龙	5	0.5	4
氟氢可的松	15	200	1.4
长效（>36 小时）			
倍他米松	25	0	0.75
地塞米松	25	0	0.75
吸入剂			
二丙酸倍氯米松†	每日 4 次，每次 8 喷，相当于口服泼尼松每日 1 次每次 14mg 的量	—	—

* 近似值

† 丙酸氟替卡松的效力大约是二丙酸倍氯米松和布地奈德的 2 倍

引自 Barnes N：Relative safety and efficacy of inhaled corticosteroids，*J Allergy Clin Immunol* 101：S460-S64，1998；Schimmer BP，Parker KL：In Brunton LL，Lazo JS，Parker KL et al，editors：*Goodman and Gilman's the pharmacological basis of therapeutics*，ed 11，New York，2006，McGraw-hill；and Kronberg HM，et al：*Williams textbook of endocrinology*，ed 11，Philadelphia，2008，Saunders.

醇水平抑制 CRH 和 ACTH 的产生，从而形成一个负反馈回路[1]。

皮质醇分泌是脉冲式的，且通常遵循昼夜节律。血浆皮质醇的峰值出现在早晨醒来时，晚上和夜里最低[1]（图 15.4）。这种模式在习惯于夜间工作和白天睡觉的人中是相反的。24 小时内皮质醇的正常分泌率约为 20mg[1,3,4]。应激时，HPA 轴受到刺激，导致皮质醇分泌增加。预期手术或运动通常伴随着皮质醇分泌微量增加。然而，手术本身是 HPA 轴最强的激活物之一[1,5]。此外，各种压力源，如创伤、疾病、烧伤、发热、低血糖和情绪不安（例如焦虑）也会触发这种效应[6]。最明显的反应在术后立即出现。然而，吗啡类镇痛药、苯二氮䓬类或局部麻醉可以减轻这种反应，这表明疼痛反应机制增加了对皮质醇的需求[7-9]。

用于治疗自身免疫性疾病和炎症性疾病（例如，类风湿关

盐皮质激素

醛固酮是主要的盐皮质激素,由肾上腺皮质分泌,对于维持钠钾平衡以及细胞外液(即血容量)和血压至关重要。其主要作用在肾远端小管和集合管,促进钠、水的潴留和钾的排泄。醛固酮的分泌主要受肾素-血管紧张素系统和细胞外钾浓度的调节,而不受血浆钠水平的调节。肾血压下降刺激醛固酮分泌,这是由于血容量下降或钠不平衡所导致的[1]。血管容量或压力的下降导致肾脏释放肾素,从而激活血管紧张素原形成血管紧张素 I 和 II。血管紧张素 II 又刺激肾上腺皮质分泌醛固酮。当血压升高时,肾素-血管紧张素释放减少,形成负反馈回路以抑制额外产生的醛固酮(图 15.5)。

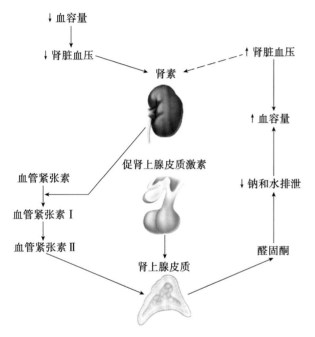

图 15.5　醛固酮分泌的调节

肾上腺雄激素

脱氢表雄酮(dehydroepiandrosterone,DHEA)是肾上腺皮质分泌的主要雄激素。肾上腺雄激素的作用与睾丸雄激素的作用相同(即,男性化和促进蛋白质合成和生长)。然而,肾上腺雄激素的活性仅为睾丸雄激素的 20% 左右,在生理上的重要性相对较小[1]。雌激素前体由肾上腺皮质网状带分泌。

定义

肾上腺疾病可导致肾上腺激素分泌过多(肾上腺功能亢进)或分泌减少(肾上腺功能减退或肾上腺功能不全)。

肾上腺功能亢进的特点是肾上腺皮质醇、盐皮质激素、雄激素或雌激素单独或联合分泌过多。最常见的是糖皮质激素分泌过多,当这是由病理过程引起时称为库欣病[12]。库欣综合征是指各种病因引起的体内皮质醇增多所致疾病的总称。

肾上腺功能不全可分成三种类型:原发性肾上腺功能不全、继发性肾上腺功能不全和三发性肾上腺功能不全。原发性肾上腺皮质功能不全,也称为艾迪生病,发生在肾上腺皮质被破坏或腺体被摘除时。继发性肾上腺皮质功能不全是由垂体疾病、肾上腺对 ACTH 缺乏反应或危重疾病所引起。三发性肾上腺功能不全是由下丘脑功能受损造成的,而下丘脑功能受损最常见的原因是长期使用皮质类固醇[13]。由于肾上腺功能异常可能危及生命,所以在临床实践中具有十分重要的意义。

流行病学

在所有年龄段的人中,每 100 万人就有 100~140 人出现肾上腺功能不全,每年约有 5 例新确诊病例[14,15],诊断高峰出现在 40 岁左右[16]。继发性肾上腺皮质功能不全的发病率是原发性肾上腺功能不全的 2 倍,诊断高峰在 60 岁左右[17]。这 2 种疾病在妇女中更常见,且都与过早死亡有关[18,19]。约 2% 的美国成年人长期使用皮质类固醇,因此存在患三发性肾上腺皮质功能不全的风险。口腔科每接诊 2 000 个成年人预计会遇到 50 个使用皮质类固醇或有潜在性肾上腺功能异常的患者。

病因

原发性肾上腺皮质功能不全是由肾上腺皮质进行性破坏引起的,主要原因是成人自身免疫性疾病,次要原因为慢性感染性疾病[结核病,人类免疫缺陷病毒(human immunodeficiency virus,HIV)感染,巨细胞病毒感染和真菌感染)]或恶性肿瘤。这种情况也可能是由于出血(例如使用肝素或低分子肝素)、败血症、肾上腺切除、基因突变(例如肾上腺脑白质营养不良、家族性糖皮质激素缺乏)或药物(例如,增加皮质醇代谢、抑制基因转录或改变组织对糖皮质激素抵抗的药物)所致[1,20]。

表 15.2	影响糖皮质激素产生和增加糖皮质激素需要量的药物
药物种类	**仿制药举例**
抗抑郁药	丙咪嗪
抗真菌药	酮康唑、氟康唑
抗精神病药	氯丙嗪
肾上腺皮质激素抑制药	氨鲁米特
抗癫痫药	苯妥英、托吡酯
抗结核药	利福平
巴比妥类	苯巴比妥
苯二氮䓬类	咪达唑仑
诊断用药	美替拉酮
全麻药	依托咪酯
铁还原剂(治疗地中海贫血药)	去铁胺

继发性肾上腺皮质功能不全是由垂体的结构病变(如肿瘤)、垂体摘除、垂体放射治疗、头部外伤以及肾上腺对 ACTH 不反应或危重症(如脓毒症、肝硬化)引起的。

三发性肾上腺功能不全是由于下丘脑功能受损,或者更常见的是由于长期服用外源性皮质类固醇所致。长期使用皮质类固醇可抑制下丘脑-垂体轴,进而抑制 ACTH 分泌和肾上腺皮质分泌皮质醇(见图 15.3)。较少见的原因包括使用特定药物(表 15.2)或危重症(烧伤、创伤、全身感染)。

发病机制与并发症

原发性肾上腺功能不全(艾迪生病)是由肾上腺皮质分泌的主要激素缺乏导致的,常见的是皮质醇和醛固酮缺乏,雄激素缺乏则较少见。缺乏皮质醇会导致葡萄糖、脂肪和蛋白质代谢受损,以及低血压、ACTH 分泌增加、液体排泄受损、色素沉着和应激能力障碍。糖皮质激素与应激反应的关系包括维持血管对血管活性物质的反应性,维持正常血压和心输出量。醛固酮缺乏导致储存钠离子与排泄钾离子和氢离子的能力障碍,导致低血容量、高钾血症和酸中毒[1]。

继发性与三发性肾上腺功能不全与皮质醇水平降低有关。与原发性肾上腺功能不全不同,继发性和三发性肾上腺功能不全时醛固酮分泌不受损,因为醛固酮的分泌不依赖于 ACTH。

库欣综合征是指由体内皮质醇过多引起的一种疾病。当库欣综合征由病理过程(例如,垂体肿瘤或肾上腺肿瘤)引起,称为库欣病[12]。在库欣病中,内分泌肿瘤刺激使得循环中糖皮质激素过度增加。库欣病和库欣综合征有相似的临床特征,这是由于高水平的皮质醇改变了蛋白质、碳水化合物和脂肪的代谢,以及胰岛素和血管稳态改变的效应。库欣综合征患者皮质醇水平升高的最常见原因是使用糖皮质激素治疗(如泼尼松)。

皮质类固醇可以通过多种途径提供给药,大多数药物方案都试图限制药物剂量以防止皮质醇水平升高和发生肾上腺抑制。局部应用或反复局部注射或吸入皮质类固醇很少通过皮肤、皮下组织或肺泡吸收而引起肾上腺抑制[21]。虽然治疗小面积非炎症区域所需的局部类固醇剂量可能不会引起明显肾上腺抑制,但是长期使用类固醇治疗大面积的炎症区域需要引起注意,特别是如果使用强效类固醇的封闭敷料[22-24]。同样,使用吸入性皮质类固醇很少会导致肾上腺抑制,除非频繁或大剂量使用[25]。通常认为儿童二丙酸倍氯米松剂量每日在 400~500μg 以上,相当于成人每日 800~1 000μg(视体重而定),是临界值,有可能出现肾上腺抑制[25,26]。

接受糖皮质激素治疗的患者在停药后,HPA 轴开始恢复其反应性,最后 ACTH 和皮质醇也恢复正常分泌。恢复正常肾上腺反应性所需的时间从几日到几个月不等。然而,一项大型研究[27]表明,即使使用超生理剂量皮质醇 1 个月或以上,HPA 轴也会在 14 日内恢复应激功能。

肾上腺危象

肾上腺危象是由情绪和生理应激(如感染、发热、脓毒症、

外科手术)引起的肾上腺功能不全,是一种潜在的危及生命的并发症,表现为血压下降、腹痛、肌痛和发热。每 100 名原发性肾上腺功能不全的患者中有 5~6 例发生肾上腺危象,且老年患者风险更高[17,28]。

临床表现

症状和体征

肾上腺功能减退　肾上腺皮质激素的缺乏会产生的体征和症状往往是非特异性的,导致延误诊断。通常仅在 90% 的肾上腺皮质被破坏后才出现肾上腺激素缺乏的临床证据。

原发性肾上腺功能不全(艾迪生病)会产生与所有肾上腺皮质激素(醛固酮、皮质醇、雄激素)缺乏有关的体征和症状。最常见的症状是乏力、疲劳、腹痛,以及皮肤(即承受压力的皮肤区域:肘部、指关节、手掌皱褶)和黏膜色素沉着(图 15.6)。其他常见的相关特征包括低血压、厌食、嗜咸食、肌痛、低血糖和体重下降[1]。艾迪生病患者当受到情绪或生理性(如生病、感染、手术)压力时,就可能会导致肾上腺危象发生[28]。这种急症的发展经几个小时,患者的状况不断恶化,包括眼睑下垂、大量出汗、低血压、脉弱、发绀、恶心、呕吐、体弱、头痛、缺水、发热、呼吸困难、肌痛、关节痛、低血钠,以及嗜酸粒细胞增多。如果不及时治疗,患者可能会发生低体温、严重低血压、低血糖、意识模糊和循环衰竭,可能导致死亡[1,29]。

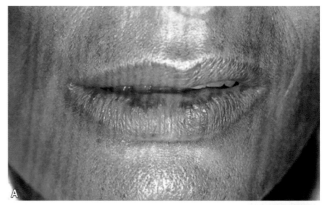

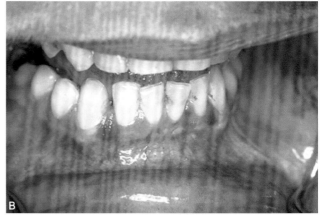

图 15.6　艾迪生病患者。A,皮肤呈古铜色伴唇部色素沉着;B,口腔黏膜色素沉着

继发性和三发性肾上腺功能不全可能导致仅有糖皮质激素缺乏的部分功能不全,通常不会产生色素沉着或任何症状,除非患者严重应激且在应激期间没有足够的循环皮质醇。这种情况下可能会出现肾上腺危象。然而,继发性或三发性肾上腺抑制患者很少发生肾上腺危象,而且由于醛固酮分泌正常,病情往往不如原发性肾上腺功能不全严重。因此,几乎不会发生低血压、脱水和休克[2]。

肾上腺功能亢进　肾上腺功能亢进可以产生四种由于肾上腺分泌产物——雄激素、雌激素、盐皮质激素和皮质醇过量引起的症状。雄激素相关疾病很少见,主要影响生殖器官。盐皮质激素过量(原发性醛固酮增多症)与高血压、低钾血症和盐皮质激素依赖性水肿有关(见第 3 章)。肾上腺功能亢进最常见的形式是由糖皮质激素过量(内源性或外源性)引起,导致库欣综合征。这种综合征会导致典型的体重增加、脸部宽圆(满月脸)(图 15.7)、"水牛背"、腹部紫纹、高血压、多毛和痤疮。其他表现可能包括糖耐量异常(例如糖尿病)、心力衰竭、骨质疏松和骨折、愈合延迟和精神障碍(精神抑郁、躁狂、焦虑障碍、认知障碍和精神病)[21]。长期使用类固醇也可能增加失眠、消化性溃疡、白内障、青光眼、生长抑制和伤口愈合延迟的风险。

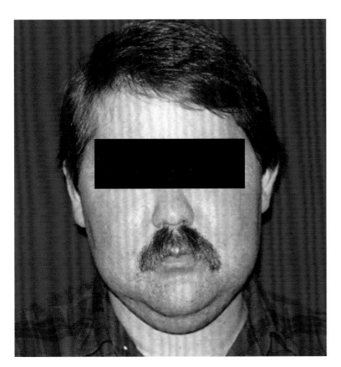

图 15.7　"满月脸",库欣综合征的临床表现之一

实验室检查和诊断结果

通过临床特征和证实皮质醇分泌降低来确诊肾上腺皮质功能不全。清晨血清或唾液皮质醇含量低,提示肾上腺功能不全。这与早晨肾上腺的皮质醇分泌量最大(10～20μg/dl),而下午由于昼夜节律,肾上腺分泌的皮质醇量较低(3～10μg/dl)有关。临床医生也应该知道皮质醇水平随饮食、应激和睡眠模式而变化[30,31]。

将基础皮质醇试验与血浆促肾上腺皮质激素浓度或 HPA

轴激发试验相结合有助于诊断。原发性肾上腺功能不全时血浆促肾上腺皮质激素水平升高,继发性肾上腺功能不全时则降低。

最常用和最可靠的激发试验是标准剂量促肾上腺皮质激素兴奋试验。通过静脉注射(IV)或肌肉注射(IM)250μg 外源性促肾上腺皮质激素,在注射后 30 分钟和 60 分钟采集血液,以测定刺激的皮质醇水平。阳性反应(即使用促肾上腺皮质激素后血浆皮质醇水平升高)可表示肾上腺储备和功能。低于正常水平的试验反应(60 分钟皮质醇<18ng/ml)提示肾上腺功能不全,但与患者的临床应激能力关系不大[32,33]。

当怀疑为继发性肾上腺功能不全时,胰岛素耐量性试验用于评估整个 HPA 轴的功能。然而,该试验对患者来说是不愉快的,因为胰岛素推注会引起严重的低血糖,并且在 2 小时的测试期间需要持续的医疗监测[34]。

肾上腺功能不全患者也可能出现低醛固酮、低钠血症、高钾血症、低血糖和高肾素水平。如果怀疑恶性、浸润性疾病或出血,建议进行肾上腺和垂体的影像学检查。

医疗管理

原发性肾上腺功能不全

艾迪生病患者的主要医疗需求是肾上腺疾病的治疗(例如消除致病因子或恶性疾病)和终身激素替代疗法。糖皮质激素替代治疗的剂量与肾上腺皮质正常生理分泌量一致,通常大约为每日 20～25mg 氢化可的松或醋酸可的松,剂量范围为每日 12.5～50mg。为了模拟皮质醇分泌的正常昼夜周期,目前的推荐用法为早上给予 1/2～2/3 的剂量,下午给予 1/3 的剂量。盐皮质激素替代治疗是每日早上单次使用 9α-氟氢可的松(0.05～0.2mg)[35,36]。鼓励患者摄入足够的食盐和密切监测血压[17]。艾迪生病患者可以通过恰当的治疗过上基本正常的生活,但在疾病、创伤期或应激期间需要继续补充糖皮质激素。应激期间的目标剂量水平为小手术至中等手术当日使用氢化可的松 25～75mg,大手术当日和手术后第 2 日为 100～150mg(表 15.3)[37,38]。这些目标剂量是基于手术引起的皮质醇反应制订的,如下所述。

手术会引起手术期间和术后血浆皮质类固醇水平升高[5]。术后 4～10 小时血浆皮质醇水平达到峰值,高出基线值 2～10 倍[39,40]。其升高程度取决于手术的规模和是否使用全麻。术后疼痛也会导致对皮质醇需求增加。Kehlet[41] 等估计大手术应激会引起成人每日分泌 75～200mg 皮质醇,小手术则每日分泌 50mg。皮质醇水平通常在手术后 24～48 小时内恢复到基线水平[5,37,42,43]。然而,手术后 3～6 日尿液中皮质醇代谢产物的水平还会持续升高[39]。

继发性肾上腺功能不全

继发性肾上腺功能不全是由破坏性垂体疾病引起的。治疗包括糖皮质激素替代治疗,但是治疗剂量略低于原发性肾上腺功能不全。10～20mg 氢化可的松的剂量一般足够,并根据需要提供应激剂量的氢化可的松。不需要盐皮质激素替代治疗。

表 15.3   手术期间补充类固醇的建议*

操作	目标剂量	
	原发性肾上腺功能不全[†]	继发性肾上腺功能不全[‡]
常规牙科操作	无	无
小手术	25mg 氢化可的松当量,手术当日术前使用	日常治疗剂量
中等手术应激	手术当日至术后第 1 日每日 50~75mg,术后第 2 日恢复术前糖皮质激素剂量	日常治疗剂量
大手术应激	每日 100~150mg 氢化可的松当量,使用 2~3 日 术前给药后,术后 48~72 小时,每 8 小时静脉滴注 50mg 氢化可的松	日常治疗剂量

* 根据患者肾上腺功能不全状态制订指南,但是如果患者的健康状况不佳,同时出现恐惧、焦虑、感染、发热或肝硬化,或者正在进行大手术或全身麻醉,则需要加量。建议在术后 8 小时内密切监测血压。

[†] 引自 Salem MM, et al:Perioperative glucocorticoid coverage. A reassessment 42 years after emergence of a problem. *Ann Surg* 219:416-25,1994.

[‡] 引自 Mark PE, Varon J:Requirement of perioperative stress doses of corticosteroids:a systematic review of the literature, *Arch Surg* 143:1222-26, 2008. Supplemental doses can be provided if signs or symptoms of adrenal sufficiency(e. g.,hypotension,abdominal pain,fatigue) appear.

三发性肾上腺功能不全

三发性肾上腺功能不全是由于长期服用皮质类固醇引起的。此时,医生面临的挑战是尝试平衡类固醇的有利作用与其不良副作用。因其抗炎和免疫抑制的特性,类固醇被用于治疗非内分泌性、炎症性和自身免疫性疾病。根据效力、给药途径、作用时间和预期的不良反应来选择药物种类。治疗目标是在缓解疾病症状的同时将副作用降到最低。

通常使用的剂量与替代治疗所用制剂的每日剂量相同或更低,视情况而定。例如,氢化可的松通常大约每日 20mg,泼尼松或泼尼松龙每日 5mg,地塞米松每日 0.3~0.5mg(见表 15.1)。早晨单次给药方案抑制作用较小,大剂量和每日分次给药方案抑制作用较强,通常至少需要 3 周时间才能出现糖皮质激素缺乏的临床表现。隔日给药方案可以减少长期全身性类固醇治疗的副作用。这种疗法不是每日而是隔日早晨使用类固醇,但是为了保持血浆皮质醇的水平需要用较大剂量。隔日给药方案使得肾上腺在不给药时发挥正常功能,因此往往不会造成肾上腺轴抑制。停止使用类固醇时通常需要逐渐减量,但是这种方法在很多情况下可能并不是必要的[44]。

自 1952 年 Fraser 和同事[45] 报告了一例使用了 8 个月可的松的患者在常规手术结束时出现顽固性低血压并在 3 小时后死亡的病例以来,每日或隔日使用类固醇的患者是否需要补充皮质类固醇以预防手术期间和手术后的肾上腺危象,一直是人们关注的问题。1 年后又报告了一起类似的病例[46]。几十年来的普遍共识是,使用皮质类固醇的"高危患者"应在应激、创伤或疾病期间补充类固醇[37]。然而,越来越多新的证据使得人们修订了建议(见表 15.3)。

基于循证评价的新建议表示,只有原发性肾上腺功能不全的患者才需要补充类固醇,而那些每日使用皮质类固醇的继发性肾上腺功能不全的患者无论进行何种手术只需在术前

使用平时剂量的皮质类固醇[47,48]。新建议的基本原理是,绝大多数长期服用当量或较低剂量的类固醇(如平均剂量为每日 5~10mg 的泼尼松)的肾移植或类风湿关节炎患者,肾上腺功能保持正常且小手术甚至大手术后不会出现不良后果[44,49-52]。此外,连续几年服用 5~50mg 泼尼松的患者,如果在手术前 1 周内停止使用糖皮质激素类药物,则可接受一般的手术治疗而不发生肾上腺危象[5,42,50,51]。临床医生应认识到,大型手术一般是在类似医院的环境中进行的,在这种环境下,对血压和液体平衡的密切监测有助于确保减少术后发生的不良事件。因此,表 15.3 所列的建议包括良好的术中和术后监测。

由于表 15.3 中的建议可作为指导原则,临床医生应意识到补充皮质类固醇的需要也会受到可能使手术后病程复杂化并加剧肾上腺功能不全的因素的影响。这些因素包括患者的整体身体状况,包括疼痛程度、肝功能不全、发热性疾病、败血症、失水、恶心呕吐,以及服用药物等[29,45]。建议临床医生监测患者有无出现这些情况,并谨慎选择药物。能降低血浆皮质醇水平的药物包括全麻药、咪达唑仑、巴比妥类药物、氨鲁米特(一种肾上腺皮质激素抑制药)、依托咪酯(麻醉药)、酮康唑以及肝细胞色素 P-450 氧化酶诱导剂(例如苯妥英、巴比妥类药物、利福平),它们加速了皮质醇的降解(见表 15.2)[49,53,54]。同样值得注意的是,静脉滴注大剂量甲基泼尼松龙可增强口服抗凝药物的作用(增加出血风险),从而导致肾上腺出血[55]。

肾上腺危象

肾上腺危象是一种威胁生命的紧急情况,肾上腺功能不全患者在应激、感染、手术期间或术后可能会发生肾上腺危象。这种情况需要及时诊断和立即治疗,包括静脉注射糖皮质激素(通常是推注 100mg 氢化可的松)以及液体和电解质,以纠正低血压、皮质醇缺乏和电解质异常。肌肉注射吸收缓慢,不是

急症治疗的首选。初次推注之后，每 6～8 小时缓慢静脉滴注 50mg 氢化可的松至 24 小时，常用剂量是每 24 小时 100～200mg，如有需要，辅以补液、升压、持续输注生理盐水及纠正低血糖，还要去除诱因。

牙科管理

确诊 任何病情未确诊但有肾上腺疾病的主要体征和症状的患者，应转诊至内科医生进行诊断和治疗。实验室检查和影像诊断有助于发现那些可能有肾上腺功能不全的患者。

风险评估 原发性或继发性肾上腺功能不全的风险评估应通过详细的病史采集、体格检查，以及必要时通过实验室检查和医疗咨询来确定。口腔科医生应该知道，曾患或现患肺结核、组织胞浆菌病或 HIV 感染病史会增加原发性肾上腺疾病（功能不全）的风险，因为机会性感染可能会累及肾上腺。此外，肾上腺危象更可能发生于有以下合并症的肾上腺功能不全患者：患有恶性肿瘤、严重创伤、重度疼痛、感染或脓毒症、肝硬化、使用影响皮质醇代谢或分泌的药物、近期急诊或住院治疗或需要对应激相关的皮质醇剂量进行自我调整。一般来说，三发性肾上腺功能不全的患者发生肾上腺危象的风险很低，除非接受了侵入性手术而且有上述合并症之一，加上最近停止大剂量皮质醇治疗，仅在应激性手术前停止使用糖皮质激素或者在侵入性手术前出现低血压。如果口腔科医生不确定患者的功能储备，在进行侵入性或长时间（>1 小时）手术前，建议进行实验室检查和医疗咨询。

建议 在帮助患者制订建议时，口腔科医生必须考虑肾上腺功能障碍的类型和程度，以及计划进行的牙科手术。

肾上腺功能亢进 肾上腺功能亢进或长期服用皮质类固醇的患者患高血压、糖尿病、伤口愈合延迟、骨质疏松和消化性溃疡的可能性增加。为了降低出现不良后果的风险，应在治疗开始时测量血压，并在牙科就诊期间进行监测。应测定血糖水平，并在血糖控制良好时进行侵入性手术。应安排随访以评估伤口愈合情况。由于骨质疏松症与牙周骨质丢失、植牙和骨折有关，因此需要定期测量牙周骨质丢失情况。此外，应采取措施促进骨矿化，如果骨质疏松症严重应避免大范围的颈部操作。由于有消化性溃疡的风险，长期使用类固醇的患者术后的止痛药不应包括阿司匹林和其他非甾体类抗炎药物。

肾上腺功能不全

抗生素 有感染的风险。无注意事项。

出血 一般来说，不会出现这个问题。服用肝素或其他抗凝血药的患者除外，他们肾上腺出血、术后出血和低血压的风险增加。

血压 在肾上腺功能不全患者的整个侵入性牙科手术过程中监测血压对于识别正在发生的肾上腺危象至关重要。在手术期间，应每隔 5 分钟以及在患者离开办公室前进行血压评估。收缩压低于 100mmHg 或舒张压低于 60mmHg 提示低血压。诊断为低血压要求临床医生必须采取纠正措施，这包括正确摆放患者体位（如，头部低于足部）、补液、使用血管升压药，以及评估肾上腺功能障碍或低血糖的体征。如果确定发生肾上腺危象，需要推注类固醇。

耐受治疗的能力 这些患者有发生肾上腺危象的风险。原发性肾上腺功能不全的患者，尤其是那些未经诊断或未经治疗的患者风险最高。在一项研究中，每年有 8% 的艾迪生病患者因肾上腺危象需要住院治疗[56]。相比之下，继发性或三发性肾上腺功能不全患者的风险要低得多。事实上，有证据显示绝大部分继发性或三发性肾上腺功能不全的患者可接受常规的牙科治疗，而不需补充糖皮质激素[40,42,51,52,57]。那些发热、有并发疾病、遭受持续创伤或正接受应激性外科手术或全麻，以及因原发性或严重的继发性肾上腺功能不全而导致肾上腺功能极度低下的患者有发生肾上腺危象风险[58]。建议延迟对这些患者及任何未确诊或未治疗的患者进行牙科治疗，直至患者病情稳定为止。

口腔科医生应该意识到有三个因素影响补充皮质类固醇的建议：①肾上腺功能不全的类型；②健康状况和病情稳定性；③应激水平和类型[59]。目前，只推荐原发性肾上腺功能不全的患者补充糖皮质激素，且只应用于手术、全身麻醉、牙科治疗或全身性感染时（见表 15.3）[47,50,57,60-64]。控制良好的继发性肾上腺功能不全的患者和每日或隔日使用皮质类固醇的患者如果在手术当日早上使用了常用剂量（或胃肠外剂量当量）的类固醇，通常有足够的外源性和内源性皮质醇来应对常规的牙科手术和外科手术[47]。因此，建议患者在手术的 2 小时内使用常用剂量的类固醇，并建议外科医生、麻醉师和护士注意可能发生的与患者肾上腺状态有关的并发症。与外科手术期间和术后刺激产生的皮质醇相比，常规的牙科手术刺激皮质醇产生的水平没有那么高并且不需要补充糖皮质激素，甚至在控制良好的原发性肾上腺功能不全的患者中也不需要补充[57,65]。患者术后应密切监测失血、失水和低血压情况。如果在监测过程中出现低血压，则应给予静脉补液；如果补液不能纠正血压，则应考虑补充皮质类固醇。一旦患者生命体征稳定，则恢复正常的糖皮质激素剂量。

框 15.1 显示了建议采取的其他措施，以尽量减少与手术应激有关的肾上腺危象的风险。手术应该安排在早上皮质醇水平最高的时候，而且应适当减少患者应激，因为恐惧和焦虑会增加对皮质醇的需求。N_2O-O_2 吸入剂和苯二氮䓬类镇静药[7,66]有助于减少应激和降低对皮质醇的需求[39]。相反，全身麻醉和拔管后的逆转和恢复，而非手术本身的创伤，是 ACTH、皮质醇和肾上腺素分泌的主要决定因素[66,67]。因此，全身麻醉增加了这些患者对糖皮质激素的需求。也应该谨慎使用巴比妥类药物，因为这些药物可以增强皮质醇的代谢，降低血液中的皮质醇水平[54,68,69]。此外，在征得患者内科医生的同意后，应在至少在手术前 24 小时停用抑制糖皮质激素产生的药物（见表 15.2）。

框 15.1	可能患肾上腺功能不全的患者的牙科治疗注意事项*		

P

患者评估与风险估计（patient evaluation and risk assessment）（见框 1.1）

- 评估并确定是否存在原发性或继发性肾上腺功能不全
- 当病情控制不佳（如，急性感染），临床体征和症状表明存在未确诊的疾病或诊断未明时，应就医

潜在问题和考虑因素

A

镇痛药（analgesics）	能很好地控制术后疼痛以防止发生肾上腺危象
抗生素（antibiotics）	没有问题
麻醉（anesthesia）	提供适当的手术和术后麻醉，常规使用肾上腺素（1:100 000）为宜。考虑在手术结束时使用长效局部麻醉药（如布比卡因），以提供更长时间的术后疼痛控制。全身麻醉可增加糖皮质激素的需求，并可使肾上腺功能不全的患者易发生肾上腺危象。因此，应谨慎使用
焦虑（anxiety）	如果出现肾上腺功能不全，焦虑和压力会增加发生肾上腺危象的风险。根据需要使用减轻焦虑和压力的技术

B

出血（bleeding）	减少失血
血压（blood pressure）	在整个应激性和侵入性手术过程中持续监测血压。中等手术或大手术后建议至少监测 8 小时。如果血压低于 100/60mmHg，如有需要，考虑补液、升压和补充皮质醇治疗

C

耐受治疗的能力（capacity to tolerate care）	根据表 15.2 补充足够的皮质类固醇
椅位（chair position）	低血压（如，由严重肾上腺功能不全引起）可保持仰卧位，否则可使用正常椅位

D

装置（devices）	没有问题
药物（drugs）	对原发性肾上腺功能不全患者，在手术或感染期间补充类固醇（见表 15.2）。对继发性肾上腺功能不全且正在接受手术治疗的患者，应在早晨给予平时剂量的皮质类固醇。避免使用苯巴比妥，因为它会增加皮质醇的代谢和降低血浆皮质醇水平。在征得患者内科医生的同意后，至少在术前 24 小时停用苯妥英、利福平、曲格列酮（皮质醇代谢诱导剂）、酮康唑、氟康唑、依托咪酯、美替拉酮和氨鲁米特（皮质类固醇生成抑制剂）

E

仪器（equipment）	准备好急救箱
紧急情况（emergencies）	急性肾上腺危象是一种医疗急症。此时应拨打 911，使用湿凉的毛巾或冰袋，评估和监测生命体征，开始静脉注射生理盐水，静脉注射 100mg 氢化可的松，然后用 5% 葡萄糖持续输注 100~200mg 氢化可的松，并将患者运送到急救医疗机构

F

随访（follow-up）	在术后 24 小时内，应对肾功能不全患者进行监测以保证良好的液体平衡和足够的血压。在诊疗结束时和术后 4 小时内与患者沟通，以确定患者是否出现脉搏弱、低血压、呼吸困难、肌肉痛、关节痛、肠梗阻和发热。若出现肾上腺危象的体征和症状，必须送往医院急救

*持续超过 1 小时的外科手术比短时间的手术应激性更大，被认为是大手术。进行大型手术时，应根据患者的整体健康状况考虑是否需要补充类固醇。此外，围手术期对疼痛和焦虑控制不足会增加发生肾上腺危象的风险。建议在医院进行大型的外科手术，以便在术后阶段对患者进行适当的监测。

持续超过 1 小时的外科手术比短时间的手术应激性更大，应该被认为是需要补充类固醇的大手术。血液和体液容量减少会加剧低血压，从而增加肾上腺功能不全样症状发生的风险。因此，在这种情况下，减少失血量很重要。同样，空腹状态可能导致低血糖，与肾上腺危象的特征相似，但不需要补充糖

皮质激素。

用药注意事项和药物相互作用　术后疼痛控制不佳增加发生肾上腺危象的风险。临床医生应在患者手术结束时给予长效局麻药（如布比卡因）以控制术后疼痛。由于皮质醇水平在术前或术中一般未见明显升高，但在术后升高（即手术后 1~

5 小时,与疼痛反应相适应)[40,50,61,70],且使用镇痛药和咪达唑仑[7,40]可减弱皮质醇水平的升高,建议对这些患者采用局部麻醉和镇痛药进行良好的疼痛控制。

　　紧急措施　发生肾上腺危象时,需要立即将患者置于正确的体位(即头低脚高)、补液、使用升压药、静脉注射 100mg 氢化可的松或 4mg 地塞米松,以及立即将其转运至医疗机构。

口腔表现

　　弥漫性或局灶性棕色黄斑色素沉着是原发性肾上腺功能不全的常见表现(见图 15.6)。暴露于阳光下的摩擦区域的色素沉着常常出现在口腔色素沉着之后,且伴嗜睡[71]。继发性或三发性肾上腺功能不全的患者可能有延迟愈合的倾向且易于感染,但不会出现色素沉着。

(王宏伟　陈莹莹)

参考文献

1. Stewart PM, Newell-Price JDC. The adrenal cortex. In: Melmed S, Polonsky KS, Larsen R, et al, eds. *Williams Textbook of Endocrinology*. Philadelphia: Elsevier; 2016.

2. Collins S, Caron MG, Lefkowitz RJ. Beta-adrenergic receptors in hamster smooth muscle cells are transcriptionally regulated by glucocorticoids. *J Biol Chem*. 1988;263(19):9067-9070.

3. Annetta M, Maviglia R, Proietti R, et al. Use of corticosteroids in critically ill septic patients: a review of mechanisms of adrenal insufficiency in sepsis and treatment. *Curr Drug Targets*. 2009;10(9):887-894.

4. Reisch N, Arlt W. Fine tuning for quality of life: 21st century approach to treatment of Addison's disease. *Endocrinol Metab Clin North Am*. 2009;38(2):407-418, ix-x.

5. Chernow B, Alexander HR, Smallridge RC, et al. Hormonal responses to graded surgical stress. *Arch Intern Med*. 1987;147(7):1273-1278.

6. Cooper MS, Stewart PM. Corticosteroid insufficiency in acutely ill patients. *N Engl J Med*. 2003;348(8):727-734.

7. Jerjes W, Jerjes WK, Swinson B, et al. Midazolam in the reduction of surgical stress: a randomized clinical trial. *Oral Surg Oral Med Oral Pathol Oral Radiol Endod*. 2005;100(5):564-570.

8. George JM, Reier CE, Lanese RR, et al. Morphine anesthesia blocks cortisol and growth hormone response to surgical stress in humans. *J Clin Endocrinol Metab*. 1974;38(5):736-741.

9. Raff H, Norton AJ, Flemma RJ, et al. Inhibition of the adrenocorticotropin response to surgery in humans: interaction between dexamethasone and fentanyl. *J Clin Endocrinol Metab*. 1987;65(2):295-298.

10. Gersema L, Baker K. Use of corticosteroids in oral surgery. *J Oral Maxillofac Surg*. 1992;50(3):270-277.

11. Kaufman E, Heling I, Rotstein I, et al. Intraligamentary injection of slow-release methylprednisolone for the prevention of pain after endodontic treatment. *Oral Surg Oral Med Oral Pathol*. 1994;77(6):651-654.

12. Nieman L, Swearingen B. Cushing's Syndrome and Cushing's Disease: 2013 Update; 2013. In: Society TP, editor. (Available at): https://pituitarysociety.org/sites/all/pdfs/Pituitary_Society_Cushings_brochure.pdf: SMM Global.

13. Charmandari E, Nicolaides NC, Chrousos GP. Adrenal insufficiency. *Lancet*. 2014;383(9935):2152-2167.

14. Lovas K, Husebye ES. High prevalence and increasing incidence of Addison's disease in western Norway. *Clin Endocrinol (Oxf)*. 2002;56(6):787-791.

15. Erichsen MM, Lovas K, Skinningsrud B, et al. Clinical, immunological, and genetic features of autoimmune primary adrenal insufficiency: observations from a Norwegian registry. *J Clin Endocrinol Metab*. 2009;94(12):4882-4890.

16. Willis AC, Vince FP. The prevalence of Addison's disease in Coventry, UK. *Postgrad Med J*. 1997;73(859):286-288.

17. Arlt W, Allolio B. Adrenal insufficiency. *Lancet*. 2003;361(9372):1881-1893.

18. Tomlinson JW, Holden N, Hills RK, et al. Association between premature mortality and hypopituitarism. West Midlands Prospective Hypopituitary Study Group. *Lancet*. 2001;357(9254):425-431.

19. Bergthorsdottir R, Leonsson-Zachrisson M, Oden A, et al. Premature mortality in patients with Addison's disease: a population-based study. *J Clin Endocrinol Metab*. 2006;91(12):4849-4853.

20. Mandanas S, Boudina M, Chrisoulidou A, et al. Acute adrenal insufficiency following arthroplasty: a case report and review of the literature. *BMC Res Notes*. 2013;6:370.

21. Hameed R, Zacharin MR. Cushing syndrome, adrenal suppression and local corticosteroid use. *J Paediatr Child Health*. 2006;42(6):392-394.

22. Coskey RJ. Adverse effects of corticosteroids: I. Topical and intralesional. *Clin Dermatol*. 1986;4(1):155-160.

23. Patel L, Clayton PE, Addison GM, et al. Adrenal function following topical steroid treatment in children with atopic dermatitis. *Br J Dermatol*. 1995;132(6):950-955.

24. Plemons JM, Rees TD, Zachariah NY. Absorption of a topical steroid and evaluation of adrenal suppression in patients with erosive lichen planus. *Oral Surg Oral Med Oral Pathol*. 1990;69(6):688-693.

25. Molimard M, Girodet PO, Pollet C, et al. Inhaled corticosteroids and adrenal insufficiency: prevalence and clinical presentation. *Drug Saf*. 2008;31(9):769-774.

26. Kelly HW, Nelson HS. Potential adverse effects of the inhaled corticosteroids. *J Allergy Clin Immunol*. 2003;112(3):469-478, quiz 79.

27. Glick M. Glucocorticosteroid replacement therapy: a literature review and suggested replacement therapy. *Oral Surg Oral Med Oral Pathol*. 1989;67(5):614-620.

28. Hahner S, Loeffler M, Bleicken B, et al. Epidemiology of adrenal crisis in chronic adrenal insufficiency: the need for new prevention strategies. *Eur J Endocrinol*. 2010;162(3):597-602.

29. Puar TH, Stikkelbroeck NM, Smans LC, et al. Adrenal crisis: still a deadly event in the 21(st) century. *Am J Med*. 2016;129(3):339 e1-339 e9.

30. Findling JW, Raff H. Screening and diagnosis of Cushing's syndrome. *Endocrinol Metab Clin North Am*. 2005;34(2):385-402, ix-x.

31. Wallace I, Cunningham S, Lindsay J. The diagnosis and investigation of adrenal insufficiency in adults. *Ann Clin*

Biochem. 2009;46(Pt 5):351-367.

32. Dorin RI, Qualls CR, Crapo LM. Diagnosis of adrenal insufficiency. *Ann Intern Med.* 2003;139(3):194-204.

33. Marik PE, Pastores SM, Annane D, et al. Recommendations for the diagnosis and management of corticosteroid insufficiency in critically ill adult patients: consensus statements from an international task force by the American College of Critical Care Medicine. *Crit Care Med.* 2008;36(6):1937-1949.

34. Grinspoon SK, Biller BM. Clinical review 62: laboratory assessment of adrenal insufficiency. *J Clin Endocrinol Metab.* 1994;79(4):923-931.

35. Lovas K, Husebye ES. Replacement therapy for Addison's disease: recent developments. *Expert Opin Investig Drugs.* 2008;17(4):497-509.

36. Falorni A, Minarelli V, Morelli S. Therapy of adrenal insufficiency: an update. *Endocrine.* 2013;43(3): 514-528.

37. Salem M, Tainsh RE Jr, Bromberg J, et al. Perioperative glucocorticoid coverage. A reassessment 42 years after emergence of a problem. *Ann Surg.* 1994;219(4):416-425.

38. Jung C, Inder WJ. Management of adrenal insufficiency during the stress of medical illness and surgery. *Med J Aust.* 2008;188(7):409-413.

39. Thomasson B. Studies on the content of 17-hydroxycorti-costeroids and its diurnal rhythm in the plasma of surgical patients. *Scand J Clin Lab Invest.* 1959;11(suppl 42):1-180.

40. Banks P. The adreno-cortical response to oral surgery. *Br J Oral Surg.* 1970;8(1):32-44.

41. Kehlet H. *Clinical Course and Hypothalamic-Pituitary-Adrenocortical Function in Glucocorticoid-Treated SURGICAL patients.* Copenhagen: FADL's Forlag; 1976.

42. Kehlet H, Binder C. Adrenocortical function and clinical course during and after surgery in unsupplemented glucocorticoid-treated patients. *Br J Anaesth.* 1973;45(10):1043-1048.

43. Udelsman R, Holbrook NJ. Endocrine and molecular responses to surgical stress. *Curr Probl Surg.* 1994;31(8):653-720.

44. Shapiro R, Carroll PB, Tzakis AG, et al. Adrenal reserve in renal transplant recipients with cyclosporine, azathioprine, and prednisone immunosuppression. *Transplantation.* 1990;49(5):1011-1013.

45. Fraser CG, Preuss FS, Bigford WD. Adrenal atrophy and irreversible shock associated with cortisone therapy. *J Am Med Assoc.* 1952;149(17):1542-1543.

46. Lewis L, Robinson RF, Yee J, et al. Fatal adrenal cortical insufficiency precipitated by surgery during prolonged continuous cortisone treatment. *Ann Intern Med.* 1953;39(1):116-126.

47. Marik PE, Varon J. Requirement of perioperative stress doses of corticosteroids: a systematic review of the literature. *Arch Surg.* 2008;143(12):1222-1226.

48. Yong SL, Coulthard P, Wrzosek A. Supplemental perioperative steroids for surgical patients with adrenal insufficiency. *Cochrane Database Syst Rev.* 2012;(12):CD005367.

49. Jasani MK, Freeman PA, Boyle JA, et al. Cardiovascular and plasma cortisol responses to surgery in corticosteroid-treated R. A. patients. *Acta Rheumatol Scand.* 1968;14(1):65-70.

50. Plumpton FS, Besser GM, Cole PV. Corticosteroid treatment and surgery. 2. The management of steroid cover. *Anaesthesia.* 1969;24(1):12-18.

51. Bromberg JS, Baliga P, Cofer JB, et al. Stress steroids are not required for patients receiving a renal allograft and undergoing operation. *J Am Coll Surg.* 1995;180(5):532-536.

52. Friedman RJ, Schiff CF, Bromberg JS. Use of supplemental steroids in patients having orthopaedic operations. *J Bone Joint Surg Am.* 1995;77(12):1801-1806.

53. Lehtinen AM, Hovorka J, Widholm O. Modification of aspects of the endocrine response to tracheal intubation by lignocaine, halothane and thiopentone. *Br J Anaesth.* 1984;56(3):239-246.

54. Oyama T, Takiguchi M, Aoki N, et al. Adrenocortical function related to thiopental-nitrous oxide-oxygen anesthesia and surgery in man. *Anesth Analg.* 1971;50(5):727-731.

55. Costedoat-Chalumeau N, Amoura Z, Aymard G, et al. Potentiation of vitamin K antagonists by high-dose intravenous methylprednisolone. *Ann Intern Med.* 2000;132(8):631-635.

56. White K, Arlt W. Adrenal crisis in treated Addison's disease: a predictable but under-managed event. *Eur J Endocrinol.* 2010;162(1):115-120.

57. Miller CS, Little JW, Falace DA. Supplemental corticosteroids for dental patients with adrenal insufficiency: reconsideration of the problem. *J Am Dent Assoc.* 2001;132(11):1570-1579, quiz 96-7.

58. Hannig KE, Poulsen PL, Tonnesen EK, et al. [Recommendations for supplementary intravenous glucocorticosteroids in patients on long-term steroid therapy–a systematic review]. *Ugeskr Laeger.* 2012;174(50):3155-3159.

59. Khalaf MW, Khader R, Cobetto G, et al. Risk of adrenal crisis in dental patients: results of a systematic search of the literature. *J Am Dent Assoc.* 2013;144(2):152-160.

60. Milenkovic A, Markovic D, Zdravkovic D, et al. Adrenal crisis provoked by dental infection: case report and review of the literature. *Oral Surg Oral Med Oral Pathol Oral Radiol Endod.* 2010;110(3):325-329.

61. Ziccardi VB, Abubaker AO, Sotereanos GC, et al. Precipitation of an Addisonian crisis during dental surgery: recognition and management. *Compendium.* 1992;13(6):518. 20, 22-4.

62. Broutsas MG, Seldin R. Adrenal crisis after tooth extractions in an adrenalectomized patient: report of case. *J Oral Surg.* 1972;30(4):301-302.

63. Cawson RA, James J. Adrenal crisis in a dental patient having systemic corticosteroids. *Br J Oral Surg.* 1973;10(3):305-309.

64. Scheitler LE, Tucker WM, Christian DC. Adrenal insufficiency: report of case. *Spec Care Dentist.* 1984;4(1):22-24.

65. Miller CS, Dembo JB, Falace DA, et al. Salivary cortisol response to dental treatment of varying stress. *Oral Surg Oral Med Oral Pathol Oral Radiol Endod.* 1995;79(4):436-441.

66. Hempenstall PD, Campbell JP, Bajurnow AT, et al. Cardiovascular, biochemical, and hormonal responses to

intravenous sedation with local analgesia versus general anesthesia in patients undergoing oral surgery. *J Oral Maxillofac Surg.* 1986;44(6):441-446.

67. Udelsman R, Norton JA, Jelenich SE, et al. Responses of the hypothalamic-pituitary-adrenal and renin-angiotensin axes and the sympathetic system during controlled surgical and anesthetic stress. *J Clin Endocrinol Metab.* 1987;64(5):986-994.

68. Parnell AG. Adrenal crisis and the dental surgeon. *Br Dent J.* 1964;116:294-298.

69. Siker ES, Lipschitz E, Klein R. The effect of preanesthetic medications on the blood level of 17-hydroxycorticosteroids. *Ann Surg.* 1956;143(1):88-91.

70. Shannon IL, Isbell GM, Prigmore JR, et al. Stress in dental patients. II. The serum free 17-hydroxycorticosteroid response in routinely appointed patients undergoing simple exodontia. *Oral Surg Oral Med Oral Pathol.* 1962;15:1142-1146.

71. Nieman LK, Chanco Turner ML. Addison's disease. *Clin Dermatol.* 2006;24(4):276-280.

第 16 章　甲状腺疾病

定义

接受牙科治疗患者的甲状腺疾病在几个方面应引起关注。未诊断或控制不良的甲状腺疾病,可能会影响原本完全合适的牙科治疗的预后。口腔科医生在对患者进行头颈部检查的过程中发现该病的早期症状和体征,可将患者转诊行医疗评估和治疗。在某些情况下,这种干预可以挽救生命;在另一些情况下,可以提高患者的生活质量和避免某些甲状腺疾病的并发症,特别是在提供牙科护理的情况下。

本章重点介绍甲状腺功能亢进(甲状腺功能亢进症或甲状腺毒症)、甲状腺功能低下(甲状腺功能减退症、黏液性水肿或先天性甲状腺功能减退症)、甲状腺炎,以及可能是癌症病变的诊断(表 16.1)[1-4]。

表 16.1　甲状腺疾病的病因			
甲状腺疾病	病因	甲状腺疾病	病因
甲状腺功能亢进症	原发性甲状腺功能亢进 • Graves 病 • 毒性多结节性甲状腺肿 • 毒性腺瘤 继发性甲状腺功能亢进 • 垂体腺瘤——分泌促甲状腺激素 • 促甲状腺激素分泌异常(垂体性) • 滋养层分泌人绒毛膜促性腺激素 不伴甲状腺功能亢进 • 激素渗漏——亚急性甲状腺炎 • 使用外源性甲状腺激素(人为的) • 碎牛肉中含有牛甲状腺 • 转移性甲状腺癌 • 医源性(使用过量甲状腺激素)		• 先天性促甲状腺激素受体基因突变 • 碘缺乏 • 药源性:硫代酰胺、锂,以及其他药物 • 甲状腺发育不良或发育异常 继发性甲状腺功能减退 • 垂体性 • 全垂体功能减退(肿瘤、放射线、外科手术) • 单纯性促甲状腺激素缺乏 • 下丘脑性 • 先天性 • 感染 • 浸润性疾病(结节病、肉芽肿) 暂时性甲状腺功能减退 • 静息型和亚急性甲状腺炎 • 停用甲状腺素
甲状腺功能减退症(呆小病、黏液水肿)	原发性萎缩性甲状腺功能减退 • 甲状腺组织数量不足 　• 自身免疫导致甲状腺组织破坏:桥本甲状腺炎(甲状腺萎缩和肿大)、Graves 病(晚期) 　• 医源性操作导致甲状腺组织破坏:[131]I 治疗、外科甲状腺切除、甲状腺外照射 　• 浸润性疾病导致甲状腺组织破坏:淀粉样变性、淋巴瘤、系统性硬化症 • 甲状腺激素合成障碍 　• 先天性酶缺陷	甲状腺炎	广泛性甲状腺激素抵抗 急性化脓性甲状腺炎 亚急性疼痛性甲状腺炎 亚急性无痛性甲状腺炎 桥本甲状腺炎 慢性纤维性(Riedel)甲状腺炎
		甲状腺肿瘤	甲状腺腺瘤 甲状腺癌 其他

并发症

甲状腺疾病控制不良的患者可能会出现并发症。甲状腺功能亢进症患者易与肾上腺素、危及生命的心律失常、充血性心力衰竭(congestive heart failure,CHF)和甲状腺毒性危象(甲状腺危象,由感染或外科手术引起)发生不良相互作用。甲状腺功能减退症患者可能发生的并发症包括对中枢神经系统(central nervous system,CNS)抑制剂(镇静剂和麻醉性镇痛药)的过度反应和由中枢神经系统抑制剂、感染或外科手术引起的黏液性昏迷[2,5-8]。

甲状腺

　　甲状腺位于颈前部,在甲状腺软骨下方和两侧,由甲状腺舌管和部分后鳃体发育而来[9,10](图 16.1)。它包含两个侧叶和连接侧叶的峡部。可以分辨出腺体组织的上部,或称锥体叶。沿着甲状腺舌管路径的任何部位都可以找到甲状腺组织,从它的起源(舌中线后部)到它的末端(甲状腺,在颈部)[9-12]。在极少数情况下,整个甲状腺位于前纵隔室内;然而,在大多数人中,残余的导管萎缩并消失[9,11,12]。甲状腺舌管通过发育中的舌骨区域,管道的残余物可能会闭合或被骨包围[10]。异位甲状腺组织可能分泌甲状腺激素或成为囊肿(图 16.2)或肿瘤[10,12,13]。在少数人中,唯一的功能性甲状腺组织出现在这些异位组织中[10,12]。

　　甲状旁腺由第三和第四咽囊形成,并嵌入甲状腺内[14]。来自后鳃体的神经嵴细胞产生甲状腺髓质 C 细胞,C 细胞分泌降钙素——一种降钙激素。这些 C 细胞遍布甲状腺[12,15]。

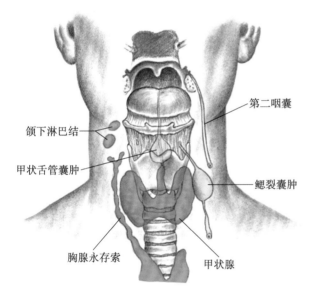

图 16.1　甲状舌管囊肿与鳃裂囊肿的发展(引自 Seidel HM,et al:*Mosby's guide to physical examination*,ed 7,St. Louis,2011,Mosby.)

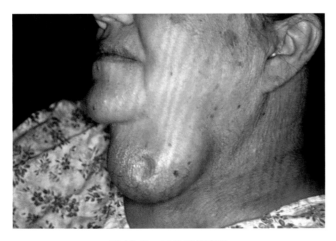

图 16.2　甲状舌管囊肿

甲状腺肿大和结节

　　广泛性甲状腺肿大,称为甲状腺肿,可为弥漫性(图 16.3)或结节性(图 16.4),甲状腺肿可为功能性甲状腺肿或非功能性甲状腺肿[11,16-18]。

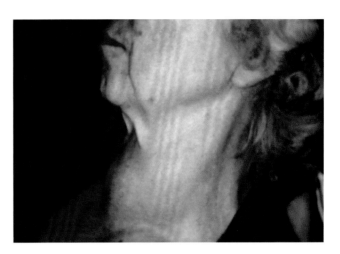

图 16.3　Graves 病导致甲状腺弥漫性增大(甲状腺肿)

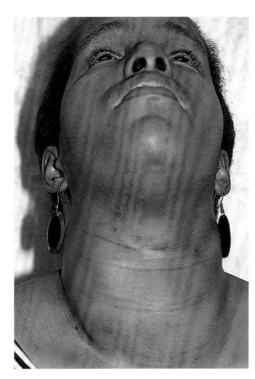

图 16.4　多结节性甲状腺肿(引自 Swartz MH:*Textbook of physical diagnosis:history and examination*,ed 6,Philadelphia,2010,Saunders.)

　　从功能上看,甲状腺肿大可分为三种类型:原发性甲状腺肿(单纯性甲状腺肿和甲状腺癌)、甲状腺刺激性继发性甲状腺肿(Graves 病和先天性遗传性甲状腺肿),以及甲状腺浸润性继发性甲状腺肿(桥本甲状腺炎、亚急性疼痛性甲状腺炎、Riedel 甲状腺炎和甲状腺转移性肿瘤)。单纯性甲状腺肿约占甲状腺肿大的 75%[16]。大部分甲状腺肿是非功能性的,并且甲状腺功能正常。Graves 病的甲状腺肿与甲状腺功能亢进有关[11,16]。桥本甲状腺炎导致甲状腺功能减退和甲状腺肿大[16,19]。相比之下，亚急性甲状腺炎引起的甲状腺肿大，患者则会出现短暂的甲状腺功能亢进[16]。甲状腺结节可为增生性结节、腺瘤或癌。增生性结节和腺瘤可以是功能性的（图 16.5）或非功能性的。大多数甲状腺癌是非功能性的[11,16,20,21]。甲状腺癌最常表现为单个结节，但可作为多个病灶出现，或在极少数情况下，可发生在良性甲状腺肿[11,16,20,21]。

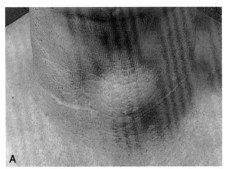

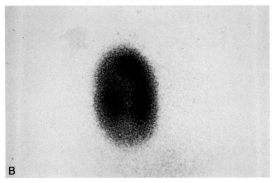

图 16.5　A，甲状腺毒性腺瘤引起甲状腺功能亢进。B，使用锝-高锝酸盐扫描显示右侧甲状腺中的毒性腺瘤（引自 Forbes CD，Jackson WF：*Color atlas and text of clinical medicine*，ed 3，Edinburgh，2003，Mosby.）

甲状腺的功能

甲状腺分泌三种激素，包括：甲状腺素（T_4）、三碘甲状腺原氨酸（T_3）和降钙素[17,22,23]。T_3 和 T_4 统称为甲状腺激素。甲状腺激素影响组织的生长和成熟、细胞呼吸和总能量消耗。这种激素参与了几乎所有物质、维生素和激素的转换[8,17,22-24]。

大多数甲状腺活动（代谢和发育）是通过组织特异性的核受体活性介导的[17,25]。甲状腺受体通过改变基因表达来对甲状腺激素浓度的变化（主要是 T_3）做出反应。这种基因转录谱的改变被认为是甲状腺激素引起的大部分能够观察到的生理效应的主要原因，尽管甲状腺激素有些作用不涉及基因转录[23]。甲状腺激素增加耗氧量、增加产热和低密度脂蛋白（low-density lipoprotein，LDL）受体的表达，导致 LDL 胆固醇加速降解。在心肌中，T_3 通过改变肌球蛋白重链和肌浆网腺苷三磷酸酶（ATP酶）来增加心肌细胞的收缩和舒张能力。在心脏传导系统中，T_3 通过改变窦房结去极化和复极化来提高心率。甲状腺激素的其他生理作用包括提高警惕性、增加通气、促进胃肠运动和

骨转换。在胎儿发育过程中，甲状腺激素在脑发育和骨骼成熟中起着至关重要的作用[11,24]。

降钙素与甲状旁腺激素和维生素 D 一起参与调节血清钙、磷水平和骨重建。（这种激素及其作用在第 12 章作进一步讨论[17,22,23]。）

流行病学

大约 12% 的美国人在其一生中会患甲状腺疾病。在美国，Graves 病是导致甲状腺机能亢进症最常见的病因，其发病率在女性中高达 2%，在男性中为 0.2%。甲状腺疾病在青春期之前很少见，通常发生在十几岁到 40 多岁的患者身上，有时也会发生在老年人身上[5,8,16,24,26]。

大约每 4 000 名新生儿中就有 1 例出现先天性甲状腺功能减退。大多数病例（80% ~ 85%）是由甲状腺发育不良引起的，其发病率是女孩的 2 倍。自身免疫性甲状腺功能减退症的年发病率为每 1 000 名妇女中有 4 例，每 1 000 名男子中有 1 例。患病率随年龄增长而增加，平均诊断年龄为 60 岁。6% ~ 8% 的女性（60 岁以上的妇女为 10%）和 3% 的男性诊断为亚临床甲状腺功能减退症[27,28]。

亚急性疼痛性甲状腺炎占所有甲状腺疾病医疗咨询的5%，女性比男性多 3 倍。亚急性无痛性甲状腺炎发生于有自身免疫性甲状腺疾病的患者，据报道在妊娠后 3 ~ 6 个月高达5% 的妇女患上了亚急性无痛性甲状腺炎。因此，其被称为产后甲状腺炎。Riedel 甲状腺炎是一种罕见的慢性甲状腺炎，通常发生在中年妇女身上。急性化脓性甲状腺炎少见[11,16,26,28,29]。

在美国，大约有 5% 的成年人有甲状腺结节[11,16,20]。据报道，孤立性甲状腺结节癌的发生率约为 1% ~ 5%[11,16,20]。在过去的 10 年中，甲状腺癌的发病率以每年约 5% 的速度增长[20,30,31]。2015 年，国家癌症研究所估计总共有 62 450 例甲状腺癌新发病例，其中约有 1 950 例死亡[31]。甲状腺癌的 5 年生存率是97%[31]。在牙科诊疗中，平均每 2 000 名患者就大约有 20 ~ 150名患者会有某种甲状腺疾病。

病因

表 16.1 列出了甲状腺疾病的多种病因，主要分为甲状腺功能亢进、甲状腺功能减退、甲状腺炎和肿瘤四大类。每种都会影响循环甲状腺激素的量和患者的生活质量[8,19,21,32]。

口腔科医生应该意识到，血中 T_4 和 T_3 的水平是通过下丘脑-垂体-甲状腺轴介导的伺服反馈机制来控制的（图 16.6）。该系统主要通过代谢需求的增加或减少来进行调节。药物、疾病、甲状腺疾病、垂体疾病和年龄可能会影响这一平衡[16,17,23,33]。正常情况下，促甲状腺激素释放激素（thyrotropin-releasing hormone，TRH）是由下丘脑对外界刺激[例如压力、疾病、代谢需求、T_3 水平低（其次是 T_4 水平低）]做出反应而释放的。TRH刺激垂体释放促甲状腺素（thyroid stimulating hormone，TSH），引起甲状腺分泌 T_4 和 T_3。T_4 和 T_3 也会直接影响垂体，T_4 和T_3 水平升高会抑制 TSH 的释放，降低会刺激 TSH 释放。血液中的 T_4 和 T_3 几乎完全与血浆蛋白结合[5,16,17,23,33]。

结合血浆蛋白由甲状腺素结合球蛋白（thyroxine-binding globulin，TBG），转甲状腺素蛋白和甲状腺结合白蛋白（thyroid-binding albumin，TBA）组成。少量 T_3 和 T_4 与高密度脂蛋白结

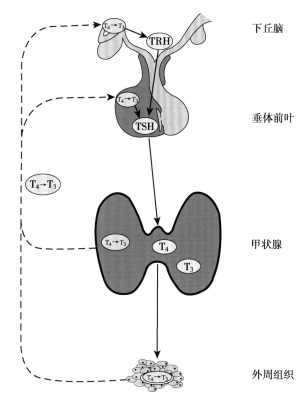

图 16.6 下丘脑-垂体-甲状腺轴。实线对应刺激效应，虚线描述抑制效应。垂体和下丘脑中甲状腺素(T_4)向三碘甲状腺原氨酸(T_3)的转化是由Ⅱ型 5′-脱碘酶介导的。这个过程在整个中枢神经系统、甲状腺和肌肉中也极其重要。Ⅰ型 5′-脱碘酶(对丙硫氧嘧啶敏感)在肝脏、肾脏和甲状腺功能中起重要作用。TSH，促甲状腺素，TRH，促甲状腺激素释放激素(改编自 DeGroot LJ，Jameson JL：Endocrinology，ed 5，vol 2，Philadelphia，2006，Saunders)

合[11]。最重要的血清甲状腺激素结合蛋白是 TBG，结合了大约 70%的 T_4 和 75% ~ 80%的 T_3[11]。血浆中大约只有 0.02% ~ 0.03%的游离 T_4 和 0.3%的游离 T_3[9,11,16]。

发病机制

甲状腺功能减退与血浆 T_3 和 T_4 水平降低有关，这通常见于患病和药物治疗的老年人，因为疾病和衰老可降低 T_4 到 T_3 的转化率[34]。

蛋白质异常也会影响 T_4 和 T_3 的水平。

甲状腺内各种甲状腺结构的抗体与甲状腺自身免疫性疾病(即 Graves 病和桥本甲状腺炎)有关。自身免疫性甲状腺疾病中最常见的三种自身抗体是：TSH 受体抗体(TSH receptor antibodies，TSHRAb)，甲状腺过氧化物酶抗体(thyroid peroxidase antibodies，TPoAb)和甲状腺球蛋白抗体(thyroglobulin antibodies，TgAb)[35]。TSHRAb 不存在于一般人群中，但 80% ~ 95%的 Graves 病患者和 10% ~ 20%的自身免疫性甲状腺炎患者中存在这种抗体。Graves 病患者中的大多数 TSHRAb 是刺激性抗体，刺激甲状腺激素的释放。然而，Graves 病患者中也出现 TSH 受体的阻断抗体，阻止了甲状腺激素的释放。这些 TSH 受体抗体的比例决定了患者的临床状况和甲状腺的功能

状态[5,26,35]。

约 10% ~ 20%的普通人群体内存在 TgAb，50% ~ 70%的 Graves 病患者以及 80% ~ 90%自身免疫性甲状腺炎患者出现 TgAb 阳性[7,12,19]。8% ~ 27%的普通人群会出现 TPoAb。但是在 Graves 病患者中是 50% ~ 80%，而自身免疫性甲状腺炎的患者中则是超过 90%[5,16,26,35]。

实验室检查和诊断结果

有几项检查可以检测甲状腺的功能。高特异性、高灵敏度的放射免疫分析常用于测定血清 T_4 和 T_3 的浓度，很少用于反三碘甲状腺原氨酸(reverse T_3，rT_3)浓度的测定。T_4 和 T_3 的正常值范围见表 16.2[36]，其水平升高通常提示着甲状腺功能亢进，而较低的水平通常提示甲状腺功能减退。游离甲状腺激素水平与代谢状态的相关性通常优于总激素水平[5,17,36]。

免疫放射或化学发光法测定基础血清 TSH 浓度有助于诊断甲状腺功能亢进症和甲状腺功能减退症(TSH 的正常范围，见表 16.2)。在甲状腺功能亢进症的病例中，TSH 水平几乎总是很低或无法检测到。TSH 水平升高提示甲状腺功能减退症[5,17,36,37]。

表 16.2 实验室检查		
检查	正常值范围	意义
放射性碘摄取量	5% ~ 30%	升高：甲状腺功能亢进症
		降低：甲状腺功能减退症
促甲状腺激素	0.5 ~ 4.5mIU/L	升高：甲状腺功能减退症
		降低：甲状腺功能亢进症
血清总 T_4	5 ~ 12μg/dl	升高：甲状腺功能亢进症
	64 ~ 154nmol/L	降低：甲状腺功能减退症
游离 T_4	1.0 ~ 3.0ng/dl	升高：甲状腺功能亢进症
	13 ~ 39pmol/L	降低：甲状腺功能减退症
血清总 T_3	1.2 ~ 2.9nmol/L	升高：甲状腺功能亢进症
	80 ~ 190ng/dl	降低：甲状腺功能减退症
游离 T_3	0.25 ~ 0.65ng/dl	升高：甲状腺功能亢进症
	3.8 ~ 10nmol/L	降低：甲状腺功能减退症

直接检测甲状腺的功能也涉及放射性碘(radioactive iodine，RAI)的使用。最常见的是测量甲状腺放射性碘的摄取(radioactive iodine uptake，RAIU)。[131]I 已被用于这项检查，但 [123]I 是首选的，因为它使患者暴露在较低的辐射剂量下。RAIU 在给予同位素后 24 小时测定，其与血浆碘化物浓度成反比，与甲状腺功能状态直接相关。在美国，正常的 24 小时 RAIU 是 15% ~ 30%。RAIU 很难区分正常和甲状腺功能低下的状态。高于正常范围的值通常表示甲状腺功能亢进[36,37]。

在特定病例中使用的其他检查包括 TSH 刺激试验、T_3 抑制试验、以及测量 TSHRAb、TSHR 阻断抗体、TPoAb 和 TgAb 的

放射检测技术[17,36]。甲状腺扫描通常用于定位甲状腺结节和功能性异位甲状腺组织。注射[123]I 或[99]Tc,扫描仪定位放射性浓度区域,可以识别 1cm 或以上的结节。当使用针孔甲状腺扫描时,可发现 2~3mm 的病变[16,36,38,39]。

超声检查可用于检测甲状腺病变,可识别 1~2mm 大小的结节。还可用于鉴别实性和囊性病变、测量甲状腺、指导针吸囊肿或甲状腺肿块的活检。计算机断层扫描(computed tomography, CT)和磁共振成像(magnetic resonance imaging, MRI)主要用于甲状腺癌术后的治疗。这些影像学手段也用于术前评估较大的从甲状腺延伸到邻近组织的病变(直径>3cm)[16,36,38,39]。

甲状腺毒症(甲状腺功能亢进症)

甲状腺毒症是指血液中 T$_4$ 和 T$_3$ 过多,可能是异位甲状腺组织、多结节性甲状腺肿或甲状腺腺瘤产生过量甲状腺激素的结果,也可能与亚急性甲状腺炎(疼痛性和无痛性)、垂体前部疾病、摄入甲状腺激素(人为的甲状腺毒血症)或含有甲状腺激素的食物有关。当发生甲状腺毒症时,最常与 Graves 病、毒性结节性甲状腺肿、急性甲状腺炎有关[11,17,24,26]。

Graves 病是一种自身免疫性疾病,甲状腺刺激性免疫球蛋白结合并激活甲状腺受体,引起甲状腺生长和刺激甲状腺滤泡合成 T$_4$ 和 T$_3$ 增加[11,17,26]。Graves 病的主要危险因素是基因突变[即 CD40 易感基因、细胞毒性 T 淋巴细胞抗原(CTLA-4)、甲状腺球蛋白、TSH 受体和 PTPN22[26])]和女性性别,部分原因是雌激素对自身免疫反应的调节。这种疾病在女性中更为常见(男女比例为 1:10),可在青春期、妊娠期或更年期时表现出来(见图 16.3)[5]。据报道遗传倾向以及情绪压力,如严重的恐惧或与亲人的分离,与其发病有关。该病可能以循环的模式发生,然后可能"自行消退"或继续处于活动状态[11,17,26]。EB(Epstein-Barr)病毒感染在 Graves 病和桥本甲状腺炎患者产生自身抗体中起着重要作用[40]。

临床表现

症状和体征　甲状腺激素过量的直接和间接作用引起 Graves 病的临床表现。最常见的症状和体征是紧张、疲劳、心跳加速或心悸、怕热和体重减轻(见表 16.3)。这些表现在 50%

表 16.3	甲状腺疾病的临床表现和治疗		
疾病	症状和体征	实验室检查	治疗
甲状腺功能亢进症	骨骼:骨质疏松 心血管:心悸、心动过速、心律失常、高血压、心脏扩大、充血性心衰、心绞痛、心肌梗死 GI:体重下降、食欲增加、恶性贫血 CNS:焦虑、不安、睡眠障碍、情绪不稳定、注意力不集中、乏力、震颤(手、手指、舌头) 皮肤:红斑、毛发细软、脱发、指甲变软 眼部:上眼睑挛缩、突眼、角膜溃疡、眼肌无力 其他:患糖尿病风险增加、血清胆固醇水平降低、血小板减少症风险增加、出汗	T$_4$:升高 T$_3$:升高 TSH:无或非常低 TBG:升高 正常值范围: T$_4$:5~12μg/dl 或 64~154nmol/L T$_3$:80~190ng/dl 或 1.2~2.9nmol/L TSH:0.5~4.5mIU/L TBG:1~25ng/ml	抗甲状腺药:丙硫氧嘧啶、卡比马唑、甲巯咪唑 RAI 甲状腺次全切除 普萘洛尔:用于甲状腺毒症的交感神经兴奋症状(出汗,震颤和心动过速)
甲状腺功能减退症	肌肉骨骼:关节炎、肌痉挛 心血管:气促、低血压、脉率缓慢 GI:便秘、厌食、恶心或呕吐 CNS:反应迟钝、嗜睡、头痛 全身情况:皮肤干燥、粗糙、毛发干燥;疲乏、水肿(手部、脸部、眼部肿胀)、怕冷;声音嘶哑;体重增加	T$_4$:降低 T$_3$:降低 TSH:升高 TBG:降低	左甲状腺素钠 三碘甲状腺原氨酸钠
甲状腺炎	桥本甲状腺炎:甲状腺肿、质韧如橡皮,甲状腺功能减退发展较晚	疾病晚期:T$_4$、T$_3$ 和 TBG 下降;TSH 升高	甲状腺激素;极少数情况下需要手术(压迫重要组织)
	亚急性疼痛性甲状腺炎:甲状腺肿大、质硬、疼痛,疼痛可放射至耳部或下颌	甲状腺功能亢进恢复正常	阿司匹林、泼尼松、普萘洛尔用于甲状腺毒症
	急性化脓性甲状腺炎:腺体疼痛、发热、不适	甲状腺功能正常	切开引流、适量使用抗生素
	慢性纤维性甲状腺炎:腺体肿大、质硬、固定	通常保持甲状腺功能正常;可能出现甲状腺功能减退	通常缺乏特异性治疗;若重要器官受压可进行手术、补充甲状腺激素
	急性无痛性甲状腺炎:甲状腺肿大、质硬、无痛	甲状腺功能亢进持续约 5~6 个月,后恢复正常	普萘洛尔用于治疗甲状腺毒症

CNS,中枢神经系统;GI,胃肠道;RAI,放射性碘;T$_3$,三碘甲状腺原氨酸;T4,四碘甲状腺原氨酸(甲状腺素);TBG,甲状腺结合球蛋白;TSH,促甲状腺素

引自参考文献[11,17,26,28,46]

以上的确诊患者中都有报道。随着年龄的增长,体重减轻和食欲下降变得越来越多见,易怒和怕热越来越少见。房颤在 50 岁以下的患者中很少见,但大约 20% 的老年患者会发生房颤。患者的皮肤温暖湿润、肤色红润,且容易脸红。可能会出现手掌红斑,常有大量出汗,许多患者皮肤明显过度黑色素沉着,但口腔粘膜色素沉着尚未报道。此外,患者的毛发变得细脆,指甲变软[5,11,17,26]。

大约 50% 的患者会出现 Graves 眼病,其特征是眼外肌的水肿和炎症,以及眼眶结缔组织和脂肪的增加。Graves 眼病是一种器官特异性自身免疫过程,与 Graves 病甲状腺功能亢进密切相关。虽然可以成功治疗甲状腺功能亢进症,但 Graves 眼病往往是该病患者长期残疾的最大原因。图 16.7 和图 16.8 显示与 Graves 眼病有关的变化(眼睑退缩、眼球下垂、眼眶周围水肿、结膜水肿和双侧眼球突出)。本病可因暴露性角膜炎或压迫性视神经病变导致失明[41,42]。

此外,大多数甲状腺毒症患者出现与 Graves 眼病无关的眼部体征。这些体征(如,凝视时眼裂增宽、瞬目减少、眼睑迟滞、眼睑抽动、向上看时无额纹)是由于过度刺激交感神经所致,并且在纠正甲状腺毒症后这些症状通常会消失[41,42]。

另一个并发症是皮肤病变(图 16.9),约 1%~2% 的 Graves 病患者会出现[5]。病灶区的皮肤病变是由于淋巴细胞浸润、成纤维细胞的淋巴因子活化,以及透明质酸和硫酸软骨素在真皮

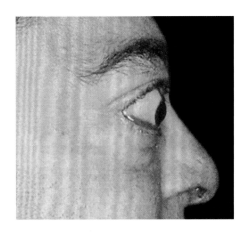

图 16.8　Graves 病的眼球突出可以是单侧的或双侧的。眼球前突是由于眶内容物体积的增加造成的(引自 Stein HA,Stein RM,Freeman MI:*The ophthalmic assistant:a text for allied and associated ophthalmic personnel*,ed 8,Philadelphia,2006,Mosby.)

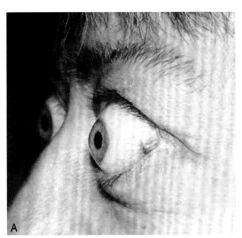

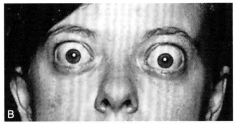

图 16.7　Graves 病的眼睑变化。A,眼睑退缩是 Graves 病的一种常见的眼部症状。当在上眼睑的下边缘和角膜之间可见巩膜时,就可以认为出现了眼睑退缩。B,Graves 病的眼球突出是由于黏液多糖浸润导致眼眶内肌肉和脂肪的增多。(A,引自 Goldman L,Ausiello D:*Cecil textbook of medicine*,ed 23,Philadelphia,2008。Saunders.B,引自 Seidel H:*Mosby's guide to physical examination*,4th ed 4,St. Louis,1999,Mosby)

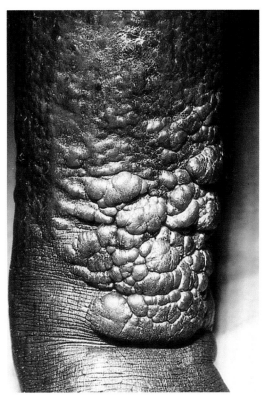

图 16.9　Graves 病患者的浸润性皮肤病变。通常在胫前区(胫前黏液性水肿)发现腿部皮肤的色素沉着、非凹陷性硬结。病变质硬,边界清楚(引自 Melmed S,Polonsky K,Larsen P,et al:*Williams textbook of endocrinology*,ed 12,Philadelphia,2011,Saunders. 由 Dr. Andrew Werner,New York,NY 提供)

中沉积的结果。慢性病变可形成结节、斑块及非凹陷性水肿。这些病变在小腿前外侧最常见。患皮肤病的 Graves 病患者几乎都出现严重的眼病[5,11,26,41,42]。

甲状腺肢端肥大症是 Graves 病的另一罕见表现。该特征与存在 TgAb 有关（图 16.10）。其特点是手指和脚趾的末节指骨软组织肿胀，被覆的皮肤常常变色、增厚。出现骨膜下新骨形成，以及皮肤中糖胺聚糖沉积[5,26]。

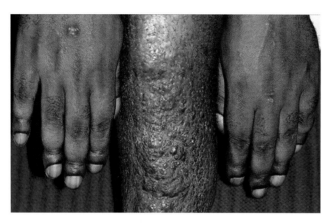

图 16.10　甲状腺肢端肥大症。甲状腺肢端肥大症是自身免疫性甲状腺疾病的一种极端表现，表现为杵状指、指趾肿胀和四肢骨膜反应（引自 James WD，Berger T，Elston DMD：*Andrew's disease of the skin*，ed 11，London，2011，Saunders.）

由甲状腺激素分泌过多引起的代谢活动增强会导致循环需求增加、每搏输出量和心率增加，以及脉压增大，引起心悸。许多患者发生室上性心律失常。可能会发生充血性心衰，而且通常对洋地黄的作用有一定的抵抗。未治疗或未完全治疗的甲状腺毒症患者对肾上腺素或其他升压胺的作用高度敏感，因此在这种情况下禁止使用这些药物。然而，经过良好的医疗管理，可以恢复使用这些药物[11,26,41]。

某些患者可能会发生与心衰无关的呼吸困难，是由于呼吸肌无力引起的肺活量下降导致的。年轻患者常有食欲增加，但是体重减轻。排便次数增加，大便不成形。厌食、恶心和呕吐少见，一旦出现，可能提示甲状腺危象。胃溃疡很少见，尽管这些患者中有许多患有胃酸缺乏症，约 3% 患有恶性贫血[11,26,28]。

甲状腺毒症患者易感到紧张、情绪不稳定、易发脾气和经常哭泣，可能会出现严重的精神反应。患者静坐不能、多动、经常出现手和舌震颤，以及眼睑下垂；此外，全身肌肉无力可能导致容易疲劳（见表 16.2）[11,26,28]。

甲状腺毒症患者尿和粪便中钙和磷的排泄量增加，X 线片显示骨丢失增加。有时会出现高钙血症，但血清碱性磷酸酶水平通常是正常的。年轻患者的骨龄提前（见第 12 章）[12,26,28]。糖耐量异常和糖尿病伴甲状腺功能亢进很罕见。正在接受胰岛素治疗的糖尿病患者，如果患 Graves 病，需要增加胰岛素的剂量[41]。甲状腺毒症患者单个红细胞（red blood cells，RBC）通常正常，但红细胞体积增大，以携带代谢活动增强所需的额外氧。除了循环红细胞总数的增加，骨髓红系增生，对维生素 B_{12} 和叶酸的需求也增加了。白细胞（white blood cells，WBC）计数可能由于中性粒细胞的减少而减少，但嗜酸性粒细胞的绝对数可能增加。一些患者脾脏和淋巴结肿大，据报道患者血小板减少[11,16,41]。与甲状腺毒症相关的代谢活动增加会导致皮质醇分泌和分解增加，然而，其血清水平仍在正常范围内。

实验室检查

T_3、T_4、TBG、TSH 检查用来筛查甲状腺功能亢进。甲状腺功能亢进症常合并有 TSH 水平降低和游离 T_4 浓度升高（见表 16.2）。有些甲状腺功能亢进患者 TSH 水平降低，游离 T_4 浓度正常，但游离 T_3 水平升高。少数患者 TSH 正常或升高，游离 T_4 较高，这些患者常伴有 TSH 分泌型垂体腺瘤或甲状腺激素抵抗综合征[5,9,11,26,41]。

医疗管理

甲状腺毒症患者的治疗包括抑制甲状腺激素合成的抗甲状腺药物、碘剂、放射性碘或甲状腺次全切除术（框 16.1）[5]。美国最常用的抗甲状腺药物是丙硫氧嘧啶和甲巯咪唑，它们都能抑制甲状腺过氧化物酶，从而抑制甲状腺激素的合成。丙硫氧嘧啶也能抑制 T_4 在甲状腺外脱碘转化成 T_3。在英国，卡比马唑是首选药物，在北美丙硫氧嘧啶则是首选药物。通常的治疗时间长达 18 个月。抗甲状腺药物可能导致轻度白细胞减少，但除非白细胞计数下降得非常严重，否则不会停止药物治疗。粒细胞缺乏很少见（框 16.2）。如果出现咽痛、发热或口腔溃疡，大多数医生建议患者停用抗甲状腺药物，并进行白细胞计数[11,26,41]。

框 16.1　甲状腺毒症的治疗

重度甲状腺毒症

丙硫氧嘧啶（propylthiouracil，PTU）每 8 小时 100～150mg；在某些情况下，每 6 小时 200～300mg。随着症状减轻，可以减少 PTU 的剂量。随着病情持续改善，可改为甲巯咪唑（methimazole，MMI）2.5～5.0mg，每日 1 次，持续 12～24 个月

中度甲状腺毒症

初始用药为 MMI，其药效比 PTU 强 10 倍。MMI 也在甲状腺内停留较长时间，但不像 PTU 那样抑制甲状腺素（T_4）转换成三碘甲状腺原氨酸（T_3）。起始剂量为每次 30～40mg，每日 1 次。在 4～6 周内，患者甲状腺功能会恢复正常。将剂量减至每日 5～15mg，持续 12～24 个月。复发很常见，药物副作用可能使治疗复杂化[72]

^{131}I 治疗

^{131}I 治疗是美国最常见的治疗方式。首先给患者服用抗甲状腺药物使患者甲状腺功能恢复正常。停用抗甲状腺药物 3～5 日，然后给予 6 000～8 000rad 的 ^{131}I。80% 的患者只用 1 次剂量的 ^{131}I 就可以治好。甲状腺疾病的治疗延迟和疗效不佳的典型表现是大甲状腺肿[72]

外科手术

通常使用 1 种抗甲状腺药物（PTU 或 MMI）以保证患者术前必须处于甲状腺功能正常状态。甲状腺次全切除术是首选的治疗方法，甲状旁腺功能低下的发生率为 0.9%～2.0%，喉返神经损伤为 0.1%～2.0%。可能会发生出血、感染和麻醉并发症。手术会快速纠正甲状腺毒症，但代价很高[72]

框 16.2　抗甲状腺药的副作用 *
严重
粒细胞缺乏(0.2%~0.5%)
仅有罕见病例报道
肝炎(可以导致肝衰竭)
胆汁淤积性黄疸
血小板减少症
低凝血酶原血症
再生障碍性贫血
狼疮样综合征伴血管炎
低血糖(胰岛素抗体)
较严重
最常见(1%~5%)
皮疹
荨麻疹
关节痛
白细胞水平下降(白细胞计数下降 2×10^3~3×10^3)
发热
不常见
关节炎
腹泻
味觉减退

* 丙硫氧嘧啶和甲巯咪唑

引自 Goldman L, Ausiello D, editors: *Cecil textbook of medicine*, eds 23 and 24, Philadelphia, 2008 and 2016, Saunders.

RAI 是北美地区 Graves 病患者首选的初步治疗方法。孕妇和哺乳期妇女禁止使用 RAI。RAI 可诱发或加重 Graves 眼病,尤其对于吸烟患者。RAI 的主要不良反应是甲状腺功能减退。在接受 RAI 治疗的患者中,癌症的发病率没有变化或略有下降,但甲状腺癌和其他癌症的死亡风险略有增加。重度甲状腺功能亢进患者在开始 RAI 治疗前,应服用抗甲状腺药物 4~8周。这可降低初次使用 RAI 后发生甲状腺毒性危象风险,尽管风险很低[11,26,41]。

甲状腺次全切除术是某些甲状腺肿大患者的首选治疗方法,在合并有性质不明的甲状腺结节患者中也适用。术前先给予患者一种抗甲状腺药治疗约 7 日。在大的医疗中心,甲状腺功能亢进治愈率超过 98%,手术并发症发生率低。由于多次手术治疗导致甲状腺近全切除的累积效应,术后甲状腺功能减退越来越多[9,41]。

如果出现突眼,其不遵循抗甲状腺治疗的治疗代谢反应过程,而且通常是不可逆转的。甲状腺毒症引起的交感神经兴奋症状可用 β-肾上腺素能拮抗剂(如普萘洛尔)治疗。普萘洛尔可减轻交感神经兴奋症状,如出汗、震颤和心动过速[11,26,41]。

甲状腺危象的治疗　未经治疗或治疗不完全的甲状腺毒症患者可能会出现甲状腺危象,这是一种严重但罕见的并发症,其发病突然,可发生在任何年龄。在住院治疗甲状腺毒症的患者中,只有不到 1% 的患者发生了甲状腺危象[11,26,41]。大多数发生甲状腺危象的患者有甲状腺肿、脉压增大、眼征和长期甲状腺毒症史。诱发因素包括感染、创伤、外科急症和手术。早期体征和症状有烦躁不安、恶心、呕吐和腹痛,很快出现发热、大量出汗、明显的心动过速、心律失常、肺水肿和心力衰竭。患者神志不清,随后可能陷入昏迷和出现严重低血压,并且可能死亡。

若母体甲状腺毒症控制不良,妊娠妇女出现自然流产、心衰、甲状腺危象、子痫前期、早产、低出生体重儿和死产的风险增加。尽管专业组织之间缺乏共识,但最近的研究支持在怀孕前 3 个月对所有孕妇进行甲状腺疾病的普遍筛查[43,44]。

甲状腺危象似乎至少部分与肾上腺皮质功能不全有关[11,26,41]。甲状腺危象患者的即时治疗包括大剂量抗甲状腺药物(200mg 丙硫氧嘧啶)、碘化钾、普萘洛尔(拮抗交感神经兴奋)、氢化可的松(100~300mg)、地塞米松(每 6 小时口服 2mg,以抑制甲状腺激素的释放和外周 T_4 转换成 T_3)、静脉滴注(intravenous, IV)葡萄糖溶液、维生素 B 复合物、湿袋、风扇和冰袋。有时需要进行心肺复苏[11,26,41]。

人为甲状腺毒症　是由于长期摄入过量的甲状腺激素而引起的一种疾病,通常发生在有潜在精神疾病的患者或可以获得该药物或将其作为减肥药的人身上[11,16,26]。

其他原因引起的甲状腺毒症

据报道,食用含有大量牛甲状腺的碎牛肉的患者会出现甲状腺毒症。功能性异位甲状腺组织也可引起甲状腺毒症,卵巢畸胎瘤(卵巢甲状腺瘤)可发现甲状腺组织。在极少数情况下,滤泡状癌的高功能转移可引起甲状腺毒症[11,16,26]。

甲状腺炎

甲状腺炎是由多种原因引起的甲状腺炎症。有五种类型的甲状腺炎:桥本甲状腺炎、急性疼痛性甲状腺炎、急性无痛性甲状腺炎、急性化脓性甲状腺炎和 Riedel 甲状腺炎(表16.4)[11,16,45-47]。放射治疗和药物,如锂、白介素-2、干扰素和胺碘酮也可能导致医源性甲状腺炎[11,16,45-47]。在某些情况下(亚急性疼痛性甲状腺炎),炎症可能是由滤泡损伤和预存的甲状腺激素释放引起的暂时性甲状腺功能亢进所致[45]。相比之下,桥本甲状腺炎(慢性自身免疫性甲状腺炎)会导致进行性甲状腺功能减退[11,16,45-47]。

由于桥本甲状腺炎是最常见的甲状腺炎类型,下面将详细讨论。

表 16.4　甲状腺炎				
类型	**病因**	**临床表现**	**甲状腺功能**	**治疗**
桥本甲状腺炎	自身免疫相关	甲状腺肿——中等大小,质硬如橡皮	早期甲状腺功能正常,少数病例有一过性甲状腺功能亢进,大部分病例出现甲状腺功能减退	甲状腺激素 少数病例甲状腺肿压迫重要组织,需要进行手术

表 16.4　甲状腺炎 (续)

类型	病因	临床表现	甲状腺功能	治疗
亚急性疼痛性甲状腺炎	可能为病毒感染	甲状腺肿大、质硬、疼痛,疼痛可放射至耳部、下颌或枕部	由甲状腺功能亢进恢复至正常	阿司匹林、泼尼松、普萘洛尔用于控制甲状腺毒症症状
急性化脓性甲状腺炎	细菌感染	甲状腺疼痛和压痛;发热、不适;腺体表面的皮肤发热、发红	甲状腺功能正常	切开、引流,适当使用抗生素
慢性纤维性 (Riedel) 甲状腺炎	病因不明	甲状腺肿大、质硬如石头,与周围组织粘连固定	甲状腺功能正常,但有些病例可能会出现甲状腺功能减退	通常无特异性治疗;若重要组织受压迫,需要手术治疗;甲状腺激素
亚急性无痛性甲状腺炎	尚未明确,但与自身免疫性甲状腺疾病有关	甲状腺肿大、质硬、无痛;可能发生在妇女妊娠后 5~6 个月	甲状腺功能亢进持续 5~6 个月;然后恢复	普萘洛尔用于控制甲状腺毒症症状

引自参考文献[11,16,46]

临床表现——桥本甲状腺炎

　　桥本甲状腺炎是美国原发性甲状腺功能减退最常见的原因[4,45]。它是一种自身免疫性疾病,最常表现为无症状性弥漫性甲状腺肿。患者体内有高滴度的循环甲状腺自身抗体和甲状腺抗原特异性 T 细胞。通常发生在年轻女性和中年妇女身上,女性发病率比男性多 3~4 倍[4,45]。确诊时,大多数患者甲状腺功能减退。常有桥本甲状腺炎或其他自身免疫性甲状腺疾病家族史[11,16,45-47]。可能与其他自身免疫性疾病如恶性贫血和 1 型糖尿病有关[11,16,45-47]。

症状和体征

　　桥本甲状腺炎的临床特征是甲状腺肿 (图 16.11)。甲状

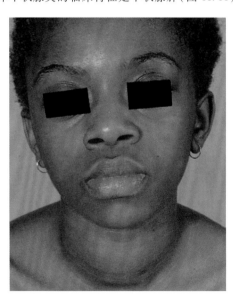

图 16.11　桥本甲状腺炎是甲状腺肿最常见的病因,最初的病变是弥漫性甲状腺肿,患者甲状腺功能可能是正常的。随后患者出现甲状腺功能减退,在疾病的晚期,甲状腺萎缩 (引自 Forbes CD, Jackson WF: *Color atlas and text of clinical medicine*, ed 3, Edinburgh, 2003, Mosby.)

腺肿通常是中等大小,质韧如橡皮,随吞咽运动自由移动。在突发性病例中,临床表现为亚急性甲状腺炎伴疼痛。患者在疾病的早期可能处于甲状腺功能正常状态。在疾病的早期,甲状腺变得肿大、质硬,可能呈致密的结节状。随着时间的推移,由于淋巴细胞替代了功能性甲状腺组织,大多数患者发展为甲状腺功能减退。在少数病例中,患者出现为暂时性甲状腺功能亢进,随后发展为甲状腺功能减退[4,11,16,35,47]。

实验室检查

　　桥本甲状腺炎早期,患者甲状腺功能正常但 TSH 水平轻度升高,RAIU 升高。疾病早期,自身抗体滴度增加;从临床角度来看,抗 TPoAb 和抗 TgAb 是最重要的两种抗体。在此阶段行甲状腺细针穿刺活检有助于确诊。疾病晚期,血清 T_4 和 T_3 水平开始下降,TSH 水平持续上升。在这个阶段,患者甲状腺功能减退,需要用激素替代治疗[11,16,35,37,47]。

医疗管理

　　疾病早期,桥本甲状腺炎患者的甲状腺肿体积小、无症状,不需要治疗。大甲状腺肿或轻度甲状腺功能减退患者需要甲状腺激素替代治疗。许多近期的甲状腺肿的治疗反应是体积缩小。长期存在的甲状腺肿通常对激素治疗没有反应。在这种情况下,不美观的或压迫邻近结构的甲状腺肿可以尝试通过激素治疗使其体积缩小后进行手术治疗。完全性甲状腺功能减退症患者需要激素替代治疗[11,16,28,35,47]。

甲状腺功能减退症

　　甲状腺功能减退症的病因可以分成四种主要的类型 (见表 16.1):原发性萎缩性甲状腺功能减退症、继发性甲状腺功能减退症、暂时性甲状腺功能减退症和全身性甲状腺激素抵抗性甲状腺功能减退症。高达 95% 的甲状腺功能减退症是由原发性和甲状腺肿性甲状腺功能减退引起的。甲状腺功能减退症可能是先天性的,也可能是获得性的。获得性甲状腺功能减退症可能是由甲状腺或垂体衰竭引起的,通常是由甲状腺照射

（RAI）、手术切除或使用过量的抗甲状腺药物引起的[11,16,17,28]。

亚临床甲状腺功能减退症是一种以血清 TSH 浓度升高而血清 FT_4 和 T_3 正常为特征的常见疾病[28]。继发于慢性自身免疫性甲状腺炎的亚临床甲状腺功能减退症有一个可预测的临床过程[13]。5%～6% 的病例 TSH 水平自发恢复正常，每年约 5% 的病例进展为甲状腺功能减退症。一些患者诉有疲劳、体重增加、记忆力差、注意力不集中和情绪低落[28,37]。在功能良好的社区居住的老年人中，亚临床甲状腺功能障碍似乎不会导致功能能力下降[48]。

流行病学

在美国，每 4 000 例活产婴儿中就有 1 例发生永久性甲状腺功能减退症。1%～2% 的新生儿发生暂时性甲状腺功能减退症。大多数患有永久性先天性甲状腺功能减退症的婴儿都有甲状腺发育异常。在北美，获得性甲状腺功能减退症影响到约 2% 的成年女性和约 0.1%～0.2% 的成年男性[11,16,17,28,33]。在老年人中最常见，可能是由慢性自身免疫性甲状腺炎、产后甲状腺炎、^{131}I 治疗、甲状腺切除术或抗甲状腺药物引起的。

临床表现

症状和体征

新生儿甲状腺功能减退的特征是身材矮小、超重、特征性面容，包括鼻梁宽平、眼距增宽、口唇厚、舌大外伸、肌张力弱、皮肤苍白、双手短粗、骨龄延迟、牙萌出延迟、牙齿咬合异常、声音嘶哑、脐疝和智力发育迟缓（图 16.12）。所有这些异常都可以通过早期发现和治疗来预防。

大龄儿童和成人甲状腺功能减退症的发病表现为外貌的特征性变化（图 16.13）：表情呆滞、眼睑浮肿、外 1/3 的眉毛脱落、手掌发黄、皮肤干燥粗糙、毛发干燥、粗糙和易断，以及舌大。其他特征包括反应迟钝、声音沙哑、贫血、便秘、怕冷、毛细血管脆性增加、体重增加、肌无力和耳聋（见表 16.2）[1,8]。

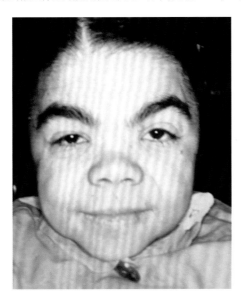

图 16.12　先天性甲状腺功能减退症

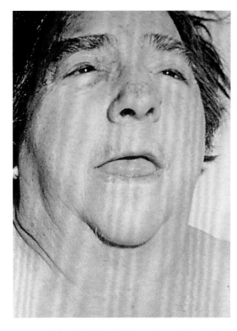

图 16.13　临床甲状腺功能减退症。脸部皮肤出现明显的特征性非凹陷性水肿的变化。皮肤干燥、脸部浮肿，以及毛发粗糙（由 Paul W. Ladenson, MD, The Johns Hopkins University and Hospital, Baltimore, MD 提供。Seidel HM, et al: *Mosby's guide to physical examination*, ed 7, St. Louis, 2011, Mosby）

垂体性黏液性水肿患者中皮下液体的积聚（细胞内和细胞外）通常不像原发性（甲状腺性）黏液性水肿患者那样明显。甲状腺性黏液性水肿患者血清胆固醇水平升高，垂体性黏液性水肿患者血清胆固醇水平接近正常值。未经治疗的重度黏液性水肿患者可能会发展为甲状腺功能减退性昏迷，这通常是致命的。T_4、T_3、TBG 和 TSH 检查用于筛查甲状腺功能减退症[11,16,17,28]。甲状腺功能减退的特征见表 16.2。

医疗管理

甲状腺功能减退症患者使用含左旋甲状腺素钠（LT_4）或三碘甲状腺氨酸钠（LT_3）的合成制剂治疗[11,16,17,28]。理想体重患者常用的左旋甲状腺素钠剂量为每日 75～100μg。在接受华法林或其他相关口服抗凝药物治疗的甲状腺功能减退症患者中，T_4 治疗可进一步延长凝血酶原时间，并伴有出血风险。此外，甲状腺功能减退的糖尿病患者对胰岛素或磺酰脲类的需求减少，当用 T_4 治疗时血糖可能升高[11,16,17,28]。

重度黏液性水肿可出现充血性心力衰竭。左旋甲状腺素治疗可以纠正这种情况（图 16.14）。左旋甲状腺素治疗甲状腺功能减退症的儿童可显著逆转相关临床症状（图 16.15）。

未经治疗的甲状腺功能减退症患者对麻醉药品、巴比妥酸盐和镇静剂的作用很敏感，因此必须谨慎使用这些药物。吸烟会使疾病恶化。寒冷、手术、感染或创伤等应激状态可能导致未经治疗的甲状腺功能减退患者发生甲状腺功能减退性（黏液性水肿）昏迷，出现严重的黏液性水肿、心动过缓和严重低血压[1,8]。

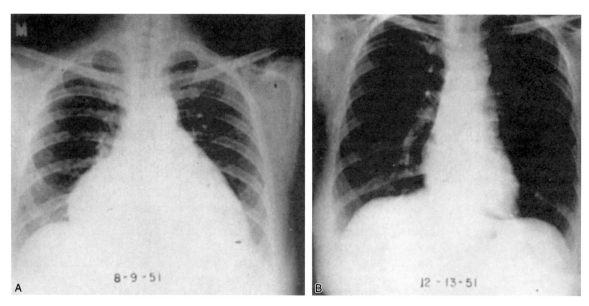

图 16.14　A,X 线片显示由黏液性水肿引起的心力衰竭患者心脏增大。B,经甲状腺激素治疗后,X 线片显示心脏恢复到正常大小(引自 Melmed S,et al:*Williams textbook of endocrinology*,ed 12,Philadelphia,2011,Saunders.)

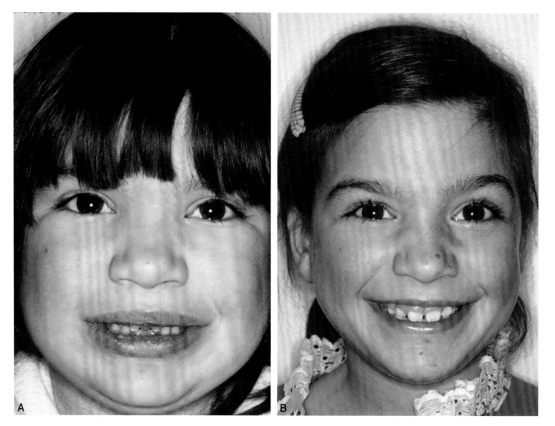

图 16.15　A,一个患重度甲状腺功能减退症的 9 岁女孩。B,同一患者用甲状腺激素替代治疗 1 年后。注意其面容恢复正常(引自 Neville B,Damm D,Alley C,et al:*Oral and maxillofacial pathology*,ed 3,St. Louis,2009,Saunders.)

　　黏液性水肿昏迷最常发生在严重甲状腺功能减退的老年人中,在冬季更常见,死亡率高。甲状腺功能减退性昏迷用左旋甲状腺素(T₄)和类固醇治疗,患者应全身保暖。可能需要高渗盐水和葡萄糖分别缓解稀释性低钠血症和低血糖(偶尔出现)[11,16,17,28]。

甲状腺癌

　　甲状腺癌的主要组织学类型有三种:分化癌、髓样癌和未分化癌。分化癌分为乳头状癌、滤泡状癌、混合性癌和 Hürthle

细胞癌[3,11,16,20,21,31]（表 16.5）。此外,甲状腺可能发生原发性淋巴瘤,其他癌症也可能转移到甲状腺。一种重要的肿瘤综合征——多发性内分泌腺瘤病 2 型(multiple endocrine neoplasia type 2,MEN2)累及甲状腺。MEN2 包括甲状腺髓样癌(medullary thyroid carcinoma,MTC)、嗜铬细胞瘤(50%的病例)、甲状旁腺增生或腺瘤(10%~35%的病例)[49]。在罕见的情况下,其他部位的癌症可能转移到甲状腺[50]。肾脏是最常见甲状腺转移癌的原发病灶,其他部位包括乳腺癌、肺癌和黑色素瘤[49,50]。

表 16.5　甲状腺癌的分类		
类型(组织学)	发病率/%	10 年生存率/%
分化型——乳头状	75~80	>90
分化型——滤泡状	8~10	80
分化型——Hürthle 细胞癌	1	70
未分化型	1~5	<2
髓样癌	5~8	40
淋巴瘤	1~5	45
甲状腺转移癌	<1	由原发性肿瘤决定

引自参考文献[11,16,20,52,55]

流行病学和临床表现

年轻时做过颈部外照射被认为是甲状腺癌的原因之一[20]。危险因素包括儿童时期的胸腺照射、颈部区域的医学诊断外照射、1970 年以前接受多次牙科辐射,以及可能是下颌骨的口腔 CT[49]。内源性输送到甲状腺的辐射以及 [131]I 的诊断或治疗剂量并没有增加患甲状腺癌的风险[49]。据报道,甲状腺炎患者患甲状腺癌的风险增加[51]。环境因素,如高碘摄入量(与乳头状癌相关)或极低碘摄入量(与滤泡状癌相关),似乎增加了患甲状腺癌的风险[49]。有甲状腺癌或 MEN2 家族史时,患甲状腺癌的风险增加,提示遗传因素也起一定作用[11,16,20,49,52]。

体格检查,甲状腺恶性肿瘤的表现为结节质硬、形状不规则、粘连固定在其下或其上的组织,以及可疑的区域淋巴结肿大[11,16,20,49,52]。可能与甲状腺癌有关的体征和症状包括腺体区的肿块、多结节性甲状腺肿的优势结节、质硬无痛的肿块、与邻近组织固定粘连、颈部淋巴结肿大、迅速增长的肿块、咯血、吞咽困难、喘鸣和声嘶[49]。

实验室检查和诊断结果

超声和细针穿刺活检(fine-needle aspiration biopsy,FNAB)是诊断甲状腺结节的基础[53]。临床检出的甲状腺结节应行超声检查,低回声结节应行 FNAB(图 16.16)。灰阶超声图像特征有助于弥漫性甲状腺疾病患者结节的鉴别诊断[54]。不可触及的结节可在超声引导下进行 FNAB。在富碘地区,甲状腺结节 FNAB 的总体敏感性和特异性超过 90%[53]。该过程操作简单,且相对安全[49]。准确的活检报告是要获取 3~6 个穿刺样本,其中至少应包含 5 或 6 组 10~15 个保存良好的细胞[49,53]。在碘缺乏地区的患者中发现的结节可能需要手术切除才能明确诊断[49]。

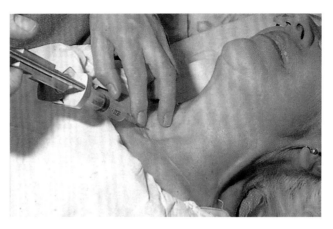

图 16.16　有甲状腺孤立结节的患者可选择甲状腺结节细针穿刺检查(引自 Forbes CD,Jackson WF:*Color atlas and text of clinical medicine*, ed 3, Edinburgh, 2003, Mosby.)

医疗管理

对于大多数乳头状癌,有手术指征[16,20,52,55]。手术选择包括腺叶切除和全甲状腺切除[49]。对残余甲状腺组织进行放射性碘消融不能改善生存率,但便于对甲状腺球蛋白水平变化进行解释[49]。放射性碘消融术对于转移癌、局部浸润性癌,以及不能切除颈部淋巴结的病例是有效的[49]。使用左旋甲状腺素抑制促甲状腺激素的分泌,可限制促甲状腺激素刺激肿瘤生长,但患者可能难以耐受不良反应[49]。

滤泡状癌的治疗包括手术以及术后行放射碘消融术和通过左旋甲状腺素替代疗法终生抑制促甲状腺激素的分泌[21,53]。初次手术可包括甲状腺腺叶切除术或全甲状腺切除术[49]。微小浸润癌的其他选择包括腺叶切除术和单独使用左旋甲状腺素抑制促甲状腺激素分泌;如果肿瘤复发,则手术切除其余甲状腺,并对残留甲状腺组织进行放射性碘扫描以寻找复发病灶或行放射性碘消融术[49]。Hürthle 细胞癌和髓样癌的治疗在别处介绍。

全甲状腺或次全甲状腺切除术的并发症包括甲状旁腺功能减退、喉返神经损伤、出血和手术相关的一般风险[16,20,52,55]。体外放射治疗的并发症包括脊髓损伤、皮肤损伤和黏膜溃疡[49]。化疗的并发症包括恶心呕吐、黏膜损伤、脱发、感染和出血(见第 26 章)[49]。

预后　分化型甲状腺癌的预后取决于患者的年龄、转移情况、肿瘤的范围和大小。年轻患者小于 2 厘米的局限性甲状腺癌预后最好[20]。总体 10 年生存率:乳头状癌 80%~90%,滤泡状癌 65%~75%,髓样癌 60%~70%[49]。颈淋巴结受累可预测老年患者(45 岁以上)复发,但不能预测总生存率。分化癌远处转移的患者长期生存率为 43%。未分化癌预后差,5 年生存率低(见表 16.4)[49]。

牙科管理

医疗决策

诊断　触诊和视诊甲状腺应作为口腔科医生进行的例行

头颈检查的一部分[56,57]。颈前区应检查是否有陈旧手术瘢痕，应检查舌后背区的结节，该处结节可代表舌甲状腺组织。此外，位于甲状腺软骨上方和外侧区域触诊有锥体叶。虽然很难发现，但在许多患者中可以触诊到甲状腺[57]。摸起来可能质韧如橡皮，检查时嘱患者吞咽可能更容易发现。当患者吞咽时，甲状腺就会上移，与甲状腺有关的颈部肿块也会上移。甲状腺舌管中线部位的结节随患者伸舌而向上移动[57]。

由增生（甲状腺肿）引起的甲状腺肿大触感比正常腺体更柔软。累及腺体的腺瘤和癌触诊时质地更硬，通常是孤立的肿块，但可能表现为多结节生长。桥本甲状腺炎或 Riedel 甲状腺炎患者的腺体质地比正常腺体要硬得多[57]。如果发现甲状腺弥漫性肿大，应听诊检查甲状腺有无收缩期或持续性杂音，该杂音可在甲状腺毒症或 Graves 病患者功能亢进的甲状腺上听到，是由甲状腺血管系统充血引起的。如果发现甲状腺异常，即使患者可能甲状腺功能正常，在进行口腔科治疗之前，也应转诊进行医疗评估。口腔科诊所的及时干预可以帮助降低与甲状腺疾病相关的发病率和死亡率[7,9,58]。

风险评估　甲状腺疾病的风险评估取决于是否有体征和症状、临床特征、最近的甲状腺功能检查，以及咨询内科医生。未诊断或治疗不当的甲状腺功能亢进症患者和老年患者口腔科治疗出现不良后果的风险较高（框 16.3）。

框 16.3　未诊断或控制不良的甲状腺疾病患者在口腔科治疗中或与口腔科治疗有关的可能遇到的医疗问题

甲状腺功能亢进症
与肾上腺素的不良相互作用
危及生命的心律失常
充血性心力衰竭
潜在心血管疾病的并发症
甲状腺危象可由以下因素诱发：
- 感染
- 外科手术

甲状腺功能减退症
对中枢神经系统抑制剂过度反应：
- 镇静剂
- 麻醉性镇痛药
黏液性水肿昏迷可由以下因素诱发：
- 中枢神经系统抑制剂
- 感染
- 外科手术

甲状腺毒症

建议

抗生素和感染的风险　慢性感染应像其他患者一样进行治疗，即患有广泛龋齿或牙周病的患者应在对甲状腺问题进行医疗处理后接受治疗。如果控制不良的甲状腺功能亢进症患者发生急性口腔感染，建议在开始口腔科治疗前咨询患者的内科医生（框 16.4）[56,59]。

出血　甲状腺功能亢进症患者异常出血的风险很小或没有，同时服用华法林和丙硫氧嘧啶时除外。

耐受治疗的能力　当甲状腺毒症患者接受良好的医疗管理时，口腔科治疗可以正常进行而不受影响。然而，未经治疗或治疗不当的甲状腺毒症患者很容易发展为医疗急症，称为甲状腺危象（甲状腺风暴）[7]。临床表现包括躁动不安、发热、心动过速、肺水肿、震颤、出汗、神志不清，如果不进行治疗，就会昏迷和死亡。值得注意的是，对这些患者进行口腔科手术可能会诱发甲状腺危象[7]。此外，急性感染也与甲状腺危象有关。

药物注意事项　对于未经治疗或治疗不当的甲状腺毒症患者，必须避免使用肾上腺素或其他升压胺（在局部麻醉剂、排龈线中或控制出血时）。然而，控制良好的患甲状腺疾病的甲状腺毒症患者在这方面不需要特别考虑，而且可以给予正常浓度的血管收缩剂[57]。当口腔科医生计划使用非选择性 β-受体拮抗剂时，必须注意那些疾病受到控制的患者的病情，当给这些患者使用肾上腺素时，可能通过阻断 β_2 受体而抑制肾上腺素的血管舒张作用，从而使血压升高[56]。临床经验表明，少量肾上腺素可以安全地应用于甲状腺功能正常的患者。应避免使用浓度较高的肾上腺素制剂（如在排龈线中用于控制出血的制剂中）（见第 3 章）。

丙硫氧嘧啶的不良反应包括粒细胞缺乏和白细胞减少（见框 16.2）。如果发生这种情况，患者就有严重感染的风险。口腔科医生应监测患者的这些不良反应。在进行外科手术之前，口腔科医生可以通过咨询患者的内科医生，也可以做全血细胞计数以排除这些并发症的存在。据报道，丙硫氧嘧啶能诱导涎石的形成，还能增加华法林的抗凝血作用。阿司匹林和其他非甾体类抗炎药可增加循环 T_4 的量，使甲状腺疾病的控制更加困难[56]。

紧急情况　如果发生甲状腺危象，口腔科医生必须认清其特点，开始紧急治疗，并立即寻求医疗救助（见框 16.4）。可以用冷毛巾降低患者体温，注射氢化可的松（100~300mg），并开始静脉滴注高渗葡萄糖（如果有条件的话）。监测生命体征，必要时开始心肺复苏。应立即寻求医疗救助，如有可能，可开始采取其他措施如使用抗甲状腺药物和碘化钾[7,9,58]。

甲状腺功能减退症

诊断　应尽可能确诊甲状腺功能减退症患者，因为他们的生活质量可以通过药物治疗大大改善。在童年早期发现，可通过适当的医学治疗避免永久性精神发育迟滞。此外，通过早期发现和治疗，可以防止牙齿萌出延迟、咬合不正、舌大等口腔并发症和骨骼发育迟缓等的发生[60]。

建议

抗生素和感染的风险　控制不良的甲状腺功能减退症患者的急性口腔感染可能引发黏液性水肿昏迷，作为治疗计划的一部分，这样的患者应立即与其内科医生进行咨询协商（见框 16.4）。

出血　甲状腺功能减退症患者几乎没有异常出血的风险。

耐受治疗的能力　一般来说，未经治疗症状轻微的甲状腺功能减退症患者，在接受口腔科治疗时不会有危险。而当甲状腺功能减退症患者得到良好的医疗护理时，在牙科治疗方面也没有特别的问题。然而，未经治疗的重度甲状腺功能减退症患者如果接受口腔科治疗，可能有危险（见框 16.3）。对于感染的控制不良的患者以及黏液性水肿的老年患者尤其如此。中枢神经系统抑制剂、手术和感染可导致黏液水肿性昏迷。因此，对该类疾病患者口腔科治疗的关注重点是在进行任何口腔科治疗之前先检查和转诊进行内科治疗（见框 16.4）。

框 16.4　甲状腺疾病患者的牙科治疗注意事项

P

患者评估与风险估计（patient evaluation and risk assessment）（见框 1.1）

- 评估是否存在甲状腺功能亢进、减退或正常的情况
- 如果控制不良或诊断未明确或不确定，可进行医疗咨询

潜在问题和考虑因素

甲状腺功能亢进症患者

A

镇痛药（analgesics）	阿司匹林和其他非甾体类抗炎药可以增加循环 T_4 的量，使控制甲状腺疾病更加困难，应合理使用
抗生素（antibiotics）	环丙沙星不应与左旋甲状腺素同时服用，因为抗生素会减少甲状腺激素的吸收
麻醉（anesthesia）	避免在未经治疗和控制不良的患者使用的局麻药中使用肾上腺素
焦虑（anxiety）	未经治疗或控制不良的患者可能表现得非常焦虑

B

出血（bleeding）	未治疗或控制不良的患者可能出现血小板减少症而发生过度出血，但是很少见
呼吸（breathing）	没有问题
血压（blood pressure）	监测血压，因为未经治疗或控制不良的患者血压可能会升高

C

椅位（chair position）	没有问题
心血管（cardiovascular）	未经治疗或控制不良的患者可能会出现心律失常

D

药物（drugs）	对于未经治疗或治疗不当的甲状腺毒症患者，必须避免使用肾上腺素或其他升压胺（排龈线或控制出血）。抗甲状腺药物（甲巯咪唑和丙硫氧嘧啶）的常见副作用是皮疹、瘙痒、发热和关节炎。抗甲状腺药物的严重并发症是粒细胞缺乏症和肝炎，但是很罕见

E

仪器（equipment）	没有问题
紧急情况（emergencies）	服用抗甲状腺药物的患者如出现发热、咽喉痛或口腔溃疡，应立即就医（可能出现粒细胞缺乏症）。出现黄疸和腹痛（可能是肝炎）的患者应寻求紧急医疗护理 发生在牙科诊所的甲状腺危象：寻求医疗救助；监测生命体征，必要时开始心肺复苏；使用湿袋或冰袋；注射 100~300mg 氢化可的松，静脉滴注葡萄糖溶液；服用丙硫氧嘧啶；将患者转移至急诊医疗机构

F

随访（follow-up）	定期随访，除非患者出现并发症

甲状腺功能减退症

A

镇痛药（analgesics）	避免给控制不良的患者使用中枢神经系统抑制剂，如麻醉剂、巴比妥盐和镇静剂
抗生素（antibiotics）	对于控制不良和控制良好的患者，应积极使用适当的抗生素治疗急性感染，有指征时行切开和引流
麻醉（anesthesia）	没有问题
焦虑（anxiety）	避免给控制不良的患者使用中枢神经系统抑制剂，如麻醉剂、巴比妥盐和镇静剂

B

出血（bleeding）	没有问题
呼吸（breathing）	没有问题
血压（blood pressure）	没有问题

C

椅位（chair position）	没有问题
心血管（cardiovascular）	没有问题

D

装置（devices）	没有问题
药物（drugs）（药物作用和相互作用）	应谨慎使用苯妥英、苯巴比妥、卡马西平和利福平，因为他们增加了甲状腺替代药物的代谢。硫酸亚铁、碳酸钙和氢氧化铝会干扰甲状腺素的吸收（服用甲状腺素应与摄入这些物质间隔 4 小时或更长时间）

E

仪器（equipment）	没有问题
紧急情况（emergencies）	黏液性水肿昏迷：寻求医疗救助；监测生命体征，必要时开始心肺复苏。保持患者体温；注射 100~300mg 氢化可的松，甲状腺素［$1.8\mu g/(kg \cdot d)$ 负荷剂量为 $500\mu g$］，静滴生理盐水和葡萄糖溶液；将患者转运至急诊医疗机构

F

随访（follow-up）	应定期随访，除非患者出现并发症

T_4，甲状腺素

药物注意事项 中枢神经系统抑制剂、镇静剂和麻醉性镇痛剂可引起轻度至重度甲状腺功能减退症患者的过度反应。所有重度甲状腺功能减退症患者必须避免使用这些药物,轻度甲状腺功能减退症患者必须谨慎使用(减少剂量)[11,28,59]。

紧急情况 如出现黏液性水肿昏迷,口腔科医生应寻求医疗救助。在等候救助时,可给患者注射 100~300mg 氢化可的松,保持患者体温以及有指征时进行心肺复苏。获得医疗救助时,给予左旋甲状腺素,并根据需要静脉滴注高渗盐水和葡萄糖[1]。

口腔表现

甲状腺功能亢进症

在儿童中,牙齿和颌骨发育迅速,乳牙过早脱落和恒牙过早萌出很常见。据报道,甲状腺功能亢进的母亲生出的甲状腺功能正常婴儿在出生时就有牙齿萌出。少数甲状腺毒症患者被发现有舌"甲状腺",由位于舌盲孔后部的甲状腺组织组成(图 16.17)[32,33]。如果口腔科医生发现舌甲状腺,在考虑手术

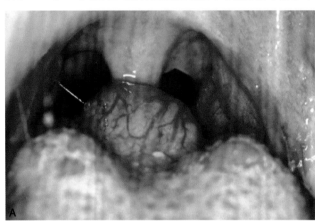

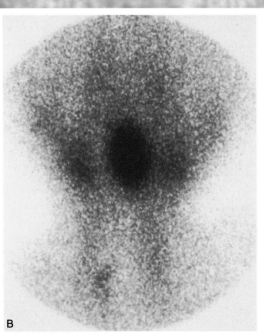

图 16.17 **A**,一名 4 岁女孩的舌甲状腺结节。**B**,结节的甲状腺扫描(引自 Neville BW et al: *Oral and maxillofacial pathology*, ed 3. , St. Louis, 2009, Saunders.)

切除肿块之前,需要内科医生进行评估,通常通过 RAI 扫描来完成[57,61]。牙槽骨的骨质疏松症可能是相关的特征之一,而这些患者的龋齿和牙周病进展很快。早期的报告中,描述了一些影响味觉和嗅觉的变化[62-64]。

甲状腺功能减退症

甲状腺功能减退的婴儿可表现为厚唇、舌大、牙齿萌出延迟,以及其导致的牙咬合不正。成人获得性甲状腺功能减退症可表现为舌大、唾液流量降低[59,61,65,66]。

甲状腺炎

桥本甲状腺炎可伴有唾液腺功能障碍,导致口干。这可能是由于自身免疫过程中细胞因子的作用或甲状腺激素功能障碍所致[67]。与亚急性疼痛性甲状腺炎有关的疼痛可放射到耳部、颌骨或枕部。声嘶和吞咽困难可能是其伴随的特征。患者诉心悸、紧张和精神不振。触诊时,甲状腺肿大、质硬,常呈结节状,而且常压痛明显[11,46,59]。

甲状腺疾病与扁平苔藓

芬兰和瑞典的研究表明,甲状腺疾病(即甲状腺功能减退症或其治疗)与口腔扁平苔藓之间存在联系[68,69]。

药物治疗 用于治疗甲状腺功能亢进症和甲状腺癌的 RAI 与急性和长期风险及副作用有关。急性风险包括唾液腺肿胀、疼痛和味觉丧失。长期并发症包括复发性唾液腺炎、唾液分泌过少、口干、口腔疼痛和龋齿[70,71](见第 26 章和附录 C 中有关口干症治疗的部分)。抗甲状腺药物(丙硫氧嘧啶和甲巯咪唑)可引起粒细胞缺乏症,导致口腔溃疡或坏死性龈口炎。

(王宏伟 陈莹莹)

参考文献

1. Ferri FF. Hypothyroidism. In: Ferri FF, ed. *Ferri's Clinical Advisor*. Philadelphia, PA: Elsevier (Saunders); 2015:648-655.
2. Ferri FF. Hyperthyroidism. In: Ferri FF, ed. *Ferri's Clinical Advisor*. Philadelphia, PA: Elsevier (Saunders); 2015:623-630.
3. Ferri FF. Thyroid carcinoma. In: Ferri FF, ed. *Ferri's Clinical Advisor*. Philadelphia, PA: Elsevier (Saunders); 2015:1163-1170.
4. Ferri FF. Thyroiditis. In: Ferri FF, ed. *Ferri's Clinical Advisor*. Philadelphia, PA: Elsevier (Saunders); 2015:1166-1170.
5. Ferri FF. Grave's disease. In: Ferri FF, ed. *Ferri's Clinical Advisor*. Philadelphia, PA: Elsevier (Saunders); 2015:507-530.
6. Ferri FF. Myxedema coma. In: Ferri FF, ed. *Ferri's Clinical Advisor*. Philadelphia, PA: Elsevier (Saunders); 2015:720-730.
7. Ferri FF. Thyrotoxic storm. In: Ferri FF, ed. *Ferri's Clinical Advisor*. Philadelphia, PA: Elsevier (Saunders); 2015:1171-1175.
8. Wiersinga WM. Hypothyroidism and myxedema coma. In: Jameson JL, De Groot LJ, eds. *Endocrinology: Adult and Pediatric*. 7th ed. Philadelphia PA: Elsevier (Saunders); 2016:1541-1556.

9. Kim M, Ladenson PW. Thyroid. In: Goldman L, Schafer AI, eds. *Goldman-Cecil Medicine*. Philadelphia, PA: Elsevier (Saunders); 2016:1500-1535.

10. DeFelice M, Roberto D. Anatomy and development of the thyroid gland. In: Jameson JL, De Groot LJ, eds. *Endocrinology: Adult and Pediatric*. 7th ed. Philadelphia PA: Elsevier (Saunders); 2016:1570-1580.

11. Ladenson P, Kim M. Thyroid. In: Goldman L, Ausiello D, eds. *Cecil Medicine*. 23rd ed. Philadelphia: Saunders Elsevier; 2008:1698-1712.

12. DeFelice M, DiLauro R. Anatomy and development of the thyroid. In: Jameson JL, DeGroot LJ, eds. *Endocrinology Adult and Pediatric*. Philadelphia: Saunders Elsevier; 2010:1342-1361.

13. Marinovic D, Garel C, Czernichow P, et al. Ultrasonographic assessment of the ectopic thyroid tissue in children with congenital hypothyroidism. *Pediatr Radiol*. 2004;34(2):109-113.

14. Jameson JL, Weetman AP. Diseases of the thyroid gland. In: Kasper DL, Braunwald E, Fauci AS, et al, eds. *Harrison's Online Principles of Medicine*. 16th ed. New York: McGraw-Hill; 2005:2104-2127.

15. Larsen PW, Davies TF. Hypothyroidism and thyroiditis. In: Larsen PR, Kronenberg HM, Melmed D, et al, eds. *Williams Textbook of Endocrinology*. 10th ed. Philadelphia: W.B. Saunders; 2003:415-465.

16. Jameson JL, Weetman AP. Disorders of the thyroid gland. In: Fauci AS, ed. *Harrison's Principles of Internal Medicine*. 17th ed. New York: McGraw-Hill; 2008:2224-2246.

17. Skugor M, Fleseriu M. Hypothyroidism and hyperthyroidism. In: Carey WD, et al, eds. *Current Clinical Medicine 2009 - Cleveland Clinic*. Philadelphia: Saunders Elsevier; 2009:431-439.

18. Hegedus L, Paschke R, Krohn K, et al. Multinodular goiter. In: Jameson JL, De Groot LJ, eds. *Endocrinology: Adult and Pediatric*. 7th ed. Philadelphia PA: Elsevier (Saunders); 2016:1570-1580.

19. Amino N, Lazarus JH, DeGroot LJ. Chronic (Hashimoto's) thyroiditis. In: Jameson JL, De Groot LJ, eds. *Endocrinology: Adult and Pediatric*. 7th ed. Philadelphia PA: Elsevier (Saunders); 2016:1515-1527.

20. Pacini F, et al. Thyroid neoplasia. In: Jameson JL, DeGroot LJ, eds. *Endocrinology Adult and Pediatric*. Philadelphia: Saunders Elsevier; 2010:1668-1701.

21. Pacini F, Chiofalo F, DeGroot LJ. Thyroid neoplasia. In: Jameson JL, De Groot LJ, eds. *Endocrinology: Adult and Pediatric*. 7th ed. Philadelphia PA: Elsevier (Saunders); 2016:1601-1625.

22. Germain DLS. Thyroid hormone metabolism. In: Jameson JL, DeGroot LJ, eds. *Endocrinology Adult and Pediatric*. Philadelphia: Saunders Elsevier; 2010:1409-1422.

23. Webb P, et al. Mechanisms of thyroid hormone action. In: Jameson JL, DeGroot LJ, eds. *Endocrinology Adult and Pediatric*. Philadelphia: Saunders Elsevier; 2010:1423-1443.

24. Wondisford FE. Thyroid hormone action. In: Jameson JL, De Groot LJ, eds. *Endocrinology: Adult and Pediatric*. 7th ed. Philadelphia PA: Elsevier (Saunders); 2016:1336-1370.

25. Vassant G, Kleinau G. Thyroid stimulating hormone receptor mutations. In: Jameson JL, De Groot LJ, eds. *Endocrinology: Adult and Pediatric*. 7th ed. Philadelphia PA: Elsevier (Saunders); 2016:1629-1638.

26. Marino M. Graves' disease. In: Jameson JL, DeGroot LJ, eds. *Endocrinology Adult and Pediatric*. Philadelphia: Saunders Elsevier; 2010:1527-1558.

27. Brabant G, Peeters RP, Chan SY, et al. Management of subclinical hypothyroidism in pregnancy: are we too simplistic? *Eur J Endocrinol*. 2015;173(1):P1-P11.

28. Wiersinga WM. Hypothyroidism and myxedema coma. In: Jameson JL, DeGroot LJ, eds. *Endocrinology Adult and Pediatric*. Philadelphia: Saunders Elsevier; 2010:1607-1622.

29. Guimaraes VC. Subacute and Riedel's thyroiditis. In: Jameson JL, De Groot LJ, eds. *Endocrinology: Adult and Pediatric*. 7th ed. Philadelphia PA: Elsevier (Saunders); 2016:1523-1540.

30. Schlurnberger M-J, Filetti S, Hay ID. Benign and malignant nodular thyroid disease. In: Larsen PR, Kronenberg HM, Melmed D, et al, eds. *Williams Textbook of Endocrinology*. 10th ed. Philadelphia: W.B. Saunders; 2003:465-491.

31. Institute NC. *Thyroid Cancer. SEER: Surveillance, Epidemiology and End Results*. Washington DC: National Cancer Institute; 2015.

32. Marino M, Vitti P, Chiouato L. Graves' disease. In: Jameson JL, De Groot LJ, eds. *Endocrinology: Adult and Pediatric*. 7th ed. Philadelphia PA: Elsevier (Saunders); 2016:1438-1464.

33. Dumont JE, et al. Thyroid regulatory factors. In: Jameson JL, DeGroot LJ, eds. *Endocrinology Adult and Pediatric*. Philadelphia: Saunders Elsevier; 2010:1384-1409.

34. Germain DLS. Thyroid hormone metabolism. In: DeGroot LJ, Jameson JL, eds. *Endocrinology*. 5th ed. Philadelphia: Saunders Elsevier; 2006:1861-1873.

35. Weetman AP. Autoimmune thyroid disease. In: Jameson JL, DeGroot LJ, eds. *Endocrinology Adult and Pediatric*. Philadelphia: Saunders Elsevier; 2010:1512-1526.

36. Weiss RE, Refetoff S. Thyroid function testing. In: Jameson JL, DeGroot LJ, eds. *Endocrinology Adult and Pediatric*. Philadelphia: Saunders Elsevier; 2010:1444-1492.

37. Weiss RE, Refetoff S. Thyroid function testing. In: Jameson JL, De Groot LJ, eds. *Endocrinology: Adult and Pediatric*. 7th ed. Philadelphia PA: Elsevier (Saunders); 2016:1351-1388.

38. Blum M. Thyroid imaging. In: DeGroot LJ, Jameson JL, eds. *Endocrinology*. 5th ed. Philadelphia: Saunders Elsevier; 2006:1963-1979.

39. Blum M. Thyroid imaging. In: Jameson JL, DeGroot LJ, eds. *Endocrinology Adult and Pediatric*. Philadelphia: Saunders Elsevier; 2010:1493-1512.

40. Janegova A, Janega P, Rychly B, et al. The role of Epstein-Barr virus infection in the development of autoimmune thyroid diseases. *Endokrynol Pol*. 2015;66(2):132-136.

41. Weetman AP. Graves' disease. *N Engl J Med*. 2000;343(17):1236-1248.

42. Burch HB, Bahn RS. Graves' ophthalmopathy. In: Jameson JL, DeGroot LJ, eds. *Endocrinology Adult and Pediatric*. Philadelphia: Saunders Elsevier;

2010:1559-1571.

43. Krassas G, Karras SN, Pontikides N. Thyroid diseases during pregnancy: a number of important issues. *Hormones (Athens)*. 2015;14(1):59-69.

44. Giacobbe AM, Grasso R, Triolo O, et al. Thyroid diseases in pregnancy: a current and controversial topic on diagnosis and treatment over the past 20 years. *Arch Gynecol Obstet*. 2015;292(5):995-1002.

45. Saver DF, Pollak EF, McCartney C, et al. *Thyroiditis*. Elsevier; 2004. http://www.firstconsult.com. Accessed 30 October 2004.

46. Guimaraes VC. Subacute and Riedel's thyroiditis. In: Jameson JL, DeGroot LJ, eds. *Endocrinology Adult and Pediatric*. Philadelphia: Saunders Elsevier; 2010:1595-1606.

47. Lazarus JH. Chronic (Hashimoto's) thyroiditis. In: Jameson JL, DeGroot LJ, eds. *Endocrinology Adult and Pediatric*. Philadelphia: Saunders Elsevier; 2010:1583-1593.

48. Virgini VS, Wijsman LW, Rodondi N, et al. Subclinical thyroid dysfunction and functional capacity among elderly. *Thyroid*. 2014;24(2):208-214.

49. Saver DF, Scherger JE, Pearson RL, et al. *Thyroid carcinoma*. Elsevier; 2004. http://www.firstconsult.com. Accessed 30 October 2004.

50. Wood K, Vini L, Harmer C. Metastases to the thyroid gland: the Royal Marsden experience. *Eur J Surg Oncol*. 2004;30(6):583-588.

51. Liu CL, Cheng SP, Lin HW, et al. Risk of thyroid cancer in patients with thyroiditis: a population-based cohort study. *Ann Surg Oncol*. 2014;21(3):843-849.

52. Weigel RJ, Macdonald JS, Haller D. Cancer of the endocrine system. In: Abeloff MD, Armitage JO, Niederhuber JE, et al, eds. *Clinical Oncology*. 3rd ed. London: Churchill Livingstone; 2004:1612-1621.

53. Olson MT, Zeiger MA. Thyroid fine-needle aspiration and cytological diagnosis. In: Jameson JL, De Groot LJ, eds. *Endocrinology: Adult and Pediatric*. 7th ed. Philadelphia PA: Elsevier (Saunders); 2016:1418-1422.

54. Yan Z, Yu-Kun L, Jie T, et al. Clinical value of ultrasonography in diagnosing diffuse thyroid diseases accompanied with suspicious nodules. *Zhongguo Yi Xue Ke Xue Yuan Xue Bao*. 2015;37(3):290-293.

55. McHenry CR. Thyroid cancer. In: Rakel RE, Bope ET, eds. *Conn's Current Therapy*. 53rd ed. Philadelphia: Saunders Elsevier; 2006.

56. Pinto A, Glick M. Management of patients with thyroid disease: oral health considerations. *J Am Dent Assoc*. 2002;133(7):849-858.

57. Little JW. Thyroid disorders: Part I, hyperthyroidism. *Oral Surg Oral Med Oral Path Oral Radiol Endod*. 2006;101(3):276-284.

58. Little JW. Thyroid disorders: Part III, thyroid neoplasms. *Oral Surg Oral Med Oral Pathol Oral Radiol Endod*.

2006;102(3):275-280.

59. Little JW. Thyroid disorders: Part II, hypothyroidism and thyroiditis. *Oral Surg Oral Med Oral Pathol Oral Radiol Endod*. 2006;102(2):148-153.

60. Little JW. Thyroid disease. In: Little JW, Falace DA, Miller CS, et al, eds. *Dental Management of the Medically Compromised Patient*. 6th ed. St. Louis: Mosby; 2002:283-303.

61. Neville BW, Damm DD, Allen CA, et al. *Oral & Maxillofacial Pathology*. 2nd ed. Philadelphia: W.B. Saunders; 2002.

62. McConnell RJ, Menendez CE, Smith FR, et al. Defects of taste and smell in patients with hypothyroidism. *Am J Med*. 1975;59(3):354-364.

63. Rivlin RS, Osnos M, Rosenthal S, et al. Abnormalities in taste preference in hypothyroid rats. *Am J Physiol*. 1977;232(1):E80-E84.

64. Coll J, Anglada J, Tomas S, et al. High prevalence of subclinical Sjogren's syndrome features in patients with autoimmune thyroid disease. *J Rheumatol*. 1997;24(9):1719-1724.

65. Neville BW, Damm DD, Allen CM, et al. Hyperthyroidism (thyrotoxicosis; Graves' disease). In: Neville BW, Damm DD, Allen CM, et al, eds. *Oral and Maxillofacial Pathology*. 4th ed. St. Louis, MO: Elsevier; 2016.

66. Neville BW, Damm DD, Allen CM, et al. Hypothyroidism (cretinism; myxedema). In: Neville BW, Damm DD, Allen CM, et al, eds. *Oral and Maxillofacial Pathology*. 4th ed. St. Louis, MO: Elsevier; 2016.

67. Agha-Hosseini F, Shirzad N, Moosavi MS. Evaluation of xerostomia and salivary flow rate in Hashimoto's thyroiditis. *Med Oral Patol Oral Cir Bucal*. 2016;21(1):e1-e5.

68. Siponen M, Huuskonen L, Laara E, et al. Association of oral lichen planus with thyroid disease in a Finnish population: a retrospective case-control study. *Oral Surg Oral Med Oral Pathol Oral Radiol Endod*. 2010;110(3):319-324.

69. Robledo-Sierra J, Landin-Wilhelmsen K, Nystrom HF, et al. Clinical characteristics of patients with concomitant oral lichen planus and thyroid disease. *Oral Surg Oral Med Oral Pathol Oral Radiol*. 2015;120(5):602-608.

70. Grewal RK, Larson SM, Pentlow CE, et al. Salivary gland side effects commonly develop several weeks after initial radioactive iodine ablation. *J Nucl Med*. 2009;50(10):1605-1610.

71. Lee SL. Complications of radioactive iodine treatment of thyroid carcinoma. *J Natl Compr Canc Netw*. 2010;8(11):1277-1287.

72. Hueston WJ. Hyperthyroidism. In: Bope ET, Kellerman RD, eds. *Conn's Current Therapy*. Philadelphia, PA: Elsevier (Saunders); 2015:768-770.

第17章 女性健康问题

定义

女性健康因妊娠与女性解剖和生理所特有的疾病而改变。本章着重于介绍需要口腔科医生识别和治疗的女性常见疾病，以改善妇女的健康和避免严重的并发症。

妊娠

妊娠患者需要口腔科医生提供一套特殊的治疗方案。必须在对发育中的胎儿不产生不利影响的情况下向孕妇提供牙科护理，尽管妊娠患者的常规牙科护理一般是安全的，但提供的牙科护理涉及一些潜在的有害因素，包括使用电离辐射和药物。因此，谨慎的口腔科医生必须平衡牙科治疗的有利方面，同时尽量减少或避免患者(和发育中的胎儿)接触可能有害的操作。

如果母亲选择母乳喂养婴儿，则在产后要考虑其他的因素。尽管大多数药物只能少量地从母体的血清输送到乳汁中，而且婴儿的暴露程度并不显著，但口腔科医生应避免使用任何已知的对婴儿有害的药物。

2014年，美国大约有600万婴儿出生[1,2]。这意味着在任何特定的时间，美国大约有400万妊娠妇女。普通的口腔科诊所每接诊2 000名患者中大约有15名孕妇。

美国妇女的妊娠率在2013年继续下降，每1 000名15~44岁的妇女只有98.7名妊娠妇女，创1976年以来的最低纪录[1,2]。这一水平比1990年的峰值(每1 000人有115.8人妊娠)低15%。总体妊娠率的下降包括出生率和堕胎率的下降，在此期间堕胎率(下降35%)下降幅度大于出生率(下降10%)。2013年的堕胎率(17.7%)也创下了历史新低[1,2]。

根据美国疾病预防控制中心(Centers for Disease Control and Prevention, CDC)2013年的国家生命统计报告，妇女生育第一个孩子的平均年龄为26岁，创历史新高。这比1980年的22.7岁增加了3.3岁。大部分变化发生在1980—2000年，当时平均年龄上升到24.9岁。2008年之前，一直相对稳定在25岁左右，直到2008年又开始上升到目前的高点[2]。

发病机制与并发症

内分泌变化是妊娠时发生的最重要的基本改变。这是由于母体和胎盘激素分泌增加和靶器官活动的改变所致[1,3-8]。

妊娠前3个月常见的生理表现是疲乏，可能会产生心理影响。可能会出现晕厥和体位性低血压。孕中期，患者通常感觉良好，而且症状相对较少[1,3-8]。孕晚期，疲劳、不适和轻度抑郁的主诉可能会增加。也会出现一些心血管变化。血容量增加40%~50%，心输出量增加30%~50%，但红细胞(red blood cell,

RBC)体积仅增加15%~20%，导致母体血细胞比容下降[1,3]。尽管心输出量增加，但孕中期血压下降(通常降至<100/70mmHg)，妊娠的最后1个月血压略有上升。血容量的增加与高排低阻型循环、心动过速、心脏杂音有关，可能提示肾小球疾病、围产期心肌病、动脉瘤或动静脉畸形[1,3-8]。良性收缩期射血杂音是最常见的表现之一，超过90%的孕妇会出现，分娩后不久就会消失[1,3-8]。一般认为这种杂音是生理性的或功能性的。然而，妊娠前出现或分娩后持续存在的杂音需要进一步评估，以确定其意义。

在妊娠晚期，可能会出现仰卧位低血压综合征的现象，表现为血压骤降、心动过缓、出汗、恶心、乏力，以及仰卧位时出现呼吸窘迫[1,3-8]，是由妊娠子宫压迫下腔静脉引起的静脉回流受阻所致。这会导致血压下降、心输出量减少，以及意识障碍或丧失知觉。解决方法是把患者转至其左侧，使其子宫脱离腔静脉，血压很快就会恢复正常。

妊娠期血液变化包括贫血和血细胞比容下降。贫血的发生是因为血容量比红细胞数量增加得更快，所以出现血红蛋白下降以及叶酸和铁的需要量明显增加。大多数孕妇铁储备不足，大量失血可以加重缺铁。然而，对于是否定期补充铁剂仍然存在分歧[1,3-8]。虽然血小板的变化通常临床意义不大，但大多数研究表明，妊娠期间血小板轻度下降[1,3-8]。几种凝血因子，尤其是纤维蛋白原和Ⅶ因子、Ⅷ因子、Ⅸ因子和Ⅹ因子都会增加。由于多种凝血因子的增加以及静脉血流瘀滞，妊娠期血液处于高凝状态。有趣的是，凝血酶原时间、活化部分凝血活酶时间和凝血酶时间都略有下降，但仍在正常非妊娠值范围内[1,3-8]。据估计，妊娠期间发生血栓栓塞的总体风险为1/1 500，占美国产妇死亡人数的25%[1]。

白细胞和免疫系统也会发生变化。白细胞计数在整个妊娠期间逐渐增加，主要是由于中性粒细胞的增加，到妊娠末期几乎增加了1倍。其增加的原因尚未明确，但可能是由于雌激素和皮质醇水平升高所致[5]。中性粒细胞的增加可能会使感染期间全血细胞计数的解释变得复杂。此外，在妊娠期间，免疫系统从辅助性T细胞1(TH1)优势转向TH2优势，导致免疫抑制。临床上，细胞免疫功能的下降导致对细胞内病原体的易感性增加，如巨细胞病毒、单纯疱疹病毒、水痘和疟疾[1,4]。细胞免疫功能的下降可能解释了为什么妊娠期间类风湿关节炎经常得到改善，因为它是一种细胞介导的免疫疾病[4]。产后会出现病情反弹和炎症活动加重。

妊娠期呼吸功能的变化包括膈肌抬高，使静息状态下的肺容积下降，导致肺容量下降5%，功能余气量(functional residual capacity, FRC)即平静呼气末肺内的气体量减少20%[4]。然而，呼吸频率和肺活量保持不变。这些通气改变会导致呼吸速率增加(呼吸急促)和呼吸困难，而仰卧位会加重呼吸困难。因此，妊娠期间孕妇睡眠受到损害，尤其是在孕晚期[4]。

妊娠使孕妇的食欲增加,而且有异食癖。因此,饮食可能是不平衡、高糖分或缺乏营养的。这会对孕妇的牙齿产生不利影响,并导致体重显著增加。味觉改变和呕吐反应也很常见。唾液的 pH 和分泌量可能没有变化。没有证据表明妊娠会导致或加速牙周病或龋齿的进程[9-14]。恶心和呕吐,或"晨吐",使高达 70% 的妊娠病情变得复杂。典型的发病在妊娠 4~8 周之间,16 周前有所改善;然而,10%~25% 的妇女在妊娠 20~22 周时仍有症状,有些妇女在整个妊娠期间都有这种症状[6]。原因尚未明确,有些患者可能有极端的恶心和呕吐,这可能是牙齿腐蚀的原因之一。

在制订牙科治疗计划时,应该了解胎儿发育的一般规律。正常妊娠持续约 40 周。在孕早期,器官和系统形成(器官形成)[1]。因此,胎儿在这一时期最容易出现畸形。在妊娠头 3 个月后,大部分器官都形成了,其余的胎儿发育主要用于生长和成熟。因此,妊娠头 3 个月后,胎儿畸形的风险明显降低[1]。胎儿的牙列是个例外,容易受到毒素或辐射引起畸形,以及因使用四环素而引起牙齿变色。

在提供产前护理和孕妇健康的情况下,妊娠并发症很少发生。然而,并发症更常发生于携带病原体(口腔和口腔外)以及吸烟孕妇中,美国非白人妊娠并发症的发生率高于白人[1,4,7]。常见并发症包括感染、炎症反应、血糖异常和高血压[1,4,7]。每种并发症都会增加早产、围产期死亡率和先天性异常的风险。胰岛素抵抗是妊娠期糖尿病(gestational diabetes mellitus, GDM)发生的重要因素,2%~6% 的孕妇发生 GDM。GDM 增加了感染和巨大儿的风险。需要特别注意高血压,因为它可以导致靶器官损害或子痫前期,这是一种妊娠引起的临床病变,表现为高血压、蛋白尿、水肿和视力模糊[1,7,8]。如果出现抽搐或昏迷,子痫前期(高血压伴蛋白尿)会进展为子痫,这是一种危及生命的疾病。子痫的原因不明,但似乎与胰岛素抵引起的交感神经过度活动、肾素-血管紧张素系统、脂质过氧化和炎症介质有关[1,7,8]。如果饮食改变和姑息护理不能改善妊娠并发症,最终需要药物或住院治疗才能得到充分的控制。

与胎儿生长有关的另一个考虑因素是自然流产。自然流产是指妊娠 20 周前自然终止妊娠,约占所有妊娠的 15%[4]。自然流产最常见的原因是形态学或染色体异常,阻碍胚胎成功植入。如果避免胎儿缺氧和接触致畸物,任何牙科手术都不可能导致自然流产。发热和脓毒症也可能导致流产,因此,建议及时治疗牙源性感染和牙周炎[1,4,8]。

由于肝脏和酶系统尚未成熟,胎儿代谢药物的能力有限。如有可能,应避免用药。

产后期间,孕妇可能会出现睡眠不足和产后抑郁症。此时,自身免疫性疾病,尤其是类风湿关节炎、多发性硬化症和甲状腺炎的风险也在增加。

牙科管理

妊娠期间的治疗建议应被视为一般准则,而不是一成不变的规则。口腔科医生应该通过详尽的病史来评估患者的一般健康状况。应咨询患者目前的内科医生:服用的药物、吸烟史、饮酒史或使用违禁药品史、GDM 病史、流产史、高血压和晨吐。如有需要,应咨询患者的产科医生,特别是关于某些药物的使用(框 17.1)。

框 17.1	妊娠患者的牙科治疗注意事项		
P **患者评估与风险估计(patient evaluation and risk assessment)(见框 1.1)**		血压(blood pressure)	患者仰卧位时注意仰卧位低血压,最可能出现在孕晚期。如果出现低血压,将患者转至左侧卧位
潜在问题和考虑因素			**C**
	A	椅位(chair position)	孕晚期患者可能不能耐受仰卧椅位
抗生素(antibiotics)	如果需要抗生素,请咨询患者的内科医生。使用美国 FDA 分级为 A 或 B 级的药物,除非另经其内科医生批准	心血管(cardiovascular)	血压升高可能是子痫前期的征兆,应转诊至内科医生处进行后续治疗
			D
镇痛药(analgesics)	如果需要镇痛药,请咨询患者的内科医生。首选对乙酰氨基酚。如果需要其他镇痛药,请在其内科医生的批准下使用	药物(drugs)	尽可能避免使用药物。必要时尽可能使用美国 FDA 分类为 A 或 B 级的药物
			E
麻醉(anesthesia)	使用普通的局部麻醉药与血管收缩剂是安全的,但要注意不超过建议剂量	仪器(equipment)	只做必要的 X 线片,使用铅围裙和甲状腺围脖
焦虑(anxiety)	避免使用大多数抗焦虑药,可以短期使用氧化亚氮,必要时使用 50% 的氧气	紧急情况(emergencies)	如果患者处于孕晚期,应考虑到出现仰卧位低血压的可能
	B		**F**
出血(bleeding)	没有问题	随访(follow-up)	患者应在妊娠期间清洁牙齿,并告知卫生与婴儿口腔卫生的重要性,不要让婴儿在床上吮吸奶瓶
呼吸(breathing)	患者仰卧位可能会出现呼吸困难		

FDA,食品药品管理局

妊娠是女性生活中的一个特殊事件,因此,这是一次充满感情的经历。建立鼓励开放、诚实和信任的良好的医患关系,是成功治疗的一个组成部分。这种关系大大减轻了患者和口腔科医生的压力和焦虑。

与所有患者一样,测量生命体征对于识别未诊断的异常和需要采取纠正措施非常重要。至少应该测量血压和脉搏。收缩压≥140mmHg 和/或舒张压≥90mmHg 提示高血压(见第3章)。另外,如果患者的收缩压比妊娠前增加30mmHg 或以上,或舒张压增加15mmHg 或以上,应引起注意,因为这可能是子痫前期的征兆[4,7]。确认高血压后,患者应转诊至内科医生处,以确保子痫前期和其他心血管疾病得到适当的诊断和治疗。

预防措施　为孕妇规划牙科治疗的一个重要目标是建立健康的口腔环境和最佳的口腔卫生水平。主要包括牙菌斑控制措施,将牙龈组织对伴随妊娠激素变化的局部刺激物的过度炎症反应降到最低[9]。据推测,牙周病是子痫前期和早产、低出生体重的危险因素,但最近的评论并不支持这一观点[10,11]。但是,控制母体的牙菌斑会影响婴儿患龋齿的风险。过去30年的研究表明,孕妇口腔链球菌水平的降低使婴儿感染和患龋齿的风险下降[11-14]。

应该指导、加强和监测患者实施可接受的口腔卫生技术。应提供饮食咨询,强调限制摄入精制碳水化合物和碳酸软饮料。如有必要,可进行冠部刮治术、抛光或刮根术。在整个妊娠期间提供并重视预防牙菌斑控制措施,包括妊娠前3个月,对孕妇和正在发育的婴儿是有益的[3,10]。必要时,在妊娠期间使用0.12%氯己定漱口水是安全的[3]。

产前使用氟化物的好处存在争议。Glenn[15] 及其同事[16] 的早期研究认为,在孕中期和孕晚期,孕妇每日服用2.2mg 的氟化钠片加上含氟的水,结果97%的后代长达10年不患龋齿。这些儿童不仅没有出现医疗或牙科缺陷,包括氟中毒,而且氟化物治疗组早产减少和出生体重增加。然而,在随后的一项随机对照试验中,798 名儿童在出生后随访了5年,与安慰剂组相比,产前使用氟化物并没有明显的益处[17]。此外,另一项研究发现,与安慰剂组相比,接受产前氟化物的儿童牙釉质中氟含量没有明显的增加[18]。在2001年,美国CDC表示,没有证据支持产前使用氟化物的建议[19]。

口腔科治疗时机

除了作为控制牙菌斑措施的一部分,最好避免在孕早期进行选择性口腔护理,因为胎儿可能容易受到伤害(表17.1)。孕中期是提供日常牙科护理最安全的时期。应重视控制活动性疾病和消除可能在妊娠后期或产后立即发生的潜在问题,因为在这些时期提供口腔护理往往很困难。大面积重建或重大的外科手术最好推迟到分娩后。

孕晚期的早期阶段仍然是提供常规口腔护理的好时机。然而,孕晚期中期之后,最好推迟进行选择性口腔科治疗,因为很多准妈妈会感到越来越不舒服。应避免长时间使用牙科椅,以防止发生仰卧位低血压的并发症。如果发生仰卧低血压,将患者转至左侧卧位,使血液循环回到心脏。安排短时间预约,允许患者采取半坐卧位,并鼓励其经常变换体位,将发生问题的风险降到最低。

表 17.1　妊娠期间的治疗时机		
孕早期	孕中期	孕晚期
控制牙菌斑	控制牙菌斑	控制牙菌斑
口腔卫生指导	口腔卫生指导	口腔卫生指导
刮治术、抛光或刮根术	刮治术、抛光或刮根术	刮治术、抛光或刮根术
避免进行选择性治疗,只进行紧急治疗	常规口腔治疗	常规口腔治疗

口腔X线摄片

口腔X线摄片是妊娠患者治疗中比较有争议的领域之一。需要X线片检查的孕妇通常因为X线对胎儿的不良影响感到焦虑。在某些情况下,她们的产科医生或初级保健医生可能会加强这些恐惧。在几乎所有涉及口腔X线摄片的病例中,这些担忧都是没有根据的。口腔X线摄片的安全性已经确立,具有快速曝光技术(如高速胶片或数字成像)、过滤、准直、使用铅围裙和甲状腺围脖等特征。在所有的保护措施中,对妊娠患者最重要的是使用保护性铅围裙和甲状腺围脖。此外,使用数字X线摄影显著减少的辐射剂量等于或大于使用快速胶片[20]。

妊娠期间应尽可能避免电离辐射,尤其是在孕早期,因为发育中的胎儿特别容易受到辐射损害[21]。然而,如果需要进行口腔科治疗,可能需要X线片来准确诊断和治疗患者。美国儿科学会(American Academy of Pediatrics, AAP)和美国妇产科学会发布的指南称:"不应在妊娠期间进行诊断性放射学检查,除非这些检查结果对患者的治疗是有必要的,而且不能通过其他方式获得"[22-24]。因此,口腔科医生应该了解电离辐射的风险,并知道如何在需要X线片的情况下尽可能安全地进行操作。

电离辐射的致畸性与剂量有关,因此有必要了解测量单位[20]。吸收剂量是衡量每单位质量的任何类型物质的任何类型电离辐射所吸收的能量。传统的吸收剂量单位是rad(辐射吸收剂量)。然而,近年来,人们开始使用基于公制的国际体系(International System, IS),其吸收剂量的度量单位是戈瑞(Gy):1Gy 等于100rad。因此,1cGy(厘戈瑞)等于1rad。另一个术语希沃特(sievert)被用作等效剂量的衡量标准,用来比较不同类型的辐射对组织器官的生物效应。诊断性X线检查,1sievert 等于1Gy。

在整个妊娠期间,持续低剂量暴露低于5rad(5cGy)的动物没有发现不良后果增加的风险。国家辐射防护委员会[25]的结论是,少于5rad(5cGy)的照射不会增加胎儿畸形的风险。现有的动物和人类数据支持的结论是妊娠期间暴露总量小于5cGy(5rad)不会导致先天性畸形或宫内发育迟缓的增加[26,27]。表17.2 提供了以cGy 表示的电离辐射剂量的比较。典型的口腔科X线照射量明显少于自然每日背景辐射。然而,应该指出的是,孕妇甲状腺接触0.4mGy 以上的诊断性辐射与出生体重轻度下降有关[28]。这一发现加强了孕妇使用甲状腺围脖的重要性。

表 17.2　射线摄片检查和等效背景暴露的有效剂量

检查	有效剂量/μSv	等效背景暴露/日
口腔内[1]		
矩形准直器		
后咬翼片:PSP 或 F 速胶片	5	0.6
全口腔:PSP 或 F 速胶片	35	4
全口腔:CCD 传感器(估计)	17	2
圆形准直器		
全口腔:D 速胶片	388	46
全口腔:PSP 或 F 速胶片	171	20
全口腔:CCD 传感器(估计)	85	10
口腔外		
全景片[1-3]	9~24	1~3
头颅侧位片[1,2,4]	2~6	0.3~0.7
锥束 CT[5,6]		
大视场	68~1 073	8~126
中等视场	45~860	5~101
小视场	19~652	2~77
多层螺旋 CT		
头部:常规方案[6-9]	860~1 500	101~177
头部:低剂量方案[6,8]	180~534	21~63
腹部[7]	5 300	624
胸部[7]	5 800	682
平片[10]		
头颅	70	8
胸部	20	2
钡剂灌肠	7 200	847

1. 引自 Ludlow JB, Davies-Ludlow LE White SC: Patient risk related to common dental radiographic examinations: the impact of 2007 international commission on radiological protection recommendations regarding dose calculation, *J Am Dent Assoc* 139:1237-1243, 2008.

2. 引自 Lecomber AR, Yoneyama Y, Lovelock DJ. et al: Comparison of patient dose from imaging protocols for dental implant planning using conventional radiography and computed tomography, *Dentomaxillofac Radiol* 30:255-259, 2001.

3. 引自 Ludlow JB. Davies-Ludlow LE, Brooks SL: Dosimetry of two extraoral direct digital imaging devices: NewTom cone beam CT and Orthophos Plus DS panoramic unit, *Dentomaxillofac Radiol* 32:229-234, 2003.

4. 引自 Gijbels F, Sanderink G, Wyatt J, et al: Radiation doses of indirect and direct digital cephalometric radiography, *Br Dent J* 197:149-152, 2004.

5. 引自 Pauwels R, Beinsberger J, Collaert B, et al: Effective dose range for dental cone beam computed tomography scanners, *Eur J Radiol* 81:267-271, 2012.

6. 引自 Ludlow JB, Ivanovic M: Comparative dosimetry of dental CBCT devices and 64-slice CT for oral and maxillofacial radiology, *Oral Surg Oral Med Oral Pathol Oral Radiol Endod* 106:106-114, 2008.

7. 引自 Shrimpton PC, Hillier MC, Lewis MA, et al: National survey of doses from CT in the UK: 2003, *Br J Radiol* 79:968-980, 2006.

8. 引自 Loubele M, Jacobs R, Maes F, et al: Radiation dose vs. image quality for low-dose CT protocols of the head for maxillofacial surgery and oral implant planning, *Radiat Prot Dosimetry* 117:211-216, 2005.

9. 引自 Loubele M, Bogaerts R, Van Dijck E, et al: Comparison between effective radiation dose of CBCT and MSCT scanners for dentomaxillofacial applications, *Eur J Radiol* 71:461-468, 2009.

10. 引自 European Commission: *Referral guidelines for imaging*, Radiation Protection 118, 2007. http://www. Sergas. es/Docs/Profesional/BoaPraticaClinica/RP118. pdf

CCD, 电荷耦合装置; CT, 计算机断层扫描; PSP, 光致发光磷光体

改编自 White SC, Pharoah MJ: *Oral radiology*, ed 7, St. Louis, 2014, Elsevier.

致畸性还取决于暴露时胎儿的胎龄。在器官形成期(从受孕后第 2 周末至第 8 周),胎儿对电离辐射的致畸作用极为敏感,尤其是妊娠第 8~15 周时的中枢神经系统(central nervous system,CNS)[29]。第 16~25 周,中枢神经系统和其他许多器官对电离辐射的敏感性降低了。第 25 周后,中枢神经系统变得相对抗电离辐射,不太可能出现主要的胎儿畸形和功能障碍。

妊娠期间进一步评估口腔 X 线摄影的风险时,应记住三份报告。第一份报告指出,可归因为 1cGy(超过用 E 速胶片和矩形准直器拍摄 1 000 次全口系列片的剂量或阈剂量的 10%~20%)子宫内辐射照射的最大风险估计[25] 约为 0.1%。这一数值比自然流产、畸形或遗传病的正常预期风险低数千倍。口腔 X 线检查导致第一代胎儿缺陷的风险估计为每 10 亿人中有 9 人[28,29]。第 3 份报告发现,使用铅围裙进行全口 X 线摄影后,女性性腺的暴露剂量小于 0.01μSv,比引起新生儿先天性损害的阈剂量至少低 1 000 倍[28,29]。这些数据表明,使用铅围裙、矩形准直器、E 速胶片或更快的技术,1 次或 2 次口腔内摄片对发育中胎儿的辐射效应确实微乎其微。在向患者解释方面,应该考虑以下因素:在美国,2 张根尖周口腔拍片对性腺或胎儿的辐射剂量(使用铅围裙时)比自然背景辐射照射 1 日的平均剂量少 700 倍[30,31]。

尽管口腔科 X 线摄影的风险微乎其微,但口腔科医生对妊娠期(或其他任何时间)患者应谨慎使用这项检查。应选择性地使用 X 线摄影,并且仅在必要时使用,以帮助诊断和治疗。建议拍咬翼片、全景片或选定的根尖周摄片,以尽量减少患者接触的辐射剂量。为进一步降低辐射剂量,应采取以下措施:矩形准直器、E 速或 F 速胶片或更快的技术(数字成像比 E 速曝光至少减少 50% 的辐射剂量)、铅屏蔽(腹部和甲状腺围颈)、高千伏(kilovoltage,kV)摄影或恒定光束,以及持续的质量保证计划。

另一个考虑因素是妊娠的口腔科辅助人员或口腔科医生。妊娠的口腔科护理人员全身暴露的最大允许辐射剂量为每年 0.005Gy 或 5mSv。这相当于非职业暴露群众的最大允许辐射剂量,比职业暴露的非妊娠工作者(50mSv)的水平低 10 倍[32]。国家辐射防护和测量委员会报告说,胎儿暴露于 50mSv 电离辐射时,产生先天性缺陷的可能微乎其微[32]。为进一步确保安全,妊娠的操作人员应配戴胶片式射线计量器、站在离管头 1.8m 以上的地方、位于光束的 90°~130°之间,最好是在防护墙后面(图 17.1)。遵循这些指南时,孕妇操作 X 线机器则没有禁忌证。

药物的使用

治疗妊娠的口腔科患者时另一个有争议的领域是药物的使用。最主要的问题是药物可能穿过胎盘,对胎儿产生毒性或致畸性。此外,任何呼吸抑制剂都可能导致母亲缺氧,引起胎儿缺氧、受伤或死亡[3]。

理想情况下,应该避免在妊娠期间,特别是在妊娠前 3 个月服用药物。然而,遵守这一规则有时是不可能的。事实上,75% 的美国孕妇正在服用某种药物[3]。不过,大多数在牙科诊疗中常用的药物可以在妊娠期间相对安全地使用,尽管有一些例外。表 17.3 列出了对妊娠患者使用药物的建议[3-5]。

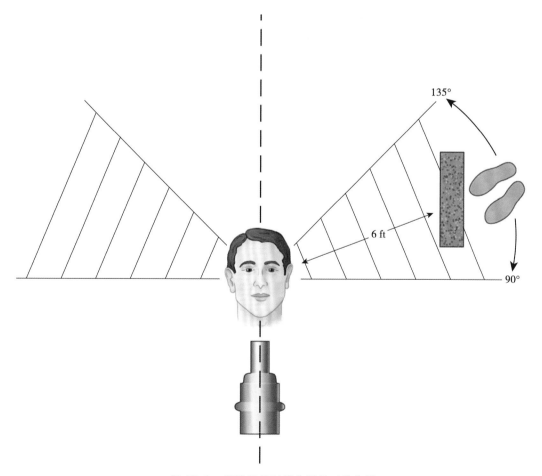

图 17.1　接触 X 线时操作员的正确位置

表 17.3　妊娠期及哺乳期的主要药物考虑

药物	FDA PR 分类	妊娠期是否安全?	哺乳期是否安全?
镇痛药和抗炎药†			
对乙酰氨基酚	B	是	是
阿司匹林	C/D	避免	避免
可待因	C	谨慎使用	是
糖皮质激素(地塞米松、泼尼松)	C	避免‡	是
氢可酮	C	谨慎使用	谨慎使用
布洛芬§	C/D	孕晚期避免使用	是
羟考酮	B	谨慎使用	谨慎使用
抗生素¶#			
阿莫西林	B	是	是
阿奇霉素	B	是	是
头孢氨苄	B	是	是
氯己定(外用)	B	是	是
克拉霉素	C	谨慎使用	谨慎使用
氯林可霉素	B	是	是
克霉唑(外用)	B	是	是
多西环素	D	避免	避免
红霉素	B	是	谨慎使用
氟康唑	C/D	是(单剂量方案)	是
甲硝唑	B	是	避免;使乳汁出现难闻的气味
制霉菌素	C	是	是
青霉素	B	是	是
特康唑(外用)	B	是	是
四环素	D	避免	避免
局部麻醉药			
阿替卡因	C	谨慎使用	谨慎使用
布比卡因	C	谨慎使用	是
利多卡因(含或不含肾上腺素)	B	是	是
甲哌卡因(含或不含左旋异肾上腺素)	C	谨慎使用	是
丙胺卡因	B	是	是
苯唑卡因(外用)	C	谨慎使用	谨慎使用
达克罗宁(外用)	C	是	是
利多卡因(外用)	B	是	是
丁卡因(外用)	C	谨慎使用	谨慎使用
镇静剂			
苯二氮䓬类	D/X	避免	避免
扎来普隆	C	谨慎使用	谨慎使用
唑吡坦	C	谨慎使用	是
急救药物			
沙丁胺醇	C	类固醇和 β₂ 受体激动剂吸入剂是安全的	是

表 17.3　妊娠期及哺乳期的主要药物考虑（续）

FDA PR[*]

药物	分类	妊娠期是否安全?	哺乳期是否安全?
苯海拉明	B	是	避免
肾上腺素	C	谨慎使用	谨慎使用
氟马西尼	C	谨慎使用	谨慎使用
纳洛酮	C	谨慎使用	谨慎使用
硝酸甘油	C	谨慎使用	谨慎使用

[*] FDA PR:美国食品药品监督管理局妊娠期药物风险。关于 FDA PR 的分类定义见表 1

[†] 联合用药时(羟考酮与对乙酰氨基酚)对妊娠或母乳喂养的安全性取决于风险最高的药物。就羟考酮与对乙酰氨基酚而言,联合使用这两种药物时应谨慎,因为羟考酮比对乙酰氨基酚风险更高

[‡] 对于急性重症哮喘患者,不应停用口服类固醇

[§] 布洛芬是所有非甾体类抗炎药物的代表。在母乳喂养的患者中,避免使用选择性环氧合酶抑制剂,如塞来昔布,因为在这一人群中有关其安全使用的数据很少,并且避免服用阿司匹林的剂量超过 100mg,因为有引起血小板功能障碍和 Reye 综合征的风险

[¶] 妊娠期间使用抗生素:患者服用抗生素的剂量和治疗时间应该与普通成人一致。严重感染应积极治疗。青霉素和头孢菌素是安全的。使用高剂量方案(如头孢氨苄 500mg,每日 3 次,而不是 250mg,每日 3 次),因为妊娠期间肾小球滤过率的增加,药物被系统清除得更快

[#] 哺乳期使用抗生素:这些药物可能会导致肠道菌群的改变,从而引起婴儿腹泻。如果婴儿出现发热,临床医生应该考虑到母体的抗生素治疗

在给妊娠患者开处方或服用药物之前,口腔科医生应该熟悉美国食品药品监督管理局(FDA)根据对胎儿造成伤害的潜在风险对妊娠处方药进行的分类[32]。这些妊娠风险等级分类,虽然并非没有局限,但目的是帮助临床医生和患者作出药物治疗的决定。应向妊娠妇女提供咨询以确保她们清楚地了解与药物有关的风险的性质和程度。2008 年,由于其不足之处,FDA 宣布正在取消目前的妊娠风险分类系统;然而,目前原来的系统仍然存在[32]。

目前的五种妊娠等级分类如下(图 17.2):

A:对人类进行的对照研究未能证明对胎儿有风险,胎儿受到伤害的可能性很小。

B:动物研究显示对胎儿没有风险,未进行人类研究;或者动物研究显示有风险,但人类对照研究没有风险。

C:动物研究证明有风险,但尚未进行人类对照研究,或尚未对人类及动物进行研究。

D:有明确证据显示,药物对人类胎儿有危害性,但在某些情况下可能会使用这种药物尽管对胎儿有危害。

X:根据人类的用药经验,药物有导致胎儿畸形和危害的风险,而且这种风险超过了妊娠期间使用该药可能带来的任何益处[3,32]。

妊娠期间更适合开具 A 类或 B 类药物处方。然而,许多口腔科常用的处方药属于 C 类,因此其使用的安全性往往是不确定的。C 类药物在治疗和法医学决定方面给口腔科医生和内科医生带来了最大的困难,因此,可能需要与内科医生咨询协商[3,32](图 17.2)。

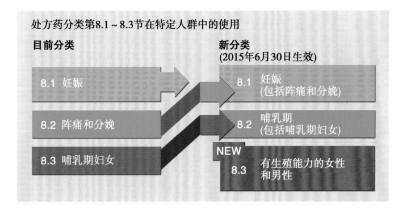

图 17.2　美国食品药品管理局对妊娠期和哺乳期使用药物的分类(2015)

内科医生可能会建议不要使用某些已批准的药物,或者相反,可能建议使用不确定或可疑的药物。FDA 的分类是一般指南,可能不完整,因此,实践中的差异很常见。偶尔使用可疑药物的一个例子是,给严重疼痛的孕妇使用 C 类麻醉性镇痛药。

局部麻醉药　妊娠期间使用普通的局麻药(利多卡因、普鲁卡因)加肾上腺素一般认为是安全的[4]。阿替卡因、布比卡因和甲哌卡因通常是安全的,不过要谨慎使用。虽然局麻药和血管收缩剂都穿过胎盘,但亚毒性阈剂量并未显示会导致胎儿异常。由于局麻药的副作用与大剂量有关,不要使用超过生产商建议的最大剂量很重要。

可能可以使用一些外用麻醉药,包括苯唑卡因、达克罗宁和丁卡因,但应谨慎使用。外用利多卡因没有问题[3,4]。

镇痛药　妊娠期首选的镇痛药是对乙酰氨基酚。阿司匹林和非甾体类抗炎药会导致动脉导管收缩以及产后出血和延迟分娩（见表 17.3）[3,34]。在妊娠晚期服用这些药物，发生不良事件的风险增加。因此，最好避免使用这些镇痛药（尤其是在妊娠晚期），或者谨慎使用。药物风险也与长期使用、高剂量和选择性强效抗炎药物如糖皮质激素和吲哚美辛密切相关。大多数阿片类药物，包括可待因、哌替啶和丙氧芬，都与多种先天性缺陷有关，应谨慎使用且只有在需要时才能使用[3,34]。氢考酮和羟考酮的安全性尚不清楚，但由于不可能对呼吸产生不良影响，最好避免使用或谨慎使用[3,33-37]。

抗生素　通常认为青霉素（包括阿莫西林）、红霉素（依托红霉素除外）、头孢菌素、甲硝唑和克林霉素对孕妇和发育中的胎儿是安全的[34]。妊娠期间禁止使用四环素，包括多西环素。四环素与羟基磷灰石结合，使牙齿变棕色、牙釉质发育不全、骨骼生长受到抑制，以及其他骨骼异常[3,34]。应避免使用或谨慎使用克拉霉素[3,34]。

抗生素和口服避孕药　对抗生素和口服避孕药之间潜在相互作用的关注需要在本章中提及。这种担忧源于选择性抗生素如利福平（一种抗结核药物）能够降低血浆循环口服避孕药的水平。据推测，这种相互作用还可见于其他抗生素；然而，迄今为止，有关其他抗生素的研究可信度不高。为了解决这一问题，美国牙科协会科学事务委员会[33]在给服用口服避孕药的女性患者开抗生素时提出了以下建议："口腔科医生应：①告知患者抗生素降低口服避孕药有效性的潜在风险；②建议患者与其内科医生讨论使用其他的非激素避孕手段；③建议患者目前使用抗生素时，应保持口服避孕药的依从性。"在获得更大的研究结果之前，使用这些建议是谨慎的。一般而言，口腔科医生应治疗急性感染而不论患者处于哪个妊娠阶段。

抗焦虑药　妊娠期间，很少有抗焦虑药被认为是安全的。应避免使用苯二氮䓬类、扎来普隆和唑吡坦。但是，单一、短期暴露在氧化亚氮氧气（N_2O-O_2）中少于 35 分钟，与任何人类胎儿异常无关，包括低出生率[36,37]。然而，长期职业暴露于 N_2O-O_2 中与自然流产和人类生育能力下降有关[38]。氧化亚氮可能导致蛋氨酸合成酶和维生素 B_{12} 的失活，引起 DNA 代谢改变，导致动物细胞异常和出生缺陷。因此，如果在妊娠期间使用 N_2O-O_2，建议遵循以下指南[36,39]：

- 使用 N_2O-O_2 吸入剂应尽量减少到 30 分钟。
- 应提供至少 50% 的氧气，以确保在任何时候都有足够的氧气。
- 给药结束时，应适当增加氧量，以免出现弥散性缺氧。
- 应避免反复和长期接触氧化亚氮。
- 妊娠中期和晚期是更安全的治疗时期，因为器官形成在妊娠早期。

另一项考虑涉及妊娠的女性口腔科医生或口腔科辅助人员。她们不应该接触操作室中持续痕量的氧化亚氮。使用适当的扫气装置可以帮助缓解这一问题。女性口腔科保健工作者长期接触氧化亚氮超过 3 小时/周，而不使用扫气装置，会降低生育能力和增加自然流产率[39]。执行国家职业安全和健康研究所的建议可减少氧化亚氮的职业暴露（框 17.2）[39,40]。

哺乳　哺乳期妇女在口腔科治疗过程中需要使用某种药物时，可能会出现问题，即所用的药物可能进入乳汁并转移到哺乳婴儿身上，婴儿接触该药物可能出现不良反应。

框 17.2　妊娠期对口腔科诊所氧化亚氮的控制

1. 检查氧化亚氮设备，更换有缺陷的管道和零件
2. 检查压力连接处是否泄漏；修复泄漏
3. 检查面罩是否适合和安全。检查贮气囊是否过大或充气不足
4. 提供每小时 10 次或以上室内空气交换的操作通风
5. 使用扫气装置和适当大小的面罩。提供的抽气应高达 45L/min
6. 在提供氧化亚氮之前，连接并打开扫气系统的抽气泵
7. 定期进行空气采样。在妊娠的口腔科保健工作者参与的情况下，保持较低的接触限度（例如，25ppm＊）

＊ 这一限度是国家职业安全和健康研究所推荐的。相比之下，Yagiela[65] 建议 8 小时工作日的时间加权平均下限为 100ppm

改编自 McGlothlin JD, Crouch KG, Mickelsen RL: *Control of nitrous oxide in dental operatories*. Cincinnati, OH, 1994, U. S. Department of Health and Human Services, Public Health Service, Centers for Disease Control and Prevention, National Institute for Occupational Safety and Health, Division of Physical Sciences and Engineering, Engineering Control Technology Branch. DHHS publication no. (NIOSH) 94-129. ETTB report no. 166-04.

能够得出乳汁中药物剂量和作用的确切结论的数据是有限的。然而，回顾性的临床研究和经验性观察，再加上已知的药理学途径，能够制订建议。AAP 的结论是："大多数可能给哺乳期妇女开的处方药都不应该对母乳的供应或婴儿的健康产生影响[41]。"一个重要的事实是，母乳中的药物排泄量通常不超过母体剂量的 1%~2%。因此，大多数药物对婴儿的药理学意义不大。

一致认为，哺乳期妇女绝对禁止使用某些或某类药物。这些药物包括锂、抗癌药、放射性药物和苯茚二酮[3,41]。表 17.3 包括 AAP 关于哺乳期间常用口腔科药物的使用建议。与妊娠期间使用的药物一样，个别医生可能希望修改这些建议，因为其只应被视为治疗的一般指南。

除了谨慎选择药物以外，哺乳期妇女可以在母乳喂养后服用药物，并尽可能避免哺乳 4 小时或以上。这可使母乳中药物浓度降低。

治疗计划的改变

妊娠患者的治疗不需作出专门的改变。然而，全口腔 X 线片、重建、冠桥手术，以及重大手术最好推迟到妊娠后。咽反射过强也可能使某些口腔科手术延迟。许多患者担心接触汞合金填充物中的汞。2009 年[42]，FDA 认为，"尽管数据有限，但现有数据不能证明胎儿由于母体接触牙科用汞合金中的汞蒸气而有可能对健康产生不利影响。"然而，FDA 确实注意到，"当插入新的牙科汞合金填充物或移除现有的牙科汞合金填充物时，母体接触的汞可能会短暂增加。"FDA 进一步得出结论："现有数据支持一项发现，即接触牙科汞合金中的汞蒸气的妇女，其乳汁不会对婴儿健康造成不利影响。"然而，从业人员应该意识到，一些欧洲国家和加拿大建议口腔科限制或避免在妊娠期间放置和替换汞合金填充物。

至于口腔科工作人员接触牙科汞合金的风险，FDA 的结论

是："现有数据表明,口腔科专业人员一般不存在汞中毒风险,除非他们不当使用、储存、研磨或处理牙科汞合金。"

口腔并发症和临床表现

妊娠期最常见的口腔并发症是妊娠期牙龈炎(图 17.3)。然而,龋齿的发病率也在增加。这种情况是由于妊娠期间雌激素、孕激素分泌增加,以及纤维蛋白溶解发生变化,对局部刺激物的过度炎症反应和不注意口腔卫生所致[10]。妊娠期牙龈炎始发于牙龈边缘和牙间牙龈,通常发生在妊娠的第 2 个月。病情进展会导致牙龈近侧乳头红肿、触痛。大约 1% 的妊娠妇女可能会发生局部增生反应加重,导致化脓性肉芽肿或"妊娠肿瘤"(图 17.4)。化脓性肉芽肿最常见的部位是牙间乳头的唇侧。病变一般是无症状的,但刷牙可能会损伤病变部位并导致出血。牙龈增生性改变在第 2 个月左右变得明显,并持续到分娩后。届时如果采取适当的口腔卫生措施和清除所有的牙结石,牙龈组织通常会消退并恢复正常[10]。如果有症状、出血或影响咀嚼,有时需要手术或激光切除。妊娠不会引起牙周病,但可能会改变和使已有的疾病恶化。

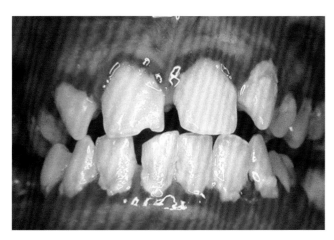

图 17.3　一位妊娠 6 个月妇女的全牙龈炎("妊娠期牙龈炎")

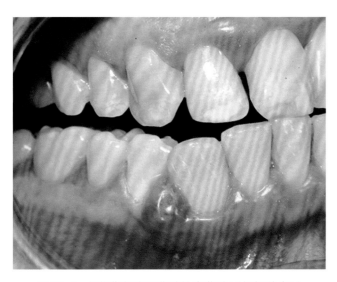

图 17.4　妊娠期间出现化脓性肉芽肿("妊娠肿瘤")

龋病与妊娠生理过程之间的关系尚未得到证实。龋齿的活动归因于口腔中存在致龋细菌、含有可发酵碳水化合物的饮食和糟糕的口腔卫生。通过氟化物和氯己定控制龋齿进展很重要,因为孕妇唾液是将致龋链球菌转移给婴儿的主要载体[43]。

许多妇女深信妊娠会导致牙齿脱落(即"每一次妊娠需要一颗牙齿"),或从母亲牙列中提取钙以满足胎儿的需要(即"软牙")。钙以稳定的结晶形式存在于牙齿中,因此无法进入系统循环提供钙。然而,骨骼中很容易调动钙来满足这些需求。因此,虽然没必要为防止牙齿脱落或牙齿变软而补充钙,但医生可以开具钙剂以满足孕妇和婴儿的一般营养需求。

局部或全部的牙齿松动,在妊娠期间不常见。牙齿松动是牙龈疾病、附着结构紊乱和硬骨板中矿物质改变的标志。由于维生素缺乏可能导致这一问题和其他先天性问题(例如叶酸缺乏导致脊柱裂),口腔科医生在讨论口腔卫生时,应利用这一机会教育患者关于使用多种维生素的好处。每天去除局部刺激物、足够的维生素 C,以及娩出新生儿,都会使牙齿松动好转。

孕妇经常出现咽反射过度敏感。咽反射过度敏感与晨吐,可能会引起反流,导致口臭和牙釉质腐蚀。口腔科医生应该建议患者在反流后用中和酸的溶液(如小苏打、水)冲洗。

骨质疏松症

骨质疏松症是一种骨骼疾病,骨骼强度受损,由于钙的摄入受到抑制和矿物质的流失,患者骨折的风险增加。根据世界卫生组织的标准,当骨密度(bone mineral density,BMD)测量值小于年轻健康妇女平均值的 2.5 个标准差(T 评分<2.5SD)时,就会发生骨质疏松[44]。骨质疏松可以表现为原发性骨质疏松或继发性骨质疏松。所有年龄的男女均可发生原发性骨质疏松,但女性通常发生在更年期之后,男性则发生在晚年。继发性骨质疏松由药物(糖皮质激素)、其他病变(性腺功能减退)或疾病(乳糜泻、囊性纤维化)引起[45]。

流行病学

国家骨质疏松基金会估计,超过 1 000 万 50 岁以上的人患有骨质疏松症,另有 3 400 万人有患骨质疏松症的风险。老年人骨折使其活动能力下降,其长期护理的需求可能增加。髋部骨折问题特别严重,在髋部骨折之前独立生活的老年人中,有1/3 在受伤后至少在疗养院里住了 1 年[44]。

发病机制与并发症

骨质疏松症是由骨吸收与骨形成的解偶联引起的,因此破骨细胞的活性远远超过成骨细胞的活性。骨量在成年早期达到峰值,此后,男女性的骨量都会随着年龄的增长而丢失。然而,绝经后妇女骨量丢失加快,因为雌激素的丧失与破骨细胞活性的增加有关。数十年的研究表明,雌激素通过支持成骨细胞、抑制破骨细胞的形成和刺激破骨细胞的凋亡,在维持皮质骨形成和抑制骨吸收中起主导的多因素作用[45-47]。

图 17.5 通过成骨细胞和破骨细胞活动的平衡调节来解释正常的骨重建。当这种平衡发生偏移,破骨细胞的活性增加时,就会发生骨质疏松症。骨骼的完整性也与食欲和能量平衡有着错综复杂的联系,而由大脑调节骨量的潜在机制是通过瘦素介导的脑源性血清素通路[45-47]。此外,糖皮质激素所致的骨质疏松症是糖皮质激素使用最常见和最严重的不良反应之一,长期使用可显著增加骨折的风险[48]。

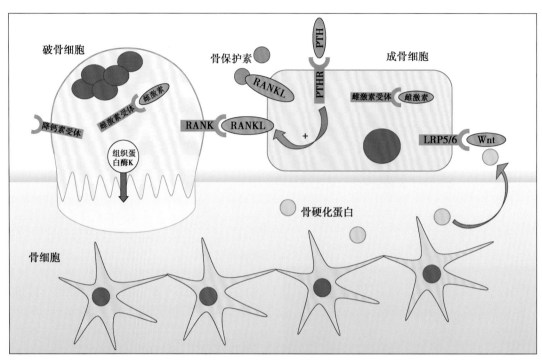

图 17.5 负责骨重建的细胞,突出了主要的信号通路,这些信号通路是预防骨质疏松性骨折的治疗建议的靶点。骨细胞嵌入矿化骨中,并对机械负荷或微损伤做出反应,提供信号给破骨细胞进行骨吸收。破骨细胞的分化和功能依赖于 RANKL-RANK(核因子 κB 受体活化因子配体-核因 κB 受体活化因子)信号通路,在体内受骨保护素(osteoprotegerin, OPG)的负调控。循环甲状旁腺激素(parathyroid hormone, PTH)是血浆钙的生理调节因子,能够与成骨细胞上的甲状旁腺激素受体(parathyroid hormone receptor, PTR)结合,通过上调 RANKL 和下调 OPG 的表达,间接刺激破骨细胞活性。降钙素与成熟破骨细胞上表达的降钙素受体(calcitonin receptor, CTR)结合,可逆地抑制破骨细胞功能,但降钙素确切的生理相关性尚不完全清楚。雌激素(E₂)通过雌激素受体(estrogen receptor, ERα)作用于成骨细胞和破骨细胞,对骨形成有积极作用。组织蛋白酶 K(Cathepsin K, Catk)由骨吸收的破骨细胞分泌,穿过卷曲褶皱的细胞膜边界,用以降解胶原。破骨细胞从骨中释放因子,将成骨细胞吸引到骨吸收部位。成骨细胞分化和功能通过脂蛋白相关蛋白 5/6(lipoprotein-related protein 5/6, LRP5/6)和 Frizzled 共受体受 WNT 信号通路调控,该通路受内源性抑制剂如骨硬化蛋白等的调节,其由骨细胞表达,机械负荷去除后表达上调。RANK,核因子 κB 受体活化因子;RANKL,核因子 κB 受体活化因子配体;PTH,甲状旁腺激素;PTHR,甲状旁腺激素受体;LRP5/6,脂蛋白相关蛋白 5/6

实验室检查和诊断结果

血清标志物有助于骨质疏松症的诊断。表 17.4 概述了一些诊断性血清标志物。血清碱性磷酸酶水平是成骨细胞活化的标志,抗酒石酸酸性磷酸酶(tartrate resistant acid phosphatase, TRAP),Ⅰ 型胶原 C 端肽(C-terminal telopeptide of collagen type Ⅰ, CTP)和 β-胶原降解产物(beta-crosslaps, β-CTX)是破骨细胞活性增强的标志。

传统的 X 线检查用于诊断骨质疏松症,但是大约 75% 的病例直到发病后期才确诊,因为影像学检查并不是初级医疗的常规部分[45-47]。最近出现了一种即时检验的新方法用于筛查和诊断骨质疏松症,能有效早期诊断骨质疏松症[49,50]。这些研究的结果表明,超声适用于在初级卫生保健中诊断骨质疏松症,它给出了骨密度[即密度指数(density index, DI)]的估计值。用轴向双能 X 线吸收法(dual-energy X-ray absorptiometry, DXA)测定 50 岁以上妇女股骨颈(BMD_{neck})和全髋(BMD_{toal})的面积骨密度。全髋关节或股骨颈 T 评分小于等于-2.5(n=75)可诊断为骨质疏松症。使用临床密度测定国际协会(International Society for Clinical Densitometry, ISCD)方法检测 DI,只有 28.7% 的参与者需要额外使用 DXA 进行测量。结果表明,骨质疏松症的现状有了明显的改善[49,50]。

表 17.4 骨质疏松症的血清学标志物	
成骨细胞活动的标志物	破骨细胞活动的标志物
总的或骨特异性碱性磷酸酶	抗酒石酸酸性磷酸酶(TRAP)
骨钙素	Ⅰ 型胶原 C 端肽(ICTP)
Ⅰ 型前胶原 N 端或 C 端肽	β-胶原降解产物(β-CTX)
	Ⅰ 型胶原 N 端肽(NTX)

改编自 Torres E, Mezquita P, DeLa Higuera M, Fernandez D, Munoz M: Actualizacion sobre la determinacion de marcadores de remodelado oseo, *Endocrinol Nutr* 50(6):237-243, 2003.

医疗管理

对男性而言,睾酮在保护骨骼方面起着至关重要的作用。雄激素受体基因敲除小鼠模型的实验表明,骨细胞表面缺乏雄激素受体可导致雄性小鼠发生骨质疏松症,而雌性小鼠则没有[46,47]。这些实验表明,睾酮的保护作用是通过成骨细胞对破骨细胞的支持作用介导的,而不是直接通过对破骨细胞本身起作用。虽然睾酮对骨骼有直接影响,但雌激素在维持男性骨骼健康方面也很重要,因为骨细胞中的雌激素活性是通过雄激素向雌激素的转化而产生的,表明雄激素在男性体内具有双重保护作用[46,47]。

双膦酸盐是治疗骨质疏松症的主要药物,通过抑制破骨细胞活性和增加骨密度(图17.6)而起作用。静脉注射(IV)双膦酸盐用于治疗某些恶性肿瘤、与骨转移相关的骨病,以及多发性骨髓瘤。口服双膦酸盐用于治疗骨质疏松症和骨量减少(钙化减少和骨密度下降)。框17.3和表17.5列出了一些静脉用和口服双膦酸盐制剂及其相关作用。

继发性骨质疏松症是指由于药物治疗(如长期使用糖皮质激素)、性腺功能减退、营养不良或进食障碍(如神经性厌食症)、过度运动和肿瘤等不相关的潜在因素而导致的骨质疏松[46-53]。由于这些共患病增加了骨质疏松症患者骨折的风险,他们可能需要更积极地使用双膦酸盐药物(如特立帕肽、利塞膦酸盐和依替膦酸盐)来降低其发生椎骨骨折的风险[48]。

框17.3提供了治疗骨质疏松症的一般指征。

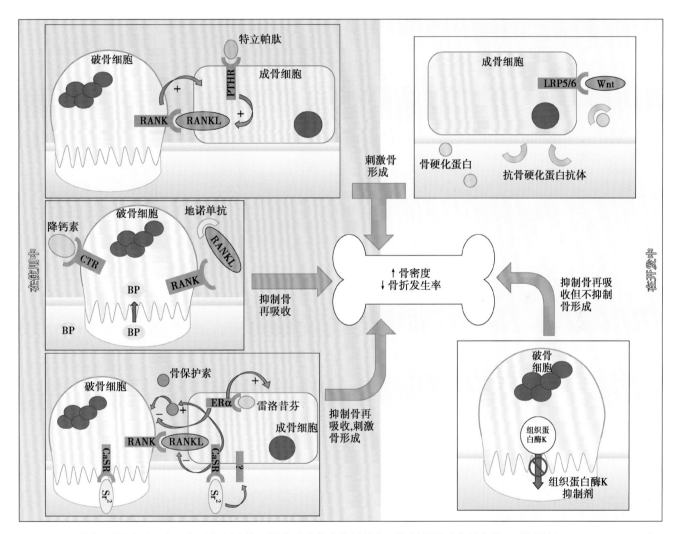

图 17.6　临床上使用(左)或正在开发(右)的不同类型药物的作用部位。抑制骨再吸收的药物:双膦酸盐(bisphosphonate, BP)被吸收并使破骨细胞失活,降钙素与细胞表面受体结合抑制破骨细胞(osteoclast, OC)功能。地诺单抗可抑制核因子κB受体活化因子配体(RANKL)与核因子κB受体活化因子(RANK)的相互作用,从而抑制 OC 的分化和成熟 OC 的功能。刺激骨形成的药物:特立帕肽是甲状旁腺激素(PTH)类似物,与成骨细胞(osteoblasts, OB)上的甲状旁腺激素受体(PTHR)结合,在 OC 活性短暂增加后,OB 活性也随之增加。抗骨硬化蛋白抗体可阻止骨硬化蛋白与脂蛋白相关蛋白 5/6(LRP5/6)的共受体结合,从而使 Wnt 配体激活 OB 中的经典信号通路。骨吸收与骨形成解偶联药:雷洛昔芬与 OB 的细胞内雌激素受体(ERα)相互作用,通过上调骨保护素(OPG)和下调 RANKL 的表达来抑制 OC。雷洛昔芬能够促进 OB 的增殖。雷奈酸锶(strontium ranelate, SR2)替代骨中的 Ca^{2+},与 OB 上的钙敏感受体(calcium-sensing receptor, CaSR)相互作用,通过上调 OPG 的表达及下调 RANKL 的表达,间接抑制 OC,同时直接作用于 OC 上的 CaSR 诱导细胞凋亡。雷奈酸锶对 OB 的合成作用也是通过 CaSR 以及潜在的其他未知受体介导的。组织蛋白酶 K 抑制剂通过维持失活的 OC 与 OB 之间的交联而使骨吸收与骨形成解偶联。PTHR,甲状旁腺激素受体;RANK,核因子 κB 受体活化因子;RANKL,核因子 κB 受体活化因子配体;LRP5/6,脂蛋白相关蛋白 5/6;BP,双膦酸盐;CTR,降钙素受体;CaSR,钙敏感受体;ERα,雌激素受体;Sr^2,雷奈酸锶

框 17.3   美国国家临床卓越研究所（National Institute for Clinical Excellence，NICE）绝经后妇女原发性和继发性骨质疏松性骨折治疗管理指南*总结

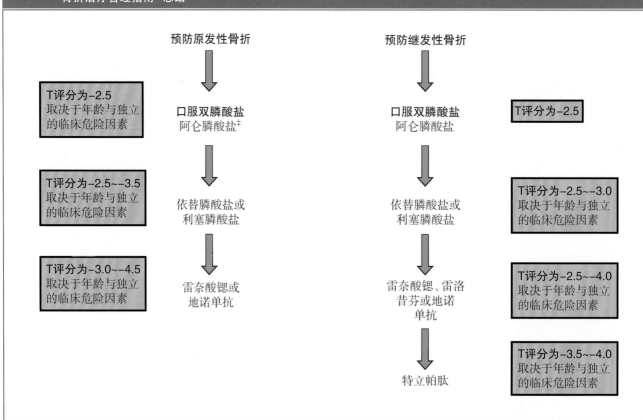

* 可在 https：//pathways. nice. org. uk/pathways/osteoporosis 上找到

‡阿仑膦酸盐可用于治疗各种骨质疏松症，但对其不耐受或有禁忌证时，推荐使用治疗选择等级，并根据 T 评分为患者选择相应的治疗，T 评分取决于年龄和独立的临床危险因素的数量

表 17.5   双膦酸盐类药物及其相对效力举例

双膦酸盐类药物		效力	给药途径
Didronel	依替膦酸盐	1	PO
Bonefos	氯膦酸盐	×10	PO 或 IV
Clasteon（加拿大）			
Skelid	替鲁膦酸盐	×10	PO
Aredia*	帕米膦酸盐	×100	IV
	奈立膦酸盐*	×100	PO
	奥帕膦酸盐*	×1 000	IV
Fosamax*	阿仑膦酸盐	×5 000	PO 或 IV
Boniva*	伊班膦酸盐	×5 000	PO
Reclast*	唑来膦酸盐	×10 000	IV，每年 1 次
Zometa			IV，每 3～4 周 1 次

* 这些药物已被证明与骨坏死有关
IV，静脉注射；PO，口服

骨质疏松症对口腔健康的影响

研究表明，下颌骨、上颌骨，以及牙槽骨的骨密度和高度，与其他部位的骨骼有一定的相关性[54]。然而，颌骨的骨密度降低并不会导致其他不利的牙周变化，如牙龈出血、探查深度增加和牙龈退缩[55,56]。

吸烟、放射治疗和糖尿病已被证明与骨质疏松的进展和随后的植牙失败的危险因素有关[57]。口腔科医生应该意识到，当患者使用双膦酸盐类药物（以及其他药物）治疗时，可能会出现颌骨坏死的风险（osteonecrosis of the jaw，ONJ）。

骨坏死

在过去的 10 年中，癌症治疗潜在的严重口腔并发症是骨坏死。最初，骨坏死与使用双膦酸盐类药物有关，因此被称为双膦酸盐相关性骨坏死（bisphosphonate associated osteonecrosis，BON）[55-57]（图 17.7）。然而，最近发现了其他相关药物和共患病[58,59]。因此，认为骨坏死仅与双膦酸盐有关是不合适的。

双膦酸盐是无机焦磷酸的合成类似物，对钙有很高的亲和力。双膦酸盐也是破骨细胞活性的强效抑制剂。所有双膦酸盐化合物都能在矿化骨基质中长时间积累。根据治疗的时间

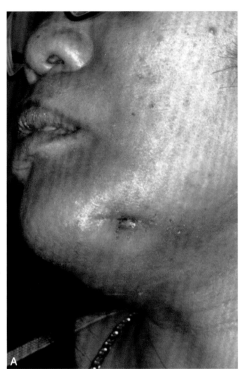

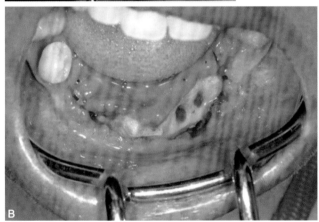

图 17.7　转移性乳腺癌患者双膦酸盐相关性下颌骨坏死视野。A，口腔外视野；B，口腔内视野（由 Dr. Denis Lynch，Milwaukee，WI 提供）

和特定的双膦酸盐处方，该药可能在体内停留数年[46,47]。

双膦酸盐用于治疗骨质疏松症、Paget 骨病、多发性骨髓瘤（见第 23 章）和恶性肿瘤的高钙血症[44,47]。在骨质疏松症患者中，双膦酸盐能抑制骨丢失、增加骨密度，以及降低因进行性骨丢失而导致的病理性骨折的风险。肿瘤患者使用双膦酸盐，以控制骨转移导致的骨丢失。使用这些药物可以减少与多发性骨髓瘤（如骨折）和转移性实体肿瘤（如乳腺癌、肺癌和前列腺癌）相关的骨骼事件的发生。医生决定使用哪种双膦酸盐取决于所治疗的疾病类型和所需药物的效力[46,47]。例如，口服双膦酸盐常用于骨质疏松症患者，而注射用双膦酸盐则用于原发性骨肿瘤或骨转移瘤患者[46,47]。

使用双膦酸盐（以及其他抗骨质疏松药物）治疗的患者有发生 ONJ 的风险[55-61]（见图 17.7）。几种药物与 ONJ 的发病有关，因此，目前对其描述为药物相关性颌骨坏死（medication-related osteonecrosis of the jaw，MRONJ）。由于认识到颌骨坏死是

其他药物的并发症，包括 RANK（核因子 κB 受体活化因子）配体抑制剂地诺单抗和一些抗血管生成药物，促使美国口腔颌面外科学会（American Association of Oral and Maxillofacial Surgeons，AAOMS）特别委员会推荐了药物相关性颌骨坏死（MRONJ）一词[62,63]。

口服双膦酸盐可发生颌骨坏死，但很罕见（<0.01%）。相反，ONJ 在注射双膦酸盐中更常见（2%~4%）[58-64]。导致 ONJ 的确切机制尚不清楚。然而，已经明确了危险因素，可分为系统性因素和局部因素。其中包括曾使用过静脉注射双膦酸盐（即依替膦酸盐、帕米膦酸盐、唑来膦酸），糖尿病、整体癌症分期和肿瘤负荷，全身和免疫系统健康状况，免疫抑制剂的使用，任何牙周或其他口腔感染，以及颌骨的放射史。此外，后部颌骨的风险比前部高，下颌骨比上颌骨更易受影响[58-64]。

静脉注射双膦酸盐治疗的患者发生 ONJ 的风险更高。当治疗时间超过 2 年时，这种风险还会增加更多[58-64]。

骨重建是正常骨组织中的一种生理功能。在骨重建过程中，双膦酸盐被破骨细胞吸收并内化于细胞浆中，抑制破骨细胞功能，诱导凋亡细胞死亡。它还能抑制成骨细胞介导的破骨细胞再吸收，并具有抗血管生成的特性（见图 17.5）。因此，骨转换受到严重抑制，随着时间的推移，骨组织几乎没发生生理重建。骨骼变得脆弱且无法修复日常活动的人体骨骼中发生的生理性微骨折（例如，常见的咀嚼力）。在口腔中，上颌骨和下颌骨承受来自咀嚼力的持续压力。

口腔内每日会发生生理性微损伤和微骨折。虽然 ONJ 的确切原因尚不清楚，但据推测，服用双膦酸盐的患者，其导致的微损伤没有得到修复，从而为口腔骨坏死的发生奠定了基础。因此，ONJ 是骨代谢、局部创伤、骨修复需求增加、感染和血供不足等复杂因素相互作用的结果[58-64]。

口腔 ONJ 的早期，X 线表现可能不明显，或可见硬骨板增厚和髓质骨的密度增加。患者通常是无症状的，但由于坏死的骨头在暴露于口腔环境后会继发感染，所以可能会出现疼痛。骨坏死通常是进行性的，有可能导致广泛的骨暴露和裂开。当组织发生急性感染时，患者可能主诉剧烈疼痛或感觉缺失（感觉异常）。这两种症状都可能提示炎症、坏死和周围神经受压（见图 17.7）[58-64]。

在自发发生 ONJ 患者中，最常见的初始症状是口腔内突然出现不适以及粗糙感，可能导致坏死骨周围的口腔软组织受到损伤。因此，ONJ 的诊断依据是普通病史和口腔科病史或患者出现了疾病的临床症状和体征[58-64]。根据 AAOMS 最近（2014 年）的建议[63]，ONJ（或 MRONJ）的操作定义基于以下标准：

1. 目前或既往使用双膦酸盐（或其他已知与 ONJ 高风险相关的药物）治疗。

2. 颌面部骨外露，持续 8 周以上。

3. 无颌骨放射治疗史。

表 17.6 概述了 ONJ（MRONJ）的 AAOMS 分期[63]（四个阶段）。

ONJ 的早期（0 期）没有明显的临床和 X 线表现。患者一般无症状，但可能出现非特异性疼痛。1 期骨外露明显，患者无症状，但坏死骨暴露于口腔中引起感染，可能导致严重疼痛。2 期，骨坏死经常进展，出现疼痛和红肿。3 期的特点是骨外露和骨坏死超出牙槽骨区域，导致病理性骨折、口腔外瘘管形成，以及口腔-鼻窦、口腔-鼻腔相通。2 期或 3 期 ONJ 患者可表现为剧烈疼痛和感觉缺失（感觉异常）。如前所述，这可能提示周围神经受压（见图 17.7）[63]。

表 17.6　分期与治疗方案	
药物相关性颌骨坏死的分期*	**治疗方案†**
有风险：口服或静脉注射双膦酸盐治疗过的患者没有出现明显的坏死骨	不需要治疗、患者教育
0 期：没有坏死骨的临床证据，但出现非特异性临床表现、X 线改变和症状	全身性治疗，包括疼痛治疗及使用抗生素
1 期：骨外露和骨坏死，或没有症状和感染证据的患者出现通向骨头的瘘管	使用抗菌漱口水，每 3 个月进行 1 次临床随访、患者教育，以及评估是否有继续使用双膦酸盐治疗的指征
2 期：与感染相关的骨外露和骨坏死或通向骨头的瘘管，骨外露区出现疼痛和红肿，伴或不伴流脓	口服抗生素行全身性治疗，使用抗菌漱口水，控制疼痛，清创以清除软组织刺激及控制感染
3 期：患者出现骨外露和骨坏死或通向骨头的瘘管伴疼痛、感染，以及一个或多个以下症状：外露和坏死的骨延伸到牙槽骨区域以外（即下颌骨下缘和下颌支、上颌窦和上颌骨颧骨），导致病理性骨折、口外瘘管、口腔鼻窦或口腔鼻腔相通或骨溶解延伸至下颌骨下缘或窦底	使用抗菌漱口水，抗生素治疗和控制疼痛，手术清创或切除以长期缓解感染和疼痛

* 使用抗骨再吸收药或抗血管生成药治疗而未接受颌骨放射治疗的患者颌面部出现外露或可能坏死的骨 8 周以上没有愈合

† 无论疾病分期如何，应在不暴露未受影响的骨的情况下移除坏死骨的移动部分。应考虑拔除外露的坏死骨内有症状的牙齿，因为拔牙不太可能加剧已有的坏死过程

改编自 Ruggiero SL, Dodson TB, Fantasia J, et al; American Association of Oral and Maxillofacial Surgeons; American Association of Oral and Maxillofacial Surgeons position paper on medication-related osteonecrosis of the jaw—2014 update, *J Oral Maxillofac Surg* 72(10):1938-1956, 2014.

治疗方案

治疗方案目的是使 ONJ 消退和愈合。然而，到目前为止，还没有有效的治疗方案[58-64]。事实上，许多病例经过治疗后效果不佳，进展成大面积骨裂开和骨外露。推荐的治疗方案包括局部手术清创、骨刮除、抗生素局部冲洗和高压氧治疗。然而，这些治疗成功率很低，而且影响了患者的肿瘤、营养和口腔治疗。对这些患者来说，预防这种疾病是至关重要的，这样他们就可以接受抗肿瘤治疗以获得最好的治疗结果。关于 ONJ(MRONJ)患者口腔科治疗的最新建议总结见框 17.4[58-64]。框 17.4 也列出了口腔科专业人员对使用双膦酸盐患者的治疗建议[58-64]。

框 17.4　使用双膦酸盐治疗患者的牙科治疗建议
• 治疗活动性口腔感染
• 消除感染高危部位。拔除不可修复的牙齿和牙周骨丢失严重的牙齿
• 鼓励定期进行口腔科护理、口腔检查和清洁。尽量减少牙周炎症、修复龋齿，以及必要时行牙髓治疗
• 用适当的局部和全身抗生素治疗以代替口腔外科手术
• 拔牙以及进行其他外科手术时尽量减少骨操作，使用适当的局部和全身抗生素治疗，并密切随访观察愈合情况
• 考虑其他的影像学检查，如计算机断层扫描
• 必要时移除坏死骨，并尽量减少对邻近组织的损伤
• 使用漱口水，如 0.12% 的葡萄糖酸氯己定
• 必要时使用全身性抗生素和镇痛药
• 制作一个柔软的丙烯酸夹板，以覆盖骨外露区域、保护周围的软组织并提高舒适性
• 建议停止双膦酸盐治疗，直到骨坏死愈合或基础疾病进展（与患者的医生讨论）

改编自 Kelsey JL: Musculoskeletal conditions. In Lamster IB, Northridge ME, editors: *Improving oral health for the elderly*, New York, 2008, Springer, with permission.

因此，口服双膦酸盐患者的牙科治疗方案应包括以下内容：

1. 进行医疗咨询以确定医疗诊断和所服用药物的类型，最好是在用药前进行所有必要的口腔科治疗（类似于为接受头颈部放射治疗的患者所采用的方法）。

2. 预防癌症化疗或放射治疗并发症的方案：

a. 全面检查。

b. 保持良好的牙周健康（通过根除感染或炎症）。

c. 立即拔除所有不可修复或有问题的牙齿。

d. 消除龋齿。

e. 保持良好的口腔卫生和口腔健康。

3. 常规的口腔护理可以而且应该使用常规的局部麻醉药。

4. 所有的手术都应尽可能是无创的，组织创伤小、出血少，以及术后感染风险小。

5. 特殊类型的手术（如正畸术、牙髓手术、口腔修复术等）可能需要采取具体的预防措施。当然，涉及骨操作的口腔手术和牙周手术风险最大[51]。

6. 如果发生 ONJ，目前还没有明确的治疗办法。但是，有些建议如下：

a. 使用抗菌漱口液（如 0.12% 氯己定）。

b. 手术治疗应保守或推迟，仅限于：①切除尖锐的骨边缘，以防止对邻近软组织的损伤；②在不暴露未受累骨的情况下，切除坏死骨的疏松段；③对有症状的有大段坏死骨或病理性骨折的患者进行颌骨节段切除术。

c. 在发生 ONJ 的情况下，是否停止双膦酸盐治疗尚无经验证据可供参考。AAOMS 指南建议考虑双膦酸盐治疗的适应证，只有在全身状况允许的情况下，才能停止双膦酸盐治疗。因此，需要跨学科治疗和不断密切监测。如果临床状况允许的话，重新开始双膦酸盐治疗应以口服非双磷酸盐类或减少静脉注射双磷酸盐类的次数开始。

7. 发生任何感染都要积极使用全身性抗生素。

如前所述，预防骨坏死对于这些患者的最佳预后至关重要[58-64]。

（王宏伟　陈莹莹）

参考文献

1. Montella K. Common medical problems in pregnancy. In: Goldman L, Schafer AI, eds., *Cecil Textbook of Medicine*. 25th ed. Elsevier; 2015:1555-1565. ISBN 978-1-4377-1604-7 [Chapter 247].
2. http://www.cdc.gov/nchs/data_access/vitalstatsonline .htmftp://ftp.cdc.gov/pub/Health_Statistics/NCHS/ Dataset_Documentation/DVS/natality/UserGuide2014.pdf and http://www.businessinsider.com/average-age-of -mother-having-first-child-going-up-2015-6. Accessed 16 January 2017.
3. http://www.fda.gov/Drugs/DevelopmentApprovalProcess/ DevelopmentResources/Labeling/ucm093307.htm Pregnancy drug labeling. Accessed 16 January 2017.
4. Donaldson M, Goodchild JH. Pregnancy, beast-feeding and drugs used in dentistry. *J Am Dent Assoc*. 2012;143(8):858-864. http://jada.ada.org.
5. Hagai A, Daiv-Criton O, Schecttman S, et al. Pregnancy outcome after in utero exposure to local anesthetics as part of dental treatment: a prospective comparative cohort study. *J Am Dent Assoc*. 2015;146(8):572-580.
6. Naccasha N, Gervasi MT, Chaiworapongsa T, et al. Phenotypic and metabolic characteristics of monocytes and granulocytes in normal pregnancy and maternal infection. *Am J Obstet Gynecol*. 2001;185(1118).
7. Furneaux EC, Langley-Evans AJ, Langley-Evans SC. Nausea and vomiting of pregnancy: endocrine basis and contribution to pregnancy outcome. *Obstet Gynecol Surv*. 2001;56(12):775-782.
8. Simpson JL, Jauniaux ERM. Pregnancy loss. In: Gabbe SG, Niebyl JR, Simpson JL, eds. *Obstetrics: Normal and Problem Pregnancies*. Philadelphia: Churchill Livingston Elsevier; 2007.
9. Solomon CG, Seely EW. Brief review: hypertension in pregnancy: a manifestation of the insulin resistance syndrome? *Hypertension*. 2001;37(2):232-239.
10. Offenbacher S, Boggess KA, Murtha A, et al. Progressive periodontal disease and risk of very preterm delivery. *Obstet Gynecol*. 2006;107(1):29-36.
11. Uppal A, Uppal S, Pinto A, et al. The effectiveness of periodontal disease treatment during pregnancy in reducing the risk of experiencing preterm birth and low birth weight: a meta-analysis. *J Am Dent Assoc*. 2010;141(12):1423-1434.
12. Michalowicz BS, Hodges JS, DiAngelis AJ, et al; OPT Study. Treatment of periodontal disease and the risk of preterm birth. *N Engl J Med*. 2006;355(18):1885-1894.
13. Kohler B, Andreen I. Influence of caries-preventive measures in mothers on cariogenic bacteria and caries experience in their children. *Arch Oral Biol*. 1994;39(10):907-911.
14. Rakchanok N, Amporn D, Yoshida Y, et al. Dental caries and gingivitis among pregnant and non-pregnant women in Chiang Mai, Thailand. *Nagoya J Med Sci*. 2010;72(1-2):43-50.
15. Brambilla E, Felloni A, Gagliani M, et al. Caries prevention during pregnancy: results of a 30-month study. *J Am Dent Assoc*. 1998;129(7):871-877.
16. Glenn FB, Glenn WD 3rd, Duncan RC. Immunity conveyed by sodium-fluoride supplement during

17. pregnancy: part II. *ASDC J Dent Child*. 1979;46(1):17-24.
17. Glenn FB, Glenn WD 3rd, Duncan RC. Fluoride tablet supplementation during pregnancy for caries immunity: a study of the offspring produced. *Am J Obstet Gynecol*. 1982;143(5):560-564.
18. Leverett DH, Adair SM, Vaughan BW, et al. Randomized clinical trial of the effect of prenatal fluoride supplements in preventing dental caries. *Caries Res*. 1997;31(3):174-179.
19. Sa Roriz Fonteles C, Zero DT, Moss ME, et al. Fluoride concentrations in enamel and dentin of primary teeth after pre- and postnatal fluoride exposure. *Caries Res*. 2005;39(6):505-508.
20. Horowitz HS. The 2001 CDC recommendations for using fluoride to prevent and control dental caries in the United States. *J Public Health Dent*. 2003;63(1):3-8, discussion 9-10.
21. White SC, Pharoah MJ. *Oral Radiology. Principles and Interpretation*. 6th ed. St. Louis: Mosby Elsevier; 2009.
22. De Santis M, Di Gianantonio E, Straface G, et al. Ionizing radiations in pregnancy and teratogenesis: a review of literature. *Reprod Toxicol*. 2005;20(3):323-329.
23. Pediatrics, A.A.o. and A.C.o.O.a. Gynecologists. *Guidelines for Perinatal Care*. 3rd ed. Elk Grove, IL; 1992.
24. American College of Obstetricians and Gynecologists, C.o.O.P. *Guidelines for Diagnostic Imaging During Pregnancy*. ACOG Committee Opinion no. 158. Washington, DC: ACOG; 1995.
25. Brent RL. The effects of ionizing radiation, microwaves, and ultrasound on the developing embryo: clinical interpretations and applications of the data. *Curr Probl Pediatr*. 1984;14(9):1-87.
26. Timins JK. Radiation during pregnancy. *N J Med*. 2001;98(6):29-33.
27. Streffer C, Shore R, Konermann G, et al. Biological effects after prenatal irradiation (embryo and fetus). A report of the International Commission on Radiological Protection. *Ann ICRP*. 2003;33(1-2):5-206.
28. Hujoel PP, Bollen AM, Noonan CJ, et al. Antepartum dental radiography and infant low birth weight. *JAMA*. 2004;291(16):1987-1993.
29. Mole RH. Detriment in humans after irradiation in utero. *Int J Radiat Biol*. 1991;60(3):561-564.
30. Gonad doses and genetically significant dose from diagnostic radiology: United States, 1964 and 1970. D.o.H.E.a.W. (DHEW), Editor. 1976: Washington, DC.
31. Freeman JP, Brand JW. Radiation doses of commonly used dental radiographic surveys. *Oral Surg Oral Med Oral Pathol*. 1994;77(3):285-289.
32. (NCRP), N.C.o.R.P.a.M. Recommendations on Limits for Exposure to Ionizing Radiation. 1987: Bethesda, MD.
33. Drug Administration During Pregnancy and Breast Feeding in dental patients. http://www.fda.gov/Drugs/ DevelopmentApprovalProcess/DevelopmentResources/ Labeling/ucm093307.htm.
34. Patrick SW, Dudley J, Martin PR, et al. Prescription opioid epidemic and infant outcomes. *Pediatrics*. 2015;135(5):842-850.
35. Rayburn WF, Amanze AC. Prescribing medications safely during pregnancy. *Med Clin North Am*.

2008;92(5):1227-1237, xii.

36. Antibiotic interference with oral contraceptives. *J Am Dent Assoc*. 2002;133(7):880.

37. Crawford JS, Lewis M. Nitrous oxide in early human pregnancy. *Anaesthesia*. 1986;41(9):900-905.

38. Czeizel AE, Pataki T, Rockenbauer M. Reproductive outcome after exposure to surgery under anesthesia during pregnancy. *Arch Gynecol Obstet*. 1998;261(4):193-199.

39. Nitrous oxide in the dental office. ADA Council on Scientific Affairs; ADA Council on Dental Practice. *J Am Dent Assoc*. 1997;128(3):364-365.

40. Control of nitrous oxide in dental operatories. National Institute for Occupational Safety and Health. *Appl Occup Environ Hyg*. 1999;14(4):218-220.

41. Transfer of drugs and other chemicals into human milk. *Pediatrics*. 2001;108(3):776-789.

42. Dental devices: classification of dental amalgam, reclassification of dental mercury, designation of special controls for dental amalgam, mercury, and amalgam alloy. Final rule. *Fed Regist*. 2009;74(148):38685-38714.

43. Caufield PW. Dental caries–a transmissible and infectious disease revisited: a position paper. *Pediatr Dent*. 1997;19(8):491-498.

44. Osteoporosis: pathophysiology and treatment. WHO. publication no. 1750-992399. 2016: www.who.int/chp/topics/Osteoporosis.pdf.

45. Rosen C. Osteoporosis. In: Goldman L, Schafer AI, eds. *Cecil Textbook of Medicine*. 25th ed. Elsevier; 2015:1577-1587. ISBN 978-1-4377-1604-7 [Chapter 251].

46. Lewiecki EM, Bilezikian JP, Bonewald L, et al. Osteoporosis update: proceedings of the 2013 Santa Fe Bone Symposium. *J Clin Densitom*. 2014;17:330e343.

47. Das S, Crockett JC. Osteoporosis – a current view of pharmacological prevention and treatment. *Drug Des Devel Ther*. 2013;7:435-448.

48. Whittier X, Saag KG. Glucocorticoid-induced osteoporosis. *Rheum Dis Clin North Am*. 2015;42(1):177-189.

49. Williams MF, London DA, Husni ME, et al. Type 2 diabetes and osteoporosis. *J Diabetes Complications*. 2016;30(5):944-950.

50. Efficacy of osteoporosis pharmacotherapies in preventing fracture among oral glucocorticoid users: a network meta-analysis. *Osteoporos Int*. 2016 Jan 18;[Epub ahead of print].

51. Petty SJ, Wilding H, Wark JD. Osteoporosis associated with epilepsy and the use of anti-epileptics-a review. *Curr Osteoporos Rep*. 2016;14(2):54-65.

52. Karjalainen JP, Riekkinen O, Töyräs J, et al. New method of ultrasound method for osteoporosis diagnostics at primary health care. *Osteoporos Int*. 2015;26(11):2605-2611.

53. Karjalainen JP, Riekkinen O, Töyräs J, et al. Multi-site bone ultrasound measurements in elderly women with and without previous hip fractures. *Osteoporos Int*. 2012;23(4):1287-1295.

54. Adapted from Kelsey JL. Musculoskeletal conditions. In: Lamster IB, Northridge ME, eds. *Improving Oral Health for the Elderly*. New York: Springer; 2008; with permission.

55. http://www.dentistryiq.com/articles/2013/11/what-does-osteoporosis-have-to-do-with-oral-health.html. Accessed 2 March 2017.

56. Darcey J, Devlin H, La D, et al. An observational study to assess the association between osteoporosis and periodontal disease. *Br Dent J*. 2013;215(12):324-334.

57. Chen H, Liu N, Xu X, et al. Smoking, radiotherapy, diabetes and osteoporosis as risk factors for dental implant failure: a meta-analysis. *PLoS ONE*. 2013;8(8):1955-1965.

58. Migliorati CA, Casiglia J, Epstein J, et al. Managing the care of patients with bisphosphonate-associated osteonecrosis: an American Academy of Oral Medicine position paper. *J Am Dent Assoc*. 2005;136:1658-1668.

59. Markiewicz MR, Margarone JE 3rd, Campbell JH, et al. Bisphosphonate-associated osteonecrosis (BON) of the jaws: a review. *J Am Dent Assoc*. 2005;136:1669-1676.

60. Nakamura T, Ito M, Hashimoto M. Clinical efficacy and safety of monthly oral ibandronate 100 mg versus monthly intravenous ibandronate 1 mg in Japanese patients with primary osteoporosis. *Osteoporos Int*. 2015;26(11):2685-2693.

61. Ruggiero SL, Dodson TB, Assael LA, et al; Task Force on Bisphosphonate-Related Osteonecrosis of the Jaws, American Association of Oral and Maxillofacial Surgeons. American Association of Oral and Maxillofacial Surgeons position paper on bisphosphonate-related osteonecrosis of the jaw—2009 update. *Aust Endod J*. 2009;35:119-130.

62. Rhodus NL. What is your diagnosis?: osteonecrosis of the jaw. *Northwest Dent*. 2009;889(2):24-28.

63. Ruggiero SL, Dodson TB, Fantasia J, et al. American Association of Oral and Maxillofacial Surgeons position paper on medication-related osteonecrosis of the jaw—2014 update. *J Oral Maxillofac Surg*. 2014;72:1938-1956.

64. Borromeo GL, Tsao CE, Darby IB, et al. A review of the clinical implications of bisphosphonates in dentistry. *Aust Dent J*. 2011;56:2-9.

65. Yagiela JA. Health hazards and nitrous oxide: a time for reappraisal. *Anesth Prog*. 1991;38:1-11.

第 7 部分

免疫疾病

第 18 章　艾滋病、HIV 感染及相关病症

定义

美国洛杉矶疾病防控中心于 1981 年 6 月 5 日上报了 5 例发生于年轻男性同性恋患者的肺孢子虫病，当时仅有少数人怀疑这预示着获得性免疫缺陷综合征(acquired immunodeficiency syndrome, AIDS)流行的来临。1983 年，科学家从一位 AIDS 患者体内分离出一种逆转录酶病毒[后来被命名为人免疫缺陷病毒(human immunodeficiency virus, HIV)]。自首次报道以来，超过 7 000 万人感染了 HIV 病毒，而超过 3 000 万人死于 AIDS[1]。总的死亡人数已经超过了 14 世纪欧洲黑死病和 1918—1919 年流感大流行导致的死亡人数。大约 95% 的 HIV 感染患者居住在中低收入地区和国家，以及撒哈拉沙漠以南非洲地区，超过 40% 的新发感染病例(新生儿除外)发生在 15~24 岁的年轻人群中[1,2]。

AIDS 是一种由 HIV 病毒引起的传染性疾病，主要通过性行为以及注射方式进行传播。鉴于此种血源性病原体的性质，HIV 感染和 AIDS 对于口腔从业者具有重要的影响。虽然 HIV 病毒经患者向医务工作者的传播较为罕见，但仍有可能发生，而且 HIV 感染或艾滋病患者可能受到医疗损害，需要考虑特殊的口腔治疗。基于目前的统计数据，每位口腔从业者每年预计会接诊至少 2 位 HIV 感染的患者。

由美国疾病预防控制中心(CDC)提供的 AIDS 的定义在过去多年中已经被修订过数次，2008 年，该定义被修改为：经实验室证实患者具有 3 期 HIV 感染(即 CD4[+] 淋巴细胞计数<200/μl)[3,4]。该定义同时包括：虽然 CD4[+] 计数高于 200/μl，但伴有典型的 AIDS 症状的 HIV 感染患者，详情请见框 18.1。值得注意的是，经过抗逆转录病毒药物治疗之后，并不是所有的感染患者都会发展为 AIDS 或者危及生命的机会性感染。

严重并发症：HIV/AIDS 患者在接受口腔治疗时可能未被诊断，存在感染传播或持续并发症的风险，包括感染、出血、药物相互作用以及副作用等，上述情况都可能发展加重。口腔医生必须有能力鉴别此类患者，基于病史和临床表现评估相关风险，协同经治医师为患者制订与其他人一样的安全有效的口腔治疗方案。

发病率和患病率

据估计，全球每年有 270 万新发的 HIV 感染患者。

自从这种全球性的传染病疾病被发现以来，已有超过 7 000 万名患者感染了 HIV 病毒，其中将近 3 500 万名患者已经死于继发的 AIDS[3,4](表 18.1 和表 18.2)。自 HIV 病毒被发现是 AIDS 的病因之后，对该病毒传播的预防措施已经成为重中之重，联合国 HIV/AIDS 项目(UNAIDS)2012 年的报告中指出，在某些国家中，集中对 HIV 阴性人群进行行为干预，有望成为降低人群中发病率的手段之一。

表 18.1　美国 HIV 感染患者的选择性特征

	2010 年			2011 年			2012 年			2013 年			2014 年		
	估计值[*]			估计值[*]			估计值[*]			估计值[*]			估计值[*]		
	人数	人数	比率	人数	人数	比率	人数	人数	比率	人数	人数	比率	人数	人数	比率
发病年龄/岁															
<13	232	238	0.4	192	198	0.4	240	250	0.5	180	191	0.4	159	174	0.3
13~14	42	43	0.5	43	45	0.5	44	46	0.6	40	43	0.5	33	35	0.4
15~19	2 071	2 118	9.6	2 002	2 068	9.5	1 875	1 964	9.2	1 689	1 792	8.5	1 664	1 828	8.7
20~24	7 079	7 245	33.4	7 069	7 311	33.0	7 157	7 489	33.1	7 035	7 483	32.7	7 144	7 868	34.3
25~29	6 366	6 520	30.6	6 346	6 563	30.8	6 470	6 777	31.7	6 711	7 151	33.1	7 114	7 870	35.8
30~34	5 504	5 639	28.1	5 272	5 455	26.6	5 472	5 729	27.4	5 235	5 574	26.2	5 449	6 026	28.0
35~39	5 046	5 171	25.8	4 463	4 622	23.6	4 176	4 374	22.4	4 031	4 288	21.8	4 212	4 662	23.4
40~44	5 230	5 361	25.6	4 800	4 971	23.0	4 433	4 646	22.1	3 997	4 257	20.4	3 799	4 196	20.4
45~49	4 851	4 972	22.0	4 595	4 758	21.5	4 317	4 527	20.8	3 995	4 268	20.1	3 647	4 021	19.3
50~54	3 510	3 602	16.1	3 364	3 487	15.4	3 219	3 377	14.9	3 024	3 235	14.3	2 928	3 242	14.4
55~59	2 077	2 132	10.8	1 999	2 072	10.2	1 923	2 019	9.7	2 047	2 184	10.3	1 949	2 166	10.1

表 18.1　美国 HIV 感染患者的选择性特征（续）

	2010 年 估计值*			2011 年 估计值*			2012 年 估计值*			2013 年 估计值*			2014 年 估计值*		
	人数	人数	比率	人数	人数	比率	人数	人数	比率	人数	人数	比率	人数	人数	比率
60~64	1 064	1 091	6.4	1 072	1 111	6.2	1 052	1 106	6.2	1 098	1 170	6.5	960	1 069	5.8
≥65	790	810	2.0	816	848	2.0	819	861	2.0	867	930	2.1	819	914	2.0
种族/民族															
美洲印第安人或阿拉斯加原住民	174	177	7.8	159	163	7.1	187	193	8.4	178	186	8.0	208	222	9.5
亚裔	708	727	4.9	774	802	5.3	809	848	5.4	809	859	5.3	941	1 046	6.2
非裔美国人	20 461	20 987	55.2	19 345	20 064	52.3	18 632	19 581	50.5	17 993	19 252	49.2	17 592	19 540	49.4
西班牙裔或拉丁裔[†]	9 072	9 291	18.3	8 919	9 230	17.8	8 954	9 372	17.7	8 829	9 386	17.3	9 227	10 201	18.4
夏威夷原住民或其他太平洋岛民	57	58	11.7	56	58	11.4	58	60	11.6	54	56	10.6	53	58	10.6
白人	11 864	12 135	6.1	11 376	11 738	5.9	11 259	11 752	5.9	10 914	11 581	5.9	10 967	12 025	6.1
多种族混血	1 526	1 565	27.7	1 404	1 456	25.0	1 298	1 358	22.6	1 172	1 246	2.1	889	982	15.4
传播途径															
男性成年人和青少年															
男男性行为	21 834	27 034	—	21 828	27 001	—	21 758	27 588	—	21 594	27 642	—	21 566	29 418	—
注射吸毒	1 307	2 115	—	1 080	1 819	—	916	1 642	—	874	1 575	—	809	1 590	—
男男性行为和注射吸毒	1 238	1 562	—	1 100	1 393	—	1 036	1 342	—	924	1 216	—	870	1 217	—
异性性行为[‡]	2 891	4 111	—	2 739	3 683	—	2 500	3 617	—	2 398	3 545	—	2 049	3 285	—
其他[§]	6 771	52	—	6 245	50	—	6 491	69	—	6 163	57	—	6 891	60	—
小计	34 041	34 871	27.9	32 992	34 146	27.0	32 701	34 259	26.9	31 953	34 034	26.4	32 185	35 571	27.4
女性成年人和青少年															
注射吸毒	803	1 455	—	672	1 284	—	617	1 178	—	559	1 073	—	495	1 045	—
异性性行为[‡]	4 740	8 340	—	4 307	7 833	—	3 905	7 439	—	3 782	7 213	—	3 282	7 242	—
其他[§]	4 046	36	—	3 870	49	—	3 734	55	—	3 475	55	—	3 756	41	—
小计	9 589	9 831	7.5	8 849	9 166	6.9	8 256	8 656	6.5	7 816	8 340	6.2	7 533	8 328	6.1
儿童（发病年龄<13 岁）															
围产期传播	181	185	—	142	147	—	168	175	—	119	127	—	115	127	—
其他[‖]	51	53	—	50	51	—	72	75	—	61	64	—	44	48	—
小计	232	238	0.4	192	198	0.4	240	250	0.5	180	191	0.4	159	174	0.3
居住地区															
东北部地区	8 381	8 597	15.5	7 800	8 087	14.5	7 646	8 039	14.4	7 236	7 750	13.8	7 137	7 953	14.2
中西部地区	5 554	5 664	8.5	5 424	5 580	8.3	5 507	5 717	8.5	5 376	5 654	8.4	5 099	5 529	8.2
南部地区	21 997	22 550	19.6	21 316	22 079	19.0	20 469	21 480	18.3	20 131	21 508	18.1	20 065	22 196	18.5
西部地区	7 930	8 129	11.3	7 493	7 764	10.7	7 575	7 929	10.8	7 206	7 654	10.3	7 576	8 395	11.2
总计[¶]	43 862	44 940	14.5	42 033	43 510	14.0	41 197	43 165	13.7	39 949	42 566	13.4	39 877	44 073	13.8

注：在诊断时处于任何疾病时期的 HIV 感染的患者均包含在数据内

* 估计值数字来自统计学判断，是由于存在延迟报告和遗漏的传播途径，但并不包括不完整的报告。比率单位为 1/100 000。没有计算传播途径的比率是因为缺乏标准数据

[†] 西班牙裔和拉丁裔人群可以为任意种族

[‡] 与已感染或高危 HIV 感染患者的异性性行为

[§] 包括血友病、输血、围产期暴露，以及未报道或未确定的危险因素

[‖] 包括血友病、输血，以及未报道或未确定的危险因素

[¶] 由于每列的估计数值总数是根据分组人口数进行单独计算，每列的数值可能与总和并不相同

来自 http://www.cdc.gov/hiv/pdf/library/reports/surveillance/cdc-hiv-surveillance-report-us.pdf（18,19 页）

表 18.2　美国 AIDS 患者的选择性特征

	2010年			2011年			2012年			2013年			2014年			累计†	
	人数	估计值* 人数	比率	人数	估计值* 人数	比率	人数	估计值* 人数	比率	人数	估计值* 人数	比率	人数	估计值* 人数	比率	人数	估计人数*
发病年龄/岁																	
<13c	21	21	0.0	15	15	0.0	10	10	0.0	8	8	0.0	94	104	0.2	9 561	9 588
13~14	49	50	0.6	40	42	0.5	30	31	0.4	28	30	0.4	20	22	0.3	1 462	1 477
15~19	451	461	2.1	426	440	2.0	349	363	1.7	401	423	2.0	207	227	1.1	8 909	9 027
20~24	1 989	2 038	9.4	1 970	2 042	9.2	1 895	1 981	8.8	2 001	2 112	9.2	1 339	1 467	6.4	51 371	51 986
25~29	2 886	2 956	14.0	2 776	2 877	13.5	2 730	2 853	13.3	2 809	2 974	13.8	2 303	2 531	11.5	141 002	142 069
30~34	3 305	3 382	16.9	3 133	3 242	15.8	3 236	3 377	16.1	2 931	3 099	14.6	2 368	2 598	12.1	224 940	226 254
35~39	3 717	3 804	18.9	3 205	3 318	16.9	2 919	3 047	15.6	2 848	3 010	15.3	2 330	2 556	12.8	243 597	245 042
40~44	4 324	4 425	21.2	3 776	3 909	18.6	3 431	3 577	17.0	3 095	3 270	15.7	2 424	2 659	12.9	204 493	205 990
45~49	4 292	4 392	19.4	3 965	4 107	18.5	3 650	3 805	17.5	3 344	3 534	16.6	2 611	2 866	13.7	139 973	141 345
50~54	3 168	3 240	14.5	2 908	3 009	13.3	2 888	3 010	13.3	2 807	2 963	13.1	2 253	2 468	10.9	83 736	84 738
55~59	1 761	1 801	9.1	1 802	1 863	9.2	1 771	1 848	8.9	1 796	1 893	8.9	1 548	1 702	7.9	46 497	47 105
60~64	936	957	5.6	906	936	5.3	991	1 033	5.8	1 031	1 087	6.0	835	913	4.9	24 762	25 078
≥65	742	759	1.9	721	744	1.8	722	751	1.7	769	811	1.7	713	784	1.7	20 882	21 137
种族/民族																	
美洲印第安人或阿拉斯加原住民	116	118	5.2	103	105	5.2	94	96	4.6	91	94	4.2	90	95	4.0	3 498	3 523
亚裔§	363	372	2.5	362	375	2.5	354	369	2.3	358	379	2.3	323	352	2.1	9 689	9 815
非裔美国人	13 419	13 745	36.2	12 363	12 816	33.4	12 030	12 574	32.4	11 548	12 219	31.2	9 119	10 045	25.4	499 734	504 354
西班牙裔或拉丁裔‖	5 617	5 745	11.3	5 237	5 415	10.4	5 015	5 222	9.8	4 868	5 132	9.5	3 924	4 279	7.7	217 650	219 578
夏威夷原住民或其他太平洋岛民	39	40	8.0	31	32	6.3	26	27	5.2	27	28	5.2	18	19	3.5	842	850
白人	6 953	7 102	3.6	6 483	6 693	3.4	6 111	6 354	3.2	6 005	6 328	3.2	4 850	5 303	2.7	436 952	439 455
多种族混血	1 134	1 165	20.6	1 064	1 108	19.0	992	1 044	17.4	971	1 034	16.7	721	803	12.6	32 820	33 260
传播途径																	
男性成年人和青少年																	
男男性行为	11 695	14 448	—	11 238	13 863	—	10 826	13 664	—	10 781	13 785	—	8 180	11 277	—	529 245	586 385
注射吸毒	1 485	2 072	—	1 240	1 773	—	1 116	1 649	—	957	1 477	—	812	1 268	—	165 386	187 372
男男性行为和注射吸毒	1 177	1 431	—	1 018	1 242	—	929	1 166	—	774	1 005	—	555	782	—	78 824	85 290
异性性行为¶	2 255	3 092	—	2 112	2 896	—	1 946	2 728	—	1 891	2 730	—	1 453	2 211	—	66 501	84 200

表 18.2　美国 AIDS 患者的选择性特征（续）

| | 2010 年 | | | 2011 年 | | | 2012 年 | | | 2013 年 | | | 2014 年 | | | 累计† | | 估计人数* |
| | | 估计值* | | | 估计值* | | | 估计值* | | | 估计值* | | | 估计值* | | | | | |
	人数	人数	比率	人数	人数	比率	人数	人数	比率	人数	人数	比率	人数	人数	比率	人数		
其他**	4 063	118	—	3 613	127	—	3 699	117	—	3 696	133	—	3 243	85	—	107 624		11 627
小计	20 675	21 161	16.9	19 221	19 901	15.8	18 516	19 324	15.2	18 099	19 130	14.9	14 243	15 624	12.0	947 580		954 875
女性成年人和青少年																		
注射吸毒	981	1 469	—	864	1 302	—	781	1 205	—	671	1 089	—	523	913	—	75 745		90 413
异性性行为¶	3 603	5 502	—	3 316	5 195	—	3 113	5 039	—	2 899	4 839	—	2 203	4 150	—	114 383		149 980
其他**	2 361	133	—	2 227	131	—	2 202	109	—	2 191	147	—	1 982	106	—	53 916		5 979
小计	6 945	7 105	5.4	6 407	6 628	5.0	6 096	6 353	4.8	5 761	6 075	4.5	4 708	5 168	3.8	244 044		246 372
儿童（发病年龄小于 13 岁）																		
围产期传播‡	15	15	—	12	12	—	8	8	—	8	8	—	83	92	—	8 690		8 715
其他††	6	6	—	3	3	—	2	2	—	0	0	—	11	12	—	871		874
小计	21	21	0.0	15	15	0.0	10	10	0.0	8	8	0.0	94	104	0.2	9 561		9 588
居住地区‡‡																		
东北部地区	5 631	5 782	10.4	5 153	5 356	9.6	4 765	4 992	8.9	4 360	4 636	8.3	3 409	3 793	6.8	351 863		354 392
中西部地区	3 365	3 431	5.1	3 248	3 341	5.0	3 106	3 215	4.8	2 952	3 087	4.6	2 431	2 627	3.9	127 677		128 670
南部地区	13 747	14 059	12.2	12 949	13 402	11.5	12 608	13 155	11.2	12 677	13 376	11.3	10 003	10 965	9.2	483 173		487 539
西部地区	4 898	5 016	7.0	4 293	4 445	6.1	4 143	4 325	5.9	3 889	4 115	5.5	3 202	3 511	4.7	238 472		240 235
总计	27 641	28 287	9.1	25 643	26 545	8.5	24 622	25 687	8.2	23 868	25 214	8.0	19 045	20 896	6.6	1 201 185		1 210 835

注：小于 12 例的报告基于和基于这些数据的估计值（包括伴随的比率和趋势）需要进行谨慎分析，因为这些数据的相对标准误差可能超过 30%，而被认为是不可靠的
* 估计值数字来自统计学判断，是由于存在延迟报告和遗漏的传播途径，但并不包括不完整的报告。比率单位为 1/100 000。没有计算传播途径的比率是因为缺乏标准数据
† 自疾病流行开始至 2014 年
‡ 2014 年对小儿病例中的 AIDS 3 期分类标准进行了扩展
§ 包括亚洲太平洋岛民的遗留病例（参见技术说明）
‖ 西班牙裔和拉丁裔人群可以为任意种族
¶ 与已感染或高危 HIV 感染患者的异性性行为
** 包括血友病、输血、围产期暴露，以及未报道或未确定的危险因素
†† 包括血友病、输血，以及未报道或未确定的危险因素
‡‡ 由于每列列出的估计数值是根据总体人口数进行单独计算，每列的数值可能与总和并不相同
来自 http://www.cdc.gov/hiv/pdf/library/reports/surveillance/cdc-hiv-surveillance-report-us.pdf（22、23 页）

在感染的患者中，年龄处于 25~29 岁的非裔男性占大多数。表 18.1 显示了近期美国对于确诊 HIV 感染病例中不同年龄、种族以及传播类型的评估。

在 2010—2014 年，25~29 岁之间的患者发病率升高。儿童患者(小于 13 岁)以及年龄位于 13~14 岁、15~19 岁、35~39 岁、40~44 岁、45~49 岁、50~54 岁、55~59 岁和 60~60 岁的患者发病率降低。年龄位于 20~24 岁、30~34 岁以及 65 岁以上的患者发病率不变。2014 年，患者发病率最高的年龄段为 25~29 岁(35.8/100 000)，其次为 20~24 岁(34.3/100 000)。

2014 年，在全美国范围内，HIV 感染患者的发病率预计为 13.8/100 000。

种族和民族：2010—2014 年，美洲印第安人、阿拉斯加原住民以及亚裔的发病率增加。非裔美国人、夏威夷原住民和其他太平洋岛民以及多民族混血族裔的发病率降低。西班牙裔、拉丁裔和白人的发病率保持不变。2014 年，非裔美国人的发病率为 49.4/100 000，西班牙裔和拉丁裔的发病率为 18.4/100 000，多民族混血族裔的发病率为 15.4/100 000，夏威夷原住民和其他太平洋岛民的发病率为 10.6/100 000，美洲印第安人和阿拉斯加原住民的发病率为 9.5/100 000，亚裔的发病率为 6.2/100 000，白人的发病率为 6.1/100 000[1,2]。

性别：2010—2014 年，女性成年人和青少年的发病率降低，男性的发病率保持不变。2014 年，在成年人和青少年所有诊断的 HIV 感染病例中，男性占 81%。男性成年人和少年的发病率为 27.4/100 000，而女性的发病率为 6.1/100 000[1,2]。

传播途径：自 2010—2014 年，在男性成年人和青少年中，由男男性行为导致的 HIV 感染诊断病例数逐年增加。由注射吸毒、男男性行为兼有注射吸毒或异性性行为导致的 HIV 感染诊断病例数减少。在女性成年人和青少年中，由注射吸毒或异性性行为导致的 HIV 感染诊断病例数减少。2014 年，美国男性和女性成年人和青少年诊断的 HIV 感染病例中，由男男性行为(70%，包括男男性行为和注射吸毒)和异性性行为(24%)导致的病例合计占到 94%。

2014 年，在美国确诊的 AIDS 病例预计将近 15 600 例[1,2]
(见表 18.2)。成年人和青少年 AIDS 占 99%，其中 75% 发生在男性，25% 发生在女性。截至 2014 年，美国累计确诊的 AIDS 病例数预计将近 120 万[1,2]。

自从 1996 年蛋白酶抑制剂的应用和高效抗逆转录病毒治疗(highly active anti-retroviral therapy，HAART)的出现，美国国内 AIDS 的流行性被减缓并逐渐稳定[3,4]。截至 2014 年底，美国共报道约 566 000 例的 AIDS 死亡病例。在美国，AIDS 是 25~44 岁男性死亡的主要原因之一。世界范围内，每年有 200 万的 AIDS 死亡病例，而累计已有超过 3 000 万人死于 AIDS[3-5](见表 18.2)。

不过，随着 HIV 感染患者生存率的提高，越来越多的患者可以携带病毒生存。因此，也有更多的此类患者有可能寻求口腔治疗，口腔医生也将会治疗更多的 HIV 病毒携带患者。虽然有大量的研究在不懈努力，但目前仍然缺乏有效预防 HIV 感染的疫苗。与此同时，一类非流行性的 HIV 病毒相关变种，即 HIV-2，在世界范围内时有报道[6]。大多数 HIV-2 感染病例发生在西非，在加拿大和美国也有少量的病例报道。大多数感染 HIV-2 的患者病情可长期不发生进展，因为他们体内总的病毒载量较低，且免疫抑制情况并不严重[4-6]。

框 18.1　艾滋病的定义条件

- 多发或复发性细菌感染 *
- 气管、支气管或肺内念珠菌感染
- 食道念珠菌感染 †
- 侵袭性宫颈癌 ‡
- 播散性或肺外球孢子菌病
- 肺外隐孢子虫病
- 慢性肠隐孢子虫病(病程超过 1 月)
- 巨细胞病毒性疾病(肝、脾或淋巴结以外)，发病年龄大于 1 个月
- 巨细胞病毒性视网膜炎(伴视力丧失) †
- HIV 相关性脑病
- 单纯疱疹：慢性溃疡(病程超过 1 月)或支气管炎、肺炎或食管炎(发病年龄大于 1 个月)
- 播散性或肺外组织胞浆菌病
- 慢性肠等孢子球虫病(病程超过 1 月)
- 卡波西肉瘤 †
- 淋巴间质性肺炎或肺淋巴样增生综合征 *†
- 霍奇金淋巴瘤(或等义术语)
- 成免疫细胞性淋巴瘤(或等义术语)
- 原发性脑淋巴瘤
- 播散性或肺外鸟型结核分枝杆菌综合征或堪萨斯分枝杆菌感染 †
- 任意部位的结核分枝杆菌感染，肺内 †‡、播散性 † 或肺外 †
- 播散性 † 或肺外 † 其他种属或未分类的分枝杆菌感染
- 肺孢子虫肺炎 †
- 复发性肺炎 †‡
- 进展性多病灶脑白质病
- 复发性沙门氏菌败血症
- 脑弓形虫病，发病年龄大于 1 个月 †
- HIV 导致的消耗综合征

* 仅限于 13 岁以下儿童(数据来自 Centers for Disease Control and Prevention：1994 revised classification system for human immunodeficiency virus infection in children less than 13 years of age，*MMWR Recomm Rep* 43：1，1994 and Centers for Disease Control and Prevention：2008 revised surveillance case definitions for HIV infection among adults，adolescents，and children aged<18 months and for HIV infection and AIDS among children aged 18 months to <13 years—United States，*MMWR Recomm Rep* 57：9，2008.)

† 可能自动诊断的情况

‡ 仅限于成年人和 13 岁以上的青少年(数据来自 Centers for Disease Control and Prevention：1993 Revised classification system for HIV infection and expanded surveillance case definition for AIDS among adolescents and adults，*MMWR Recomm Rep* 41：1，1993.)

病因

导致 AIDS 的 HIV 病毒是慢病毒家族中的一类非转化型逆转录病毒。HIV 病毒有两种亚型，HIV-1 和 HIV-2。1983 年，Francoise Barre-Sinoussi 在 Pasteur 研究所的 Luc Montaigier 实验室首先鉴别出 HIV-1 病毒。起初，他们将其称之为淋巴结肿大关联病毒[7]。在此项发现之后的 1 年内，美国国家卫生研究所

（National Institutes of Health，NIH）由 Robert Gallo 领导的小组分离出了一种逆转录病毒，并将这种命名为人 T 淋巴细胞病毒Ⅲ（HTLV-Ⅲ）的病毒标定为 AIDS 的病原体[8]。1984 年，旧金山的 Jay Levy 小组同样分离出一种逆转录病毒，AIDS 相关病毒（ARV），并将其指定为 AIDS 的致病病毒[9]。上述三种病毒都是类似的逆转录病毒，但是在它们的氨基酸序列中可以观察到微小的差异。HIV 病毒株之间细微的序列差异可以导致疾病模式的变异，从而使疫苗的制作变得困难。从本质上来说，三组研究人员描述的是同一种可以改变抗原性的逆转录病毒。直到 1986 年，该研究领域的大多数研究者倾向于将 HTLV-Ⅲ 认定是 AIDS 的致病病毒。1986 年，世界卫生组织（WHO）建议将 AIDS 病毒命名为人免疫缺陷病毒[7-9]（图 18.1）。继而科学家们选取了 20 世纪 50 年代和 60 年代中死因不明的患者，对其冰冻组织和血清学样本进行了分析，证实这些患者感染了 HIV，表明该病毒在人类中已经存在超过了 60 年[10]。

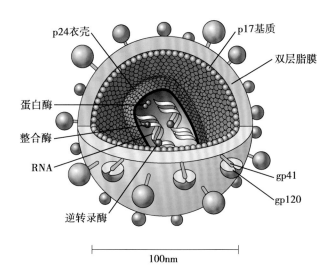

图 18.1　人免疫缺陷病毒的结构图，显示 p24 衣壳蛋白包绕双股病毒 RNA（引自 Copstead LC，Banasik JL：*Pathophysiology*，ed 4，St. Louis，2010，Saunders）

图中标注：
p24衣壳　p17基质　双层脂膜　蛋白酶　整合酶　RNA　gp41　gp120　逆转录酶　100nm

HIV 是一种包膜 RNA 逆转录病毒，直径约在 100nm。其包膜表面分布有糖蛋白（gp41 和 gp120），用于与人体细胞进行结合（图 18.2）。在包膜内是一层蛋白衣壳，包绕着主要的病毒酶（蛋白酶、整合酶、逆转录酶）和 RNA 内核。它可以感染大多数人体细胞。然而，最容易被感染的是那些具有 CD4+ 受体的细胞，包括辅助 T 淋巴细胞（CD4+ 细胞）和巨噬细胞。相应地，这些细胞与 HIV 感染的关系最为密切，可以使 HIV 感染人体细胞的共同受体还包括 CCR5，CXCR4（融合素）和 CCR2[4,5,11]。

HIV-1 感染可分为以下阶段：进入，RNA 逆转录至 DNA，病毒 DNA 从细胞质输出至细胞核并整合进入宿主染色体，转录，翻译并分裂产生多蛋白，病毒粒子组装以及病毒体出芽。病毒复制所必需的蛋白 tat，rev 和 nef 可以在很大程度上调节上述过程。毒力被映射到 gp120 的羧基末端，也就是 V₃ 环[4,5,11]。

病理生理学与并发症

HIV 可以通过性接触的体液交换进行传播，也可以通过血液和血制品传播。在美国最常见的性传播方式是男男性行为（MSM）中的肛交，其感染 HIV 的风险要比其他的男性和女性中高出 40 倍[4,5,11]。异性性行为（男性至女性或女性至男性）传播途径在美国占第二位，但是在世界范围内，这一方式导致的 HIV 感染占 80%。与静脉注射吸毒的病毒携带者、双性恋男性或任意性别的血液接受者之间的性接触，都可能成为异性性行为的传播途径。在美国，共用注射针头导致的传播占第三位[4,5,11]。

在精液、阴道分泌物、泪液、乳汁、脑脊液以及羊水以及尿液当中都可以发现 HIV。血液、精液、乳汁和阴道分泌物是与病毒传播相关的主要体液[4,5,11]。

从母亲向婴儿的垂直传播，可以发生在怀孕、生产、母乳喂养期间，或者经由感染 HIV 的父母向婴儿喂养嚼碎的食物传播[12]。偶然接触并未被证实是传播的方式之一，皮肤或黏膜的炎症和损伤（例如其他性传播疾病存在时）以及体液内的高滴度 HIV 均可增加传播的风险[13,14]。基于当前的筛选手段，经输

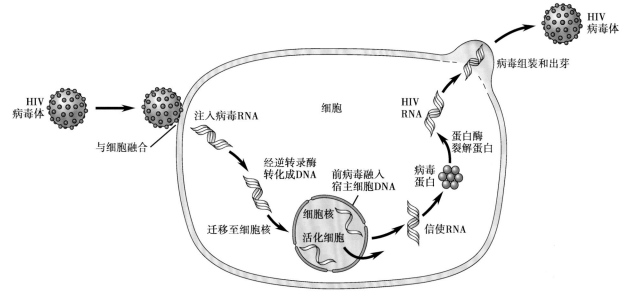

图中标注：
HIV病毒体　与细胞融合　注入病毒RNA　经逆转录酶转化成DNA　迁移至细胞核　细胞核　活化细胞　前病毒融入宿主细胞DNA　细胞　信使RNA　病毒蛋白　蛋白酶裂解蛋白　HIV RNA　病毒组装和出芽　HIV病毒体

图 18.2　人免疫缺陷病毒的生命周期（引自 Copstead LC，Banasik JL：*Pathophysiology*，ed 4，St. Louis，2010，Saunders）

血传播的风险预计小于 1/1 000 000。职业暴露同样是传播的途径之一,而从医疗服务人员向患者的传播也有发生(见后面的"牙科管理")。

当 HIV 进入血流之后,病毒会选择性的筛选出 T 淋巴细胞(尤其是 T4 或辅助 T 淋巴细胞)(见图 18.2)[4,5,11]。病毒通过高度糖基化的外表面衣壳蛋白(gp120)与 CD4+ 淋巴细胞表面进行特异性结合。在感染之后,逆转录酶催化合成一种单倍体,即双链 DNA 前病毒,可以并入宿主细胞的染色体 DNA。整合后,前病毒的遗传物质可以以非表达的方式处于潜伏期,直到被激活。激活后 DNA 转录生成新的病毒体[4,5,11]。病毒的嗜淋巴细胞特性将迅速破坏被选中复制的细胞,一旦病毒占据了上风,感染将会引起辅助性 T 细胞总数的急剧下降以及 CD4+ 和 CD8 淋巴细胞比例的显著失调。辅助性 T 细胞与抑制性 T 细胞的正常比例约为 2:1(60% 的辅助性 T 细胞,30% 的抑制性 T 细胞)。在 AIDS 患者中,T4 与 T8 细胞的比例是相反的[4,5,11]。

辅助性 T 淋巴细胞的显著性减少在很大程度上解释了 AIDS 患者缺乏有效免疫反应的原因,并会导致与 AIDS 相关的恶性疾病的发生率升高,包括卡波西肉瘤、淋巴瘤、宫颈癌和直肠癌[5,11]。

表 18.3 显示了 HIV 感染的临床分期。超过 50% 的患者在 HIV 暴露后 2~6 周内出现短暂的急性病毒血症(血清转化疾病),并在 6~12 周内产生抗体(anti-gag, anti-gp120, anti-p24)。少数患者可能在 6 个月或更长时间后出现血清转化。随后,CD4+ 细胞出现短暂的下降(淋巴细胞减少症,伴有高滴度的血浆 HIV),但是患者并不出现免疫抑制现象。在此次急性感染期间会出现多种流感样症状,通常持续 2~4 周。据估计,仅有 20% 的感染患者会寻求医疗帮助。在 HIV 疾病的早期阶段,病毒通过淋巴组织进行播散、孵化、复制,进而影响许多生理学过程,导致超免疫激活、持续性炎症,并造成肠道功能损害和固有菌群失调[4,11]。

表 18.3   HIV 感染的特征和病程进展

状态	症状/体征	实验室检查	备注
新近感染	无症状或体征	HIV 核酸:p24 抗原阳性;DNA PCR 检测阳性;ELISA 和 Western blot 可以阳性或阴性	患者未觉察感染 HIV;感染可以通过血液或性行为传播
1 期:急性血清转化综合征	症状发生在感染后约 1~3 周内,约 70% 的感染病人出现:发热、虚弱、腹泻、恶心、呕吐、肌肉疼痛、头疼、体重下降、咽炎、皮疹(红疹或荨麻疹)、淋巴结肿大;症状在 1~2 周内消失	HIV 抗体;综合征初期时阴性;综合征末期时血清转化开始;CD4+ 和 CD8 淋巴细胞计数减少,但>500/μl;急性症状过后,检测结果回归正常水平;ELISA 和 Western blot 阳性	急性症状的严重程度在感染的患者之间表现各异;30% 的患者血清转化期可以没有急性症状,持续 1~6 个月或更长时间
2 期:潜伏期(无症状期)	从最初感染到发生临床症状的中位时间:8~10 年,约 50%~70% 的患者发展为 PGL	ELISA 和 Western blot 阳性;病毒载量缓慢但持续性增长;通常 CD4+ 细胞计数持续下降,CD4+/CD8 比率开始接近 1:1	病毒复制持续进行并进展;CD4+ 细胞计数持续下降,除了不到 1% 的患者可以没有进展(同样具有较低的病毒载量)
2 期:早期症状期	未经治疗可持续 1~3 年;以下任意症状:PGL、阴道酵母菌和滴虫感染、口腔毛状白斑、带状疱疹、单纯疱疹、HIV 视网膜病变 持续症状:发热、夜间盗汗、疲惫、腹泻、体重下降、虚弱	ELISA 和 Western blot 阳性;HIV 抗原、RNA 和 DNA 检测阳性;CD4+ 细胞计数降至接近 200/μl,症状增加;通常为 200~300/μl 病毒载量持续增加 约 10% 的患者,血小板计数可能减少	疾病谱随着 CD4+ 细胞计数下降而发生变化
3 期:AIDS	机会性感染:肺孢子虫性肺炎、隐球菌病、结核、弓浆虫病、组织胞浆菌病 其他恶性肿瘤:卡波西肉瘤、Burkitt 淋巴瘤、非霍杰金淋巴瘤、原发 CNS 淋巴瘤、侵袭性宫颈癌、直肠癌、消耗性疾病	高病毒载量,CD4+ 细胞计数<200/μl CD4+ 细胞计数<50/μl,罹患淋巴瘤和死亡的风险较高 血小板计数可能降低 中性粒细胞计数可能降低 ELISA 和 Western blot 阳性 HIV 抗原、RNA 和 DNA 检测阳性	通常由于消耗性疾病、机会性感染或恶性肿瘤而死亡 应用抗逆转录病毒药物组合可以降低死亡率,但是长期展望必须依靠疫苗进行预防和治疗,因为病毒会对此类药物产生耐药性

AIDS:获得性免疫缺陷综合征;CNS:中枢神经系统;ELISA:酶联免疫吸附测定;HIV:人免疫缺陷病毒;PCR:聚合酶链反应;PGL:持续性全身淋巴结肿大

随着病程进展,病毒的血清转化趋于稳定,血液中将出现数以千计的 HIV 复制体(图 18.3)[4,11]。这一临床潜伏期的特征是病毒在其宿主内进化,产生密切相关但又显著突变的病毒,从而逃避免疫反应和循环抗体的检测。虽然感染在临床上处于潜伏期,但是免疫功能降低是进展性的,其表现包括 CD4+ 淋巴细胞的持续性消耗,最终导致全血细胞减少;损害淋巴细胞增殖及对分裂素和抗原的细胞因子反应;削弱细胞毒性淋巴细胞功能和自然杀伤细胞活性;对皮试无反应以及减少抗体对新抗原的反应性[4,11]。

在未经治疗及治疗无效的患者中,随着 HIV 的增值,CD4+

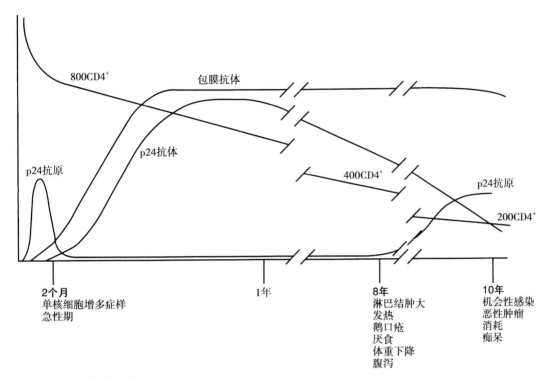

图 18.3　HIV 感染的自然进程(引自 Brookmeyer R,Gail MH:*AIDS epidemiology : a quantitative approach*,New York,1994,Oxford University Press.)

计数持续性下降。当 CD4+ 细胞计数下降至接近 200/μl 时,患者可以表现出体重下降、厌食以及夜间盗汗(见图 18.3)[4,11]。当 CD4+ 细胞计数低于 200/μl 时,患者罹患 AIDS,易患机会性感染,包括肺孢子虫性肺炎、弓浆虫病、隐球菌病、流感、组织胞浆菌病、结核和巨细胞病毒(cytomegalovirus,CMV)感染、黏膜皮肤病变如念珠菌病,以及前述提及的肿瘤。神经系统疾病同样常见,与原发的 HIV 感染一样,发生于中枢神经系统中的巨噬细胞、细胞神经元细胞以及小胶质细胞的继发机会性感染可以导致急性进展性痴呆。HIV 感染还可以诱发免疫激活和脂质代谢异常,造成高脂血症、高血压、心血管疾病、糖尿病以及早老化[4,5,11]。

有证据表明,重复感染 HIV 的患者,其免疫系统如果反复接触多种抗原体(精液、乙型肝炎或血液制品),最容易发展成 AIDS[4,11]。未经治疗的患者从最初的感染到发展成 AIDS 的中位时间约为 10 年,值得注意的是,在 HIV 感染至 AIDS 的疾病发展进程中存在着性别差异,被感染的女性患者进展要比男性患者快。大约 30% 的 AIDS 患者预期寿命为 2~3 年;大多数患者可以生存 10 年或者更长的时间。HIV 感染患者也可以长期生存(超过 15 年),与低毒性的 HIV 病毒株、低水平的病毒血清转化、有效的抗逆转录病毒治疗以及强大的免疫反应有关[5,11]。

临床表现

症状和体征

在感染 HIV 后最初的 2~6 周内,超过 50% 的患者将发生伴有病毒血症的急性流感样综合征,可持续 10~14 天。患者的症状常表现为淋巴结肿大、发热、咽炎和皮疹,但是通常直到 6 周~6 个月后才出现循环系统抗体。HIV 急性感染最初的严重程度(即病毒血症的水平)预示了其后的炎症进程[4,11]。在一项研究中,78% 伴有长期急性病症的患者在 3 年内发展为 AIDS;相比之下,血清转化期没有急性病症的患者中仅有 10% 在 3 年内发展为 AIDS[15]。

CDC 给出了三期 HIV 感染的定义[1]。框 18.2 阐明了各个时期的定义,简要来说,1 期从 HIV 暴露后即刻开始,可能持续数年。感染患者的 HIV 抗体呈阳性,但无症状,其他的实验室检查也无异常。2 期表现为进展性免疫抑制和症状性疾病。除 HIV 抗体阳性之外,患者可有多种实验室检测异常(即淋巴细胞减少症:辅助性 T 细胞与抑制性 T 细胞的比率通常小于 1),同时可以表现出临床症状或体征,包括淋巴结肿大、夜间盗汗、体重下降、口腔念珠菌病、发热、不适和腹泻。3 期患者罹患

框 18.2　疾病防控中心关于成人和青少年 HIV 感染的分期

1 期:实验室检查证实 HIV 感染,没有 AIDS 定义性症状,且 CD4$^+$T 淋巴细胞计数 ≥500/μl,或 CD4$^+$T 淋巴细胞计数在总淋巴细胞计数中的占比 ≥29%

2 期:实验室检查证实 HIV 感染,没有 AIDS 定义性症状,且 CD4$^+$T 淋巴细胞计数为(200～499)/μl,或 CD4$^+$T 淋巴细胞计数在总淋巴细胞计数中的占比 14%～28%

3 期:实验室检查证实 HIV 感染,且 CD4$^+$T 淋巴细胞计数 <200/μl,或 CD4$^+$T 淋巴细胞计数在总淋巴细胞计数中的占比 <14%,或 AIDS 定义性症状(见框 18.1)。AIDS 定义性症状正式代替 CD4$^+$T 淋巴细胞计数 ≥200/μl 或 CD4$^+$T 淋巴细胞计数在总淋巴细胞计数中的占比 ≥14%

AIDS,并伴发多种免疫抑制相关性疾病[4,5,11]。CD4$^+$T 细胞计数接近 200/μl 时,机会性感染将大量出现,随后可出现恶性肿瘤、消耗综合征和进行性痴呆。患者可能会出现思维混乱、失去方向感,或者经历短暂的记忆丧失。某些患者可能出现严重的抑郁或妄想,也可表现出自杀倾向。图 18.3 描述了 HIV 的自然发展进程,表 18.2 列举了 HIV 感染发展至 AIDS 进程中不同时期的相关疾病[4,11]。

实验室检查和诊断结果

大多数病毒感染者无论有没有疾病的临床症状,在感染后的 6 个月均可检测出病毒抗体。进展期 HIV 感染或 AIDS 患者可患有体内 CD4$^+$/CD8 淋巴细胞比例失调、淋巴细胞总计数下降、血小板减少症、贫血、体液抗体系统的轻度改变以及皮试的迟发性过敏反应能力降低(皮肤无应答性)[4,11]。CD4$^+$ 和 CD8 细胞计数应在 HIV 确诊时进行,然后每 3～4 个月复查一次[4,11]。

酶联免疫吸附测定(ELISA)可用于 HIV 抗体定性的筛查。其灵敏度为 90%,但是假阳性结果比例较高,是现阶段首选的筛查方法。如果结果为阳性,需要进行复测,然后用 Western blot 分析对阳性结果进行确认。ELISA 和 Western blot 的阳性结果仅能证实受试者曾有 AIDS 病毒的暴露史[4,11]。如果 Western blot 的结果不确定,则 HIV 感染很少发生。然而上述检测并不能确认 HIV 感染的状态或者 AIDS 是否发生。但是,ELISA 和 Western blot 检测结果阳性的患者可认为存在潜在传染性。唾液 HIV 的 ELISA 检测作为一种可选择的方式,其检测 HIV 抗体灵敏度为 98%[4,16]。Abbott 发明了一种联合检测方法,ARCHITECT HIV Ag/Ab 联合检测法(Abbott Laboratories, Abbott Park, IL, 美国),可以同时检测 HIV 抗原(HIV 产生的 p24 抗原)和 HIV 抗体。当疾病处于急性期尚未产生抗体,该方法对于诊断 HIV 感染具有重要意义,并可用于患者的连续性监测[16]。

采用聚合酶链反应(polymerase chain reaction, PCR)——病毒 RNA 的基础检测——对核酸进行扩增以确定血液中的病毒载量(即病毒血症的程度)和监测治疗效果。检测范围从 40copies/ml 到超过 750 000copies/ml。在感染初发的前 3 个月内和疾病的晚期病毒载量水平最高。采用 PCR 分析直接检测 HIV 要优于检测血清内的 HIV 抗体,但是较为昂贵[17]。如果治疗失败,推荐采用抗病毒阻力检测[18]。

医疗管理

对于 HIV 感染患者,药物治疗有四个主要目的:①低 HIV 相关疾病的发病率,延长生存周期和提高生存质量;②修复和保护免疫功能;③最大程度上持续抑制血浆 HIV 病毒载量;④防止 HIV 传播[4,18]。此类患者的主治医师应当是传染病学的专家并使用过抗逆转录病毒药物。抗逆转录病毒治疗(antiretroviral therapy, ART)应当达到抑制病毒和重建免疫功能的效果,而与此同时,需要预防耐药性的发生并且控制药物毒性。长期目标是延缓疾病进展,延长生命和提高生存质量。治疗通常可被划分为三个主要方面:①ART;②预防机会性感染;③治疗 HIV 相关并发症。在美国,如果从疾病诊断时能够得到及时治疗,超过 70% 的 HIV 感染患者可以生存 10 年以上,因此监测治疗的反应是一项长期需求[4,19-22]。

ART 和 HAART

在过去 10 年中,ART 疗法的出现为 AIDS 的治疗带来了许多新的进展。ART 和 HAART 都涉及抗逆转录病毒药物的联合应用;然而严格来讲,至少应用三种活性抗逆转录病毒药物才能被称为 HAART。

ART 的益处现在已被广泛了解。经 ART 治疗后,HIV 感染患者可以增加生存率,减少系统并发症,提高生活质量[4,19-22]。ART 治疗的主要目的是彻底抑制 HIV 复制,使得病毒载量在 4～6 个月时低于检测范围的低限,然而并没有确凿的证据表明治疗应当在何时开始。专家推荐对于下列所有患者应当开始治疗:出现归咎于 HIV 感染的临床症状的患者、感染 HIV 的孕妇,以及受感染的新生儿。目前对于 CD4$^+$ 计数少于 350/μl 和血浆 HIV RNA 水平大于 55 000copies/ml 的患者推荐采用 ART 治疗[4,19-22]。对于无症状患者,如果 CD4$^+$T 细胞计数迅速下降或者病毒载量较高,通常即可开始治疗。无症状患者,如果 CD4$^+$T 细胞计数稳定或者病毒载量较低可以不予治疗,应严密随诊。对于 CD4$^+$ 计数少于 200/μl 和 AIDS 患者强烈推荐进行 ART 治疗[4,19-22]。

抗逆转录病毒药物通过抑制病毒复制来恢复免疫功能障碍。目前有 20 多种抗逆转录病毒药物可用于治疗 HIV 感染/AIDS(表 18.4)。可用的抗逆转录病毒药物分为五类:蛋白酶抑制剂(PI)、核苷逆转录酶抑制剂(NRTI)、非核苷逆转录酶抑制剂(NNRTI)、核苷酸、融合抑制剂。这些药物的联合应用通常被称为 ART 或 HAART,且患者应长期应用。

对 HIV 感染有效的 ART 治疗的发展是近代医学史上最为著名的成就之一。在 20 世纪 90 年代中期,首次出现了三联药物治疗,在 2 年内使得发达国家中 HIV 相关死亡病例下降了 2/3。现今已有共计 29 种抗逆转录病毒药物通过了美国食品药品管理局的认证,而三联药物的给药方案是治疗的标准程序[4,19-22]。ART 的益处已经扩展到发展中国家,据估计,目前世界范围内有超过 1 600 万的患者在进行 ART 治疗。无论在发达国家还是发展中国家,经过正规 ART 治疗的 HIV 感染患者的预期寿命预计与正常人群接近,同时据估计比无并发症人群的预期寿命高出 1.7 倍[4,19-22]。

表 18.4　用于治疗 HIV 感染的抗逆转录病毒药物

药物	毒性	相互作用	备注
蛋白酶抑制剂（protease inhibitors，PI）			
安普那韦	恶心、呕吐	胺碘酮	PI 作用于病毒复制周期的末期，封闭蛋白酶的催化中心，使得病毒颗粒无法成熟并失去传染性
阿扎那韦	恶心、呕吐、肝硬化、手足刺痛	咪达唑仑、三唑仑	
地瑞那韦	恶心、腹泻、脂肪代谢障碍	咪达唑仑、三唑仑、奎尼丁	
膦沙那韦	恶心、呕吐	咪达唑仑、三唑仑	
因地那韦	腹泻	奎尼丁	
洛匹那韦[*]	腹部不适	利福平	
奈非那韦	感觉异常	麦角胺	
利托那韦[*]	疲惫	圣约翰草	
沙奎那韦	贫血、白细胞减少症	咪达唑仑	
	血小板减少症、味觉异常、高胆固醇血症、高甘油三酯血症、口干症	三唑仑	
替拉那韦	恶心、呕吐、腹泻、肝损害	咪达唑仑、三唑仑、奎尼丁	
核苷逆转录酶抑制剂（nucleoside reverse transcriptase inhibitors，NRTI）			
阿巴卡韦[†]	头痛	避免齐多夫定与司他夫定、利巴韦林或阿霉素混合应用	药物副作用与剂量相关，低剂量可减少副作用。由于治疗窗窄，扎西他滨限用。本组药物中最常用的为司他夫定
恩曲他滨	失眠		
地达诺新	疲惫	禁忌与更昔洛韦和干扰素 α 合用	
拉米夫定[†]	贫血、中性粒细胞减少症		
司他夫定	恶心		
扎西他滨	腹泻		
齐多夫定[†]	神经病、胰腺炎、肌病、口干症		
非核苷逆转录酶抑制剂（non-nucleoside reverse transcriptase inhibitors，NNRTI）			
地拉韦定	晕眩、失眠、血脂异常	咪达唑仑	最严重的副作用为精神症状、皮肤反应、胃肠道及肝脏损害
依法韦仑	精神错乱、烦躁	三唑仑	
Etravirine	皮疹、恶心	克拉霉素	
奈韦拉平	幻觉、抑郁、躁动	克拉霉素（发疹，<药物浓度）	
	皮疹、恶心、呕吐	舍曲林（<药物浓度）	
	腹泻	华法林（>药物效应）	
	Stevens-Johnson 综合征、口干症、味觉异常	酮康唑（<药物浓度）	
核苷酸			
阿德福韦	晕眩	NSAID、阿昔洛韦和更昔洛韦影响替诺福韦的代谢	由于胃肠道和肾脏毒性，阿德福韦并不常用。替诺福韦用于联合用药治疗无效的患者，通常其耐受性良好
替诺福韦	恶心、腹泻、虚弱、抑郁、焦虑、皮疹-过敏、神经病、肝损害、肾衰、乳酸中毒（呼吸加快、困顿、肌肉疼痛）	万古霉素、NSAID 和环孢霉素增加肾脏疾病的风险	
病毒进入抑制剂			
恩夫韦肽	细菌性肺炎、皮疹、发热、恶心、呕吐、肾小球肾炎、格林-巴利综合征、味觉障碍、高血糖、肌痛、口干症、厌食	无特异性药物相互作用	抑制 HIV-1 与 CD4[+]T 细胞融合。仅有恩夫韦肽一种融合抑制剂经批准，需要静脉注射使用，另有三种可用的进入抑制剂
马拉韦罗	肝损害	无	
免疫疗法[‡]			
氯喹、羟化氯喹	胃部不适、肌肉无力、视网膜病	金盐	此类药物降低细胞活性，从而减少 HIV 复制并促进免疫应答。另有几种药物在测试中
白介素-2	发热、寒战、恶心、呕吐	止痛药、类固醇	
白介素-7	肝功能指标暂时性升高	尚无报道	

[*] 存在于 Kaletra 等复合制剂中

[†] 存在于 Combivir，Epzicom，Trizivir 和 Truvada 等复合制剂中

[‡] 虽然不是抗逆转了病毒治疗（ART）药物，免疫疗法同样可用于人免疫缺陷病毒（HIV）的治疗。ART 为多种药物协同作用的组合；这里仅列出了一小部分。更多详细的推荐方案请参见 http://aidsinfo.nih.gov/guidelines 上的指南

NSAID：非甾体类抗炎药

由于 ART 治疗既可以带来临床益处，又可以降低 HIV 传播力度（框 18.3），目前世界性的指南推荐所有的 HIV 患者（无论 CD4⁺细胞计数的多少）均应进行 ART 治疗[4,19-22]。事实证明现有的 ART 治疗方案有效、便捷，获得了随机对照临床研究的验证和临床队列研究数据的支持。这些均为指南的推荐提供了依据[4,19-22]。

框 18.3　经典抗逆转录病毒用药方案

抗逆转录病毒药物数量
- 两联用药方案即有效，但更为推荐三联用药；推荐用药时间为 28 天

推荐的抗逆转录病毒用药方案
- TDF+3TC（或 FTC）作为首选的两种药物
- LPV/r 或 ATV/r 作为第三种推荐药物，也可选用 RAL，DRV/r 或 EFV

ATV:阿扎那韦；DRV:地瑞那韦；EFV:依法韦仑；FTC:恩曲他滨；HIV:人类免疫缺陷病毒；LPV:洛匹那韦；/r:用利托那韦增强；RAL:雷特格韦；TDF:替诺福韦；3TC:拉米夫定

初始的给药方案应当是个性化的，采用强效药物将病毒载量长期抑制至低于检测水平，同时减少可以产生耐药性的病毒突变率。目前对于初次使用 ART 治疗的患者，推荐的给药方案包括依法韦仑+泰诺福韦+恩曲他滨，或是利托那韦增强的阿扎那韦-地瑞那韦-泰诺福韦-恩曲他滨，或是雷特格韦+泰诺福韦+恩曲他滨[4,18-22]。近期美国卫生与公共服务资源部（Department of Health and Human Services）的指南中给出了几种替代的药物治疗方案；然而，关于病毒学反应没有其他给药方案被证明优于基于依法韦仑的给药方案[4,18-22]。通常治疗有效的患者将出现 CD4⁺细胞计数增加，每年上升的幅度为 50~150/μl，且病毒载量少于 75copies/ml[4,18-22]。ART 治疗后，如果病毒载量低于 48copies/ml，视为病毒学抑制，而病毒载量确切超过 200copies/ml，则视为病毒学失败[4,18-22]。

接受 ART 治疗的患者必须严密监测药物的有效性（经常随着时间而变化）、药物耐药性的发展、药物毒性和药物相互作用。严重的药物毒性包括高乳酸血症、线粒体功能障碍、周围神经病变、肝毒性和脂肪代谢障碍。鉴于已知的药物毒性、费用和不便，依从性也是患者面临的主要挑战[4,18-22]。为此，已有几种按照复合制剂生产的药物用于简化和提高疾病的治疗效果。Atripla，Epzicom 和 Trizivir 是三种抗逆转录病毒药物的复合制剂，而 Combivir，Epzicom，Trizivir 和 Truvada 是两种核苷-核酸逆转录酶抑制剂的复合制剂。仅在 10 年前，AIDS 药物的鸡尾酒疗法开始用于临床，患者有时不得不每天服用 24 种甚至更多的药物。目前免疫调制剂和干细胞治疗与 ART 的联合疗法也开始进行临床试验[23]。

在开始 ART 治疗后的数周，约有 25% 的患者，尤其是 CD4⁺T 细胞计数极低的患者，现存的机会性感染会出现急剧恶化。这一现象被称为免疫重建炎症综合征（IRIS），可能是与抗病毒药物相关的炎症反应所引起，可以导致局灶性淋巴腺炎和病毒性疾病的再激活（例如带状疱疹）或是肉芽肿性感染[20,24]。

化学预防

当 CD4⁺淋巴细胞计数降低至特定水平时，推荐应用化学预防药物以预防疾病的初期发作或抑制进展性的机会性感染。这些药物已被用于防治肺孢子虫肺炎、结核、弓形体病和其他机会性疾病[4,25-27]。同样，对于 HIV 感染的成年人，在 CD4⁺计数降至低于 200/μl 之前，推荐应用选择性疫苗。关于这一主题的更多信息可通过标准化资源如 NIH 的 AIDS 信息网页（http://www.aids.info.nih.gov）获取。

HIV 感染的疗效有望进一步提高。疫苗的研制正在进行中，同时对一例患者采用 CCR5-缺陷细胞的干细胞抑制已经产生了病毒库的减少，有望在临床应用中证实可有效清除 HIV。

牙科管理

对于所有的初诊患者均应进行病史询问、头颈部检查、口腔软组织检查，以及彻底的牙周和牙齿检查。病史和临床检查可能提示患者感染 HIV 或患有 AIDS。然而值得注意的是，已知自己血清学阳性处于高风险状况的患者出于羞耻感和对个人隐私的考虑，可能不会诚实地回答相关问题。相应地，无论何时询问患者病史也应当基于对上述情况的理解；在安静隐秘的区域口头沟通；并在开诚布公的氛围下分享相关认知和事实[28,29]。

在病史和临床检查的基础上，如发现患者具有 AIDS 的高风险或相关情况，应当对其进行 HIV 检测和医学评估。口腔医生可以采集唾液进行诊断性实验室筛查（OraQuick Advance，OraSure Technologies，Bethlehem，PA，美国），或将患者转诊至相关医疗机构进行血清学检测。与患者沟通时应当强调检测的重要性并查明危险因素，包括性生活习惯、静脉药物注射等。应当强烈建议具有高风险因素的患者进行诊断性检测[25-29]。

具有 AIDS 高风险和已经确诊 HIV 或 AIDS 的患者应当与其他患者被同等对待，也就是被采取标准的预防措施。考虑到口腔医生和 AIDS 患者的权益，有下列几项指导原则：
- 如果患者拒绝进行 HIV 暴露的检测，仍需进行口腔治疗。口腔医师可以认为患者是潜在的 HIV 携带者，仅需采用与其他患者相同的标准预防程序进行治疗。
- 口腔医师不能仅仅由于不愿接诊而拒绝对急需口腔治疗的 AIDS 患者进行处置。
- 无论口腔从业者有什么私人原因，都没有医疗和科学的原因证实口腔医师拒绝接诊寻求常规口腔护理的 AIDS 患者是合理的。然而，如果医患双方同意，口腔医师可以将患者转诊给其他更愿意或更适合（符合患者的口腔卫生状况）的提供治疗的医师。
- 正由口腔医师经治的患者罹患 AIDS 或相关疾病必须由该医师继续治疗，或在患者同意后转诊给其他医师。
- 美国 CDC 和美国口腔医学会建议受感染的口腔医师应告知患者他们的 HIV 病情，在进行有创操作时需征得患者同意或避免此类操作[30]。

治疗计划决策

对 HIV 感染/AIDS 患者口腔的治疗主要需考虑到患者当前的 CD4⁺淋巴细胞计数和免疫抑制水平[4]。口腔治疗计划中另一项需要重点考虑的因素是病毒载量的水平，因为这关系到机会性感染的易感性和 AIDS 进展的概率[31]。口腔医生应

当熟悉机会性感染的临床表现和状态以及患者可能使用的治疗或预防此类情况的药物。已发生 AIDS 病毒暴露和 HIV 血清学阳性但无临床症状的患者可以接受所有适用的口腔治疗。总地来说，这对于 CD4$^+$ 细胞计数>350/μl 的患者是可行的。处于 AIDS 早期阶段已有临床症状的患者（即 CD4$^+$ 细胞计数<200/μl）对机会性感染的易感性增加，可能需要使用预防性药物治疗[18,31]。

AIDS 患者可以接受几乎所有必需的口腔治疗，在排除了严重的免疫抑制、中性粒细胞减少和血小板减少症的可能性之后，他们对治疗的需求更加渴望。在与患者关于其身体状况的长期预后进行开诚布公的沟通之前，不应当制订复杂的治疗计划。

在临床上，对于无症状的 HIV 感染患者进行口腔治疗不应与其他任何患者有所不同[31]，对所有患者均应采用标准的预防程序。医师应对所有可见的口腔病变作出诊断并采用合适的局部和全身治疗，或转诊患者以明确诊断和治疗方案。对于具有可疑病变的患者则必须评估 HIV 感染的可能性[32]。

对于伴有严重免疫抑制、中性粒细胞减少症和血小板减少症的患者，在进行有创操作时必须注意预防感染和控制出血。对于 CD4$^+$ 细胞计数低于 200/μl 或重度中性粒细胞减少症（中性粒细胞计数，500/μl）的患者，可能需要预防性应用抗生素[32]。在进行任何外科疗法前均应检查白细胞及其各分类和血小板计数。伴有重度血小板减少症的患者在进行外科治疗时（包括洁治和刮治），可能需要采取针对性措施（血小板替代），对伴有此类异常表现的患者在进行任何口腔治疗前均应进行医疗咨询[32]。

患者可应用药物治疗预防肺孢子虫肺炎、念珠菌病、单纯疱疹病毒（herpes simplex virus，HSV）、CMV 感染或其他机会性疾病，而此类治疗必须在口腔治疗计划中得到充分的考虑。在开具其他处方药物时应注意此类药物的使用，之后患者可能出现药物不良反应，包括过敏反应、药物毒性反应、肝毒性、免疫抑制、贫血、严重的药物相互作用以及其他潜在的风险。通常来说，向患者的主治医师进行咨询是有益的[32]。例如，接受齐多夫定（抗逆转录病毒药物）的患者应当慎用对乙酰氨基酚，有研究表明它可能会加重与齐多夫定相关的粒细胞减少症和贫血；同样，患有血小板减少症的患者不应使用阿司匹林。服用利托那韦的患者应避免使用哌替啶，它可以加速哌替啶代谢为去甲哌替啶，从而导致嗜睡、激动、痉挛等副作用。利托那韦还可以增加丙氧芬的水平，可能导致困顿、口齿不清、运动不协调等毒性效应。由于可能影响药物吸收和代谢，正在接受酮康唑治疗的患者也不得应用抗酸剂、苯妥英钠、甲腈咪胍和利福平。同样，咪达唑仑和三唑仑禁用于选择性蛋白酶抑制剂治疗的患者，否则可能抑制苯二氮䓬的代谢而导致过度镇静和呼吸抑制[32]。

对于已有临床症状的 HIV 感染患者，在进行有创操作前有必要进行医疗会诊，检测患者目前的血小板和白细胞计数，检测结果异常的患者可能需要针对性的治疗，所有事项均需要与患者的主治医师进行详细沟通。HIV 感染患者应杜绝任何形式的口腔和牙齿的感染存在，因此需要患者更为频繁地进行复诊以维护牙周健康。每天应用氯己定漱口液会有帮助。

如果牙周病患者的全身健康状况不明确，可以尝试先进行部分牙齿的牙周刮治，以对组织反应和出血情况进行评估。如无异常情况，可以继续其他口腔治疗。如果患者的 CD4$^+$ 细胞计数低于 200/μl 或者常规治疗效果不佳，可以采用辅助的抗菌治疗。HIV 感染患者进行根管治疗效果较好，不需要特殊处理。可以通过局部和全身措施控制感染[32]。

HIV 的职业暴露

从患者向健康医疗工作者传播的概率非常低，据报道，通过针刺伤或其他尖锐器械，将血液从患者传播至医护人员的概率约为 0.3%[34]。相比较而言，丙肝感染通过针刺伤传播的概率为 3%，而乙肝为 30%。

针刺伤后应用暴露后预防药物（postexposure prophylaxis，PEP）可以降低 HIV 感染的概率[33]。美国 CDC 建议在 HIV 感染血液暴露后尽早使用 PEP[29]，建议根据暴露的严重程度和病源患者 HIV 感染状况决定 PEP 药物的数量[33]。如果病源患者无临床症状或者病毒载量较低（<1 500copies/ml），暴露损伤也不严重（实心针或者浅表损伤），可以采用两联 PEP 药物。如果暴露损伤较重（较粗的空心针头、深刺伤、用于患者动脉或静脉中的器械或针头上可见血液），或者患者已有临床症状、已经发展为 AIDS 或者病毒载量较高，推荐采用至少三联 PEP 药物。PEP 药物可选用泰诺福韦加恩曲他滨或者齐多夫定加拉米夫定[33]。HIV 的 PEP 扩展用药方案为泰诺福韦加蛋白酶抑制剂，例如利托那韦增强的（/r）洛匹那韦、地瑞那韦/r、阿扎那韦/r 或雷特格韦。pp 应当持续使用 4 周，在此期间，暴露的医师应当进行专家会诊，并随访监测并发症、不良事件和可能的血清学转化。在暴露后的 3 个月、6 个月和 12 个月时，应当进行血清学转化的检测。到目前为止，已报道了 6 例病例在职业暴露后虽然应用了 PEP 治疗，但仍发生了 HIV 血清学转化。

如果怀孕的口腔医护人员发生职业暴露，感染的风险尚未知，然而 PEP 对胎儿的可能风险需要进一步探讨。

医护人员间的传播风险

如果严格遵守标准的感染防控流程，在口腔医护人员间的传播概率极低。

口腔并发症和临床表现

口腔病变在感染患者中较为常见（30%~80%），可能是 HIV 感染的早期症状之一，并提示有发展为 AIDS 的风险[35,36]。目前 HIV/AIDS 患者接受治疗后可较为舒适的生存多年，仅有少数并发症[34-38]。因此，口腔医师应当了解 HIV 感染和 AIDS 的口腔表现。随着 HAART 的出现，口腔病变的整体发病率有了明显改变（≈10%）[34-38]，严重的口腔病损状况较少发生[34-38]。常见的口腔表现包括口腔黏膜念珠菌感染（红色斑疹或伪膜，图 18.4~图 18.7），活检证实为卡波西肉瘤的蓝紫色或红色病变（图 18.8~图 18.11），以及舌侧缘的毛状白斑（图 18.12）[34-39]。其他与 HIV 感染相关的口腔病变包括 HSV，CMV，EB 病毒（EBV），带状疱疹，深部组织感染（如隐球菌、组织胞浆菌病），复发性口腔溃疡，线性牙龈红斑（图 18.13），坏死溃疡性牙周炎（图 18.14），坏死性口腔炎，结核，梅毒，口腔疣（人乳头瘤病毒、尖锐湿疣，图 18.15），面瘫，三叉神经病变，唾液腺增大，口干症和黑色素沉着病变[34-39]。据报道，念珠菌感染、毛状白斑、

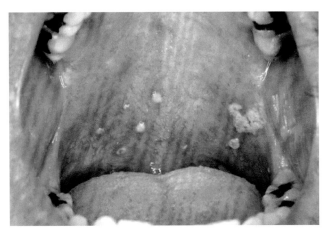

图 18.4　一例 AIDS 患者腭部的白色病损。病变可用压舌板刮除。下方的黏膜表现为红色斑块。临床和细胞学检查支持伪膜型念珠菌感染的诊断（引自 Silverman S Jr：*Color atlas of oral manifestations of AIDS*，ed 2，St. Louis，1996，Mosby.）

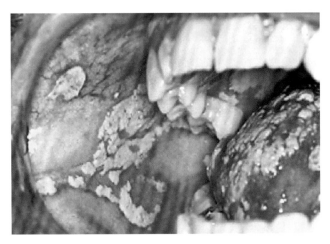

图 18.5　口腔黏膜的白色病损，诊断为伪膜型念珠菌感染（由 Eric Haus，Chicago，IL 提供）

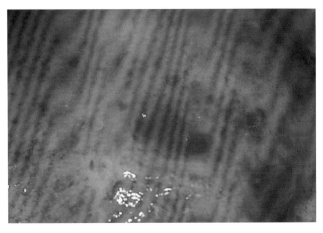

图 18.6　HIV 抗体阳性患者腭部的红斑型病变。病变组织涂片可见念珠菌孢子和菌丝。抗真菌治疗 2 周后病变痊愈。基于临床和实验室结果可诊断为红斑型念珠菌感染（由 Eric Haus，Chicago，IL 提供）

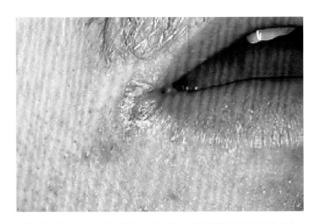

图 18.7　AIDS 患者的口角炎。抗真菌治疗有效（由 Eric Haus，Chicago，IL 提供）

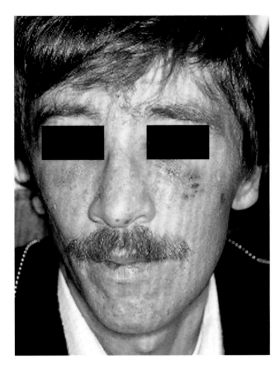

图 18.8　AIDS 患者面部多发的红斑型病损。活检结果证实为卡波西肉瘤（由 Sol Silverman，San Francisco，CA 提供）

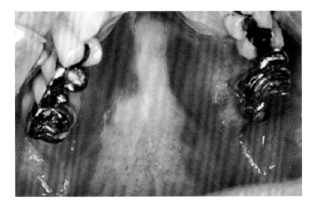

图 18.9　发生于腭黏膜的多发大面积的扁平红斑型病损。活检结果为卡波西肉瘤，最终患者诊断为 AIDS（由 Sol Silverman，San Francisco，CA 提供）

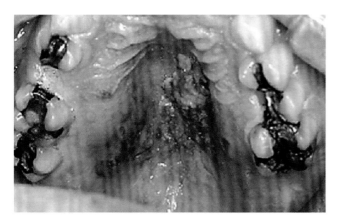

图 18.10　AIDS 患者的腭部病变。活检结果为卡波西肉瘤（由 Sol Silverman,San Francisco,CA 提供）

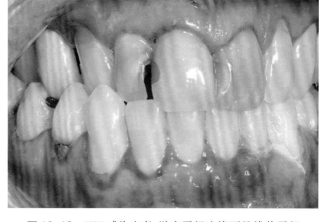

图 18.13　HIV 感染患者,游离牙龈边缘可见线状牙龈红斑（引自 Neville B,Damm D,Allen C:Oral and maxillofacial pathology,ed 3,St. Louis,2009,Saunders. ）

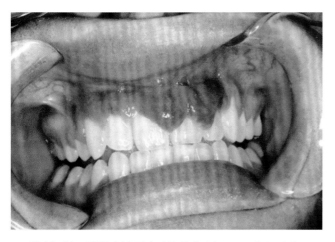

图 18.11　牙龈卡波西肉瘤（引自 Silverman S Jr:*Color atlas of oral manifestations of AIDS*, ed 2,St. Louis,1996, Mosby. ）

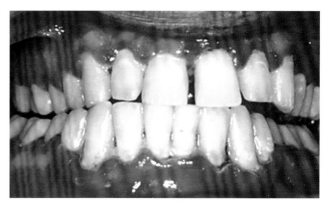

图 18.14　HIV 感染患者的坏死溃疡型牙周炎。在患者转诊进行医疗评估后明确了相关诊断（Courtesy of Sol Silverman,San Francisco,CA. ）

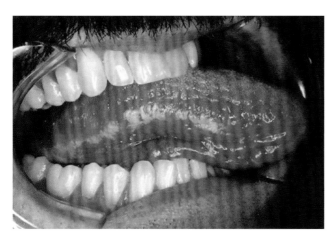

图 18.12　舌弥漫性白色病变。活检证实为毛状白斑（引自 Silverman S Jr:*Color atlas of oral manifestations of AIDS*, ed 2,St. Louis,1996,Mosby. ）

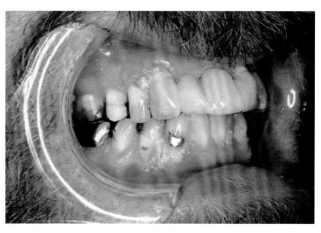

图 18.15　HIV 阳性患者牙龈可见多出尖锐湿疣（引自 Silverman S Jr:*Color atlas of oral manifestations of AIDS*, ed 2,St. Louis,1996,Mosby. ）

特殊形式的牙周疾病(如线状牙龈红斑和坏死溃疡型牙周炎)、卡波西肉瘤和非霍奇金淋巴瘤与 HIV 感染密切相关[34-39]。随着疾病的进展,上述病变会更加好发和严重[34-39]。表 18.5 和表 18.6 列举了 HIV 感染口腔病变的特征和治疗。此外,主治医师应当意识到,口腔病变可能是病变不同阶段的特征性表现,或是治疗失败或疾病进展的信号[34-39]。

表 18.5　常见的 HIV 感染和 AIDS 相关性头颈部和口腔病变

口腔状况	描述	治疗
持续泛发性淋巴结肿大	可见于潜伏期内 70% HIV 感染患者的早期表现 必须发生在两处或更多位置,持续超过 3 个月 颈前、颈后、下颌下、枕部和腋下淋巴结为最常见的好发部位	通常不直接治疗;必要时活检排除淋巴瘤和其他病变
口腔念珠菌感染 伪膜型 红斑型 增生型 口角炎	HIV 感染最常见的口腔内表现 感染症状早期最先出现,提示患者如不经治疗将在 2 年内发展为 AIDS 约 90% 的 AIDS 患者在疾病发展的不同阶段均会发生口腔念珠菌感染	通常制霉菌素无效。局部应用克霉唑有效,但是复发概率较高。全身应用氟康唑和伊曲康唑有效,但有一定比例的药物交互作用,并可能导致耐药性念珠菌感染。如果唑类药物治疗失败,可考虑应用静脉注射两性霉素 B
HIV 相关牙周疾病 线状牙龈红斑(linear gingival Erythema,LGE) 坏死溃疡型牙龈炎(necrotizing ulcerative Gingivitis,NUG)[16] 坏死溃疡型牙周炎(necrotizing ulcerative periodontitis,NUP) 坏死型口腔炎(necrotizing stomatitis,NS)	控制菌斑对 LGE 无明显效果,病变与念珠菌感染相关 NUG 表现为单个或多个牙间乳头溃疡和坏死,不伴有附着丧失 NUP 包括牙龈溃疡和坏死以及附着丧失,常规牙周治疗无效 可视为 NUP 的扩展,可波及除牙龈外的其他口腔黏膜	通常清除菌斑、改善口腔卫生和使用氯己定漱口液对 LGE 有效。顽固型病例通常可采用局部加全身抗真菌治疗。NUG、NUP 和 NS 的治疗应包括清创(清除坏死组织和聚维酮碘冲洗)、氯己定漱口液、甲硝唑和长期随访维护
单纯疱疹病毒(herpes simplex virus,HSV)感染	免疫功能正常人和 HIV 感染患者 HSV 感染复发的概率相同(10% ~ 15%),但是 HIV 感染患者病变的范围更广泛,病变形式不典型,可以持续数月	全身应用阿昔洛韦、泛昔洛韦或伐昔洛韦至少 5 日可见效。严重的免疫功能抑制时需要增大药物剂量。止痛可采用 12.5mg/5ml 的苯海拉明(Benadryl)糖浆
水痘带状疱疹病毒(varicella-zoster virus,VZV)感染	HIV 感染患者中常见复发性 VZV 感染,但病情更为严重。口内病变通常较重,可以引起骨破坏和牙齿丧失	伐昔洛韦 1g PO tid;泛昔洛韦 500mg PO tid;阿昔洛韦 800mg PO 每天 5 次。免疫抑制患者如带状疱疹症状较重,可静脉注射代阿昔洛韦
口腔毛状白斑(Oral hairy leukoplakia,OHL)	最常见于舌侧缘的白色病损。个别情况下 OHL 可发生于颊黏膜、软腭和咽部。与 EBV 感染有关 如在已有临床症状但未经治疗的 HIV 感染患者中发生 OHL,提示患者将在近期发展为 AIDS	通常不需治疗。阿昔洛韦或地昔洛韦可快速起效,但是可能复发。维 A 酸或足叶草酯漱口液可以暂时缓解症状。ART 治疗能够使病变明显消退
卡波西肉瘤(Kaposi sarcoma,KS)	HHV-8 与 KS 的发生相关。约 50% 的患者具有口腔病变,在 20% ~ 25% 的病例中口腔为原发部位。最常见的部位为硬腭、牙龈和舌。HIV 感染患者如发生 KS 即可诊断为 AIDS	通常经 HAART 治疗后可消退。可采用放疗和局部及全身化疗。有症状的局灶性病变可以手术切除,或注射长春碱或硬化剂(十四烷硫酸钠)。治疗此类病变的其他方法包括冷冻疗法、激光消融和电外科手术,但是在使用激光或电外科设备时,应当注意医护人员对病毒微粒烟雾化的防护

AIDS:获得性免疫缺陷综合征;ART:抗逆转录病毒治疗;EBV:EB 病毒;

HAART:高活性抗逆转录病毒治疗;HHV-8:8 型人疱疹病毒;HIV:人免疫缺陷病毒;

IV:静脉注射;PO:口服;tid:每天 3 次

表 18.6　少见的 HIV 感染和 AIDS 相关性口腔病变

口腔状况	描述	治疗
阿弗他口炎 轻型 重型 疱疹样	约 66% 的病变为非常见类型——重型和疱疹样。随着 $CD4^+$ 细胞计数进一步减少，重型病变的发生率增高。对于慢性、非典型性或治疗无效的病变应当进行活检	重型持续性病变可局部或病变内应用有效的糖皮质激素。为避免加重免疫抑制，应避免全身应用激素。沙利度胺治疗效果较好，但是由于该药可能促进 HIV 复制，使用时间不宜过长。在部分患者中，粒细胞集落刺激因子可产生较好疗效
人乳头瘤病毒（human papilloma virus，HPV） 寻常疣（疣） 口腔鳞状上皮乳头状瘤	在口腔病变中存在常见的 HPV 亚型，同时还可检测到某些少见的变体，如 HPV-7 和 HPV-32。病变常为多发，可见于口腔黏膜的任意部位	治疗首选手术切除病变。也可局部应用足叶草碱和干扰素，或冷冻手术。激光消融和电外科手术同样可以考虑，但是应当注意所产生的烟雾中可能含有传染性 HPV
组织胞浆菌病	组织胞浆菌病是美国最常见的地方性呼吸道真菌感染，通常为亚临床性，有自限性。在美国境内真菌流行地区的 AIDS 患者中约有 5% 可发生感染	组织胞浆菌病的治疗可选用静脉注射两性霉素 B。口服伊曲康唑同样有效且患者的并发症较轻，但有少许副作用
接触传染性软疣	接触传染性软疣是由痘病毒引起的。病变表现为小的丘疹，中心有火山口样凹陷。在免疫活力正常的人群中，病变有自限性，常见于生殖器和躯干部位。AIDS 患者的病变数目极多（数以百计），且不能自行消退（5%~10% 的患者可见面部皮肤病变）	刮除术、冷冻手术和烧灼术可用于治疗病变，但是会引起疼痛，且经常复发。多发性病变可通过 HAART 治疗
血小板减少症	约 10% 的 HIV 感染患者可发生血小板减少症，可发生于疾病发展的任意阶段。皮肤症状最为常见，但在口腔内可出现瘀点、瘀斑和自发的牙龈出血	当血小板计数低于 $50\,000/mm^3$ 时，小的手术创伤也可导致大量出血。对于此类患者可以考虑血小板替代疗法
HIV 相关唾液腺疾病	HIV 患者中的发病率约为 5%，可发生在感染的任意时期。常见双侧腮腺肿大。在某些患者中腺体内可见 CD8 淋巴细胞浸润，与淋巴结肿大相关。也可伴有口干症。患者罹患 B 细胞淋巴瘤的风险增加	腮腺囊肿和淋巴瘤的风险增高。治疗可采用抗逆转录病毒治疗和/或免疫调制剂。伴发的口干症可用催涎剂和唾液替代品治疗
色素沉着过度	在 HIV 感染患者中可见黑色素沉着的报道。此类患者治疗所用的数种药物（酮康唑、氯法齐明、齐多夫定）都可引起黑色素沉着。肾上腺损伤也可能引起艾迪生病样色素沉着。HIV 感染本身也可引起色素沉着	通常不需治疗。单个病变可以取活检以排除恶性黑色素瘤。艾迪生病的患者可能需要皮质类固醇治疗
淋巴瘤	AIDS 患者中的发病率约为 3%。大多数为结外型。大多数病变为非霍奇金淋巴瘤，且与 EBV 相关。最常见的发病部位为 CNS，而口腔病变可见于腭部、牙龈和其他部位	通常采用联合放化疗以及局部疾病控制。预后非常差，诊断后数月内死亡。HAART 降低了 HIV 感染患者的机会性感染和 KS 的发病率，但是对于淋巴瘤的发生无明显效果
口腔鳞状细胞癌（squamous cell carcinoma，SCC）	可发生于 HIV 感染患者的口腔、咽部和喉部。致病的危险因素与正常人群相同，但是发病年龄更低（HIV 可能加速癌症的发病）	治疗上与非 HIV 感染患者相同，包括手术切除、放疗、化疗或综合治疗

AIDS：获得性免疫缺陷综合征；CNS：中枢神经系统；EBV：EB 病毒；HAART：高活性抗逆转录病毒治疗；HIV：人免疫缺陷病毒；IV：静脉注射；KS：卡波西肉瘤

在世界范围内,念珠菌感染是 HIV 感染最常见的口腔表现[35,36]。如果 HIV 患者诊断为伴有持续性泛发淋巴结肿大的口腔念珠菌感染,可能会对 AIDS 的后续发展判断有一定帮助。研究表明 HIV 感染患者如表现为伪膜型念珠菌感染,则强烈提示感染可能发展为 AIDS。红斑型念珠菌感染同样预示疾病向 AIDS 发展[34-39]。对于口腔医师来说,在评估 HIV/AIDS 患者的初期诊断,或者判定感染所处阶段和免疫抑制程度时,上述信息可能有所帮助。然而,近期发生的念珠菌感染口腔表现可能被预防性抗真菌药物的早期应用所掩盖[34-39]。

卡波西肉瘤是一种由 8 型人疱疹病毒(human herpes virus 8,HHV-8)引起的内皮细胞恶性肿瘤。HIV 感染的 MSM 中较为常见[34-39]。在此类患者中,卡波西肉瘤最常见散布在身体各处,临床进程呈暴发性。在 1996 年之前,其 2 年生存率为 35%。然而在蛋白酶抑制剂引入到 ART 方案中之后,生存率已经提高至 81%[34-39]。

EBV 的活化和复制可引发毛状白斑,表现为发生于舌侧缘的无症状、皱褶状的白色病损[38]。该病变可见于任意处于免疫抑制的患者,与 HIV 感染的状态无关。细胞涂片或活检可明确诊断。其病理学特征包括中空细胞和过角化,病灶表面可见绒毛状突起,治疗可采用抗病毒制剂[38]。

发生于颈部和下颌下区的淋巴结肿大常为 HIV 感染患者的早期表现。症状持续性存在,并可能缺乏明确的可导致淋巴结肿大的感染灶或药物。肿大淋巴结的直径大于 1cm,可以多发[34-39]。

框 18.4 总结了 AIDS 患者口腔治疗的总体原则。口腔医师应当对所有患者进行头颈部和口腔内软组织的检查,必须确定口腔内的白色病变,并通过适当的手段以明确诊断。口腔医师可以采取细胞学检查、培养等方法,也可对病变进行活检,或将患者转诊至口腔外科医师处。对于红色或紫色的病变,如果无相关病史(如创伤、烧伤、化学或物理损伤)或临床观察无效(7~10 天内痊愈),则应当考虑进行活检。持续性淋巴结肿大必须转诊至专科医师处进行医学评估、诊断和治疗。

框 18.4	HIV 感染或 AIDS 患者口腔治疗的注意事项

P		**C**	
患者评估与风险估计(patient evaluation and risk assessment)(见框 1.1)		椅位(chair position)	无特殊
● 评估和判断 HIV 感染是否存在 ● 如果疾病控制较差,或存在不确定和未经诊断的问题,应进行医疗会诊		心血管(cardiovascular)	需确认心血管系统状态。某些 ART 药物可以增加心血管疾病的风险
潜在问题和考虑因素		**D**	
A		装置(devices)	无特殊
镇痛药(analgesics)	阿司匹林和其他 NSAID 可以加重血小板减少症患者的出血情况。在血小板减少症发病时应禁用。在使用前需核实药物的相互作用	药物(drugs)	许多 ART 治疗相关的药物具有相互作用和药物毒性。建议临床医师为正在接受 ART 治疗的患者开具处方时,先核实药物的详细说明以减少药物相互作用。同样,某些 ART 治疗药物也可引起黏膜病变(见表 18.3)
抗生素(antibiotics)	除非存在严重的免疫性中性粒细胞减少症(<500/µl),通常不需预防性应用抗生素。处理术后感染时可应用常规抗生素。在使用前需核实药物的相互作用		
		E	
		仪器(equipment)	无特殊
麻醉(anesthesia)	无特殊	紧急情况(emergencies)	无特殊
焦虑(anxiety)	无特殊		
过敏(allergy)	无特殊	**F**	
B		随访(follow-up)	建议对 1 期患者进行常规的定期随访评估。而 2 期或 3 期患者可能需要更为频繁的随诊或额外的预防药物,并需要类似医院的环境进行治疗。可通过检查口腔病变监测疾病的进展或 ART 治疗的效果
出血(bleeding)	在未治疗或控制不佳的患者中,由于血小板减少症可能出现过度出血情况,但幸运的是这并不常见		
呼吸(breathing)	确认患者没有肺部感染。在肺部感染控制后方可进行治疗		
血压(blood pressure)	无特殊		

ART:抗逆转录病毒治疗;NSAID:非甾体类抗炎药

（王　洋）

参考文献

1. Centers for Disease Control and Prevention. https://www
   .cdc.gov/hiv/statistics/overview/ataglance.html.
2. Centers for Disease Control and Prevention. HIV
   Surveillance Report, 2015; vol. 26. http://www.cdc.gov/
   hiv/library/reports/surveillance.
3. AIDS epidemic update, Geneva, WHO/UNAIDS, 2009;
   available at http://www.unaids.org/en/media/unaids/
   contentassets/dataimport/pub/report/2009/jc1700_epi_
   update_2009_en.pdf. Accessed on 31 March 2011.
4. Blankston JN, Siliciano RF. Immunopathogenesis of
   human immunodeficiency virus infection. Chapter 386
   in: Goldman L, Schafer AI, eds. *Cecil Textbook of
   Medicine*. 25 ed. Elsevier; 2016:1580-1590, ISBN
   978-1-4377-1604-7.
5. Del Rio C, Cohen MS. Prevention of human
   immunodeficiency virus infection. Chapter 387 in:
   Goldman L, Schafer AI, eds. *Cecil Textbook of Medicine*.
   25 ed. Elsevier; 2016:1590-1612, ISBN 978-1-4377
   -1604-7.
6. Campbell-Yesufu OT, Gandhi RT. Update on human
   immunodeficiency virus (HIV)-2 infection. *Clin Infect
   Dis*. 2011;52:780-787.
7. Barré-Sinoussi F, Chermann JC, Rey F, et al. Isolation of
   a T-lymphotropic retrovirus from a patient at risk for
   acquired immune deficiency syndrome (AIDS). *Science*.
   1983;220:868-871.
8. Gallo RC, Salahuddin SZ, Popovic M, et al. Frequent
   detection and isolation of cytopathic retroviruses
   (HTLV-III) from patients with AIDS and at risk for
   AIDS. *Science*. 1984;224:500-503.
9. Levy JA, Hoffman AD, Kramer SM, et al. Isolation of
   lymphocytopathic retroviruses from San Francisco
   patients with AIDS. *Science*. 1984;225:840-842.
10. Hillis DM. AIDS. Origins of HIV. *Science*.
    2000;288:1757-1759.
11. Fauci AS, Lane HC. HIV disease: AIDS and related
    disorders. In: Fauci AS, et al, eds. *Harrison's Principles
    of Internal Medicine*. ed 17. New York: McGraw-Hill;
    2008:1772-1776.
12. Gaur AH, Dominguez KL, Kalish ML, et al. Practice of
    feeding premasticated food to infants: a potential risk
    factor for HIV transmission. *Pediatrics*.
    2009;124:658-666.
13. Abu-Raddad LJ, Magaret AS, Celum C, et al. Genital
    herpes has played a more important role than any other
    sexually transmitted infection in driving HIV prevalence
    in Africa. *PLoS One*. 2008;3:e2230.
14. Workowski KA, Berman S. Sexually transmitted diseases
    treatment guidelines. *MMWR Recomm Rep*.
    2010;59:1-110, 2010.
15. Pedersen C, Lindhardt BO, Jensen BL, et al. Clinical
    course of primary HIV infection: consequences for
    subsequent course of infection. *BMJ*. 1989;299:154-157.
16. Eshleman SH, Khaki L, Laeyendecker O, et al. Detection
    of individuals with acute HIV-1 infection using the
    ARCHITECT HIV Ag/Ab Combo assay. *J Acquir
    Immune Defic Syndr*. 2009;52:121-124.
17. Stekler JD, Swenson PD, Coombs RW, et al. HIV testing
    in a high-incidence population: is antibody testing alone
    good enough? *Clin Infect Dis*. 2009;49:444-453.
18. Guidelines for the use of antiretroviral agents in HIV-1-
    infected adults and adolescents, January 20, 2011.
    Developed by the DHHS Panel on Antiretroviral
    Guidelines for Adults and Adolescents—A Working
    Group of the Office of AIDS Research Advisory Council
    (OARAC) (publication online), http://www.aidsinfo
    .nih.gov/ContentFiles/AdultandAdolescentGL.pdf.
    Accessed on 31 March 2011.
19. Pérez-Molina JA, Suárez-Lozano I, Del Arco A, et al.
    Gesida 5808 Study Group: Late initiation of HAART
    among HIV-infected patients in Spain is frequent and
    related to a higher rate of virological failure but not to
    immigrant status. *HIV Clin Trials*. 2011;12:1-8.
20. Müller M, Wandel S, Colebunders R, et al. IeDEA
    Southern and Central Africa: Immune reconstitution
    inflammatory syndrome in patients starting antiretroviral
    therapy for HIV infection: a systematic review and
    meta-analysis. *Lancet Infect Dis*. 2010;10:251-261.
21. Treatment. Early ART reduces transmission, non-AIDS
    related health issues. *AIDS Policy Law*. 2015;30(10):1-4.
22. Lv R, Li G, Wu J, et al. Research on AIDS patients'
    survival time after highly active antiretroviral therapy,
    treatment effect and treatment modes. *Saudi Pharm J*.
    2016;24(3):318-321.
23. Pernet O, Yadav SS, An DS. Stem cell-based therapies for
    HIV/AIDS. *Adv Drug Deliv Rev*. 2016;103(1):187-201.
24. https://www.ncbi.nlm.nih.gov/nlmcatalog/101632792.
    2016.
25. Dale Sannisha K, Traeger L, O'Cleirigh C, et al. High
    prevalence of metabolic syndrome and cardiovascular
    disease risk among people with HIV on stable ART.
    AIDS Patient Care STDS. 2016;30(5):215-220.
    https://doi.org/10.1089/apc.2015.0340.
26. Muyanja D, Muzoora C, Muyingo A, et al. High
    prevalence of metabolic syndrome and cardiovascular
    disease risk among people with HIV on stable ART in
    Southwestern Uganda. *AIDS Patient Care STDS*.
    2016;30(1):4-10. doi:10.1089/apc.2015.0213.
27. Philbin MM, Parker CM, Parker RG, et al. The promise
    of pre-exposure prophylaxis for black men who have sex
    with men: an ecological approach to attitudes, beliefs,
    and barriers. *AIDS Patient Care STDS*. 2016;30(6):
    282-290. doi:10.1089/apc.2016.0037.
28. Campo J, Cano J, del Romero J, et al. Oral complication
    risks after invasive and non-invasive dental procedures in
    HIV-positive patients. *Oral Dis*. 2007;13:110-116.
29. Occupational postexposure prophylaxis for HIV: the
    PEPline perspective. *Top HIV Med*. 2010;18:174-177.
30. Oral Health Topics: HIV serial online), http://
    www.ada.org/5166.aspx?currentTab=1. Accessed on 31
    March 2011.
31. Patton LL, Shugars DC. Immunologic and viral markers
    of HIV-1 disease progression: implications for dentistry. *J
    Am Dent Assoc*. 1999;130:1313-1322.
32. Moswin AH, Epstein JB. Essential medical issues related
    to HIV in dentistry. *J Can Dent Assoc*. 2007;73:945-948.
33. Panlilio AL, Cardo DM, Grohskopf LA, et al. U.S.
    Public Health Service: Updated U.S. Public Health
    Service guidelines for the management of occupational
    exposures to HIV and recommendations for
    postexposure prophylaxis. *MMWR Recomm Rep*.
    2005;54:1-17.

34. Hodgson TA, Greenspan D, Greenspan JS. Oral lesions of HIV disease and HAART in industrialized countries. *Adv Dent Res.* 2006;19:57-62.

35. Hirata CHW. Oral manifestations of AIDS. *Brazil J Otorhinolaryngol.* 2015;81(1):120-123.

36. Reznik D, O'Daniels C. Oral manifestations of AIDS in the HAART era. http://www.hivdent.org/oralmanifestations/oralmanifestations.omhah0502.htm.

37. Greenspan D, Canchola AJ, MacPhail LA, et al. Effect of highly active antiretroviral therapy on frequency of oral warts. *Lancet.* 2001;357(9266):1411-1412.

38. Greenspan JS, Greenspan D, Webster-Cyriaque J. Hairy leukoplakia; lessons learned: 30-plus years. *Oral Dis.* 2016;22 Suppl 1(1):120-127.

39. Lodi S, Guiguet M, Costagliola D, et al. CASCADE Collaboration: Kaposi sarcoma incidence and survival among HIV-infected homosexual men after HIV seroconversion. *J Natl Cancer Inst.* 2010;102:784-792.

第 19 章　过敏症

过敏性疾病是一类临床疾病的总称，是由非感染性外源性物质(抗原)引起的易感性宿主机体内的免疫反应。过敏反应可以通过免疫系统内的动员细胞和化学介质影响多个器官系统。过敏性疾病的发病率在逐渐上升[1]。本章概述了过敏性疾病的重要原则，其中包括在口腔门诊可能遇到的不同类型的过敏反应。

流行病学

过敏是免疫系统对进入机体物质的异常或超敏反应。据估计，超过25%的美国人对某种物质过敏，其中10%~20%的人患有过敏性鼻结膜炎，7%的人对某种食物过敏，7%的人患有哮喘，4%的人对昆虫叮刺过敏，还有5%的人对一种或多种药物过敏[2]。在药物副作用中，过敏反应占6%~10%，其中46%为红斑和皮疹，23%为荨麻疹，10%为固定药物反应，5%为多形性红斑，还有1%为过敏性反应。约1%~3%的过敏反应风险与任意药物的应用相关。约0.01%的外科住院患者和0.1%的内科住院患者会发生致命性药物反应[1,3,4]。

成人中荨麻疹反应最常见的病因为药物，儿童中最常见的病因为食物和感染。15%~20%的青年人可发生荨麻疹，近70%患有慢性荨麻疹的患者无法明确病原体[1,3,4]。

在口腔诊疗过程中，每位口腔医生每年估计可遇到0.004~0.015例的医源性过敏反应[5-7]。最为常见的诱因为青霉素，应用青霉素的患者中，约10%会发生过敏[8]，其中的0.04%~0.2%的患者会经历过敏反应。在出现过敏反应的患者中，死亡率约为1%~10%，通常发生在药物应用后15分钟之内。在50%的时间内，过敏反应在药物应用后即发生。约70%的患者既往有应用青霉素的病史[9]，过敏反应致死最常见的原因为青霉素、蜜蜂和黄蜂蜇伤[10]；有家族过敏史的患者更易发生过敏反应死亡。框19.1列举了临床诊疗中过敏反应的常见原因[1,3,4,11,12]。

在某些罕见病例报道中，抗组胺剂可通过对胶囊的彩色涂层材料的过敏反应引起荨麻疹。此外，用于牙膏中的偶氮和非偶氮染料也可引起过敏样反应，用于特定类固醇片涂层的苯胺染料也可以导致严重的过敏反应[1,3,4]。

几种用于口腔和内科治疗的药物可以引起过敏反应。例如苯甲酸酯(用作局麻药物中的防腐剂)可引起过敏性反应。用于局麻药溶液中防止血管收缩剂氧化的亚硫酸盐(焦亚硫酸钠或丙酮亚硫酸氢钠)可以引起严重的过敏反应。在美国，有2500万人患有哮喘，他们属于可能有亚硫酸盐引起过敏反应的人群之一[1,3,4]。正常人群中对乳胶过敏的比例约为1%~6%，而这在脊柱裂患者和经常佩戴乳胶手套的医护人员中发

框 19.1　在医疗活动中常见的引起人过敏反应的病因

致病抗原
抗生素
- 青霉素、磺胺、万古霉素
- 两性霉素B、头孢菌素、呋喃妥因
- 环丙沙星、四环素、链霉素、氯霉素

混合药物和治疗药物
- 神经肌肉阻断剂(琥珀酰胆碱、右旋筒箭毒碱)
- 抗毒素、黄体酮、硫喷妥钠
- 阿司匹林、NSAID、阿片类制剂

诊断用药
- 去氢胆酸钠、放射造影剂
- 磺溴酞、苯甲酸青霉噻唑酰多赖氨酸(Pre-Pen)

激素
- 胰岛素、甲状旁腺素、促肾上腺皮质激素
- 合成 ACTH

酶
- 链激酶、青霉素酶、糜蛋白酶
- 天冬酰胺酶、胰蛋白酶、木瓜凝乳蛋白酶

血液制品
- 全血、血浆、丙种球蛋白
- 冷凝蛋白质、IgA

乳胶

ACTH：肾上腺皮质激素；IgA：免疫球蛋白A；NSAID：非甾体抗炎药
数据来自 Grammer LC, Greenberger PA, editors: *Patterson's allergic diseases*, ed 7, Philadelphia, 2009, Lippincott Williams & Wilkins.

生的比例更高[11,13,14]。在约3%的诊疗过程中，用作放射造影剂的碘化有机化合物可以导致喉水肿、痉挛或意识丧失，而每100万例次中会出现1~5例死亡[15,16]。

病因

典型的过敏反应与接触异物有关，即过敏原或抗原，进而引发超敏反应，其中涉及固有免疫、体液免疫和细胞免疫系统以及化学介质的释放。初起的潜在因素为T淋巴细胞的异常调节活动。CD4[+]T辅助细胞(Th)，尤其是Th2淋巴细胞，产生细胞因子(白介素-4，白介素-13和白介素-5)，刺激B淋巴细胞合成IgE抗体并吸附和激活嗜酸性粒细胞[17]。IgE与肥大细胞和嗜碱性粒细胞的结合可以引起细胞脱颗粒并释放额外的血管活性物质[18]。固有、体液和细胞免疫系统的分类以及四种超敏反应类型的概念最早由Gell和Coombs提出[19]，详见图19.1。

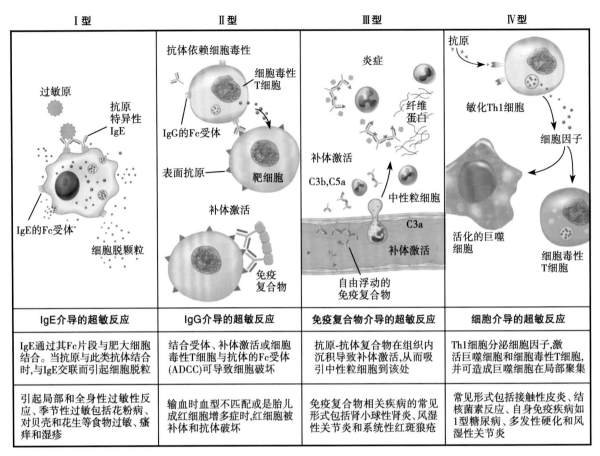

	Ⅰ型	Ⅱ型	Ⅲ型	Ⅳ型
	IgE介导的超敏反应	IgG介导的超敏反应	免疫复合物介导的超敏反应	细胞介导的超敏反应
	IgE通过其Fc片段与肥大细胞结合。当抗原与此类抗体结合时，与IgE交联而引起细胞脱粒	结合受体、补体激活或细胞毒性T细胞与抗体的Fc受体(ADCC)可导致细胞破坏	抗原-抗体复合物在组织内沉积导致补体激活，从而吸引中性粒细胞到该处	Th1细胞分泌细胞因子，激活巨噬细胞和细胞毒性T细胞，并可造成巨噬细胞在局部聚集
	引起局部和全身性过敏性反应、季节性过敏包括花粉病、对贝壳和花生等食物过敏、瘙痒和湿疹	输血时血型不匹配或是胎儿成红细胞增多症时，红细胞被补体和抗体破坏	免疫复合物相关疾病的常见形式包括肾小球性肾炎、风湿性关节炎和系统性红斑狼疮	常见形式包括接触性皮炎、结核菌素反应、自身免疫疾病如1型糖尿病、多发性硬化和风湿性关节炎

图 19.1　四种超敏反应类型

病理生理学与并发症

体液免疫

B 淋巴细胞通过细胞膜上的受体识别外来的化学构型。抗原必须首先经过 T 淋巴细胞和巨噬细胞的处理，方可被特定的 B 淋巴细胞识别。B 淋巴细胞的每个克隆(家族)识别其相对应的化学结构。一旦识别启动后，B 淋巴细胞进行分化和增殖，形成浆细胞和记忆性 B 淋巴细胞。记忆性 B 细胞在接触同类型抗原之前保持非活化状态。这种接触将记忆细胞转化为血浆细胞，产生该抗原特定的免疫球蛋白(抗体)。框 19.2 列举了五种免疫球蛋白的功能。值得注意的是，免疫球蛋白 E 为 Ⅰ型超敏反应致病原中的关键抗体。体液免疫系统的常见功能见框 19.3[1,3,4,11]。

Ⅰ型、Ⅱ型、Ⅲ型超敏反应中涉及体液免疫系统的相关成分。

Ⅰ型超敏反应　Ⅰ型超敏反应主要包括常见的暴露接触，例如灰尘、螨虫，花粉，动物皮屑，食物(如贝壳、坚果、鸡蛋、牛奶)，药物(如抗生素类、磺胺、青霉素、头孢菌素)，昆虫叮咬(如蜂蜇)。反应受 IgE 调节，引起多种目标组织内的肥大细胞和嗜碱性粒细胞释放化学介质，进而促进组胺、白细胞三烯和白介素的释放。这些化学介质可以引起血管扩张、内皮渗漏和平滑肌收缩。此外，这类化学分子吸引 CD4⁺ T 淋巴细胞、嗜酸性粒细胞和嗜碱性粒细胞，进一步延长反应时间和调节愈合过程。通常 Ⅰ型反应发生于第二次接触抗原之后不久；然而，许多人在发生过敏之前已经反复接触过某种特定的药物或材料(图 19.2)[1,3,4,11]。临床表现包括花粉病、哮喘、荨麻疹、血管神经性水肿或过敏性反应。

过敏性反应为波及支气管平滑肌的急性反应，其中的肥大细胞表面形成 IgE 抗原抗体复合物，导致这类细胞中组胺的快速释放。组胺和其他血管活性介质的释放引起平滑肌收缩和血管渗透性增加。最终可能造成急性呼吸抑制和心血管损害。

特异性反应是一类受遗传因素影响的超敏反应状态。花粉病、哮喘、荨麻疹和血管神经性水肿都是特异性反应的典型表现。与特异性反应相关的最常见的病变包括荨麻疹和血管神经性水肿，分别为皮肤的浅表病变和发生于较深层组织内的水肿(即真皮或皮下组织)，后者经常伴有唇、眶下组织、喉或舌的弥漫性肿大。在真正的过敏反应中，此类病变是由抗原及其抗体对机体各部位的肥大细胞的影响所致。在典型的 Ⅰ型超敏反应中，抗原-抗体复合物引起介质(组胺)的释放。继而这些介质引起邻近血管结构的渗透性增高，使得血管内液体进入邻近的组织间隙内，在临床上表现为荨麻疹、血管神经性水肿和与花粉病相关的分泌[1,3,4,11]。

血管神经性水肿分为数个亚型，其中的三种与口腔医师相关：获得性、药物诱发性和遗传性。获得性血管神经性水肿以过敏反应(组胺)为基础。药物诱发性血管神经性水肿起自应用某种特定药物(如血管紧张素转换酶抑制剂)后造成的缓激

框 19.2　免疫球蛋白(Ig)的功能

IgG
- 含量最丰富的免疫球蛋白
- 体积小,可扩散进入乳组织间隙
- 可通过胎盘
- 对抗抗体能促进中性粒细胞对微生物的吞噬作用
- 分为四种亚类:IgG1,IgG2,IgG3,IgG4(IgG 可与肥大细胞绑定)

IgA
- 分为两类
- 分泌型(双体,分泌液成分)可存在于唾液、泪液和鼻腔分泌液中;分泌成分可以防止蛋白质分解
- 血清型(单体)
- 不能通过胎盘
- 儿童期最晚出现的免疫球蛋白

IgM
- 大分子
- 局限于血管内
- 最早产生的免疫球蛋白
- 激活补体
- 较好的凝集抗体

IgE
- 血清内的含量非常低(0.004%)
- 在寄生虫病和反应特异性疾病时升高
- 可与肥大细胞和嗜碱性粒细胞绑定
- Ⅰ型超敏反应致病原中的关键抗体

IgD
- 血清浓度低
- 不太重要

改编自 Thomson NC, Kirkwood EM, Lever RS, editors: *Handbook of clinical allergy*, Oxford, 1990, Blackwell Scientific, pp 1-36.

框 19.3　体液免疫系统功能

1. 首先与抗原相遇(初次应答)
   a. 潜伏期
      抗原处理
      选择性 B 淋巴细胞克隆
      分化和增殖
      浆细胞产生特异性免疫球蛋白
   b. 血清内特异性 IgM 水平首先增加,然后是 IgG
   c. 稍后 IgM 水平回落至 0
   d. IgG 水平回落;但某些情况下保持不变
2. 第二次遇到抗原(次级应答)
   a. 潜伏期较短
      抗原处理
      记忆细胞被选中成为浆细胞
      浆细胞产生特异性免疫球蛋白
   b. IgM 水平首先增加
   c. IgG 水平增加至初次应答时的 50 倍
   d. 稍后 IgM 水平回落
   e. IgG 水平回落;但通常维持显著性的血浆水平

摘自 Thomson NC, Kirkwood EM, Lever RS, editors: *Handbook of clinical allergy*, Oxford, 1990, Blackwell Scientific, pp 1-36.

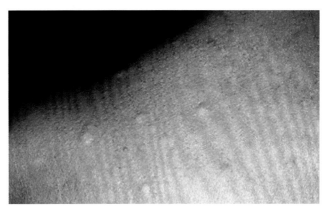

图 19.2　为治疗急性口腔感染注射青霉素后出现的泛发性荨麻疹反应。此前患者曾数次应用青霉素,并没有出现问题

肽降解障碍。遗传性血管神经性水肿为罕见的遗传性疾病,是由补体 C1 酯酶抑制因子缺陷或功能障碍引起的,其诱发因素包括情绪紧张,创伤(如拔牙、口腔手术)或感染。这些诱因可以导致补体级联和 Hageman 因子(因子XII)的激活,以及缓激肽的过表达[11,20]。不同遗传类型的临床表现也多种多样,包括突发和复发性血管神经性水肿,伴有肢体、口咽部、腹腔结构的皮肤或黏膜肿胀,继而产生剧烈腹痛。

Ⅱ型超敏反应　Ⅱ型超敏反应是由 IgG 或 IgM 介导的,可通过补体和抗体引起靶细胞的损伤。典型的Ⅱ型(细胞毒性)超敏反应见于血型不匹配引起的输血反应[1,3,4,11]。

Ⅲ型超敏反应　Ⅲ型超敏反应,或免疫复合体介导的超敏反应,发生于血流中抗原过剩的情况。这些抗原与抗体结合后,在血管内形成不同大小的免疫复合物。抗原抗体复合物在小血管基底膜下方迁移,引发补体级联,尤其多见于补体 C3b 和 C5a。巨噬细胞可以清除大的复合体,但是小的复合体不能得到有效清除,且在小血管(毛细血管和肾小球)和关节内堆积,从而导致炎症反应,主要表现为血管炎、肿胀和疼痛。临床实例包括免疫复合物型血清病、血管炎、系统性红斑狼疮和链球菌肾小球肾炎[1,3,4,11]。

细胞免疫系统

在细胞或延迟免疫系统中,T 淋巴细胞占主导地位。该系统的首要功能是识别和清除固定于组织或细胞内的抗原。细胞免疫系统涉及机体对病毒、结核和麻风病的防御。抗体并不在细胞调节免疫系统中运行;然而效应 T 淋巴细胞产生的多种细胞因子在该系统中充当活化剂[1,3,4,11]。例如,Th1 淋巴细胞可产生细胞因子(白介素-4,白介素-5,白介素-13)刺激 B 淋巴细胞产生 IgE 抗体。

Ⅳ型超敏反应　Ⅳ型延迟超敏反应涉及细胞免疫系统和细胞因子释放;并不通过抗体调节。与Ⅳ型超敏反应相关的常见状况包括接触性皮炎、移植排斥反应和移植物抗宿主病。Ⅳ型超敏反应中涉及的顺序事件包括树突细胞和朗格汉斯细胞摄取外来抗原并将其呈递给未分化的 T 淋巴细胞。致敏的 CD4+T 淋巴细胞释放淋巴因子(IL-2 和干扰素 γ)对上述反应进行调节。淋巴因子促进由巨噬细胞调节的 Th1 反应,开始于数小时内,在 2~3 天内达到峰值,因此被称为延迟超敏反应。

引起接触性皮炎的常见抗原包括金属饰品、香水、橡胶制品、甲醛等化学制剂以及表面麻醉剂等药品[1,3,4,11]。当某种自身不具备抗原性的低分子量物质进入机体与组织成分(通常为蛋白质)形成抗原复合体后,即发生接触性过敏。这种小分子被称为不全抗原(或半抗原),其复合体产物可引起 T 淋巴细胞的敏化。毒葛是接触性过敏的典型例子,存在反应延迟(在接触抗原后 48~72 小时发生反应)。

结核菌素皮试是传染型过敏反应中的实例,既往曾感染过结核杆菌的患者在暴露于该细菌成分后,通常在 48~72 小时内出现延迟反应。该反应的特征表现包括硬化、红斑、肿胀、有时会出现注射部位的溃疡。

抑制排斥反应发生于将某一个体的组织或器官移植到另一个体中。除非供体和受体的基因完全相同或宿主的免疫反应被移植,否则必将发生移植组织的细胞学排斥反应。接受骨髓移植的患者由于全身放射损害可导致细胞免疫系统功能缺陷,从而发生少见的移植物抗宿主反应[1,3,4,11]。

其他类型的 IV 型超敏反应包括胰腺 β 细胞受损的 1 型糖尿病,淋巴细胞攻击少突细胞蛋白质引起的脱髓鞘疾病多发性硬化,以及伴随桥本氏病出现的淋巴细胞浸润。

非过敏反应或假性过敏

其他抗原可以引起肥大细胞释放调节因子但并不导致真正的过敏反应;可见于特定药物引起的慢性荨麻疹(例如哌替啶)、温度变化、情绪状态和某些药物反应。大多数所谓的局麻药物过敏反应并不涉及抗原-抗体反应,但是可由其他机制导致的肥大细胞损伤引起。这类反应被称作类过敏反应或过敏样症状[1,3,4,11]。从临床角度来看,对过敏和类过敏反应患者的治疗方法是类似的。

非过敏疾病如荨麻疹、血管神经性水肿以及类过敏反应是由肥大细胞非特异性释放血管活性胺或涉及补体系统和接触因子依赖性通路的其他形式的非特异性免疫因子的激活所导致的。例如遗传性血管神经性水肿,此类患者体内用于调节补体级联通路和产生缓激肽的 C1 抑制剂缺如或功能低下,在精神紧张、创伤或感染时可引起组织肿胀。关于此类反应发生的进一步阐述可参考过敏性疾病的经典文献[1,3,4,20]。

实验室检查和诊断结果

IgE 相关过敏患者血清中或鼻腔内的总 IgE、抗原特异性 IgE 和嗜酸性细胞水平升高,且特异性抗原的皮试为阳性(贴片或皮肤针刺试验)。类胰蛋白酶血液测试有助于诊断过敏反应。遗传性血管神经性水肿的患者的典型表现为 C4 和 C1 抑制剂水平降低,或 C1 抑制剂功能活性降低,基因检测可发现 C1 抑制剂/SERPING1 基因突变。

医疗管理

具有特异性反应的患者可以给予注射脱敏,从而使其不再对抗原过敏。某些严重哮喘的患者可能被迫移居到不含有相关抗原的地区居住(如对花粉过敏的患者)。患有哮喘(见第 7 章)、免疫复合体损伤或细胞毒性免疫反应的患者可以采用系统性激素治疗,而花粉症或荨麻疹的患者可以应用抗组胺药物治疗[21]。

新型抗组胺药物较之原有类型高效且副作用(如困倦)少(表 19.1)。这些药物具有很多不同,例如药片大小、作用时长、药效、引起困倦的程度(虽然在这一点上它们都要优于旧剂型)、副作用、药物相互作用和价格等。

表 19.1	二代和三代代表性抗组胺药物	
药物	商品名	OTC
阿伐斯汀	新敏乐、苯那君 过敏救治胶囊	否
西替利嗪	仙特明	是
地雷他定	Neoclarityn	否
非索非那定	太非 120、太非 180、艾来定	否
左西替利嗪	优泽	否
氯雷他定	开瑞坦、克敏能	是
咪唑斯汀	敏治林、Mistamine(被非索非那定取代)	否
卢帕他定	Rupafin,Rupax,Ralif	否

包括局部类固醇药膏在内的多种方法可用于治疗接触性皮炎。从临床角度来说,正在接受抗过敏治疗的患者对其他物质产生过敏的机会会增加。此外,应用类固醇时,人体的应激反应将会受到损害(第 15 章)。

牙科管理

医疗决策

定义和风险评估　口腔医师经常面临过敏相关的问题。最为常见的顾虑之一是患者报道对某种局麻药物、抗生素或镇痛药物过敏。此种情况下,必须对相关病史进行详细询问,并采取针对性手段确定准确的致敏物质以及患者对其的确切反应。如果副作用确实为过敏,患者会表现出一种或多种典型症状或体征(框 19.4)。如果这些症状或体征没有发生,患者可能并不是真正发生了过敏反应。口腔医师应当知晓约 5% 自述的过敏反应并不是真正的过敏[22]。常见的被误认为"过敏"反应的例子包括注射局麻药物后出现晕厥以及服用可待因后出现恶心或呕吐。药物的不良反应见框 19.5.

框 19.4　提示过敏反应的症状和体征
● 荨麻疹 ● 肿胀 ● 皮肤丘疹 ● 胸闷 ● 呼吸困难、气短 ● 流涕 ● 结膜炎

框 19.5 药物不良反应

可预估的
- 剂量相关
- 无免疫基础
- 约占所有药物不良反应的 80%
- 直接毒性
- 过量
- 药物相互作用
- 药物副作用

不可预估的
- 非剂量相关
- 与预期的药理作用无关
- 过敏
- 假性过敏(类过敏反应)
- 特异体质
- 不耐受型
- 矛盾性反应(引起组胺释放但不受 IgE 调节)
- 常表现出潜在的基因缺陷

数据来自 Lichtenstein LM, Busse WW, Geha R, editors: *Current therapy in allergy, immunology, and rheumatology*, ed 6, ST, Louis, 2004, Mosby.

麻醉 局麻药物的常见反应常见于某些焦虑的患者,因为担忧接受"扎针"而出现心因性反应,包括过度通气、心率加快、出汗、面色苍白和晕厥。真正对口腔科使用的局麻药物(氨基化合物)产生过敏反应是比较罕见的[23-25]。

含有血管收缩剂的局麻药物可以引起肾上腺素反应(心率加快、出汗、面色苍白),通常是由于误将药物注射入血管内而引起的(框 19.6)。麻醉药物过量还有可能引起毒性反应。局麻药物毒性反应的症状和体征包括多语、口齿不清、眩晕、定向障碍、欣快、恶心并伴有肌肉震颤或抽搐、精神和呼吸抑制、意识丧失、昏迷,以及心血管崩溃。

框 19.6 局麻药物的不良反应

- 过敏反应
- 焦虑(晕厥)
- CNS 刺激→CNS 抑制→毒性反应(多语、激动、眩晕;口齿不清、眩晕、抑郁、抽搐)
- 血管收缩剂反应(心悸)

CNS:中枢神经系统

数据来自 Malamed SF: Allergy and toxic reactions to local anesthetics, *Dent Today* 22;114-116, 118-121, 2003.

如果患者主诉出现毒性或血管收缩剂反应,口腔医师应当向患者解释出现上述反应的可能原因,并通过在注射麻醉剂前回吸以避免药物进入血管内,同时应当注意药物用量不要超过推荐的最大剂量。如果患者既往有晕厥发作的病史而不是毒性或过敏反应,口腔医师的首要任务是在口腔治疗前和治疗过程中尽可能减轻患者的焦虑。如果患者的病史中存在真正的对局麻药物的过敏反应,口腔医师应当尽可能确认所用药物的类型。在确认之后可以应用不同基本化学结构的其他局麻药物。口腔治疗中主要应用的两类局麻药物包括:①对氨基苯甲酸(PABA)酯类[普鲁卡因(Novocain)和丁卡因(Pontocaine)];

②酰胺类[阿替卡因(Septocaine),布比卡因(Marcaine),利多卡因(Xylocaine),甲哌卡因(Carbocaine)和丙胺卡因(Citanest)]。

苯甲酸酯类局麻药物之间可以发生交叉反应,而酰胺类药物通常不会。在酯类和酰胺类局麻药物之间也不会发生交叉反应[23,26,27]。

普鲁卡因是过敏反应发生率最高的局麻药物,目前仅用于多剂量瓶。其致敏成分似乎是普鲁卡因代谢降解产物之一的 PABA。利多卡因和普鲁卡因之间的交叉反应亦有报道;然而,该反应可追溯到一种杀菌剂——对羟基苯甲酸苯酯,它的化学结构与 PABA 类似,以往小剂量被用作防腐剂。如今对羟基苯甲酸苯酯已不再被用作防腐剂,因此这一问题不复存在[28]。利多卡因或其他酰胺类局麻药物可用于有普鲁卡因过敏史的患者[23,26,27]。

对局麻药物过敏但有无法明确过敏原的患者存在更多的诊断难点。在了解反应的相关表现后(框 19.7),如果考虑为过敏性反应,则应进一步明确所用的局麻药物。如果患者无法提供相关信息,口腔医师可以尝试联系之前的经治医师。如果仍然无法明确,可以采用以下两种方法:

- 应用抗组胺剂[例如苯海拉明(Benadryl)]作为局麻药物;
- 将患者转诊至过敏症专科医师处进行激发剂量试验(provocative dose testing, PDT)。

应用苯海拉明是较为常见的实际选择。药剂师可以很容易合成含有 1:100 000 肾上腺素的 1% 苯海拉明溶液,但是必须确认不含对羟基苯甲酸苯酯的防腐剂。该溶液可引起平均约 30 分钟的麻醉效果,可用于浸润或阻滞麻醉。如果用其进行下颌组织麻醉,用量为 1~4ml。某些患者会主诉有烧灼感、肿胀或水肿,但是症状并不严重并可在 1~2 天内消退。单次治疗中苯海拉明的用量不应超过 50mg。苯海拉明同样可用于存在酯类或酰胺类局麻药物过敏史的患者[23,26]。

口腔医师可以选择将患者转诊至过敏专科医师处进行评估和检测,通常包括皮试和 PDT。由于假阳性结果较为普遍,大多数研究者认为仅做皮试对确认局麻药物的过敏反应意义不大;因此,过敏专科医师应进行 PDT。寄送药物样品会大大有助于对临床医生常用的不含血管收缩剂的麻醉药物进行特殊检测。

在患者病史的基础上,过敏专科医师选择某种最不可能引起过敏反应的局麻药物进行检测;通常会选择酰胺类的局麻药物,是因为该类药物较少发生交叉反应。每间隔 15 分钟经皮下注射 0.1ml 的测试溶液,浓度按照 1:10 000、1:1 000、1:100、1:10 的顺序递增,然后是非稀释溶液;接着用 0.5ml 非稀释溶液测试;最后给予 1ml 非稀释溶液。在 PDT 过程中,过敏专科医师应当准备好应对任何可能发生的不良反应,并向口腔医师反馈选用的药物、最大剂量、有无任何不良反应发生等。检测结束后,可筛选出不引起过敏反应的局麻药物,其产生过敏反应的风险与正常人群中一致。Malamed 曾报道,通过 PDT 程序,所有患者均可找到可安全应用的局麻药物[23]。

一旦决定对某位具有某种局麻药物过敏病史的患者应用替换药物,口腔医师应当遵循以下步骤:

1. 缓慢注射,注入药物前回吸以确保未注入血管内;
2. 向组织内注入 1 滴溶液;
3. 撤出针头并等待 5 分钟观察有无反应。若无过敏反应发生,可继续注射推荐剂量的麻醉药物。再次注射前确认回吸无血。

框 19.7	局麻药物过敏的口腔处置

P
患者评估与风险估计（patient evaluation and risk assessment）（见框 1.1）
- 评估和确认是否存在局麻药物过敏
- 如果未确诊或无法确定可进行医疗会诊

潜在问题和考虑因素

A

麻醉（anesthesia）	记录应用局麻药物后反应的病史
焦虑（anxiety）	鉴别药物反应，而非与焦虑相关的血管迷走性或晕厥反应
过敏（allergy）	确认引发过敏所用的麻醉药物类型。真正发生过敏反应的患者必将出现以下的一种或多种症状：软组织肿胀、皮肤丘疹、鼻炎或呼吸困难。如果患者反应与过敏反应一致，应当采取以下措施： 选择其他化学类型的麻醉药物： （1）对氨基苯甲酸酯类（普鲁卡因） （2）酰胺类（利多卡因、甲哌卡因、阿替卡因） 抽取并注射 1 滴替换的麻醉药物并等待 5 分钟；如果没有发生反应，再将所需的剩余麻醉药抽取并注射（做好处理过敏反应的准备）

B

出血（bleeding）	无须考虑
呼吸（breathing）	过敏皮试完成前，避免接触过敏原（局麻药物）可以预防呼吸困难；然后选择患者不过敏的局麻药物

血压（blood pressure）	在严重过敏反应时应监测血压

C

椅位（chair position）	如果患者清醒，可调整至舒适的体位。如果患者意识丧失，需采取仰卧位

D

药物（drugs）	如果对某几种局麻药物成分发生过敏反应或不能确定之前用过的麻醉药物时，可以考虑应用苯海拉明。应常备注射用肾上腺素（1:1 000）和苯海拉明

E

仪器（equipment）	抢救包应当定期更新并保持随时可用
紧急情况（emergencies）	对于严重的过敏反应（如过敏性休克），肌肉（注射入舌体）或皮情况下注射 0.3~0.5 ml 的 1:1 000 肾上腺素；必要时静脉注射 50~100 mg 苯海拉明。如果需要维持呼吸，可进行口对口呼吸或使用简易呼吸器

F

随访（follow-up）	如果患者病史对多种物质过敏，或不能明确之前所用的局麻药物类型，可将患者转诊至过敏症专科医师处进行 PDT。根据试验结果由内科医师进行随诊

抗生素：青霉素　青霉素在世界范围内广泛应用，也是引起药物过敏的常见原因。在美国，约 5%~10% 的人对青霉素和青霉素相关药物过敏。大约 0.04%~0.2% 接受青霉素治疗的患者会发生过敏反应，其致死率约为 1/100 000，每年的死亡病例约为 400~800 例[1,4,29-30]。患者对青霉素过敏的可能性随用药途径的不同而不同[3,4,26]，口服过敏概率仅约为 0.1%，肌注约为 1%~2%，局部用药约为 5%~12%。基于以上数据，禁止在局部用药膏内加入青霉素。此外，口腔医师应当尽可能地采用口服给药方式。胃肠道外应用青霉素导致的反应远比口服途径严重。某些研究者认为，两种途径导致的严重过敏反应风险是一致的。针对青霉素的抗体与半合成青霉素发生交叉反应，可能导致青霉素过敏患者的严重反应。然而，对青霉素不过敏的患者在应用半合成青霉素时引发新的过敏似乎并不多见。

皮试用于判定有无青霉素过敏远比用于判定局麻药物是否过敏更为可靠；然而也存在风险，过敏专科医师务必做好对不良反应的准备。在应用皮试进行青霉素过敏反应检测时，

应考虑到几个要点：考虑到成本效率，仅对有青霉素反应病史而又需要应用青霉素治疗严重感染的患者进行皮试；另一个要点是青霉素过敏存在延迟反应；因此以往对药物过敏的患者可能现在皮试并不敏感（即皮试阴性）。维持敏感性的时效长短不定，取决于 IgE 的水平。大多数严重的青霉素过敏反应发生在以往接受过青霉素治疗但没有发生不良反应的患者中[1,4,11,26]。

进行青霉素皮试时，两种青霉素的代谢降解产物（主要产物青霉噻唑多赖氨酸和混合副产物）都必须进行检测；95% 的青霉素代谢生成主要产物，另 5% 代谢为副产物。只有对两种降解产物皮试结果都为阴性方可认为患者对青霉素不过敏；反之，如果出现一种或两种代谢物皮试阳性的结果，都应认为患者对青霉素过敏，应禁用该药。如必须使用青霉素，皮试阳性的患者可以进行药物脱敏。对混合副产物皮试阳性的患者发生严重过敏反应的概率要高于对主要产物皮试阳性的患者[1,4,11,26]。

在口腔诊疗中,医师应对自述有青霉素过敏史的患者进行详细问诊以明确过敏的真实性。如果患者提供的信息可信,最好换用其他抗生素治疗。例如,青霉素过敏患者可用红霉素或克林霉素治疗口腔感染或预防感染性心内膜炎。此外,这类患者还应避免使用可能存在交叉反应的药物,如氨苄西林、羧苄西林和甲氧西林等[11,26]。

头孢菌素类常被用作青霉素的替代药物,但是它在5%~10%的青霉素过敏患者中存在交叉反应,在一代和二代药物中的风险最高。头孢菌素的主要代谢产物头孢噻唑可能与青霉素的主要代谢产物发生交叉反应,头孢菌素通常用于轻微青霉素反应病史的患者。然而,某些学者建议对此类患者也进行皮试。如果患者的青霉素皮试为阴性,则青霉素或头孢菌素类均可应用。如果患者的青霉素皮试为阳性,则应对选用的头孢菌素类药物进行皮试。皮试结果阴性方可应用所选的头孢菌素类药物。框 19.8 总结了在有青霉素超敏反应病史的患者中应用头孢菌素类药物的相关情况[11,23,26]。

框 19.8　青霉素过敏患者中头孢菌素的应用

头孢噻唑是头孢菌素的主要代谢产物,可与青霉素的主要代谢产物(青霉噻唑多赖氨酸)产生交叉反应

关于头孢菌素不良反应的风险存在争议

- 一代和二代药物风险最高:
  头孢噻啶(16.5%),头孢噻吩(5%),头孢氨苄(5.4%)
- 过敏反应
  青霉素反应阳性史,0.1%
  青霉素反应阴性史,0.4%
- 荨麻疹
  青霉素反应阳性史,1.3%
  青霉素反应阴性史,0.4%

青霉素过敏史的患者:受限进行青霉素皮试

- 阴性
  应用青霉素或头孢菌素类
- 阳性
  禁用青霉素,进行头孢菌素皮试,结果阴性后可以应用

数据来自 Lichtenstein LM, Busse WW, Geha RS: *Current therapy in allergy, immunology and rheumatology*, ed 6, London, 2004, Mosby.

没有青霉素过敏史的患者在需要时可以应用该药物治疗,应当通过口服途径给药。首次用药后患者应观察30分钟,并建议在离开口腔诊所后如有过敏反应出现应立即就诊(框19.9)。

镇痛药　阿司匹林可能会引起胃肠道不适,但是如果同时进食或喝一杯牛奶则可以避免这一问题。不适症状可以包括胃灼热、恶心、呕吐或胃肠道出血。患有溃疡、胃炎或食道裂孔疝应避免使用阿司匹林,而对于身体状况易出现恶心、呕吐、消化不良或胃溃疡的患者应慎用。已知阿司匹林还可以延长凝血酶原时间并抑制血小板功能,除了患有出血性疾病或消化道溃疡的患者,在临床上通常影响不大。因而在此类患者中应禁用阿司匹林。许多人(约 2/1 000)对水杨酸盐类过敏。对阿司匹林的过敏反应可以非常严重,已有死亡病例的报道[1,4,11]。

框 19.9　预防青霉素反应的程序

1. 准备急救包
2. 获取所有患者的诊疗史,包括下列患者:
   a. 之前接触过青霉素
   b. 对青霉素有反应
   c. 对其他物质过敏
3. 具有药物反应病史的患者不应用青霉素
4. 患者知情
5. 局部准备时不应用青霉素;如果需要时用口服制剂代替
6. 除非是由产青霉素酶葡萄球菌引起的感染,否则不使用耐青霉素酶青霉素
7. 注射青霉素时使用一次性注射器
8. 首次应用青霉素后请患者在诊室观察30分钟
9. 告知患者青霉素过敏反应的症状和体征,一旦发生后应立即寻求医疗帮助

阿司匹林可以诱发某些哮喘患者发生严重反应。与其他非甾体类抗炎药(NSAID)的反应方式一致,可以抑制从花生四烯酸生成前列腺素的关键酶——环氧化酶。典型症状包括急性支气管痉挛、鼻漏和荨麻疹,大多数对 NSAID 有反应的哮喘者同时患有鼻息肉和鼻嗜酸性粒细胞增多症。该反应机制涉及嗜酸性粒细胞合成引起的白三烯 E4 水平异常[31-33]。这类患者应禁用 NSAID,而口腔医师应当认识包括阿司匹林或其他水杨酸盐类的复合止痛剂。可能受阿司匹林或其他水杨酸盐相关副作用威胁的患者,应当禁止使用这类药物[1,11]。同样,对于某类特定患者如或有溃疡或出血性疾病的患者,孕妇或哺乳期母亲,以及患有进展性肾脏疾病的患者也应禁用 NSAID。

可待因是口腔诊疗中常用的一种麻醉性镇痛药。镇痛剂量的可待因可以引起恶心、呕吐和便秘。在治疗剂量下不太可能发生瞳孔缩小和肾脏、肝脏、心血管和支气管的不良反应。大多数对可待因的反应为非过敏性胃肠道症状,然而,这些反应也足以严重到使得某些患者禁用可待因。可以通过查询相关药物网站(如 Micromedex)或最近的药理学文献,如 *Physicians' Desk Reference* 或 *Accepted Dental therapeutics*,来确定替代的药品。

口腔材料和产品

已有报道表明多种口腔材料和产品可以导致 I 型、III 型和 IV 型超敏反应。局麻药物可以引起表现为荨麻疹肿胀的 I 型反应。已知含有酚类化合物、防腐剂、收敛剂或芳香剂的漱口液和牙膏可引起 I 型、III 型和 IV 型超敏反应,可波及口腔黏膜和唇。口腔从业人员所用的洗手液也可能是 IV 型反应的原因之一。可以导致 IV 型反应(接触性口炎)的口腔用品包括银汞合金、丙烯酸树脂、复合树脂、镍、钯、铬、钴、丁香酚、橡胶产品、滑石粉、漱口水和牙膏等[13,34-38]。

乳胶制品　大量报道表明,相当一部分医疗工作者和患者存在对乳胶、橡胶手套中所用的成分或相关材料(如橡皮障、血压计袖带、导尿管等)发生超敏反应的风险。医用手套中的乳胶可以导致手术患者的心血管崩溃、医生的过敏反应、医护相关人员的超敏反应,以及其他患者的过敏反应。普通民众中约

有 1%~6% 的人对乳胶敏感，然而在卫生保健工作人员中，对乳胶过敏的比例可达 5%~18%。虽然其中的大部分是由橡胶产品中的成分引起的Ⅳ型反应，但是接触手套、橡皮障或导尿管等乳胶产品可以导致内科医师、口腔医师、其他医护工作者以及患者发生严重的Ⅰ型超敏反应[34,39]。

口腔医师应当意识到，如果患者或医生对乳胶敏感，那么诊疗过程中的过敏可以表现为严重的过敏反应。敏感患者在接触橡胶手套、橡皮障材料、血压计袖带或其他含乳胶产品后，可能发生严重过敏反应。研究表明，乳胶过敏者体内含有特定乳胶蛋白的 IgE 抗体。乳胶皮试可以有效地鉴别个体是否对乳胶过敏[13,34]。建议考虑使用丁腈手套以减少乳胶过敏患者的不良反应[40]。

遗传性血管性水肿

遗传性血管性水肿是一种可被感染、紧张、创伤或口腔手术诱发的状态。应当认识到某些病例需要进行紧急气管插管或气管切开，最佳处理方式为采取预防性措施[41]。预防性措施通过提供雄激素，如达那唑和司坦唑醇实现。这类药物可以增加肝脏生成 C1 抑制剂，并帮助降低发作的次数和严重程度。术前应用增加了重组 C1 抑制剂浓度的新药（如 Cinryze 或 Berinert）会有所帮助，但是价格较贵[20,42]。由于肾上腺素或抗组胺剂对遗传性血管性水肿效果不佳，因此，这类预防性用药尤为必要，而事实上肾上腺素可能引起这类患者的血管性水肿。

其他情况

正在接受类固醇治疗的过敏患者应当按照第 15 章中的介绍进行处理，进行过器官移植的患者应当按照第 21 章中的介绍进行处理。在对哮喘患者进行口腔治疗时，首先应考虑到在口腔门诊预防严重的哮喘发作以及一旦发生该如何处理。此外，在治疗此类患者时，必须考虑到某些重要的药物因素（见第 7 章）。

调整治疗计划

口腔医师应当获取每位患者可能的过敏反应病史。如果患者具有对口腔诊疗中可能用到的药物或材料过敏的病史，应当在口腔诊疗记录中详细登记，并避免使该患者接触或使用这些物品。只要避免相关过敏原，并对接受类固醇治疗或有血管性水肿倾向的患者做好防范措施，大多数过敏患者可以接受任何适合的口腔治疗。在所有口腔门诊中都应准备好可以中止过敏反应的药物[24]。

口腔并发症和临床表现

超敏反应

Ⅰ型超敏反应　Ⅰ型超敏反应可以表现为口腔病损。对多种食物、药物或麻醉药物的过敏反应可以发生于口腔内或口周区域，常见的特征性表现为荨麻疹肿胀或血管性水肿（图 19.3）。通常反应症状迅速发生，在接触过敏原后短时间内出现软组织肿胀。由周围血管渗出导致的无痛性肿胀可以引起瘙痒和烧灼感。病变如未经治疗可持续 1~3 天，但会自行吸收。应当给予口服抗组胺剂，推荐剂量为口服苯海拉明，每 4 小时 50mg。治疗可进行 1~3 天，同时应严禁再次接触过敏原（框 19.10）[23,43]。

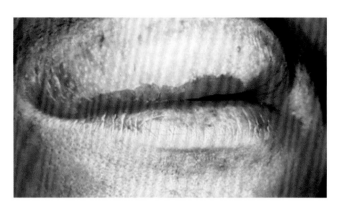

图 19.3　局麻药物注射后上唇迅速出现血管性水肿

框 19.10　口腔或口周Ⅰ型超敏反应

1. 荨麻疹肿胀（或血管性水肿）
   a. 接触过敏原后迅速发生的反应
   b. 主要表现为无痛性肿胀
   c. 可伴有瘙痒和烧灼感
   d. 病变可持续 1~3 天
2. 治疗
   a. 如果肿胀未波及舌、咽或喉且无呼吸窘迫，可给予苯海拉明 50mg 每天 4 次至肿胀消退
   b. 如果肿胀波及舌、咽或喉且有明显呼吸窘迫，处理如下：
      * 肌注或皮下注射 0.5ml 1:1 000 肾上腺素
      * 吸氧
      * 度过紧急危险期后，给予苯海拉明 50mg 每天 4 次至肿胀消退

Ⅲ型超敏反应　进入口腔内的食物、药物或过敏原可以引起白斑、红斑或溃疡性病变，是典型的Ⅲ型超敏反应或免疫复合反应。病变通常出现在接触致敏原后 24 小时内，某些口疮性口炎的病例（图 19.4）可能是由Ⅲ型超敏反应引起的，但是大多数与未被充分研究的免疫紊乱有关[44-46]。图 19.5 显示了在防止正畸托槽和弓丝（含有镍）后出现的过敏性口炎。对正畸器材的超敏反应罕见，仅见于有镍过敏和既往有皮肤穿孔病史的患者[47]。

多形性红斑代表一种免疫复合物反应，表现为对称分布在皮肤或黏膜上的斑疹、糜烂和特征性"靶区"病灶的多形性暴发。常见的口腔部位为唇、颊黏膜和舌（图 19.6）。约半数患者中，发病初期涉及某种诱发因素，如药物过敏或单纯疱疹感染[48-50]。磺胺类抗生素经常与多形性红斑的初次发作有关，磺酰脲类降糖药（如甲苯磺丁脲、妥拉磺脲、格列本脲、格列吡嗪等）同样与多形性红斑的初次发作有关。很多多形性红斑的患者可以采用对症治疗，包括温和的漱口液、苯海拉明糖浆以及局部或全身应用类皮质类固醇（见附录 C）。如果考虑某种药物与该病的初次发作相关，则应停用该药物并避免再次接触。

Ⅳ型超敏反应　接触性口炎是一种与细胞免疫应答相关的迟发过敏反应。由于该反应在接触过敏原后会延迟发作，口腔医师需要详细查问在出现病变前数天内可能接触到的材料。抗原可能存在于口腔材料、牙膏、漱口液、唇膏、化妆品等当中。

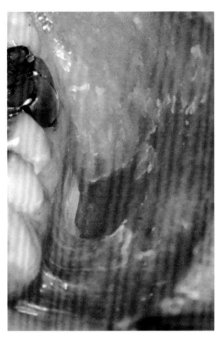

图 19.4　对所用牙膏过敏患者的口炎（引自 Neville BW，Damm DD，Allen CM，et al：*Oral and maxillofacial pathology*，ed 3，St. Louis，2009，Saunders.）

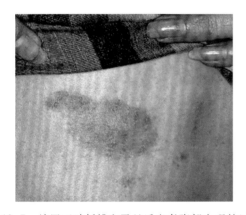

图 19.5　放置正畸托槽和弓丝后患者腹部出现的过敏性丘疹。经检测患者对弓丝内所含的镍过敏

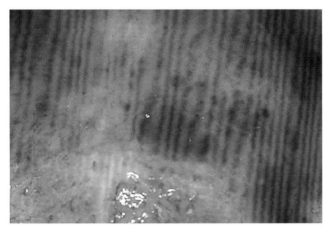

图 19.6　在口服治疗口腔感染的药物后出现的多形性红斑，腭黏膜可见溃疡

在许多病例中，只需查明过敏原并避免进一步接触而无需其他的治疗；然而，如果组织反应较为严重且症状持续，应当局部应用类皮质类固醇（见附录 C）[11,34,37]。

研究表明，多种口腔材料是患者发生过敏反应的原因。含有芳香族磺酸盐催化剂的印膜材料可引起绝经后妇女的迟发过敏反应，病变形式包括组织溃疡和坏死，每处暴露部位都可以逐步恶化[37]。

有研究者报道发现口腔病变与银汞合金充填密切相关。这类（黏膜）病变表现为白色、红色病损，溃疡或"苔藓样变"，类似于对银汞合金成分的超敏反应。病变大多数在去除充填体后消退，研究提示某些黏膜的毒性损伤会引起口腔病变，其中大多数是对银汞合金中的重金属发生Ⅳ型超敏反应的结果[51-54]。

迄今为止的几项研究并未发现抑郁、疲倦和头痛等症状与银汞充填体内水银的影响存在关联。目前，在伴有上述非特异性症状的患者中，停用银汞充填治疗并没有科学依据。然而，对于提示病变与水银的毒性或超敏反应相关的患者，去除所有与口腔黏膜接触的银汞充填体是合理的。

在极个别情况下，口腔复合材料也可以引起过敏反应。在义齿制作中使用的丙烯酸单体可以导致过敏反应；然而，绝大多数义齿下方的组织改变来源于创伤和继发的细菌或真菌感染。也有报道称金、镍和水银可以引起过敏反应而导致组织水肿和溃疡（图 19.7）[37,38,43]。

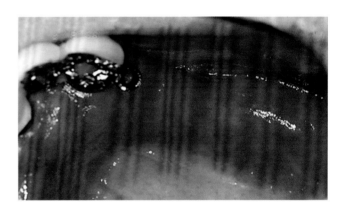

图 19.7　对可摘局部义齿基托的过敏反应。请注意红斑的界线

口腔医生可以对疑似为引起口腔病变可能抗原的某种物质进行检测。口腔黏膜表面检测通过将可疑抗原物质与口腔黏膜接触，并在数天时间内观察是否出现反应（如水肿、表层脱落、溃疡），以证实是否对该材料过敏。大多数病例中，至少 48～72 小时后才可能会出现反应，多种方法被用于实施可疑过敏原的黏膜表面检测。例如，将可疑过敏原置于橡胶吸盘内贴附在颊黏膜上，然后定时观察吸盘下是否有水肿或溃疡。另一方法是可以将抗原的样本置入覆盖义齿的腭侧面，戴入义齿后，过敏原会保持与腭部黏膜接触。

此外，也可以在口内胶中加入过敏原成分，将其涂布在颊黏膜皱襞，定期观察反应。替代方法是将抗原加入口腔喷雾中。任何方式的潜在抗原的皮试和黏膜检测并不是万无一失的，在某些患者中会产生不可靠的组织反应。某些病例的反应可能是由创伤引起的，而其他部分病例并不出现组织反应，但是仍然可能存在过敏。

接触性口炎的基本治疗需要去除已知常见的可能引起超

敏反应的过敏原,并对病变愈合过程进行评估[46],同时可进行皮肤或黏膜的过敏试验。在确认致敏物质或抗原后,应告知患者避免再次接触。同样地,如果病变迁延不愈,可以应用局部类固醇(见附录 C)。

苔藓样药疹

某些被诊断为皮肤或口腔扁平苔藓的患者会服用某些引起苔藓样反应的药物[55,56]。如果停用诱发药物,病变可在数天(大多数患者)或几周内消退。与诱发苔藓样病变相关最常见的药物为左旋咪唑(Levantine)和奎尼丁类药物。其他相关的物质包括噻嗪类药物、金、水银、甲基多巴、吩噻嗪类、奎尼丁和某些抗生素。活检结果将显示与扁平苔藓类似的镜下图像,另外可在上皮下浸润中发现嗜酸性粒细胞。这类病变与细胞免疫系统有关,因此可被归类为接触性口炎的表现形式。

严重Ⅰ型超敏反应的治疗

有时,即使口腔医师采取了必要的防范措施,仍然可能发生过敏反应。这类反应中的大多数比较轻且不存在紧急情况;然而某些情况可能严重,甚至有生命危险(过敏性休克),口腔医师必须做好应对任何情况的准备。在处理过敏性休克反应

时,口腔医师应当认识到其过敏性反应的本质。换而言之,反应发生迅速,往往在注射、吞咽或局部应用表面麻醉剂、药物、局麻药物或口腔制品后数分钟内发生。口腔医师应立即采取以下措施(附录 A):

- 将患者置于头低位或仰卧位。
- 确保气道通畅。
- 吸氧。
- 做好辅助和支持呼吸及循环的准备。关注呼吸的频率和深度以及患者其他重要的生命体征。大多数口腔患者的反应为简单的晕厥,可以通过上述措施得到很好的缓解。此外,口腔医师可以给患者闻嗅氨水溶液,以通过反射刺激加强呼吸。
- 如果上述步骤无法缓解紧急问题而高度怀疑病因为过敏,则应考虑水肿型或过敏反应。

血管性水肿

如果即发性Ⅰ型超敏反应已经引起舌、咽或喉部组织的水肿,口腔医师必须采取另外的紧急措施以预防窒息导致的死亡。此时,如果初始措施对患者无明显效果,而患者已处于急性呼吸窘迫,口腔医师应当采取以下措施:

- 启动紧急医疗程序(拨打急救电话)。

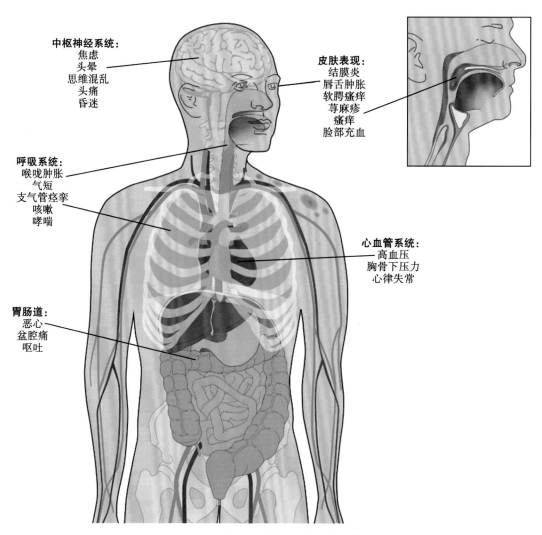

中枢神经系统:
焦虑
头晕
思维混乱
头痛
昏迷

呼吸系统:
喉咙肿胀
气短
支气管痉挛
咳嗽
哮喘

胃肠道:
恶心
盆腔痛
呕吐

皮肤表现:
结膜炎
唇舌肿胀
软腭瘙痒
荨麻疹
瘙痒
脸部充血

心血管系统:
高血压
胸骨下压力
心律失常

图 19.8　速发型过敏反应的症状和体征

- 肌注（注入舌体）或皮下注射 0.3~0.5ml 1:1 000 肾上腺素。
- 必要时静脉输入 50~100mg 苯海拉明。
- 维持呼吸，需要时进行口对口呼吸或简易呼吸器辅助呼吸；口腔医师应当确认上述方法应用时胸廓随之起伏。
- 检查颈动脉或股动脉搏动；如果无法触及搏动，应当立即进行胸外按压。
- 确认 EMS 正在赶来，必要时转诊至医疗机构。

全身过敏性反应

　　全身过敏性反应是一种潜在致死性急症，通常发生迅速（数分钟内），但持续时间长。全身性过敏反应的症状和体征见图 19.8，严重水肿反应中首先发生呼吸抑制，与之不同的是，在全身性过敏反应中，呼吸和循环抑制均在早期出现。除非立即采取有力措施，全身性过敏反应常可导致死亡。由于其通常在接触过敏原后的数分钟内发生，口腔医师应当遵循框 19.11 中列出的系列步骤。

框 19.11　全身性过敏反应的治疗
1. 拨打急救电话，启动应急医疗服务
2. 将患者置于仰卧位
3. 检查并开放气道
4. 吸氧
5. 检查脉搏、血压和呼吸
a. 如果主要生命体征抑制或丧失，在大腿或舌体肌注 0.3~0.5ml 1:1 000 肾上腺素
b. 必要时进行 CPR，口对口呼吸维持通气
c. 根据需要每 5 分钟重复肌注 0.5ml 1:1 000 肾上腺素以控制症状和血压直至 EMS 赶到

CPR：心肺复苏术；EMS：紧急医疗服务

（王　洋）

参考文献

1. Kay AB. Allergy and allergic diseases. First of two parts. *N Engl J Med.* 2001;344(1):30-37.
2. Verrill L, Bruns R, Luccioli S. Prevalence of self-reported food allergy in U.S. adults: 2001, 2006, and 2010. *Allergy Asthma Proc.* 2015;36(6):458-467.
3. Boyce JA, Austen KF. Allergies, anaphylaxis and systemic mastocytosis. In: Kasper DL, Fauci AS, Hauser SL, et al, eds. *Harrison's Principles of Internal Medicine.* 17th ed. New York: McGraw-Hill Education; 2015:2061-2070.
4. Lichenstein LM, Busse WW, Geha RS. *Current Therapy in Allergy, Immunology, and Rheumatology.* 6th ed. St. Louis: Mosby; 2004.
5. Malamed SF. Managing medical emergencies. *J Am Dent Assoc.* 1993;124(8):40-53.
6. Girdler NM, Smith DG. Prevalence of emergency events in British dental practice and emergency management skills of British dentists. *Resuscitation.* 1999;41(2):159-167.
7. Muller MP, Hansel M, Stehr SN, et al. A state-wide survey of medical emergency management in dental practices: incidence of emergencies and training

8. Albin S, Agarwal S. Prevalence and characteristics of reported penicillin allergy in an urban outpatient adult population. *Allergy Asthma Proc.* 2014;35(6):489-494.
9. Idsoe O, Guthe T, Willcox RR, et al. Nature and extent of penicillin side-reactions, with particular reference to fatalities from anaphylactic shock. *Bull World Health Organ.* 1968;38(2):159-188.
10. Koplin JJ, Martin PE, Allen KJ. An update on epidemiology of anaphylaxis in children and adults. *Curr Opin Allergy Clin Immunol.* 2011;11(5):492-496.
11. Adkinson NF, Bochner BS, Burks WA, et al. *Middleton's Allergy: Principles and Practice.* 8th ed. St. Louis: Mosby/Elsevier; 2014.
12. Mullins RJ, Wainstein BK, Barnes EH, et al. Increases in anaphylaxis fatalities in Australia 1997 to 2013. *Clin Exp Allergy.* 2016.
13. Hamann CP, DePaola LG, Rodgers PA. Occupation-related allergies in dentistry. *J Am Dent Assoc.* 2005;136(4):500-510.
14. Miri S, Pourpak Z, Zarinara A, et al. Prevalence of type I allergy to natural rubber latex and type IV allergy to latex and rubber additives in operating room staff with glove-related symptoms. *Allergy Asthma Proc.* 2007;28(5):557-563.
15. Spring DB, Bettmann MA, Barkan HE. Nonfatal adverse reactions to iodinated contrast media: spontaneous reporting to the U.S. Food and Drug Administration, 1978-1994. *Radiology.* 1997;204(2):325-332.
16. Li X, Chen J, Zhang L, et al. Clinical observation of the adverse drug reactions caused by non-ionic iodinated contrast media: results from 109,255 cases who underwent enhanced CT examination in Chongqing, China. *Br J Radiol.* 2015;88(1047):20140491.
17. Botturi K, Vervloet D, Magnan A. T cells and allergens relationships: are they that specific? *Clin Exp Allergy.* 2007;37(8):1121-1123.
18. Romagnani S. T-cell subsets (Th1 versus Th2). *Ann Allergy Asthma Immunol.* 2000;85(1):9-18, quiz 18, 21.
19. Gell PH, Coombs RRA. Classification of allergic reactions responsible for clinical hypersensitivity and disease. In: Gell PGH, Coombs RRA, Hachmann PJ, eds. *Clinical Aspects of Immunology.* 3rd ed. Oxford, United Kingdom: Blackwell Scientific; 1975.
20. Zuraw BL, Christiansen SC. How we manage persons with hereditary angioedema. *Br J Haematol.* 2016.
21. Bernstein JA, Lang DM, Khan DA, et al. The diagnosis and management of acute and chronic urticaria: 2014 update. *J Allergy Clin Immunol.* 2014;133(5):1270-1277.
22. Khasawneh FA, Slaton MA, Katzen SL, et al. The prevalence and reliability of self-reported penicillin allergy in a community hospital. *Int J Gen Med.* 2013;6:905-909.
23. Malamed SF. Allergy and toxic reactions to local anesthetics. *Dent Today.* 2003;22(4):114-116, 18-21.
24. Becker DE. Drug allergies and implications for dental practice. *Anesth Prog.* 2013;60(4):188-197.
25. Ring J, Franz R, Brockow K. Anaphylactic reactions to local anesthetics. *Chem Immunol Allergy.* 2010;95:190-200.
26. Yagiela JA, Dowd FJ, Johnson B, et al. *Pharmacology and Therapeutics for Dentistry.* 6th ed. St. Louis, MO: Mosby/Elsevier; 2011.

experience. *Emerg Med J.* 2008;25(5):296-300.

27. Speca SJ, Boynes SG, Cuddy MA. Allergic reactions to local anesthetic formulations. *Dent Clin North Am.* 2010;54(4):655-664.

28. Ivy RS. Anesthetics and methylparaben. *J Am Dent Assoc.* 1983;106(3):302.

29. Shehab N, Patel PR, Srinivasan A, et al. Emergency department visits for antibiotic-associated adverse events. *Clin Infect Dis.* 2008;47(6):735-743.

30. International Collaborative Study of Severe A. Risk of anaphylaxis in a hospital population in relation to the use of various drugs: an international study. *Pharmacoepidemiol Drug Saf.* 2003;12(3):195-202.

31. Douglas GC, Karkos PD, Swift AC. Aspirin sensitivity and the nose. *Br J Hosp Med (Lond).* 2010;71(8):442-445.

32. Micheletto C, Visconti M, Tognella S, et al. Aspirin induced asthma (AIA) with nasal polyps has the highest basal LTE4 excretion: a study vs AIA without polyps, mild topic asthma, and normal controls. *Eur Ann Allergy Clin Immunol.* 2006;38(1):20-23.

33. Forer B, Landsberg R, Kivity S. Aspirin challenge in patients with chronic rhinosinusitis with polyps correlates with local and systemic inflammatory markers. *Am J Rhinol Allergy.* 2013;27(6):e170-e173.

34. Cullinan P, Brown R, Field A, et al. Latex allergy. A position paper of the British Society of Allergy and Clinical Immunology. *Clin Exp Allergy.* 2003;33(11):1484-1499.

35. Hosoki M, Bando E, Asaoka K, et al. Assessment of allergic hypersensitivity to dental materials. *Biomed Mater Eng.* 2009;19(1):53-61.

36. Gawkrodger DJ. Investigation of reactions to dental materials. *Br J Dermatol.* 2005;153(3):479-485.

37. Pretorius E. Allergic reactions caused by dental restorative products. *SADJ.* 2002;57(9):372-375.

38. Kalimo K, Mattila L, Kautiainen H. Nickel allergy and orthodontic treatment. *J Eur Acad Dermatol Venereol.* 2004;18(5):543-545.

39. Dieguez MC, Pulido Z, de la Hoz B, et al. Latex allergy in healthcare workers: an epidemiological study in a Spanish hospital. *Allergy Asthma Proc.* 2007;28(5):564-570.

40. Nurses AoPR. AORN latex guideline. *AORN J.* 2004;79(3):653-672.

41. Jose J, Zacharias J, Craig T. Review of select practice parameters, evidence-based treatment algorithms, and international guidelines for hereditary angioedema. *Clin Rev Allergy Immunol.* 2016.

42. Three new drugs for hereditary angioedema. *Med Lett Drugs Ther.* 2010;52(1345):66-67.

43. Maeda S, Miyawaki T, Nomura S, et al. Management of oral surgery in patients with hereditary or acquired angioedemas: review and case report. *Oral Surg Oral Med Oral Pathol Oral Radiol Endod.* 2003;96(5):540-543.

44. Chattopadhyay A, Shetty KV. Recurrent aphthous stomatitis. *Otolaryngol Clin North Am.* 2011;44(1):79-88, v.

45. Femiano F, Lanza A, Buonaiuto C, et al. Guidelines for diagnosis and management of aphthous stomatitis. *Pediatr Infect Dis J.* 2007;26(8):728-732.

46. Stoopler ET, Sollecito TP. Oral mucosal diseases: evaluation and management. *Med Clin North Am.* 2014;98(6):1323-1352.

47. Kolokitha OE, Kaklamanos EG, Papadopoulos MA. Prevalence of nickel hypersensitivity in orthodontic patients: a meta-analysis. *Am J Orthod Dentofacial Orthop.* 2008;134(6):722.e1-22.e12, discussion 22-3.

48. Lamoreux MR, Sternbach MR, Hsu WT. Erythema multiforme. *Am Fam Physician.* 2006;74(11):1883-1888.

49. Sanchis JM, Bagan JV, Gavalda C, et al. Erythema multiforme: diagnosis, clinical manifestations and treatment in a retrospective study of 22 patients. *J Oral Pathol Med.* 2010;39(10):747-752.

50. Celentano A, Tovaru S, Yap T, et al. Oral erythema multiforme: trends and clinical findings of a large retrospective European case series. *Oral Surg Oral Med Oral Pathol Oral Radiol.* 2015;120(6):707-716.

51. Issa Y, Duxbury AJ, Macfarlane TV, et al. Oral lichenoid lesions related to dental restorative materials. *Br Dent J.* 2005;198(6):361-366, discussion 549; quiz 372.

52. Koch P, Bahmer FA. Oral lesions and symptoms related to metals used in dental restorations: a clinical, allergological, and histologic study. *J Am Acad Dermatol.* 1999;41(3 Pt 1):422-430.

53. Martin MD, Broughton S, Drangsholt M. Oral lichen planus and dental materials: a case-control study. *Contact Dermatitis.* 2003;48(6):331-336.

54. Syed M, Chopra R, Sachdev V. allergic reactions to dental materials-a systematic review. *J Clin Diagn Res.* 2015;9(10):ZE04-ZE09.

55. Dudhia BB, Dudhia SB, Patel PS, et al. Oral lichen planus to oral lichenoid lesions: evolution or revolution. *J Oral Maxillofac Pathol.* 2015;19(3):364-370.

56. Yuan A, Woo SB. Adverse drug events in the oral cavity. *Oral Surg Oral Med Oral Pathol Oral Radiol.* 2015;119(1):35-47.

第 20 章　风湿性疾病

定义

风湿（或类风湿）疾病不仅限于"关节炎"，而且包括一整组（将近 100 种）影响骨、关节和肌肉的疾病[1,2]。关节炎是非特异性名词，意为"关节的炎症"。通常，"关节炎"可与"风湿病"或"风湿性关节炎（rheumatoid arthritis，RA）"通用，意指关节和肌肉的疼痛和僵直。风湿性疾病包括 RA、骨关节炎（osteoarthritis，OA）、银屑病关节炎（psoriatic arthritis，PsA）、系统性红斑狼疮（systemic lupus erythematosus，SLE）、青少年风湿性关节炎（juvenile rheumatoid arthritis，JRA）、硬皮病（scleroderma，SD）、干燥综合征（Sjögren syndrome，SS）、痛风、强直性脊柱炎、莱姆病、巨细胞动脉炎（giant cell arteritis，GCA）（或颞动脉炎）和纤维肌痛综合征（fibromyalgia syndrome，FMS）[1-3]。

本章将对 RA、OA、SLE 和 SS 进行详细讨论，而 PsA、莱姆病、GCA 和 FMS 所涉及篇幅相对较少。

风湿性疾病具有明显的个体和经济影响。根据关节炎基金会的数据，超过 4 000 万的美国人患有不同形式的关节炎，其中有超过 800 万患者被认为"失去行为能力"。在总体经济影响方面，每年有超过 200 亿美元用于关节炎的治疗，同时，每年损失超过 3 000 万个工作日[1]。

并发症：患有风湿性疾病的患者接受口腔治疗时可能存在感染、出血、药物交互作用和副作用的风险，此类事件可较为严重。口腔医师必须具备诊断此类患者的能力，在病史和临床结果的基础上评估风险，并协同经治医师为患者制订安全有效的口腔治疗计划[3-6]。

风湿性疾病的分类

根据主要累及组织的不同，如关节、滑膜、软骨或结缔组织，风湿性疾病可分为九类（表 20.1）。在评估病情的各个关键点（病史、临床检查、实验室检查），均应重点确认受累的组织。

表 20.1　肌肉骨骼系统疾病的分类

类别	原型	可用检查	治疗*
滑膜炎	风湿性关节炎 自身免疫病	风湿因子 ESR ANA 检查	DMARD 和生物制剂 泼尼松和免疫抑制药物
肌腱端病	强直性脊柱炎和脊柱关节炎	骶髂关节 X 线片	NSAID、MTX 和生物制剂
晶体诱发滑膜炎	痛风 CPPD（假性痛风）	关节液晶体检查 影像学表现为软骨钙质沉着症	NSAID NSAID
关节腔疾病	化脓性关节炎	关节液培养	抗生素
软骨退化	骨关节炎	病变部位 X 线片	NSAID、镇痛药和理疗
骨关节疾病	骨坏死	X 线片、核磁共振	髓芯减压或人工关节置换
炎性肌病	多肌炎 皮肌炎 包涵体肌炎	肌酶、肌电图、肌肉活检	皮质类固醇和免疫抑制药物
局部和区域性症状	肌腱炎或滑囊炎	怀疑感染可进行吸入囊检查	局部注射
全身症状	风湿性多肌痛 纤维肌痛	ESR 升高 ESR 正常	皮质类固醇 有氧运动、拉伸和睡眠药物

*生物制剂包括抗肿瘤坏死因子药物和其他药物

ANA：抗核抗体；CPPD：焦磷酸钙晶体沉积病；DMARD：病症缓解性抗风湿药；ESR：红细胞沉降率；MTX：甲氨蝶呤；NSAID：非甾体类抗炎药

病理生理学与并发症

风湿性疾病常累及的组织结构包括关节、关节腔、滑液和关节周结构。衬膜,也被称为滑膜,由薄层的巨噬细胞(A型细胞)和成纤维细胞(B型细胞)构成,伴有丰富的血管化疏松结缔组织衬里。透明软骨覆盖于骨性终板表面,为关节运动提供缓冲[2,3]。软骨内水分含量很高,其唯一的营养来源——滑液,最初作为血浆的超滤液而分泌自滑膜。滑膜同时分泌透明质酸等特定分子进入滑液,软骨需要完整的骨性终板支持。关节囊和韧带与骨膜混合,提供进一步的支持。与关节连接的肌腱、滑囊、肌肉等关节周解剖结构同样重要[2,3]。

滑液炎症性疾病,如RA,始发于滑膜,继而破坏软骨、关节囊和骨[2,3]。肌腱或韧带在骨上附着点的炎症是脊柱关节病的特征表现,如强直性脊柱炎。晶体沉积症,如痛风或假性痛风,同样可以引起关节炎症。感染首先累及关节腔(化脓性关节炎)或骨(骨髓炎)。OA为非炎症性退化性疾病,首发于软骨,然后引起软骨丧失、软骨下新骨生成和边缘性骨增生[2,3]。骨坏死可能与骨末端崩塌后的继发性软骨破坏有关。肌肉的炎症性疾病通常表现为无痛性近端肌无力。关节周炎症可以累及肌腱或滑囊,此类结构通常是疼痛和僵直的原因,但常被误认为来自关节本身[2,3]。肌纤维痛(FM,广泛的肌肉疼痛)的特征性表现为软组织疼痛,伴有特定关节的局限性压痛,但是血液学检查无异常[3]。

虽然风湿性疾病包含超过100种重要疾病,但限于篇幅,本章仅讨论RA、OA、PsA、SLE、莱姆病、FMS、颞动脉炎和SS。

风湿性关节炎

定义

风湿性关节炎是一种原因不明的自身免疫性疾病,其特征性表现为对称性关节炎症,尤其多见于手、足和膝关节。疾病的严重程度在不同患者间差异较大,而在同一患者不同时期也不相同。疾病的初发年龄通常在35~50岁。RA好发于女性,男女发病比例为1:3[1-3]。

流行病学

由于缺乏明确定义的疾病标志物,该病的发病率不易确定;然而在美国人群中的发病率约为1%~2%[1,2]。

病因

RA的病因尚不明确;然而,研究表明可能为感染原、遗传因素和自身免疫的交互作用[1-3]。某种理论认为病毒性因子改变了具有遗传易感性患者的免疫系统,从而导致了滑膜组织的破坏。虽然RA的发病可具有家族性,提示存在遗传性因素,但是尚未确认特定的相关性基因[2-4]。然而,很多RA患者都具有遗传易感性,表达为被称作HLA-DR4的组织标记物;但并不是每位具有该标志物的个体都会罹患RA[2-5]。

病理生理学与并发症

RA的基本功能异常涉及微血管内皮细胞的活化和损伤[2-5]。最初的改变发生于关节囊的内层衬里——滑膜内(图20.1)。滑膜发生水肿,继而出现增生和褶皱。这种由增生和侵袭性肉芽组织构成的过量组织被称为关节翳,此外关节囊内还将出现淋巴细胞和浆细胞的明显浸润,最终肉芽组织覆盖关节表面,并通过酶活性破坏软骨和软骨下骨质(图20.2)。上述变化进一步发展引起关节囊和韧带扩张和破裂,新生的骨或纤维组织错位愈合而导致运动障碍[2-5]。

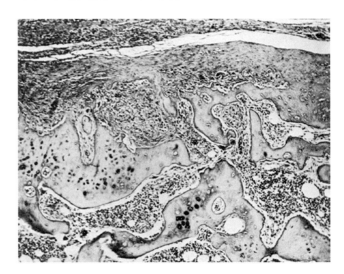

图20.1 关节表面(上端)软骨丧失,代之以肉芽组织和瘢痕组织。软骨下骨质表现为退行性改变,部分区域坏死(由A. Golden,Lexington,KY提供)

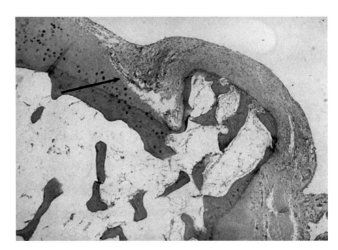

图20.2 由RA的重度滑膜炎导致的关节翳的显微照片。关节翳侵蚀了关节软骨和骨(箭头所示)(由Richard Estensen,MD,Minneapolis,MN提供)

病理学进程开始于刺激免疫球蛋白G(IgG)抗体生成的滑膜炎。这些抗体在关节腔内形成抗原聚集物,导致风湿因子(rheumatoid factor,RF)(自身抗体)的产生。然后RF与IgG补体结合,产生炎症反应而损伤关节腔[2-5]。促进RA进展的关键因素包括促炎症细胞因子,如肿瘤坏死因子α(TNF-α)、白介素

1（IL-1）和白介素 6（IL-6）[5]。

20% 的 RA 患者的伴随症状表现为皮下结节，常见于肘和指关节附近。这些结节被认为来自发现于关节内的同样的抗原——抗体复合物。同时还可发生局限于小血管和中等直径血管内由抗原介导的血管炎[2-5]。

风湿性关节炎是一种多形性疾病，表现形式多样。疾病进展最快的时期发生在发病的前几年，此后进展变慢。超过 50% 的患者初起时为渐进性发病，随后约 20% 的患者出现局限性病程，在 2 年内有所减轻[2-5]。将近 10% 未经正确治疗的 RA 患者病情将持续性恶化，最终导致行为能力几乎完全丧失。其余患者随后出现多循环或渐进性病程[2-5]。对个体而言，疾病初发时为突发性或渐进性，其长期预后是相似的。RA 的病程和严重程度无法预知，但疾病特征表现为症状的反复减轻和加重。然而对大多数患者而言，该病病程持续，终身伴随，但是经治疗后可维持正常或接近正常生活[2-5]。

重度 RA 患者的预期寿命会缩短 10 ~ 15 年。死亡率增加的原因包括感染、肺和肾脏疾病、胃肠道出血[2-5]。

RA 伴有多种并发症，包括皮肤溃疡，肌肉萎缩，角结膜干燥症（SS），手指坏疽，颞下颌关节（temporomandibular joint，TMJ）受累，肺间质纤维化，心包炎，淀粉样变，贫血，血小板减少症，中性粒细胞减少症和脾肿大（Felty 综合征）[2-5]。

临床表现

通常 RA 初发时进展缓慢，症状轻微（表 20.2），疾病普遍会经历前驱症状期，表现为全身疲惫和虚弱，伴有关节和肌肉疼痛。这些症状的典型表现为不同时期反复发作，然后疼痛的关节发生肿胀，尤其是手和足关节，呈对称性分布，从几个关节逐渐发展到其他关节（图 20.3）。关节受累情况持续发展并逐渐出现僵直、挛缩、脱位、偏斜，以及其他畸形[2-5]。疾病的典型表现包括受累关节运动激发性疼痛、不活动后全身性关节僵直，以及晨起僵直持续超过 1 小时。最常受累的关节为指、腕、足、踝、膝和肘关节。手部的多个关节改变包括近端指间关节（proximal interphalangeal，PIP）对称性纺锤形肿胀，伴有掌指关节（metacarpophalangeal，MCP）背侧肿胀和特征性的掌侧半脱位（图 20.3）。近 75% 的 RA 患者可出现 TMJ 受累[2-6]，由于进展速度和疼痛强度的多样性，RA 发病到诊断的中位时间为 36 周[1,7]。

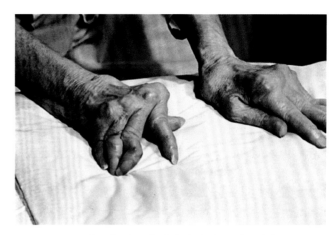

图 20.3　进展期风湿性关节炎患者的手（引自 Damjanov I：Pathology for the health professions，ed 4. Louis，2012，Saunders）

关节外的症状包括风湿性结节、脉管炎、皮肤溃疡、SS、间质性肺病、心包炎、颈椎不稳定、嵌压性神经病和缺血性神经病[3,8]。美国风湿病学会（American College of Rheumatology，ACR）对 RA 的诊断和分类标准进行了修订，用于临床试验和流行病学研究（框 20.1）[9]。与对照组相比，这些标准在进行患者分类时具有高度的特异性（89%）和灵敏性（91% ~ 94%）。要作出 RA 的诊断，在 7 项诊断标准中要符合 4 项[5,9]。

框 20.1　风湿性关节炎的诊断标准
• 晨起僵直
• 三处及以上关节区的关节炎
• 手关节炎
• 对称分布的关节炎
• 风湿性结节
• 血清风湿因子
• 影像学改变

改编自 Arnett FC，Edworthy SM，Bloch DA，et al：The American Rheumatism Association 1987 revised criteria for the classification of rheumatoid arthritis，*Arthritis Rheum* 31：315-324，1988.

实验室检查和诊断结果

虽然实验室指标可以与临床检查相结合以明确 RA 的诊断，但并不能作为诊断依据[3-5,9]。RA 患者中最常见的实验室检查结果包括红细胞沉降率（erythrocyte sedimentation rate，ESR）升高，C 反应蛋白（C-reactive protein，CRP）表达，RF 阳性（85% 的患者）和低色素性小细胞性贫血。在伴有 Felty 综合征（RA 伴有脾肿大）的患者中，可出现明显的中性粒细胞减少症[3-5,9]。

环瓜氨酸化蛋白（cyclic citrullinated proteins，CCP）的自身抗体对 RA 的诊断有帮助[9]，抗 CCP 抗体与 RA 高度相关。与其他类型的炎性关节炎一样，在 70% ~ 80% 的 RA 患者中都可发现该抗体。在 RA 患者出现症状或体征之前即可检测到该抗体，因此可被用作 RA 的早期筛查标记物而有助于对疾病进行早期诊断和干预[9]。

按照释义，直到疾病发病至少数周后才作出 RA 的诊断。许多 RA 的关节外特征，如典型的对称性分布炎症和典型

表 20.2　风湿性关节炎与骨关节炎的对比	
风湿性关节炎	**骨关节炎**
累及多处对称关节	通常累及 1 ~ 2 处/组关节
明显的关节炎症	关节疼痛，通常不伴有炎症
晨起关节僵直持续超过 1 小时	晨起关节僵直持续不超过 15 分钟
对称性分布，PIP 关节纺锤形肿胀，MCP 关节掌侧半脱位，PIP 关节的 Bouchard 结节	DIP 关节的 Heberden 结节
全身症状（疲惫、虚弱、心神不安）	没有全身症状

DIP：远端指间关节；MCP：掌指关节；PIP：近端指间关节

的血清学指标,在发病后的最初数月内可能无法作为诊断依据[3-5,9]。因此,风湿性关节炎的诊断在其发病早期是假定的。

虽然在部分患者中关节外表现较为突出,但炎性滑膜炎的记录对于诊断是必要的。诊断炎性滑膜炎可通过滑液内白细胞计数增高(白细胞计数高于 2 000/μl),滑膜炎既往病史,影像学的特征性侵蚀性改变得以证实[5-7,9,10]。

医疗管理

RA 的治疗集中在抗炎药物和病症缓解性抗风湿药(disease-modifying antirheumatic drugs, DMARD)的应用,有助于控制病情进展和延缓关节损伤[3-5,9]。目前对于 RA 尚无治愈的手段,因此,治疗方式大多数以姑息治疗为主。治疗的最终目的在于延缓疾病进展、维持或重建功能活动[3-5,9]。

监测患者安全和治疗有效性的临床手段包括对晨起僵直持续时间和疲惫严重程度的自我评估,以及通过健康评估问卷评估功能、社交、情感和疼痛状态。主导的基于视觉模拟量表的全球性评估是用于记录患者安全的简单易行的措施。疼痛和肿胀的关节数目是衡量疾病活动程度的有效指标,还包括贫血、血小板增多,以及 ESR 或 CRP 升高。定期进行目标关节的影像学检查有助于评估疾病的进程[3-5,9]。

对患者的健康宣教应在疾病的早期即开始进行并持之以恒。尽早将患者转诊至风湿病专科医师和其他经过专门训练的医护人员,包括护士、咨询师、职业理疗师等,如此患者可以通过多学科联合方式获得最佳治疗[3-5,9]。RA 患者适用的治疗手段包括努力戒烟、免疫治疗、快速控制感染,以及控制伴随性疾病如糖尿病、高血压和骨质疏松症等[3-5,9]。疾病缓解不太容易,然而,较为实际的治疗目标是减轻关节炎症和肿胀,缓解疼痛和僵直,促进和鼓励正常功能恢复[8]。通过包括患者宣教、休息、锻炼、理疗和多种非甾体类抗炎药(NSAID)和 DMARD 等在内的基本治疗程序即可达到上述目标[3-5,9-11]。

治疗的主要目标包括减轻关节损伤,缓解疼痛、肿胀和疲惫,改善关节功能,以及预防残疾和降低相关疾病发病率[3-5,9-11]。虽然重点会因为特定患者需求而不同,但是上述目标应贯穿疾病进程的始终[1,12,13]。

用于治疗 RA 的传统药物存在缺陷,可分为两类:最初用于控制关节疼痛和肿胀的药物和用于减轻关节损伤和提高长期疗效的药物(表 20.3)。RA 患者的疼痛和肿胀症状至少可部分被高强度的细胞因子活性所缓解。NSAID 可以抑制促炎症前列腺素,对于疼痛、肿胀和僵直有效,但是无法影响疾病进程或降低关节损伤的风险[3-5,9-11]。另一方面,最初用于控制疾病发展和减轻关节损伤的某几类 DMARD 药物,被发现具有抗炎症的效果[3-5,9-11]。这类药物包括甲氨蝶呤和针对特定细胞因子(如 TNF-α)的生物反应调节剂。皮质类固醇是强效的非特异性细胞因子抑制剂,已被证实可以有效延缓关节破坏[3-5,9-11]。

多种不同药物用于 RA 患者的治疗。某些药物用于缓解RA 的症状,另外有些药物用于减缓或阻断疾病的发展和抑制组织结构的破坏。大多数药物可以归入以下的某一类别中。

NSAID

此类药物可以有效缓解关节炎疼痛和炎症。包括阿司匹林在内的 NSAID 是治疗的基础用药。起始的常规用量是每天4 次服用 3 板 5 粒药片,然后根据患者反应调整用量。阿司匹林最常见的毒性症状是耳鸣,如出现症状则应减少用量。除阿司匹林外,还有多种 NSAID 可用(见表 20.3)[3,9-12]。较为常见的 NSAID 包括环氧酶(COX)-2 抑制剂即赛来昔布(西乐葆),布洛芬(美林、艾德维尔、Rufen、Nuprin),萘普生(Naprosyn、Aleve),舒林酸(奇诺力),甲苯酰吡啶乙酸(托美丁),菲诺洛芬(Nalfon),吡罗西康(Feldene),双氯芬酸(扶他林),氟比洛芬(Ansaid),二氟尼柳(Dolobid),依托度酸(Lodine)和萘丁美酮(瑞力芬)[3-5,9-11]。所有的 NSAID 都可以引起血小板质量缺陷而导致凝血时间延长,尤其是应用剂量较大时。阿司匹林对血小板寿命(10~12 天)的影响是不可逆的;因此,这种影响将持续至新生的血小板替代原有的血小板。其他 NSAID 对血小板的影响是可逆的,仅在药物存在于血浆内时起作用(第 24 章)[3,9-12]。赛来昔布(西乐葆)是一种 COX-2 抑制剂,对胃有较好的保护作用[3,9-12]。除 NSAID 之外,还有多种其他药物可用于RA 患者的治疗(见表 20.3)[3,9-12]。

表20.3 用于风湿性疾病治疗的药物	
药物(商品名)	口腔治疗注意事项
水杨酸盐类	
阿司匹林、Ascriptin、百服宁、安乃近、阿司匹灵、安匹林	延长凝血时间但通常无临床意义
非甾体类抗炎药	
布洛芬(Motrin)、菲诺洛芬(Nalfon)、吲哚美辛(Indocin)、萘普生(Naprosyn)、甲氯芬那酸(Meclomen)、吡罗西康(Feldene)、舒林酸(Sulindac)、甲苯酰吡啶乙酸(Tolectin)、双氯芬酸(Voltaren)、氟比洛芬(Ansaid)、二氟尼柳(Dolobid)、依托度酸(Lodine)、萘丁美酮(Relafen)、奥沙普嗪、酮咯酸	延长凝血时间但通常无临床意义;口腔溃疡,口腔炎
环氧酶-2 抑制剂	
塞来昔布、罗非昔布	无

表 20.3　用于风湿性疾病治疗的药物（续）

药物（商品名）	口腔治疗注意事项
肿瘤坏死因子-α 抑制剂	
依那西普、英利昔单抗	无
注射用糖皮质激素	
己曲安缩松、曲安奈德、丁乙酸泼尼松龙、醋酸甲泼尼龙、醋酸地塞米松、醋酸氢化可的松、双乙酸呋曲安奈德、倍他米松磷酸钠和醋酸盐、地塞米松磷酸钠、泼尼松龙磷酸钠	肾上腺抑制，掩盖口腔感染，妨碍愈合
全身用糖皮质激素	
氢化可的松，可的松，泼尼松，泼尼龙，地塞米松，甲泼尼龙（Deltasone, Meticorten, Orasone, Articulose-50, Delta-Cortef, Medrol）	肾上腺抑制，掩盖口腔感染，妨碍愈合
病症缓解性抗风湿药	
抗疟疾药	
羟化氯喹、奎宁、氯喹（Plaquenil）	无
青霉胺类	
青霉胺、德彭（Depen）	无
金化合物	
硫代苹果酸金钠（Auranofin），金硫葡糖（Myochrysine Ridaura, Solganal）	增加感染，延迟愈合，延长出血时间，口腔溃疡
氯喹	增加感染，延迟愈合，延长出血时间，舌炎，口腔炎
柳氮磺胺吡啶	增加感染，延迟愈合，延长出血时间，口腔内色素沉着
免疫抑制剂	
咪唑硫嘌呤、环磷酰胺	增加感染，延迟愈合，延长出血时间
甲氨蝶呤，环孢菌素，苯丁酸氮芥（Imuran, Cytoxan, Rheumatrex）	增加感染，延迟愈合，延长出血时间，口腔炎

皮质类固醇

皮质类固醇包括泼尼松、泼尼龙和甲泼尼龙，是一类强力和快速起效的抗炎药物。该类药物可以即刻控制炎症，而 NSAID 和 DMARD 起效需要时间。由于皮质类固醇存在不良反应的风险，因此，在使用时，应采用尽可能短的时间和小的剂量[3,9-12]。

DMARD

病症缓解性抗风湿药通过多种机制缓解疾病的进程。最常用的 DMARD 为甲氨蝶呤。其他常用的 DMARD 包括羟化氯喹（Plaquenil），柳氮磺胺吡啶（Azulfidine, Azulfidine ENTabs），来氟米特（Arava）和硫唑嘌呤（Imuran）[3,9-12]。

研究表明，疾病早期即开始应用 DMARD 有助于预防不可恢复的关节损伤，因此，应给 RA 患者尽早开始使用该药[3,9-12]。

生物制剂

生物制剂是高度靶向性的 DMARD，在许多方面已经彻底改变了 RA 的治疗。当其他治疗无效时，生物制剂可延缓 RA 的发展。已知积极的 RA 治疗有助于预防疾病造成的长期残疾[3,11,14]。

表 20.4 列举了生物制剂的名单。目前有 9 种该类药物被批准用于 RA 的治疗：阿贝西普（Orencia），阿达木单抗（Humira），阿那白滞素（Kineret），妥珠单抗（Cimzia），依那西普（Enbrel），英利昔单抗（Remicade），戈利木单抗（Simponi）和力拓普单抗（Rituxan）。每种生物制剂针对炎症级联反应中特定的分子调节因子，Cimzia, Enbrel, Humira, Remicade 和 Simponi 阻断细胞因子 TNF-α，因此被称为 TNF-α 抑制剂或阻断剂。Kineret

表 20.4　治疗风湿性疾病药物的总分类

有多种不同药物用于风湿性疾病的治疗。部分药物最初用于缓解症状,而其他药物用于减缓或阻断疾病发展和抑制组织结构破坏。大部分上述药物可以归入以下的某一分类中:

非甾体类抗炎药(NSAID) 包括十余种不同的药物——有些可以直接在药店购买,有些需要医生开具处方——有助于缓解关节疼痛和炎症。NSAID 包括布洛芬(Advil,Motrin),酪洛芬(Actron,Orudis KT)和甲氧萘丙酸钠(Aleve)等多种药物。如果患者存在胃溃疡的风险,医师可以为其开具塞来昔布(Celebrex),这是一种被称为环氧酶-2 抑制剂的 NSAID,对胃黏膜较为安全

皮质类固醇: 皮质类固醇药物包括泼尼松、泼尼龙和甲泼尼龙,是快速起效的强力抗炎药物。该类药物可在风湿性关节炎(RA)患者在等待 NSAID 和 DMAED(如下所述)起效期间使用,以控制可能出现的损伤性炎症。由于该类药物存在副作用的风险,医生倾向于应用尽可能短的时间和小的剂量

症状缓解性抗类风湿药物(DMARD): DMARD 起效缓慢,可有减缓节疾病进程。近年来,最常用于治疗风湿性关节炎的 DMARD 药物为甲氨蝶呤。但是,在此类药物中还有约十余种其他药物。其中包括羟化氯喹(Plaquenil),柳氮磺胺吡啶(Azulfidine,Azulfidine ENTabs),来氟米特(Arava)和硫唑嘌呤(Imuran)

目前发现,对于 RA 患者在疾病早期开始应用 DMARD 有助于预防不可复性关节损伤,而如果在疾病后期才开始使用,其发生率会增高,因此,医生倾向于尽可能早地开始用药

生物制剂: 最新用于治疗风湿性关节炎的一类药物是 DMARD 的亚类,称为生物反应调节剂或是生物制剂。目前有 9 种被批准用于 RA 的此类药物:阿贝西普(Orencia)、阿达木单抗(Humira)、阿那白滞素(Kineret)、妥珠单抗(Cimzia)、依那西普(Enbrel)、英利昔单抗(Remicade)、戈利木单抗(Simponi)和力拓普单抗(Rituxan)

每种药物可以阻断炎症过程中的某一特定步骤。Cimzia,Enbrel,Humira,Remicade 和 Simponi 阻断细胞因子 TNF-α,因此被称为 TNF-α 抑制剂或阻断剂。Kineret 针对细胞因子 IL-1,Orencia 可抑制 T 细胞活性,Rituxan 阻断 B 细胞,Actemra 可阻断细胞因子 IL-6。由于此类药物针对炎症过程的特定阶段发挥作用,因此,并不像其他 RA 治疗一样可以清除整体的免疫反应,而且在很多其他治疗无明显效果的患者中,生物制剂也可能减缓、调节或阻断疾病的发展

JAK 激酶抑制剂: 托法替尼(Xeljanz)作为一种新药与生物制剂相提并论。然而它在某种程度上属于 DMARD 的一种新的亚类,是一种阻断机体免疫反应中 JAK 激酶通路的抑制剂。与生物制剂不同的是该药可以口服

针对细胞因子 IL-1,Orencia 可抑制 T 细胞活性,Rituxan 以 CD20 为靶向目标从而使 B 细胞失活,Actemra 可阻断细胞因子 IL-6。IL-6 是一种前炎症细胞因子,通常在大多数风湿性疾病中都会升高[3,9-12]。相对于"金标准"药物甲氨蝶呤而言,依那西普和英利昔单抗(以及其他 TNF-α 抑制剂)对于早期 RA 患者治疗效果更为有效[3,11,14]。虽然依那西普(如 Enbrel、Immunex)价格较高且应用较为麻烦(需要通过注射途径),但是与甲氨蝶呤相比,它可以更为显著地减轻 RA 的症状并减缓关节损伤[3,11,14]。英利昔单抗同样价格较高且需通过静脉注射(IV)给药,但它与甲氨蝶呤联合应用时可以显著减轻 RA 症状并延缓关节损伤,治疗效果远远优于单独应用甲氨蝶呤治疗[3,11,14]。

通过肌注或者静脉注射途径的药物通常存在副作用[3-5,9-12]。生物制剂最常见的副作用为疼痛和注射部位的丘疹,不超过 30% 的患者会发生此类反应[14]。由于通过输液(静脉注射)给药可能会引起过敏反应,因此患者在输注生物制剂时需要进行监护。输液反应的症状包括流感样症状、发热、寒战、恶心和头痛[15]。应用生物制剂的患者同样可能导致感染增加。事实上,一项研究发现,使用高剂量生物制剂的患者发生严重感染的比例要比对照组高将近 2.5 倍[15,16]。

与其他抑制免疫系统药物类似的是,生物治疗会造成感染和其他疾病发病率增加。应用生物制剂的患者如果出现持续发热或无法解释的症状,应当立即就诊。在接受生物治疗前,应考虑进行预防感染的免疫接种。而在进行生物治疗时,患者不应接种活疫苗[15]。

JAK 激酶抑制剂

托法替尼(Xeljanz)是一种 JAK 激酶抑制剂,可以阻断细胞因子和生长因子信号通路,从而有效地缓解炎症[3,9-12]。

人工关节

慢性 RA(以及 OA 和其他类型疾病,包括未愈性骨折和缺血性坏死)的长期潜在并发症为特定关节结构的严重破坏,以致必须用合成材料替代关节[17]。

近期接受人工关节(尤其是膝关节)置换的患者在 1 个月内发生血栓性疾病(包括心肌梗死的可能)的风险增加(将近 9 倍)[18],同时在植入后几年内更容易发生肺栓塞。在牙科治疗中,经常可接诊到带有人工关节的患者(最常见的是髋关节和膝关节,其次为肩关节、肘关节、腕关节和踝关节);在此类情况下,应考虑应用抗生素预防假体感染。

牙科管理

根据人工关节的位置不同,患者在牙椅上采取仰卧位时可能会感到不适。应当考虑采用更为直立的椅位,利用颈部、背部和腿部支撑,并且缩短就诊时间(框 20.2)[19,20]。

框20.2	风湿性疾病患者口腔治疗的注意事项

P

患者评估与风险估计（patient evaluation and risk assessment）（见框1.1）
- 评估和判定是否存在风湿性或关节疾病
- 如果疾病控制欠佳或未经诊断或诊断不明确，应进行医疗咨询

潜在问题和考虑因素

A

镇痛药（analgesics）	如果患者服用阿司匹林、其他 NSAID 或对乙酰氨基酚，需要注意药物剂量，并认识到患者可能对某些镇痛药存在耐药性；可能需向内科医师咨询后调整镇痛药的种类和剂量
抗生素（antibiotics）	如需要，请参照 ADA（2015）指南（框20.3 和框20.4）"预防性应用抗生素"
麻醉（anesthesia）	无特殊
过敏（allergy）	应用任何药物的患者都可能发生过敏反应或苔藓样反应

B

出血（bleeding）	应用阿司匹林或者其他 NSAID 的患者接受较大手术时可能出血过多。通常这种出血在临床上并不严重，可以通过局部止血措施控制

血压（blood pressure）	无特殊

C

椅位（chair position）	确保舒适的椅位。建议缩短预约时间，根据需要给予支持（如枕头、毛巾）

D

装置（devices）	接受人工关节置换的患者应当根据 ADA（2005）指南（见框20.3 和框20.4）进行治疗
药物（drugs）	如果计划对服用金盐、青霉胺、抗疟药或免疫抑制剂的患者进行手术，应当进行血细胞分类计数检查。如果患者正在应用皮质类固醇，可能出现继发性肾脏抑制（见第15章）

E

仪器（equipment）	无特殊
紧急情况（emergencies）	如果施行手术，需要有额外的技术以控制出血

F

随访（follow-up）	监测口腔和牙周健康；进行定期随访评估

口腔预约时间应当尽可能缩短，应当允许患者时常改变体位以缓解关节疼痛和僵直（见框20.2）。与仰卧位相比，患者采取坐位或半仰卧位可能更加舒适。如靠枕、卷起的毛巾等物理支撑也可用于为畸形的肢体、关节或颈部提供支持[19,20]。

RA 相关最严重的并发症是与药物相关的（见表20.3）。阿司匹林和其他 NSAID 会干扰血小板功能，并引起出血时间延长；然而总地来说，除非合并出现其他出血问题，单独这种效应不具备临床意义[11,20-22]。同时应用阿司匹林和皮质类固醇的患者出血的风险更高（见第24章）。然而，这种风险并不严重，在注重技术的前提下，患者通常可以接受牙周刮治或者在小范围内谨慎进行手术（见第24章）[11,20-22]。

应用金盐、青霉胺、柳氮磺吡啶或免疫抑制剂的患者有发生骨髓移植的可能，从而导致贫血、粒细胞缺乏症和血小板减少症。如果患者近期没有进行实验室检查，应当进行全血细胞计数和白细胞分类计数检查。如结果异常，应与患者的主治医师进行沟通。接受皮质类固醇治疗的患者有发生包括肾脏抑制在内的多种副作用的风险（见表20.3）[11,20-21]。

晚期假体关节感染

接受关节置换的患者偶尔会发生人工关节的感染。伤口污染或皮肤感染（葡萄球菌）是晚期假体关节感染（late pros-thetic joint infections，LPJI）最主要的病因[23,24]。仅有少数 LPJI 病例与远处的口腔内细菌（链球菌）相关，大多数此类感染更可能来自生理上发生的菌血症或由急性或慢性感染引起的菌血症，而非有创的口腔治疗[23,24]。然而，尽管缺少证据，许多整形外科医生坚持要求所有接受口腔治疗的患者连续地预防性应用抗生素[23,24]。

美国口腔学会科学事务理事会在2012年召集了一个专家小组，制定了关于在带有假体关节的患者中进行口腔治疗时预防性应用抗生素的循证医学临床实践指南（clinical practice guideline，CPG）。这一 CPG 旨在阐明"进行口腔治疗患者预防整形植入物感染：基于循证的指南和依据报告"，并由美国矫形外科医师学会和美国口腔学会制定和发表[25]。2014年，专家组基于2012年专家组发布的综述中包含的文献搜索结果和直接证据，建立了当前的 CPG[26]。2014年，专家组确认了四组病例对照研究，认为现有最有利的证据依然无法证实口腔治疗与假体关节感染（PJI）之间存在关联[26]。专家组同时还给出了关于抗生素耐药性、药物副作用和用于预防 PJI 处方抗生素相关费用等信息。专家组给出了以下临床建议：

　　总体来说，对于带有假体关节植入体的患者，在口腔治疗前不建议预防性应用抗生素以防止假体关节感染。医生和患者应当考虑到可能的临床状况，如在口腔

治疗前不预防性应用抗生素时,可能存在明显的医疗风险以及频繁或广泛应用抗生素的风险。作为循证方法的一部分,该临床建议应与医师的专业判断和患者的偏好需求相结合[26]。

Berbari 及其同事[27]的一项重要的临床研究评估了与 PJI 相关的术前和术后因素。其中最为相关的临床因素为术后因素,尤其是关节成形术后的伤口渗出[优势比(OR),1/4 18.7;95%可信区间(CI),7.4~47.2]。其他与 PJI 相关的术后因素包括关节成形术后的伤口血肿(OR,1/4 2.5;95%CI,1.3~9.5)和术后尿路感染(OR,1/4 2.7;95%CI,1.04~7.1),由于对照组受试者中未发生 PJI,手术部位感染的 OR 无法计算。因此,进行关节成形术术后发生 PJI 风险较高的患者存在伤口渗出、感染,或是两者都有。没有相关数据证实在这类存在特殊术后情况的患者中预防性应用抗生素能否降低 PJI 发生的风险[27]。Berbari 及其同事[27]确认的其他具有明显 OR(1.8~2.2),且与口腔治疗无关的 PJI 相关因素主要为术前因素,包括既往手术史或指状关节的关节成形术,糖尿病和免疫功能损伤状态(包括 RA、目前全身应用皮质类固醇或免疫抑制药物、糖尿病、恶性肿瘤、慢性肾病史)[27]。

美国口腔协会和美国矫形外科医师学会指南 2015 摘要[26]

该工作组的研究结果连同理论基础和临床指南发表于 2015 年 1 月的美国口腔学会杂志[26]。表 20.5 总结了接受口腔治疗的假体关节携带患者的治疗建议。

表 20.5   接受口腔治疗的假体关节携带患者的处理

临床建议:

总地来说,对带有假体关节的患者,在口腔治疗前,不推荐预防性应用抗生素以预防假体关节感染

既往关节置换手术出现过并发症的患者,在接受如牙龈处理和黏膜切开等口腔治疗时,也仅在咨询患者和整形外科医师后再考虑预防性应用抗生素[*]。为评估患者的身体状况,建议在考虑作出预防性应用抗生素的决定时,进行全面的病史查询

建议的临床依据:

- 有证据表明口腔治疗与假体关节植入物感染无明显关联
- 有证据表明在口腔治疗前给予抗生素并不能预防假体关节植入物感染
- 抗生素存在潜在损害包括过敏风险、抗生素耐药和机会性感染,如艰难梭菌感染
- 对大多数患者而言,预防性应用抗生素的利小于弊
- 口腔治疗前如果决定预防性应用抗生素,应当考虑到每位患者的不同情况和倾向

[*] 如整形外科医师认为需要预防性应用抗生素,他们应当推荐适用的药物并合理地开具处方

改编自 Sollecito TP, Abt E, Lockhart PB, et al: The use of prophylactic antibiotics prior to dental procedures in patients with prosthetic joints: evidence-based clinical practice guideline for dental practitioners-a report of the American Dental Association Council on Scientific Affairs, *J Am Dent Assoc* 146(1): 11-16, 2015.

关节工作组建议总体来说,**携带假体关节的患者在进行口腔治疗前不推荐接受预防性应用抗生素**[26]。

正如任何其他建议一样,在口腔治疗前作出是否预防性应用抗生素的决定,必须考虑到某些注意事项和例外情况。这些因素包括致使患者容易发生感染的其他系统共病,或是既往或现有的假体关节感染,等等。框 20.3 列举了部分可能增加假体关节感染风险的共病状态[26]。因此,对患者的身体状况和病史进行认真详细的回顾以及向主诊医师咨询会诊是有必要的[26]。

框 20.3   携带假体关节的高危患者

免疫损害或免疫抑制患者
- 炎性关节病:风湿性关节炎;系统性红斑狼疮;疾病、药物或放疗导致的免疫抑制

其他患者
- 胰岛素依赖(1 型)糖尿病
- 关节置换术后 2 年内
- 既往假体关节感染
- 营养不良
- 血友病

文中进一步的建议为:"如整形外科医师认为需要预防性应用抗生素,他们应当推荐适用的药物并合理地开具处方……"

上述建议(包括该文章)旨在为每位口腔医生提供合理的见解和指引,以作出良好的临床判断并为每位患者选择最佳的治疗方案[26]。

框 20.4 给出了需要预防性应用时建议的抗生素治疗方案[26]。由于存在潜在的并发症风险,在全关节置换术后,最好至少延期 30 天再择期进行口腔治疗[18]。

框 20.4   建议的预防性抗生素方案

青霉素不过敏的患者:头孢氨苄、头孢拉定或阿莫西林
- 口腔治疗前 30~60 分钟 2g 口服

青霉素不过敏但无法口服用药的患者:头孢唑啉或氨苄西林
- 头孢唑啉 1g 或氨苄西林 2g,口腔治疗前 30~60 分钟肌注或静滴

青霉素过敏的患者:克林霉素
- 口腔治疗前 30~60 分钟 600mg 口服

青霉素过敏且无法口服用药的患者:克林霉素
- 口腔治疗前 30~60 分钟 600mg 静滴

调整治疗计划

治疗计划的修改是由患者身体的不便决定的。RA 是一种进展性疾病,在某些患者最终可能导致严重的畸形,从而使口腔治疗变得困难。因此,口腔医生应当勤于进行预防治疗,尽量在疾病进展前进行识别和治疗或是消除可能的隐患。

残疾患者可能在牙齿清洁方面较为困难[28]。可以推荐他们使用辅助清洁设备,例如牙线夹、牙签、冲牙器和电动牙刷等。

如果必须修复缺失牙齿,应当考虑采用活动义齿方式,这可以减少备牙所需的椅位时间,且义齿更易清洁。如果必须采用固定义齿修复,在设计时必须将易于清洁作为重要因素进行考虑[28]。

如果患者伴有明显的全身残疾或行动不便,或是由 TMJ 运动引起的关节疼痛,不建议进行长时间或复杂的治疗,如全冠或桥体等[28]。

口腔并发症和临床表现

RA 患者最为严重的口腔颌面部并发症为 TMJ 受累,可见于 45%~75% 的 RA 患者[29]。可以表现为双侧耳前区疼痛、压痛、肿胀、僵直和 TMJ 运动受限,也可以表现为单侧症状。缓解期和加重期可交替出现,同时伴有其他关节受累。疾病发展可出现纤维性或骨性强直,因此,应当尽早进行治疗[29]。在临床上,患者可以表现为髁突侧方表面压痛、关节弹响和张口受限。初期影像学改变表现为关节内炎症引起的关节间隙增宽。继而炎症改变进展为侵蚀性退行性改变,关节的形态和大小发生变化,可累及双侧髁突和关节窝[29]。

另一可能出现的口腔并发症为髁突头的破坏和髁突高度丧失导致的前牙开𬌗(图 20.4)[29]。虽然包括𬌗合导板、理疗和药物治疗等在内的保守治疗方法可能有一定效果,必要时可采用外科治疗以减轻疼痛、促进恢复或重建功能[29]。

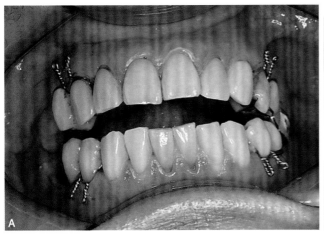
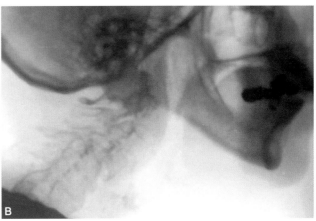

图 20.4　A,进展性 RA 患者双侧髁突吸收导致的前牙开𬌗;B,头颅侧位片显示天鹅颈畸形(引自 Quinn PD: *Color atlas of temporomandibular joint surgery*,St,Louis,1998,Mosby.)

近期的研究表明 RA 患者牙周疾病的发生率更高[30]。因此,细致的口腔清洁结合更加频繁的口腔保健将更有效地减少牙周问题的发生。RA 患者中另一种常见的并发症为重度口炎,发生于药物应用后,如金化合物、青霉胺或是免疫抑制剂[31]。口炎可能提示存在药物毒性,应当通报给内科医师。对于该症状的治疗包括考虑更换诱发药物,应用缓和型漱口水、苯海拉明或外用润肤剂如 Orabase(附录 C)[31]。

骨关节炎

定义

OA 是另一种风湿性疾病,也被称为退行性关节病,是关节炎的最常见形式。在超过 60 岁以上的人群中,几乎每人都会有不同程度的 OA[32]。大多数患者症状都并不显著;然而,在美国约有 1 700 万 OA 患者会出现疼痛。在老年人中,OA 是导致残疾的主要原因[32]。

骨关节病主要累及常用关节,如髋关节、膝关节、踝关节、脊椎关节和手关节,TMJ 也可受累。女性的发病率是男性的 2 倍;然而,男性的发病年龄更早。该病常见于中老年人,40 岁后首次发病。OA 的患病率和受累关节模式存在种族差异[33]。

病因

虽然 OA 的确切病因尚不清楚,但是关节长时间的正常磨损和撕裂被认为是疾病的诱因。然而,目前认为其他因素也较为重要。既往存在的关节结构异常、内在老化、代谢因素、遗传易感性、肥胖导致关节负荷过重,以及微创伤等,都被认为是疾病发病的诱发或促进因素[32-34]。

流行病学

据估计,美国人群中 OA 的发病率为 12%[2]。OA 的发病率随年龄而增长,女性多于男性[32]。

病理生理学与并发症

在疾病的早期,关节软骨实际上要厚于正常状态,同时含水量和蛋白多糖合成增加[32-34]。这表明软骨细胞的修复作用,可以持续数年。然而,最终关节表面变薄,蛋白多糖浓度降低,导致软骨软化。软骨进一步磨损和断裂退化为软骨下骨。暴露的骨面变得光滑和僵硬,类似于象牙(骨质象牙化)[32-34]。如果疾病受到控制或病情稳定时,部分骨面也可以再覆以软骨。在关节的非负重区,关节软骨的边缘处可形成新骨,从而生成骨赘(或骨刺），其表面通常被覆软骨，可以进一步加重畸形的程度[32-34]。

与 RA 不同的是，OA 通常预后较好，也较少出现严重并发症，这取决于受累的关节部位[32-34]。与 OA 相关的最常见的两种并发症为疼痛和行动不便。虽然 RA 病情更为严重，但是 OA 的经济学影响要比其高 30 倍，相比 RA 造成的每年 200 万工作日缺失，OA 可达 6 800 万[2,32]。OA 的一种形式被称为原发性全身性骨关节炎，特征表现为 3 处或更多的关节或关节群的受累。该病常见于女性，累及手关节、膝关节、髋关节和脊柱关节[32-34]。

临床表现

OA 的初期症状为疼痛，典型表现位于 1~2 处关节（见表 20.2）。患者描述疼痛为钝痛，伴有僵直，典型表现为晨起或静止一段时间后加重。疼痛和僵直持续通常不超过 15 分钟，运动时可闻及关节杂音或摩擦音（骨擦音）[32]。

OA 最常见的症状表现为 PIP 关节的内侧和外侧的无痛性骨性增生，被称为 Heberden 结节。此类增生发生于远端指间关节时被称为 Bouchard 结节（图 20.5）。此类关节偶尔会发生疼痛[32]，红肿现象并不常见[32]。

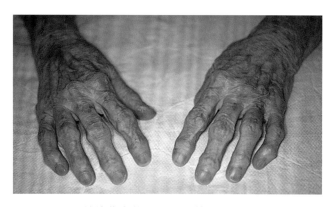

图 20.5　骨关节炎的 Heberden 结节和 Bouchard 结节（引自 Swartz MH：*Textbook of physical diagnosis：history and examination*，ed 6，Philadelphia，2010，Saunders.）

根据受累关节或关节组的部位不同，患者可以不同程度地丧失行动能力。髋关节和膝关节受累尤为棘手，也是造成残疾的常见原因[32]。

OA 的影像学表现包括关节间隙变窄，关节表面不规则和变形，以及骨赘或骨刺的形成。除此之外，也可见软骨下硬化（骨质象牙化）和关节强直。临床症状与影像学表现常常不符[32]。

实验室检查和诊断结果

OA 的实验室检查结果基本上无特异性。除了在原发性全身性病例可有轻度升高，ESR 通常为正常值[32]。

医疗管理

OA 患者的治疗以对症治疗为主，多数情况下药物治疗限于镇痛。对乙酰氨基酚通常对 OA 治疗有效，被推荐为一线药物。在对乙酰氨基酚无效时，也可用阿司匹林或 NSAID（见表 20.3）[11]。麻醉镇痛药一般仅用于短时间内的急性发作，也可考虑采用关节内激素注射。关节内激素注射可间断性应用，以缓解急性疼痛和炎症。治疗的重要方法还包括患者宣教、理疗、锻炼、控制体重和关节防护。必要时可进行包括关节置换等手术治疗改善功能或缓解疼痛。参见之前 RA 章节中关于假体关节置换的相关内容[17]。

牙科管理

口腔处理和治疗计划修订与 RA 患者基本一致（见框 20.2）。

口腔并发症和临床表现

OA 可累及 TMJ 并引起疼痛[35]，图 20.6 显示 TMJ 的骨关节改变。通常，OA 患者的 TMJ 表现为缓慢发展的单侧耳前区疼痛，经过一段时间的活动度逐渐减少后，出现疼痛和僵直[35]。大张口时可以诱发剧烈疼痛，在一天内疼痛逐渐加重[35]。相邻肌肉可出现固定和痉挛，受累关节常可闻及摩擦音。大多数病例中 TMJ 的骨关节疼痛可在 8 个月内消失。影像学改变包括关节间隙变窄、硬化、变形和骨刺形成（图 20.6）。TMJ 症状与 OA 的影像学或组织学表现之间不存在相关性[35]。

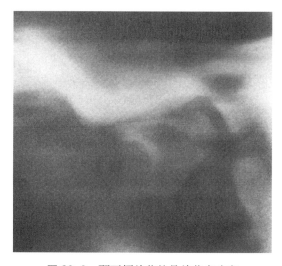

图 20.6　颞下颌关节的骨关节炎改变

TMJ 关节盘移位和 OA 之间存在关联[35]。无论是否出现脱位，大多数关节盘移位的患者都可以通过保守的可逆性手段得到有效治疗[35]。

发生于 TMJ 的 OA 的治疗方法包括对乙酰氨基酚，阿司匹林或 NSAID，肌松剂，限制下颌运动，理疗（热、冷、超声、运动管理）和减轻关节负担的口垫。对于大多数病例，保守治疗可以有效地控制症状；然而，如果疼痛或功能障碍持续加重，可能需要进行关节手术。

系统性红斑狼疮

定义

红斑狼疮（lupus erythematosus，LE）分为两型：盘状红斑狼疮(discoid lupus erythematosus,DLE)主要累及皮肤,系统性红斑狼疮(SLE)具有全身性表现,可累及多个器官。DLE 的特征表现为发生于面部、头皮或耳部的慢性红疹样薛斑。大多数DLE 患者很少有全身表现,病程更类似于良性。SLE 可累及皮肤和多个其他器官系统,病情更为严重[36,37]。本节主要讨论 SLE。

病因

　　系统性红斑狼疮是一种病因不明的免疫性疾病,疾病具有较强的家族性,在患者的一级亲属中发病率更高[36,37]。关于SLE 患者的研究表明,该病是由遗传引起的免疫异常导致的,可被内源性和外源性因素诱发。致病因素包括病原体、压力、饮食、毒素、药物和阳光毒素[36,37]。

流行病学

　　系统性红斑狼疮是一种典型的自身免疫性疾病,主要发生于育龄期的女性,女:男的发病比例为6:1～10:1。相比白人而言,该病在非裔美国人和西班牙裔中更为常见,病情也更为严重[36,37]。SLE 特征性表现是存在直接对抗一种或多种细胞核成分的抗体[抗核抗体(antinuclear antibodies,ANA)],同时伴有与一种或多种不同 ANA 存在相关的特定的疾病表现[36,38]。

病理生理学与并发症

　　在 SLE 患者中,抗体和免疫复合体的沉积引起炎症和血管病变[36,37]。循环自身抗体形成的抗原抗体复合物在多种组织和器官中广泛沉积,包括肾脏、皮肤、血管、肌肉和关节、心脏、肺部、胃肠道、淋巴结及眼部[36,37]。尽管在诊断和管理方面取得了进展,但 SLE 或其治疗所引起的并发症仍会导致较高的发病率。SLE 的并发症包括感染、冠状动脉疾病、肾和肺疾病,以及骨坏死[36,37]。

　　几项研究表明,SLE 患者的生存率已经有了显著提高,5 年生存率可达 90% 或更高,而 10 年生存率超过 80%。SLE 患者死亡的主要原因是感染并发症和与狼疮本身相关的临床症状,例如急性血管神经性疾病、肾衰竭、心血管和肺部受累[36,37]。

临床表现

　　由于 SLE 可以广泛累及多个系统,因此,在许多组织和器官中都可以观察到多种表现[36-39]。典型表现为女性患者,患有多发性关节炎,在鼻部和颊部出现蝴蝶状红色斑疹(图 20.7)。临床表现从轻到重多种多样,在很大程度上取决于病变的扩展范围和累及的器官类型[36,38]。

　　关节炎是 SLE 患者中最常见的临床表现,出现在超过 3/4 的患者中[36,38]。疾病累及小的关节并可迁移,与临床表现相比,疼痛程度不成比例。典型的脸颊蝴蝶斑可见于 1/3 的 SLE 患者,伴有躯干上部和其他外露部分皮肤斑疹的情况更为常见[36,38]。

　　在不到 1/3 的 SLE 患者中,可以出现严重的肾脏功能异常。肾衰竭是最严重的表现,提示临床预后较差[36,38]。SLE 患者可发生自身免疫性肝炎,但是并不具有传染性。然而它可能会导致肝损害(见第 10 章)[37]。

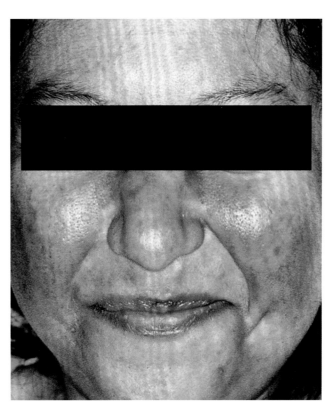

图 20.7　系统性红斑狼疮的特征性蝴蝶斑(引自 Ignatavicius D,Workman ML:*Medical surgical nursing:patient-centered collaborative care*,ed 6,St Louis,2010,Saunders.)

　　神经精神症状也较为常见,包括器质性脑综合征、精神病、癫痫、中风、行动障碍和外周性神经病,与抗磷脂抗体相关的血栓形成是中枢神经系统异常的重要原因[36,37]。

　　SLE 的肺部症状包括胸膜炎、感染、肺水肿、肺炎和肺动脉高压[36,37]。心脏受累也较为常见,包括心包炎、心肌炎、心内膜炎和冠状动脉疾病。超声心动检查可在 25% 的患者中发现心脏瓣膜异常,但很少出现严重的瓣膜功能障碍[36,37]。然而,通过尸检,在 50% 的 SLE 患者中可以发现 Libman-Sacks 心内膜炎(非细菌性疣状心内膜炎)[36,37]。约 4% 的 SLE 患者伴有心脏瓣膜异常,使得他们处于心内膜炎发病的中度风险[36,37]。然而,尚未有证据证实心内膜炎和 SLE 之间存在关联。

实验室检查和诊断结果

　　ANA 检测是 SLE 的最佳筛选实验,在 95% 的患者中均可得出阳性结果[36,37]。在其他风湿性疾病的患者中也可得到阳性结果。抗 DNA 测定——双螺旋和单螺旋——的结果在 65% ～ 80% 急性未治患者中也可有显著升高[36,37]。

　　血象异常包括溶血性贫血、白细胞减少症、淋巴细胞减少症和血小板减少症,通常伴有白细胞减少症的 SLE 患者并不反复出现感染。25% 的 SLE 患者可以罹患自身免疫性血小板减少症,且病情可能较重[36,37]。

　　另外可见多种凝血障碍,其中最常见的是狼疮抗凝血因子,该因子与部分凝血酶原时间延长有关[36,37],这提示抗磷脂抗体的存在。这类抗体有助于诊断 SLE,但不是 100% 准确,并可能导致假阳性结果。它更容易引起血栓而不是出血,如果实验室检查结果异常无改善,应进行侵入性手术。ESR 往往升高,但并不能反应病情的活动性[36,37]。在活动期肾炎可出现蛋白尿、血尿和细胞型或颗粒管型结石[36,37]。

医疗管理

SLE 患者的治疗与其他风湿性疾病的治疗手段大多相同(见表 20.3),但是需要更加关注肾脏、心脏和凝血异常[36,37]。日光照射可诱发疾病或使病情恶化,因此此 SLE 患者应当避免日光暴露。轻症患者通常应用阿司匹林和 NSAID 治疗,抗疟疾药用于治疗皮肤病,更为严重的症状可应用糖皮质激素,而细胞毒素制剂可用于对其他治疗无效的患者或作为重症患者的辅助用药[36,37]。

近来,一套特定的用于监测 SLE 患者常规临床诊疗的质量评价指标(quality indicators, QI)得以建立[39]。上述 QI 与近期成立的欧洲病防治联合会(EULAR)用于监测进行常规临床诊疗和观察性研究 SLE 患者的建议进行了整合。在常规临床诊疗中,已经开发了 11 个用于验证活性和损伤指数的质量指标,应用于如下方面:药物毒性的整体评价、伴随症状的评估、眼科评估、实验室评估、是否存在慢性病毒感染的评估、疫苗接种的证明、基线抗体测试。一套针对疾病的质量评估方案应该能够帮助医生为 SLE 患者群体提供高质量的医疗服务[39]。

牙科管理

由于 SLE 的病变表现多样,同时由疾病或其治疗引发的相关问题较多,因此,在进行口腔治疗前建议向患者的主诊医师进行咨询(框 20.5)。与 RA 一样,SLE 患者的药物选择和对副作用的考量应当放在首要位置。表 20.3 中列出了与药物应用相关的牙科和口腔注意事项[6,37]。白细胞减少症在 SLE 患者中较为常见,但通常并不会引起显著的感染增加;然而,如果与糖皮质激素或者细胞毒性药物联合应用,感染概率将会上升[36,37]。因此,如果白细胞减少症的患者正在服用糖皮质激素或者细胞毒性药物,应当在进行牙周治疗和口腔手术时考虑预防性应用抗生素。服用糖皮质激素的患者还可能出现明显的肾上腺素抑制而需要进行补充,尤其是在进行手术治疗或者极度焦虑的情况下(见第 15 章)[6,37]。

在某些 SLE 患者中,由血小板减少症引起的异常出血是一种潜在风险[40]。因此,需要进行血小板计数和 PPT 的检测。如果血小板计数低于 50 000/ml,提示血小板活性低下且存在潜在的出血风险。出现其他的异常现象,应当与主诊医师进行会诊。例如,与狼疮凝血因子相关的 PTT 延长并不是出血增加的危险因素[36,37]。

25%~50% 的 SLE 患者可发生心脏瓣膜异常,而通常没有临床症状;此类患者存在由生理性菌血症引起细菌性心内膜炎的潜在风险。美国心脏协会 2007 年关于预防心内膜炎的指南并不推荐有心脏瓣膜疾病的 SLE 患者接受有创口腔治疗时预防性应用抗生素。最后,SLE 相关肾衰竭的患者存在影响药物代谢、血液疾病和感染的风险(见第 12 章)。

框 20.5 系统性红斑狼疮患者口腔治疗的要点

1. 与主治医生会诊
   a. 患者状况和稳定性
   b. 全身表现的范围(如肾脏、心脏)
   c. 血象情况:CBC 分类、PT、PTT
   d. 药物应用情况
2. 药物相关注意事项
   a. 阿司匹林和 NSAID:出血可能会增加,但是通常不具有临床意义;如果患者同时服用糖皮质激素,出血会增多
   b. 金盐类药物、抗疟疾药物、青霉胺和细胞毒素药物可能会引起白细胞减少症和血小板减少症;还可能出现重度口腔炎——应对症治疗
   c. 糖皮质激素可能引起肾上腺抑制
3. 血液学注意事项
   a. 糖皮质激素和细胞阻性药物引起的白细胞减少症可能使患者易发生感染;因此在外科治疗时,应当考虑术后应用抗生素
   b. 血小板计数<50 000/μl 可能引起严重的出血,应当向主治医生咨询
   c. 与狼疮凝血因子相关的 PPT 延长通常不会导致出血增加,手术可以进行
4. 感染性心内膜炎是一种潜在风险——美国心脏协会并不推荐预防性应用抗生素

CBC:全血细胞计数;NSAID:非甾体类抗炎药;PT:凝血酶原时间;PTT:部分凝血酶原时间

治疗计划决策

并不需要对特定的口腔治疗计划进行修订。然而,需要考虑到与关节炎和肌肉疼痛相关的行动不便的情况。此外,有可能出现如肾损害等的全身性并发症和如心律不齐和瓣膜缺损等心脏问题。对于 SLE 患者,维护良好的口腔卫生是至关重要的。

口腔并发症和临床表现

据报道,SLE 患者唇和黏膜口腔病变的发生率为 5%~25%[41]。此类病变的表现无特异性,可为伴有白色斑点的红斑或向四周放射的线状病损;也可以表现为疼痛性溃疡(图 20.8)。多数情况下病变与扁平苔藓或白斑类似,发生于唇部的病变表现为银色的鳞状边缘,与皮肤病变相似。皮肤和唇部病变常在日光照射后更为明显。病变的治疗以对症治疗为主,应避免进一步的日光照射(见附录 C)[41]。SLE 其他的口腔表现包括口干和唾液减少、味觉障碍和舌痛。口腔医师应当对与 SLE 患者治疗药物相关的口腔病变和症状加重保持警惕,因为这往往提示出现了药物毒性[42]。

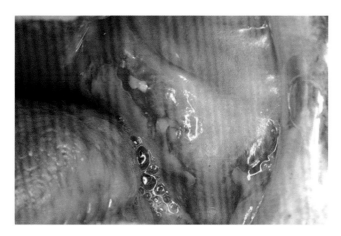

图 20.8　SLE 患者颊黏膜发生的溃疡（引自 Neville BW，Damm D，Allen C，et al：*Oral and maxillofacial pathology*，ed 3，St. Louis，2009，Saunders.）

干燥综合征

定义

干燥综合征（SS）是众多风湿性疾病分类中的一种自身免疫复合疾病，可引起外分泌功能障碍，影响唾液腺和泪腺。SS 的特征性临床表现为三联症状：角结膜干燥症、口干症和结缔组织病（通常为 RA）[40,43]。SS 可分为两种类型：原发性 SS 和继发性 SS。原发性 SS（SS-1）临床表现为原发性眼部并发症——角结膜干燥症；在口腔内表现为不同程度的唾液腺功能障碍（口干症）。继发性 SS（SS-2）表现为在患有明确诊断的系统性结缔组织病同时，伴有角结膜干燥症或口干症[40,43]。SS 中最常见的结缔组织病为 RA；其他相关的炎症性疾病还包括 SLE、原发性胆汁性肝硬化、FM、混合型结体组织病、多肌炎、雷诺综合征和其他几种病变[40,43]。

流行病学

据估计，成年人群中 SS 的发病率约为 2.7%[44]。在美国，SS 的发病人数预计超过 250 万，目前 SS 已经成为第二高发的风湿性疾病[44]。SS 是由一位瑞典的眼科医生命名的，几乎在世界各国都有报道，虽然缺乏准确的数据，疾病的地理学分布相对一致。SS 主要发生于女性——超过 90% 的患者为女性患者[40,42-45]。

干燥综合征典型的发病年龄在 40~50 岁，虽然疾病可在数年内渐进性发展，但通常不易被察觉。因此，某些患者可能在实际诊断出疾病之前已经发病，儿童中孤立 SS 病例也有报道[40,42,43]。

病因

与其他多种自身免疫风湿性疾病类似，虽然几种相关因素已被确定，SS 的确切病因尚不明确。某种理论认为该病是由于 EB 病毒（EBV）感染的并发症引起的[45]。感染 EBV 或病毒再激活后可以诱发人淋巴细胞抗原复合体（HLA）的表达；进而被

T 淋巴细胞（CD4⁺）识别而导致细胞因子［TNF、IL-2、干扰素 γ（IFN-γ）等］的释放[46]。现有证据表明，先天性和后天性的基因突变与 SS 的发病相关[46]。慢性炎症、淋巴细胞浸润和最终外分泌腺组织破坏相继发生[44,45]。

病理生理学与并发症

干燥综合征是一种慢性进展性自身免疫疾病，其特征性表现为外分泌腺疾病和全身性淋巴组织增生，最先累及唾液腺和泪腺[40,43]。系统性症状可以累及胰腺、胆道和肺。基因标记物 *HLA-DR4* 证实与 SS 特异性相关[43,44]，干扰素通路的激活在 SS 中起到重要作用[45]。

唇腺组织活检被公认为是 SS 明确诊断的"金标准"[43,44]。小唾液腺的典型组织病理学特征包括两型淋巴结腺病（发生于小唾液腺的局灶性淋巴细胞性涎腺炎或两型淋巴上皮性病变）[43,44]。这类良性淋巴结腺病可以表现为腮腺肥大，尤其是在原发性 SS 的患者中。小叶内导管丛增生而取代腺泡上皮实质，病变最初由 CD4⁺T 细胞组成，随后加入多克隆 B 细胞和浆细胞。在淋巴细胞浸润灶中，约 75% 为 T 细胞，而 5%~10% 为 B 细胞。随着炎症进展，腺体纤维化并萎缩，唾液分泌逐渐减少[43,44]。

约 5% 的 SS 患者可发展为淋巴瘤[47,48]。这种情况主要发生于伴有慢性腮腺增生的 SS-1 患者；应注意患者是否罹患其他恶性肿瘤，或接受过放疗或化疗（相关风险可能升高 100 倍）（见第 23 章）[43,44]。与淋巴瘤相关的临床表现（见第 23 章）包括贫血、冷球蛋白血症、淋巴细胞减少症、皮肤血管炎和外周神经疾病。淋巴结病较为常见（86%），伴有颈部和腋下淋巴结肿大[43,44]。有证据表明淋巴瘤恶变最初发生于唾液腺，而唇部小唾液腺组织中出现的 B 细胞单克隆与恶变进程密切相关[49]。

SS 患者中最常见的淋巴瘤类型累及黏膜相关淋巴组织；70% 的病例为低度恶性的非侵袭性淋巴瘤，而 15% 的病例为高度恶性的淋巴细胞类型。IL-6 和 TNF-α 与正在发生淋巴瘤恶变的病变相关[49]。

临床表现

干燥综合征的特征性表现为眼干、唾液减少和腮腺增大。持续性口干的继发症状包括口角干裂、味觉障碍、继发感染和龋坏明显增加（表 20.6）[43,44]。

唾液腺功能障碍和唾液分泌减少

正常数量和构成的唾液富含多种有效成分，具有较强的抗菌能力、抗酸蚀能力、润滑作用，以及维护菌群平衡能力。唾液中含有将近 60 种重要的保护成分，包括免疫球蛋白、电解质、缓冲剂、抗菌酶、消化酶及其他成分，所有这些成分普遍有助于唾液，成为维护口腔健康和稳定必不可少的因素[43,44]。显而易见，如同在 SS 患者中一样，如果唾液数量减少或成分发生变化，都可能引起口腔软硬组织的破坏[43,44]。

SS 患者对于某些特定食物的味道、耐受性和吞咽都有困难[50]。因此，这类患者从膳食中获取的某类营养成分可能不足[51]。

表 20.6 干燥综合征的临床表现*	
临床表现	发生率(患者的百分比)/%
嘴唇干裂或口角炎	75
舌炎	60
黏膜炎	30
舌痛	45
味觉障碍	75
吞咽困难	45
念珠菌感染	75
龋齿	100
牙周炎	60~100

* 来自明尼苏达州立大学口干症中心对于 62 例干燥综合征患者的连续观察

数据来自 Rhodus NL: Xerostomia and glossodynia in patients with autoimmune disorders, *Ear Nose Throat J* 68:791-794, 1989 and Rhodus NL, Colby S Moller K, Bereuter J: Quantitative assessment of dysphagia in patients with primary and secondary Sjögren's syndrome, *Oral Surg Oral Med Oral Pathol Oral Radiol Endod* 79:305-310, 1995.

唾液中含有多种有益成分,其中富含的蛋白质可以有效抵抗真菌感染;因此,在宿主对念珠菌等真菌感染的防护中起到重要作用。因此,在 SS 患者中,随着唾液流率的降低,念珠菌感染变得非常常见[52]。同时还有研究表明,SS 患者牙周疾病的发病率更高,尤其是临床附着的丧失[53]。

实验室检查和诊断结果

虽然对于唾液分泌、组织病理学改变和血清学炎症标志物的主要诊断类别有专门的实验室检测(框 20.6),但是关于 SS 精确的诊断标准尚存在争议。关于 SS 诊断,已发表的几种有价值的诊断标准(如 ACR)之间只有少许不同。常见的特征和变化总结于框 20.6 中[44,47,48]。

框 20.6 干燥综合征的诊断标准	
必须符合 6 项标准中的 4 项;必须进行唇腺活检或血清学检查	
眼部症状(1:3)	眼部体征(1:2)
日常眼干超过 3 个月 沙砾感 人工泪液使用次数(>3 次/d)	Schirmer 试验阳性(<5mm/5min) 角膜孟加拉红染色(>4vBs)
口腔症状(1:3)	口腔体征:唾液功能(1:3)

日常口干超过 3 个月
唾液腺肿大
进食时需饮水
唇腺组织学检查
    病灶活检>1/4mm
    单个区域超过 50 个
    单核细胞
	同位素检查阳性
	唾液腺造影阳性
	WUSF<1.5ml/15min(0.1ml/min)
	自身抗体(1:2)
	SS-Ro 抗体阳性
	SS-La 抗体阳性

vBs:眼部的 von Blisterberg 评分;WUSF:静息全唾液流率

SS 患者中最常见(80%)的实验室检查异常为高丙种球蛋白血症。B 淋巴细胞的高活性可以上调 RF 抗体、ANA 以及抗器官特异性抗原抗体,如唾液腺导管上皮或甲状腺组织[44,47,48]。ANA 构成两种抗体:SS-A(Ro)存在于近 70% 的 SS-1 患者和 15%~90% 的 SS-2 患者中;SS-B(La)存在于约 50% 的 SS-1 患者和 5%~30% 的 SS-2 患者中[44,47,48,54]。其他自身免疫性疾病中也可以检测到 ANA。SS 患者还可能出现 ESR 加快、重度贫血(≈25%)和白细胞减少症(≈10%)。框 20.6 总结了可用于诊断 SS 的实验室检查[44,47,48,54]。

唾液流率测定

唾液流率测定作为一项初筛手段,对于诊断 SS 相关的唾液减少和评估 SS 的严重程度是有帮助的。为达到诊断效果,唾液流率测定必须收集至少 15 分钟的唾液(通常大于 15 分钟)[44,54]。

牙科管理

由于目前尚无已知可治愈的方法,传统上 SS 患者的治疗以缓解症状和预防发展为主。治疗的主要目的是缓解初发的干燥症状(口腔和眼部)和继发的烧灼感和不适。其次要恢复和维持正常的口腔平衡环境[43,44]。

关于 SS 口腔成分的相关治疗可以分为以下三个主要类型:

1. 通过刺激或替代品给予保湿和润滑
2. 治疗继发的黏膜症状(如黏膜炎或念珠菌病)
3. 预防口腔疾病,定期维护和全身支持(如营养支持)[43,44]

表 20.7 和附录 C 列出了上述治疗措施。

保湿和润滑

应当建议 SS 患者多饮水(每天 8~10 杯),并避免咖啡等利尿剂、吸烟和酒精饮料。显然某些药物(>400 种)可以导致和加重口干,因此,如果可能的话,应停用或调整用药。对患者用药的任何调整都需要与主治医师进行协商。虽然唾液替代品、口腔保湿剂和人工唾液可能部分缓解 SS 患者的口干症状,但总体来说并不足够。其中大部分的主要成分为羧甲基纤维素或羟乙基纤维素,对于大部分患者来说都存在效力过强或不足的问题。这些制剂疗效维持的时间都非常短暂,仅比水的缓解效果稍好一些。时至今日,这些唾液的模拟产品看来对 SS 患者带来的益处有限[43,44]。另一方面,通过药理刺激唾液分泌较为有效。盐酸毛果芸香碱(Salagen)和盐酸西维美林(Evoxac)可以有效治疗伴有唾液减少症状和体征的 SS 患者[43,44]。

全身应用毛果芸香碱或西维美林仅能有效刺激唾液腺腺泡组织并维持其功能。因此,上述药物对于大部分腺泡组织已经丧失了液体分泌功能的 SS 患者作用有限[43,44]。

其他的促唾液分泌药物,如氯贝胆碱、溴己新和茴三硫也被证实可以增加唾液流率,但是均未获美国食品药品管理局批准。

口腔并发症和临床表现

SS 和口干症最显著口腔并发症之一是急剧升高的龋齿发生率[44,54,55]。对于伴有口干症状的 SS 患者的建议如下：所有患者每天都应局部应用氟化物。虽然没有研究结果表明提高唾液流率可以预防龋齿，但是，口腔健康组织普遍认为增加唾液可以有助于减少龋齿的发生，因此，应当考虑通过味觉、咀嚼或药物刺激增加唾液。可考虑将使用氯己定局部涂布剂、凝胶或漱口液，也可考虑应用非氟化物再矿化剂作为辅助治疗方法[55]。

除了口腔干燥之外，舌痛（灼舌）是与 SS 相关最常见的口腔症状。通常舌体乳头减少并开裂，形成阴囊样外观（图 20.9）[43,44]。舌背上皮经常发生萎缩或缺损而呈红斑状，有继发感染的可能。疼痛和烧灼感可以自发出现，也可以被酸和辣味食物所激发，例如含有维生素 C 和醋酸的食物。SS 患者中常发生舌的白色念珠菌感染（高达 83%）[52]。不仅急性的念珠菌感染需要治疗，而且必须采取某些维持性治疗手段以预防真菌感染的复发。随着唾液减少对口腔环境不利影响的发展，将出现口腔感染的反复发作和持续性恶化[52]。因此需要进行临床的追踪随访和某些阶段性维护治疗。总地来说，口腔黏膜病变如果单独出现，需要进行治疗（即应用抗真菌药物和局部抗炎药物以及根据适应证需要应用糖皮质激素、镇痛药或麻醉药）（见表 20.5）[43,44]。

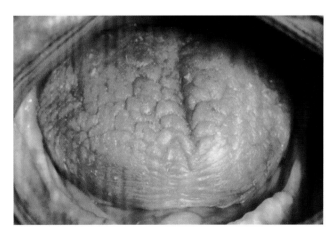

图 20.9　干燥综合征患者干燥开裂的舌体（引自 Neville BW，Damm D Allen C，et al：*Oral and maxillofacial pathology*，ed 3，St. Louis，2009，Saunders. ）

预防和维护

SS 患者用于保护口腔环境的唾液数量不足于正常值的 5%[47,48]。因此龋齿和釉质丧失的风险急剧升高，在牙颈部釉质交界处的风险尤其高。采用微细颗粒的含氟清洁剂和冲洗设备进行细致的口腔清洁极其重要[43,44]。在干燥的口腔环境中，应该尽可能地减少对于牙齿表面的磨损，缩短口腔清洁维护的复诊间隔同样非常重要[43,44]。

为了预防龋齿的快速进展，必须通过直接涂布或个性化托盘的方式定期应用浓缩氟化物进行治疗（见表 20.5）[44,54,55]。

表 20.7　唾液功能障碍的治疗[*]

常用方法	特定药物或方法
保湿和润滑（根据需要持续进行）[*†]	
饮水	Oasis，Salivart（或其他人工唾液）
食用无糖糖果或口香糖	2% 盐酸毛果芸香碱（5mg，3 次/d）或盐酸西维美林（Evoxac），30mg 胶囊，3 次/d
戒酒	羟甲基纤维素钠，0.5% 溶液
戒烟	
戒除咖啡、茶及其他含咖啡因的饮料	
软组织病变和疼痛（治疗并维持）	
Oasis，Salivart（或其他人工唾液），或口腔保湿剂（尤其在夜间）	苯海拉明+抗酸剂+抗霉菌素[‡]（可选用硫糖铝酏剂）（急性病变可选用利多卡因）地塞米松，0.5mg/ml 酏剂[§]（用于急性病变）氟羟泼尼松龙，0.1%（凝胶）（用于急性病变）HCA 凝胶（用于急性病变）Mycelex 60mg 片剂（用于念珠菌感染）Mycolog Ⅱ药膏（唇、舌）
预防龋坏和牙周病（持续进行）	
全面口腔检查	Biotene 牙膏（中性氟化钠，1.0%）
避免酸性食物	Prevident，5 000ppm[¶]
定期口腔检查和复诊	Peridex（氯己定，可选）
碳酸氢钠漱口液（可选）	Waterpik

[*] 根据诊断进行针对性治疗

[†] 生产商：Oral Balance，Laclede Pharmaceutical；Salagen，MGI Pharmaceuticals；Mouthkote，Parnell Pharmaceuticals；Optimoist，Colgate-Hoyt；Salivart，Gebauer；Biotene，Laclede Pharmaceuticals；Benadryl，Parke-Davis；Maalox，Novartis Pharmaceuticals；Carafate，Hoechst，Marion，Roussel Pharmaceuticals；Decadron，Merck & Co. Pharmaceuticals；Orabase，Colgate-Palmolive；Mycelex，ALZA Prevident，Colgate-Hoyte；Peridex，Procter & Gamble；Waterpik，Teledyne.

[‡] 苯海拉明 25mg/10ml+抗酸剂 64ml+抗霉菌素 100 000IU/ml = 16ml

[§] 地塞米松酏剂，0.5%/5ml，配药 100ml；5ml，3 次/d

[¶] 1.0% Prevident 中性氟化钠，2 次/d

改编自 Rhodus NL：Diagnosis and treatment of Sjögren's syndrome，*Quintessence Int* 30：689-699，1999.

银屑病性关节炎

定义

银屑病性关节炎是一种与感染性皮肤疾病银屑病相关的炎症性关节炎。虽然大部分患者都有已经诊断的皮肤病,但是某些患者(尤其是儿童)在皮肤疾病出现之前已经发生关节炎。虽然银屑病的程度与关节炎的发展并无明显关联,但是具有 RA 家族史的患者发生 PsA 的风险会增加[56]。

流行病学

在美国人群中银屑病性关节炎的发病率为 0.1% ~ 1.0%[35]。5%~7%的银屑病患者可发展为 PsA[56]。发病年龄位于 30~55 岁之间,女性和男性的发病比例相同,银屑病脊柱炎的男性发病率稍高[56]。

病理生理学与并发症

PsA 的相关基因较为复杂。银屑病本身与 HLA-B13、HLA-B16、HLA-B17 和 HLA-Cw6 相关。相比之下,骶髂关节炎和脊柱炎与 HLA-B39 和 HLA-B27 相关[56,57]。虽然某些研究者推测该病的进程可能为 RA 对表皮细菌的反应,但是在 PsA 中尚未发现相关病原体[56,57]。对比 PsA 滑膜炎与其他 SpA 的组织病理表现,可发现其缺乏局部免疫球蛋白产物,且与 RA 中的 RF 具有不同特征[56,57]。在 PsA 中可能出现进展性骨质溶解、纤维性关节强直和异位新骨形成。正如之前提及的,在某些患者中人免疫缺陷病毒(HIV)和 PsA 同时存在可使病变发展至关节破坏的恶化进程[56,57]。

银屑病性关节炎具有多种临床表现和疾病进程,但是已经明确了其中的几种临床模式。各个临床亚型之间互有交叉,且随时间而变化。最常见的类型可见于 30% ~ 50% 的患者中,表现为可以同时累及大小关节的非对称性少关节炎[56,57],10% ~ 15%的患者中发生的第二类亚型可选择性的累及远端指间关节。上述改变与甲营养不良有较强关联,其特征性表现为甲剥离、甲下角化病、凹陷和油滴状染色(图 20.10)[56,57]。第三种类型(15%~30%的患者)具有与 RA 在多方面相似的对称性多关节炎,除了缺乏风湿性结节和 RF。第四类亚型为银屑病脊柱炎,可见于 20% 的患者中,此类患者中 50% HLA-B27 为阳性[56,57]。

最后,残毁性关节炎(5%的患者)是一种侵袭性破坏性关节炎,可以累及大小关节。该病可以导致明显的残疾和严重的行为障碍,图 20.10 显示了银屑病患者的指甲凹陷。与皮肤病累及的甲板相比,这类凹陷更为分散和规整[56,57]。PsA 的影像学表现包括软组织肿胀(尤其在指炎的病例中)、骨质破坏和骨膜炎。轴向受累可导致不对称性骶髂关节炎,并伴有肥厚、不对称且无边界的韧带骨赘。远端指间关节受累或残毁性关节炎的患者中可见典型的"杯中笔"状畸形。少数患者中可以出现肢端骨质溶解,提示疾病进展到侵蚀性阶段[56,57]。

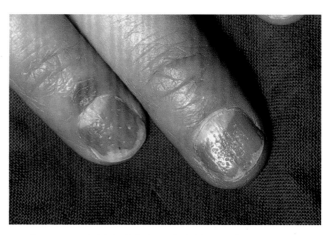

图 20.10　银屑病关节炎患者的指甲凹陷(引自 Goldman L, Ausiello D, editors: *Cecil textbook of medicine*, ed 23, Philadelphia, 2008, Saunders.)

医疗管理

阿贝西普是一种改良型抗体,可以通过与 CD80 和 CD86 竞争性结合而选择性地抑制 T 细胞活性,并且可以降低血清中与 PsA 发病机制相关的细胞因子和炎性蛋白的水平[58]。在 RA 和青少年特发性关节炎中 T 细胞与疾病的发病过程相关,阿贝西普已被批准用于治疗此类慢性炎症疾病[58]。依那西普(Enbrel)也可用于治疗。

牙科管理

关于 PsA 的口腔处理和治疗计划修订与 RA 的处理非常类似,已在框 20.2 进行了总结。不同之处在于可能会有皮肤受累,同时可以选择或联合应用免疫抑制药物。因此,口腔医师必须对疾病的严重程度和患者病情的治疗进行认真评估。

巨细胞性动脉炎

定义

巨细胞动脉炎是一种系统性血管炎,可累及中等直径和大动脉,最常见于颈动脉的颅外分支,尤其是颞动脉[59]。GAC(颞动脉炎)是血管炎最常见的形式。此种炎性疾病更易发生于女性(正如多数自身免疫性疾病一样),几乎仅发生于 50 岁以上,平均年龄为 72 岁[59]。GCA 的组织学特征为 T 细胞和巨噬细胞穿透动脉管壁形成的单核细胞浸润(图 20.11)。大约 50% ~ 60%的 GCA 患者同时患有风湿性多肌痛[59,60]。由于血管腔狭窄的闭塞性,GCA 患者中常可见头痛、失明、短暂性脑缺血发作及其他中风症状等并发症[59]。

GCA 的症状和体征(框 20.7)包括多汗、发热、不适、厌食、头痛和头皮压痛、肌肉疼痛(包括咀嚼肌)和关节疼痛。显然,上述表现与颞下颌关节紊乱病(temporomandibular disorders, TMD)和颌面部疼痛疾病极为相似[59]。

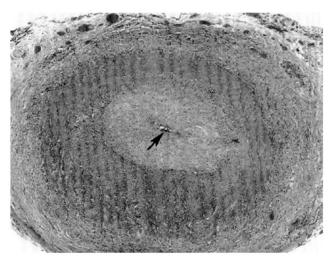

图 20.11　巨细胞性动脉炎（GCA）的组织学表现。GCA 累及的颞动脉典型表现包括管壁全层单核细胞炎性浸润、内外弹力层的破坏和内膜同心性增生（引自 Albert DM, Robinson P, Nelson D, et al: *Albert & Jakobiec's principle & practice of ophthalmology*, ed 3, Edinburgh, 2008, Saunders.）

**框 20.7　巨细胞性动脉炎的症状和体征*

常见的症状和体征
- 多汗
- 发热
- 全身不适
- 颌骨疼痛（间断性或咀嚼时）
- 厌食
- 肌肉疼痛
- 一侧或后部的搏动性头痛
- 头皮敏感、压痛
- 视力困难
- 视物模糊
- 复视
- 视力下降（一侧眼睛失明）
- 虚弱、极度疲惫
- 体重下降（>总体重的 5%）

其他少见症状和体征
- 牙龈出血
- 面部疼痛
- 听力丧失
- 关节僵直
- 关节疼痛
- 口腔溃疡

---

* 约 40% 的患者会有其他非特征性症状，例如呼吸系统症状（最常见的为干咳）或疲惫，或多个部位疼痛，眼肌麻痹偶可发生。持续性发热可能为唯一症状

图 20.11 显示了 GCA 的组织学表现。GCA 累及的颞动脉典型表现包括管壁全层单核细胞炎性浸润、内外弹力层的破坏和内膜同心性增生[59]。

GCA 缺乏特异性实验室检查。典型患者可以表现为 ESR 和 CRP 升高，但是结果并不具备特异性。血管造影（特别是磁共振血管成像）有助于作出诊断[59]。

治疗

GCA 常用糖皮质激素进行治疗。初期可用泼尼松（60mg/d）进行治疗。在免疫反应减退且症状消失后，泼尼松的用量可按每周 10% 递减。然而如果症状再次出现，则需要重新开始治疗。阿司匹林作为辅助治疗也较为有效，其治疗的基本原理在于减少血管内的阻塞症状[59]。

牙科管理

从口腔角度看，几种原因使得 GCA 较为重要。GCA 的主要表现为颞部疼痛和颌跛行[59,60]。此外，GCA 的颌面部表现可以导致将其误诊为 TMD。在了解相关症状和体征的基础上，GCA 应当包括在老年人颌面部疼痛的鉴别诊断中，包括咀嚼及疼痛、硬性"末端感觉"范围受限和颞区头痛[59,60]。早期诊断和治疗对于避免发生严重并发症至关重要。

莱姆病

定义

莱姆病是一种有蜱传播的螺旋菌伯氏疏螺旋体引起的多系统炎症性疾病[61]。该疾病于 1975 年在美国康涅狄格州的莱姆地区附近暴发期间首次被确认为一种炎症性疾病，据推测为 JRA。莱姆病的典型表现为特征性的黄斑皮疹（游走性红斑），发生于蜱（达米尼硬蜱）叮咬后 1 个月之内。随后可能出现神经、关节和心脏等方面的多种不同表现[61,62]。

流行病学

莱姆病在北美、欧洲和亚洲都有报道。在美国全部莱姆病例中的 90% 病例仅发生于八个州内（纽约州、康涅狄格州、宾夕法尼亚州、马萨诸塞州、罗德岛州、新泽西州、威斯康星州和明尼苏达州）。感染人群中微生物和免疫遗传学方面的差异可能是莱姆病不同临床表现的原因[2,61-62]。

病理生理学与并发症

伯氏螺旋体如何确切的引起莱姆病目前尚未明确。在莱姆病患者中，血管炎与周围神经病变有关，而在患者的脑膜和滑膜中可发现类似闭塞性动脉内膜炎的血管病变[61,62]。

莱姆病的临床表现可分为三个阶段：早期局限性、早期播散性和晚期病变。诊断为莱姆病的患者可能直到病变晚期才可被确诊。早期局限性病变包括游走性红斑和相关症状，50%～80% 的感染患者在蜱叮咬 1 个月之内出现游走性红斑[61,62]。仅约 30% 的患者可以回忆起曾受过蜱叮咬，游走性红斑的典型表现为"标靶"样或"牛眼"样病变，典型发病部位为腋下和腰线附近，这是因为蜱喜欢人体温暖潮湿的区域（图 20.12）[61,62]。虽

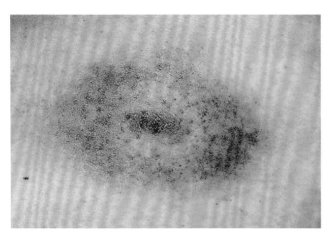

图 20.12   莱姆病的典型游走性红斑病变(引自 Swartz M: *Textbook of physical diagnosis*, ed 6, St. Louis, 2010, Saunders.)

然病变可以出现瘙痒、烧灼感或疼痛,但是多数情况下没有临床症状。典型的病变可在数天内出现扩散和增大,从而形成多发病损或皮疹[61,62]。患者也可能出现急性病毒血症样综合征,伴有发热、恶心、肌痛、疲惫、头痛和关节痛。

临床表现的第二阶段为早期播散性疾病,可以发生在蜱叮咬后的数天到数月内,之前有可能并不出现游走性红斑。该阶段的最初临床表现为心脏和神经系统症状[61,62]。如果未经治疗,约8%感染莱姆病的患者会出现某些心脏症状,包括心肌梗死和心肌心包炎[61,62]。在大多数病例中,即使未经抗生素治疗,心脏炎症也会自行消退。未经治疗的莱姆病患者中约10%会出现神经损害,主要症状包括淋巴细胞性脑膜炎、脑神经麻痹(特别是面神经)和神经根神经炎。晚期疾病阶段可发生于感染后的数月或数年,并且有可能不出现早期表现,该阶段的主要表现为肌肉骨骼系统症状。大约50%的莱姆病患者中,最初描述的移行性多关节炎发作与"青少年关节炎"相似[61,62]。膝关节的慢性炎症较为常见,伴有骨和软骨的破坏。慢性炎性关节疾病可以持续5~8年[61,62]。

莱姆病晚期的神经系统表现被称为三级螺旋体病,包括脑病、神经认知障碍和外周性神经疾病。症状比较轻微,可能被认为是由于认知、情绪和睡眠失调引发的头痛和疲惫。神经心理学检测有助于明确诊断,莱姆病患者中常可见 FM[61,62]。

实验室检查和诊断结果

虽然莱姆病的诊断以临床表现为主,血清学检查(抗病原体抗体)也非常重要和必要[61,62]。现有的手段通过结合酶联免疫吸附测定结果和蛋白印迹分析法以明确诊断[51]。许多其他疾病(如 EBV 感染、SLE、感染性心内膜炎等)可与莱姆病有类似表现,因此应当进行实验室检测以获取明确诊断。在感染发生少于6周时期内可能检测不到抗体反应,而基于症状给予的早期抗生素治疗有可能导致感染患者的血清学结果为阴性。大多数晚期患者血清学检查结果呈强阳性[61,62]。

医疗管理

抗生素治疗对于伯氏螺旋体感染患者有效。在莱姆病症

出现早期尽快给予抗生素治疗通常可有效预防疾病进展到晚期阶段。对于早期感染,首次治疗可口服多西环素,100mg,每天2次,持续3~4周[61,62]。也可选用四环素或阿莫西林(250~500mg,每天4次)作为替换药物。对于晚期播散阶段的莱姆病患者和孕妇通常通过静脉输注抗生素。某些关节炎患者对于抗生素治疗有耐药性,这类患者可以给予关节内注射皮质类固醇或羟化氯喹。神经损害的治疗较为棘手,且恢复过程较为缓慢[61,62]。

牙科管理

关于莱姆病,主要的口腔注意事项是在缺乏明确病情的情况下明确异常症状的诊断[61,62]。疲惫、不适、关节痛、神经炎或神经痛,包括面瘫等症状都提示可能患有莱姆病,需要进行转诊进行正确的医疗诊断。大量病例报道均描述了由莱姆病引起的面神经麻痹与贝尔面瘫的症状极为相似[61,62]。此种面瘫症状的出现可与其他神经损伤相关或是独立存在。腮腺受累(急性腮腺炎)亦有报道,除面神经麻痹之外,莱姆病患者中也有关于面部和口腔神经痛和 TMJ 症状的报道[61,62]。

纤维肌痛

定义

纤维肌痛是美国人慢性疼痛的常见原因。包括头颈部疼痛、背部和肢体疼痛等多种其他可能原因均可引起广泛疼痛,因此 FM 的诊断通常较为困难,需要花费较长时间。慢性(数年)弥漫性(肌肉)疼痛同时伴有疲惫、睡眠障碍和神经疾病(或其他神经性症状)都是 FM 的主要症状[2,63]。

流行病学和临床表现

纤维肌痛在人群中的发病率接近4%,好发于女性。ACR 在1990年修订了 FM 的诊断分类标准,详见于图 20.13[2,63]。图中的点代表特定的"压痛点"。为达到诊断标准,患者必须在身体的全部四个象限都出现慢性(超过3个月)弥漫性疼痛,并且18个压痛点中11个以上必须在仅用4kg压力时出现疼痛[2,63]。框 20.8 列出了 FM 的症状和体征。

框 20.8   纤维肌痛的症状
• 身体疼痛
• 面部肌肉慢性疼痛
• 疲惫
• 肠激惹综合征
• 记忆和认知困难
• 多发压痛区域(肌肉和关节疼痛),发生于颈后部、肩部、胸骨、下背部、臀部、胫骨、踝部、膝部
• 麻木和刺痛
• 心悸
• 运动耐力下降
• 睡眠失调
• 紧张或偏头痛

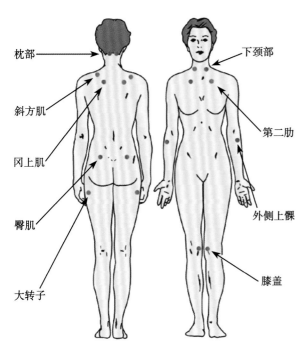

枕部

斜方肌

冈上肌

臀肌

大转子

下颈部

第二肋

外侧上髁

膝盖

图 20.13　美国风湿病学会将纤维肌痛定义为 18 个解剖部位中的 11 个点出现持续性压痛（重绘自 Freundlich B，Leventhal L：The fibromyalgia syndrome. In Schumacher HR Jr, et al, editors：*Primer on the rheumatic diseases*, ed 11, Atlanta, 1997, Arthritis Foundation. Reprinted with permission from The Arthritis Foundation, 1330 W. Peachtree St., Atlanta, GA 30309.）

医疗管理

对 FM 的有效治疗需要详细分析患者的生物心理社会学因素，包括疲惫、睡眠、疼痛、心理压力等等。杂环类抗抑郁剂可用于治疗中枢敏化，例如阿米替林、曲唑酮或去甲替林。高选择性 5-羟色胺再摄取抑制剂，如氟西汀，可适度缓解 FM 患者的疼痛。抗痉挛药物如加巴喷丁、托吡酯或普瑞巴林均有效，目前更为常见的用于 FM 患者的治疗。阿片类药物也较常用于 FM 患者的治疗，但是尚缺乏长期试验结果，因此不作为治疗的首选药物[2,6,63]。

牙科管理

FM 主要的不适为肌肉疼痛[63,64]。根据受累肌肉的部位不同，患者在牙椅上取仰卧位时可能会感到不舒适。因此，如同 RA 和 OA 治疗时一样，应当考虑为患者调整为更加直立的椅位，并在颈部、背部和腿部提供支撑，安排较短的就诊时间（见框 20.2）。其他的口腔诊疗计划和注意事项也与 RA 和 OA 治疗的相关事项类似[63,64]。

ACR 制定了 FM 的特定诊断标准，然而其中存在较强的心理因素。通常可用抗焦虑药物（苯二氮䓬类药物）或抗抑郁药物（三环类抗抑郁药）治疗 FM 患者。患者可能关注他们的慢性症状并发展为中枢敏化（见第 28 章）[63,64]。

口腔并发症和临床表现

FM 患者可以出现 TMD 样特征表现，导致大张口时的剧烈疼痛，甚至在正常行使功能时都出现疼痛，可在 1 天内逐渐加重。相邻肌肉可发生撕裂和痉挛，受累关节常可闻及摩擦音[63,64]。

发生于肌筋膜疼痛综合征（myofascial pain syndrome，MFP）的局部疼痛需要与 FM 的广泛性肌肉疼痛鉴别。在两种疾病中，疼痛性质通常都被描述为"慢性钝痛"。需要进一步注意的是如果肌肉疼痛主要是由 FM 引起的，可能不如 MFP 引起的颌骨疼痛剧烈，这是因为 FM 是全身性而非局部疾病，而肌肉疼痛是 FM 的典型表现[63,64]。

（王　洋）

参考文献

1. Arthritis Foundation. http://www.arthritis.org.
2. American College of Rheumatology Clinical Practice Guidelines. http://www.rheumatology.org/Practice-Quality/Clinical-Support/Clinical-Practice-Guidelines.2016.
3. Arend WP, Lawry GV. Approach to the patient with rheumatoid disease. In: Goldman L, Schafer AI, eds. *Cecil Textbook of Medicine*. 25th ed. Elsevier; 2016:1648-1651. ISBN 978-1-4377-1604-7 [Chapter 264].
4. O'Dell JR. Rheumatoid arthritis. In: Goldman L, Schafer AI, eds. *Cecil Textbook of Medicine*. 25th ed. Elsevier; 2016:1681-1720. ISBN 978-1-4377-1604-7 [Chapter 272].
5. Azevedo PM, Bauer R, Caparbo Vde F, et al. Interleukin-1 receptor antagonist gene (IL1RN) polymorphism possibly associated to severity of rheumatic carditis in a Brazilian cohort. *Cytokine*. 2010;49:109-113.
6. Lipsky P, Diamond K. Autoimmunity and autoimmune disorders. In: Fauci A, Braunwald T, et al, eds. *Harrison's Principles of Internal Medicine*. 18th ed. Elsevier; 2015:2071-2083. ISBN 978-1-4377-1604-7 [Chapter 312].
7. Lipsky P. Rheumatoid arthritis. In: Fauci A, Braunwald T, et al, eds. *Harrison's Principles of Internal Medicine*. 18th ed. Elsevier; 2015:2014-2020. ISBN 978-1-4377-1604-7 [Chapter 314].
8. Royal College of Physicians. *Rheumatoid Arthritis: National Clinical Guideline for Management and Treatment in Adults*. London: Lavenham Press; 2009.
9. American College of Rheumatology Diagnostic classification of rheumatoid disorders. http://www.rheumatology.org/Diagnosticclassification. 2016.
10. Pistesky D. Laboratory testing in the rheumatic diseases. In: Ausiello DA, Goldman L, eds. *Cecil Textbook of Medicine*. 25th ed. Elsevier; 2016:1651-1663. ISBN 978-1-4377-1604-7 [Chapter 265].
11. Singh JA. 2015 American College of Rheumatology Guidelines for the treatment of rheumatoid arthritis. *Arthr Care Res*. 2015;62(2):111-122.
12. Arvidsson LZ, Flato B, Larheim TA. Radiographic TMJ abnormalities in patients with juvenile idiopathic arthritis

followed for 27 years. *Oral Surg Oral Med Oral Pathol Oral Radiol Endod.* 2009;108:114-123.

13. WebMD. Rheumatoid Arthritis Drug Guide. http://www.webmd.com/rheumatoid-arthritis/guide/rheumatoid-arthritis-medications.

14. WebMD. Biologics for Rheumatoid Arthritis Treatment. http://www.webmd.com/rheumatoid-arthritis/guide/biologics.

15. Singh JA, Cameron C, Noorbaloochi S, et al. Risk of serious infection in biological treatment of patients with rheumatoid arthritis. *Lancet.* 2015;386:258-264.

16. Complications from biologic treatment of arthritis. WebMD. www.webmd.com/rheumatology/news. 2016.

17. Little J. Patients with prosthetic joints: are they at risk when undergoing dental procedures? *Spec Care Dentist.* 1997;17:153-160.

18. Lu N, Misra D, Neogi T, et al. Total joint arthroplasty and the risk of myocardial infarction a general population, propensity score–matched cohort study. *Arthr Rheumat.* 2015;67(10):2771-2779. doi:10.1002/art.39246.

19. ADA/AAOS. Antibiotic prophylaxis for dental patients with prosthetic joints. *J Am Dental Assoc.* 2003;134:895-897.

20. Little JW, Jacobson JJ, Lockhart PB, et al. The dental treatment of patients with joint replacements. *J Am Dental Assoc.* 2010;141:667-671.

21. Watters W 3rd, Rethman MP, Hanson NB, et al; American Academy of Orthopaedic Surgeons; American Dental Association. Prevention of orthopaedic implant infection in patients undergoing dental procedures. *J Am Acad Orthop Surg.* 2013;21(3):180-189.

22. Lockhart PB, Brennan MT, Sasser HC, et al. Bacteremia associated with toothbrushing and dental extraction. *Circulation.* 2008;117(24):3118-3125.

23. Lockhart PB, Loven B, Brennan MT, et al. The evidence base for the efficacy of antibiotic prophylaxis in dental practice. *J Am Dent Assoc.* 2007;138:458-474.

24. American Academy of Orthopaedic Surgeons; American Dental Association. Prevention of orthopaedic implant infection in patients undergoing dental procedures: evidence-based guideline and evidence report. Rosemont, IL: American Academy of Orthopaedic Surgeons; 2012. Available at: www.aaos.org/research/guidelines/PUDP/PUDP_guideline.pdf. Accessed 20 September 2014.

25. Rethman MP, Watters W 3rd, Abt E, et al; American Academy of Orthopaedic Surgeons and the American Dental Association. The American Academy of Orthopaedic Surgeons and the American Dental Association clinical practice guideline on the prevention of orthopaedic implant infection in patients undergoing dental procedures. *J Bone Joint Surg Am.* 2013;95(8):745-747.

26. Sollecito T, Abt E, Lockhart P, et al. The use of prophylactic antibiotics prior to dental procedures in patients with prosthetic joints: evidence-based clinical practice guideline for dental practitioners—a report of the American Dental Association Council on Scientific Affairs. *J Am Dent Assoc.* 2015;146(1):11-17. http://jada.ada.org.

27. Berbari EF, Osmon DR, Carr A, et al. Dental procedures as risk factors for prosthetic hip or knee infection: a hospital-based prospective case-control study. *Clin Infect Dis.* 2010;50:8-19.

28. Griffin SO, Barker LK, Griffin PM, et al. Oral health needs among adults in the United States with chronic diseases. *J Am Dent Assoc.* 2009;140:1266-1274.

29. Bracco P, Debernardi C, Piancino MG, et al. Evaluation of the stomatognathic system in patients with rheumatoid arthritis according to the research diagnostic criteria for temporomandibular disorders. *Cranio.* 2010;28:181-186.

30. Pischon N, Pischon T, Kröger J, et al. Association among rheumatoid arthritis, oral hygiene, and periodontitis. *J Periodontol.* 2008;79:979-986.

31. Pizzo G, Guiglia R, Lo Russo L, et al. Dentistry and internal medicine: from the focal infection theory to the periodontal medicine concept. *Eur J Intern Med.* 2010;21:496-502.

32. Lane N, Schnitizer T. Osteoarthritis. In: Goldman L, Schafer AI, eds. *Cecil Textbook of Medicine.* 25th ed. Elsevier; 2016:1672-1681. ISBN 978-1-4377-1604-7 [Chapter 270].

33. Osteoarthritis. Arthritis Foundation. 2016. www.arthritis.org/osteoarthritis.

34. Felson D. Osteoarthritis. In: Fauci A, Braunwald T, et al, eds. *Harrison's Principles of Internal Medicine.* 18th ed. Elsevier; 2015:2014-2020. ISBN 978-1-4377: 2158-64 [Chapter 326].

35. de Leeuw R, Boering G, Stegenga B, et al. Radiographic signs of TMJ osteoarthritis. *Oral Surg Oral Med Oral Pathol.* 1995;79:382-392.

36. Powers DB. Systemic lupus erythematosus and discoid lupus erythematosus. *Oral Maxillofac Surg Clin North Am.* 2008;20:651-662.

37. Lim D, Kim Y, Lee D, et al. Immunoglobulin G levels as a prognostic factor for autoimmune hepatitis in systemic lupus erythematosus. *Arthr Care Res.* 2016;68(7):995-1002.

38. Crow NY. Systemic lupus erythematosus. In: Goldman L, Schafer AI, eds. *Cecil Textbook of Medicine.* 25th ed. Elsevier; 2016:1590-1612. ISBN 978-1-4377-1604-7 [Chapter 274].

39. Mosca M, Tani C, Aringer M, et al. Development of quality indicators to evaluate the monitoring of SLE patients in routine clinical practice. *Autoimmun Rev.* 2011;69:1269-1274.

40. Naguwa S, Gershwin ME. Sjogren's syndrome. In: Ausiello DA, Goldman L, eds. *Cecil Textbook of Medicine.* 25th ed. Elsevier; 2016:1651-1663. ISBN 978-1-4377: 1713-18 [Chapter 276].

41. Albilia JB. Systemic lupus erythematosus: a review for dentists. *J Can Dent Assoc.* 2007;73:823-828.

42. Rhodus NL, Johnson DK. The prevalence of oral manifestations of systemic lupus erythematosus. *Quintessence Int.* 1990;21:461-465.

43. Nazmul-Hossien A, Morarasu GM, Schmidt S, et al. A current perspective on Sjogren's syndrome. *J Calif Dent Assoc.* 2011;39(9):631-637.

44. Rhodus NL. Perspectives on Sjogren's syndrome. *J Missouri Dent Assn.* 2014;98(1):16-24.

45. Emamian ES, Leon JM, Lessard CJ, et al. Peripheral blood gene expression profiling in Sjogren's syndrome. *Genes Immun.* 2009;10:285-296.

46. Lessard CJ, Rasmussen A, Li H, et al. Identification of

multiple genetic variants associated with Sjögren's syndrome involved in both the innate and adaptive immune responses. *Nat Genet*. 2013. doi:10.1038/ng.2792.

47. Shiboski SC, Shiboski CH, Criswell L, et al. New classification criteria for Sjögren's syndrome: a data-driven expert-clinician consensus approach within the SICCA Cohort. *Arthritis Care Res*. 2012;64:475-487.

48. Rasmussen A, Ice JA, Li H, et al. Comparison of the American-European Consensus Group Sjögren's syndrome classification criteria to newly proposed American College of Rheumatology criteria in a large, carefully characterized sicca cohort. *Ann Rheum Dis*. 2013;10:1-8. doi:10.1136/annrheumdis-2014.

49. Moutsopoulos HM. Sjogren's syndrome. In: Fauci AS, et al, eds. *Harrison's Principles of Internal Medicine*. 18th ed. New York: McGraw-Hill; 2015:2107-2111, [Chapter 317].

50. Rhodus NL, Colby SA, Moller K, et al. Dysphagia in patients with Sjogren's syndrome and systemic lupus erythematosus. *Oral Surg Oral Med Oral Path Oral Radiol*. 1995;79:305-310.

51. Rhodus NL. "Nutritional analysis of older adults with Sjogren's syndrome." *Gerodontology*. 1988;7(2):61-69.

52. Rhodus NL, Bloomquist C, Liljemark WA, et al. Oral *Candida albicans* in patients with Sjogren's syndrome. *Ear Nose Throat J*. 1999;78:47-53.

53. Rhodus NL, Michalowicz B. GCF levels, sulcular *Candida albicans* and periodontal status in patients with Sjogren's syndrome. *Quintessence Int (Berl)*. 2005;36(3):228-233.

54. von Bültzingslöwen I, Sollecito T, Fox PC, et al. Salivary dysfunction associated with systemic diseases – systematic review and clinical management recommendations. *Oral Surg Oral Med Oral Path Oral Radiol Endod*. 2007;103(3s1):57-64.

55. Zero D, Brennan MT, Daniels T, et al. Clinical practice guidelines for oral management in Sjögren's disease: dental caries prevention. *J Am Dent Assoc*. 2015;8:15.

56. Ritchlin C. Psoriatic disease—from skin to bone. *Nat Clin Pract Rheumatol*. 2007;3:698-706.

57. Lim HM. Psoriatic arthritis. In: Ausiello DA, Goldman L, eds. *Cecil Textbook of Medicine*. 25th ed. Philadelphia: Saunders; 2016:2514-2520 [Chapter 446].

58. Mease P, Genovese MC, Gladstein G, et al. Abatacept in the treatment of patients with psoriatic arthritis: results of a six-month, multicenter, randomized, double-blind, placebo-controlled, phase II trial. *Arthritis Rheum*. 2011;63:939-948.

59. Weyland CM, Goronzy JJ. Giant cell arteritis. In: Klippel JH, et al, eds. *Primer on the Rheumatic Diseases*. New York: Springer; 2008:398-424.

60. Reiter S, Winocur E, Goldsmith C, et al. Giant cell arteritis misdiagnosed as temporomandibular disorder: a case report and review of the literature. *J Orofac Pain*. 2009;23:360-365.

61. Wormser GP. Lyme disease. In: Ausiello DA, Goldman L, eds. *Cecil Textbook of Medicine*. 25th ed. Elsevier; 2016:1651-1663. ISBN 978-1-4377-1930-36 [Chapter 329].

62. Rhodus NL, Falace DA. Oral concerns in Lyme disease. *Northwest Dent*. 2002;81:17-18.

63. Langford CA, Gilliand BC. Fibromyalgia and chronic fatigue syndrome. In: Fauci A, Braunwald T, et al, eds. *Harrison's Principles of Internal Medicine*. 18th ed. Elsevier; 2015:2014-2020. ISBN 978-1-4377: 2158-64 [Chapter 329].

64. Rhodus NL, Fricton JF, Carlson P, et al. "Oral symptoms in patients with Fibromyalgia." *J Rheumatology*. 2003;30:1841-1844.

第 21 章　器官移植

定义

器官移植是现代医学中不可或缺的一环,该技术的出现改变了多种儿童和成人疾病的治疗模式,使得既往的许多不治之症的患者生存时间大为延长。器官移植可以有效地恢复多种疾病患者的重要器官功能,包括遗传性疾病(如骨髓衰竭综合征、镰状细胞疾病、先天性心脏病),慢性病引起的终末器官损害(如糖尿病相关慢性肾病、心肌病、克罗恩病)和恶性肿瘤(如白血病、多发性骨髓瘤、肝癌)。在某些情况下,器官移植是唯一的治疗选择且对于患者生存至关重要;在另一些情况下,器官移植可以提供控制疾病发展的可能性以及更好地生活质量。对于适宜的受体患者,可供选择的移植器官包括肾脏、心脏、肝脏、胰腺、肺、小肠、骨髓和复合组织(可由皮肤、肌肉、韧带、神经、骨骼和血管构成)。

器官移植的基本原则包括:①供体和受体的免疫配型相符;②需进行免疫抑制治疗以预防和处理移植排斥反应。骨髓或造血细胞移植(hematopoietic cell transplantation,HCT)较为特殊,这一过程不需要复杂的外科手术,而是将造血干细胞(正常情况下存在于骨髓中并在此形成造血系统)输入人体;除了与实体器官移植相同的长期慢性移植排斥风险之外,主要的免疫调节并发症为移植物抗宿主病(graft-versus-host disease,GVHD),即移植的供体免疫系统通过自身免疫样行为攻击受体的宿主组织。实体器官移植主要受到器官供体的可用性和从尸体获得器官的限制。在某些病例中。可以从活体供者获得器官,主要是肾脏移植和 HCT,而目前已有新的方法可进行部分胰腺和肝脏移植。

接受器官移植的患者在移植前应当接受全面的口腔检查和清洁,以减少感染发生的风险。在移植后,此类患者存在特殊的口腔健康问题,在很大程度上与免疫抑制药物的应用和相应的长期免疫抑制状况有关。在 HCT 状态下,除了免疫抑制,GVHD 对于口腔健康和功能有着明显的直接影响。口腔医师必须了解风险评估的基本原则和器官移植前的口腔治疗规划,同时要具备在移植后提供安全有效的长期口腔健康维护的能力。

> **危重并发症**:器官移植的受者出现口腔感染以及长期非感染性并发症如口腔癌的风险很高。此类情况可危及生命。在进行移植前,口腔医师应当同临床治疗团队紧密协作为患者制定安全有效的口腔治疗计划。口腔医务必了解如何基于病史和临床表现进行风险评估,能够识别口腔并发症并提供适宜的治疗或进行转诊。

流行病学

20 世纪 50 和 60 年代初次进行了器官移植的尝试,随后出现了大量病例,然而不幸的是生存率极低。随着多方面进展,器官移植取得了重要突破,其中包括对于供体-受体配型机制的深入了解,有效的免疫抑制药物的研发,手术技术的不断改进(包括经皮穿刺活检实体移植器官以监测排斥反应),以及接受"脑死亡"是决定潜在供者死亡定义的理念,等等[1,2]。终末期器官疾病的患者,可以选择性的进行肾脏、肝脏、心脏、肺、小肠、胰腺和骨髓等器官移植,许多患者的生命得以延续(表21.1 和表 21.2)。

表 21.1　成人器官移植的存活率[*]

器官	美国成人器官移植例数[*](2015)	患者 1 年生存率(死亡供体)[†]/%	患者 3 年生存率(死亡供体)[†]/%	患者 1 年生存率(活体供体)[†]/%	患者 3 年生存率(活体供体)[†]/%
肾脏	17 161	96.7	91.4	98.8	95.8
胰腺(整体)	186				
仅胰腺		97.6	94.9		
肾移植后		94.1	95.9		
胰腺+肾脏	719	97.4	95.1		
肝脏	6 547	91.3	82.7	90.3	86.4
心脏	2 347	90.4	84.3		
肺	2 016	87.2	69.3		
心-肺	12	83.3	54.2		
肠	83	76.3	65.3		

[*] 数据来自器官获取和移植网络,https://optn.transplant.hrsa.gov/data
[†] 数据来自 SRTR 移植项目报道,2016 年 6 月,https://www.srtr.org/

表 21.2　儿童器官移植的存活率*

器官	美国儿童器官移植例数 *(2015)	患者 1 年生存率（死亡供体）†/%	患者 3 年生存率（死亡供体）†/%	患者 1 年生存率（活体供体）†/%	患者 3 年生存率（活体供体）†/%
肾脏	718	99.7	99.0	98.8	99.1
胰腺（整体）‡	42				
仅胰腺					
肾移植后					
胰腺+肾脏	0				
肝脏	580	95.5	93.0	97.6	95.7
心脏	456	92.4	88.1		
肺	41	86.7	72.2		
心-肺	3				
肠	58	86.5	77.5		

* 数据来自器官获取和移植网络，https://optn.transplant.hrsa.gov/data
† 数据来自 SRTR 移植项目报道，2016 年 6 月，https://www.srtr.org/
‡ 该器官无儿童生存率的相关数据

肾移植　由诺贝尔奖得主 Joseph E. Marray 带领的团队1954 年在波士顿成功施行了首例人类器官移植，供体肾脏来自患者的同卵双胞胎兄弟[3]。时至今日，美国国内年均完成 10 000例肾移植，而在世界范围内可超过 75 000 例[3,4]。肾移植最常见的适应证是由肾小球性肾炎、肾盂肾炎、糖尿病性肾病和先天性肾脏疾病等导致的终末期肾病。肾移植受者的 1 年生存率大于 97%，而 5 年生存率超过 90%，相比透析可为患者赢得更长的生存期和更佳的生活质量[3,4]。

心脏移植　首例人类心脏移植于 1967 年在南非开普敦完成。心脏移植的主要适应证包括严重心肌病、严重冠状动脉疾病和先天性心脏病[5,6]。在美国每年完成近 2 500 例心脏移植手术，其 1 年生存率超过 90%，而 5 年生存率为 75%[5,7]。

肝脏移植　自从 1967 年首次成功进行了肝移植手术以来，这一方法已成为急性肝衰竭和终末期肝病患者延长生存期的唯一选择[8]。在世界范围内每年完成超过 6 000 例肝移植手术，其临床适应证包括肝外胆管闭锁、原发性胆管闭锁、慢性肝炎（HCV 感染）、晚期肝硬化、硬化性胆管炎、非酒精性脂肪肝炎、酒精性肝病、暴发性肝功能衰竭和肝胆管癌[9-11]。1 年和 5年生存率分别超过 85% 和 70%[10]。

胰腺和胰岛细胞移植　由 Kelly 和 Lillehei 领导的团队于1966 年在明尼苏达州立大学为一位糖尿病肾病的患者成功施行了世界首例胰腺移植手术，同时还移植了十二指肠和肾脏[12]。胰腺移植的目的在于恢复正常的血糖水平，有效的治疗糖尿病和控制糖尿病相关并发症的进展[13]。胰腺移植有几种方式：单独胰腺移植，胰腺和肾脏同时一移植（两者可以同时来自死亡供体或是胰腺来自死亡供体而肾脏来自活体供体），以及肾脏移植后进行胰腺移植。胰腺移植的主要适应证是糖尿病患者（绝大多数为 I 型），他们已患有或存在较高的继发性并发症的风险（如糖尿病肾病），有危及生命的低血糖意识，或可能出现上述任何一种情况且身体状况足以耐受手术[14]。如果将所有类型的胰腺移植合并计算，其 1 年生存率超过 96%，而五年生存率超过 80%[15,16]。

通过将胰岛细胞从供体胰腺（通过外科手术切除）中分离并注入受体中，胰腺胰岛细胞移植可以有效地替代整体胰腺移植[17]。胰岛细胞移植的主要适应证为伴有无意识低血糖的脆性糖尿病患者（患者并未意识到血糖水平的大幅下降），日常生活无法耐受且不伴有进展性心脏或肾脏疾病[17,18]。

肺移植　肺移植于 1963 年首次进行，对于其他药物或外科治疗无效的晚期和致残性肺部疾病的患者，该方法目前已经成为标准的治疗选择[19-21]。肺移植风险相对较高，其受体中位生存时间仅略长于 5 年[22]。肺移植的适应证包括慢性阻塞性肺病、α_1-抗胰蛋白酶缺乏症、特发性肺间质纤维化、肺囊性纤维化和特发性肺动脉高压（idiopathic pulmonary arterial hypertension，IPAH）[22,23]。患者可以考虑进行单侧或双侧肺移植；心肺联合移植的比例较低（约为所有肺移植的 3%），主要伴有手术无法治疗的心脏缺损的艾森门格综合征患者以及特定的 IPAH患者[19]。

肠移植　肠移植作为一种挽救生命的手段适用于多种病理状况继发的肠衰竭（intestinal failure，IF）[24]。美国医疗保险和医疗补助服务中心在 2000 年批准游离小肠、肝-肠联合和多脏器移植作为不可逆肠外营养不良患者的标准治疗方法[25]。随着IF 治疗手段的进步，每年美国完成的肠移植病例数从 2007 年的 198 例稳定下降至 2012 年的 106 例[25]。由于移植器官中含有丰富的淋巴组织，受体不仅发生急性和慢性排斥反应的风险较高，而且可能出现轻度的 GVHD，虽然与 HCT 术后的 GVHD相比此类反应程度并不严重。

成人肠-肝联合移植受体的生存率最低，1 年和 5 年生存率分别为 69.1% 和 46.1%；而儿童肠移植受体的生存率最高，1年和 5 年生存率分别为 89.2% 和 81.4%[24]。移植器官早期是被的风险相对较高，主要原因包括败血症、排斥反应和心血管问题。

造血细胞移植　自从 Thomas 等人在 1956 年首次报道在同卵双胞胎之间成功地进行了骨髓移植，该方法已经成为某些血液学疾病和恶性肿瘤的常规治疗手段[26-28]。造血前体干细胞作为"移植物"实际上定位于受体骨髓中并再次繁殖,同时供体移植物主要获取自外周血干细胞而不是骨髓中,因此这一治疗手段更常被成为造血细胞移植。对于恶性疾病,HCT 主要的疗效在于其强力的移植物抗肿瘤效应,即移植的供体细胞启动同种异体免疫反应从而抑制残余的肿瘤细胞,有效地提供长期免疫治疗[29]。自体 HCT 是在患者接受大剂量清髓性化疗前采集、分离和保存自体干细胞然后采用"干细胞拯救"方法进行回输,这一过程中不存在同种异体移植物,因此并不是真正意义上的"移植",在本章中仅作简单讨论。

即使供体-受体的人白细胞抗原匹配移植并预防性应用免疫抑制药物,GVHD 仍然是导致异体 HCT 非复发性死亡的主要并发症[30]。HCT 最常见的适应证包括急性和慢性白血病、骨髓增生异常综合征、淋巴瘤、再生障碍性贫血、严重免疫缺陷综合征和血红蛋白病[27]。据国际血液和骨髓移植中心(Center for International Blood and Marrow Transplantation,CIBMTR)报道,每年在美国完成的异体 HCT 将近 8 000 例[31]。生存率结果与多种因素相关,包括基础疾病诊断和移植时的状态、供体类型和移植物特性[32]。

血管化复合组织异体移植 可供移植的复合组织包括皮肤、黏膜、肌肉和骨,以及其他结构,可用于替代缺失或丧失功能的解剖结构[33]。复合组织异体移植虽然从未用于挽救生命,但是可能极大地提高受者的生活质量。由于术后需要进行长时间免疫抑制,因此存在出现机会性感染、器官衰竭和癌症。首例成功的手移植在 1998 年由 Dubenard 等人报道,而首例部分面部移植于 2005 年报道[34,35]。此外,不时有其他组织移植的报道,包括腹壁、喉和阴茎[33]。该技术正在快速发展,然而仍然需要术者具备丰富的经验,因此相关移植生存率的结果变化较大[33]。

病因

移植医学的显著成功很大程度上源于对于供体-受体匹配的关键性临床免疫学原则的深入理解、器官捐献网络的建立和协作、标准化免疫抑制方案的纳入和支持性护理的改进。移植排斥是器官移植的主要并发症,特征为宿主通过表达异物组织相容性抗原发生免疫反应,而进行供体-受体 HLA 配型可以减少这一并发症发生(在 HCT 病例中还可减少 GVHD 的发生)[36]。

供体-受体配型 供体和受体通过两种不同的实验室检测进行匹配[36,37]。首先通过血清学分析或更常用的 DNA 分型测定供体和受体白细胞上的 HLA 抗原。第二项检测为血清学交叉匹配,可以功能性检测受体免疫细胞暴露于供体细胞抗原的反应,而在 HCT 病例中,也可以测试供体免疫细胞暴露于受体细胞抗原的反应。血清学交叉匹配在血管化肾脏和心脏移植中尤为重要。该项检测将供体细胞暴露于受体血清中,评估抗体对于红细胞或 HLA 抗原的侦测能力,而这与急性移植排斥相关[38]。负责协调 HCT 无关供体匹配的国家骨髓供体项目组要求具备 HLA-A、HLA-B、HLA-C 和 DRB1 四种基于 DNA 的高分辨率匹配,最理想的匹配方式是四对四配对,如果无法实现,只允许四个基因座中的单个失配[39]。器官获取和移植网络(Organ Procurement and Transplant Network,OPTN)则需要供体和受体 HLA-A、HLA-B 和 DR 抗原分型[37]。

器官捐献网络 器官共享联合网络(United Network for Organ Sharing,UNOS;http://www.unos.org)是一家运营 OPTN 的非营利性机构,与美国卫生和人类服务部签有长期合同[40]。通过关于器官共享相关政策和程序、电子化管理供体-受体匹配结果、协调死亡供体器官的捐献,以及安排共享器官的转运等方式,OPTN/UNOS 的器官中心每年 365 天,每天 24 小时为美国移植群体提供支持[40]。需要进行 HCT 的患者中将近 70% 无法在亲属中找到匹配的供体,必须通过健全和高度组织的志愿捐助者网络协调相匹配的无血缘关系的器官捐赠者。NMDP 通过遍布美国的 HCT 中心对捐赠和配型的各方面进行协调[39]。CIBMTR(https://www.cibmtr.org)是 NMDP 和威斯康星医科大学之间的一项合作研究,通过大型移植中心网络、临床成果数据库和科学和统计学专家团队来进行关键的观察和干预研究[41]。美国境内绝大部分的器官移植是通过 NMDP(HCT)和 OPTN(实体器官)进行协调的。

免疫抑制治疗 即使 HLA 配型一致,甚至用于移植的供体肾脏和造血细胞来自配型成功的亲属,仍需要应用非特异性免疫抑制剂以预防急性和慢性移植物排斥反应[1,30,36]。虽然免疫抑制治疗可有效预防和治疗排斥反应,但是长期应用会增加受者感染和罹患恶性肿瘤的易感性。用于移植治疗主要的免疫抑制药物包括皮质类固醇药物(泼尼松,静脉注射可选用甲泼尼龙)、抗代谢药物(咪唑硫嘌呤和目前常用的霉酚酸酯)、神经钙调蛋白抑制剂(calcineurin inhibitors,CNI)(环孢霉素和他克莫司),以及 mTOR(哺乳动物西罗莫司靶点)抑制剂(西罗莫司、依维莫司)(表 21.3)。免疫抑制治疗可用于以下临床情况:诱导治疗(移植手术时严重的免疫抑制)、GVHD 的预防用药、治疗急性排斥反应和急性 GVHD 发作,以及为治疗慢性排斥反应和慢性 GVHD 而维持免疫抑制[30,36]。此外还有其他几种免疫抑制治疗,包括抗胸腺细胞球蛋白(antithymocyte globulin,ATG);单克隆抗体,如阿仑单抗、利妥昔单抗和巴利昔单抗;以及体外光分离置换法。对于实体器官移植,诱导通常由泼尼松和 CNI(联合或不联合霉酚酸酯及其他药物)组成,根据各种因素采用不同的减量方案。急性排斥反应发作可用大剂量皮质类固醇药物和抗淋巴细胞(如 ATG)治疗。

对于 HCT,除了预处理方案(预防排斥反应和保证移植过程),还应进行 GVHD 的预防性治疗,通常包括短周期的甲氨蝶呤和长期的 CNF 治疗,如在 3~6 个月内未出现 GVHD,可逐渐减量[30,36]。慢性排斥反应和慢性 GVHD 的治疗方法类似,可采取多种免疫抑制剂联合应用。

病理生理学与并发症

器官移植相关并发症通常包括移植排斥反应、慢性免疫抑制治疗相关问题和移植器官相关的特殊问题。

移植排斥反应 即便供体-受体配型成功并应用免疫抑制治疗,移植排斥反应仍是可能发生于器官移植的严重并发症。由预形成的抗体和补体激活介导的实体器官的超急性排斥反应发生于手术吻合后的 48 小时内,从而需要立即移除移植器官;该并发症通常可以通过交叉配型而避免[36,42]。急性排斥反应通过 T 细胞和抗体介导,发生于移植后的前 3 个月内,通常大剂量激素和抗淋巴细胞治疗有效[36]。实体器官的慢性排斥反应主要由抗体介导,即使采用免疫抑制治疗,通常仍是不可逆的[36]。

表 21.3　器官移植中常用的免疫抑制药物

药物	类别	作用机制	重要副作用或监测指标	重要的药物相互反应	口腔并发症
泼尼松	皮质类固醇	阻断细胞因子基因转录	库欣综合征、糖尿病、高血压、肌病、缺血、坏死、骨质疏松、青光眼、白内障	与其他免疫抑制药物配合治疗时的强化效应	口腔念珠菌病风险升高,复发性 HSV 感染,愈合困难
		广泛作用的免疫抑制剂			
环孢霉素	神经钙调蛋白抑制剂	抑制 IL-2 基因转录	高血压、肾毒性、震颤	氟康唑可提高环孢菌素水平	牙龈增生
		降低 T 细胞活性	BUN/Cr、LFT、钾、镁、血脂、血清药物浓度		
他克莫司	神经钙调蛋白抑制剂	抑制 IL-2 基因转录	高血压、肾毒性、震颤	氟康唑可提高他克莫司水平	化脓性肉芽肿样病变
		降低 T 细胞活性	Cr、钾、空腹血糖、血清药物浓度		
咪唑硫嘌呤	核苷抑制剂	妨碍 DNA 合成	白细胞减少症、骨髓抑制、肝毒性		
		抑制 T 和 B 细胞增殖	Cr,CBC,LFT		
霉酚酸酯	核苷抑制剂	妨碍 DNA 合成	高血压、贫血、白细胞减少症、腹泻		
		抑制 T 和 B 细胞增殖	CBC,Cr		
西罗莫司	mTOR 抑制剂	抑制 mTOR 复合体	高脂血症、糖尿病	氟康唑可提高西罗莫司水平	口疮样溃疡
		减少 T 细胞增殖	血脂、血清药物浓度		
依维莫司	mTOR 抑制剂	抑制 mTOR 复合体	高脂血症、糖尿病	氟康唑可提高依维莫司水平	口疮样溃疡
		减少 T 细胞增殖	血脂、空腹血糖、血清药物浓度		

BUN:血尿素氮;CBC:全血细胞计数;Cr:肌酐;HSV:单纯疱疹病毒;IL-2:白介素-2;LFT:肝功能检查;mTOR:哺乳动物西罗莫司靶点

免疫抑制和感染风险　免疫抑制药物可以非选择性的阻断 T-和 B-细胞活化以及先天免疫效应细胞和通路,从而显著增加感染的风险。在移植之前对供体和受体进行常见感染的详细排查,对于降低感染性并发症至关重要[43]。此外,移植受者应接受关于其他预防策略的广泛教育和指导,包括卫生、环境暴露和食品安全处理[43]。由于免疫抑制治疗的效果,感染的症状和体征可能并不明显甚至无症状,而在某些病例中,需要进一步检查以明确或排除相关诊断[44,45]。虽然大多数 HCT 受者最终会停止所有的免疫抑制治疗,但是那些出现了 GVHD 的患者可能需要长达数年的免疫抑制治疗,而实体器官移植的受者通常需要终生免疫抑制治疗[46]。患有慢性排斥反应或慢性 GVHD 的患者需要刚高强度的免疫抑制治疗,因此感染的风险更高[46]。

在移植术后早期,患者的主要风险为院内感染[如耐甲氧西林金黄色葡萄球菌(MRSA)],机会性感染(如口炎念珠菌、曲霉菌)和供体携带的感染。接受 HCT 的患者血液培养通常可分离出草绿色链球菌,而在此过程口腔卫生的不良状况与增高的链球菌败血症风险相关[47,48]。在移植术后的 1~6 个月期间,患者需要更高强度的免疫抑制,此时机会性感染(如 BK 病毒、腺病毒)和潜伏性感染再激活[如巨细胞病毒(CMV)]的风险均上升[49]。侵袭性真菌感染倾向于在移植术后的前 3 个月内发生。移植术后 6 个月以后发生的感染更多为社会获得性感染(如肺炎、尿路感染,尤其在肾移植的受者),而且比正常人群中同等感染的症状更为严重[44,50]。HCT 受者感染的风险最高,这是由于他们需要经过数月到数年的时间重建整个受影响的免疫系统[51]。

免疫抑制药物的其他副作用　除了增加感染风险外,免疫抑制药物还与多种短期和长期副作用有关,可以导致患者出现严重的并发症(见表 21.3)。CNI 治疗(环孢霉素和他克莫司)治疗与慢性肾病和肾功能不全相关,可以发展为终末期肾病;因此,需进行常规的肾功能和血药浓度监测[52]。CNI 其他可能的并发症包括震颤、镁消耗、高血压、高钾血症、高尿酸血症和高血糖[44]。霉酚酸酯与骨髓抑制和胃肠道副作用(腹泻和炎症性肠病样症状)有关。硫唑嘌呤的作用机制与霉酚酸酯相似,但由于副作用较为严重,使用频率较低。泼尼松治疗的额副作用随着剂量和疗程而增加,包括高血糖(可以发展为需要胰岛素治疗的糖尿病)、高血压、高脂血症、骨质疏松和缺血性坏死。mTOR 抑制剂(西罗莫司和依维莫司)可以引起血细胞减少和高脂血症,需要常规实验室和血液水平的监测[44]。

癌症风险　器官移植患者术后淋巴组织增生性疾病(post-transplant lymphoproliferative disease,PTLD)的风险升高,非黑色素瘤皮肤癌与免疫抑制治疗的强度和持续时间以及日照有关,包括发育不良和恶性唇部病变[44,53,54]。除了非黑色素性皮肤癌之外,HCT 患者发生黑色素瘤以及肝脏、口腔、脑部、甲状腺和骨等癌症的风险也显著升高[55,56]。PTLD 是一种淋巴瘤样疾病,通常但并不总是表现为 EBV 阳性和 B 细胞来源,多数出现在移植术后早期患者处于高度免疫抑制状态时。PTLD 的发生率在肾移植受者和匹配的 HCT 患者中约为 1%,而在肝移植中为 4.5%[57-59]。PTLD 的治疗手段包括减少免疫抑制治疗(如果可行)和化疗(如抗 CD-20 单克隆抗体治疗),其整体 5 年生存率为 40%~60%[57]。

器官特异性并发症

肾移植　虽然 BK 病毒感染可以发生于任意移植患者,但是肾移植患者发生 BK 病毒肾病的风险尤其高[49]。该病可通过活检与排斥反应鉴别,首选的治疗为减少免疫抑制。肾移植排斥反应主要通过血肌酐水平而不是活检进行监测,而如果出现移植失败,可考虑进行肾透析。

心脏移植　供体心脏既往的病理改变可引起移植后的心脏发生心血管疾病;新发疾病与既往或现有的危险因素相关;或由同种异体移植血管病引起,属于冠状动脉疾病的一种形式,在发病率中占主要地位[5]。由于移植心脏的失神经支配,心脏移植受者通常不会发生心绞痛症状,也因而需要每年通过血管造影严密监测同种异体移植物血管病变。所有的心脏移植受者无论血脂水平如何,都需终身服用他汀类药物。除了通过心内膜心肌活检进行监测外,排斥反应也可表现为典型的心衰症状。

肝移植　除了移植排斥反应之外,供体既往的基础疾病复发可能是肝移植的一项严重并发症,并可能导致移植失败[8,44]。HCV 感染和酗酒都极有可能复发,需要定期监测,一旦发现需积极治疗。

肺移植　肺移植受者的排斥反应可以表现为呼吸困难、咳嗽和缺氧[19]。通过肺活量测定可以监测肺功能,如有必要可进行经支气管肺组织活检以明确或排除急性排斥反应。闭塞性细支气管炎是慢性排斥反应的特征性表现,不易通过经支气管活检诊断,主要采取肺活量测定方法进行监测。

造血细胞移植　虽然通过有效的免疫抑制调节可以有效地控制 HCT 中的免疫排斥反应,但是 GVHD 仍是非常严重的并发症,可能危及生命;一旦发生 GVHD,移植的供体淋巴细胞

启动多种异体免疫介导的抗受体宿主组织反应,进而导致多种自体免疫性疾病样表现[30]。急性 GVHD 通常发生在 HCT 术后 100 天内,其特征性表现为皮疹、转氨酶升高和腹泻。慢性 GVHD 通常发生于 100 天后,最常累及皮肤、口腔、眼、肝脏和肺,可能导致严重的行为不便、生活质量下降或残疾[60-62]。值得注意的是,在实体器官移植中的慢性移植排斥反应和慢性 GVHD 中的终末器官病理学极为相似,例如,肺移植和 GVHD 都可发生闭塞性细支气管炎。

实体器官移植合并 GVHD 极为罕见。肠移植的风险最高,但是也有报道发生于其他实体器官移植后[63]。面部移植是临床上可出现移植皮肤和口腔黏膜的移植排斥反应,经组织病理学检查确诊为 GVHD[64]。

临床表现

症状和体征

如不发生治疗相关性疾病(如慢性排斥反应、GVHD、感染等),受者的移植器官功能正常运行,通常与正常人群无异。如果实体器官出现慢性排斥反应,根据器官功能受损的程度和范围不同,临床表现与移植前的疾病状态类似。GVHD 的症状和体征多种多样,在急性期最常见的为皮疹和腹泻,而在慢性期最为常见的为皮疹和纤维化、口腔苔藓样炎症和敏感,以及眼部干涩不适[30]。

实验室检查和诊断结果

器官移植患者的实验室检查对于监测器官功能、药物代谢和感染性疾病至关重要。检查内容根据移植的器官和机构偏好而不同。每次随访时都应测量血压。每半年到 1 年应当进行血脂和糖尿病筛查,尤其是对于长期应用 CNI 和皮质类固醇治疗的患者[44]。接受肾移植的患者应当重点监测血肌酐水平以筛查是否有排斥反应,而由于 CNI 和其他免疫抑制剂都存在潜在的肾毒性,因此所有接受此类药物治疗的患者也应监测肌酐水平。同理,接受肝移植的患者应当定期进行肝功能检查,包括转氨酶、胆红素和碱性磷酸酶。肝脏也是 GVHD 常见的靶器官之一[61]。肺部功能可通过呼吸量测定法(通常被称为肺功能检查)监测,该检查适用于肺移植患者、伴有 GVHD 或气短的 HCT 患者。胰腺移植排斥反应可表现为内分泌功能紊乱或淀粉酶水平升高。

大多数实体器官移植患者应定期进行检测性细针吸活检以筛查排斥反应。在某些病例中,移植后早期应当每周或每月进行活检,而随后可降低检查频率(如每年 1 次);然而各个中心的规程并不一致。GVHD 通常可根据临床特征性表现诊断,但是受累组织(如皮肤、口腔黏膜和胃肠道)的病理学检查有助于明确或排除诊断[65,66]。环孢霉素、他克莫司和西罗莫司可通过血清谷水平常规方法监测,必要时相应的调整剂量[27]。通过定量聚合酶链反应可在预定时间间隔监测 CMV 的再激活,如结果为阳性则触发开始更昔洛韦先发疗法、降低免疫抑制强度(如可行)和加强监测[45]。既往有侵袭性真菌感染的移植患者应当通过血清葡聚糖和半乳甘露聚糖抗原试验监测是否有感染的复发[67]。

医疗管理

器官移植患者的药物治疗主要基于免疫抑制原则,以预防和治疗移植排斥反应(或 HCT 伴有 GVHD)、感染,以及筛查和治疗晚期并发症。移植失败和其他器官特异性并发症的手术治疗不在本章的讨论范围之内。

免疫抑制治疗始于移植同时(在实体器官移植中进行"诱导",在 HCT 中进行"条件作用和预防 GVHD"),虽然给药方案总体上是类似的,但是根据移植的器官、患者本身因素和医疗机构偏好的不同,会有不同程度的变化。在实体器官移植中,典型的给药方案为三联药物治疗,包括皮质类固醇(泼尼松,通常在数周的疗程后逐步减量)、神经钙调蛋白抑制剂(环孢霉素或更为常用的他克莫司)和嘌呤合成抑制剂(传统为咪唑硫嘌呤,但目前几乎仅用霉酚酸酯)。抗淋巴细胞疗法可作为初始免疫抑制治疗的一部分,也可是用于排斥反应时期的治疗。西罗莫司在部分治疗方案中用法多样,主要用于减少对 CNI 治疗的依赖,例如可尽量减少肾移植中的 CNI 相关的肾毒性。在 HCT 中,GHVD 的预防性用药方案通常包括短期的甲氨蝶呤(移植细胞输入后的数天内),联合应用 CNI(如果未发生 GHVD 可在 3~6 月后逐步减量)[27,28]。

排斥反应和 GVHD 的一线治疗为皮质类固醇药物,二线治疗除了已讨论过的免疫抑制药物之外,还包括利妥普单抗、阿仑单抗、体外光分离置换法和低剂量 IL-2[68-70]。HCT 后血液恶性肿瘤复发的治疗包括免疫抑制治疗快速减量和供体淋巴细胞灌注,两者都旨在激发有效地移植物抗肿瘤效应,但是同时也通常会导致 GVHD 的发展[30]。

接受免疫抑制治疗的器官移植患者处于广泛感染的高风险。感染可快速进展,尽早诊断和开始有效治疗至关重要。由于感染的症状和体征较为隐匿,诊断有一定难度,在部分病例需采取有创性诊断方法(如支气管镜活检)以保证切实有效的治疗[45]。传染病预防策略基于已知或可能接触感染性病原体的血清学检测和流行病学史,以及免疫抑制的强度和持续时间[45]。美国移植学会和美国血液与骨髓移植学会(连同其他专业组织包括 CIBMTR、欧洲血液与骨髓移植学组、美国感染病学会)发表了感染性疾病指南并定期更新[41,71,72]。预防措施包括接种疫苗(失活疫苗)、预防性应用广谱抗生素和优先治疗[45,73]。供体诱发感染的风险可通过有效地移植前筛查而大幅降低[43]。至于受体诱发的感染,需在移植前彻底治疗所有活动性感染,且患者必须严密观察是否有感染再发的迹象。

从口腔健康的角度来说,与单纯疱疹病毒(HSV)和口咽念珠菌感染相关的指南尤为重要。对于 HSV 血清学阳性的患者,在免疫抑制治疗初期时即开始预防性应用阿昔洛韦,至少持续 30 天,具体疗程根据移植类型、免疫抑制治疗的强度和持续时间以及机构规程而不同[41,74]。美国感染病学会关于念珠菌感染治疗的临床操作指南推荐对念珠菌感染风险较高的实体器官移植受者每日预防性应用氟康唑或两性霉素脂质体 B 进行抗真菌治疗,而对处于中性粒细胞减少症时期的 HCT 患者应用氟康唑、泊沙康唑或米卡芬净[75,76]。

推荐的指南可用于器官移植受者的长期预防和筛查操作[77-79]。虽然部分推荐指南具有器官和疾病特异性,以及儿童移植的年龄特异性,但是大部分是与免疫抑制药物应用相关的,因此通常普遍适用于所有器官移植患者。这些指南涵盖的相关内容包括免疫与感染(如疫苗接种规划)、眼部健康(与 GVHD 密切相关)、口腔健康(与 GVHD 密切相关)、肺部健康、心血管健康、肝脏健康、肾脏健康、泌尿生殖器健康、肌肉骨骼健康、神经系统和精神健康、内分泌健康(在儿童中尤为重要)、社会心理学健康,以及继发肿瘤筛查。

牙科管理

总体原则和基础口腔护理

与普通人群相比,器官移植患者在整个治疗期间具有特殊的口腔治疗需求。由于预期的移植后免疫抑制期的存在,所有的器官移植候选患者的标准程序要求在移植前进行口腔检查和清洁以减少感染性并发症的风险。在移植排斥或 GVHD 的病例中,可能需要长期进行免疫抑制治疗,延长了感染风险的周期,从而进一步突出了口腔健康维护的重要性。在整个治疗过程中,所有的移植患者应当进行基础口腔护理,以维持良好的口腔卫生并减少局部炎症和感染的风险,同时也降低由口腔引起的系统性感染的可能性[80]。基础口腔护理至少包括使用软毛牙刷和含氟牙膏刷牙每日至少 2 次,并每日使用牙线[80]。既往有牙龈炎或牙周炎病史的患者可每日使用氯己定漱口,在 HCT 中心的口腔护理方案中通常包括此项内容[80]。可摘式义齿需手工清洁并用消毒溶液浸泡过夜。

对于移植患者在口腔治疗前预防性应用抗生素尚缺乏普遍认可的适应证,在此方面仍存在争议[79]。对于心脏移植的患者,美国心脏学会(American Heart Association,AHA)的预防感染性心内膜炎指南建议对已患有心脏瓣膜病变的移植患者预防性应用抗生素[81]。AHA 的预防性用药方案同样建议适用于接受免疫抑制治疗的移植患者,此类患者存在与牙科治疗相关的感染风险,但是对此尚有争议而并无统一标准[79]。美国儿童口腔学会(American Academy of Pediatric Dentistry,AAPD)也发表了关于儿童口腔患者预防性应用抗生素的指南(包括接受免疫抑制治疗的移植受者),建议根据 AHA 指南考虑预防性应用处方抗生素[82,83]。

风险评估 对患者个体风险评估最重要的方面在于充分了解其病史和目前状况[84,85]。这包括移植适应证、器官功能状况、现有药物史、客观的实验室检查,以及移植的计划和时间线等,但并不仅限于上述情况。无论通过电话还是电子通信如传真或电子邮件等方式,口腔医师和移植团队建立良好的沟通非常关键,以便可以及时交换客观的临床信息。预计进行器官移植的患者可能因为抗血栓治疗、抗凝治疗、进展性肝脏疾病或血小板减少症而存在出血风险,因此需要详细评估他们的额用药史和部分凝血酶原时间以及凝血酶原/国际标准化比率[80]。除某些预计接受 HCT 的恶性血液肿瘤患者外,移植前期患者的感染风险与正常人群相比并无显著差异;如需要可复查全血细胞计数和中性粒细胞绝对计数[86]。

移植前的口腔检查和清洁 移植前口腔检查和清洁的目的在于减少移植后即刻免疫抑制时期的感染风险(表 21.4)[84,85]。尽管牙齿感染本身是器官移植中很少报告的并发

表 21.4   计划进行器官移植患者的口腔处理

潜在问题	评估或检查	处理
软组织感染	临床检查、培养、活检	针对性抗菌药物治疗;高风险期预防性治疗
龋齿	临床检查、全口牙片、牙髓活力测试	治疗龋齿;牙髓治疗或拔除形成脓肿和死髓牙齿以及伴有未经治疗的根尖周阴影的牙齿
牙周病	牙周检查、影像学检查	刮治和根面平整;拔除松动和治疗效果不佳的牙齿
冠周炎	第三磨牙反复肿痛病史、临床检查、影像学检查	移植前提前 2 周以上拔除相关的第三磨牙

症,但考虑到高危人群中感染的总体风险、普通人群中口腔感染的普遍性、以及器官移植资源的获取和费用,口腔筛查被认为是所有移植中心降低整体感染风险的护理标准[87-91]。在美国移植中心的一项调查中,有相当数量的口腔感染导致预排的移植手术取消或推迟,或引起移植后败血症[87]。

虽然关于器官移植候选患者口腔状况特点的相关数据较少,但是多种因素可能限制患者进行常规口腔护理从而增加口腔卫生状况不佳的可能性,其中包括患者的疾病状况和并发症、相关费用和缺乏口腔保险,以及残疾和失业状况等[85]。癌症支持护理多国学会/国际口腔肿瘤协会(Multinational Association of Supportive Care in Cancer, MASCC/International Society of Oral Oncology, ISOO) 和欧洲血液和骨髓移植协会(European Society for Blood and Marrow Transplantation, EBMT) 的联合工作组建议所有患者在 HCT 前尽早进行全面的牙齿和口腔评估,以确认和消除所有可能引起感染的牙源性因素[80]。

移植前口腔筛查应当包括口腔病史、全口牙片、全面软组织检查、龋齿和缺失牙修复情况记录、活力测试、牙周和第三磨牙状况评估[28,85,90]。所有的龋齿均应进行治疗,如果存在时间或其他(如经济)限制,则优先治疗较大的或有症状的病变。牙髓感染(如龋坏累及牙髓、自发痛、根尖周阴影等)需采取根管治疗或拔除等进行明确处理。既往已行根管治疗的牙齿如无症状且根尖周病变在影像学上表现稳定(如大小无变化)感染的风险非常小,无须额外治疗[92]。通过深部刮治和根面平整治疗牙周疾病,祛除所有的龈下菌斑和牙石[47]。松动牙、牙周广泛骨丧失和整体预后欠佳的牙齿应当拔除。部分萌出的第三磨牙如有反复发作的冠周炎病史(被覆黏膜炎症和感染)应当考虑拔除[93]。所有患者在移植术前均应进行口腔防治。时至今日,在美国仅有少数与器官移植术前准备相关的口腔护理可由医疗保险支付;因此应当关注患者的现金支出成本,尤其是没有足够口腔保险的患者[89]。值得注意的是,完成移植前口腔护理可用的时间在很大程度上取决于以下因素,包括移植的适应证和供体器官的可用性,在某些情况下需要在短时间内安排多次就诊并优先进行某些口腔治疗计划[84]。所有必需的口腔治疗,尤其是拔牙或其他有创治疗需要足够的愈合时间,应当在移植前提前至少 2 周完成。

AAPD 已发表过接受 HCT 的儿童患者相关指南,可以普遍适用于所有的儿童器官移植患者,与上述内容类似[82]。如果正畸矫治器和间隙保持器没有刺激性,患者也能够维护良好的口腔卫生,可以维持原状。

移植后口腔护理   移植后患者的口腔处理可以分为三个阶段:①移植术后即刻期;②移植物稳定期;③慢性排斥反应

期,在 HCT 患者中为 GVHD 的明显发作,需要密集和持续免疫抑制治疗(表 21.5)。由于深度免疫抑制治疗和感染的风险,在移植后即刻期内择期性口腔治疗通常会被推迟。然而,在此时期内如果发生急性牙源性感染,在遵循与移植前相同的风险评估原则前提下必须进行紧急处理。感染应当积极处理,可能需要延长抗菌治疗的疗程[45,94]。

当移植器官稳定并开始行使功能,且所有的急性感染都得到控制,可认为患者进入稳定期。在此时期内,患者应当接受常规的口腔护理,包括定期牙周维护和积极处理所有确诊的口腔疾病。

在慢性排斥反应或积极治疗 GVHD 时期内,由于需要接受更加强力的免疫抑制治疗,移植受者再次处于显著的感染高风险之中。此外,伴有慢性移植排斥反应的实体器官移植受者其器官功能可能受损,从而使得他们的身体状况与移植术前相似。

表 21.5   器官移植受者的口腔治疗

移植后即刻期(≤6 个月)

与内科医师咨询
1. 推迟常规口腔治疗
2. 持续性口腔卫生维护
3. 必要时给予紧急口腔护理(消除感染)

移植稳定期

与内科医师咨询
1. 持续性口腔卫生维护
2. 每 3~6 个月预约患者进行复诊
3. 监测服用环孢霉素、他克莫司或泼尼松患者的血压;如果血压升高超过以往基线水平,转诊进行评估
4. 治疗所有新发的口腔疾病
5. 检查过度免疫抑制或移植排斥反应的症状和体征
6. 调整用药或减少用量
   a. 肝脏或肾衰竭
   b. 避免肝脏或肾脏的药物毒性(如 NSAID)
   c. 药物相互反应

慢性排斥反应期

与内科医师咨询
1. 遵照移植稳定期相关建议
2. 积极处理口腔感染
3. 监测药物应用情况;定期评估风险

NSAID:非甾体类抗炎药

口腔并发症和临床表现

感染和非感染性口腔并发症均可见于器官移植患者(表21.6)。首要进行的患者评估应当从全面询问病史、了解目前用药情况和对客观实验室检查结果的评价开始。物理评估应包括对口腔内外情况的详细检查。对软组织异常的描述应包括部位、大小、颜色、质地和症状。根据需要进行其他检查,包括微生物培养、影像学检查和活检。对口腔并发症的处理取决于准确及时的诊断,在某些病例中可能需要与最初的移植团队进行全面协作。

表21.6　器官移植的口腔并发症

	口腔并发症	诊断	治疗
感染性	口腔念珠菌感染	病史和检查结果、培养、细胞学检查	• 抗真菌治疗 • 口腔修复体消毒
	复发性 HSV 感染	病史和检查结果、培养、细胞学检查	• 抗病毒治疗
非感染性	牙龈增生(环孢霉素相关)	病史和检查结果	• 改善口腔卫生 • 有效的牙周治疗 • 龈切术
	口疮性口炎(mTOR 抑制剂相关)	病史和检查结果	• 局部类固醇治疗 • 病变内类固醇治疗 • 减少 mTOR 药量,如果病情较重可停用
	化脓性肉芽肿(他克莫司相关)	检查和活检	• 手术切除
	颌面部肉芽肿病	检查和活检	• 如有症状局部类固醇治疗
	口腔毛状白斑	检查和活检	• 无须特殊治疗
	癌症	检查和活检	• 转诊至肿瘤中心
HCT 特发性	口腔黏膜炎	病史和检查结果	• 对症处理,镇痛,清淡软食
	移植物抗宿主病	异体 HCT 病史,唇和口腔黏膜遍布苔藓样白色网格状病损,伴有不同程度红斑和溃疡,常见腭黏膜表面黏液囊肿	• 唇外用他克莫司软膏 • 黏膜病局部类固醇治疗(如地塞米松溶液) • 口干症采用非处方产品和处方催唾剂、氟化物治疗 • 口腔癌筛查

口腔黏膜炎　口腔黏膜炎是 HCT 特有的并发症,与强效的免疫调节方案和预防 GVHD 的甲氨蝶呤用药有关[95,96]。口腔黏膜炎通常在开始免疫调节后 7～10 天出现,并持续至白细胞计数恢复正常才好转。值得注意的是,黏膜炎的发病频率和严重程度随着免疫调节药物的强度减小而降低,去除甲氨蝶呤的GVHD 预防用药方案也有同样效果[97]。临床特征包括弥漫性非特异性红斑和非角化口腔黏膜溃疡,影响口腔功能和生活质量(图 21.1)。病变可累及食道,造成吞咽时剧烈疼痛[98]。处理包括饮食调整(如软的清淡食物)、局部冲洗用药(如利多卡因糊剂和各种漱口液),以及全身性镇痛药,某些病例需要应用强力的阿片类药物以有效镇痛。

药物相关性口腔并发症　除感染性并发症之外(后面章节内讨论),数种常见的口腔并发症与器官移植中常用的免疫抑制药物有关。此类并发症相对少见,可能与用药剂量无关。对此类状况的了解有助于正确诊断和针对性治疗。

牙龈增生　环孢霉素性关系性牙龈增生的特征为纤维炎性牙龈增生,表现为水肿、肿胀和"过度生长",通常累及牙间区

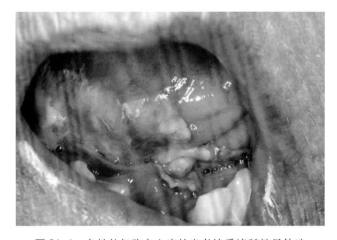

图 21.1　急性粒细胞白血病的患者接受清髓性异体造血干细胞移植时发生的口腔黏膜炎(引自 Wingard JR, Gastineau DA, Leather HL, et al: *Hematopoietic stem cell transplantation: a handbook for clinician*, ed 2, 2015, American Association of Blood Banks.)

域并扩展至病变区牙齿的牙冠部位（图 21.2）[99]。口腔卫生不良伴有菌斑和牙石堆积可显著增加这一并发症的风险。治疗包括有效地牙周清洁、改善口腔卫生和龈切术进行手术切除。他克莫司不会导致牙龈增生，目前随着环孢霉素已被他克莫司取代，牙龈增生在移植患者中已较为少见[100]。

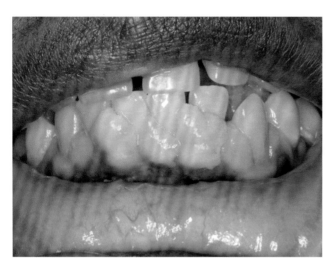

图 21.2　发生于肾移植受者的环孢霉素相关性牙龈增生

化脓性肉芽肿　他克莫司可引起非牙龈软组织的纤维炎性息肉，表现与化脓性肉芽肿极为相似（图 21.3）[101]。此类病变表现为外生溃疡型分叶状肿块，直径约 3～4cm。症状多种多样，通常与继发性创伤有关。其病理生理学机制和与他克莫司治疗的相关性尚不明确。虽然局部应用类固醇治疗可能对部分病变有效，治疗上主要采取单纯的手术切除。

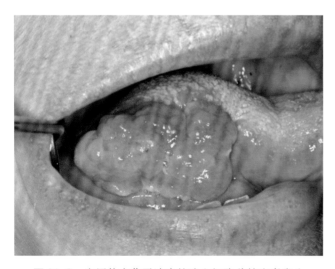

图 21.3　应用他克莫司治疗的造血细胞移植患者发生的分叶状化脓性肉芽肿样病变（引自 Antin J，Yolin-Raley D：*Manual of stem cell and bone marrow transplantation*，ed 2，2013，Cambridge University Press.）

mTOR 抑制剂相关口腔炎　应用西罗莫司和依维莫司等 mTOR 抑制剂治疗可引发疼痛性口疮样口腔溃疡，被称为 mTOR 抑制剂相关性口炎（mTOR inhibitor-associated stomatitis，

mIAS）（图 21.4）[102-104]。通常在治疗开始后数周内出现溃疡，即使西罗莫司不减量或停药，也会随着时间逐渐缩小。虽然 mIAS 可以表现为疱疹样形式（类似于疱疹样口疮），但从不累及唇红，且病变好发于非角化黏膜，可借此鉴别 mIAS 和复发性 HSV 感染。虽然在部分病例可能需要考虑 mTOR 抑制剂减量，但是局部或病变内应用类固醇治疗通常有效[104,105]。

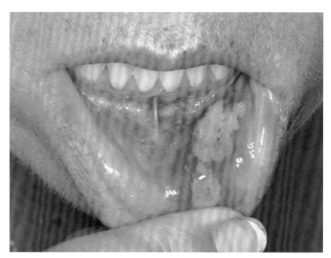

图 21.4　接受 mTOR 治疗患者下唇黏膜处的口疮样溃疡（引自 Sonis S，Treister N，Chawla S，et al：preliminary characterization of oral lesions associated with inhibitors of mammalian target of rapamycin in cancer patients，*Cancer* 116：210-215，2010.）

颌面部肉芽肿样病变　非典型性颌面部肉芽肿样口腔病变最早发现于接受他克莫司治疗的实体器官移植的儿童患者[106,107]。其特征表现包括舌多发球形结节、黏膜裂隙和唇肿胀（图 21.5）。食物过敏被认为是致病因素之一，但是相关认识还非常少。

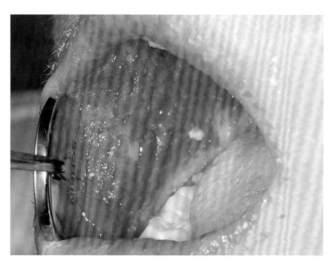

图 21.5　发生于一名接受异体造血干细胞移植儿童患者的颌面部肉芽肿样病变

口腔毛状白斑　口腔毛状白斑（oral hairy leukoplakia，OHL）是一种无痛性良性病变，表现为舌腹处不可擦除的皱褶

样白色斑块(图 21.6)[108]。该病与 EB 病毒(EBV)复制及患者存在免疫缺陷有关,包括人免疫缺陷病毒(HIV)疾病和器官移植受者。诊断需行活检,可证实为 EBV 感染的特征性表现。OHL 无临床症状,无须处理。

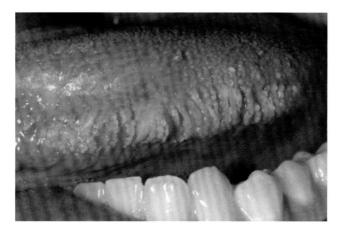

图 21.6 口腔毛状白斑(引自 Neville B,Damm D,Allen C,et al:*Oral and Maxillofacial Pathology*,ed 3,St. Louis,2008,Saunders.)

口腔感染 口腔感染在器官移植受者中较为常见。除了在口腔治疗一节中已经讨论过的牙源性感染,口腔细菌性感染极其罕见。移植受者中最常见的口腔感染为念珠菌感染和复发性 HSV 感染。虽然它们很少会发展为系统性疾病,但是两种感染都可以引起严重的发病率,需要积极治疗。

念珠菌感染 除了药物引起的免疫抑制,器官移植受者中发生口腔念珠菌感染的其他潜在风险因素包括局部应用类固醇(如口腔 GVHD 的治疗、肺吸入器)、唾液腺功能低下(与药物和慢性 GVHD 相关)以及可摘义齿的使用等。感染典型表现为遍布口腔的泛白凝乳状斑块(图 21.7),虽然部分病例也可单纯表现为广泛或斑片状红斑(图 21.8)。病变的症状多样,但通常包括局部不适烧灼感,可以扩展至喉部。

通常可根据临床表现作出诊断,如不能确定可借助于细胞学检查和真菌培养。虽然可采用局部抗真菌治疗,但是应用氟

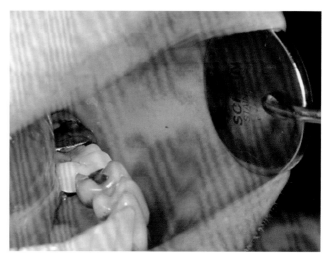

图 21.8 左侧颊黏膜红斑型念珠菌感染

康唑进行系统性治疗通常更为有效。由于环孢霉素、他克莫司和西罗莫司通过细胞色素 p450 通路进行代谢,氟康唑治疗可以引起上述药物水平升高,因此需要密切监控或调解药物剂量。可摘义齿在夜间应进行清洁和消毒。预防性抗真菌治疗(如每周应用氟康唑 100~200mg)对于复发性慢性感染病例有效[75,94]。

单纯疱疹病毒 HSV 感染复发的风险很高,所有血清学阳性的器官移植受者在深度免疫抑制期内都需预防性应用阿昔洛韦[74,109,110]。由于深度的免疫抑制,即使应用阿昔洛韦也可能发生暴发性感染,即使停用阿昔洛韦后,患者仍处于免疫抑制状态并存在复发风险。病变表现为不规则形状的浅表溃疡,伴有剧烈疼痛,可发生于角化和非角化黏膜表面,唇、舌为最常见的好发部位(图 21.9)[94]。诊断的金标准为病毒培养,但是如怀疑为 HSV 感染,应根据经验开始治疗。治疗可采用全身抗病毒治疗,常用药物包括阿昔洛韦和伐昔洛韦,在阿昔洛韦耐药的病例中,可应用膦甲酸。同时还应根据需要给予镇痛治疗。

其他少见感染 侵袭性真菌感染(大多数为曲霉属真菌)可发生于口腔内,典型表现为上颌窦受累的扩散[67,75,94,110]。该感染表现为溃疡型肿块,需活检明确诊断。治疗包括手术结合

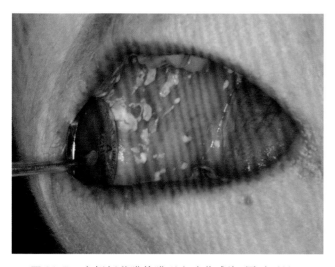

图 21.7 右侧颊黏膜伪膜型念珠菌感染,同时可见口角炎

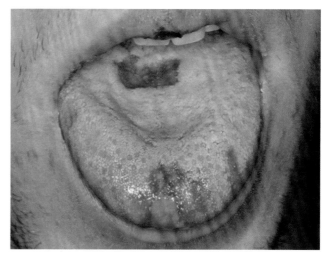

图 21.9 器官移植患者舌背前部和后部出现的复发性单纯疱疹病毒感染

强效抗真菌治疗。CMV 再活化较为罕见,可引起疼痛性非特异性溃疡,需要进行活检和免疫染色以明确诊断[111]。可采用更昔洛韦治疗。

移植物抗宿主病 移植物抗宿主病是异体 HCT 的主要并发症,为非复发性死亡的主要原因[112]。虽然口腔受累并不常见,急性 GVHD 的口腔特征性表现类似于多形性红斑,可通过全身和局部应用类固醇治疗(图 21.10)[113]。与之相反的是,口腔是慢性 GVHD 最常见的发病部位之一,是口腔不适和饮食困难的重要原因。临床特征表现包括口腔黏膜苔藓样炎症,伴有典型的扁平苔藓样改变,相关性症状包括口腔不适和敏感(图 21.11)、唾液腺功能障碍引起的口干症,以及龋齿的高发风险(图 21.12),而口腔和口周组织纤维化引起的运动和功能受限相对较为少见[114]。浅表黏液囊肿为常见症状,表现为充满唾液的浅表水疱,初期发生于腭部,是由小唾液腺炎症引起的,通常不需特殊治疗(图 21.13)。唇部也经常受累,而虽然硬腭为好发部位,但是并不很少扩散至软腭或更后方的部位。

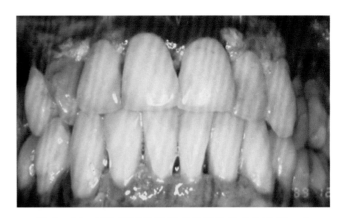

图 21.12 异体骨髓移植受者的移植物抗宿主病。上颌牙龈呈现剥脱性龈炎的特征表现(引自 Newman M, Takei H, Carranza F, et al: *Carranza's Clinical Periodontology*, ed 10, St. Louis, 2006, Saunders.)

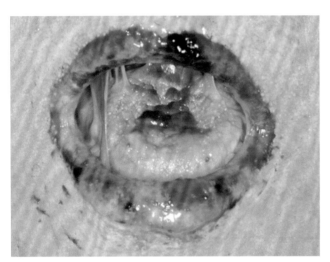

图 21.10 急性移植物抗宿主反应的口腔特征性表现-唇、舌弥散性溃疡(引自 Kuten-Shorrer M, Woo SB, Treister NS: Oral graft-versus-host disease, *Dent Clin North Am* 58:351-368, 2014.)

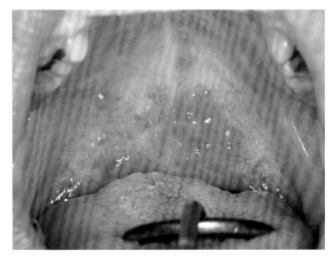

图 21.13 软腭的浅表黏液囊肿(引自 Kuten-Shorrer M, Woo SB, Treister NS: Oral graft-versus-host disease, *Dent Clin North Am* 58:351-368, 2014.)

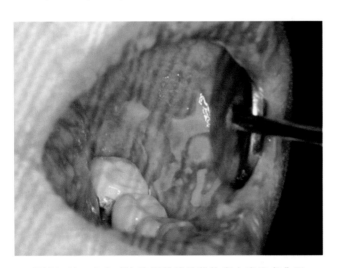

图 21.11 患有唾液腺慢性移植物抗宿主病患者典型的龋齿表现(引自 Kuten-Shorrer M, Woo SB, Treister NS: Oral graft-versus-host disease, *Dent Clin North Am* 58:351-368, 2014.)

口腔慢性 GVHD 的治疗主要在于控制症状和减少并发症的风险(见表 21.4)[114]。局部应用类固醇可有效治疗口腔黏膜病变。唇部病变可通过局部应用他克莫司得到安全有效的治疗。应当为重度唾液腺功能障碍的患者开具处方氟化物,而所有患者均应定期到口腔医师处就诊进行专业清洁,并每年常规拍摄 1-2 次牙齿的 X 线片。

继发恶性肿瘤 器官移植患者发生癌症的风险增加[56,115,116]。因血液恶性肿瘤接受 HCT 的患者仍存在原发疾病复发的风险,通常出现在移植后 1~2 年内[55]。髓外复发疾病在口腔内可表现为非特异性肿块或溃疡(图 21.14)[117]。PTLD 在口腔内表现也类似于非特异性肿块或溃疡(图 21.15)[118]。移植术后患者发生口腔和唇鳞状细胞癌(squamous cell carcinoma, SCC)的风险显著升高,尤其是 HCT 术后伴发 GVHD 的患者[115,116,119]。口腔 SCC 的临床表现与正常人群相同,但是在活动性 GVHD 改变的背景下,诊断较为困难(图 21.16)[116,119]。与非移植术后口腔 SCC 患者相比,治疗效果较差[116,119]。所有的移植患者每年均需进行口腔癌的筛查[79]。

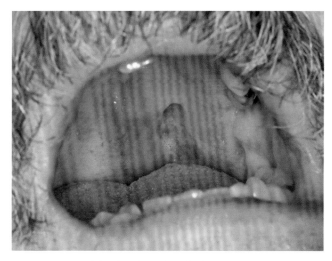

图 21.14 急性髓性白血病患者接受造血干细胞移植后的髓外复发，表现为腭部溃疡

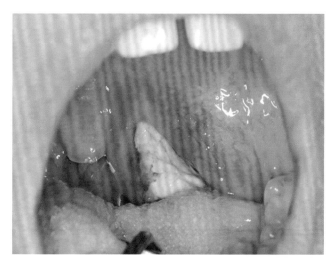

图 21.15 造血干细胞移植术后患者发生淋巴组织增生性疾病，表现为胃部溃疡

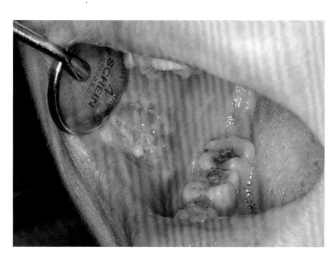

图 21.16 造血干细胞移植术后患者，伴有活动性口腔慢性移植物抗宿主病，可见右侧颊黏膜发生鳞状细胞癌
（引自 Bruch JM，Treister NS：*Clinical oral medicine and pathology*，New York，2010，Humana Press.）

（王 洋）

参考文献

1. Sayegh MH, Carpenter CB. Transplantation 50 years later–progress, challenges, and promises. *N Engl J Med*. 2004;351:2761-2766.
2. Wijdicks EF, Varelas PN, Gronseth GS, et al. Evidence-based guideline update: determining brain death in adults: report of the Quality Standards Subcommittee of the American Academy of Neurology. *Neurology*. 2010;74:1911-1918.
3. Shrestha B, Haylor J, Raftery A. Historical perspectives in kidney transplantation: an updated review. *Prog Transplant*. 2015;25:64-69, 76.
4. Hart A, Smith JM, Skeans MA, et al. Kidney. *Am J Transplant*. 2016;16(suppl 2):11-46.
5. Toyoda Y, Guy TS, Kashem A. Present status and future perspectives of heart transplantation. *Circ J*. 2013;77:1097-1110.
6. Mehra MR, Kobashigawa J, Starling R, et al. Listing criteria for heart transplantation: International Society for Heart and Lung Transplantation guidelines for the care of cardiac transplant candidates–2006. *J Heart Lung Transplant*. 2006;25:1024-1042.
7. Colvin M, Smith JM, Skeans MA, et al. Heart. *Am J Transplant*. 2016;16(suppl 2):115-140.
8. Bhat M, Al-Busafi S, Deschenes M, et al. Care of the liver transplant patient. *Can J Gastroenterol Hepatol*. 2014;28:213-219.
9. Dutkowski P, Linecker M, DeOliveira ML, et al. Challenges to liver transplantation and strategies to improve outcomes. *Gastroenterology*. 2015;148:307-323.
10. Valentine E, Gregorits M, Gutsche JT, et al. Clinical update in liver transplantation. *J Cardiothorac Vasc Anesth*. 2013;27:809-815.
11. Kim WR, Lake JR, Smith JM, et al. Liver. *Am J Transplant*. 2016;16(suppl 2):69-98.
12. Kelly WD, Lillehei RC, Merkel FK, et al. Allotransplantation of the pancreas and duodenum along with the kidney in diabetic nephropathy. *Surgery*. 1967;61:827-837.
13. Dholakia S, Mittal S, Quiroga I, et al. Pancreas transplantation: past, present, future. *Am J Med*. 2016;129:667-673.
14. White SA, Shaw JA, Sutherland DE. Pancreas transplantation. *Lancet*. 2009;373:1808-1817.
15. Kandaswamy R, Skeans MA, Gustafson SK, et al. Pancreas. *Am J Transplant*. 2016;16(suppl 2):47-68.
16. Kerr HR, Hatipoglu B, Krishnamurthi V. Pancreas transplant for diabetes mellitus. *Cleve Clin J Med*. 2015;82:738-744.
17. Maffi P, Secchi A. Clinical results of islet transplantation. *Pharmacol Res*. 2015;98:86-91.
18. Health Quality O. Pancreas islet transplantation for patients with type 1 diabetes mellitus: a clinical evidence review. *Ont Health Technol Assess Ser*. 2015;15:1-84.
19. Kotloff RM, Thabut G. Lung transplantation. *Am J Respir Crit Care Med*. 2011;184:159-171.
20. Hardy JD, Webb WR, Dalton ML Jr, et al. Lung homotransplantation in man. *JAMA*. 1963;186:

1065-1074.

21. Valapour M, Skeans MA, Smith JM, et al. Lung. *Am J Transplant*. 2016;16(suppl 2):141-168.

22. Kreider M, Kotloff RM. Selection of candidates for lung transplantation. *Proc Am Thorac Soc*. 2009;6:20-27.

23. Orens JB, Estenne M, Arcasoy S, et al. International guidelines for the selection of lung transplant candidates: 2006 update–a consensus report from the Pulmonary Scientific Council of the International Society for Heart and Lung Transplantation. *J Heart Lung Transplant*. 2006;25:745-755.

24. Rege A, Sudan D. Intestinal transplantation. *Best Pract Res Clin Gastroenterol*. 2016;30:319-335.

25. Smith JM, Skeans MA, Horslen SP, et al. Intestine. *Am J Transplant*. 2016;16(suppl 2):99-114.

26. Thomas ED, Lochte HL Jr, Lu WC, et al. Intravenous infusion of bone marrow in patients receiving radiation and chemotherapy. *N Engl J Med*. 1957;257:491-496.

27. Leger CS, Nevill TJ. Hematopoietic stem cell transplantation: a primer for the primary care physician. *CMAJ*. 2004;170:1569-1577.

28. Epstein JB, Raber-Durlacher JE, Wilkins A, et al. Advances in hematologic stem cell transplant: an update for oral health care providers. *Oral Surg Oral Med Oral Pathol Oral Radiol Endod*. 2009;107:301-312.

29. Horowitz MM, Gale RP, Sondel PM, et al. Graft-versus-leukemia reactions after bone marrow transplantation. *Blood*. 1990;75:555-562.

30. Antin JH. Clinical practice. Long-term care after hematopoietic-cell transplantation in adults. *N Engl J Med*. 2002;347:36-42.

31. Current uses and outcomes of hematopoietic stem cell transplantation: CIBMTR Summary Slides; 2015. Available at: http://www.cibmtr.org. 2015. 2016, At http://www.cibmtr.org.

32. Copelan EA. Hematopoietic stem-cell transplantation. *N Engl J Med*. 2006;354:1813-1826.

33. Swearingen B, Ravindra K, Xu H, et al. Science of composite tissue allotransplantation. *Transplantation*. 2008;86:627-635.

34. Dubernard JM, Owen E, Lefrancois N, et al. First human hand transplantation. Case report. *Transpl Int*. 2000;13(suppl 1):S521-S524.

35. Dubernard JM, Lengele B, Morelon E, et al. Outcomes 18 months after the first human partial face transplantation. *N Engl J Med*. 2007;357:2451-2460.

36. Chinen J, Buckley RH. Transplantation immunology: solid organ and bone marrow. *J Allergy Clin Immunol*. 2010;125:S324-S335.

37. Eng HS, Leffell MS. Histocompatibility testing after fifty years of transplantation. *J Immunol Methods*. 2011;369:1-21.

38. Kissmeyer-Nielsen F, Olsen S, Petersen VP, et al. Hyperacute rejection of kidney allografts, associated with pre-existing humoral antibodies against donor cells. *Lancet*. 1966;2:662-665.

39. Bray RA, Hurley CK, Kamani NR, et al. National marrow donor program HLA matching guidelines for unrelated adult donor hematopoietic cell transplants. *Biol Blood Marrow Transplant*. 2008;14:45-53.

40. Brown RS, Belton AM, Martin JM, et al. Evolution of quality at the Organ Center of the Organ Procurement and Transplantation Network/United Network for Organ Sharing. *Prog Transplant*. 2009;19:221-226.

41. The Center for International Blood and Marrow Transplant Research. At https://www.cibmtr.org/.

42. Stites E, Le Quintrec M, Thurman JM. The complement system and antibody-mediated transplant rejection. *J Immunol*. 2015;195:5525-5531.

43. Fischer SA, Lu K, Practice ASTIDCo. Screening of donor and recipient in solid organ transplantation. *Am J Transplant*. 2013;13(suppl 4):9-21.

44. Wong CJ, Pagalilauan G. Primary care of the solid organ transplant recipient. *Med Clin North Am*. 2015;99:1075-1103.

45. Fishman JA. Infection in solid-organ transplant recipients. *N Engl J Med*. 2007;357:2601-2614.

46. Pagalilauan GL, Limaye AP. Infections in transplant patients. *Med Clin North Am*. 2013;97:581-600, x.

47. Akintoye SO, Brennan MT, Graber CJ, et al. A retrospective investigation of advanced periodontal disease as a risk factor for septicemia in hematopoietic stem cell and bone marrow transplant recipients. *Oral Surg Oral Med Oral Pathol Oral Radiol Endod*. 2002;94:581-588.

48. Graber CJ, de Almeida KN, Atkinson JC, et al. Dental health and viridans streptococcal bacteremia in allogeneic hematopoietic stem cell transplant recipients. *Bone Marrow Transplant*. 2001;27:537-542.

49. Sawinski D, Goral S. BK virus infection: an update on diagnosis and treatment. *Nephrol Dial Transplant*. 2015;30:209-217.

50. Saemann M, Horl WH. Urinary tract infection in renal transplant recipients. *Eur J Clin Invest*. 2008;38(suppl 2):58-65.

51. Storek J. Immunological reconstitution after hematopoietic cell transplantation - its relation to the contents of the graft. *Expert Opin Biol Ther*. 2008;8:583-597.

52. Casey MJ, Meier-Kriesche HU. Calcineurin inhibitors in kidney transplantation: friend or foe? *Curr Opin Nephrol Hypertens*. 2011;20:610-615.

53. Engels EA, Pfeiffer RM, Fraumeni JF Jr, et al. Spectrum of cancer risk among US solid organ transplant recipients. *JAMA*. 2011;306:1891-1901.

54. King GN, Healy CM, Glover MT, et al. Increased prevalence of dysplastic and malignant lip lesions in renal-transplant recipients. *N Engl J Med*. 1995;332:1052-1057.

55. Ades L, Guardiola P, Socie G. Second malignancies after allogeneic hematopoietic stem cell transplantation: new insight and current problems. *Blood Rev*. 2002;16:135-146.

56. Curtis RE, Rowlings PA, Deeg HJ, et al. Solid cancers after bone marrow transplantation. *N Engl J Med*. 1997;336:897-904.

57. Dierickx D, Tousseyn T, Gheysens O. How I treat posttransplant lymphoproliferative disorders. *Blood*. 2015;126:2274-2283.

58. Dierickx D, Tousseyn T, Sagaert X, et al. Single-center analysis of biopsy-confirmed posttransplant lymphoproliferative disorder: incidence, clinicopathological characteristics and prognostic factors. *Leuk Lymphoma*. 2013;54:2433-2440.

59. Opelz G, Dohler B. Lymphomas after solid organ transplantation: a collaborative transplant study report. *Am J Transplant*. 2004;4:222-230.

60. Bolanos-Meade J, Vogelsang GB. Acute graft-versus-host disease. *Clin Adv Hematol Oncol*. 2004;2:672-682.

61. Cutler C, Antin JH. Chronic graft-versus-host disease. *Curr Opin Oncol*. 2006;18:126-131.

62. Pallua S, Giesinger J, Oberguggenberger A, et al. Impact of GvHD on quality of life in long-term survivors of haematopoietic transplantation. *Bone Marrow Transplant*. 2010;45:1534-1539.

63. Sharma A, Armstrong AE, Posner MP, et al. Graft-versus-host disease after solid organ transplantation: a single center experience and review of literature. *Ann Transplant*. 2012;17:133-139.

64. Wall A, Bueno E, Pomahac B, et al. Intraoral features and considerations in face transplantation. *Oral Dis*. 2016;22:93-103.

65. Jagasia MH, Greinix HT, Arora M, et al. National Institutes of Health Consensus Development Project on Criteria for Clinical Trials in Chronic Graft-versus-Host Disease: I. The 2014 Diagnosis and Staging Working Group report. *Biol Blood Marrow Transplant*. 2015;21:389-401.e1.

66. Shulman HM, Cardona DM, Greenson JK, et al. NIH Consensus development project on criteria for clinical trials in chronic graft-versus-host disease: II. The 2014 Pathology Working Group Report. *Biol Blood Marrow Transplant*. 2015;21:589-603.

67. Ruping MJ, Vehreschild JJ, Cornely OA. Patients at high risk of invasive fungal infections: when and how to treat. *Drugs*. 2008;68:1941-1962.

68. Cutler C, Miklos D, Kim HT, et al. Rituximab for steroid-refractory chronic graft-versus-host disease. *Blood*. 2006;108:756-762.

69. Greinix HT, Volc-Platzer B, Rabitsch W, et al. Successful use of extracorporeal photochemotherapy in the treatment of severe acute and chronic graft-versus-host disease. *Blood*. 1998;92:3098-3104.

70. Koreth J, Matsuoka K, Kim HT, et al. Interleukin-2 and regulatory T cells in graft-versus-host disease. *N Engl J Med*. 2011;365:2055-2066.

71. Green M. Introduction: Infections in solid organ transplantation. *Am J Transplant*. 2013;13(suppl 4):3-8.

72. Blumberg EA, Danziger-Isakov L, Kumar D, et al. Foreword: Guidelines 3. *Am J Transplant*. 2013;13(suppl 4):1-2.

73. Rubin RH. Preemptive therapy in immunocompromised hosts. *N Engl J Med*. 1991;324:1057-1059.

74. Wilck MB, Zuckerman RA, Practice ASTIDCo. Herpes simplex virus in solid organ transplantation. *Am J Transplant*. 2013;13(suppl 4):121-127.

75. Pappas PG, Kauffman CA, Andes D, et al. Clinical practice guidelines for the management of candidiasis: 2009 update by the Infectious Diseases Society of America. *Clin Infect Dis*. 2009;48:503-535.

76. Silveira FP, Kusne S, Practice ASTIDCo. Candida infections in solid organ transplantation. *Am J Transplant*. 2013;13(suppl 4):220-227.

77. Kelly DA, Bucuvalas JC, Alonso EM, et al. Long-term medical management of the pediatric patient after liver transplantation: 2013 practice guideline by the American Association for the Study of Liver Diseases and the American Society of Transplantation. *Liver Transpl*. 2013;19:798-825.

78. Lucey MR, Terrault N, Ojo L, et al. Long-term management of the successful adult liver transplant: 2012 practice guideline by the American Association for the Study of Liver Diseases and the American Society of Transplantation. *Liver Transpl*. 2013;19:3-26.

79. Majhail NS, Rizzo JD, Lee SJ, et al. Recommended screening and preventive practices for long-term survivors after hematopoietic cell transplantation. *Biol Blood Marrow Transplant*. 2012;18:348-371.

80. Elad S, Raber-Durlacher JE, Brennan MT, et al. Basic oral care for hematology-oncology patients and hematopoietic stem cell transplantation recipients: a position paper from the joint task force of the Multinational Association of Supportive Care in Cancer/International Society of Oral Oncology (MASCC/ISOO) and the European Society for Blood and Marrow Transplantation (EBMT). *Support Care Cancer*. 2015;23:223-236.

81. Wilson W, Taubert KA, Gewitz M, et al. Prevention of infective endocarditis: guidelines from the American Heart Association: a guideline from the American Heart Association Rheumatic Fever, Endocarditis, and Kawasaki Disease Committee, Council on Cardiovascular Disease in the Young, and the Council on Clinical Cardiology, Council on Cardiovascular Surgery and Anesthesia, and the Quality of Care and Outcomes Research Interdisciplinary Working Group. *Circulation*. 2007;116:1736-1754.

82. American Academy of Pediatric D. Guideline on dental management of pediatric patients receiving chemotherapy, hematopoietic cell transplantation, and/or radiation. *Pediatr Dent*. 2013;35:E185-E193.

83. American Academy on Pediatric Dentistry Clinical Affairs C, American Academy on Pediatric Dentistry Council on Clinical A. Guideline on antibiotic prophylaxis for dental patients at risk for infection. *Pediatr Dent*. 2008;30:215-218.

84. Brennan MT, Woo SB, Lockhart PB. Dental treatment planning and management in the patient who has cancer. *Dent Clin North Am*. 2008;52:19-37, vii.

85. Guggenheimer J, Eghtesad B, Stock DJ. Dental management of the (solid) organ transplant patient. *Oral Surg Oral Med Oral Pathol Oral Radiol Endod*. 2003;95:383-389.

86. Wingard JR, Hsu J, Hiemenz JW. Hematopoietic stem cell transplantation: an overview of infection risks and epidemiology. *Infect Dis Clin North Am*. 2010;24:257-272.

87. Guggenheimer J, Mayher D, Eghtesad B. A survey of dental care protocols among US organ transplant centers. *Clin Transplant*. 2005;19:15-18.

88. Reyna J, Richardson JM, Mattox DE, et al. Head and neck infection after renal transplantation. *JAMA*. 1982;247:3337-3339.

89. Mawardi H, Manlove AE, Elting LS, et al. Cost analysis of dental services needed before hematopoietic cell transplantation. *Oral Surg Oral Med Oral Pathol Oral Radiol*. 2014;117:59-66.

90. Woo SB, Matin K. Off-site dental evaluation program for prospective bone marrow transplant recipients. *J Am Dent Assoc.* 1997;128:189-193.

91. Raber-Durlacher JE, Laheij AM, Epstein JB, et al. Periodontal status and bacteremia with oral viridans streptococci and coagulase negative staphylococci in allogeneic hematopoietic stem cell transplantation recipients: a prospective observational study. *Support Care Cancer.* 2013;21:1621-1627.

92. Peters E, Monopoli M, Woo SB, et al. Assessment of the need for treatment of postendodontic asymptomatic periapical radiolucencies in bone marrow transplant recipients. *Oral Surg Oral Med Oral Pathol.* 1993;76:45-48.

93. Ohman D, Bjork Y, Bratel J, et al. Partially erupted third molars as a potential source of infection in patients receiving peripheral stem cell transplantation for malignant diseases: a retrospective study. *Eur J Oral Sci.* 2010;118:53-58.

94. Palmason S, Marty FM, Treister NS. How do we manage oral infections in allogeneic stem cell transplantation and other severely immunocompromised patients? *Oral Maxillofac Surg Clin North Am.* 2011;23:579-599, vii.

95. Bensinger W, Schubert M, Ang KK, et al. NCCN Task Force Report. prevention and management of mucositis in cancer care. *J Natl Compr Canc Netw.* 2008;6(suppl 1):S1-S21, quiz S22-S24.

96. Scully C, Sonis S, Diz PD. Oral mucositis. *Oral Dis.* 2006;12:229-241.

97. Cutler C, Kim HT, Hochberg E, et al. Sirolimus and tacrolimus without methotrexate as graft-versus-host disease prophylaxis after matched related donor peripheral blood stem cell transplantation. *Biol Blood Marrow Transplant.* 2004;10:328-336.

98. Villa A, Sonis ST. Mucositis: pathobiology and management. *Curr Opin Oncol.* 2015;27:159-164.

99. Hood KA. Drug-induced gingival hyperplasia in transplant recipients. *Prog Transplant.* 2002;12:17-21, quiz 22-23.

100. Walker RG, Cottrell S, Sharp K, et al. Conversion of cyclosporine to tacrolimus in stable renal allograft recipients: quantification of effects on the severity of gingival enlargement and hirsutism and patient-reported outcomes. *Nephrology (Carlton).* 2007;12:607-614.

101. Al-Mohaya M, Treister N, Al-Khadra O, et al. Calcineurin inhibitor-associated oral inflammatory polyps after transplantation. *J Oral pathol Med.* 2007;36:570-574.

102. MacDonald AS, Group RGS. A worldwide, phase III, randomized, controlled, safety and efficacy study of a sirolimus/cyclosporine regimen for prevention of acute rejection in recipients of primary mismatched renal allografts. *Transplantation.* 2001;71:271-280.

103. Sonis S, Treister N, Chawla S, et al. Preliminary characterization of oral lesions associated with inhibitors of mammalian target of rapamycin in cancer patients. *Cancer.* 2010;116:210-215.

104. Villa A, Aboalela A, Luskin KA, et al. Mammalian target of rapamycin inhibitor-associated stomatitis in hematopoietic stem cell transplantation patients receiving sirolimus prophylaxis for graft-versus-host disease. *Biol Blood Marrow Transplant.* 2015;21:503-508.

105. Chuang P, Langone AJ. Clobetasol ameliorates aphthous ulceration in renal transplant patients on sirolimus. *Am J Transplant.* 2007;7:714-717.

106. Saalman R, Sundell S, Kullberg-Lindh C, et al. Long-standing oral mucosal lesions in solid organ-transplanted children—a novel clinical entity. *Transplantation.* 2010;89:606-611.

107. Vivas AP, Bomfin LE, Costa WI Jr, et al. Oral granulomatosis-like lesions in liver-transplanted pediatric patients. *Oral Dis.* 2014;20:e97-e102.

108. Greenspan JS, Greenspan D, Webster-Cyriaque J. Hairy leukoplakia; lessons learned: 30-plus years. *Oral Dis.* 2016;22(suppl 1):120-127.

109. Avery RK. Prophylactic strategies before solid-organ transplantation. *Curr Opin Infect Dis.* 2004;17:353-356.

110. Center for International Blood and Marrow Transplant Research, National Marrow Donor Program, et al. Guidelines for preventing infectious complications among hematopoietic cell transplant recipients: a global perspective. *Bone Marrow Transplant.* 2009;44:453-558.

111. Tarkan JL, Woo SB, Pavlakis M, et al. Spotting the owl: surreptitious cytomegalovirus disease in a renal transplant recipient. *Clin Transplant.* 2008;22:391-395.

112. Flowers ME, Martin PJ. How we treat chronic graft-versus-host disease. *Blood.* 2015;125:606-615.

113. Ion D, Stevenson K, Woo SB, et al. Characterization of oral involvement in acute graft-versus-host disease. *Biol Blood Marrow Transplant.* 2014;20:1717-1721.

114. Treister N, Duncan C, Cutler C, et al. How we treat oral chronic graft-versus-host disease. *Blood.* 2012;120:3407-3418.

115. Curtis RE, Metayer C, Rizzo JD, et al. Impact of chronic GVHD therapy on the development of squamous-cell cancers after hematopoietic stem-cell transplantation: an international case-control study. *Blood.* 2005;105:3802-3811.

116. Preciado DA, Matas A, Adams GL. Squamous cell carcinoma of the head and neck in solid organ transplant recipients. *Head Neck.* 2002;24:319-325.

117. Bakst RL, Tallman MS, Douer D, et al. How I treat extramedullary acute myeloid leukemia. *Blood.* 2011;118:3785-3793.

118. Elad S, Meyerowitz C, Shapira MY, et al. Oral posttransplantation lymphoproliferative disorder: an uncommon site for an uncommon disorder. *Oral Surg Oral Med Oral Pathol Oral Radiol Endod.* 2008;105:59-64.

119. Mawardi H, Elad S, Correa ME, et al. Oral epithelial dysplasia and squamous cell carcinoma following allogeneic hematopoietic stem cell transplantation: clinical presentation and treatment outcomes. *Bone Marrow Transplant.* 2011;46:884-891.

第 8 部分

血液和肿瘤疾病

第 22 章　红细胞疾病

定义

红细胞(red blood cells, RBC)疾病对于口腔治疗具有重要的临床意义。首先,口腔医生可通过询问病史、临床检查和实验室筛查,及时发现未经诊断的贫血患者,并在进行上述检查流程后将患者早期转诊内科以明确诊断。贫血可显著影响并发症的发生率和死亡风险,是一类需要得到重视和治疗的基础疾病。同样值得注意的是,在一些特殊人群中(如慢性肾病患者、急性冠脉综合征患者、老年人等),贫血是心血管不良结局(如急性心肌梗死和死亡)的独立影响因素[1-4]。

贫血被定义为血液携氧能力降低,通常与循环红细胞数量减少或红细胞血红蛋白(hemoglobin, Hb)含量异常相关(图22.1)。贫血与其被称为疾病,不如说是由三种病因导致的综合征:①红细胞生成减少(铁缺乏、叶酸缺乏、恶性贫血);②失血;③循环红细胞破坏率增加(脾功能亢进、自身免疫破坏)。

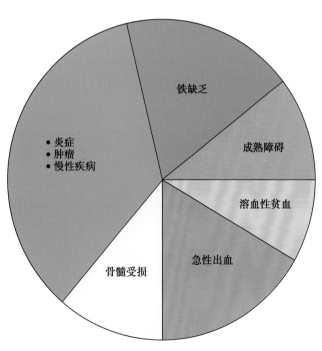

图 22.1　贫血的相对发生率(重绘自 Hillman RS, Finch CA, editors: *Red cell manual*, ed 7, Philadelphia, 1996, FA Davis.)

组织需氧(缺氧)作为红细胞生成的刺激信号。肾脏是测定血液中氧含量水平的初级传感器,如果血氧水平较低,肾脏释放促红细胞生成素刺激骨髓释放红细胞。血红蛋白是红细胞中的携氧分子,包括两对多肽链(即 α 链加上 β 链、δ 链或 γ 链)各自组成的外壳及其包绕的四个氧结合血红素基团。血红蛋白约占正常红细胞的体积的 33%。

> **并发症:**贫血会增加急性心肌梗死、慢性肾疾病、急性冠脉综合征和死亡的风险。恶性贫血与胃癌风险增加相关,镰状细胞贫血与脑卒中、感染、髋关节及肩关节骨坏死、肝病、高血压和心律失常导致的突然死亡风险增加相关,再生障碍性贫血与出血事件、感染和死亡相关。

贫血的类型

缺铁性贫血

缺铁性贫血是一种由于失血过多、铁摄入不足、铁吸收不良或铁需求量增加导致的小细胞性贫血(图 22.2)。

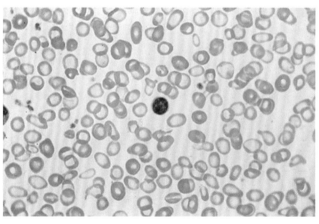

图 22.2　小细胞性贫血与铁缺乏相关。外周血涂片显示红细胞个体较小和明显的低色素中央淡染区

叶酸缺乏性贫血及恶性贫血

维生素 B$_{12}$(钴胺素)和叶酸为骨髓中红细胞生成所必需,日常摄入缺乏或吸收不良将导致贫血。

溶血性贫血

溶血性贫血包括镰状细胞贫血、地中海贫血和葡萄糖-6-磷酸脱氢酶(glucose-6-phosphate dehydrogenase, G6PD)缺乏症。这些疾病通常由免疫攻击、外源性因素(感染、脾大、药物、子病)、红细胞胞膜异常(球形红细胞增多症)、酶病和血红蛋白病引起。

镰状细胞贫血

两种最常见的镰状细胞疾病是镰状细胞特征和镰状细胞贫血。镰状细胞特征是指患者携带一个镰状细胞血红蛋白(sickle cell hemoglobin,HbS)基因的杂合状态,即 β 血红蛋白链的第六残基上谷氨酸被缬氨酸取代。而在镰状细胞贫血患者中,超过 80% 的血红蛋白都被镰状细胞血红蛋白取代。相比之下,血红蛋白病的另一种类型——地中海贫血,是由 α 蛋白或者 β 蛋白基因突变或删除引起[5]。

葡萄糖-6-磷酸脱氢酶缺乏症

葡萄糖-6-磷酸脱氢酶催化红细胞通过磷酸己糖旁路将碳水化合物转化为能量[6],在 G6PD 缺乏的患者中,此途径受到抑制后,生成高铁血红蛋白并导致血红蛋白变形,继而出现细胞膜改变和红细胞溶血(溶血性贫血)[7,8]。

再生障碍性贫血

当再生障碍性贫血发生时,造血干细胞分化、增殖异常,骨髓无法生成足够数量的红细胞、白细胞(white blood cells,WBC)和血小板[9]。

流行病学

据估计,全球大约共有 16.2 亿人和 340 万美国人患有贫血,且在幼儿中发病率最高[10,11]。在美国,大约 4% 男性和 8% 女性患有贫血(贫血被定义为女性血红蛋白值低于 12g/dl 以及男性低于 13g/dl[11,12]),其中铁缺乏是最常见的病因[13]。叶酸缺乏性贫血的发生率约为 4/100 000。链状红细胞特征在非裔美国人中的携带率约为 8%~10%[14,15],在西非携带者中可能达到总人口的 25%~30%。大约 50 000(≈0.003%~0.15%)或 1/600 的非裔美国人患有镰状细胞贫血[16,17]。如果没有现代的医疗保健,约 50% 的镰状细胞贫血患者会在 30 岁之前死亡;因为医学的进步,镰状细胞贫血现今已被认为是慢性成年疾病[18]。美国再生障碍性贫血的发病率大约为每年 2/100 000[19-21],在亚洲,该病的发病率大约是该数值的 2 倍。每 2 000 例日常口腔治疗中,约有 12 名男性患者和 24 名女性患者处于贫血状态,并且大多是未经诊断的情况。

病因

贫血有很多病因,主要包括生成异常红细胞从而导致红细胞破坏(溶血)的遗传疾病、抑制红细胞生成的营养不良状态、导致红细胞受到攻击的免疫相关疾病、导致红细胞减少的出血性疾病、慢性疾病(如类风湿性关节炎)、感染性疾病和骨髓疾病(表 22.1)。

表22.1　贫血类型

按照红细胞形态、大小分类	病因
小红细胞性(MCV ≤ 80fl*)	
缺铁性贫血	红细胞生成减少
地中海贫血	血红蛋白合成缺陷
铅中毒	血红蛋白合成障碍
正常红细胞性(MCV 80~100fl*)	
溶血性贫血	红细胞破坏增加
● 镰状细胞	
● G6PD 缺乏	
再生障碍性贫血	红细胞生成减少
肾衰竭	红细胞生成减少
慢性疾病贫血	红细胞生成减少
大红细胞性(MCV>100fl*)	
恶性贫血	红细胞生成减少
叶酸缺乏	红细胞生成减少
甲状腺功能减退	红细胞生成减少

* 也作单位 μm^3

fl,飞升;G6PD,葡萄糖-6-磷酸脱氢酶;MCV,平均红细胞体积;RBC,红细胞

病理生理学与并发症

缺铁性贫血

铁元素消耗的原因通常包括月经、怀孕以及消化道(gastrointestinal,GI)出血。在孕期,孕妇对额外铁和维生素的需求持续增加以供给胎儿生长,如果这些营养物质没有足够的摄入,就可能导致贫血[22]。男性贫血通常意味着严重的健康问题(如消化道出血、肿瘤)。铁摄入不足在发展中国家儿童中更为常见,其原因可能为难以获得添加铁的谷物和婴儿食品。铁吸收不良可能由于胃切除术或者肠道疾病导致的十二指肠空肠铁吸收减少,铁需求增加也与慢性炎症(自身免疫病)相关。

叶酸缺乏和恶性贫血

维生素 B_{12}(钴胺素)和叶酸是骨髓中红细胞生成的必需物质。在红细胞的成熟过程中,维生素 B_{12} 是蛋白质合成所必需的甲硫氨酸相关酶链反应的辅因子。叶酸是脱氧核糖核酸(deoxyribonucleic acid,DNA)和核糖核酸(ribonucleic acid,RNA)中嘌呤和嘧啶合成酶链反应的必需物质。叶酸缺乏的危险因素包括营养不良(通常发生在贫困人群、老年人和不吃新鲜水果和阔叶蔬菜的人群中)、酗酒、吸收障碍病史和妊娠(特别是妊娠末 3 个月)。

恶性贫血是由于胃壁细胞分泌的内因子缺乏,该物质为吸收维生素 B_{12} 所必需。大多数恶性贫血患者患有慢性萎缩性胃炎,并伴有内因子和胃酸分泌减少,同时在多数患者的血清

中发现胃壁细胞和内因子抗体[23]，这些结果提示该疾病可能为免疫源性。长期的恶性贫血与胃癌发生风险增加相关。此外，恶性贫血与黏液水肿、风湿性关节炎、神经精神及神经肌肉异常（由髓磷脂合成障碍引起）的相关性也有报道。

镰状细胞贫血

镰状细胞血红蛋白是一种氨基酸发生替代后的产物——即在 β 血红蛋白链的第 6 残基上谷氨酸被缬氨酸取代。镰状细胞异常程度根据受累珠蛋白基因数量进行区分。镰状细胞特征是患者携带一个镰状细胞血红蛋白（HbS）基因的杂合状态，而镰状细胞贫血则为纯合状态。在镰状细胞贫血患者中，超过 80% 的血红蛋白都被镰状细胞血红蛋白取代。红细胞形变为镰刀状将导致脱氧和血液 pH 值降低，进而出现血红蛋白的部分结晶聚合和异常血红蛋白分子的重新排列。细胞刚性增加和胞膜损伤的出现，将导致不可逆的镰状形变（图 22.3）。这些改变的最终效应包括：红细胞聚集、血液黏稠度增加、血流减少、缺氧、红细胞黏连增加、血管闭塞，以及更进一步的镰状形变[14,15]。

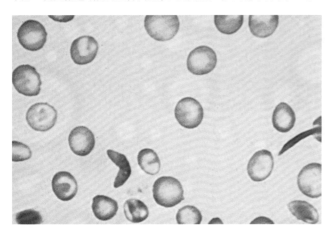

图 22.3　镰状细胞贫血。外周血涂片可见特征性的异常镰状红细胞

镰状细胞贫血的并发症可能在任何年龄出现，然而在不同年龄组的患者更容易表现出某种并发症：

1. 出生至 20 岁：疼痛事件、卒中、急性胸痛综合征（发热、胸痛、哮喘、咳嗽和缺氧）、急性贫血和感染。

2. 20~40 岁：髋关节及肩关节骨坏死、腿部溃疡、持续勃起、肝病和胆结石。

3. 40 岁以上：肺动脉高压、肾病、增生性视网膜病、心脏肥大、心脏杂音和心律失常导致的猝死[15]。

临床表现

症状和体征

贫血的症状与贫血进展程度相关；快速进展的贫血较缓慢进展的贫血，其影响更为深远。贫血在大多数患者中进展缓慢，因而直至病情恶化以前很少有典型症状。通常的症状包括疲劳、嗜睡、心悸、气短、腹部疼痛、骨痛、耳鸣、易怒、眩晕、手指和脚趾刺痛以及肌肉无力[25,26]。缺铁性贫血的特征性症状包括免疫功能不全以及运动耐量和工作强度减少[26]。G6PD 缺乏的临床表现包括严重的急性血管内溶血，并可导致黄疸、心悸、呼吸困难和眩晕。镰状细胞贫血的临床症状和体征包括黄疸、苍白、指趾炎（手脚温暖质软）、腿部溃疡、器官巨大症、心力衰竭、卒中、腹部及骨痛（无菌性坏死）和生长发育迟缓[18,27]（图 22.4）。再生障碍性贫血的常见最初症状和体征包括虚弱、劳累、头痛、劳力性呼吸困难、瘀点、瘀斑、鼻出血、子宫出血（除经期以外的出血）和牙龈出血。感染很少成为最初的临床表现，即便是对于严重的中性粒细胞减少症患者[19-21]。

贫血的症状可能包括黄疸、苍白、指甲破裂和匙状指、肝脾肿大、淋巴结病和便血。恶性贫血伴发的早老性白发病和皮肤黄染（黄疸引起）也有报道（图 22.5）[25,28]。贫血患者也可描述舌体疼痛（舌炎）、镜面舌或者唇舌充血（图 22.6），也有患者诉味觉减退。

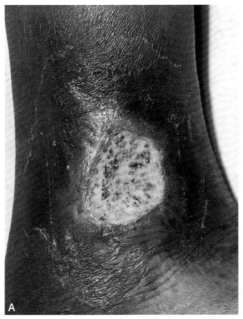

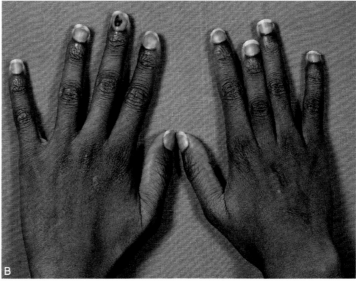

图 22.4　镰状细胞贫血可导致多种并发症。A，血管闭塞导致的腿部溃疡；B，生长板指趾炎导致中指变形（引自 Hoffbrand AV，Pettit JE：Color atlas of clinical hematology，ed 4，London，2010，Mosby.）

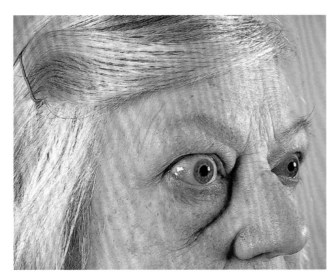

图 22.5　恶性贫血。这位 38 岁女性患者有蓝色眼睛、白癜风以及早老性灰发——与对照组相比恶性贫血患者最常见的三个特征（引自 Hoffbrand AV, Pettit JE: Color atlas of clinical hematology, ed 4, London, 2010, Mosby.）

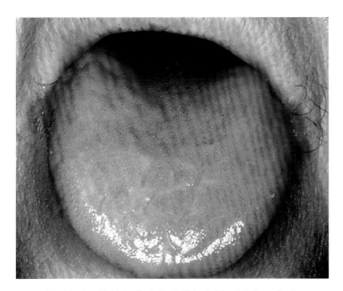

图 22.6　缺铁性贫血患者的红色镜面舌和口角炎

实验室检查和诊断结果

患者如有贫血的相关症状或体征,应前往商业实验室进行全血细胞计数和分类检查或就诊内科进行评估。患者需要检测和监测红蛋白水平、血细胞比容和红细胞指数[平均体积(mean corpuscular volume, MCV),平均血红蛋白量(mean corpuscular hemoglobin, MCH),体积分布宽度(distribution width, RDW)和平均血红蛋白浓度(mean corpuscular hemoglobin concentration, MCHC)][18,27]。此外,检查还应包括白细胞总数和血小板计数,以便医生判断是否存在广泛的骨髓抑制和对分叶核嗜中性粒细胞进行评估。

贫血通常被定义为女性血红蛋白水平小于 12g/dl 及男性小于 13g/dl[11,12],可按照红细胞的大小分为小细胞性贫血[MCV <80fl(或 μm³)],大细胞性贫血(MCV>100fl),或正细胞性贫血

(MCV 为 80~100fl)[29]。而网织红细胞计数(占红细胞百分比)小于 0.5%提示骨髓生成红细胞不足;大于 1.5%提示出血或破坏导致生成增加。如绝对网织红细胞计数低于 75 000 个/μl,提示造血障碍性贫血,高于 100 000 个/μl 则提示溶血或者红细胞生成反应[29]。区分不同类型贫血的主要实验室检查如表 22.2 所示。

表 22.2　辅助诊断贫血*的实验室检查

类型	病因	贫血分型的检测
小细胞性贫血	铁缺乏	血清铁、铁蛋白、TIBC、运铁蛋白饱和度、骨髓穿刺以及便潜血检查
大细胞性贫血	叶酸缺乏	CBC、血清叶酸水平
	恶性贫血	CBC、血清维生素 B_{12}(钴胺素)化验水平、Schilling 试验(维生素 B_{12} 吸收试验)、血清抗壁细胞和内因子抗体
正细胞性贫血	G6PD	甲基紫或结晶紫染色外周血涂片、氧化物-抗坏血酸试验、G6PD 的定性(荧光斑点)试验和定量试验、网织红细胞计数、间接胆红素水平
	镰状细胞贫血	Sickledex(镰状细胞贫血诊断试剂盒)、高效液相层析法、血红蛋白电泳、网织红细胞计数、间接胆红素水平
	再生障碍性贫血	促红细胞生成素水平、骨髓穿刺液

*在检测了全血细胞计数(complete blood count, CBC)和分类以及红细胞指数之后,进行平均血红蛋白量(mean corpuscular hemoglobin, MCH)、平均血红蛋白浓度(mean corpuscular hemoglobin concentration, MCHC)、平均体积(mean corpuscular volume, MCV)的测定,并已判断为贫血

G6PD, Glucose-6-phosphate dehydrogenase, 葡萄糖-6-磷酸脱氢酶;TIBC, total iron-binding capacity, 总铁结合力

铁缺乏为小细胞性贫血,提示患者可能出现低铁蛋白、低血清铁和高总铁结合力(TIBC)[30]。维生素 B_{12} 和叶酸缺乏为大细胞性贫血,提示患者的外周血涂片可见多形分叶核粒细胞(图 22.7)。进一步筛查可进行血清甲基丙二酸和同型半胱氨酸水平、壁细胞水平和内因子抗体的检测[6,23,31]。血清谷氨酸检测以及 Schilling 试验(维生素 B_{12} 吸收试验)可辅助诊断恶性贫血[6,22,23,32]。Schilling 试验是指,患者禁食后口服小剂量放射性维生素 B_{12},接着肠外给药稍大剂量的非放射性维生素 B_{12},24 小时后检测尿液中氰钴胺素的含量。正常人在 24 小时内会排出大约 7%的放射性维生素 B_{12},而恶性贫血患者的排泄量则低于 3%[23,32]。目前,Schilling 试验已较少应用,诊断恶性贫血更常见的检查是壁细胞和内因子抗体检测[18,24]。

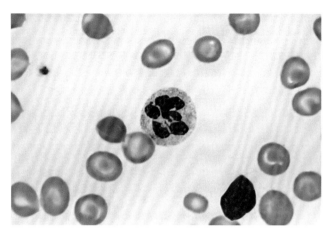

图 22.7　巨幼细胞性贫血。外周血涂片显示六分叶的多叶核粒细胞（引自 Kumar V，Abbas A，Fausto N：*Robbins & Cotran pathologic basis of disease*，ed 8，Philadelphia，Saunders，2010. Courtesy Dr. Robert W. McKenna，Department of Pathology，University of Texas Southwestern Medical School，Dallas，TX. ）

Heinz 小体（血红蛋白沉积物）（图 22.8）或还原型辅酶 Ⅱ（Nicotinamide adenine dinucleotide phosphate，NADPH）筛查试验

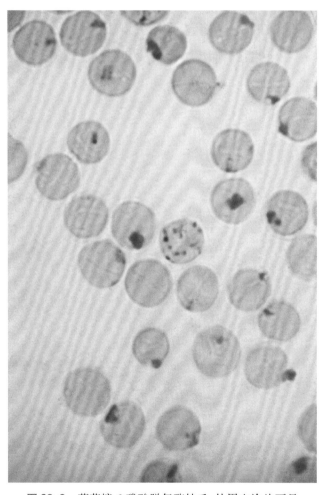

图 22.8　葡萄糖-6-磷酸脱氢酶缺乏：外周血涂片可见一个网织红细胞和红细胞中的 Heinz 小体（体外活体新甲基蓝染色）（引自 Hoffbrand AV，Pettit JE：*Color atlas of clinical hematology*，ed 4，London，2010，Mosby. ）

可用于检测 G6PD 缺乏症，NADPH 直接荧光染色检测更为敏感。其他检查包括氰化物-抗坏血酸试验、G6PD 定量试验和 G6PD-四氮唑细胞化学试验[7,32]。

接诊非裔患者时，都应询问家族史中是否存在镰状细胞疾病。如患者或其家族成员未曾经过类似检测，口腔医生应考虑将患者转诊内科进行相应检查。Sickledex test（Streck，Inc.，美国）使用可导致红细胞改变为镰状的脱氧剂，来筛查镰状细胞疾病，可在口腔诊室、商业实验室或由内科医生完成。电泳或者高效液相色谱法可作为确证实验[14,15,32]。

再生障碍性贫血的诊断标准包括贫血（正色素正细胞性）、血小板减少（血小板大小正常）、粒细胞减少以及白细胞分类正常。骨髓活检发现多个骨针和脂肪样空泡以及少量造血干细胞，则可明确诊断。在检查中也可发现淋巴细胞、浆细胞和肥大细胞数量明显增加，其比例可高达样本中总细胞数量的 65%。

医疗管理

治疗的主要目的在于消除发病根源。对于小细胞贫血（铁缺乏），内科医生应寻找到失血原因。与妊娠相关的铁缺乏通常可在分娩后缓解；对于儿童，推荐补充铁剂［硫酸亚铁，2～6mg/（kg·d）］以改善铁缺乏导致的运动神经和认知障碍[13,33]；对于胃切除术后的患者，需长期补充铁剂（硫酸亚铁、富马酸亚铁或葡萄糖酸铁）。铁剂的最佳摄取方式是口服，但在无法控制失血、铁剂无法吸收或不耐受的情况下，可采用静脉注射或者肌肉注射等方式进行肠外供给[13]。对于男性患者，医疗干预通常在于对潜在病因（如胃溃疡、消化道肿瘤等）的治疗。

叶酸缺乏的治疗包括补充叶酸制剂以及增加摄入绿色阔叶蔬菜和柑橘类水果；如存在肠道吸收不良的情况，可能需要终身补充叶酸。恶性贫血患者的治疗为氰钴胺素注射，开始每天 1 次，并逐渐按需减至每月 1 次[24]。

为避免严重感染，镰状细胞贫血的幼儿需常规预防性使用青霉素以及早期使用抗生素；儿童应及时接种肺炎链球菌、流感嗜血杆菌、乙型肝炎和流感疫苗[14,15]。由于叶酸缺乏可能快速加重病情，多数镰状细胞贫血患者需要每天服用叶酸膳食补充剂。此外，至少在出生后前 5 年，需预防性使用青霉素。其他治疗药物还包括羟基脲（含或不含红细胞生成素），羟基脲可诱导产生胎儿型血红蛋白（HbF），继而阻止镰状细胞血红蛋白（HbS）聚合物形成[14,15,34]。当患者发生病情危象时，抢救措施主要包括大剂量叶酸、止痛剂、补液和输血[14,15,34]。一项对亲缘供体骨髓干细胞移植的术后研究发现，在平均长达 54 个月的随访中，患者的死亡率约为 10%，整体生存率约为 90%[14]。若患者年龄超过 16 岁，骨髓干细胞移植的成功率会大大降低[15]。总地来说，镰状细胞贫血患者中能够达到干细胞移植标准的只有 1%[35]。

再生障碍性贫血诊断明确后，对小于 50 岁的患者建议进行家族人白细胞抗原（human leukocyte antigen，HLA）分型检测，以寻找组织相容的家族成员进行干细胞移植。肝细胞移植虽然是一种治愈手段，但是在儿童和年轻成年人中伴随着 10% 的早期死亡率，而在更年长的患者中，死亡率甚至可能超过 20%[19-21]。HLA 匹配的骨髓移植可以治愈 80%~90% 的患者[19-21]，然而，长期幸存者往往受到慢性移植物抗宿主病（graft-versus-host disease，GVHD）的困扰（第 21 章）[20,21]。GVHD 在小于 20 岁的患者中发生率约为 20%，而在大于 40 岁的患者中发生率约为 40%[21]。治疗再生障碍性贫血最常用的是免疫抑制治疗，治疗药物为抗胸腺细胞球蛋白，亦可联合共同使用环孢素。患者中约 60%~80% 会对免疫抑制治疗有反应，其中约 20%~30% 可治愈。即使无法治愈，免疫抑制治疗可有效减少早期副反应，并可使 60%~80% 的患者的症状得到缓解[19]。

牙科管理

医疗决策

　　识别和风险评估　　口腔医生应仔细询问病史，从而识别出与贫血相关的信息。评估内容具体应包括营养摄入、营养不良、酒精或药物的服用、非甾体类抗炎药的应用、月经期失血、妊娠、甲状腺功能减退、黄疸、胆结石、脾切除、出血疾病和血红蛋白异常以及器官移植的情况[18,28]。也应详细询问家族史，以判断溶血性贫血的遗传风险。对于儿童，应根据既往史仔细评估体格生长情况。对于女性，应询问月经来潮的相关情况和周期规律等，如果月经期规律但出血量大，则提示可能伴有贫血，应将患者转诊进行相应的评估和治疗。患者如有月经来潮、月经量、持续时间或频率的改变、停经，或在正常月经期之间出血的情况，也应被转诊进行医学评估。此外，怀孕或近期曾有分娩史的女性，询问病史以及分娩过程中是否大量出血、是否还有其他子女及其各自的出生时间等。妊娠间隔越近，缺铁性贫血的发生率越高；此外，在分娩和哺乳过程中，母亲也可能有额外的铁丢失。

　　口腔医生应能够识别出贫血的症状和体征（图 22.9）。具有典型症状体征的患者应直接转诊内科，并进行相应的实验室检查（见表 22.2）。筛查检验包括全血计数和分类、血细胞涂片形态检查、血红蛋白或红细胞比容的测定、Sickledex 试验（对

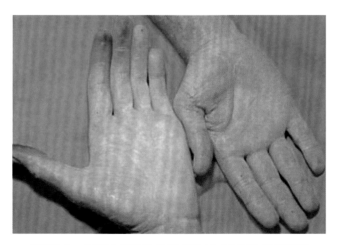

图 22.9　与图右侧医生的手相比较，可见患者手部明显苍白。该患者的血红蛋白水平为 7g/dl。该患者手部也提示患者的吸烟量很大。贫血的原因是食管肿瘤慢性出血（引自 Forbes CD，Jackson WF：*Color atlas and text of clinical medicine*，ed 3，Edinburgh，2003，Mosby.）

非裔美国患者）和血小板计数[18,28]。如果口腔医生发现筛查结果中存在一项或多项异常，也应将患者转诊内科进行医学评估和治疗。

　　贫血患者，特别是男性贫血患者，可能原发有严重的基础疾病如消化道溃疡或肿瘤等，原发病的早期发现意义重大。对于镰状细胞贫血的患者，如在口腔治疗开始之前未及时发现，其并发症风险也可能增加。因此，在开始任何口腔治疗前，通过病史和临床检查识别贫血患者都十分重要。

　　此外，患者贫血严重程度的评估可帮助预防术后并发症。口腔医生应在口腔治疗前，首先明确患者是否全身情况稳定。在很多慢性疾病继发贫血的患者中，口腔医生可在患者贫血的情况下进行口腔治疗。

建议

　　为减少治疗并发症的发生风险，治疗前患者应没有任何临床症状，血红蛋白水平高于 11g/dl。如患者出现气促、血红蛋白水平少于 11g/dl、心率异常或血氧饱和度低于 91%（脉搏血氧测定仪显示），则可评估为全身情况不稳定，应将常规治疗操作延期直至患者健康状况好转以后。

　　G6PD 缺乏症患者对多种药物的敏感性增加，如磺胺类药物（磺胺甲噁唑）、阿司匹林，尤其是氯霉素。青霉素、链霉素和异烟肼与 G6PD 缺乏症患者发生溶血相关[7,36]。口腔感染可能会加速该类型贫血患者的溶血率[17,37]。因此患者应尽量避免口腔感染，一旦出现口腔感染应进行及时有效的治疗。医生应敏锐识别出发热疾病及胆红素升高等相关临床特征。此外，上述所述药物均不能用于 G6PD 缺乏症患者。

　　患有镰状细胞贫血的非裔美国患者在非危象期可接受常规口腔治疗，但应避免持续时间较长和复杂的治疗操作。由于口腔感染可加速疾病进展，对患者进行适当的修复性和预防性口腔治疗显得更为重要。如出现感染，应立即进行局部及全身治疗，例如切开排脓、选择适当的治疗剂量抗生素、牙髓摘除或拔除患牙。如果患者出现蜂窝织炎，应请内科医生会诊并考虑收住院治疗[17]。为防止患者脱水，应保证足够的液体摄入。镰状细胞贫血患者的口腔治疗策略见框 22.1。

　　麻醉　　镰状细胞贫血患者进行常规口腔治疗时，为减轻患者压力，每次治疗应较为短暂。麻醉方式可选用局麻（避免普鲁卡因和全麻），至能否使用含有少量肾上腺素的局麻药物目前仍然有争议，有研究者认为可能会导致血液循环减少和血管闭塞[38]。然而，血管收缩剂的益处可能远大于局部血液循环减少所导致的风险[38]，因此，为减少出血以及达到更好的麻醉效果，可以使用含有 1∶100 000 肾上腺素的局麻药，但应禁用更高浓度的肾上腺素。必要时可短暂使用氧化亚氮混合氧气（N_2O-O_2），氧气浓度需大于 50%[38]。

　　对有镰状细胞贫血病史的患者进行静脉镇静时应保持高度警惕。巴比妥类药物和麻醉剂可抑制呼吸中枢，从而导致组织缺氧和酸中毒，故应避免使用。轻度镇静可使用咪达唑仑（技术要求高）或盐酸纳布啡[38,39]。在麻醉过程中，建议通过鼻导管额外供氧以及通过静脉足量补液[34]。如血红蛋白值低于 10g/dl，则不推荐进行全麻[40]。应避免使用大剂量水杨酸类药物，因为"酸"可能导致病情危象。疼痛控制可选用对乙酰氨基酚和小剂量可待因[41,42]。

框22.1	镰状细胞贫血患者的牙科治疗注意事项

P

患者评估与风险估计(patient evaluation and risk assessment)(详见框1.1)
- 筛查检验包括全血细胞计数和分类,血红蛋白或红细胞比容测定,血涂片和Sickledex试验
- 请内科医生明确患者全身情况稳定

潜在问题和考虑因素

A

抗生素(antibiotics)	推荐在大手术中预防性使用抗生素
镇痛药(analgesics)	避免使用强效镇静剂和大剂量水杨酸。应用对乙酰氨基酚伴或不伴小剂量可待因
麻醉(anesthesia)	常规口腔治疗使用不含肾上腺素的局麻药物。手术治疗使用1:100 000肾上腺素局麻。避免全麻,尤其是血红蛋白水平低于10g/dl
过敏(allergies)	无关
焦虑(anxiety)	无关

B

出血(bleeding)	无关
呼吸(breathing)	无关
血压(blood pressure)	无关

C

牙椅椅位(chair position)	无关
心血管(cardiovascular)	无关
会诊(consultation)	在手术前请患者的内科医生会诊

D

药物(drugs)	避免使用巴比妥类药物和强效麻醉药;镇静可以应用咪达唑仑(技术要求高)。如果使用氧化亚氮,氧气浓度需维持在50%以上且为高流量,保持良好通风
装置(devices)	无关

E

仪器(equipment)	使用脉搏血氧测定仪并保持血氧维持在95%以上
紧急情况(emergencies)	有切开指征的急性感染及时切开引流;局部热敷和大剂量有效抗生素能够避免病情发展。应避免脱水。若病情危急,需要住院治疗

F

随访(follow-up)	建议与患者的内科医生进行后续随访

虽然并没有证据支持,通常推荐对进行大型手术的镰状细胞贫血患者预防性使用抗生素,以避免伤口感染和骨髓炎[43]。对不过敏的患者推荐使用青霉素;阿莫西林和庆大霉素也可以用于预防性应用[43]。镰状细胞贫血患者如出现急性口腔感染,应使用肌肉或静脉注射抗生素。进行任何手术前都建议患者的内科医生进行会诊[42],术中术后谨防脱水。

出血　再生障碍性贫血患者易于发生感染和出血,因此在进行口腔侵入性操作之前,及时识别这类患者显得尤为重要。如查体时发现出血特征如瘀点、瘀斑、牙龈出血等,应及时将患者转诊内科进行评估、诊断和相应治疗。免疫抑制或骨髓移植患者的口腔治疗详见第21章。

耐受治疗的程度　气促、血红蛋白水平低于11g/dl、心率异常或氧饱低于91%的患者可判断为全身情况不稳定,应将常规口腔治疗推迟至健康状况好转后。严重全身疾病继发贫血的患者也应延迟口腔治疗。

调整治疗计划

调整治疗计划主要针对有严重贫血或镰状细胞贫血的患者。镰状细胞贫血患者最好避免进行任何择期手术。镰状细胞特征或非危重期的镰状细胞贫血患者可接受常规口腔治疗。医生应特别强调口腔卫生维护的重要性,以避免龋齿、牙龈炎症及其他可能造成骨髓炎的感染[44,45]。使用氧化亚氮吸入进行

镇静时应提供足够的氧气。谨慎起见,所有贫血患者进行侵入性口腔治疗时,都应进行脉搏血氧测定。

口腔表现

贫血患者的口腔表现与贫血的病因存在一定关联。口腔黏膜通常表现为苍白。营养原因导致的贫血(如维生素B$_{12}$或铁缺乏)可出现舌乳头消失和口腔黏膜萎缩性改变(见图22.6),还可出现口角炎、溃疡、舌灼痛或疼痛。一些缺铁性贫血患者会出现Plummer-Vinson综合征(图22.10),其特征为口腔灼痛、吞咽困难(食管肌性退化造成食管狭窄或食管蹼所致)和口腔及咽部肿瘤发生率增加。患有此综合征的患者应密切监测口腔及咽部组织改变,以及时发现肿瘤的早期迹象[17,46,47]。

溶血性贫血(如镰状细胞贫血)可出现黏膜苍白、因过多红细胞破坏导致的高胆红素血症以及黄疸等口腔表现。骨和口腔射线照片中骨小梁的形态可发生改变。红细胞破坏增加将导致骨髓单元反应性增生,因而口腔X线照片上可见因骨髓增生而增大的骨髓腔、数量减少并增宽的骨小梁以及广泛的骨质疏松(下颌骨下缘骨质较薄)。由于骨髓代偿性增生,骨质透射影更明显,可见显著的层状条纹[17,47]。更加特征性的表现为,牙齿之间的骨小梁可呈水平状横线或"梯状"排列(图22.11);在

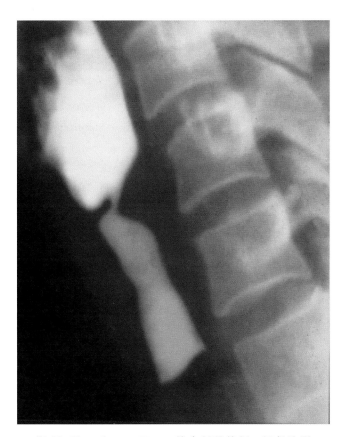

图 22.10 Plummer-Vinson 综合征的特征。钡餐造影显示食管蹼(引自 Bricker SL, Langlais RP, Miller CS: *Oral diagnosis, oral medicine, and treatment planning*, ed 2, Hamilton, Ontario, 2002, BC Decker. Courtesy Dr. Thomas J. Vaughan.)

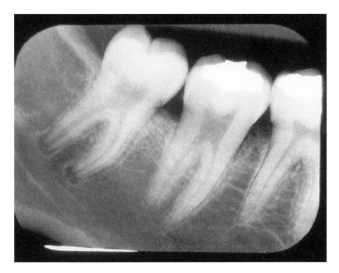

图 22.11 镰状细胞贫血患者的下颌根尖片。注意图中明显的水平状骨小梁和密度增高的硬骨板

头颅片中可发现额部隆起或皮质区出现"毛发直立"征(图 22.12)。血管闭塞可导致无症状性牙髓坏死、骨髓炎、下颌骨缺血性坏死和周围神经炎。镰状细胞贫血患者通常会出现牙齿迟萌和牙齿发育不全[17,35]。建议使用锥形束计算机断层扫描对镰状细胞贫血患者进行颅颌面骨的详细检查[6,13,48]。

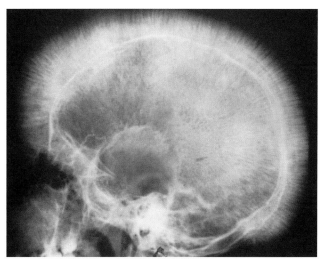

图 22.12 溶血性贫血患者的头颅片显示颅骨外板的新骨形成,造成垂直向放射状或"毛发直立"征(引自 Kumar V, Abbas A, Fausto N: *Robbins & Cotran pathologic basis of disease*, ed 8, Philadelphia, 2010, Saunders. Courtesy Dr. Jack Reynolds, Department of Radiology, University of Texas Southwestern Medical School, Dallas, Texas.)

再生障碍性贫血的口腔表现包括瘀点、瘀斑、黏膜苍白、溃疡(感染)、牙龈出血和牙龈增生[35],图 22.13 示再生障碍性贫血患者弥漫性增生的牙龈以及广泛的龈沟出血。相对少见的口腔表现为坏死性龈口炎[49]。第 21 章讲述了免疫抑制和骨髓移植患者的口腔表现和相应处理。

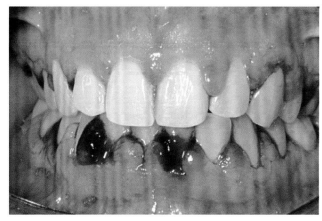

图 22.13 再生障碍性贫血。弥漫性牙龈增生及广泛龈沟出血(引自 Neville BW, et al, editors: *Oral and maxillofacial pathology*, ed 3, St. Louis, 2009, Saunders.)

(赵斯佳)

参考文献

1. Cavusoglu E. Usefulness of anemia in men as an independent predictor of two-year cardiovascular outcome in patients presenting with acute coronary syndrome. *Am J Cardiol*. 2006;98:580-584.
2. Penninx BW. Anemia in old age is associated with

increased mortality and hospitalization. *J Gerontol A Biol Sci Med Sci.* 2006;61(5):474-479.

3. Swaak A. Anemia of chronic disease in patients with rheumatoid arthritis: aspects of prevalence, outcome, diagnosis, and the effect of treatment on disease activity. *J Rheumatol.* 2006;33:1467-1468.

4. Walker AM. Anemia as a predictor of cardiovascular events in patients with elevated serum creatinine. *J Am Soc Nephrol.* 2006;17:2293-2298.

5. Giardia PJ, Forget BG. Thalassemia syndromes. In: Hoffman R, et al, eds. *Hematology: Basic Principles and Practice.* 5th ed. Philadelphia: Churchill Livingstone; 2009:535-564.

6. Babior BM. Folate, colbalamin and megaloblastic anemias. In: Lichtman MA, et al, eds. *Williams Hematology.* New York: McGraw-Hill; 2006.

7. Golan DE. Hemolytic anemias: red cell membrane and metabolic defects. In: Goldman L, Ausiello D, eds. *Cecil Medicine.* 23rd ed. Philadelphia: Saunders; 2008:1203-1211.

8. Gallagher PG, Jarolim P. Red blood cell membrane disorders. In: Hoffman R, et al, eds. *Hematology: Basic Principles and Practice.* 5th ed. Philadelphia: Churchill Livingstone; 2009:623-643.

9. Castro-Malaspina H, O'Reilly RJ. Aplastic anemia and related disorders. In: Goldman L, Ausiello D, eds. *Cecil Medicine.* 23rd ed. Philadelphia: Saunders; 2008:1241-1247.

10. Cappellini MD, Motta I. Anemia in clinical practice-definition and classification: Does hemoglobin change with aging? *Semin Hematol.* 2015;52:261-269.

11. Silver BJ. Anemia. In: Carey WD, et al, eds. *Current Clinical Medicine 2009, Cleveland Clinic.* Philadelphia: Saunders; 2009:615-620.

12. Frith-Terhune AL. Iron deficiency anemia: higher prevalence in Mexican American than in non-Hispanic white females in the Third National Health and Nutrition Examination Survey, 1988-1994. *Am J Clin Nutr.* 2000;72:963-968.

13. Ginder GD. Microcytic and hypochromic anemias. In: Goldman L, Ausiello D, eds. *Cecil Medicine.* 23rd ed. Philadelphia: Saunders; 2008:1187-1193.

14. Saunthararajah Y, Vichinsky EP. Sickle cell disease. Clinical features and management. In: Hoffman R, et al, eds. *Hematology: Basic Principles and Practice.* 5th ed. Philadelphia: Churchill Livingstone; 2009:577-602.

15. Steinberg MH. Sickle cell disease and associated hemoglobinopathies. In: Goldman L, Ausiello D, eds. *Cecil Medicine.* 23rd ed. Philadelphia: Saunders; 2008:1217-1225.

16. Bsoul SA. Sickle cell disease. *Quintessence Int.* 2003;34:76-77.

17. DeRossi SS, Garfunkel A, Greenberg MS. Hematologic diseases. In: Lynch MA, ed. *Burket's Oral Medicine: Diagnosis and Treatment.* 10th ed. Hamilton, Ontario: BCDecker; 2003.

18. Huber MA, Sankar V. Hematologic diseases. In: Glick M, ed. *Burket's Oral Medicine.* 12th ed. Shelton: PMPH; 2015:435-462.

19. Castro-Malaspina H, O'Reilly RJ. Aplastic anemia and related disorders. In: Goldman L, Ausiello D, eds. *Cecil Medicine.* 23rd ed. Philadelphia: Saunders;

2008:1241-1247.

20. Young NS. Aplastic anemia, myelodysplasia and related bone marrow failure. In: Fauci AS, et al, eds. *Harrison's Principles of Internal Medicine.* 17th ed. New York: McGraw-Hill; 2008:663-670.

21. Young NS, Maciejewski JP. Aplastic anemia. In: Hoffman R, et al, eds. *Hematology: Basic Principles and Practice.* 5th ed. Philadelphia: Churchill Livingstone; 2009:359-384.

22. Suresh L, Radfar L. Pregnancy and lactation. *Oral Surg Oral Med Oral Pathol Oral Radiol Endod.* 2004;97:672-682.

23. Antony AC. Megaloblastic anemias. In: Hoffman R, et al, eds. *Hematology: Basic Principles and Practice.* 5th ed. Philadelphia: Churchill Livingstone; 2009:491-524.

24. Bizzaro N, Antico A. Diagnosis and classification of pernicious anemia. *Autoimmun Rev.* 2014; 13:565-568.

25. Zuckerman KS. Approach to the anemias. In: Goldman L, Ausiello D, eds. *Cecil Medicine.* 23rd ed. Philadelphia: Saunders; 2008:1179-1188.

26. Brittenham GM. Disorders of iron metabolism: iron deficiency and iron overload. In: Hoffman R, et al, eds. *Hematology: Basic Principles and Practice.* 5th ed. Philadelphia: Churchill Livingstone; 2009:453-468.

27. Desai B, Sollecito TP. Hematological disease. In: Patton LL, Glick M, eds. *The ADA Practical Guide to Patients With Medical Conditions.* 2nd ed. Hoboken: John Wiley and Sons, Inc.; 2015:153-182.

28. Forbes CD, Jackson WF. *Color Atlas and Text of Clinical Medicine.* 3rd ed. St. Louis: Mosby; 2003.

29. Marks PW, Gladere B. Approach to anemia in the adult and child. In: Hoffman R, et al, eds. *Hematology: Basic Principles and Practice.* 5th ed. Philadelphia: Churchill Livingstone; 2009:439-446.

30. Johnson-Wimbley TD, Graham DY. Diagnosis and management of iron deficiency anemia in the 21st century. *Therap Adv Gastroenterol.* 2011;4:177-184.

31. Wilson A. Prevalence and outcomes of anemia in rheumatoid arthritis: a systematic review of the literature. *Am J Med.* 2004;Suppl 7A:50S-57S.

32. Elghetany MT, Banki K. Erythrocytic disorders. In: McPherson RA, Pincus MR, eds. *Henry's Clinical Diagnosis and Management by Laboratory Methods.* 21st ed. Philadelphia: Saunders; 2007.

33. Centers for Disease Control and Prevention. Recommendation to prevent and control iron deficiency in the United States. *MMWR Recomm Rep.* 1998;47:1-29.

34. Davies SC, Gilmore A. The role of hydroxyurea in the management of sickle cell disease. *Blood Rev.* 2003;17:99-109.

35. Neville BW. Hematologic disorders. In: Neville BW, et al, eds. *Oral and Maxillofacial Pathology.* 3rd ed. St. Louis: Saunders; 2009:571-612.

36. Gregg XT, Prchal JT. Red blood cell enzymopathies. In: Hoffman R, et al, eds. *Hematology: Basic Principles and Practice.* 5th ed. Philadelphia: Churchill Livingstone; 2009:611-622.

37. Micromedex: Drug Information for the Health Care Professional. Taunton, Mass: Thomson Micromedex, 2006.

38. Lockhart PB. *Dental Care of the Medically Complex Patient.* 5th ed. St. Louis: Wright Elsevier; 2004.

39. Ruwende C, Hill A. Glucose-6 phosphate dehydrogenase deficiency and malaria. *J Mol Med*. 1998;76:581-588.

40. Derossi SS, Raghavendra S. Anemia. *Oral Surg Oral Med Oral Pathol Oral Radiol Endod*. 2003;95: 131-141.

41. Sansevere JJ, Milles M. Management of the oral and maxillofacial surgery patient with sickle cell disease and related hemoglobinopathies. *J Oral Maxillofac Surg*. 1993;51:912-916.

42. Smith HB, McDonald DK, Miller RI. Dental management of patients with sickle cell disorders. *J Am Dent Assoc*. 1987;114:85-87.

43. Stanley AC, Christian JM. Sickle cell disease and perioperative considerations: review and retrospective report. *J Oral Maxillofac Surg*. 2013;71:1027-1033.

44. Acharya S. Oral and dental considerations in management of sickle cell anemia. *Int J Clin Pediatr Dent*. 2015;8:141-144.

45. Javed F, Correa FO, Nooh N, et al. Orofacial manifestations in patients with sickle cell disease. *Am J Med Sci*. 2013;345:234-237.

46. Neville BW, et al. *Oral and Maxillofacial Pathology*. 2nd ed. Philadelphia: WB Saunders; 2002.

47. Shafer WG, Hine MK, Levy BM. *A Textbook of Oral Pathology*. 4th ed. Philadelphia: WB Saunders; 1983.

48. Avsever IH, Orhan K, Tuncer O, et al. Evaluation of mandibular bone structure in sickle cell anaemia patients. *Gulhane Med J*. 2015;57:11-15.

49. Tewari S, et al. Necrotizing stomatitis: a possible periodontal manifestation of deferiprone-induced agranulocytosis. *Oral Surg Oral Med Oral Pathol Oral Radiol Endod*. 2009;108(4):e13-e19.

23

第23章　白细胞疾病

定义

　　白细胞是机体应对微生物感染的主要防线,也是诱发免疫应答的重要角色(框23.1)。因此,若患者出现白细胞(white blood cells,WBC)异常,将会影响口腔医生制订临床决策和进行口腔治疗。白细胞缺陷可能表现为愈合延迟、感染或黏膜溃疡,对某些患者来说甚至可能致命。口腔医生应能通过病史、临床检查和实验室检验识别出可能存在的白细胞异常,并在进行侵入性口腔治疗前及时将患者转诊内科进行进一步评估和治疗。若患者患有可能威胁生命的疾病并且正在接受药物治疗,在内科医生会诊前不应进行任何口腔治疗。

框23.1　白细胞异常的分类和特征

白细胞增多:循环白细胞数量增加
白细胞减少:循环白细胞数量减少
骨髓增生性疾病
1. 急性髓细胞白血病:髓细胞的幼稚恶性疾病
2. 慢性髓细胞白血病:髓细胞的成熟恶性疾病
淋巴增生性疾病
1. 急性淋巴细胞白血病:淋巴细胞的幼稚恶性疾病
2. 慢性淋巴细胞白血病:淋巴细胞的成熟恶性疾病
3. 淋巴瘤
　　a. 霍奇金淋巴瘤:B淋巴细胞的恶性增殖,主要在淋巴结处
　　b. 非霍奇金淋巴瘤:B细胞或T细胞恶性疾病,多种类型和位置;大多是B细胞系
　　　● Burkitt淋巴瘤:非霍奇金B细胞淋巴瘤累及骨组织和淋巴结
4. 多发性骨髓瘤:累及骨组织的恶性浆细胞过度增生

　　在外周循环中可见三种白细胞:粒细胞、淋巴细胞和单核细胞。粒细胞的90%由中性粒细胞组成,其他还包括嗜酸性粒细胞和嗜碱性粒细胞。循环淋巴细胞包括三种类型:T淋巴细胞(胸腺产生)、B淋巴细胞(囊依赖)和自然杀伤细胞(natural killer,NK)。淋巴细胞根据表达的表面标记和生成的细胞因子可再继续细分[1]。

　　中性粒细胞的主要功能是通过吞噬作用和酶解破坏,保护机体免受某些感染物质(主要是细菌)的侵害。嗜酸性粒细胞和嗜碱性粒细胞通过释放胞浆颗粒,参与并介导炎性过敏反应。嗜酸性粒细胞也可杀伤寄生虫。T淋巴细胞(T细胞)参与延迟性即细胞性免疫应答;B淋巴细胞(B细胞)参与速发性即体液免疫系统,在生成浆细胞和免疫蛋白(IgA、IgD、IgE、IgG和IgM)的过程中起到重要作用。单核细胞具有包括吞噬作用、细胞内杀伤(尤其是对分枝杆菌、真菌和原虫)在内的多种功能,还可通过生成超过100种物质(如增强淋巴细胞活性的细胞因子和生长因子等)介导免疫和炎性反应。此外,单核细胞可作为抗原提呈细胞迁移进入组织;在组织内,这些抗原提呈细胞被称为树突细胞(在淋巴结内)或朗格汉斯细胞(在皮肤和黏膜内),吞噬微生物时的单核细胞则被称为巨噬细胞[1,2]。

　　多数白细胞(粒细胞和单核细胞)由骨髓产生,这些细胞在骨髓内形成了一些细胞"池":①有丝分裂池,由不成熟前体细胞构成;②成熟池,由正在成熟的细胞构成;③贮藏池,由功能细胞构成并可根据需要释放。

　　由骨髓释放出进入外周血液循环的白细胞仅占白细胞总数的5%,并可分为两类:①边缘池和②循环池。边缘池的细胞黏附在血管壁上并可随时发挥作用,当微生物入侵感染机体,贮藏和边缘池可被募集参与到免疫防御中。

　　促生长物质被称为集落刺激因子(colony-stimulating factors,CSF),负责产生粒-单核干细胞。CS的主要作用是扩大白细胞生成,而非召集新干细胞进入粒-单核分化过程。因此,感染应答中CSF局部释放,骨髓产生的粒细胞和单核细胞数量增加[3]。

　　淋巴细胞主要聚集在三个区域:淋巴结、脾脏和覆盖在呼吸道和消化道表面的黏膜相关淋巴组织(mucosal-associated lymphoid tissue,MALT)。微生物抗原在上述区域被捕获并呈递给B或T淋巴细胞。部分抗原可通过细胞表面免疫球蛋白与B细胞结合,B细胞活化增殖,产生大量免疫球蛋白辅助调理作用。部分抗原分别通过主要组织相容性复合体(major histocompatibility complex,MHC)Ⅰ类和Ⅱ类分子被呈递给CD4⁺(辅助)T细胞和CD8⁺T细胞。CD4⁺T细胞通过释放细胞因子和直接接触活化B细胞和巨噬细胞;CD8⁺T细胞直接杀伤被病毒感染的体细胞。

　　并发症:贫血所致气促、疲乏、骨痛、萎靡、苍白、呼吸困难、发热;感染;出血(失血、瘀点、瘀斑);扁桃体、淋巴结、脾脏和牙龈肿大;皮肤损伤(皮肤白血病、粒细胞肉瘤、绿色瘤);白血病细胞对中枢神经系统(central nervous system,CNS)的侵袭;器官衰竭(肝、肾);口腔黏膜的淀粉样沉积物;死亡。

白细胞增多和白细胞减少

正常成年人的循环白细胞总数为 4 400 ~ 11 000 个/μl[4],白细胞分类计数用于评估每微升血液中各种类型细胞的比例。分类计数的正常值中性粒细胞约为 50% ~ 60%,淋巴细胞为 20% ~ 34%,单核细胞为 3% ~ 7%,嗜酸性粒细胞为 1% ~ 3% 以及嗜碱性粒细胞低于 1%。白细胞增多的定义是循环白细胞(淋巴细胞或粒细胞)数量大于 11 000 个/μl,白细胞减少即为循环白细胞数量减少(通常少于 4 400 个/μl)。

白细胞增多的许多病因尚不明确。运动、妊娠和精神压力均可导致外周血液循环的白细胞数量增加,通常称为生理性白细胞增多;感染、肿瘤或坏死可导致病理性白细胞增多;化脓性感染可导致以中性粒细胞数量增加为特征的白细胞增多。为应答细菌感染,大量幼稚中性粒细胞(杆状白细胞)被释放进入外周循环,这种现象被称为白细胞左移。结核、梅毒和病毒感染可导致以淋巴细胞数量增加为特征的白细胞增多;原虫感染通常导致以单核细胞数量增加为特征的白细胞增多;过敏和某些寄生虫感染可导致循环嗜酸性粒细胞数量增加;细胞坏死导致循环中性粒细胞数量增加;白血病(白细胞的肿瘤)以循环幼稚白细胞数量显著增加为特征;腺体组织肿瘤可导致循环中性粒细胞数量增加;急性出血也可导致白细胞增多[2,4]。

周期性白细胞减少

白细胞减少的一种重要类型是循环中性粒细胞周期性减少,被称为周期性白细胞减少,与中性粒细胞弹性蛋白酶基因(elastase gene,ELA2)第 4,5 外显子连接处附近的突变相关[2]。周期性白细胞减少的发病率大约在 1/1 000 000[5]。患者会出现中性粒细胞数量的周期性(大约每 21 ~ 28 天)减少(至少降低 40%)。在循环中性粒细胞减少的时期,患者更易受到感染并出现口腔表现(见"口腔并发症和临床表现")[2,6],患者中超过 10% 因肺炎、蜂窝织炎或腹膜炎死亡[2]。

白细胞增加或减少的患者可能因骨髓异常而继发血小板减少症,进行骨髓穿刺检查对明确诊断十分重要。可能导致白细胞增加或白细胞减少的感染性疾病详见第 7 章、第 13 章和第 18 章的讨论部分。

白血病和淋巴瘤

本章的剩余部分将着重讨论白血病和淋巴细胞恶性疾病[淋巴细胞和多种骨髓瘤(myeloma,MM)]。这些患者如未得到准确诊断和相应治疗,其病情将恶化至十分严重的程度。此外,患者由于疾病本身或接受的治疗,通常会处于免疫抑制状态,因此更易于罹患严重的感染性疾病或因血小板减少而具有出血倾向[7-11]。

在美国,大约每 3 分钟就有 1 人被诊断为血液肿瘤。在 2015 年,美国大约会有 162 020 个患者会被诊断为白血病、淋巴瘤或骨髓瘤,并占所有 1 658 370 例新发病例的 9.8%。美国约有 1 185 053 名患者正罹患或曾患有白血病、淋巴瘤或骨髓瘤。最近提供的生存数据也许不能完全显示出当今治疗的预后,但可以尽可能准确地估计患者的生存。大约每 9 分钟,在美国就会有 1 人因为血液肿瘤死亡,计算下来是每小时超过 6 人或每天 160 人。2015 年,白血病、淋巴瘤和骨髓瘤可能会导致约 56 630 例死亡,约占所有因肿瘤导致的死亡人数(589 430)的 9.6%[12,13]。每 2 000 个进行口腔治疗的患者中,预计会有 1 ~ 3 名白血病或淋巴细胞恶性疾病患者。

白血病

白血病是一种累及骨髓和外周血的白细胞恶性肿瘤,表现为克隆髓细胞或淋巴细胞的指数增殖,可分为急性和慢性型。急性白血病是一种急性进展性疾病,短时间内骨髓和血液中可累积大量幼稚的无功能白细胞。慢性白血病发病较慢,可合成大量较为成熟的(最终分化的)功能细胞。接下来将讨论白血病的四种类型:①急性髓细胞白血病(acute myelogenous leukemia, AML);②急性淋巴细胞白血病(acute lymphocytic leukemia, ALL);③慢性髓细胞白血病(chronic myelogenous leukemia, CML);④慢性淋巴细胞白血病(chronic lymphocytic leukemia, CLL)[7-11]。

白血病的病因尚不清楚。大剂量电离辐射、某些化学制剂(苯)和特殊的病毒感染[如 Epstein-Barr 病毒(EBV)、人淋巴细胞病毒(HTLV)-1]可增加白血病的患病风险,吸烟和电磁场暴露也被认为是致病因素[14-17]。

2016 年,约有 60 140 名患者将被诊断为白血病。在美国,大约有 354 422 人罹患或曾患有白血病。自 20 世纪 60 年代以来,白血病的相对 5 年生存率已提高了 4 倍多。2005—2011 年的相对 5 年生存率如下:慢性髓细胞白血病约为 63.2%,慢性淋巴细胞白血病约为 63.2%,慢性髓细胞白血病约为 84.8%,急性髓细胞白血病约为 26%,急性淋巴细胞白血病约为 70%。在 2016 年,约有 24 400 名患者将死于白血病(14 130 名男性和 10 270 名女性)。2008—2012 年,白血病在美国男性和女性致死性癌症排名中分别位列第 5 位和第 6 位[12,13,18]。

急性髓细胞白血病

定义

急性髓细胞白血病是指髓系(幼稚)白细胞疾病,恶性白细胞在骨髓腔内无限增殖并随后出现在外周血中。

流行病学

在美国,每年大约有 19 950 人罹患急性髓细胞白血病,占所有白血病的 28.6%[19]。急性髓细胞白血病是一种成人疾病[16],其发病率随着年龄增长而增加,在 50 岁后出现显著上升趋势[16],在 80 岁人群中发病率达到了 22/100 000。美国急性髓细胞白血病患者的平均年龄是 65 岁[16]。

病因

急性髓细胞白血病可原发于年轻人的骨髓发育不良,或继发于老年人的骨髓增殖异常。骨髓异常增殖症是一组导致造血干细胞或祖细胞异常分化的克隆性疾病,其中 30% 将发展为急性髓细胞白血病[20]。吸烟、苯制剂、肿瘤化疗和放射线暴露等环境因素可能是急性髓细胞白血病的危险因素[16]。据估计,急性髓细胞白血病中的 10% ~ 20% 与治疗相关[16]。基因异常(如染色体易位和重排)可影响髓系前体细胞的转录级联,导致其无限增殖。某些遗传疾病也会增加急性髓细胞白血病的患病风险,如唐氏综合征、Klinefelter 综合征、Fanconi 贫血和 von Recklinghausen 病等[16]。

病理生理学与并发症

急性髓细胞白血病起病突然,若不治疗,将在 1~3 个月内导致患者死亡[21]。患者的骨髓腔及外周循环内幼稚髓系白细胞数量不断增加(图 23.1),因此,患者较易出现大出血、贫血、愈合不良和术后感染[21]。失血、感染和化疗的严重并发症是急性髓细胞白血病的主要死亡原因。

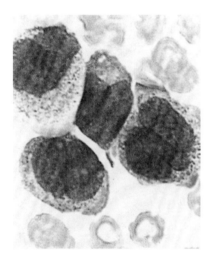

图 23.1　急性髓细胞白血病。外周血涂片显示多个巨大细胞核的髓细胞及胞内的嗜天青颗粒(引自 Hoffbrand AV, Pettit JE: *Color atlas of clinical hematology*, ed 4, London, 2010, Mosby. Courtesy Prof. J. M. Chessells.)

临床表现

症状和体征

急性髓细胞白血病导致骨髓和器官被白细胞浸润,继而导致全血细胞减少。患者可出现疲倦、容易瘀伤和骨痛等非典型症状,如在确诊前很多患者曾主诉有 4~6 周的流感样症状。贫血和血小板减少症通常表现为精神萎靡、苍白、呼吸困难、流血和皮肤黏膜小范围出血(瘀点、瘀斑)(图 23.2,A)[15,16]。由于粒细胞减少,至少 1/3 的患者会出现反复感染(伤口不愈)、口腔溃疡和发热。由于白细胞浸润,患者可能出现扁桃体、淋巴结、

脾脏和牙龈肿大(图 23.2,B)[16]。约 35% 的急性髓细胞白血病患者可出现中枢神经系统的侵犯,并伴有嗜酸细胞增多(M4Eo 型)[16]。虽然这类患者大多无症状,也可因颅内压升高而出现脑膜征[16]。白血病细胞在皮肤聚集导致的病损,被称为皮肤白血病、粒细胞肉瘤或绿色瘤[15]。

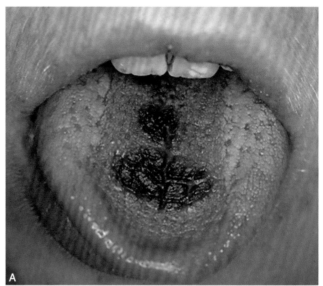

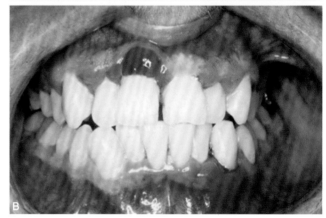

图 23.2　A,一名 14 岁急性髓细胞白血病患者出现舌体瘀斑和出血。B,一名急性髓细胞白血病患者的牙龈出现白血病细胞浸润

实验室检查结果

诊断白血病需要进行外周血和骨髓 Wright-Giemsa 染色检查。白血病的特征分型可采用细胞化学染色、免疫分型和细胞遗传学分析检查,以选择治疗方案及检测治疗后的残留病灶。粒细胞和血小板减少在白血病患者中较为常见。

若患者骨髓或外周血中原始粒细胞的比例大于 20%,则诊断为急性髓细胞白血病。原始粒细胞的特征是髓过氧化物酶染色阳性以及 CD13、CD33、CD34、CD65 和 CD117 免疫分型标记阳性[22]。法美英(French-American-British, FAB)分类将急性髓细胞白血病分为 8 种类型(表 23.1)。世界卫生组织(World Health Organization, WHO)根据基因异常、病情发展和治疗反应也对白血病进行了分类[15,16]。

FAB 分型	常用名（病例占比）	细胞表面标记	染色体异常
表 23.1　急性白血病的分类及其相应临床*、细胞学和免疫异常†			
M0	急性白血病未分化型（3%~5%）	抗 CD13,抗 CD14,抗 CD33, 抗 CD34	多样
M1	急性原粒细胞白血病微分化型 （15%~20%）	抗 CD13,抗 CD33,抗 CD34	多样
M2	急性粒细胞白血病分化型（25%~30%）	抗 CD14,抗 CD15,抗 CD33, 抗 CD34	多样,包括 t(8;21)
M3	早幼粒细胞白血病（10%~15%）	抗 CD13,抗 CD15,抗 CD33, 抗 CD65	t(15;17)
M4	急性粒单细胞白血病（20%~30%）	抗 CD13,抗 CD15,抗 CD33, 抗 CD65	多样,包括 inv/del(16)
M5a 和 M5b 　a 型:80%成单核细胞 　b 型:>20%幼单核细胞	急性单核细胞白血病 （5a:2%~9%） （5b:2%~5%）	HLA-DR,抗 CD13,抗 CD15, 抗 CD33,抗 CD34	多样,包括 11q23 异常
M6	急性红白血病（3%~5%）	抗糖原蛋白,抗血影蛋白	
M7	急性巨核细胞白血病（3%~5%）	抗 CD41,抗 CD61	
L1,儿童型	急性淋巴细胞白血病;小细胞,结构 一致,核仁不清楚	≈65%抗 CD10 阳性;20%T 细胞表型:抗 CD1,抗 CD2, 抗 CD5 或抗 CD7	t(9;22),t(4;11)和 t(1;9)
L2,成人型	急性淋巴细胞白血病;大细胞,核仁 一致		
L3,Burkitt 样	急性淋巴细胞白血病;大细胞,强嗜 碱性胞浆和空泡	抗 CD19,抗 CD20	t(8;14)

* 白血病的临床表现包括苍白、淋巴结病、瘀点、瘀斑、牙龈增生、口腔溃疡、牙齿松动、牙龈脓肿、扁桃体肿大、牙龈出血和复发性感染
† 世界卫生组织将急性髓细胞白血病分成 4 种主要类型:急性髓细胞白血病伴有重现遗传学异常（4 种亚型）,急性髓细胞白血病伴有多系病态造血（2 种亚型）,急性细胞白血病和骨髓增生异常综合征（2 种亚型）,急性髓细胞白血病,分类不明（11 种亚型）
改编自 Appelbaum FR:Acute leukemia in adults. In Goldman L, Ausiello D, editors:Cecil medicine, ed 23, Philadelphia, 2008, Saunders, pp 1390-1396.

急性淋巴细胞白血病

定义

急性淋巴细胞白血病是幼稚淋巴细胞在骨髓和外周血中无限单克隆增殖所导致,这些肿瘤细胞也可进入淋巴结、肝、脾或中枢神经系统。

流行病学

预计美国 2016 年新发 6 590 例急性淋巴细胞白血病[16]。急性淋巴细胞白血病的发病率约为 1.7/100 000,多见于儿童[23],占全部儿童肿瘤的 25% 和儿童白血病的 80%[24]。2~3 岁是显著的发病高峰,57%的病例发生在 20 岁之前（诊断时的中位数年龄为 15 岁）[25],约 20%的病例出现在 55 岁以后[25],男性的发病率稍高于女性。

病因

目前认为环境、感染和基因因素可能是潜在的病因,但并未明确与急性淋巴细胞白血病的发病存在因果关系。急性淋巴细胞白血病在唐氏综合征（21 三体综合征）患者中更为常见,在该群体中发病率可为一般人群的 18~20 倍。细胞遗传学研究中多次发现患者存在费城染色体[t(9;22)],即 22 号染色体变短,这是 9 号与 22 号染色体长臂基因易位的结果。约 5%的急性淋巴细胞白血病患儿和 20%的成年患者在细胞遗传学检测中可见费城染色体,这类患者的疾病完全缓解率稍低并且缓解期明显缩短。其他的染色体异常也很常见。

病理生理学与并发症

与急性髓细胞白血病类似,急性淋巴细胞白血病可抑制造血功能,导致患者出现过度出血、贫血、愈合不良和术后感染[14,23]。儿童患者的治疗缓解率可超 90%,治愈率超 70%;成年患者的长期生存率约为 70%[14,23]。

临床表现

症状和体征

急性淋巴细胞白血病可急性发病或处于潜伏期。临床表现与贫血、血小板减少、发热和粒细胞减少相关,如骨和关节疼痛可影响行走。在一项大型研究中,超过 1/3 的患者表现有肝、脾和淋巴结肿大[23]。与急性髓细胞白血病相比,急性淋巴细胞白血病伴发中枢神经系统疾病更为常见,患者可出现脑神经缺陷[23]。

实验室检查结果

如观察到骨髓腔被淋巴母细胞大量占据,则诊断为急性淋巴细胞白血病。图 23.3 展示了急性淋巴细胞白血病的外周血涂片,涂片中可见淋巴母细胞数量相对较多,而血红蛋白、红细胞比容和血小板水平较低,反映出大量骨髓组织被淋巴母细胞替代。免疫分型和流式细胞术是鉴定与评估细胞成熟系谱的首选方法。对核酶、末端脱氧核苷酸转移酶(terminal deoxynucleotidyl transferase,Tdt)以及(B 细胞)抗原 CD10(原来被命名为 CALLA)、CD19、CD22 和 HLA-DR 的检测,可对急性淋巴细胞白血病进行分型[14,23]。

法美英合作组根据肿瘤淋巴细胞的类型和大小,将急性淋巴细胞白血病分为三种亚型:L1 型(小细胞且结构一致)、L2 型(细胞多形性且体积较大)和 L3 型(细胞一致、体积中等且染色质分散)[14,23]。

急性白血病的医疗管理

治疗急性白血病与瘤负荷和快速清除恶性白细胞相关。正常骨髓内有 0.3%~5% 的母细胞;急性白血病患者有超过正常 100 倍的(≈10 000 亿)母细胞。进行有效化疗后,患者如未检出白血病细胞,则称为病情缓解。残余检测不到的白血病细胞传代时间大约为 5 天,50 天后细胞数量即可 10 次翻倍增至 10 000 亿,此时患者将再次出现白血病的症状和体征,这被称为短期缓解后的复发[26]。

急性白血病的化疗包括三个阶段,治疗用药见表 23.2。第一阶段(诱导缓解)是通过使用细胞毒性药物杀死肿瘤细胞,从而迅速达到缓解期;第二阶段(强化巩固)目标是杀死残余的白血病细胞;第三阶段(完全缓解)进行维持治疗,以阻止任何残留的白血病细胞生长。完全缓解标准如下:血小板计数大于 100 000 个/μl,中性粒细胞计数大于 1 000 个/μl,且骨髓标本母细胞比例小于 5%[27]。在诱导和巩固期,有时会使用骨髓生长因子[粒细胞集落刺激因子(granulocyte colony-stimulating factor,G-CSF)和粒细胞-单核细胞集落刺激因子(granulocyte monocyte colony-stimulating factor,GM-CSF)]以缩短中性粒细胞减少症的时间和减少严重感染的发生。

当患者体内没有白血病细胞残留,即为白血病治愈。如白血病细胞大量减少且长期未见增加,患者可长期生存。通常情况下,如患者病情复发,诱导第二次缓解的难度会更大,缓解的时间更短。对于小于 45 岁的患者以及病情复发并能找到同胞配型的儿童和年轻成年人(同种基因型),骨髓移植(bone marrow transplantation,BMT)可作为备用方案[14,23]。骨髓移植治疗以及近年来开始采用的外周血干细胞移植治疗,通常在大剂量化疗(包括白消安)和放疗之后进行。

AML 患者的治疗见表 23.3。文献显示,1966 年 AML 成年患者的中位数生存时间是 40 天[15]。如今,60 岁以下患者在诱导治疗后的完全缓解率可达到 70%~80%,但是就总体生存率而言,能够达到完全缓解和治愈的患者分别只有 50% 和 26%[15]。60 岁以上的 AML 患者预后更差:60~69 岁患者的缓解率是 52%;大于 70 岁患者仅有 26%,而长期生存率仅为 5%~10%(表 23.4)[14,15]。

ALL 的治疗见表 23.3。ALL 患儿预后极好,超过 70% 可治愈。大于 30 岁、母细胞计数大于 50 000 个/μl、成熟 B 细胞 ALL 表型、累及多器官和(9;22)(4;11)染色体易位的患者预后较差。这些患者虽然可以达到缓解,但持续时间较短。成年患者的总体长期生存(治愈)率低于 20%[28]。75% 的复发患者有二次缓解的可能,但仅有不到 30% 可被治愈。

急性白血病患者治疗的另一重考虑是,白血病细胞可迁移至化疗药物无法到达的部位。这些部位被称为避难所,需要进行特殊治疗。ALL 最重要的避难所是中枢神经系统,因此 ALL 患者在系统性化疗的基础上,需使用高剂量静脉甲氨蝶呤和阿糖胞苷或鞘内注射甲氨蝶呤和颅骨放疗。另一重要的避难所是睾丸(对于男性患者)[14,23,28]。

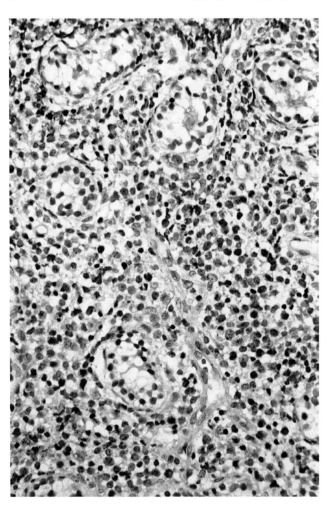

图 23.3   急性淋巴细胞白血病的外周血涂片(引自 Hoffbrand AV,Pettit JE:*Color atlas of clinical hematology*,ed 4,London,2010,Mosby.)

表 23.2　治疗白血病药物的种类		
药物种类	化疗药物	作用机制
烷化剂	白消安（Busulfan），卡莫司汀（Carmustine），环磷酰胺（Cyclophosphamide），氮烯唑胺（Dacarbazine），罗莫司汀氮芥衍生物（Lomustine nitrogen mustard derivative）：苯丁酸氮芥（Chlorambucil）	产生烷基，导致 DNA 交联，抑制肿瘤细胞迅速复制时 DNA 的合成
抗生素	博来霉素（Bleomycin），柔红霉素（Daunorubicin），阿霉素（Doxorubicin），伊达比星（Idarubicin），丝裂霉素 C（Mitomycin C）	破坏细胞功能，例如 RNA 合成，或抑制有丝分裂
抗代谢药	叶酸类似物：甲氨蝶呤（Methotrexate）	破坏酶解过程或核酸合成
	嘌呤类似物：克拉屈滨（Cladribine），氟达拉滨（Fludarabine），氟尿嘧啶 6-巯基嘌呤（Fluorouracil 6-mercaptopurine），硫鸟嘌呤（Thioguanine）	
	嘧啶核苷类似物：阿糖胞苷［Arabinosyl cytosine（Ara-C, cytarabine）］	
生物制剂	干扰素 α（Interferon alfa）	对 CML 祖细胞产生直接抗增殖效应
	利妥昔单抗（Rituximab）	CD20 的单克隆抗体
	阿伦单抗（Alemtuzumab）	CD52 的单克隆抗体
	全反式维甲酸［All-trans Retinoic Acid（ATRA；Tretinoin）］	绑定抗原靶标至恶性淋巴细胞 诱导 APML 中恶性早幼粒细胞的分化和凋亡
酶	天（门）冬酰胺酶（Asparaginase）	抑制天冬氨酸的合成，从而使白血病淋巴细胞蛋白质合成
有丝分裂抑制剂	长春新碱（Vincristine），长春碱（Vinblastine）	有丝分裂纺锤体抑制剂，导致中期停顿
	依托泊苷（Etoposide）	Ⅱ型拓扑异构酶
类固醇	泼尼松（Prednisone）	抗炎和抗淋巴细胞特性
新型药物	三氧化二砷（Arsenic trioxide）	无机化合物
	单抗奥佐米星（Gemtuzumab ozogamicin）	CD33 的单克隆抗体
	地西他滨（Decitabine）	抑制 DNA 甲基转移酶
	Colofarabine	嘌呤核苷抗代谢物
	甲磺酸伊马替尼（Imatinib mesylate）	酪氨酸激酶抑制剂（抑制肿瘤细胞内的信号传导）
在临床试验中的药物	Farnesyl 转移酶抑制剂	信号传导抑制剂
	Flavopiridol	激酶抑制剂
	来那度胺（Lenalidomide）	免疫调节剂
	奥法木单抗（Ofatumumab）	CD20 的单克隆抗体
	鲁昔单抗（Lumiliximab）	CD23 的单克隆抗体

APML，acute promyelocytic leukemia，急性早幼粒细胞白血病；CML，chronic myelogenous leukemia，慢性髓细胞白血病

表 23.3   白血病和淋巴瘤的治疗

病情	诱导化疗	巩固化疗	维持化疗	其他
AML	柔红霉素(Daunomycin) 去甲氧基柔红霉素(Idarubicin) 阿糖胞苷(Cytarabine)	柔红霉素(Daunomycin) 阿糖胞苷(Cytarabine)	大剂量阿糖胞苷 (Cytarabine)	年龄较大的患者:单抗 奥佐米星(Gemtuzum- abozogamicin)
AMPL	全反式维 A 酸(All-trans Retinoic Acid,ATRA) 柔红霉素(Daunomycin) 阿糖胞苷(Cytarabine)	ATRA 柔红霉素(Daunomycin)	ATRA	
ALL	L-天(门)冬酰胺酶(L-Asparaginase) 阿霉素(Doxorubicin) 长春新碱(Vincristine) 泼尼松(Prednisone)	甲氨蝶呤(Methotrexate) 阿糖胞苷(Cytarabine)	6-巯基嘌呤 (6-Mer- catopurine) 甲氨蝶呤(Methotrex- ate)	Ph 染色体阳性病例:加 用甲磺酸伊马替尼 (Imatinib mesylate) 干细胞移植
CML	甲磺酸伊马替尼(Imatinib mesylate)	甲磺酸伊马替尼 (Imatinib mesy- late)	甲磺酸伊马替尼 (Imatinib mesylate)	干细胞移植 达沙替尼(Dasatinib), 尼洛替尼(Nilotinib) (甲磺酸伊马替尼抵 抗的患者)
CLL	苯丁酸氮芥(Chlorambucil) 拉滨单磷酸盐(Fludarabine monophos- phate) COP 方案(环磷酰胺,长春新碱,泼尼松) 利妥昔单抗(Rituximab)与氟达拉滨 (Fludarabine)联合		调整 COP 剂量直到 获得理想效果或 血小板减少或粒 细胞减少出现	放疗用于缓解治疗肿大 淋巴结或肿大脾脏 干细胞移植未被证实 有益
霍奇金淋巴瘤	局限期:ABVD[阿霉素 Adriamycin (Doxorubicin),博来霉素 Bleomy- cin,长春碱 Vinblastine,氮烯唑胺 Dacarbazine] 进展期:ABVD 或 Stanford V 方案(阿 霉素 Doxorubicin,长春碱 Vinblas- tine,氮芥 Mechlorethamine,依托泊 苷 Etoposide,长春新碱 Vincristine, 博来霉素 Bleomycin,泼尼松 Pred- nisone)			局限期:野照射 进展期:化疗后对原发 灶或残余灶放射 化疗无法治愈的患者进 行干细胞移植
非霍奇金氏 淋巴瘤	CHOP-R(环磷酰胺 Cyclophospha- mide,阿霉素 Doxorubicin,长春新碱 Vincristine,泼尼松 Prednisone,利妥 昔单抗 Rituximab) CVP-R9(环磷酰胺 Cyclophosphamide, 长春新碱 Vincristine,泼尼松 Pred- nisone,利妥昔单抗 Rituximab) FCR(氟达拉滨 Fludarabine,环磷酰胺 Cyclophosphamide,利妥昔单抗 Rit- uximab)			手术治疗局部 MALT 淋 巴瘤 脾切除以改善全血细胞 减少 放射治疗

ALL,acute lymphocytic leukemia,急性淋巴细胞白血病;AML,acute myelogenous leukemia,急性髓细胞白血病;APML,acute promyelocytic leukemia,急性早幼粒细胞白血病;CLL,chronic lymphocytic leukemia,慢性淋巴细胞白血病;CML,chronic myelogenous leukemia,慢性髓细胞白血病;MALT,mu-cosa-associated lymphoid tissue,黏膜相关淋巴组织

表 23.4 急性和慢性白血病的临床因素

因素	白血病的种类			
	ALL	AML	CLL	CML
年龄	儿童（75%）	成人（85%）	大于 40 岁	30~50 岁
预后	非常好	差	好	差
平均生存时间	—	2 年	Ⅰ 阶段（19 个月） Ⅳ 阶段（12 年）	3~4 年
缓解	90%	60%~80%	—	—
持续时间	通常长期	9~24 个月	—	—
治愈	50%~70%	10%~30%	—	—
	ALL	AML	CLL	CML
年龄	成人（25%）	儿童（15%）	儿童（罕见）	儿童（罕见）
预后	差	差		
平均生存时间	26 个月	—		
缓解	50%~70%	56%~66%		
持续时间	10~19 个月	8~12 个月		
治愈	20%	20%~40%		

ALL，acute lymphocytic leukemia，急性淋巴细胞白血病；AML，acute myelogenous leukemia，急性髓细胞白血病；CLL，chronic lymphocytic leukemia，慢性淋巴细胞白血病；CML，chronic myelogenous leukemia，慢性髓细胞白血病

引自 Wetzler M，Byrd JC，Bloomfield CD：*Acute and chronic myeloid leukemia*. In Kasper DL，et al，editors：*Harrison's principles of internal medicine*，ed 16，New York，2005，McGraw-Hill and Armitage JO，Longo DL：*Malignancies of lymphoid cells*. In Kasper DL，et al，editors：*Harrison's principles of internal medicine*，ed 16，New York，2005，McGraw-Hill.

急性白血病的口腔表现

白血病患者易于出现牙龈肿大、溃疡和口腔感染。炎症以及非典型和幼稚白细胞浸润，可导致局部或广泛的牙龈肿大（见图 23.2）[29]。约 36% 的急性白血病患者（最常见于急性粒单核细胞型）和 10% 的慢性白血病患者会出现上述症状。牙龈松软易出血，明显累及多牙位点。广泛牙龈肿大较为常见，在口腔卫生较差的 AML 患者［尤其是单核细胞型（M5），见表 23.1］中更为普遍。患者的口腔卫生不良和牙龈肿大将导致牙龈出血和口臭，而血小板减少会加重牙龈出血。进行菌斑控制措施、氯己定含漱和化疗可促进改善上述症状。

白血病细胞的局部增殖被特殊命名为粒细胞肉瘤或绿色瘤，这些髓外肿瘤病灶在颌面复合体的硬组织（上颌、硬腭）和软组织（牙龈、舌、口腔黏膜）中均有文献报道[5,30]。

慢性髓细胞白血病

定义

慢性髓细胞白血病是一种成熟髓系白细胞肿瘤。

流行病学

慢性髓细胞白血病的发病率为每 100 000 人中 1.8 例，预计 2016 年美国的患者数量将达 8 220 例[19,31]。该类型占所有类型白血病的 15%~20%，而在美国比 CLL 更为少见[31]。确诊时的中位数年龄为 64 岁，发病率随年龄增长。CML 在男性中较为常见，儿童期白血病中的 3% 为 CML[31]。

病因

目前病因尚不明确，放射线暴露可增加患病风险。超过 90% 的 CML 病例中可检测出基因缺陷：9 号染色体上细胞肿瘤基因 Abelson 白血病病毒基因（abelson leukemia virus gene，ABL）与 22 号染色体上断裂点簇集区（breakpoint cluster region，BCR）的易位以及部分 22 号染色体 BCR 和 9 号染色体 ABL 的相互易位。这些易位导致的被缩短的 22 号染色体被称为费城（Ph）染色体[31]，亦可见于 ALL。该易位将增加酪氨酸激酶活性和髓细胞增殖[31]。

病理生理学与并发症

慢性髓细胞白血病的进展缓慢，首先会经过 3~5 年的慢性期，继而进入加速期及急性期（危重期），超过 90% 的患者在疾病的慢性期被初次确诊。CML 慢性期的白血病细胞尚具备功能，因此患者不会出现严重感染；而转变为急性期后，白血病细胞变得幼稚并缺乏功能，患者因此会出现贫血、血小板减少和感染。急性期患者的外周血或骨髓中白血病母细胞比例可超过 30%[31,32]。CML 患者中约有 25% 会在确诊后的 6~12 个月进入急性期，其中超过 85% 的患者会在急性期死亡，而没有费城染色体的患者预后更差。CML 的整体 5 年生存率从 1975 年的 17% 增加至近年来的 64.4%，这很大程度上归功于甲磺酸伊马替尼疗法带来的酪氨酸激酶抑制治疗[31,32]。慢性期患者使用伊

马替尼(格列卫,Gleevec)可获得完全缓解,其中70%的患者可在5年后依然维持缓解。对年轻患者在疾病慢性期进行同种异体移植,其10年生存率可达70%以上;在疾病加速期或急性期进行治疗的患者预后相对明显较差[31,32]。

临床表现

症状和体征

CML患者中约90%被诊断时处于慢性期,其中超过半数的患者并无临床症状,诊断基于全血细胞计数(complete blood count,CBC)结果。患者的常见症状包括疲乏、虚弱、腹部(左上象限)疼痛、腹胀、体重丢失、贫血导致的夜间盗汗、脾大和脾疼痛(脾大)以及造血改变。血液高黏度可能导致卒中[31,32]。

实验室检查和诊断结果

常规检查中可见白细胞计数显著增加(图23.4),确诊患

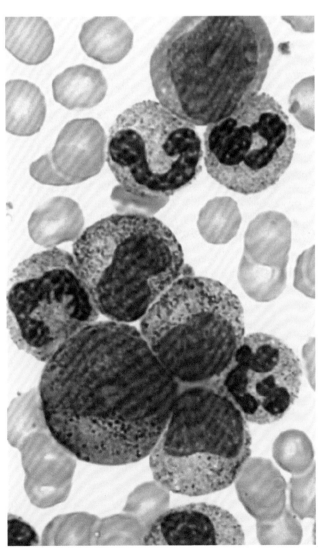

图23.4　慢性髓细胞白血病。外周血涂片显示原始粒细胞、早幼粒细胞和分叶中性粒细胞(引自 Hoffbrand AV,Pettit JE:*Color atlas of clinical hematology*,ed 3,London,2000,Mosby.)

者的白细胞计数通常大于50 000个/μl,也可出现嗜碱性和嗜酸性粒细胞增多。标准诊断检查包括细胞遗传学分析,可在超过90%的病例中检出费城染色体。血清生化显示乳酸脱氢酶(lactate dehydrogenase,LDH)水平升高和白细胞碱性磷酸酶水平降低。骨髓检查可见细胞密集明显[31,32]。

医疗管理

CML患者的治疗一度曾在慢性期使用羟基脲或白消安;这种治疗方案对改善症状和血细胞计数有很好的效果,但伴随有显著的毒性。如今广泛应用于治疗的是干扰素α或甲磺酸伊马替尼(格列卫 Gleevec),一种酪氨酸激酶抑制剂[31,32]。为克服伊马替尼抵抗,也使用达沙替尼和尼洛替尼,即两种二代酪氨酸激酶抑制剂(见表23.3)[31,33]。在加速期或急性期前进行干细胞移植,10岁患者中超过70%可达到缓解[34]。干细胞移植通常被推荐应用于拥有足够人类白细胞抗原(human leukocyte antigen,HLA)配型的年轻患者中(见第21章)。

口腔表现

白血病的慢性类型与急性类型相比,口腔表现较少,但可能出现广泛淋巴结病、口腔黏膜苍白和软组织感染。

慢性淋巴细胞白血病

定义

慢性淋巴细胞白血病是CD5⁺成熟克隆B淋巴细胞肿瘤。

流行病学

慢性淋巴细胞白血病是成年人最常见的白血病类型。预计2016年美国将出现18 960例CLL。发病率为每100 000人中4.6例[34-36]。诊断时的中位数年龄为71岁。CLL在45岁前非常罕见,在65岁前也不常见。其5年生存率是82.6%,约有超过95 123例患者带病生存[36]。男性比女性多发,也多发于俄罗斯或东欧血统的犹太人中。世界范围内该疾病在亚洲以及儿童中少见[36]。

病因

CLL病因尚不明确,在患病危险因素中家族遗传比环境有害物质暴露与本病更为相关。肿瘤B细胞有多种遗传畸变,通常基因删除(如在染色体11,12或17上)将导致细胞周期调控失常[22,26],特定基因缺陷可调控疾病进程。细胞遗传学分析可显示如下异常:13q删除(40%~50%)、11q删除(15%~20%)、12三体(15%~20%)和17p删除(5%~10%)。在多数病例中,在细胞表面可发现低水平单克隆免疫球蛋白的表达,包括CD19、CD20、CD21、CD23、CD24和CD38[32,36,37]。p53基因突变、ATM加血清标记胸苷激酶和β₂-微球蛋白也对预测CLL的临床进程有所帮助[37]。

病理生理学与并发症

CLL 的病理生理与骨髓中淋巴细胞的慢性浸润直接相关，最终将导致骨髓衰竭和贫血、肝脾肿大、低丙球蛋白血症（将导致伤口愈合不良）和感染风险。虽然疾病的进程各异，中位数生存期为 4~6 年[6]。CLL 可通过多瘤病毒家族与皮肤 Merkel 细胞癌有联系[38]。

临床表现

症状和体征

大多数 CLL 患者发病时无症状。当症状出现时，疲乏、厌食和体重减轻是最常见的主诉。患者患有脾脏增大、淋巴结病（图 23.5）和血清免疫球蛋白水平降低（低丙球蛋白血症），并将导致感染易感性增加。较为少见的是溶血性贫血或血小板减少症，这是因 CLL 患者产生对红细胞或血小板的自身抗体导致。在大约 15% 的患者中，由于与疾病相关免疫缺陷的出现，CLL 会进展为一种侵袭性更强的恶性疾病，并伴有淋巴结病进展、肝脾肿大和血小板减少。这种变化出现之后患者的生存期将小于 1 年[39]。急性和慢性白血病的临床因素及预后总结见表 23.4。

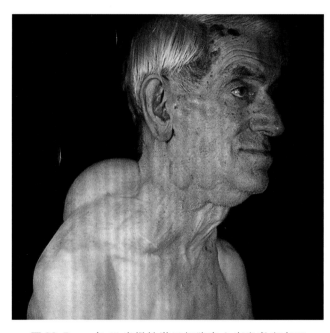

图 23.5 一名 65 岁慢性淋巴细胞白血病患者患有双侧颈部淋巴结病（引自 Hoffbrand AV，Pettit JE：*Color atlas of clinical hematology*，ed 3，London，2000，Mosby. ）

实验室检查和诊断结果

慢性淋巴细胞白血病患者的外周血涂片中可见每微升超过 5 000 个成熟淋巴细胞，涂片中也可明显见到大量胞质稀疏的小圆淋巴细胞。免疫分型显示肿瘤细胞为 CD3、CD19、CD20、CD21、CD23 和 CD24 阳性的 B 淋巴细胞[32,36]。

慢性淋巴细胞白血病可根据国际分类系统（BINET）进行

分类。三个阶段如下：A 期（2 个或更少的淋巴结组，无贫血或血小板减少）；B 期（3 个或更多淋巴结组，无贫血或血小板减少）和 C 期（贫血和血小板减少，任何数量的淋巴结组）。淋巴结组包括颈部、腋窝、腹股沟、肝脏和脾。A 期的平均生存时间超过 10 年（大约 1/3 的患者完全不需要治疗）；B 期大约 5 年；C 期仅有 2 年[32,36]。

医疗管理

慢性淋巴细胞白血病并非可治愈的疾病，而治疗对生存期几乎无影响，无症状期的患者通常无须治疗。据报道，一些治疗对减少淋巴计数和缓解症状仅有中等效果，CLL 的治疗药物见表 23.3。利妥昔单抗，一种靶向 CD20 的单克隆抗体，其治疗缓解率大约为 50%，且很少出现完全缓解。阿伦单抗，一种与 CD52 抗原结合的单克隆抗体，可达到短期缓解[22,26]。这些制剂应用于当出现疾病相关症状（如发热、寒战、贫血、血小板减少、肝脾肿大），患者生存质量受到影响的情况。泼尼松可用于治疗自身免疫并发症，奥法木单抗（一种抗 CD20 的单克隆抗体）和来那度胺（一种免疫调节药物）经研究可用于氟达拉滨抵抗患者[40]。干细胞移植在生存期和长期疾病控制方面没有确切益处，放疗用于缩小影响外观和疼痛的肿大淋巴结或肿大脾脏[32,36]。目前尚在临床实验阶段进行检测的药物包括奥法木单抗（CD20 单克隆抗体）、鲁昔单抗（CD23 单克隆抗体）、来那度胺（一种免疫调节药物）和氟达拉滨（一种刺激 p53 依赖凋亡的氯苯基黄酮）[36]。表 23.5 将急性和慢性白血病进行了对比。

表 23.5 急性和慢性白血病的对比

参数	急性	慢性
临床发病	突然	隐匿
病程（未经治疗）	<6 个月	2~6 年
白血病细胞	幼稚	成熟
贫血	轻至重度	轻度
血小板减少	轻至重度	轻度
白细胞计数	多种改变	增加
脏器肿大	轻度	明显
年龄	成人和儿童	成人

引自 Harming DM：*Clinical hematology and fundamentals of hemostasis*，Philadelphia，2009，FA Davis.

口腔表现

广泛的淋巴结病和口腔黏膜苍白是 CLL 的典型特征。口腔软组织感染可能随患者出现低球蛋白血症而出现。

淋巴瘤

淋巴瘤是一类淋巴器官和组织肿瘤，表现为分散的组织硬块。淋巴瘤根据细胞类型（B 细胞、T 细胞、MALT、浆细胞），表现（小或大细胞，核分裂或不分裂）和临床特点（低度、中度和高度)进行分级,分级越高则越具侵袭性。在超过 20 种类型中,着重讨论 3 种常见的淋巴瘤[霍奇金淋巴瘤(Hodgkin lymphoma,HL)、非霍奇金淋巴瘤(non-Hodgkin lymphoma,NHL)和 Burkitt 淋巴瘤]和一种浆细胞恶性肿瘤(MM)。这些疾病对口腔治疗很有意义,因为最初的症状通常出现在口腔(如 Waldeyer 环)和头颈部区域,在进行任何口腔治疗之前必需保持警惕。

2016 年,预计美国将有 81 080 例淋巴瘤新发病例被诊断(8 500 例 HL;72 580 例 NHL)。预计全美将有 788 939 人处于带瘤生存或淋巴瘤缓解状态,分别共有 181 967 和 606 792 人患有 HL 和 NHL,并带瘤生存。HL 患者的 5 年相对生存率近年来已经翻倍,从 1960 年白种人约为 40%(能获得的仅有数据)到 2004—2010 年所有种族约为 87.7%。对于 45 岁以下诊断的 HL 患者 5 年相对生存率为 94.1%,HL 现在被认为是治愈率最高的肿瘤类型之一。NHL 患者的 5 年相对生存率从 1960—1963 年白种人的 31%(能获得的仅有数据)到 2005—2011 年所有种族的 71.9%。在 2015 年,预计 21 270 人将会因淋巴瘤而死亡(1 120 人因 HL,20 150 人因 NHL)[13]。

霍奇金淋巴瘤

定义

霍奇金淋巴瘤是一种 B 淋巴细胞肿瘤(表现出无限生长),以 Thomas Hodgkin——首先对该疾病进行描述的英国病理学专家来命名。这种肿瘤包括一种特征性肿瘤细胞叫作 Reed-Sternberg 细胞,在受累组织中占浸润肿瘤细胞的比例通常不足 1%[41]。很长一段时间内,HL 被称为 Hodgkin 病,而 HNL 被称为非霍奇金淋巴瘤。本书中的引文同时采用了两套定义。

流行病学

霍奇金淋巴瘤是年轻成人中最常见的淋巴瘤。HL 有两个发病高峰——一个在成年早期,另一个大概在 50 岁左右[42],男性患病风险稍高(男女比例为 1.4∶1)[42]。在发展中国家,HL 主要发生在儿童,其发病率随年龄增加而减少,与发达国家不常见于儿童的情况有所不同[42]。

病因

HL 的病因不明,但是在恶性淋巴细胞中时常发现 EBV(西方国家病例中的 50%)[42]。这种病毒可在体外永生化 B 淋巴细胞,并编码一种具有肿瘤潜能的被称为潜伏膜蛋白 1 的蛋白[43]。患者的一级亲属以及人免疫缺陷病毒(human immunodeficiency virus,HIV)血清反应阳性者的发病率风险增加[41,42]。

病理生理学与并发症

增大的肿瘤淋巴结可导致肺部或血管阻塞,增大的纵隔淋巴结可能导致咳嗽、气促或呼吸困难。这种疾病将在数周至数月播散,首先到其他淋巴组织(其他淋巴结和脾)继而血行播散至淋巴结外位置,包括骨髓、肝脏和肺。如未经治疗,骨髓衰竭或感染并发症将导致患者死亡。

临床表现

症状和体征

霍奇金淋巴瘤通常表现为无痛性肿块或一组实性、质韧、肿大的淋巴结,通常累及纵隔淋巴结或颈部淋巴结(在>50%的病例中)(图 23.6,A)[41,42],腋下或腹股沟的肿大淋巴结也很常见。大约 1/3 的患者可出现发热、体重减轻和夜间盗汗[41,42]。瘙痒症和疲乏可先于肿大淋巴结出现,典型的淋巴结触诊有橡胶样质感。

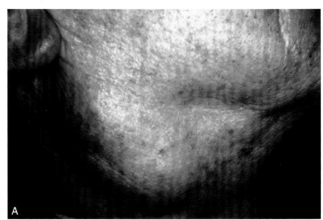

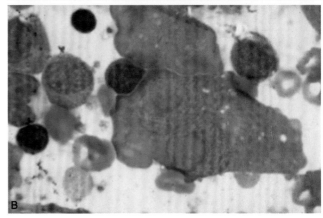

图 23.6 霍奇金淋巴瘤。A,肿瘤浸润导致的颈部淋巴结病。B,骨髓样本中可见大 Reed-Sternberg 细胞

实验室检查和诊断结果

淋巴瘤的诊断基于淋巴结活检或骨髓穿刺。显微镜下,肿瘤组织通常显示为体积大、多核 Reed-Sternberg 网状(单克隆 B)细胞(图 23.6,B)。四种典型 HL 的病理分型如下:结节硬化型(65%)、混合细胞型(12%)、淋巴细胞耗竭型(2%)和淋巴细胞为主型(3%)。两种其他 HL 类型是结节淋巴细胞为主型(6%)和其他型的 HL[41]。

医疗管理

有效治疗需要基于准确的疾病分期,分期则根据活检、病史、体格检查结果、腹部器官的实验室评估、计算机断层扫描

（computed tomography，CT）和镓扫描等揭示疾病程度的检查（图 23.7）。正电子发射计算机断层显像（positron emission tomography，PET）在分期和评估治疗后剩余肿物比 CT 更加敏感和特异。然而，并没有证据证明将其加入 HL 的标准分期影像检查可改善预后。因此，PET 的主要用途在于评估治疗后残余肿瘤的情况[41]。较差的生存率与混合细胞型和淋巴细胞耗竭型、男性、B 症状（>10% 基准体重的减轻、夜间盗汗和持续发热）的出现、大量淋巴结受累和巨大肿块相关[41,42]。

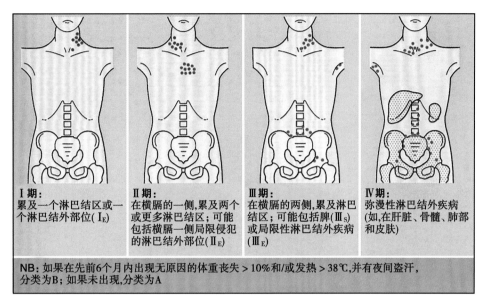

I 期：
累及一个淋巴结区或一个淋巴结外部位（I$_E$）

II 期：
在横膈的一侧，累及两个或更多淋巴结区；可能包括横膈一侧局限侵犯的淋巴结外部位（II$_E$）

III 期：
在横膈的两侧，累及淋巴结；可能包括脾（III$_S$）或局限性淋巴结外疾病（III$_E$）

IV 期：
弥漫性淋巴结外疾病（如，在肝脏、骨髓、肺部和皮肤）

NB：如果在先前 6 个月内出现无原因的体重丧失 >10% 和/或发热 >38℃，并有夜间盗汗，分类为 B；如果未出现，分类为 A

图 23.7　霍奇金淋巴瘤的 Ann Arbor 分期系统（引自 Hoffbrand AV，Pettit JE：*Color atlas of clinical hematology*，ed 4，London，2010，Mosby. 改编自 Hoffbrand AV，Pettit JE：*Essential haematology*，ed 3，Oxford，1993，Blackwell Science Publications.）

目前 HL 的治愈率约为 90%[41,42]。历史上一度对受累部位进行放射治疗（治疗剂量 >3.5Gy），现代治疗使用了更低的剂量（<3.0Gy），并在化疗缩小病变体积之后进行受累部位的精准定位[42]。表 23.3 总结了局限期和进展期 HL（IIIA，IIIB，IVA，和 IVB 期）患者的治疗方案[41]。

复发通常在治疗后 2 年内出现，而在治疗 5 年后很少出现。为预防复发，仅接受了放射治疗的患者需要进行序列 ABVD（阿霉素、博来霉素、长春碱、氮烯唑胺）化疗（也被称作补救治疗）。如果在标准放疗方案或化疗后又出现复发，推荐进行自体外周血干细胞移植[41,42]。

HL 患者化疗和放射治疗的长期并发症可出现在肺、心脏、甲状腺、乳腺和性腺。5%~10% 伴有纵隔淋巴结病的放疗后患者可出现放射性肺炎。2%~4% 接受化疗或放疗的患者可出现心肌炎、心肌坏死、心律失常、心肌梗死和心包炎。也有报道心瓣膜病和冠状动脉疾病是放疗后较晚出现的胸部并发症。另一种 HL 治疗的并发症是继发性肿瘤，如急性白血病、肺癌、乳腺癌和甲状腺癌[42]。

非霍奇金淋巴瘤

定义

非霍奇金淋巴瘤包括一大组按照 B 或 T 细胞来源分类的淋巴增生疾病，超过 80% 为 B 细胞来源[6]。WHO 分类系统利用免疫表型、细胞遗传学和流行病学或病因学因素对多种类型的 NHL 进行鉴别。NHL 的四种主要类别包括：前体（幼稚）B 细胞肿瘤、外周（成熟）B 细胞肿瘤、前体（幼稚）T 细胞肿瘤和外周（成熟）T 及 NK 细胞肿瘤[6,44]。根据分布的模式（弥散或结节）、细胞类型（淋巴细胞性、组织细胞性、混合性）和细胞分化程度（好、中等、差）进行亚类分型。在被鉴别出的超过 20 种类型的 NHL 中，弥漫性大 B 细胞淋巴瘤（diffuse large B-cell lymphoma，DLBCL）和滤泡型淋巴瘤占全部病例的约 60%[45]。NHL 分类 WHO 指南的近期更新包括肿瘤实体边界的辨别，最多见于同时具有两者特征的 DLBCL/Burkitt 淋巴瘤（DLBCL/BL）[46]。

流行病学

预计美国 2016 年出现 72 580 例 NHL[19]。1950—1970 年间发病率出现显著增加，而 1970—2000 年间几乎翻倍[47,48]。自 20 世纪 90 年代末以来，NHL 的发病率有轻微的下降[47,48]，所有种族和年龄组均可发病。NHL 在美国最常见肿瘤种类中位列第 7[24]。NHL 导致每年 21 000 例死亡，是美国所有致死原因的第 7 位[13,19,48]，诊断时的中位数年龄是 66 岁[49]。

病因

NHL 病因尚不明确，逐渐被认识到的病因包括基因因素、感染性因素、除草剂、放射线和某些类型的化疗。在分子水平，恶性淋巴细胞存在染色体易位或调控淋巴细胞生长（BCL6）或生存（BCL2）的基因突变。胃部幽门螺旋杆菌感染导致的持续炎症与胃淋巴瘤相关。致癌病毒如 EBV、卡波氏肉瘤疱疹病毒（Kaposi's sarcoma herpesvirus，KSHV）和逆转录病毒与 NHL 的

某些类型相关。自身免疫病(舍格伦综合征)或免疫缺陷状态
[获得性免疫缺陷综合征(acquired immunodeficiency syndrome,
AIDS)、化疗后]增加了患病风险[45]。

病理生理学与并发症

　　NHL的病程差异很大,可表现为高度增殖和快速致死性疾病(侵袭性),也可表现为持续10~20年的慢性进展性(惰性)恶性疾病[48,50]。肿瘤细胞与其组织来源细胞表现相似:肿瘤B细胞归巢淋巴结的囊泡区,而T细胞则趋向副皮质T细胞区。这些肿瘤细胞将导致肿瘤性增生和免疫系统异常。确诊时肿瘤通常已经扩散,所在位置较霍奇金病更具有变异性(累及多器官例如肝脾)。贫血和白血病表现也很常见。

临床表现

症状和体征

　　非霍奇金淋巴瘤可能发生于任何年龄,以淋巴结肿大、发热和体重丧失为特征。与单一肿瘤病灶的霍奇金病相比,NHL通常在初次发现时即为多发病灶[47,48,50]。淋巴瘤中约20%~40%在淋巴结外生长并被命名为结外淋巴瘤[5]。NHL最典型的症状是超过2周的无痛性淋巴结肿大。其他症状还包括未明原因的持续发热、体重丧失、疲乏、盗汗和淋巴结外肿瘤[13,48,50]。B症状被定义为发热、夜间大量盗汗和体重丧失超过10%,与HL伴发则预示着更具侵袭性的临床病程[48,50]。

实验室检查和诊断结果

　　NHL的诊断基于淋巴结的切除活检。首先需对肿瘤细胞进行谱系分类(B、T或NK细胞),然后进行分化程度分类。免疫和分子基因分析可辅助诊断,为明确疾病分期需进行CBC计数、化学筛查、胸部放射、CT扫描和骨髓活检。

医疗管理

　　这部分回顾了两种最常见的NHL(滤泡性淋巴瘤和DLBCL)患者的治疗。滤泡性淋巴瘤对放射线敏感,常用总剂量为35Gy。对于无症状、年长和患有其他疾病的患者可暂予观察,而大多数的滤泡性淋巴瘤患者需接受治疗,原因是约有30%~50%的肿物可能经历组织改变成为DLBCL。因此一旦患者出现症状,则可进行择期治疗。

　　大约5%~15%的滤泡性淋巴瘤患者患有局部疾病,通常通过累及野照射治疗后,总生存率可达60%~70%。大多数患有滤泡性淋巴瘤患者在确诊时病变已较为广泛,这些患者的中位数生存时间为8~10年。治疗流程如表23.3中所示[47,48,50]。此外,放射治疗通常应用于部位局限且有临床症状的患者。

　　约30%的DLBCL患者有Ⅰ期或程度较低的Ⅱ期症状,虽然其中部分患者可通过单独放射治疗治愈,更为有效的治疗是化疗后放疗(见表23.3)。

　　干细胞移植和针对恶性淋巴细胞表达抗原的单克隆抗体(除利妥昔单抗,[131]I-tositumomab和[90]Y-ibritumomab也被美国食品药品管理局认证为NHL的治疗药物),可联合化疗(顺铂、依

托泊苷、卡铂和异环磷酰胺)对传统治疗效果不佳的患者进行治疗(见表23.3),口咽部的结外淋巴瘤预后较差。表23.6比较了霍奇金病和NHL的区别,并应注意到NHL的无病生存率较低。

表23.6　霍奇金与非霍奇金淋巴瘤的对比		
因素	霍奇金淋巴瘤	非霍奇金淋巴瘤
细胞起源	B细胞	>80%B细胞,10%~19%T细胞或NK细胞
局限	常见	少见
韦氏环(Waldeyer ring)	少见累及	常见累及
淋巴结外	少见	常见
腹部(肠系膜淋巴结)	少见	常见
纵隔	常见	少见
骨髓	少见	常见
"B"症状(发热、盗汗、体重丧失)	常见	少见
治愈	>75%	<25%

NK,自然杀伤细胞

　　数据来自 Armitage JO, Longo DL: *Malignancies of lymphoid cells*. In Kasper DL, et al, editors: *Harrison's principles of internal medicine*, ed 16, New York, 2005, McGraw-Hill.

口腔并发症和临床表现

　　HL或NHL患者可患有颈部淋巴结病变以及结外、结内肿瘤(图23.8)。口腔内淋巴瘤通常为结外疾病[5]。尤其需要注意的是,免疫抑制和舍格伦综合征患者的淋巴瘤患病风险增加,这些患者应定期检查口腔颌面部是否出现肿瘤[5]。

　　口内淋巴瘤最常累及韦氏环(软腭和口咽)[5];其次为唾液腺和下颌骨。口内淋巴瘤的临床表现主要为头颈部淋巴结、硬腭、牙龈、颊沟或口底的快速进展性(或慢性)非特异性肿胀,该肿大可为无痛或有痛。较不常见的表现包括口腔深"火山口状"溃疡和发热[52]。检查中如发现这些口腔颌面部异常,需要立即进行针刺、切取或切除活检。

　　与白血病患者情况类似,接受治疗的淋巴瘤患者可出现灼口综合征,这可能与药物毒性、口干、念珠菌病或贫血(见附录C中处理方案)相关。接受超过25Gy放射剂量的患者则可出现口干,通过使用唾液替代物或毛果芸香碱可缓解症状[51]。放射线可损伤味蕾、导致咀嚼肌痉挛和下颌骨发育不良。当放射剂量大于50Gy,下颌骨将会面临放射性骨坏死的长期风险。治疗淋巴瘤放射剂量通常很少引起放射性骨坏死,但常可引起口干[51]。减少放射性骨坏死的方法详见第26章。

　　头部、颈部和腹部表现相对更为常见,口腔表现(如后部硬腭处的坚硬膨隆)相对少见[51]。

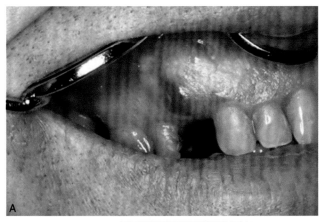

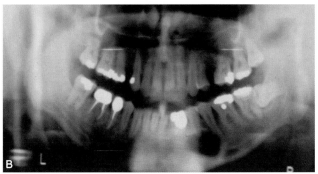

图 23.8　非霍奇金淋巴瘤患者表现。A，累及下方牙槽骨的牙龈肿大;B,下颌骨溶骨性病变

BURKITT 淋巴瘤

定义

Burkitt 淋巴瘤是一种弥漫 B 细胞(非霍奇金)淋巴瘤,首先由 Denis Burkitt 提出[53]。肿瘤由表面表达 IgM 的成熟 B 细胞组成。

流行病学

Burkitt 淋巴瘤是儿童最常见的淋巴瘤,儿童和年轻成人的发病率约为每 100 000 人 0.05 例[26,45]。Burkitt 淋巴瘤通常有三种类型:地方性、散发性和免疫缺陷相关性。Burkitt 淋巴瘤多见于非洲中部,这种类型被命名为地方性 Burkitt 淋巴瘤,该型主要好发于儿童,发病高峰约为 7 岁[5]。地方性病例中超过 50% ~ 70% 的病变出现在下颌(3 岁患者中约占 90%、15 岁以上患者中约占 25%)[5]。散发性(非地方性)Burkitt 淋巴瘤在西方国家更为常见,通常好发于大龄儿童以及 30 岁左右的成人。免疫缺陷相关性 Burkitt 淋巴瘤发生在 HIV 感染患者中,Burkitt 淋巴瘤在男性患者中更为常见[5,6]。

病因

Burkitt 淋巴瘤是一种成熟 B 细胞淋巴瘤,肿瘤表面表达免疫球蛋白,通常为 IgM。所有的 Burkitt 淋巴瘤都被发现与 c-

myc 基因(一种与细胞增殖有关的基因)易位至 8 号染色体相关。多数病例中,可发现免疫球蛋白基因易位至 14 号染色体[t(8;14)],但也可易位至 2 号[t(2;8)]或 22 号染色体[t(8;22)][54],这些区域可调节免疫球蛋白类别(同种型)转换。最近的研究显示,TP53 突变可在 Burkitt 淋巴瘤进展中起到作用[54]。超过 90% 的地方性肿瘤存在潜在的 EBV 感染,研究约 15% ~ 20% 的散发性淋巴瘤和约 25% 的 HIV 相关性肿瘤中可见 EBV 感染[5,54]。

病理生理学与并发症

这种恶性疾病生长迅速,极具侵犯性。每 3 天肿瘤可出现体积翻倍;从而导致气道、消化道和脉管系统阻塞。该肿瘤也有扩散至 CNS 的潜能。

临床表现

症状和体征

多数 Burkitt 淋巴瘤出现在淋巴结外部位。地方性 Burkitt 淋巴瘤好发于下颌骨并累及腹部器官尤其是肾脏、卵巢和肾上腺,下颌骨受累在 5 岁以下患者较 10 岁以上患者中更为普遍(图 23.9)。非地方性 Burkitt 淋巴瘤通常表现为累及肠道和腹膜淋巴结的腹部肿块,下颌骨病变较不常见。如肿瘤生长为腹部肿块,可伴随积水、疼痛以及呕吐,但骨髓受累并不常见。

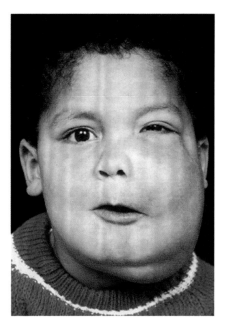

图 23.9　Burkitt 淋巴瘤表现为下颌骨及周围软组织的广泛浸润和特征性面部肿胀(引自 Hoffbrand AV,Pettit JE:*Color atlas of clinical hematology*,ed 4,London,2010,Mosby. 由 Prof. J. M. Chessells 提供)

实验室检查和诊断结果

诊断基于放射影像学和组织学表现。其组织学特征为许

多小体积未分裂的特殊 B(CD10)淋巴细胞,肿瘤细胞深染、小核仁小且明显,可见高分裂指数(恶性特征)[6];其间散在分布轻度染色的组织细胞("满天星"状)(图 23.10)。地方性肿瘤的口内影像可见牙齿移位(牙浮立),通常发生于下颌最远中磨牙的后方。

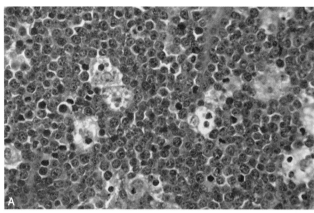
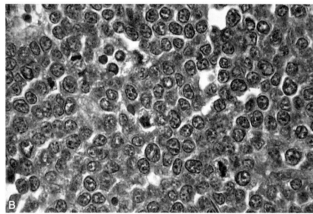

图 23.10　Burkitt 淋巴瘤。A,低倍镜下可见多个苍白的巨噬细胞散在分布于肿瘤细胞中,形成了"满天星"状表现。B,高倍镜下可见肿瘤细胞中有多个小核仁和高度分裂象(A,B,引自 Kumar V,Abbas A,Fausto N,editors:*Robbins & Cotran pathologic basis of disease*, ed 7,Philadelphia, 2005, Saunders. B,由 Dr. Jose Hernandez,Department of Pathology, University of Texas Southwestern Medical School, Dallas, Texas 提供)

医疗管理

该疾病对大剂量化疗反应效果较好。肿瘤细胞尤其对环磷酰胺敏感,联合长春新碱、阿霉素、甲氨蝶呤或阿糖胞苷进行联合化疗可使 90%的患者出现缓解,存活超过 2 年者通常可长期缓解[55]。

口腔并发症和临床表现

地方性 Burkitt 淋巴瘤通常表现为上颌骨或下颌骨后区迅速增大的肿块,其中 50%~70%的病例出现下颌骨病损[5]。肿瘤迅速增长侵犯邻牙,则导致牙齿松动和移位,也可伴有疼痛和感觉异常。影像学表现为溶骨性病变、边界不清、硬骨板溶解

和软组织侵犯。

多发性骨髓瘤

定义

多发性骨髓瘤是一种淋巴增殖异常,由克隆恶性浆细胞过度生长导致,形成多个瘤样肿块散在分布于全身骨骼系统中。恶性浆细胞可分泌单克隆免疫球蛋白和多种细胞因子。未定性的单克隆免疫球蛋白病(monoclonal gammopathy of undetermined significance,MGUS)由大量浆细胞组成,无明显临床表现,可先于 MM 出现。另一种先于完全性 MM 出现的是冒烟型骨髓瘤,即具有不典型临床症状和体征的 MM 早前类型[19]。

流行病学

预计 2016 年,美国有 30 330 例骨髓瘤新发病例(17 900 名男性和 12 430 名女性)。在美国约有 103 463 人患有或曾患有骨髓瘤,截至 2011 年 1 月 1 日,其 3 年生存率为 60%(所有种族和民族),预计 2016 年有约 12 650 例因骨髓瘤死亡的病例[12,13]。MM 的终身危险性是 1/159(0.68%)[19],MM 诊断中的中位数年龄在男性和女性中分别为 69 岁和 71 岁[56,57]。确诊为 MM 的患者中,40 岁以下患者的比例不足 5%[57]。

病因

MM 病因不明,与不受控制的克隆细胞分裂产生同种基因型子细胞相关。累及免疫球蛋白重链基因(immunoglobulin heavy chain locus,IgH)14q32 的染色体易位较为常见。易位的基因被放置在高效 IgH 增强子的转录控制区,导致其过表达[57,58]。也有研究报道了 13 号染色体(占病例中的 30%)和 17 号染色体删除。病例中约 20%可见恶性浆细胞表面表达某些团簇分化糖蛋白:CD38、CD56、CD138 和 CD20。如下肿瘤基因的异常也有报道:c-Myc(较早)、N-ras 和 K-ras(较晚)和 p53[19]。多种细胞因子[白介素(Interleukin,IL)1α 和核因子-κB 配体受体激活剂(receptor activator of nuclear factor-κB ligand,RANKL)]可出现过度分泌。肿瘤浆细胞和正常基质细胞产生 IL-6 辅助肿瘤细胞的增殖,其他细胞因子作为破骨活化因子刺激破骨细胞吸收骨组织[19,57-59]。

病理生理学与并发症

该疾病的病理过程包括浆细胞和骨髓瘤细胞增殖、免疫蛋白生成、肿瘤位置骨吸收和骨髓占位。骨吸收导致钙的释放和血清高钙血症;骨髓占位引起贫血、白细胞减少症、血小板减少症和最终血浆免疫蛋白下降。在疾病的早期及中期,血浆黏稠度增加导致血小板功能改变、出血过多、肾损伤和神经病变。(免疫球蛋白)轻链分泌导致的肾小管损伤或肾小球的淀粉样沉积、高尿酸血症、肾盂肾炎和肿瘤细胞的局部浸润,均可能导致肾衰竭。正常抗体合成减少可导致弥漫性低丙种球蛋白血症(一种免疫缺陷状态),患者常出现感染。感染是 MM 导致死亡的首要病因,肾衰竭位居第二[19,57-59]。

临床表现

症状和体征

MM 最显著的特征是在 X 线片可见多个"穿凿样"病变或斑纹区。肿瘤常见于脊柱、肋骨和颅骨皮质等位置(图 23.11),约 30% 的患者中可出现下颌溶骨性病变。患者的多种软组织(心脏,肝脏,神经系统)中可见淀粉样沉积物,由于低丙种球蛋白血症,患者常伴有肺炎和肾盂肾炎。

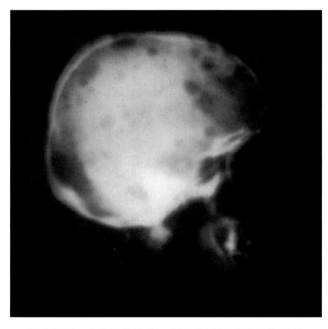

图 23.11 多发性骨髓瘤。颅骨上可见恶性浆细胞的"穿凿样"溶解区

MM 最显著的症状为持续性骨痛,受累位置常见于脊柱、肋骨和胸骨。随着骨髓被肿瘤细胞逐渐替代,患者可出现贫血及相关症状如虚弱、体重减轻和反复感染。高钙血症可导致头痛和周围神经炎,骨的肿瘤破坏可导致病理性骨折。

实验室检查和诊断结果

MM 的特征性表现为溶骨性病变、血钙水平升高、血液中免疫球蛋白增加、尿液中异常免疫球蛋白轻链(本-周蛋白,Bence-Jones proteins)、贫血(正细胞和非正细胞性)、中性粒细胞减少症和血小板减少症。血清或尿液蛋白电泳中显示出骨髓瘤或单克隆(M)蛋白条带可明确诊断。最常被检出的免疫球蛋白是 IgG,其次是 IgA 和 IgM。肿瘤活检可见大片浆细胞样细胞,骨髓穿刺可见超过 30% 的骨髓细胞为单克隆浆细胞。血尿氮和血清肌酐的出现提示肾脏受累,血清白蛋白水平降低和 β_2 微球蛋白水平升高通常提示预后较差[19,57,58]。

医疗管理

MM 患者的治疗详见表 23.7。可使用沙利度胺和蛋白酶体抑制剂(硼替佐米,bortezomib)进行治疗。沙利度胺是一种强效的血管生成及免疫反应抑制剂(阻断肿瘤坏死因子 α 和 IL-6),蛋白酶体抑制剂可抑制控制细胞周期的重要调节蛋白堆积时所需的蛋白酶。放疗常作为姑息疗法(见表 23.7)。

为改善贫血、预防感染以及治疗或防止骨病,需要对患者进行治疗。重组红细胞生成素可用于控制贫血;选择性静脉注射免疫球蛋白和抗生素可预防感染;双膦酸盐可在重症疾病早期用于维持骨骼强度和减少骨痛[19,57-59]。

表 23.7 多发性骨髓瘤的治疗

治疗种类	药品或技术	并发症
传统化疗	米尔法兰(Melphalan)	脱发
	长春新碱(Vincristine)	口腔溃疡
	环磷酰胺(Cyclophosphamide)	厌食
	卡莫司汀(Carmustine)	恶心和呕吐
	阿霉素(Doxorubicin)	血细胞计数降低
	依托泊苷[Etoposide(VP-16)]	感染风险增加
	苯达莫司汀(Bendamustine)	出血和瘀斑
		疲乏
皮质类固醇	地塞米松(Dexamethasone)	血糖升高
	泼尼松(Prednisone)	胃口增加
		睡眠问题
		感染(免疫系统抑制)
免疫调节剂	沙利度胺(Thalidomide)	困倦
	来那度胺(Lenalidomide)	疲倦

表 23.7　多发性骨髓瘤的治疗（续）

治疗种类	药品或技术	并发症
		神经受损
		感染（白细胞减少）
		出血（血小板减少）
其他药品	硼替佐米（bortezomib）（蛋白酶体抑制剂）	恶心和呕吐
		疲倦
		腹泻或便秘
		出血和瘀斑
		厌食
		发热
		外周神经炎
双膦酸盐（降低骨溶解速度）	IV 氨羟二磷酸二钠［阿可达（Aredia）］	下颌骨骨坏死
	IV 唑来膦酸［择泰（Zometa）］	
放疗（用于对药物无反应病变的疼痛减轻）		
手术（减轻脊髓压迫，为长骨植入杆状支持）		
生物治疗	干扰素（延长缓解期）	疲倦
	红细胞生成素（增加红细胞数量）	感冒样症状
干细胞移植		
自体移植	串联式移植	感染
同种异体	利用移植抗肿瘤效应	GVHD
非清髓性（微型移植）	骨髓被不完全清除	
血浆置换	用于降低重症 MM 患者的血液黏稠度	

GVHD，graft-versus-host disease，移植物抗宿主反应；IV，intravenous，静脉注射；MM，multiple myeloma，多发性骨髓瘤

　　根据国际分类系统，血清 β_2 微球蛋白和血清白蛋白水平可预测中位生存时间（见表 23.8）。低水平 β_2 微球蛋白水平（<3.5mg/L）和高白蛋白水平（>3.5g/dl）患者自诊断时起的生存时间约为 62 个月，而高水平微球蛋白（>5.5mg/L）患者中位生存时间仅约为 29 个月[19,57-59]。截至 2006 年，MM 的 5 年生存率约为 28%~41%[60]。

口腔并发症和临床表现

　　MM 患者可出现下颌骨病变、软组织病变和软组织淀粉样沉积物，骨和软组织病变常伴有疼痛[51]。口腔影像可显示肿瘤区域呈"穿凿样"病变或斑纹区，这些溶骨性病变在下颌骨后部更为常见，并可能与骨皮质扩张相关。髓外浆细胞肿瘤可出现在口咽部，MM 可导致口腔软组织（如舌）中出现淀粉样蛋白，并表现为肿胀和疼痛。活检和特殊淀粉染色可用于诊断[51]。

表 23.8　多发性骨髓瘤的分期和预后因素

分期和预后因素	中位生存时间
Ⅰ . 国际分类系统（血清 β_2 微球蛋白和白蛋白）	
Ⅰ 级（血清 β_2 微球蛋白<3.5mg/L 且血清白蛋白>3.5g/dl）	62 个月
Ⅱ 级（非 Ⅰ 级或 Ⅲ 级）	44 个月
Ⅲ 级（血清 β_2 微球蛋白>5.5mg/L）	29 个月
Ⅱ . 风险分级	
高风险骨髓瘤——具有以下任一： 染色体组型：删除 13 或低二倍性 分子遗传学：t4；14，t14；16，17p 删除 浆细胞标记指数>3%	24~36 个月

表 23.8　多发性骨髓瘤的分期和预后因素 (续)	
分期和预后因素	中位生存时间
Ⅲ. 其他预后不良因素	
乳酸脱氢酶水平升高	
体力状态较差	
循环浆细胞增加	
浆母细胞形态	
C 反应蛋白水平升高	

引自 Goldman L, Ausiello D, editors: *Cecil medicine*, ed 23, Philadelphia, 2008, Saunders.

牙科管理

医疗决策

识别　对于所有即将进行口腔治疗的患者,都应进行完善评估以寻找白细胞异常的证据。对这类疾病进行临床识别至关重要,如在口腔治疗前未及时发现白血病或淋巴瘤患者,可能会导致灾难性后果。患者可在术后出现严重的出血并发症、术后伤口延迟愈合以及术后容易感染。因此,口腔医生在进行任何治疗前,都应通过病史和临床检查尝试识别此类患者。

医生应通过患者的重要医学资料、病史和临床信息对患者进行健康评估。应有针对性地询问患者是否曾有血液异常、家族成员肿瘤史、体重减轻、发热、肿胀增大的淋巴结和出血倾向等。此外,口腔医生应强调常规每年体检进行血液检查对发现潜在疾病的重要性。

完善病史后,应进行仔细的临床检查。头部、颈部和口腔检查应包括对口咽、头部、颈部和锁骨上淋巴结的全面检查。口腔医生应认识到,锁骨上淋巴结肿大对恶性疾病有高度提示作用。脑神经检查对侵袭性肿瘤有提示作用。全景片也可提供白细胞异常相关溶骨性病变的线索(见图 23.8)。

如患者出现白血病、淋巴瘤或 MM 典型症状和体征,应立即转诊内科。如症状提示可能患有相关疾病,应对患者进行相应实验室检查或软组织及骨组织活检,或转诊外科进行淋巴结切除活检。实验室筛查可在商业临床实验室或由内科医生完成。筛查应包括全系细胞计数及分类(白细胞总数、血红蛋白、红细胞比容、血小板计数),也包括血涂片以进行细胞形态学研究。如果口腔医生在筛查实验中发现一项或多项异常,患者应被及时转诊进行专科评估和治疗。含有白细胞的活检标本应使用一系列单克隆抗体进行免疫分型,以识别细胞来源(B 或 T 细胞或非淋巴性)。此外,明确诊断还需要白细胞培养,通过细胞遗传学方法进行染色体分析。

调整治疗计划

在对白细胞异常患者进行口腔治疗时,需要考虑药物治疗前、中、后三个时期。治疗计划包括:①患者的治疗前评估和准备;②治疗中的口腔健康维护;③治疗后管理,包括长期考虑和可能的病情缓解。

治疗前评估和决策　口腔医生需询问患者的内科医生,以知晓确切诊断、疾病的严重程度、患者的治疗类型和白细胞异常是否得到有效控制。对这些信息的全面了解有助于口腔治疗方案的制订。例如,为一名仅接受姑息治疗的患者进行需要数个月才能完成的复杂修复或义齿治疗,显然是不合适的。

对于近期诊断白血病或淋巴瘤的患者,口腔医生应尽早在治疗的设计阶段参与其中。对口腔和下颌骨健康维护的指导可有效预防日后严重的口腔并发症(如感染)。因此,治疗前评估应包括全面的口外和口内检查、全景片以及实验室血液检查结果,其总体目标是在化疗开始前减少口腔疾患。口腔 X 线片检查可发现未诊断或潜在的疾病、残根、阻生齿和骨性疾病,对消除口腔疾病意义重大。

治疗前应对患者进口腔卫生指导,强调消除微观菌斑的重要性。化疗前应尽量消除龋齿和感染,可首先治疗相对紧急的病损(如根尖周炎、深大龋损应先于较浅龋损)。如患者出现牙髓疾病,口腔医生可建议在化疗前进行根管治疗或患牙拔除。口腔健康的注意事项主要包括使用氟化凝胶等进行口腔卫生维护、鼓励非致龋饮食、消除黏膜和牙周疾病、减少黏膜损伤来源和保护唾液腺(使用铅衬支架或药物)。对于计划进行头颈部放疗的患者,如患牙牙周袋深度超过 5mm、有根尖炎症、无功能或部分萌出(如第三磨牙)或患者对口腔卫生维护和常规口腔检查依从性较差,应考虑拔牙[61]。

化疗前拔牙治疗原则包括:时间安排上,在拔牙和第一次放化疗之间应至少间隔 10~14 天(最好为 3 周),以达到拔牙创初期愈合;如血小板计数少于 50 000 个/μl,应避免侵入性操作;如血小板少于 40 000 个/μl,应输血补充。值得注意的是,对于很多急性白血病患者,诊断明确后将很快启动化疗,因而口腔治疗不得不赶在化疗导致的粒细胞缺乏症出现之前尽快进行。

粒细胞缺乏的患者不应在未经特殊准备和采取预防措施的情况下进行侵入性治疗,必要时可由患者的内科医生术前使用重组人粒细胞集落刺激因子,以促进粒细胞的生长分化。

关于口腔治疗前对粒细胞缺乏患者预防性使用抗生素尚缺乏循证医学证据。最新的肿瘤文献指出,如中性粒细胞计数(absolute neutrophil count, ANC)连续 7 天均低于 1 000 个/μl 且未见不适合口腔治疗的明确依据,推荐预防性使用氟喹诺酮类药物[61]。目前,有证据表明,如患者 ANC 大于 1 000 个/μl,口腔医生应请患者的内科医生进行会诊,共同讨论预防性使用抗生素的必要性、抗生素的最佳选择以及给药方案[62]。

治疗并发症　进行化疗或放疗的患者可出现多种口腔并发症,包括口腔黏膜炎、中性粒细胞缺乏、感染、出血过多、移植物抗宿主病(graft-versus-host disease, GVHD)和生长发育改变。幸运的是,对治疗流程的改进已经降低了(≈30% 的病例)口腔并发症的发生率。

口腔黏膜炎　口腔和消化道黏膜生长迅速,易于受到肿瘤治疗的影响,因而患者常会出现口腔黏膜炎。口腔黏膜炎一般在化疗开始后的第 7~10 天出现,并在化疗中止后缓解。细胞毒性制剂可影响复制速率较快的上皮细胞,因此,年轻人非角化区(舌腹、唇颊黏膜、口底)的口腔黏膜炎发病率较高且病情严重[63]。受累黏膜表现为充血、红肿和质地柔软。上皮屏障损伤可导致口腔溃疡,并可出现继发感染以及成为系统性感染的来源,因此应注意维护口腔卫生以将感染并发症降至最低。可使用无刺激漱口水进行溃疡表面的清洁(不推荐使用商业漱口水,因为其中含有的酒精成分可刺激溃疡组织),并在含漱后使用表面麻醉剂或全身止痛药改善患者的口腔舒适度。多种抗组胺溶液(苄达明,Benzydamine)有局部镇痛作用,溃疡表面涂抹薄层 Orabase 可有效保护溃疡面,避免表面刺激(更多推荐方案见附录 C[64]),为改善症状,上述局部治疗可每日重复 4～6 次。此外,缓解治疗也包括磨除锐利的牙尖和修复治疗。推荐使用消毒抗菌类漱口水(如氯己定),以改善口腔溃疡的愈合情况和预防口腔感染[65]。如患者对常规制剂无反应,可考虑使用其他新型细胞保护药物(如阿米福汀 Amifostine 和角质细胞生长因子帕利夫明 Palifermin)。

中性粒细胞缺乏和感染　中性粒细胞缺乏可单发、与白血病及淋巴瘤并发或药物治疗(化疗或药物诱导)诱发(图23.12)。有中性粒细胞缺乏的患者无法对口腔微生物产生保护性反应,因此可出现急性牙龈炎症和黏膜溃疡。如口腔卫生不理想,慢性中性粒细胞缺乏症将加速牙周组织的破坏以及附着丧失。牙周治疗包括口腔卫生指导、频繁刮治和抗菌治疗,从而减少疾病导致的不良影响[29]。

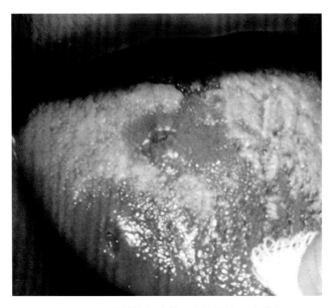

图 23.12　中性粒细胞缺乏症导致的口腔溃疡

慢性白血病患者的口腔感染症状较急性白血病患者轻,其原因为慢性白血病细胞更成熟更具功能。然而,在 CML 和 CLL 的晚期,感染依然可成为严重的并发症。患者因巨脾症进行脾切除后,感染风险也可增加。

由于中性粒细胞减少,白血病患者的感染征象常被掩盖。肿胀和红斑通常与口腔感染相关,但缺乏特异性。这些患者即使发生严重感染,可能仅表现出轻微的临床表现,更增加了诊断的难度。感染通常由罕见口腔病原体(如通常状况下不引起口腔感染的致病菌)导致,与中性粒细胞缺乏症并存。罕见感染可能由假单胞菌、克雷伯菌、变形杆菌、大肠埃希菌或大肠杆菌属引起,通常表现为口腔溃疡。因此,如该类患者出现口腔感染,应取分泌物样本进行培养、诊断和药敏试验。如怀疑中性粒细胞缺乏症患者出现细菌性感染,推荐使用抗菌谱较广的阿莫西林-克拉维酸。若在几日内未见明显缓解,应参照实验室检查数据选择更适合的抗菌剂,亦应考虑转诊内科。

机会性感染(细菌、真菌和病毒)在白血病患者中很常见,原因是:①肿瘤白细胞较幼稚;②化疗诱导免疫抑制状态;③广谱抗生素产生非选择性抗菌作用。常见的机会性感染是畸形假膜性念珠菌病,当这种情况出现,患者应使用附录 C 中提到的抗真菌药物进行治疗。偶尔会出现罕见的口腔真菌感染(球拟酵母菌、曲霉菌和毛霉菌病)或口腔来源的真菌败血症。这些患者需要强效系统性抗真菌制剂例如氟康唑、伏立康唑或制菌霉素 B。

化疗患者的另一常见感染是复发性单纯疱疹病毒(herpes simplex virus,HSV)感染。与正常人相比,疱疹病损在白血病患者中通常范围更大、愈合时间更长。为预防复发,对 HSV 抗体阳性的化疗患者应使用抗病毒制剂(阿昔洛韦、伐昔洛韦、泛昔洛韦)。HSV 感染可通过酶联免疫分析测定进行快速诊断[66]。免疫抑制的白血病患者也易患有水痘带状疱疹和巨细胞病毒感染,这些病毒导致的口腔病损已见诸报道[67]。

出血　白血病患者可出现范围不等的黏膜下出血(见图23.2,A)。这些病损来源于微小创伤(如舌咬伤),与血小板减少症相关。白血病患者可出现严重自发性牙龈出血,口腔卫生较差可加重出血情况。特别是当血小板缺乏较为明显时,增生的牙龈(图 23.13)更易发生出血。口腔医生应着重改进患者的口腔卫生并采取局部治疗以控制出血。可将含有凝血酶或微纤维胶原的明胶海绵放置在出血区域,或嘱患者使用口腔抗纤溶漱口水。如果局部治疗无效,可辅助全身药物治疗包括输注血小板等[68]。在进行侵入性口腔治疗前,患者的血小板计数应至少达到 50 000 个/μl。此外,如果患者可熟练使用牙线而不损伤组织,最好在治疗期间继续牙线的使用[69]。

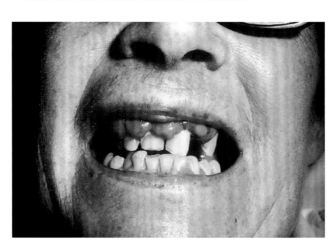

图 23.13　急性髓细胞白血病患者可出现牙龈增生。增生原因为牙龈组织受累(引自 Hoftbrand AV,Pettit JE：*Color atlas of clinical hematology*,ed 4,London,2010,Mosby.)

移植物抗宿主病　移植物抗宿主病是 BMT 或干细胞移植后的常见并发症,其病因为免疫活化的供体 T 细胞对宿主组织相容性抗原产生免疫应答。急性期通常发生在最初的 100 天(中位时间为 2～3 周),以皮疹、黏膜溃疡、肝酶升高和腹泻为特征。慢性期出现在第 3～12 个月之间,其特征类似舍格伦综合征和硬皮病,包括皮肤和黏膜的苔藓样改变、关节炎、口干、眼干、黏膜炎和吞咽困难。对肝脏、食管(狭窄)和免疫系统的损伤可导致危及生命的复发性感染。为预防该并发症,准备进行 BMT 的患者通常需要使用免疫抑制剂,如糖皮质激素、环孢素、甲氨蝶呤或他克莫司等进行 T 细胞耗竭和预防治疗。

药物不良反应　部分白血病患者可出现感觉异常,通常由于白血病累及周围神经或为化疗的不良反应(长春新碱)。BMT 患者使用环孢素的不良反应是牙龈增生,硬腭的着色与用于治疗 CML 的药物伊马替尼相关[70]。

生长和发育　对儿童进行化疗会影响牙齿和面部骨骼的生长和发育,在成年患者尚未观察到类似影响。下颌生长受限可导致小下颌、下颌后缩或错殆。化疗时对牙齿的损伤可表现为短和圆钝的牙根、弯曲牙、钙化异常、髓腔增大、过小牙和缺牙。

缓解期患者的治疗　处于缓解状态的白细胞异常患者可接受大多数所需口腔治疗(框 23.2)。对于病情严重和预后不佳的患者,常见于白血病和 MM 患者,仅应接受紧急治疗;通常不建议对这些患者进行广泛、复杂的口腔修复或其他治疗。

| 框23.2 | 白血病和淋巴瘤患者的牙科治疗注意事项 |

P		C	
患者评估与风险估计(patient evaluation and risk assessment)(见框 1.1) • 评价和明确是否存在白血病或淋巴瘤 • 如病情未经诊断、控制不佳或不明确,应取得内科医生意见		椅位(chair position)	对于患有巨舌症的 MM 患者,避免仰卧位以将气道阻塞风险降至最低
潜在问题和考虑因素		心血管(cardiovascular)	放射线和化疗药物能导致心肌、瓣膜和冠状动脉的损害,也与严重心律失常相关。请患者的内科医生会诊以明确是否存在心肌损伤并采取相应措施以避免并发症
A		D	
镇痛药(analgesics)	无相关 对伴有肾功能不全的 MM 患者:①谨慎使用对乙酰氨基酚、阿司匹林和麻醉剂;②避免使用 NSAID	药物(drugs)	部分化疗的患者可出现感觉异常;接受环孢素(骨髓移植术后)治疗的患者可能出现牙龈增生。患者可能在使用控制全身情况的药物后出现口腔色素沉着
抗生素(antibiotics)	口腔感染应行抗菌药物试验;治疗感染应同时考虑发热、适合抗生素和疼痛的强效镇痛等情况,谨慎制订治疗方案。对口腔念珠菌病给予抗真菌药物。如果计划对 ANC<1 000 个/μl 的患者进行侵入性操作,请内科医生会诊是否需要使用抗生素	装置(devices)	无相关
麻醉(anesthesia)	口腔黏膜炎病损疼痛,需要使用温和漱口水、抗组胺溶液和表面麻醉凝胶如 Orabase	E	
焦虑(anxiety)	无相关	紧急情况(emergencies)	MM 患者可出现继发于巨舌症的气道阻塞
B		F	
出血(bleeding)	若血小板计数少于 50 000 个/μl,在进行某些侵入性和手术治疗之前可输入血小板。应进行药物咨询以明确方案	随访(follow-up)	建议在住院期间进行随访评估以确保口腔健康和减少黏膜炎带来的不适。出院后,建议进行常规随访直到内科医生认为病情稳定
呼吸(breathing)	对于 MM 患者,评估巨舌症和气道阻塞的风险		
血压(blood pressure)	无相关		

ANC,absolute neutrophil count,中性粒细胞绝对计数;MM,multiple myeloma,多发性骨髓瘤;NSAID,nonsteroidal anti-inflammatory drug,非甾体类抗炎药

如计划对病情稳定的白细胞异常患者进行侵入性(刮治)或手术治疗,应于治疗前 1 天检测血小板计数,以确保血小板数量充足。白血病或其治疗药物可抑制患者的血小板数量。如果血小板计数较低,应咨询患者的内科医生后再进行口腔治疗。对于病情稳定但仍存在血小板减少的患者,如必须进行口

腔治疗,可请内科医生进行血浆置换。对放化疗患者的口腔治疗详见第 26 章。

霍奇金淋巴瘤患者可因病变累及脾脏而进行手术切除,术后患者将面临细菌感染风险。在脾切除后的最初 6 个月内感染风险最大[66],McKenna[66] 建议如在这 6 个月内进行侵入性操

作应预防性使用抗生素。在这 6 个月后是否需要预防性使用抗生素尚不明确[66,71]。在进行口腔侵入性操作前预防性使用抗生素的益处尚不清楚。

在首次诊断为 MM 的患者中，超过 80% 可出现骨量减少、骨质溶解和病理性骨折。通常使用双膦酸盐类药物抑制破骨细胞活性进行治疗（药物相关性下颌骨坏死的相关治疗[61,72-74]详见第 26 章）。

（赵斯佳）

参考文献

1. Roit I, Brostoff J, Male D. *Immunology*. Edinburgh: Mosby; 2001.
2. Bagby G. Leukopenia and leukocytosis. In: Goldman L, Ausiello D, eds. *Cecil Medicine*. 23rd ed. Philadelphia, PA: Saunders; 2008:1252-1263.
3. Quesenberry P. Hematopoiesis and hematopoietic growth factors. In: Goldman L, Ausiello D, eds. *Cecil Medicine*. 23rd ed. Philadelphia, PA: Saunders; 2008:1165-1172.
4. Viswanatha D, Larson R. Molecular diagnosis of hematopoietic neoplasms. In: McPherson R, Pincus M, eds. *Henry's Clinical Diagnosis and Management by Laboratory Methods*. 21st ed. Philadelphia, PA: Saunders; 2007.
5. Neville BW. Hematologic disorders. In: Neville BW, Dam DD, Allen CM, et al, eds. *Oral and Maxillofacial Pathology*. 3rd ed. St. Louis: Elsevier Saunders; 2009:571-612.
6. Aster J, et al. Diseases of white blood cells, lymph nodes, spleen and thymus. In: Kumar V, Fausto N, Abbas A. *Robbins and Cotran Pathologic Basis of Disease*. 7th ed. Philadelphia: Elsevier Saunders; 2005.
7. Ferri FF. Leukemia, acute. In: Ferri FF, ed. *Ferri's Clinical Advisor*. Philadelphia, PA: Elsevier (Saunders); 2015:688-701.
8. Ferri FF. Leukemia, chronic. In: Ferri FF, ed. *Ferri's Clinical Advisor*. 13th ed. Philadelphia, PA: Elsevier (Saunders); 2015:694-700.
9. Ferri FF. Lymphoma, non-Hodgkin. In: Ferri FF, ed. *Ferri's Clinical Advisor*. 13th ed. Philadelphia, PA: Elsevier (Saunders); 2015:715-720.
10. Ferri FF. Multiple myeloma. In: Ferri FF, ed. *Ferri's Clinical Advisor*. 13th ed. Philadelphia, PA: Elsevier (Saunders); 2015:783-790.
11. Choi DK, Schmidt ML. Chemotherapy in children with head and neck cancers: perspectives and review of current therapies. *Oral Maxillofac Surg Clin North Am*. 2016;28(1):127-138.
12. Society AC Cancer Facts and Figures 2015: Leukemia, Lymphoma and Myeloma; 2016. Atlanta: American Cancer Society 2015. Accessed 29 January 2016.
13. The Lymphocytic Society; 2015. White Plains, NY: The Leukemia and Lymphoma Society 2015. Accessed 28 January 2016.
14. Appelbaum FR. The acute leukemias. In: Goldman L, Ausiello D, eds. *Cecil Medicine*. 23rd ed. Philadelphia, PA: Saunders; 2008:1390-1396.
15. Fanning S, et al. Acute myelogenous leukemia. In: Carey WD, ed. *Current Clinical Medicine 2009 - Cleveland Clinic*. Philadelphia, PA: Saunders; 2009:610-614.
16. Miller K, Pihan G. Clinical manifestations of acute myeloid leukemia. In: Hoffman R, Furie B, McGlave P, et al. *Hematology: Basic Principles and Practice*. 5th ed. Philadelphia, PA: Churchill Livingstone; 2009: 933-964.
17. The Lympocytic Society; 2010. White Plains, NY: The Leukemia and Lymphoma Society. Accessed 23 July 2010.
18. Helby J, Bojesen SE, Nielsen SF, et al. IgE and risk of cancer in 37 747 individuals from the general population. *Ann Oncol*. 2015;26(8):1784-1790.
19. Society AC Cancer Facts and Figures 2010: Leukemia, Lymphoma and Myeloma; 2010. Atlanta: American Cancer Society. Accessed 23 July 2010.
20. Bejar R, Steensma DP. Recent developments in myelodysplastic syndromes. *Blood*. 2014;124:2793-2803.
21. Wetzler M, Byrd J, Bloomfield C. Acute and chronic myeloid leukemia. In: Kasper D, ed. *Harrison's Principles of Internal Medicine*. 16th ed. New York: McGraw-Hill; 2005.
22. Appelbaum FR. Acute myeloid leukemia in adults. In: Abeloff M, Armitage J, Niederhuber J, et al. *Clinical Oncology*. 3rd ed. Philadelphia: Saunders; 2004.
23. Hoeizer D, Gokbuget N. Acute lymphocytic leukemia in adults. In: Hoffman R, Benz E, Shattil S, et al. *Hematology: Basic Principles and Practice*. 5th ed. Philadelphia, PA: Churchill Livingstone; 2009:1033-1050.
24. Dechartres A, Chevret S, Lambert J, et al. Inclusion of patients with acute leukemia in clinical trials: a prospective multicenter survey of 1066 cases. *Ann Oncol*. 2011;22(1):224-233.
25. Rabin K, et al. Clinical manifestations of acute lymphoblastic leukemia. In: Hoffman R, Benz E, Shattil S, et al. *Hematology: Basic Principles and Practice*. 5th ed. Philadelphia, PA: Churchill Livingstone; 2009:1019-1026.
26. O'Mura G. The leukemias. In: Rose L, Kaye D, eds. *Internal Medicine for Dentistry*. 2nd ed. St. Louis: Mosby; 1990.
27. Rowe J, Avivi I. Therapy for acute myeloid leukemia. In: Hoffman R, Benz E, Shattil S, et al. *Hematology: Basic Principles and Practice*. 5th ed. Philadelphia, PA: Churchill Livingstone; 2009:965-989.
28. Wang ES, Berliner N. Clonal disorders of the hematopoietic stem cell. In: Andreoli TE, Carpenter CCJ, Griggs RC, et al, eds. *Cecil Essentials of Medicine*. 6th ed. Philadelphia: WB Saunders; 2004.
29. Kinane D. Blood and lymphoreticular disorders. *Periodontology*. 2000;21:84-93.
30. Pau M, Beham-Schmid C, Zemann W, et al. Intraoral granulocytic sarcoma: a case report and review of the literature. *J Oral Maxillofac Surg*. 2010;68:2569-2574.
31. Bhatia R, Radich J. Chronic myeloid leukemia. In: Hoffman R, Benz E, Shattil S, et al. *Hematology: Basic Principles and Practice*. 5th ed. Philadelphia, PA: Churchill Livingstone; 2009:1109-1124.
32. Kantarjian H, O'Brien S. The chronic leukemias. In: Goldman L, Ausiello D, eds. *Cecil Medicine*. 23rd ed. Philadelphia: Saunders Elsevier; 2008:1397-1407.
33. Traer E, Deininger MW. How much and how long: tyrosine kinase inhibitor therapy in chronic myeloid leukemia. *Clin Lymphoma Myeloma Leuk*.

2010;10(suppl 1):S20-S26.

34. Kantarjian H, Shah NP, Hochhaus A, et al. Dasatinib versus imatinib in newly diagnosed chronic-phase chronic myeloid leukemia. *N Engl J Med.* 2010;362(24):2260-2270.

35. Chesan B. Chronic lymphoid leukemia. In: Abeloff M, Armitage J, Niederhuber J, et al. *Clinical oncology.* 3rd ed. Philadelphia: Saunders; 2004.

36. Lin T, et al. Chronic lymphocytic leukemia. In: Hoffman R, Benz E, Shattil S, et al. *Hematology: Basic Principles and Practice.* 5th ed. Philadelphia, PA: Churchill Livingstone; 2009:1327-1348.

37. Zenz T, Frohling S, Mertens D, et al. Moving from prognostic to predictive factors in chronic lymphocytic leukaemia (CLL). *Best Pract Res Clin Haematol.* 2010;23(1):71-84.

38. Tadmor T, Aviv A, Polliack A. Merkel cell carcinoma, chronic lymphocytic leukemia and other lymphoproliferative disorders: an old bond with possible new viral ties. *Ann Oncol.* 2011;22(2):250-256.

39. Yee KW, O'Brien SM. Chronic lymphocytic leukemia: diagnosis and treatment. *Mayo Clin Proc.* 2006;81(8):1105-1129.

40. Tsimberidou AM, Keating MJ. Treatment of patients with fludarabine-refractory chronic lymphocytic leukemia: need for new treatment options. *Leuk Lymphoma.* 2010;51(7):1188-1199.

41. Connors J. Hodgkin's lymphoma. In: Goldman L, Ausiello D, eds. *Cecil Medicine.* 23rd ed. Philadelphia: Elsevier Saunders; 2008:1420-1425.

42. Diehl V, et al. Hodgkin lymphoma: clinical manifestations, staging and therapy. In: Hoffman R, Benz E, Shattil S, et al. *Hematology: Basic Principles and Practice.* 5th ed. Philadelphia, PA: Churchill Livingstone; 2009:1239-1264.

43. Knecht H, Berger C, Rothenberger S, et al. The role of Epstein-Barr virus in neoplastic transformation. *Oncology.* 2001;60(4):289-302.

44. Keating M. Chronic leukemias. In: Goldman L, Bennett J, eds. *Cecil Medicine.* 21st ed. Philadelphia: Saunders Elsevier; 2000.

45. Lister T, Coiffier B, Armitage J. Non-Hodgkin's lympoma. In: Abeloff M, Armitage J, Niederhuber J, et al. *Clinical Oncology.* 3rd ed. Philadelphia: Saunders; 2004.

46. Cabanillas F. Non-Hodgkin's lymphoma: the old and the new. *Clin Lymphoma Myeloma Leuk.* 2011;11(suppl 1):S87-S90.

47. Bierman P, et al. Non-Hodgkin's lymphoma. In: Goldman L, Ausiello D, Arend W, et al. *Cecil Medicine.* 23rd ed. Philadelphia: Saunders Elsevier; 2008: 1408-1419.

48. Gribben J. Clinical manifestations, staging, and treatment of indolent non-Hodgkin lymphoma. In: Hoffman R, Benz E, Shattil S, et al. *Hematology: Basic Principles and Practice.* 5th ed. Philadelphia, PA: Churchill Livingstone; 2009:1281-1292.

49. Institute USNCC Cancer statistics fact sheets; 2012. United States National Cancer Center 2006. Accessed 20 December 2012.

50. Dunleavy K, Wilson W. Diagnosis and treatment of non-Hodgkin lymphoma. In: Hoffman R, Benz E, Shattil S, et al. *Hematology: Basic Principles and Practice.* 5th

ed. Philadelphia, PA: Churchill Livingstone; 2009:1293-1301.

51. Silverman S. *Oral Cancer.* 5th ed. Hamilton, Ontario: BC Decker; 2003.

52. Raut A, Huryn J, Pollack A, et al. Unusual gingival presentation of post-transplantation lymphoproliferative disorder: a case report and review of the literature. *Oral Surg Oral Med Oral Pathol Oral Radiol Endod.* 2000;90(4):436-441.

53. Burkitt DP. The discovery of Burkitt's lymphoma. *Cancer.* 1983;51(10):1777-1786.

54. Sandlund J, Link M. Malignant lymphomas in childhood. In: Hoffman R, Benz E, Shattil S, et al. *Hematology: Basic Principles and Practice.* 5th ed. Philadelphia, PA: Churchill Livingstone; 2009:1303-1317.

55. Kasamon YL, Swinnen LJ. Treatment advances in adult Burkitt lymphoma and leukemia. *Curr Opin Oncol.* 2004;16(5):429-435.

56. Macfarlane JC, Simpkiss MJ. The investigation of a large family affected with Von Willebrand's disease. *Arch Dis Child.* 1954;29(148):483-487.

57. Tricot G. Multiple myeloma. In: Hoffman R, ed. *Hematology: Basic Principles and Practice.* 5th ed. Philadelphia: Churchill Livingstone, Elsevier; 2009: 1387-1412.

58. Baz R, Bolwell B. Multiple myeloma. In: Carey WD, ed. *Current Clinical Medicine 2009 - Cleveland Clinic.* Philadelphia: Elsevier Saunders; 2009:647-654.

59. Rajkumar SV, Kyle RA. Plasma cell disorders. In: Goldman L, Ausiello D, eds. *Cecil Medicine.* 23rd ed. Philadelphia: Elsevier Saunders; 2008:1426-1436.

60. Storm HH, Klint A, Tryggvadottir L, et al. Trends in the survival of patients diagnosed with malignant neoplasms of lymphoid, haematopoietic, and related tissue in the Nordic countries 1964-2003 followed up to the end of 2006. *Acta Oncol.* 2010;49(5):694-712.

61. Migliorati CA, Siegel MA, Elting LS. Bisphosphonate-associated osteonecrosis: a long-term complication of bisphosphonate treatment. *Lancet Oncol.* 2006;7:508-514.

62. Baden LR, et al. Prevention and treatment of cancer-related infections. *JNCCN.* 2012;10: 1412-1445.

63. Scully C, Sonis S, Diz PD. Oral mucositis. *Oral Dis.* 2006;12(3):229-241.

64. McGuire DB, Correa ME, Johnson J, et al. The role of basic oral care and good clinical practice principles in the management of oral mucositis. *Support Care Cancer.* 2006;14:541-547.

65. DeRossie S, et al. Hematologic diseases. In: Greenberg M, Glick M, eds. *Burket's Oral Medicine: Diagnosis and Treatment.* 10th ed. Hamilton, Ontario: Decker, BC; 2003.

66. McKenna S. Immunocompromised host and infection. In: Topazian R, Goldberg M, Hupp J, eds. *Oral and Maxillofacial Infections.* 4th ed. Philadelphia: Saunders; 2002.

67. Sonis S. Oral complications of cancer chemotherapy. In: Peterson D, Sonis S, eds. *Epidemiology, Frequency, Distribution, Mechanisms and Histopathology.* The Hague: Martinus Nijhoff; 1983.

68. Barosi G, Boccadoro M, Cavo M, et al. Management of

multiple myeloma and related disorders: Guidelines from the Italian Society of Hematology (SIE), Italian Society of Experimental Hematology (SIES) and Italian Group for Bone Marrow Transplantation (GITMO). *Haematologica*. 2004;89:717-741.

69. Dentistry AAoP. Guideline on dental management of pediatric patients receiving chemotherapy, hematopoietic cell transplantation, and/or radiation. *Pediatr Dent*. 2013;35:E185-E193.

70. Mattsson U, Halbritter S, Mörner Serikoff E, et al. Oral pigmentation in the hard palate associated with imatinib mesylate therapy: a report of three cases. *Oral Surg Oral Med Oral Pathol Oral Radiol Endod*. 2011;111:

e12-e16.

71. Scully C, Cawson R. Immunodeficiencies othe than HIV/AIDS. In: Scully C, Cawson R, eds. *Medical Problems in Dentistry*. 5 ed. Edinburgh: Elsevier; 2005.

72. Filleul O, Crompot E, Saussez S. Bisphosphonate-induced osteonecrosis of the jaw: a review of 2,400 patient cases. *J Cancer Res Clin Oncol*. 2010;136(8):1117-1124.

73. Lipton A. Bone continuum of cancer. *Am J Clin Oncol*. 2010;33(3 suppl):S1-S7.

74. Walter C, Al-Nawas B, Frickhofen N, et al. Prevalence of bisphosphonate associated osteonecrosis of the jaws in multiple myeloma patients. *Head Face Med*. 2010;6:11.

第 24 章　获得性出血和高凝血症

定义

多种口腔治疗操作都可能导致出血。在正常情况下,这些治疗几乎没有临床风险;然而,在药物或疾病导致凝血机能受损的患者中,口腔医生在治疗开始前须识别出该情况并有所准备,否则相关口腔操作可导致潜在的灾难性后果。大多数情况下,识别出存在药物或疾病导致出血倾向的患者后,正确进行口腔治疗可极大地减少相关风险。本章讲述了凝血的相关生理机制以及获得性出血性疾病和高凝状态的病理生理学机制。先天性出血疾病和遗传性高凝状态详见第25 章。

出血性疾病是指血管、血小板和凝血因子的功能改变导致的凝血障碍。获得性出血性疾病的病因包括疾病、药物、放射线或肿瘤化疗,患者的血管壁完整性、血小板生成及功能和凝血因子均可受损[1]。

多数出血性疾病为医源性。为预防复发性血栓形成而接受香豆素类药物(商品名:华法林 Warfarin,华法林钠 Coumadin)治疗的患者,均存在潜在的出血风险。接受抗凝药物治疗的病因主要包括:近期曾发生心肌梗死、脑血管事件或血栓性静脉炎。患有房颤的患者[2-6]、修补先天性缺损、更换病变动脉或修复及更换受损动脉瓣而进行心脏开放手术的患者,或近期行全髋或膝关节置换术的患者也可能需要接受长期抗凝治疗。此外,为预防心血管并发症而进行抗血小板药物治疗[7]、年龄增长[8,9]、因风湿性关节炎而接受阿司匹林治疗的患者,均存在潜在的出血问题[10]。

并发症:患有获得性出血异常并且曾经历创伤或侵入性操作的患者,存在过度出血、严重失血和潜在死亡风险。

流行病学

患有急性或慢性贫血的患者,由于骨髓中恶性细胞过度生长占位,红细胞或血小板前体细胞生长空间不足,导致血小板缺少症,继而出现临床出血倾向[11]。白血病患者可能因化疗药物的毒性作用而出现血小板减少症[1]。白血病的病因学和发病率详见第23 章。

肝脏疾病、肾衰竭、血小板减少症和药物诱导的血管壁损伤等全身情况也可导致患者在外伤或术后出血时间延长。考虑到药物或疾病导致凝血异常的普遍存在,繁忙的口腔诊疗机构会接诊大量可能成为潜在出血者的患者。据估计在口腔诊所中,每 2 000 名成年患者中约有 100～150 人存在出血问题。

病因

血管壁病理性改变、血小板明显减少、血小板缺陷或功能缺陷、单个或多个凝血因子缺乏、抗凝或抗血小板药物应用、血小板释放异常以及纤溶酶破坏功能不良都可能导致临床出血异常。对一些患者来说,如果未采取及时的措施,轻伤也可能发生出血并导致死亡。

根据血小板数量正常(非血小板减少性紫癜)、血小板数量减少(血小板减少性紫癜)、凝血异常和高凝状态等不同类型,可对出血异常进行分类,见框24.1。

感染、化学制剂、胶原变性和某些类型的过敏可改变血管壁结构和功能,导致临床出血问题。患者的血小板数量可能正常,但存在结构缺陷,因而在组织损伤出血时无法行使正常功能。循环血小板总数量减少至 50 000 个/μl 以下患者可出现出血倾向。在某些情况下,血小板数量减少的病因不明,称为原发性或特发性血小板减少症。因化学制剂、放射线和多种全身疾病(如白血病)影响骨髓造血导致的血小板减少,称为继发性血小板减少症[12,13]。

获得性凝血异常是出血时间延长的最常见原因。肝脏疾病和弥漫性血管内凝血(disseminated intravascular coagulation,DIC)可导致严重的出血问题,而很多其他原因导致的获得性凝血异常可能仅在创伤或手术后才会表现出来。与仅有单一凝血因子受到影响的先天性凝血异常不同,获得性凝血异常通常存在多个凝血因子缺陷[14-17]。

获得性血友病较为罕见,是由自身抗体抑制因素定向阻止自凝血途径导致,最常见的是第Ⅷ因子受到抑制[18-24]。约有半数的获得性血友病病例与自身免疫疾病、淋巴细胞增生疾病、特异性药物反应、怀孕和年龄增长有关[24]。

所有的蛋白凝血因子均由肝脏产生,因此,患有严重肝脏疾病的患者可出现出血问题。除凝血异常外,肝病患者还可患有门静脉高压和脾功能亢进,脾功能亢进将导致脾脏内血小板破坏增加继而出现血小板减少[25]。

如果肠道菌群平衡被打破,维生素 K 的合成也会受到影响,如病情严重,可导致维生素 K 依赖凝血因子的血浆水平下

框 24.1　获得性出血和血栓性疾病	
非血小板减少性紫癜	**凝血异常**
血管壁改变	肝脏疾病
坏血病	维生素 K 缺乏
感染	胆管阻塞
化学制剂	吸收不良
过敏	广谱抗生素过度使用
	抗凝药物
血小板功能异常	肝素
药物	低分子肝素
阿司匹林,其他 NSAIDs	● 依诺肝素(Lovenox)
其他抗血小板药物	● 阿地肝素钠(Normiflo)
双嘧达莫和阿司匹林	● 达肝素钠(Fragmin)
(Aggrenox)	● 那屈肝素(Fraxiparine)
噻氯匹定(Ticlid)	● 瑞维肝素(Clivarine)
氯吡格雷(Plavix)	● 亭扎肝素(Innohep)
阿昔单抗(ReoPro)	合成肝素
依替巴肽(Integrilin)	磺达肝癸钠(Arixtra)
替罗非班(Aggrastat)	依达肝素
酒精	香豆素(华法林),口服
β 内酰胺类抗生素	直接凝血酶抑制剂
先锋霉素	重组水蛭素(Reflucan)
草药	地西卢定(Revasc)
维生素 E 过敏	阿加曲班(Acova)
自身免疫病	比伐卢定(Angiox)
尿毒症	达比加群(Pradaxa),口服
	弥漫性血管内凝血
血小板减少性紫癜	原发性纤维蛋白原溶解
原发性	
先天性	**高凝状态**
	老年
继发性	制动
化学制剂	肥胖
物理因素(放射线)	感染
全身疾病(白血病和其他)	住院
骨恶性肿瘤	大手术
脾肿大	激素治疗
药物	动脉粥样硬化
酒精	癌症
噻嗪类利尿剂	高同型半胱氨酸血症
雄激素	抗磷脂抗体综合征
金盐类	红斑狼疮
脉管炎	风湿性关节炎
机械人工心脏瓣膜	舍格伦综合征
病毒或细菌感染	

NSAIDs,nonsteroidal anti-inflammatory drugs,非甾体类抗炎药

降。维生素 K 将在肝脏生成凝血酶原(Ⅱ因子)、Ⅶ、Ⅸ 和 Ⅹ 因子。胆管阻塞、吸收不良综合征和广谱抗生素的过度使用,均可导致凝血酶原、Ⅶ、Ⅸ 和 Ⅹ 因子水平降低[25]。

肝素和香豆素衍生物等药物可通过影响凝血过程从而导致出血异常。抗血小板药物、阿司匹林、其他 NSAID、青霉素、头孢菌素和酒精也可干扰血小板功能[26]。

很多中药草可削弱止血功能,鱼肝油或浓缩 ω-3 脂肪酸也可降低血小板活性。因此,富含 ω-3 脂肪酸的饮食结构可导致出血时间延长和血小板聚集异常[27]。鱼肝油补充剂可延长出血时间、阻止血小板聚集以及减少血栓素 A_2(TXA_2)的生成[28]。维生素 E 可抑制蛋白激酶 C 介导的血小板聚集和一氧化氮生成[15]。下列中草药具有潜在的抗血小板作用:银杏、大蒜、越橘、姜、当归、亚洲人参、姜黄、绣线菊、柳树、含有香豆素的草药、甘菊、马栗、红车轴草和胡芦巴。对于出现无法解释的淤血或出血的患者,应详细询问患者服用任何新药或营养品的情况,并停止服用可能与出血有关的制剂[15]。

病理生理学

控制出血的三个止血时期是血管期、血小板期和凝血期。血管期和血小板期为初级阶段,然后是凝血期,最后是血块溶解的纤溶期(框 24.2)。

框 24.2　出血的正常控制
1. 血管期
a. 损伤处血管收缩
b. 损伤后立即开始
2. 血小板期
a. 血小板和血管壁变"黏"
b. 血小板栓子对血管损伤处进行机械封闭
c. 损伤后数秒开始
3. 凝血期
a. 血管外失血的凝血途径为外源性和共同通路
b. 血管内出血的凝血途径为内源性和共同通路
c. 较其他时期发生相对缓慢
4. 纤溶期
a. 抗血栓物质的释放
b. 肝脾对抗血栓物质的破坏

血管期　血管期在损伤后立即开始,包括损伤区域动脉和静脉收缩、受损动脉的挛缩和损伤血管出血导致的血管外压力积累。这种压力可辅助邻近损伤区域毛细血管和静脉塌陷。血管壁的完整性对于维持血液流动十分重要,疏水性的血管内皮在正常情况下不会导致血小板的黏附和凝集。事实上,内皮细胞可合成和分泌三种强效的抗血小板物质:前列腺素、一氧化氮和某些腺嘌呤核苷酸[26,29]。

血管内皮细胞也参与抗血小板和血栓前过程。抗血小板活性主要包括通过抗凝血酶Ⅲ的作用,分泌肝素样黏多糖(硫酸肝素),催化丝氨酸蛋白酶如凝血酶和Ⅹa因子的失活。内皮细胞也可产生血栓调节蛋白,与凝血酶结合形成复合物活化 C 蛋白。活化 C 蛋白(activated protein C,APC)接下来连接到内皮释放的 S 蛋白上,导致抑制凝血的Ⅴa 和Ⅷa 因子的蛋白水解。组织型纤溶酶原激活剂(tissue-type plasminogen activator,tPA)由受损内皮细胞释放以启动纤溶过程[16,30-32]。

血管壁组分可促进血栓前过程。化学损伤或创伤将导致血管壁的内皮下组织、胶原和基底膜暴露,并将作为组织因子(tissue factor,TF)——过去曾称为组织促凝血酶原激酶——通过外源性途径启动凝血。外源性通路可由组织因子途径抑制剂(tissue factor prothrombin activator,TFPI)关闭。一种可诱导的内皮细胞凝血酶原激活剂也可直接形成凝血酶。受损内皮细胞释放二磷酸腺苷(adenosine diphosphate,ADP)诱导血小板凝集,血管壁损伤也可通过内皮下组织暴露给血管性血友病因子(von Willebrand factor,vWF)从而促进血小板黏附和血栓形成。内皮细胞通过Ⅳ型胶原、纤维连接蛋白和 vWF 的合成维持正常稳态和血管完整性[16,30-32]。

血小板期　血小板是巨核细胞胞浆的碎片,在血液循环中大约可存在 8~12 天,约30%的血小板被脾的微脉管系统捕捉而成为功能储备。血小板没有细胞核,因此它们无法修复被阿司匹林等药物阻断的酶系统,衰老和无活性的血小板将在肝脾被移除和破坏[16,30,33]。血小板的功能包括维持血管完整性、形成血小板栓子辅助最初的止血和在凝血过程中稳定血小板栓子。血小板中约有 10%被用于滋养血管内皮细胞,从而使内皮和平滑肌的修复成为可能。

损伤处的内皮下组织暴露并通过接触性活化,导致血小板黏性增高并黏附于内皮下组织;血小板糖蛋白Ⅰb(glycoprotein Ⅰb,GPⅠb)与连接内皮下组织的 vWF 结合;糖蛋白Ⅰa/Ⅱa(GPⅠa/Ⅱa)和糖蛋白Ⅵ(GP Ⅵ)与损伤血管壁的胶原结合。

损伤内皮细胞释放的二磷酸腺苷诱导血小板的聚集(第一波聚集);血小板释放其分泌物,将导致第二波聚集。血小板通过膜糖蛋白Ⅱa(GPⅡa)与纤维蛋白原相连接;纤维蛋白原继而转化为稳定血小板栓子的血纤维蛋白。这个过程将导致大量血小板和血纤维蛋白附着在内皮下组织中。框 24.3 总结了血小板的功能。

诱导血小板聚集需要血小板的产物血栓素,环氧合酶(COX)是生成血栓素的必需物质。而内皮细胞通过类似过程(也依赖于 COX)产生前列腺素,可抑制血小板聚集。阿司匹林作为 COX 抑制剂,可导致血小板不可逆的破坏。然而,内皮细胞在短期内即可恢复和合成 COX;因此,阿司匹林对这些细胞仅能产生短暂效果。上述作用网络是阿司匹林治疗抑制血小板聚集的原理,抑制效应大约可维持 9 天(也就是旧有血小板从血液被清除的时间)。

框24.3　血小板的功能和活化

1. 血浆膜受体
   a. 糖蛋白Ⅰa 与黏附于内皮下组织的血管性血友病因子(vWF)相互作用
   b. 糖蛋白Ⅰa/Ⅱa 与受损血管壁的胶原连接
   c. 糖蛋白Ⅵ与受损血管壁的胶原连接
   d. 糖蛋白Ⅱb 和Ⅲa 与纤维蛋白原和纤维连接蛋白连接

2. 血小板含有三种类型分泌颗粒:
   a. 溶酶体
   b. α 颗粒——包括血小板因子 4;β-血小板球蛋白和多种生长因子,如血小板衍生生长因子(platelet-derived growth factor,PDGF),内皮细胞生长因子(endothelial cell growth factor,PD-ECGF)和转化生长因子 β(transforming growth factor-β,TGF-β);多种止血蛋白:纤维蛋白原、因子Ⅴ和血管性血友病因子
   c. 致密小体(电子致密细胞器)——含有 ATP、ADP、钙和 5-羟色胺

3. 血小板提供了可溶性凝血因子活化的表面:
   a. 活化血小板暴露特定受体与因子Ⅹa 和Ⅴa 相连,因此增加了其局部浓度,加速了凝血酶原的活化
   b. 因子Ⅹ被血小板表面的因子Ⅸa 和Ⅷ活化

4. 血小板包含膜磷脂酶 C:
   a. 活化时形成甘油二酯
   b. 甘油二酯经由甘油二酯脂肪酶转化成为花生四烯酸
   c. 花生四烯酸是前列腺素合成酶(COX)的底物
   d. COX 生成被阿司匹林和 NSAID 阻断
   e. ADP 诱导降解和释放过程中需要前列腺素内过氧化物 PGG_2,例如血栓素 A_2。上述物质的生成都依赖 COX

5. 血小板的功能包括:
   a. 滋养内皮细胞
   b. 内皮和平滑肌再生
   c. 血小板栓子的形成以进行出血的最初控制
   d. 血小板栓子的稳定

ADP, adenosine diphosphate, 二磷酸腺苷; ATP, adenosine triphosphate, 三磷酸腺苷; COX, cyclooxygenase, 环氧合酶; NSAID, nonsteroidal anti-inflammatory drug, 非甾体类抗炎药

引自 McMillan R: Hemorrhagic disorders: *abnormalities of platelet and vascular function.* In Goldman L, Ausiello D, editors: Cecil medicine, ed 23, Philadelphia, 2008, Saunders and Baz R, Mekhail T: *Disorders of platelet function and number.* In Carey WD, et al, editors: Current clinical medicine 2009—*Cleveland Clinic*, Philadelphia, 2009, Saunders.

凝血期　纤维蛋白形成(凝血)系统见图 24.1。从受损伤到纤维蛋白稳定血凝块形成的总时间约为 9~18 分钟。血小板、血液蛋白、脂类和离子在过程中均有涉及。血小板表面生成凝血酶,相连的纤维蛋白原转化为血纤维蛋白[16,33]。凝血的最终产物是能阻止受损组织失血的血纤维蛋白块(图 24.2 和图 24.3)。

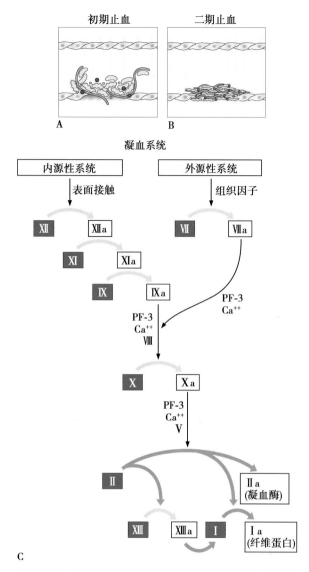

C

图 24.1　初期止血(血管和血小板)系统(A),二期止血(凝血)系统(B)和凝血级联反应(C)。内源性凝血系统由表面接触引发,外源性凝血系统由受损组织释放组织因子引发,且 X 因子为共同途径(引自 Ragni MV: *The hemophilias: factor Ⅷ and factor Ⅸ deficiencies.* In Young NS, Gerson SL, High KA, editors: Clinical hematology, St. Louis, 2006, Mosby.)

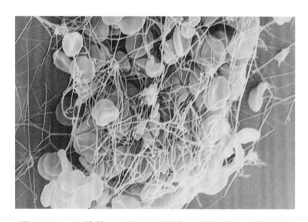

图 24.2　血栓块,显示红细胞被血纤维蛋白纤维捕捉(扫描电镜照片)(引自 Stevens ML: *Fundamentals of Clinical Hematology*, Philadelphia, WB Saunders, 1997.)

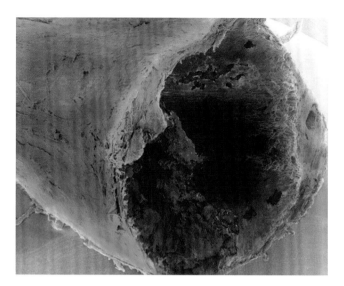

图 24.3　患者心脏冠状动脉内血栓的彩色扫描电镜照片(引自 P. M. Motta, G. Macchiarelli, S. A. Nottola/Photo Researchers, Inc.)

凝血所涉及的物质详见表 24.1。多种凝血因子是以"瀑布"式级联反应进行活化的酶原——也就是说,当一个因子被活化,继而会活化另一因子,如此依次进行下去[34]。例如,酶原因子Ⅺ被凝血因子Ⅺa 通过与体内受损暴露的内皮下组织接触而活化,继而开始内源性途径。在体外,内源性途径被Ⅻ因子的接触性活化触发。凝血有两个途径——内源性和外源性。两者都可以形成最终产物血纤维蛋白[16,33]。凝血途径见图 24.1。

表 24.1　凝血物质

因子	缺乏		功能
Ⅱ因子(凝血酶原)	获得	常见	蛋白酶原
X 因子	获得	常见	蛋白酶原
Ⅸ因子	获得	常见	蛋白酶原
Ⅶ因子	获得	常见	蛋白酶原
Ⅷ因子	获得	少见	辅因子
V 因子	获得	少见	辅因子
Ⅺ因子	获得	常见	蛋白酶原
Ⅰ因子(纤维蛋白原)	获得	常见	结构
血管性血友病因子	获得	少见	黏附

引自 McVey JH: *Coagulation factors.* In Young NS, Gerson SL, High KA, editors: *Clinical hematology*, St. Louis, 2006, Elsevier.

外源性(更快)途径在组织损伤时通过 TF(一种整合膜蛋白)触发;该过程活化Ⅶ因子(Ⅶa)。过去曾认为外源性途径是由组织促凝血酶原激酶引发,后来发现真正的催化剂是 TF。名词"外源性途径"虽然被沿用至今,但从某种意义上来说已经过时。因为 TF 对于循环系统并不总是外源性的,其在血管内皮细胞和白细胞表面均有表达[16,33]。

通过更快速的外源性途径生成的凝血酶可以加速较为缓慢的内源性和共同途径。Ⅻ因子的活化作为凝血、纤溶、激肽和补体系统中的共同环节,是机体的稳态机制。凝血途径的最终环节是凝血酶生成,相应地,纤维蛋白原转化为纤维蛋白,活化ⅩⅢ因子,

增强Ⅴ因子和Ⅷ因子活化,并且促进更多血小板的聚集[16,33]。

纤溶期　为防止血管内血液在受损处以外凝固以及溶解行使功能后的血凝块,需要纤溶系统发挥作用来维持机体稳态平衡(图 24.4)。纤溶系统包括肝脏产生的纤溶酶原——纤溶酶的酶原、多种纤溶酶原激活剂和纤溶酶抑制剂。最初的内源性纤溶酶原激活剂为由损伤处内皮细胞释放的 tPA。

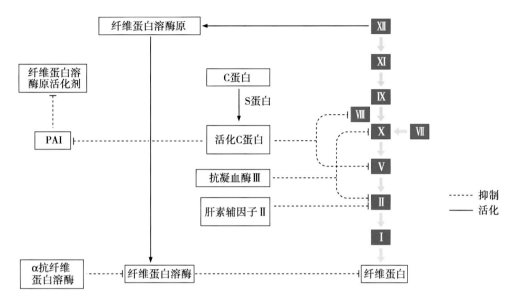

图 24.4　凝血和纤溶通路及其抑制剂。PAI-1,plasminogen activator inhibitor-1,纤溶酶原激活物抑制剂-1(引自 Bontempo FA:*Hematologic abnormalities in liver disease*. In Young NS,Gerson SL,High KA,editors:Clinical hematology,St. Louis,2006,Mosby.)

由受损内皮细胞释放的 tPA 与纤维蛋白连接,活化纤维蛋白结合纤溶酶原转化为纤溶酶。循环中的纤溶酶(如非纤维蛋白结合型)不会被 tPA 活化。因此,tPA 虽然对溶解血栓十分有效,但不会导致系统性纤溶状态[16,34,35]。

纤溶酶的作用是将大块纤维蛋白和纤维蛋白原分裂并逐渐粉碎成小块的裂解产物。这些裂解产物也被称为纤维蛋白降解产物(fibrin degradation products,FDP)。FDP 可增加血管通透性并干扰纤溶酶诱导的纤维蛋白形成;这也成为临床出血

问题的基础[16,36]。框 24.4 将对纤溶系统进行总结。

循环血液中的抗纤维蛋白溶酶可迅速破坏游离纤溶酶,但对与纤维蛋白结合的纤溶酶基本不发挥作用(框 24.5)。游离纤溶酶被破坏因而不参与形成血凝块,已结合的纤溶酶未被破坏,在止血功能完成后可自由分解纤维蛋白血凝块。在某种程度上,血凝块在形成时已经被编程为自我破坏[16,36]。

临床出血的时机　如在血管期或血小板期出现明显异常,都将导致损伤或手术后的即刻临床出血问题。这些时期被认为

框 24.4　纤溶系统	
1. 对凝血的活化也就是对纤溶过程进行活化 2. 活化酶:血纤维蛋白溶酶 3. 血纤维蛋白溶酶原活化成为纤维蛋白溶酶 　a. 组织型纤维蛋白溶酶原活化剂(tissue-type plasminogen activator,t-PA) 　b. 尿激酶原(prourokinase,scu-PA) 　c. 尿激酶(urokinase,u-PA),链激酶 4. t-PA 　a. 内皮细胞产生 t-PA 　b. 损伤处释放 　c. 活化纤维蛋白溶酶原与纤维蛋白相连 　d. 循环纤维蛋白溶酶原未被活化	e. t-PA 将会溶解血凝块,而不会导致系统性纤溶 5. 纤维蛋白溶酶的活化: 　a. 纤维蛋白溶酶将纤维蛋白中的大块 α 和 β 多肽分裂 　b. 将 γ 链分裂成小块 　c. 第一个产物是 X 单体 　d. 每个 X 单体分裂成为 1 个 E 片段和 2 个 D 片段 　e. 裂解产物被称为纤维蛋白裂解产物(fibrin split products,FSP)和纤维蛋白降解产物(fibrin degradation products,FDP) 6. 纤维蛋白降解产物的活化 　a. 增加血管通透性 　b. 干扰纤溶酶诱导的纤维蛋白形成

引自 Lijnen HR,Collen D:*Molecular and cellular basis of fibrinolysis*. In Hoffman R,et al,editors:*Hematology:basic principles and practice*,Philadelphia,2009,Churchill Livingstone and Kessler CM:*Hemorrhagic disorders:coagulation factor deficiencies*. In Goldman L,Ausiello D,editors:*Cecil textbook of medicine*,ed 23,Philadelphia,2008,Saunders.

框 24.5   生理性抗血栓系统

1. 正常内皮通过抑制血小板活化促进血液的流动性
2. 内皮通过抑制纤维蛋白形成，参与抗凝过程
3. 抗凝血酶Ⅲ
   a. 是凝血系统中的主要蛋白酶抑制剂
   b. 失活凝血酶和其他促凝血因子
   c. 肝素作为抗凝剂通过与抗凝血酶结合，显著增加了抗凝血酶抑制凝血蛋白酶的能力
   d. 肝素和硫酸乙酰肝素蛋白聚糖天然表达在内皮细胞上
4. 活化 C 蛋白及其辅因子 S 蛋白，通过破坏 Ⅴa 和 Ⅷa 因子而成为天然抗凝剂
5. 组织因子通道抑制剂（tissue factor pathway inhibitor，TFPI），一种血浆蛋白酶抑制剂，可抑制Ⅶa 因子和外源性通路
6. 内源性纤溶系统降解由上述抗血栓机制产生的以及其他任何纤维蛋白
7. 抗凝血酶、C 蛋白或 S 蛋白的遗传缺陷与终身血栓倾向相关
8. TFPI 缺乏目前尚未发现与临床疾病相关

引自 Dahlback B，Stenflo J：*Regulatory mechanisms in hemostasis：natural anticoagulants*. In Hoffman R，et al，editors：*Hematology：basic principles and practice*，ed 5，Philadelphia，2009，Churchill Livingstone.

参与损伤后的即刻出血控制，因而若存在缺陷，将导致早期发生异常。然而，如果血管期和血小板期正常而凝血期异常，出血问题直到损伤或术后数个小时或更长的时间才会显现。如果伤口较小，损伤后数个小时已基本止血的伤口，可能会出现缓慢的渗血。若凝血缺陷严重，这种缓慢出血甚至可持续数天。即使失血速度缓慢，患者也可发生显著失血（0.5ml/min 或约 3U/d）[17]。

临床表现

症状和体征

在创伤或侵入性操作之后，出血异常的相关症状可出现于皮肤或黏膜。肝脏疾病患者可能出现黄疸（图 24.5）、蜘蛛痣（图 24.6）和瘀斑（图 24.7），也可观察到双手的细微震颤。肝病患者中约有 50% 会出现因门脉高压导致的脾功能亢进，继而出现血小板减少；这些患者可能出现皮肤和黏膜的瘀点[16,17,26,35]。

血小板异常减少患者中最常见的症状是瘀点（图 24.8）和瘀斑[37]。

急性或慢性白血病患者可能表现出下列一种或多种症状：口腔黏膜溃疡、牙龈增生（图 24.9）、皮肤或黏膜瘀点（图 24.10）、皮肤或黏膜瘀斑和淋巴结病。第 23 章详细描述了这些表现。

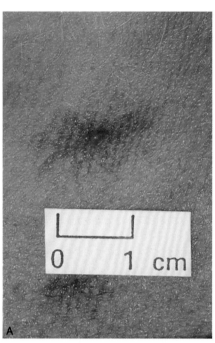

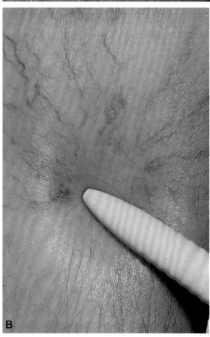

图 24.6   A，慢性肝病患者皮肤上可见蜘蛛痣。B，注意按压中央小动脉后蜘蛛腿处出现褪色（引自 Forbes CD，Jackson WF：*Color atlas and text of clinical medicine*，ed 3，Edinburgh，2003，Mosby. ）

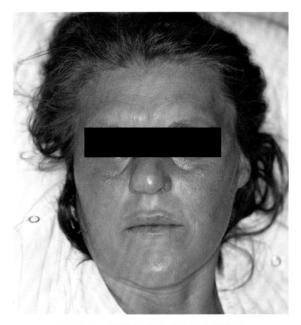

图 24.5   慢性肝病患者出现皮肤黄疸

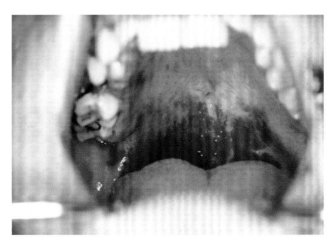

图 24.7　慢性肝病患者的硬腭和软腭黏膜的瘀斑

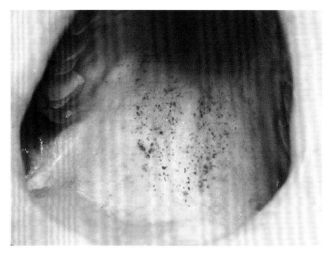

图 24.10　白血病患者的上腭瘀点（引自 Hoffbrand AV：*Color atlas of clinical hematology*，ed 3，St. Louis，2002，Mosby.）

部分出血疾病患者可能没有明显的客观症状。严重的慢性出血可导致贫血以及苍白、疲倦等特征。贫血详见第 22 章。

实验室检查和诊断结果

对出血异常患者需进行多次检查以明确凝血缺陷。通常来说，如患者存在出血异常的病史、家族成员曾有出血异常病史或在临床检查中发现出血异常的特征，口腔医生都应对患者进行筛查。口腔医生可开具检查，或将患者转诊血液病学专家进行诊断。进行大手术如心脏手术之前，患者均须进行常规血液检查。

Ivy 出血时间（bleeding time，BT）曾用于检测血小板功能异常和血小板减少。目前认为该指标并不可靠，因而不再应用于筛查检验。血小板功能分析器（PFA-100），是一种在血液流动状态下测量血小板依赖性凝血的仪器，较出血时间对血小板异常和血友病更为敏感和特异；但是，该仪器尚不能准确排除潜在的轻微出血异常。Brennan 等人在 2002 年对出血时间与拔牙后出血的关系进行研究[38]，结果显示：平均皮肤 BT 为 5.9 分钟（BT 值范围为 1.5~10.0 分钟）；平均口腔 BT 为 7.5 分钟（BT 值范围为 0~20 分钟）；皮肤 BT 与口腔 BT 或术后出血的其他指标未见相关[38]。因此，BT 和 PFA-100 对口腔医生来说并不推荐作为筛查检验。

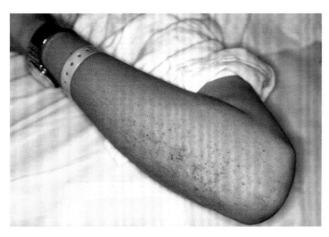

图 24.8　血小板减少的患者手臂上可见多个瘀点

对出血异常的初筛建议应用如下三种检验[15,30,39]：活化部分凝血活酶时间（activated partial thromboplastin time，aPTT），凝血酶原时间（prothrombin time，PT）和血小板计数（图 24.11）。在出血原因的相关线索尚不明确的情况下，如口腔医生通过商业实验室对患者进行相关初筛检查，可同时加入凝血酶时间检验（TT，thrombin time）[15,30,39]。

筛查结果阳性的患者应进行更为详细的评估，以明确其特异性缺陷并排除凝血抑制剂的存在。血液学专家将会对患者进行更为深入的检查，并根据结果明确诊断以及对出血患者的治疗提出建议。

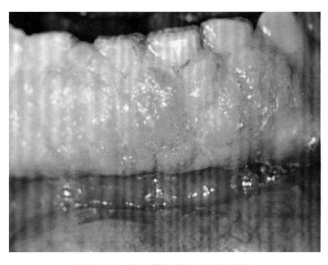

图 24.9　白血病患者出现牙龈增生

筛查　部分凝血活酶时间。部分凝血活酶时间（partial thromboplastin time，PTT）被用于检测内源性系统（Ⅷ、Ⅸ、Ⅺ和Ⅻ因子）和共同途径（Ⅴ和Ⅹ因子、前凝血酶和纤维蛋白原），

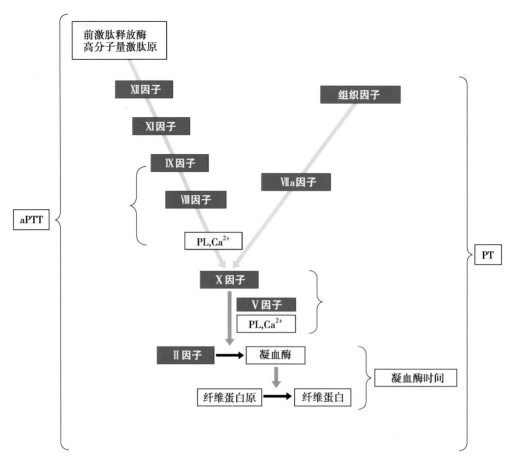

图 24. 11　凝血级联反应过程提示通过活化部分凝血活酶时间(aPTT)评估内源性途径;通过凝血酶原时间(PT)评估外源性途径;通过凝血酶时间(TT)评估纤维蛋白原转化为纤维蛋白。其他蛋白——前激肽释放酶和高分子量激肽原——参与接触性活化期,但并未被认为是凝血因子。Ca^{2+},钙;PL,phospholipid,磷脂(引自 Rick ME:*Coagulation testing.* In Young NS,Gerson SL,High KA,editors:*Clinical hematology*,St. Louis,2006,Mosby.)

同时也是凝血异常的最佳单项筛查。磷脂血小板代用品被加入患者的血液中,并通过内源性途径激活凝血过程。加入接触性活化剂如高岭土后,则检测的是活化 PTT(aPTT)。实验样品进行测试时需要同时设置对照组。通常,aPTT 的范围是 25～35 秒,结果超过 35 秒被认为是异常或延长。在中至重度Ⅷ或Ⅸ因子缺乏时 aPTT 可延长。这项检测可检出低于正常值 15%～30% 的凝血因子异常[15,30,39,40]。

凝血酶原时间　PT 被用于检测外源性途径(Ⅶ因子)和共同途径(Ⅴ和 X 因子、前凝血酶和纤维蛋白原)。在这个检测中,组织凝血活酶作为活化剂被加入检测样本中。检测同样需要设置对照样本,并且结果在实验室间可存在差异,正常值范围通常为 11～15 秒,当任何因子的血浆水平低于正常值水平的 10%,可见 PT 延长。当这项检查被用于评估香豆素类药物的抗凝水平,建议常规检测国际标准化比值(international standard ratio,INR)。INR 作为一项标准化 PT 试验,将在本章后续进行介绍[15,30,39,40]。在本书中,INR 仅指服用香豆素类药物患者的 PT 检测[41]。

血小板计数　血小板计数被用于检测由血小板减少导致的出血异常。正常血小板计数为 150 000～450 000 个/μl。如患者的血小板计数介于 50 000 个/μl 和 100 000 个/μl 之间,通常表现出严重创伤下的过度出血。如患者的血小板计数低于 50 000 个/μl,则表现出皮肤和黏膜紫癜和微小创伤下的过度出血。如患者的血小板计数低于 20 000 个/μl,可表现出自发性出血[15,30,39,41]。

凝血酶时间　在这项检测中,凝血酶作为活化剂被加入到患者的血样中。凝血酶将血液中的纤维蛋白原转化为不可溶的纤维蛋白,继而形成血凝块的基础部分。同样,需要设置对照组,且实验结果在实验室间存在差异。这个检测绕过内源性、外源性和大部分共同途径。例如,A 型血友病或 V 因子缺乏症患者 TT 值正常。通常,TT 检测的正常值范围是 9～13 秒,如果结果大于 16～18 秒被认为是异常或延长[39,40]。异常检测结果通常由纤溶酶或纤维蛋白裂解产物过多造成。

血液学专家进行的诊断检测　当一个或多个筛查提示异常结果,血液学专家将进行更多的检验以明确出血的特定病因。

血小板异常　血小板计数可有效识别血小板减少的患者,但无法有效识别出血小板功能异常例如血友病(von Willebrand disease)、巨大血小板综合征(Bernard-Soulier disease)、血小板无力症(Glanzmann disease)、尿毒症和药物诱导的血小板释放障碍等。BT 在这些患者中可能存在延长,但检测结果并无一

致性。为明确临床出血异常的类型,可能需要进行血小板聚集试验、利托菌素诱导聚集实验和血小板释放反应等其他检测[15,30,39,41]。

为明确诊断和鉴别血友病的类型需要进行其他实验室检查,包括利托菌素辅因子活性、利托菌素诱导血小板聚集、vWF 的免疫测定、vWF 的多聚物分析和Ⅷ因子的特定分析[15,30,39,41]。

内源性途径异常。如果筛查试验显示 aPTT 延长、PT 正常和血小板计数正常(除外血友病的某些情况),接下来将混合(混合试验)患者的血液与混合血浆样本并重复 aPTT 检测。如果这个测试结果正常,那么将通过特定分析鉴别出缺乏的凝血因子;如果混合试验结果异常,将进行抑制活性试验(凝血因子抗体)。一些获得性凝血异常可导致 aPTT 延长而 PT 正常,包括狼疮抑制剂、Ⅷ因子抗体和肝素治疗[15,30,39,41]。

外源性途径异常。aPTT 正常和 PT 延长提示Ⅶ因子缺乏(该情况很少见)或Ⅶ因子抑制。Ⅶ因子缺乏将通过特定分析确证;混合试验可用于排除Ⅶ因子抑制[15,30,39,41]。

共同途径异常。aPTT 延长、PT 延长以及患者有先天性出血史,可提示共同途径异常。V 和 X 因子、凝血酶原或纤维蛋白原的先天缺乏较为罕见。如上述两个试验结果同时延长,提示获得性共同途径因子的缺乏,通常可发现存在多个因子的缺乏。导致这种异常出现的情况包括维生素 K 缺乏、肝脏疾病和 DIC。在发现 aPTT 和 PT 延长以及患者有出血病史后,接下来需进行血浆纤维蛋白原水平检测和 FDP 的 D-dimer 试验,以排除或鉴别纤维蛋白原异常。如果纤维蛋白原相关异常可被排除,接下来将进行混合试验以排除抑制剂活性。如果这些试验结果均为阴性,则进行 V 或 X 因子或凝血酶原缺陷的相关分析[15,30,39,40]。

纤维蛋白或纤维蛋白原的降解产物。在 aPTT、PT 和 TT 延长的患者中,共同途径的最后阶段可存在异常,也就是纤维蛋白原形成纤维蛋白以稳定血凝块的过程。首先进行纤维蛋白原血浆水平的测定,如果是在正常值以内,接下来进行纤溶试验。还有些检验可对纤维蛋白原、FDP 或两者同时缺乏进行检测,包括葡萄球菌聚集试验、涂有抗纤维蛋白原抗体乳胶颗粒的凝集试验和球蛋白凝块溶解时间[15,30,39,40]。

常规初筛结果的异常。导致患者出血的血管异常,无法通过常规筛查试验进行鉴别。现已明确 BT 检测结果不准确,不能依赖该实验结果进行判断。在大多数情况下,诊断需要基于病史和临床表现[15,30,39,40]。

尽管很少见,凝血系统有三种已知缺陷不会影响 PT、aPTT 或 TT,包括ⅩⅢ因子缺乏、α_2 纤溶酶抑制剂缺乏和纤溶酶原活性抑制剂-1 缺乏(纤溶酶原活化的主要抑制剂)。当患者有明显的临床出血病史和正常的凝血检验结果(PT、aPTT 和 TT),则需要应用如 5M 尿素等更多的检测[39,41]。

还有少数患者虽然存在明确的出血史,但目前推荐的筛查方法却无法得出阳性的实验结果。这提示当前应用的方法并不能有效检测到这些患者的疾病,这时,一段明确的损伤后或术后出血延长病史通常比阴性实验数据更有意义[39,40]。

医疗管理

这部分主要介绍导致临床出血的病因,重点在于对潜在出血患者的发现以及对术后患者的处理。下面的内容将依次讨论血管、血小板、凝血和纤溶期异常,也将逐一介绍 DIC、血小板释放异常和原发性纤维蛋白原分解等疾病,以分析获得性出血异常的类型。这些疾病反映出创伤后过度出血控制相关的不同因子的功能,并且揭示了相应因子缺乏的可能表现。表 24.2 总结了疾病的类型和几种常见获得性出血异常的治疗。

表 24.2　获得性出血异常的治疗

类型	缺陷	治疗
原发性血小板减少症(特发性血小板减少症)	自身免疫过程破坏血小板	泼尼松 静脉注射 γ 球蛋白 输血小板
继发性血小板减少症	因为加速破坏或消耗、生成不足或异常聚合导致的血小板缺乏	输血小板
肝脏疾病	多种凝血因子缺陷 门脉高压患者可能出现血小板减少	维生素 K 严重出血或手术前进行置换治疗 去氨加压素有效
弥漫性血管内凝血	触发的消耗导致多种凝血因子缺乏 纤溶过程导致纤维蛋白和纤维蛋白原降解产物形成 血小板减少	原发疾病的治疗 肝素 冷沉淀或鲜冻血浆置换纤维蛋白原 输血小板 其他血液制品置换疗法达到混合效果

血管缺陷

血管异常导致的出血疾病其病因可能为血管结构异常、结缔组织遗传病或获得性结缔组织病。

出血可使坏血病、小血管炎和皮肤疾病等获得性结缔组织病的病情更为复杂。在坏血病中,维生素 C 缺乏导致前胶原肽羟基化,继而削弱胶原纤维的强度。异常胶原将导致血管周围支持组织缺陷,以致毛细血管脆性增加和伤口延迟愈合。在长期使用类固醇类药物的患者中,结缔组织变薄可导致微小创伤后的出血[16,42-44]。

许多情况下都可使动脉、静脉和毛细血管等小血管发生炎症,并导致小血管炎。血清病可由于血管壁的沉积复合体沉积物而导致紫癜,药物如青霉素、肼苯哒嗪、磺胺类药物和噻嗪类利尿剂都与血清病样反应相关[16,42,44,45]。

血小板异常

血小板功能异常　血小板作为 X 因子和前凝血酶转化复合体的组分,通过释放血小板因子 3(platelet factor 3,PF3)直接参与凝血级联反应。在凝血过程中该释放效果的强度随血小板参与程度的增加而增大。在一些情况下,血小板可由于血栓素的生成缺陷或致密颗粒 ADP 的生成缺陷,而无法完成 PF3 的释放。

血栓素生成缺陷几乎都是由抗炎药的使用导致。最常见的例子是,阿司匹林可将前列腺素-血栓素合成途径的第一个酶 COX 去活化。其他影响血栓素形成的药物包括 NSAID(吲哚美辛 Indomethacin、保泰松 Phenylbutazone、布洛芬 Ibuprofen、磺吡酮 Sulfinpyrazone 等)、β-内酰胺类抗生素、钙离子通道阻滞剂(维拉帕米 Verapamil、地尔硫䓬 Diltiazem、硝苯地平 Nifedipine)、苯妥英钠、硝酸盐、吩噻嗪和三环类抗抑郁药。所有的血小板释放缺陷基本都会产生同样的临床结果[13,33,44]。

在健康人群中,药物导致的血小板功能受损通常没有明显的临床表现。然而,在凝血障碍、尿毒症、血小板缺乏和接受肝素或香豆素类抗凝药的患者中,药物诱导的血小板功能障碍可导致严重出血。血小板功能研究通常显示继发性凝集缺乏。患者可通过标准化检测试验进行检测,如果结果正常,则可以进行手术[13,43,45]。

尿毒症可与血小板功能相互影响。在血小板明显异常的患者中该影响可能非常严重,如患者可在受伤或术后有失血导致死亡的风险。透析、冷沉淀或肾移植通常对该类患者有效,而血浆置换无效。虽然 β-内酰胺类抗生素(青霉素和头孢菌素)可导致血小板功能障碍,治疗时通常仍然需要使用该类药物。此外,酒精可能削弱血小板功能的机制尚不明确,除非不经处理,该效应甚至可成为手术禁忌证[13,33,42,46]。

凝血异常

弥漫性血管内凝血　弥漫性血管内凝血的发病比例约为总住院患者的 1/1 000,与感染、产科并发症、肿瘤和蛇咬伤等多种疾病相关。事实上,全球范围内最常见的 DIC 病因是蛇咬伤。DIC 是一种全部或主要脉管系统中的凝血系统被激活的状态。除了快速弥散的纤维蛋白合成,其主要临床症状是出血,而非凝血。大量促凝血酶性物质被介导并进入脉管系统,从而触发凝血级联反应,则可导致 DIC。急性 DIC 可由产科并发症(胎盘早剥、稽留流产、羊水栓塞)、感染、创伤和烧伤、抗原-抗体复合物、败血症和感染性休克以及酸中毒导致[46-48]。

临床表现　急性 DIC 的临床表现包括小型伤口的重度出血及紫癜和鼻、牙龈、消化道或尿道的自发性出血(图24.12)。如红细胞被纤维束"剪断",可出现创伤性溶血性贫

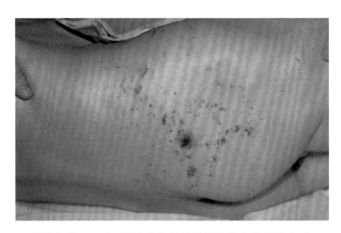

图24.12　一名 56 岁患有葡萄球菌败血症的男性出现弥散性血管内凝血。注意典型的皮肤出血症状,出现从紫癜到瘀斑严重程度不等的病损。该患者患有非胰岛素依赖型(2 型)糖尿病,败血症来源是大腿处未经治疗的脓肿(引自 Forbes CD,Jackson WF:*Color atlas and text of clinical medicine*,ed 3,Edinburgh,2003,Mosby.)

血,在少数情况下甚至可发展为肾皮质的双侧坏死。恶性细胞在肿瘤内基质凋亡后可释放促凝血物质,因此,慢性 DIC 可作为某些类型肿瘤的伴随症状。系统性红斑狼疮相关的抗原-抗体复合物可导致慢性 DIC。在慢性类型中,血栓比出血更为常见[47-49]。

实验室检查和诊断结果　凝血因子消耗和功能抑制可导致 PT、aPTT 和 TT 延长。血小板的消耗导致血小板减少,继发性纤溶则导致 FDP 浓度增加,可通过乳胶凝集反应和 D-二聚体分析测定。慢性或代偿型 DIC 更加难以诊断,其"DIC 监测"凝血试验的异常表现更为多样。FDP 增加和 PT 延长通常比 aPTT 和血小板计数更加敏感。有时在慢性 DIC 状态下,尽管 FDP 水平升高提示继发性纤溶,凝血因子和血小板消耗引起的过度代偿合成,可能总体上将导致 PT 和 aPTT 缩短和/或血小板增多。最难的 DIC 鉴别诊断出现在同时伴有肝病的患者中[47]。肝衰竭导致的凝血功能障碍通常无法与 DIC 相区分,其部分原因为晚期肝功能不全与 DIC 状态并存。对于肝衰竭患者,因凝血因子合成减少、活化凝血因子清除受损、继发性纤溶和门脉高压及脾增大导致血小板减少的共同作用,凝血功能障碍无法与 DIC 相鉴别[47]。

医疗管理　DIC 患者的治疗包括尝试扭转局面、主要症状(出血或凝血)的控制和避免慢性 DIC 复发的预防性措施。需要置换被消耗的凝血因子和缺少的血小板以及重新修正纤维蛋白原水平。如果出血是主要问题,则需要进行冷沉淀,也可使用鲜冻血浆(fresh-frozen plasma,FFP)。如果凝血是主要问题(早期阶段),需要静脉注射(IV)肝素。为预防慢性 DIC 可长期输入肝素[46-48],由于可能加重出血不推荐使用氨基己酸(Amicar)、去氨加压素和氨甲环酸制剂[47]。

纤溶异常

纤维蛋白溶解和纤维蛋白原溶解异常　凝血级联反应未开始时如果产生了活化纤溶酶,则会出现原发性纤维蛋白原溶解症,这种情况可能出现于肝病、肺癌、前列腺癌或中暑的患者。纤维蛋白原耗竭(纤溶酶分解)和纤维蛋白原(通过其抗

凝特性)形成纤维蛋白裂解产物可导致严重出血[16,36,49,50]。

ε-氨基己酸或氨甲环酸可通过抑制纤溶酶和纤溶酶活化剂,进行治疗纤维蛋白原溶解症;然而,对于 DIC 患者,这些药物因可能导致弥散性血栓形成而十分危险。因此,使用抗纤维蛋白溶解药物前必须首先排除 DIC,可应用特异性 D-二聚体检测[16,35,50,51]。

血栓和溶栓治疗　血栓是脉管系统内由血液成分形成的异常块状物质,涉及血流中血管、细胞和体液因素的相互作用。在发达国家,血栓和复杂栓子是导致疾病和死亡的重要原因。血栓对总体发病率和死亡率的临床意义重大,甚至超过了所有的出血性疾病的总和。凝血的过度活化或抗凝机制的抑制都可导致高凝状态及血栓。血管壁损伤、血流的改变和血液成分改变是导致血栓的主要因素[51-54]。

获得性静脉血栓的常见病因是高龄、血栓病史、制动、肥胖、感染、住院、大手术和妊娠。动静脉血栓的常见病因是恶性肿瘤、激素治疗和 DIC。动脉血栓的常见病因是动脉粥样硬化[15,51,55]。

如果患者年龄小于 45 岁并有反复血栓史,应考虑实验室检查评估是否存在先天性血栓性疾病。此外,对曾经历单次血栓事件同时有血栓家族史的患者也应进行检测[29]。遗传性血栓疾病详见第 25 章。

动脉血栓的病理基础包括动脉粥样硬化血管病及血小板血栓,凝血酶是此类型血栓的主要介质。动脉血栓的治疗药物包括抗凝血酶和抗血小板活性制剂,静脉血栓通常出现在正常血管壁,血流停滞和高凝状态是主要的好发因素。静脉血栓的主要治疗药物包括预防凝血酶形成以及溶解纤维蛋白凝块制剂[29]。过量使用肝素(精蛋白)和华法林(维生素 K)可使用拮抗剂;但是,新型抗凝剂尚无有效拮抗剂,目前这一问题已在逐步解决(表 24.3)[56-60]。

血栓收集器[下腔静脉过滤器(inferior vena caval filters, IVCF)]可预防大血栓进入肺(图 24.13)。IVCF 可通过颈部或腹股沟处的切口插入下腔静脉,可永久性放置也可以在大血栓块进入肺部风险消失后取出。有报道显示使用 IVCF 存在并发症;主要包括 IVCF 部分折断和装置与血管壁粘连无法移除[58-60]。

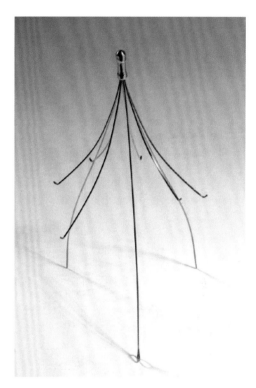

图 24.13　下腔静脉过滤器

抗凝剂

肝素　大剂量肝素可用于治疗血栓栓塞(静脉注射剂量为 5 000U,疗程约 5~10 天),而低剂量肝素可用于预防血栓栓塞。肝素本身并非抗凝剂,而是作为催化剂使血浆抗凝血酶Ⅲ(antithrombin Ⅲ,ATⅢ)发挥作用。年龄大于 40 岁即将进行大手术的患者应使用分级压缩弹力袜、低剂量肝素或间歇充气加压装置。肝素的预防性使用方法为,术前 2 小时皮下注射 5 000U,此后每 8~12 小时注射 1 次,直到患者结束制动(图 24.14)。低分子肝素(low-molecular-weight heparin, LMWH)可替代常规肝素并很快成为临床治疗的选择方案之一。接受全髋关节或膝关节置换的患者应术后使用 LMWH[50,56,57]。

标准肝素是由平均分子量为 12 000~16 000 的多糖链组成的未分级溶液,可同等程度阻断 Xa 因子和凝血酶。标准肝素的半衰期是 1~2 小时,标准肝素治疗需住院行静脉注射及 aPTT 监测。LMWH 是由未分级肝素链通过解聚合制备而成,产生肝素片段的平均分子量为 4 000~6 000。LMWH 制剂对 Xa 因子比对凝血酶的活性更强,与标准肝素相比,更不易与血浆蛋白、内皮细胞和巨噬细胞结合。因此在皮下注射时,其生物利用度更好、半衰期更长并且抗凝效果更容易预测。LMWH 可用于腹部皮下注射,根据体重决定用量,而且无须实验室监测。LMWH 的半衰期约为 2~4 小时,可应用于门诊患者[50,56,57]。

在北美地区,通常用于治疗深静脉血栓(deep vein thrombosis, DVT)和无症状肺栓塞(pulmonary embolism, PE)的低分子肝素制剂包括达肝素(Fragmin)、依诺肝素(Lovenox)和亭扎肝

表 24.3　抗血栓药物拮抗剂

药物	拮抗剂	无拮抗剂
标准肝素 　高剂量 　低剂量	硫酸鱼精蛋白	
华法林(Coumadin)	维生素 K	
低分子肝素	硫酸鱼精蛋白,但效果有限	拮抗剂效果有限
达肝素 Fondaparinux		无拮抗剂
依达肝素 Idraparinux		无拮抗剂
达比加群 Dabiparinux (Pradaxa)		Idarucizumab
利伐沙班 Rivaroxaban (Xarelto)		凝血酶原复合浓缩物,但效果有限
阿哌沙班 Apixaban (Eliquis)		无拮抗剂

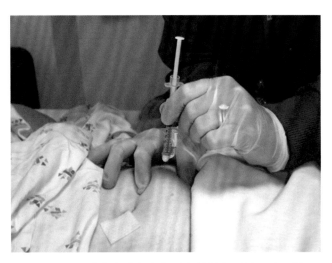

图 24.14 治疗和手术中皮下注射肝素可用于减少深静脉血栓风险（引自 Potter PA，Perry AG，Stockert P：*Basic nursing*，ed 7，St. Louis，2011，Mosby. ）

素（Innohep）。其平均分子量从依诺肝素的 4 200 至亭扎肝素的 6 000 不等，抗 Xa 与凝血酶比值从亭扎肝素的 1.9 至依诺肝素的 3.8 不等[61,62]。

DVT 或 PE 患者静脉肝素治疗量通常为：使 aPTT 延长至相当于 0.2~0.4U/ml 肝素水平（1.5~2.5 倍对照值）。肝素治疗的持续时间通常大于 5 天。口服抗凝剂华法林应早期开始并与肝素治疗重叠 4~5 天，在肝素治疗 5~10 天停药后，华法林治疗则将持续至少 3 个月。肝素治疗的并发症包括血小板减少和血栓，在肝素疗程中早期开始华法林治疗可减少上述并发症。过量肝素可导致显著的临床出血[51,57,61]。

合成肝素　目前有两种合成肝素类似物可用于抗凝治疗。磺达肝素被证实可用于高风险的整形患者进行血栓预防；也作为肝素或 LMWH 的有效替代物（每天 1 次，每次 5~10mg，同时使用华法林），用于治疗已明确静脉血栓或 PE 患者；还被用于大型整形手术的血栓预防，其剂量为手术前 6 小时开始每天 1 次，每次 2.5mg。第二种药物依伐肝素的半衰期非常长（80 小时），使用方法为每周 1 次，皮下注射，已有研究证实其有效性和安全性[50,56,57]。

凝血酶直接抑制剂　肝素和 LMWH 因其活性经由抗凝血酶介导，被称为间接抑制剂。凝血酶直接抑制剂则不需要血浆辅助因子参与，目前也应用于临床。肠外直接凝血酶抑制剂包括来匹卢定（Lepirudin）、地西卢定（Desirudin）、阿加曲班（Argatroban）和比伐卢定（Bivalirudin）。来匹卢定、地西卢定和比伐卢定是通过重组 DNA 技术生产的水蛭素。地西卢定皮下注射用于即将进行髋关节置换术的患者；来匹卢定皮下注射用于有肝素诱导性血小板减少症（heparin-induced thrombocytopenia，HIT）病史的患者治疗 DVT 或行髋关节置换术；比伐卢定用于即将进行经皮冠状动脉介入治疗的患者；阿加曲班也可用于HIT 病史的患者，给药方式为连续静脉注射[51,57,61]。第一个口服给药的直接凝血酶抑制剂达比加群 Dabigatran（Pradaxa），于2010 年获得美国食品药品管理局认证，可用于预防房颤患者卒中[29]。达比加群已逐步替代华法林成为标准抗凝药，其主要优势是不需进行 INR 监测，且不会被食物影响[63]。

Xa 因子直接抑制剂　一些抗凝药为 Xa 因子直接抑制剂。其中一种是口服抗凝药利伐沙班 Rivaroxaban（Xarelto）[64-66]，于 2011 年在美国被批准使用。利伐沙班总体来说出血并发症较少[6,63,67]，易于被患者接受并形成良好的依从性[67,68]。其他 Xa 因子直接抑制剂包括阿哌沙班 Apixaban（Eliquis）和美国 2014 年批准的贝曲西班 Betrixaban[69-73]。

香豆素　华法林（Coumadin）作为一种抑制维生素 K-依赖性凝血蛋白（Ⅶ、Ⅸ、Ⅹ因子和凝血酶原）的口服抗凝药，目前是美国最广泛使用的香豆素。华法林以专利所有者——威斯康星校友研究基金（Wisconsin Alumni Research Foundation）命名。华法林与白蛋白结合，通过肝脏羟基化作用进行代谢，并通过尿液排出。PT 可用于判断三种维生素 K-依赖性凝血蛋白：Ⅶ和 X 因子以及凝血酶原，因而被用于监测华法林治疗。PT 对Ⅶ因子缺乏尤其敏感，华法林治疗性抗凝需要 4~5 天[51,57,61]。

PT 结果不准确、变异性大，而且在不同实验室之间可比性较低。这是由于促凝血酶原激酶的来源（人脑、兔脑），品牌和设备型号不同所导致。已经出现根据检测出的偏低 PT 值使用高水平抗凝药物治疗，而导致出血问题的事件。目前使用 INR对华法林治疗的患者进行监测。依赖 INR［INR =（PTR）^{ISI}；PTR，凝血酶原时间比值，prothrombin time ratio；ISI，凝血活酶国际敏感指数，international sensitivity index，对于使用的促凝血酶原激酶］可更好地比较不同实验室的 PT 值，并减少由于测量PT 值偏低导致的出血风险[29]。对于低强度华法林治疗患者的推荐目标 INR 值是 2.5，范围为 2.0~3.0。高强度抗凝治疗患者的目标 INR 值是 3.0，范围为 2.5~3.5。表 24.4 列举了多种使用华法林治疗情况下推荐的 INR 值[50,56,57]。图 24.15 显示一名使用华法林治疗的 DVT 患者。表 24.5 总结了目前使用的抗凝药物。

表 24.4　华法林的推荐治疗范围

INR 2.0~3.0 目标为 2.5
预防静脉血栓（高风险手术）
治疗静脉血栓
治疗 PE
预防系统性血栓栓塞
前 3 个月的主动脉瓣或二尖瓣位置的组织心脏瓣膜
有 PE 病史的组织心脏瓣膜
有房颤的组织心脏瓣膜
急性 MI
房颤
心脏瓣膜病
有房颤史或栓塞史的二尖瓣脱垂
INR 2.5~3.5 目标为 3.0
机械式人工心脏瓣膜
预防复发性 MI
抗磷脂抗体相关性栓塞的治疗

INR，International normalized ratio，国际标准化比值；MI，myocardial infarction，心肌梗死；PE，pulmonary embolism，肺栓塞

引自 Hirsh J，Schulman S：*Antithrombotic therapy*. In Goldman L，Ausiello D，editors：*Cecil textbook of medicine*，ed 23，Philadelphia，2008，Saunders；Begelman SM：*Venous thromboembolism*. In Carey WD，et al，editors：*Current clinical medicine* 2009—*Cleveland Clinic*，Philadelphia，2009，Saunders，pp 205-211；and Lim W，et al：*Venous thromboembolism*. In Hoffman R，et al，editors：*Hematology：basic principles and practice*，ed 5，Philadelphia，2009，Churchill Livingstone.

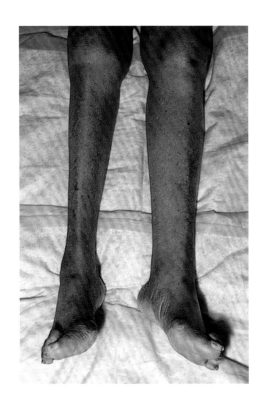

图 24.15　深静脉血栓表现为左下肢急性肿胀（引自 Swartz MH：*Textbook of physical diagnosis：history and examination*，ed 6，Philadelphia，2010，Saunders.）

表 24.5　目前的抗凝制剂：抗凝药				
制剂	适应证	用量	监测	并发症
肝素				
标准高剂量肝素	治疗 DVT 和 PE 预防 DVT	IV 剂量：5 000~10 000 单位；IV 注射速率为 1 300U/h，应用 5~10 天	aPTT 1.5~2.5 倍平均实验室对照值	出血 血小板减少症
标准低剂量肝素	预防 DVT	SC：5 000 单位，术前 2 小时以及每 8~12 小时 1 次，直到解除制动	无	出血 血小板减少症
华法林（Coumadin）	治疗 DVT 和 PE AF 中预防 DVT 或血栓症：MPHV 预防复发性 MI	PO：5~7mg/d 应用 3~6 个月 PO：7~10mg/d，长期	INR：2.0~3.0 INR：2.5~3.5	出血不耐受 脱发 GI 不适 皮疹，皮肤坏死
低分子肝素				
伊诺肝素（Lovenox）	预防 DVT 和 PE 治疗 DVT	依诺肝素：30mg，SC，每 12 小时，最多 14 天（膝关节或髋关节） 40mg，SC，每天 1 次，第一次给药于腹部手术前 2 小时 1mg/kg，SC，每 12 小时 1 次，最多 5 天	无 72 小时内开始口服华法林	出血 血小板减少症 贫血 发热 外周性水肿
达肝素（Fragmin）				
合成肝素				
磺达肝素 Fondaparinux（Arixtra）	预防和治疗 DVT	SC：2.5~10mg/d	无	出血

表 24.5　目前的抗凝制剂：抗凝药（续）

制剂	适应证	用量	监测	并发症
依达肝素 Idraparinux：因为并发症原因，目前已撤出市场				
直接 X a 因子抑制剂				
利伐沙班 Rivaroxaban(Xarelto)	利伐沙班于 2011 年 7 月获得 FDA 批准用于整形术患者预防 DVT；阿哌沙班于 2011 年年末被批准	利伐沙班口服给药，10mg/d，膝关节置换术应用 13 天，髋关节置换术应用 35 天	无	出血 恶心和呕吐 贫血 口干 肝转氨酶增高
阿哌沙班 Apixaban (Eliquis)				

AF, Atrial fibrillation，房颤；DVT, deep venous thrombosis，深静脉血栓；FDA, U. S. Food and Drug Administration，美国食品药品管理局；GI, gastrointestinal，胃肠道；HIT, heparin-induced thrombocytopenia，肝素诱导性血小板减少症；IV, intravenously，静脉注射；MI, myocardial infarction，心肌梗死；MPHV, mechanical prosthetic heart valve，机械式人工瓣膜；PE, pulmonary embolus，肺栓塞；PO, oral，口服；SC, subcutaneously，皮下注射；TIA, transient ischemic attack，短暂性脑缺血发作

　　抗血小板药物　　血小板是形成动脉血栓的重要因素。据文献报道抗血小板治疗可分别将血管疾病的总死亡率和非致死性血管并发症降低 15% 和 30%。阿司匹林作为典型的抗血小板药物，通过不可逆地抑制血小板 COX、阻止血栓素 A_2 的合成和削弱血小板分泌和聚集发挥其抗凝作用。阿司匹林是价格最便宜、最广泛使用和研究的抗血小板药物。NSAID 如布洛芬和吲哚布芬作为 COX 的可逆性抑制剂也被应用于临床。双嘧达莫可增加环腺苷酸；噻氯匹定和氯吡格雷抑制 ADP；阿昔单抗为单克隆抗体以及阻断纤维蛋白原受体糖蛋白Ⅱb/Ⅲa 的小分子抑制剂依替巴肽和替罗非班，都被作为抗血小板药物应用（图 24.16）。有报道认为单独使用双嘧达莫无效，目前需与阿司匹林联用[50,56,73]。抗血小板药物详见表 24.6。

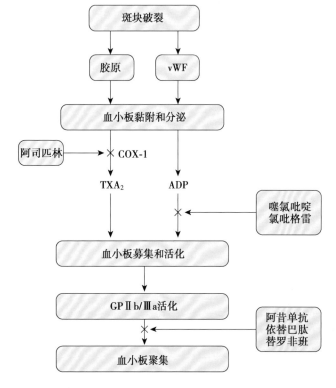

图 24.16　抗血小板药物的作用位点。阿司匹林通过不可逆地乙酰化环氧合酶-1（cyclooxygenase-1，COX-1），抑制血栓素 A_2（thromboxane A_2，TXA_2）合成。TXA_2 释放减少削弱了血管损伤处血小板的活化和募集。噻氯吡啶和氯吡格雷不可逆地阻断 P2Y12，即血小板表面关键的双磷酸腺苷（adnosine diphosphate，ADP）受体。因此，这些药物也削弱了血小板的募集。阿昔单抗、依替巴肽和替罗非班通过活化糖蛋白（GP, glycoprotein）Ⅱb/Ⅲa，阻断纤维蛋白原，从而抑制血小板聚集的最终共同途径（引自 Weitz IC: *Antithrombotic drugs*. In Hoffman R, et al, editors: *Hematology: basic principles and practice*, ed 5, Philadelphia, 2009, Churchill Livingstone.）

表 24.6 目前的抗凝制剂：抗血小板药物

制剂	适应证	用量	监测	并发症
阿司匹林	预防；复发性 MI，卒中，冠状动脉血栓	PO：75~325mg，每天 1 次	通常无	GI 出血 耳鸣 荨麻疹 支气管痉挛
阿司匹林加双嘧达莫（Aggrenox）	预防卒中（TIA 病史）	PO：阿司匹林：50mg，每天 2 次；双嘧达莫：200mg	通常无	GI 出血 GI 溃疡 荨麻疹 支气管痉挛
NSAID 布洛芬（Advil，Motrin）	预防：复发性 MI，卒中，冠状动脉血栓	PO：400mg，每天 1 次	通常无	GI 出血 GI 溃疡 皮疹、荨麻疹 耳鸣
ADP 抑制剂 氯吡格雷（Plavix） 噻氯吡啶（Ticlid）	预防：TIA、卒中和 MI	PO：氯吡格雷：75mg，每天 1 次；噻氯吡啶：250mg，每日 2 次	通常无 每 2 周行 CBC	GI 出血 血小板减少 腹泻
纤维蛋白原受体抑制剂（GP Ⅱb/Ⅲa） 替罗非班（Aggrastat） 阿昔单抗（ReoPro） 依替巴肽（Integrilin）	预防：复发性 MI、卒中、TIA	替罗非班：IV：0.4μg/(kg·min)，30 分钟；接下来 0.1μg/(kg·min)直到稳定状态	通常无	GI 出血 GI 溃疡 皮疹 中性粒细胞减少 血小板减少

APD，adenosine diphosphate，双磷酸腺苷；CBC，complete blood count，全血细胞计数；GI，gastrointestinal，消化道；GP，glycoprotein，糖蛋白；IV，intravenously，静脉注射；MI，myocardial infarction，心肌梗死；NSAID，nonsteroidal anti-inflammatory drug，非甾体类抗炎药；TIA，transient ischemic attack，短暂性脑缺血发作

氯吡格雷经由肝脏代谢后方可形成活性产物，因此该药物对血小板功能的抑制作用存在延迟。氯吡格雷与低风险中性粒细胞缺乏和血小板缺乏相关[53]。阿司匹林和氯吡格雷联合应用可维持动脉支架的开放度[53]。阿昔单抗对血小板活性产生即刻和强效的抑制作用，并可在末次给药后持续 6~12 小时。依替巴肽和替罗非班半衰期更短，末次给药后 4~8 小时血小板功能可恢复正常。阿昔单抗与依替巴肽和替罗非班相比，更易导致药物诱导性血小板减少症[53]。

止血的术前评估

对于即将进行小手术如拔牙或活检的患者，如果没有病史和临床表现，多数专家不推荐常规对患者进行出血异常的相关术前筛查。而对于出血病史阴性但即将进行大手术的患者，应进行血小板计数和 aPTT 筛查。出血病史不清的患者，如将进行导致止血障碍的大手术如心脏搭桥术，应进行 PT、aPTT、血小板计数、ⅩⅢ因子分析和优球蛋白凝块溶解时间的检测。所有曾有阳性出血史并计划进行小型或大型手术的患者均应进行 PT、aPTT、血小板计数、ⅩⅢ因子分析和优球蛋白凝块溶解时间的检查[16,41]。有明确出血史的患者应被转诊血液病学专家进行全面的检查和诊断。对于提示阳性出血疾病的患者，可由口腔医生在商业实验室进行 aPTT、PT、TT 和血小板计数筛查，或将患者转诊血液病学专家。

牙科管理

患者评估

下面列出了口腔医生通常用于识别潜在出血异常患者的四种方法。对这些方法的掌握程度，决定了口腔医生是否能够很好地避免相关患者在口腔手术治疗后出现过度出血。四种风险评估方法如下：

- 全面的病史采集；
- 体格检查；
- 临床实验室筛查；
- 在术后观察是否存在过度出血的情况（框 24.6）。

框 24.6 对出血患者的临床识别

1. 病史
   - a. 亲属曾出现的出血异常
   - b. 手术后及拔牙术后曾出现的出血异常
   - c. 创伤后曾出现的出血异常（如切割伤、擦伤）
   - d. 可导致出血异常的药物
     - （1）阿司匹林
     - （2）抗凝药物
     - （3）长期抗生素治疗

框 24.6　对出血患者的临床识别（续）

　　（4）某些中草药制剂
　　e. 可导致出血问题的疾病
　　　（1）白血病
　　　（2）肝病
　　　（3）血友病
　　　（4）先天性心脏病
　　　（5）肾病——尿毒症
　　　（6）鼻、口、耳的自发性出血
2. 检查发现
　　a. 黄疸、苍白
　　b. 蜘蛛痣
　　c. 瘀斑
　　d. 瘀点
　　e. 口腔溃疡
　　f. 牙龈增生
　　g. 关节腔出血
3. 实验室检测筛查
　　a. PT
　　b. aPTT
　　c. TT
　　d. 血小板计数
4. 手术——术后过度出血可能是潜在出血问题的第一线索

aPTT, activated partial thromboplastin time, 活化部分凝血活酶时间；
PT, prothrombin time, 凝血酶原时间；TT, thrombin time, 凝血酶时间

病史和症状

　　在口腔治疗中，病史是识别潜在出血患者的基础。为使病史信息提供最大的价值，须注意如下几点[9]。一些健康人倾向于过度担忧身体出血和淤青程度；有研究显示 23% 的患者汇报了阳性出血病史[17]。凝血异常程度严重的患者可有明显的异常出血史，但除非被医生询问通常不会主动提及。有轻中度出血异常的患者可能不曾有过度出血的经历或者仅有无法识别出的细微异常症状。

　　为获得良好的出血病史，口腔医生在询问时应不局限于患者作答的问卷。这是一个由口腔医生引导的积极过程：从开始时患者对问卷的初步回答，到后续对各个信息的扩展和澄清。

　　病史应包括如下方面的询问：

　　1. 亲属曾出现的出血异常；
　　2. 手术及拔牙术后曾出现的出血异常；
　　3. 创伤后出现的出血异常；
　　4. 抗凝药物或治疗慢性疼痛药物的使用；
　　5. 过去和现在所患的疾病，包括肝脏疾病是否存在及其严重程度；
　　6. 自发性出血事件。

　　亲属曾出现的出血异常　亲属曾出现的出血异常，详见第 25 章。

　　手术及拔牙术后曾出现的出血异常　每位新患者都应被询问关于大型或小型手术后出血过多的相关问题。曾有手术史如阑尾切除术、扁桃体切除术、牙周治疗（手术或根面平整）或拔牙术的患者数量庞大。通常磨牙拔除术比切牙拔除术的创伤更大。对于报告拔牙术后或其他口腔治疗操作后出血延长的患者，应被询问当时是否需要返回医生处进行包扎、缝合或转诊进行血液制品输入。

　　对于曾进行大手术但并未出现出血问题的患者，可认为没有明显遗传性凝血异常。然而，曾经未出现术后出血异常并不意味着患者现在也不会出现相关问题，因为自上次术后患者可能患有新发的获得性出血异常。

　　明确出血延长时间和失血量十分重要。例如，通常少量血液可从拔牙位点渗出长达几小时。排除局部感染的情况，拔牙位点处渗血数天则是不正常的。在拔牙后当天患者可在枕头上发现一些血迹，但是如果发现枕头被血液渗透则是不正常的。其他关键问题包括询问患者术后是否需要进行血液置换以及患者是否曾因为出血问题需要住院治疗。

　　应询问患者过度出血的情况是在小手术后立即发生还是存在延迟。如患者报告曾出现小手术后出血，应继续询问是否寻求了医护人员的协助和治疗以及尽量明确治疗的种类。对于复诊患者，应询问上一次口腔治疗后是否进行过任何手术治疗以及是否曾出现过度出血。

　　应询问患者是否曾因出血问题就诊于其他医生以及相应的实验室检查结果。包括全血、袋装红细胞、血浆、血小板或凝血因子浓缩物输注史、出血住院治疗史以及有记录的贫血病史或医生进行过处方的补铁治疗记录[17]。

　　创伤后曾发生的出血异常　所有口腔患者都应被询问近期是否经历过任何创伤以及是否存在过度出血的情况。越严重的创伤（刀伤、车祸伤）则越可表现出潜在的出血异常。凝血异常患者的小伤口最初可能不会导致失血过多，因为即使凝血缺陷存在，血管期和血小板期已经足够控制出血。然而，血小板或血管缺陷患者即使出现小伤口，通常也会导致过度出血，程度严重的出血可持续数小时。

　　最有意义的数据是近期在大型止血挑战后是否存在阳性或阴性的出血病史。如果出血史阴性，患者则不会发生出血过多。相比之下，出血史阳性的患者发生出血过多的可能性较大。然而，患者在小创伤时未见异常出血史，并不能排除在大型的手术或创伤后出现出血异常的可能性。因此，越是新近发生和程度严重的手术或创伤事件，越能够准确地反映出血异常的情况。

　　可能导致出血异常的药物　所有初诊和复诊患者应被询问是否正在使用抗凝药物如肝素（经 IV 途径）、LMWH（经皮下注射）、香豆素衍生物、直接凝血酶抑制剂或 Xa 因子抑制剂。如果患者正在接受其中一种药物治疗，口腔医生应联系患者的内科医生，以明确抗凝的程度和药物使用的目的。所有的患者均应被询问是否服用阿司匹林、含阿司匹林的药物或其他抗血小板药。也应询问患者是否正在接受广谱抗生素治疗以及过度饮酒的相关情况，因为上述情形均可增加术后出血风险。一些中草药制剂、维生素补充剂以及某些非处方药也会导致过量出血（见附录 E）。口腔医生应询问相关药物使用情况，尤其是针对曾有出血病史的患者。

　　可能导致出血问题的疾病　口腔医生应了解患者过去和目前的健康状况。这项评估应明确肝病、胆道梗阻、吸收不良、感染性疾病、遗传性凝血障碍、慢性炎性疾病、慢性肾病、白血

病或其他类型的恶性肿瘤病史，以及患者是否曾有放疗史或大剂量放射暴露史。因化疗可显著抑制血小板生成，也应明确肿瘤患者是否曾进行化疗。

自发性出血　应询问每位患者的自发性出血史，包括牙龈、鼻腔、尿道、直肠、口腔、肺部和女性阴道出血。如果曾出现自发性出血，应明确出血的频率、失血量、血液外观和止血方式。约有 5% 的健康男性和 50% 的健康女性有牙龈出血史[9]，可能与牙周疾病或使用硬毛牙刷相关。牙龈过度出血通常与血小板减少症、血小板异常或血友病相关，因此明确牙龈出血的频率以及判断是否为自发性出血十分重要。

体格检查

口腔医生应检查暴露的皮肤和口咽黏膜以寻找出血异常的提示症状，包括瘀点、瘀斑、蜘蛛痣、毛细血管扩张、黄疸、苍白和发绀。当口腔医生发现上述任何体征，而没有病史或其他临床检查可解释，应转诊内科进一步评估。

实验室检查

口腔医生可采取血小板计数、aPTT、PT 和 TT 这四种临床检验来筛查出血异常患者（框 24.7）。血小板计数可用于筛查血小板减少症；aPTT 实验可用于检测内源性和共同凝血途径。这项检测反映了损伤处的血管内血液凝血能力，因而如存在内源性及共同途径（血友病、肝病）异常或过度纤溶则该值延长。

框 24.7　筛查潜在出血患者的实验室检查

1. PT——由组织促凝血酶原激酶活化
   a. 检测外源性和共同途径
   b. 应设置对照
   c. 正常 PT 是 11~15 秒，根据实验室
   d. 对照组须在正常范围
2. aPTT——由磷脂血小板替代物起始以及加入接触活化剂（高岭土）活化
   a. 检测内源性和共同途径
   b. 应设置对照
   c. 正常 aPTT 是 25~35 秒，实验室间有差别
   d. 对照组须在正常范围
3. TT——由凝血酶活化
   a. 检测纤维蛋白原形成初始血凝块的能力
   b. 应设置对照
   c. 正常 TT 为 9~13 秒
4. 血小板计数
   a. 检测血小板期血小板数量是否正常
   b. 正常计数为 140 000~400 000 个/μl
   c. 如果计数少于 50 000 个/μl 可能出现临床出血异常

aPTT, activated partial thromboplastin time, 活化部分凝血活酶时间；PT, prothrombin time, 血浆凝血酶原时间；TT, thrombin time, 凝血酶时间

PT 实验被用于检测外源性和共同凝血途径。这项检测反映了在损伤处流出血管外血液的凝血能力。如出现Ⅶ因子缺乏（罕见）、共同途径和纤溶相关异常，则该值延长。内源性途径缺陷患者（血友病）该检测值通常正常。

TT 实验采用凝血酶作为实验活化剂；因此仅对纤维蛋白原形成原始血凝块的能力进行检测。因为 FDP 倾向于延长 TT，这项检测对纤溶异常相当敏感。当与 PT 和 aPTT 实验同时进行，可以对最后阶段的凝血过程进行识别——例如，若 PT、aPTT 和 TT 延长，凝血系统的异常可能出现在纤维蛋白原转化为原始血凝块这一结点。

如检验结果呈阳性，检验数据将指导血液病学专家寻找到异常出血的可能病因以及选择出识别疾病类型的特定检查。

手术过程

对于病史和临床检查未见异常的患者，术后出血延长可能是异常出血患者的首要症状。口腔医生应采取适当的局部措施以尝试控制出血。如果这些措施失败，应在进行实验室检查后，请患者的内科医生或血液病学专家会诊明确出血原因。

医疗决策

基于病史和体格检查，对怀疑有出血问题的患者不应进行手术，口腔医生应对患者进行适当的实验室检验筛查或将患者转诊血液病学专家进行检查。口腔医生如发现患者的筛查结果异常，应将患者转诊血液病学专家进行诊断、治疗并给予治疗建议。正在接受治疗的出血患者在内科医生会诊前以及术后出血预防措施完善前，不应接受口腔治疗。

口腔医生往往需要面对各种具体的临床状况，并可能会对患者是否存在出血异常抱有疑问。框 24.8 对这些情况进行讨论。

框 24.8　根据病史和检查结果对临床识别潜在临床出血患者的实验室检查选择

1. 无临床或病史证据提示出血原因：术后发生出血过多
2. 病史或临床发现（或两者）提示可能存在出血问题但病因不明：PT、aPTT、TT、血小板计数
3. 阿司匹林治疗：条件允许检测 PFA-100
4. 华法林（Coumadin）治疗：INR；LMWH 治疗：aPTT
5. 可能有肝脏疾病：血小板计数、PT
6. 慢性白血病：血小板计数
7. 吸收不良综合征或长期抗生素治疗：PT
8. 肾透析（肝素）：aPTT
9. 血管壁改变：BT（结果通常无一致性）
10. 原发性纤维蛋白原溶解症（循环中溶血酶活化），肿瘤（肺、前列腺）：TT

aPTT, activated partial thromboplastin time, 活化部分凝血活酶时间；BT, bleeding time, 出血时间；INR, international normalized ratio, 国际标准化比值；LMWH, low-molecular-weight heparin, 低分子肝素；PT, prothrombin time, 血浆凝血酶原时间；TT, thrombin time, 凝血酶时间

无病史或临床证据提示出血原因　有潜在出血异常的患者可能没有出血相关的主观或客观发现。首先出现的症状可能就是口腔手术后出血延长，这时应采取局部措施控制出血；如效果不佳，应咨询血液病学专家。在出血得到控制后，患者应通过口腔医生或血液病学专家进行相应实验室检查（PT、 aPTT、血小板计数和 TT)。

病史或临床发现(或两者均)提示可能存在出血问题但病因不明 如患者出血原因不明,应进行全部四种实验室检查。出血过多的病史越明显,越有利于转诊后血液病学专家对患者进行明确的检查和诊断。在一些情况下,患者的内科医生可开具这些检查,口腔医生也可通过临床实验室进行上述检查(见框 24.7)。

抗血小板治疗 接受阿司匹林治疗的患者可能因药物对血小板的作用而出现出血问题。部分患者可长期(超过 1 周)每天服用高剂量(20g 及更多,或 4 片及更多)阿司匹林。预防冠状动脉血栓的通常用量为每日 1 片或隔日 1 片,即使低剂量阿司匹林也足以抑制血小板血栓素生成和血小板聚集。这些效果虽然不可逆,但通常不会有临床表现[6,34]。因此,阿司匹林往往不会导致明确的出血,患者可接受侵入性口腔治疗。大手术则仅可在紧急情况下进行,去氨加压素(DDAVP)可减少过度出血风险。术前应请患者的内科医生或血液病学专家会诊[13,51,57]。

非甾体类抗炎药可抑制血小板 COX,继而阻断血栓素 A_2 的形成。这些药物削弱了血栓素依赖性血小板的聚集,可产生系统性出血倾向。然而该类药物对 COX 的阻断作用是可逆的,且药物活性的持续时间可根据具体药物剂量、血清水平和半衰期有所不同,因而可在不调整剂量的情况下进行多数侵入性口腔治疗。如果患者的内科医生建议停药,3 个药物半衰期将足以使药物被清除到恢复正常血小板功能的水平。值得注意的是,阿司匹林和 NSAID 的临床出血风险会因酒精或抗凝剂的使用、高龄、肝病和其他共存凝血病等情况的出现而增加。

常见的抗血小板 ADP 抑制剂,氯吡格雷和噻氯吡啶,可用于预防动脉支架血栓。氯吡格雷最为常用并可单独使用或与阿司匹林联用。2007 年,美国心脏协会、美国心脏病学会、心血管造影和介入学会、美国牙科学会以及美国医师学会代表共同发表了一份科学共识[70]。这份共识强调了放置药物释放支架后 12 个月内进行双抗血小板治疗的重要性,并指出了患者和医护人员过早中止该治疗的危害。共识建议将择期手术推迟至支架放置后 1 年,如手术不可推迟,应考虑围手术期对高风险患者继续使用阿司匹林[70]。

最近在一项对单抗或双抗血小板治疗的患者进行侵入性口腔治疗(拔牙术、牙周手术、龈下刮治和根面平整)的相关研究中,并未发现出血延长事件[72]。可见在进行口腔侵入性操作期间,患者继续之前的噻氯吡啶或氯吡格雷单独或与阿司匹林联合的抗血小板治疗是安全的。对于无法延迟的口腔大手术,可能不得不在手术期间停止噻氯吡啶治疗。建议请患者的内科医生会诊。

纤维蛋白原受体阻断剂替罗非班、阿昔单抗和依替巴肽是通过静脉注射的抗血小板药物,通常用于住院期间治疗急性冠状动脉血栓。口腔医生通常不会接触到使用此类药物的患者,除非需要对急性冠状动脉综合征或心梗患者进行口腔会诊。在这些情况下,口腔医生应与患者的主治医师共同商讨患者的治疗方案。总体来说,应选择最保守的口腔治疗来应对患者的

口腔问题,尽量不改变患者的用药及剂量。

香豆素治疗 对使用华法林(Coumadin)的患者进行口腔手术或侵入性治疗的主要考虑是潜在的出血风险[63];而如果在口腔治疗准备阶段停用抗凝药,主要需考虑血栓危及生命的风险。文献明确支持如果 INR 小于或等于 3.5,可以进行小型口腔手术或其他类似侵入性口腔治疗,并可继续使用华法林抗凝治疗[57,74-79]。据估计,INR 超过 3.5 后每升高 1.0,出血风险会翻倍[62]。对于口腔大型手术,文献支持尚不清晰。如果存在其他出血问题如肝病和肾病,或者同时服用其他药物(如阿司匹林、抗生素、NSAID),应根据患者的具体情况制订治疗计划。对所有使用华法林的患者,口腔医生都应在进行手术或侵入性口腔操作前征取会诊意见。

如果出现急性感染,感染控制前应避免手术。如患者未出现急性感染且 INR 小于等于 3.5,可进行小型手术,治疗时应尽最大可能减少创伤。

美国胸内科医师学会和美国心脏协会/美国心脏病学会建议不应因侵入性口腔治疗而中断华法林治疗,并且应在术后的前 2 天使用氨甲环酸(cyklokapron)或氨基己酸(epsilon aminocaproic acid,EACA)(Amicar)漱口水辅助控制出血[77,80]。氨甲环酸漱口水在其他国家有所应用,但在美国没有成品。出于药物稳定性和无菌考虑,Amicar 溶液应于当天在口腔治疗机构配制[81]。配制方法为:将一支注射用 5g 玻璃瓶的药品(20ml,包括 5g Amicar 和 0.9% 苯甲醇防腐剂)使用无菌水稀释至 100ml 总量。患者分别于治疗前 2 分钟以及术后每 1~2 小时,含住 10ml Amicar 溶液(0.5g Amicar)约 2 分钟直到溶液用尽。溶液需接触口腔治疗区域或术区以发挥作用。患者应避免用力漱口、吮吸吸管或糖块以防止水流或负压导致血凝块脱落[81]。

如拔牙术后出现过度出血,可将凝胶海绵和凝血酶放置于拔牙位点以控制出血。此外,应争取一期关闭拔牙创口。Oxycel、Surgicel 或微纤维胶原可与凝胶海绵合用(见表 24.6)。然而,凝血酶可由于 pH 因素导致失活而不应与上述物质合用,否则只会增加额外费用而无法取得实际效果。也可应用纤维蛋白溶解抑制剂(氨甲环酸或 EACA)[82-84]。

如通过上述方法仍无法控制出血,口腔医生应请患者的内科医生进行会诊。其他可供选择的方法包括:停止华法林治疗,该方法可能需要数日才能见到止血效果;使用维生素 K 和使用 FFP 或凝血酶原浓缩物。维生素 K 可通过 IV 途径(快速起效但有轻微过敏风险),皮下注射(起效不可预测并且有时延迟)和口服(起效可预测、有效、方便、安全并且可在 24 小时内发挥效果)给药。FFP 有感染风险,并且凝血酶原浓缩物存在血栓并发症风险。其他选择为使用重组 VIIa 因子[29]。

框 24.9 总结了使用华法林或 Coumadin 患者的口腔治疗决策。如果必须调整抗凝剂的剂量,应由患者的内科医生指导,约 3~5 天可见减量效果,具体表现为 INR 值降低。在手术当天,应再次检测 INR 以明确是否降低至理想水平。如果口腔治疗后当天未见明显过度出血,患者的内科医生可指导患者调整华法林药量至常规水平。

框 24.9	服用华法林(Coumadin)患者的牙科治疗注意事项

P

患者评估与风险估计(patient evaluation and risk assessment)(见框 1.1)

● 在术前明确 INR 水平

潜在问题和考虑因素

A

镇痛药(analgesics)	避免阿司匹林、含阿司匹林复合物;含或不含可待因的对乙酰氨基酚适用于大多数患者
抗生素(antibiotics)	除非存在急性感染无使用指征
麻醉(anesthesia)	无关
焦虑(anxiety)	无关

B

出血(bleeding)	侵入性口腔治疗的过度出血风险由患者的 INR 水平决定。如果 INR 大于 3.5,在侵入性口腔和手术治疗后可能出现明显出血。如果 INR 在 2.0~3.5,可以进行上述治疗出血风险很小。如果 INR 在 3.0~3.5,大型口腔手术后可能出现明显出血并且 INR 可能不得不降至 3.0 或更低
呼吸(breathing)	无关
血压(blood pressure)	无关

C

椅位(chair position)	无关
心血管(cardiovascular)	抗凝治疗的决定原因;如果基于心脏原因,采取适当的治疗措施
会诊(consultation)	口腔医生应咨询患者的内科医生以决定华法林治疗的抗凝剂维持水平。如果计划进行侵入性操作或者小型口腔手术并且患者的 INR 在 2.0~3.5,不需要调

整华法林的剂量。如果 INR 大于 3.5,口腔医生应要求减量至 INR 回落到 2.0~3.5 之间。同样,如果计划进行大型口腔手术并且患者的 INR 在 3.0~3.5,口腔医生应要求减量至 INR 回落到 2.0~3.0 之间。如果患者的内科医生将华法林减量,INR 下降之前将会需要 3~5 天。口腔或手术治疗前应复查明确 INR,治疗应安排在确认起效后的 2 天内。在口腔医生确认没有明显并发症(出血、感染、愈合不良)后,应联系患者的内科医生重新调整至原来的华法林剂量

D

装置(devices)	无关
药物(drugs)	避免所有可能导致出血可或增强华法林抗凝剂作用的药物,例如阿司匹林或其他 NSAID、甲硝唑、广谱抗生素、红霉素、中草药和含有阿司匹林的非处方药。同样,巴比妥类药物、类固醇类药物和萘夫西林可能会拮抗华法林作用的药物也应避免

E

仪器(equipment)	无关
紧急情况(emergencies)	侵入性口腔治疗或手术后可能出现过度出血,需要局部措施控制出血(见表 24.6)

F

随访(follow-up)	术后 24~48 小时内应联系或检查患者以明确是否出现过度出血或感染

　　对于即将进行大型口腔手术且正在接受华法林治疗的患者,术前应取得内科医生关于 INR 水平的相关意见。INR 大于 3.0 可能需要内科医生进行调整。同样,任何有效的 INR 值降低都需要等待 3~5 天。

　　这些患者的另一选择是 Coumadin-Lovenox(华法林-依诺肝素)架桥法[85-87]。通常在大型口腔手术 4 天前,患者的内科医生暂停华法林治疗,并开始一系列(Lovenox 和 LMWH)皮下注射治疗。例如一位门诊患者可在术前 3 天内,每 12 小时(9AM 和 9PM)注射 30mg 依诺肝素(指 Coumadin-Lovenox 架桥法)[88]。通过中断华法林治疗,INR 可恢复正常,依诺肝素提供抗凝效果。术前最末次依诺肝素是在术前晚 9PM,应在第 2 天手术当

日清晨检测 INR,如果位于正常值范围(1.0),则可进行手术[88]。这种方法的潜在问题是,华法林治疗停止后可出现短暂的高凝状态。

　　口腔医生必须认识到一些药物会影响华法林(Coumadin)的活性。可能会用到的增强华法林抗凝效果的药物包括对乙酰氨基酚、甲硝唑、水杨酸类、广谱抗生素、红霉素和新型 COX-2 特异性抑制剂(塞来昔布 Celecoxib 和罗非昔布 Rofecoxib)。其他有类似效果的药物包括西咪替丁、水合氯醛、苯妥英钠、心得安和甲状腺药物。可能会用到的拮抗华法林抗凝的药物包括巴比妥类、类固醇类和萘夫西林。其他有类似效果的药物包括卡马西平、考来烯胺、灰黄霉素、利福平和曲唑酮[57]。

术后疼痛控制可使用最小剂量的含或不含可待因的对乙酰氨基酚,需要避免使用阿司匹林和 NSAID。如按规定剂量使用,COX-2 特异性抑制剂(塞来昔布 Celecoxib 和罗非昔布 Rofecoxib)不会影响血小板计数、PT 和 PPT,也不会抑制血小板聚集。然而,此类药品可能增加服用华法林患者的 PT 和 INR;如果必须使用,需进行减量。随着近期对 COX-2 特异性抑制剂可增加心梗风险的担忧,最好避免使用此类药物。

肝素治疗 标准肝素治疗多在患者住院期间进行,患者出院后则会被开具处方服用华法林。住院期间这些患者的口腔急症治疗应尽量保守,如可能应避免侵入性治疗。进行血液透析治疗的患者需使用肝素。肝素的半衰期仅有 1~2 小时;因此,如果等到 1 天后,这些患者可接受侵入性口腔治疗。透析患者的口腔治疗详见第 12 章。

口腔医生可能会遇到一些使用 LMWH 或合成肝素的门诊患者。这些药物可用于治疗近期行全髋或膝关节置换术、门诊治疗 DVT 或无症状 PE 的患者[89]。择期手术可被推迟至患者结束 LMWH 或合成肝素治疗后,通常整个疗程约为 3~6 个月。如果必须进行侵入性治疗,口腔医生可有几个备选方案。首先,口腔医生应请患者的内科医生应根据手术需要进行会诊。LMWH 和磺达肝素的半衰期小于 1 天,因此,内科医生可能会建议停药并且在 1~2 天内开展手术。另一选择是如期进行手术仅局部处理任何出血并发症。目前看来这些患者可接受小型手术过程并基本不会出现严重的出血并发症[84,90]。

直接凝血酶抑制剂 直接凝血酶抑制剂——来匹卢定(Lepirudin)、地西卢定(Desirudin)、阿加曲班(Argatroban)和比伐卢定(Bivalirudin)——是注射用药物,其半衰期短暂仅约几小时,主要用于有 HIT 病史的患者。口腔医生不经常遇到使用这些药物的患者,因为该类药物通常为住院期间使用。然而,如果口腔医生接诊了使用其中一种药物的患者,不需要停药即可进行多种侵入性口腔治疗。口服直接凝血酶抑制剂达比加群(Dabigatran)的患者可进行大多数侵入性口腔治疗,仍建议请患者的内科医生进行会诊。这些药物的半衰期短暂,仅需等待 1 天则可进行创伤较大的治疗。

直接 X a 因子抑制剂 利伐沙班(Xarelto)和阿哌沙班(Eliquis)是两种最常用的直接 X a 因子抑制剂,主要用于因肿瘤而需要进行抗凝治疗的患者。使用这些药物的患者在经历创伤或手术过程会出现过度出血。

肝脏疾病 有黄疸或大量饮酒病史的患者可能患有明显的肝病。大多数凝血因子在肝脏生成;因此,如果肝脏损伤达到足够程度,患者将会因凝血因子缺陷而出现严重的出血问题。此外,大约 50% 的严重肝病患者(出现门脉高压),可因脾脏对血小板的清除而出现血小板减少症。酒精可通过干扰血小板功能对凝血产生直接影响。PT 检查可用于监测有肝病病史患者的凝血期缺陷(见第 10 章"酗酒患者的血液检查")。应测得血小板计数以观察血小板期是否受到影响。肝脏损伤的程度可能不足以影响凝血期,但是对血小板期的影响可能足以导致出血问题。如果 PT 和血小板计数均正常,这些患者可接受手术治疗且术后出血风险较小。如果两个检验结果均异常,口腔医生应咨询患者的内科医生就患者出血状态进行术前评估。适当的治疗可包括应用维生素 K、血浆置换或其他由内科医生主导的专科治疗。

慢性白血病 第 23 章描述了白血病患者的口腔治疗。

吸收不良综合征或长期抗生素治疗 患有吸收不良综合征或进行长期抗生素治疗的患者,肠道内产生维生素 K 的细菌可受到不良影响。肝脏需要维生素 K 参与进行凝血酶原(Ⅱ 因子)和相关凝血因子(Ⅶ、Ⅸ 和 Ⅹ 因子)的合成和功能。PT 检查可对潜在出血问题进行检测;如结果正常,患者可以进行手术而不会出现术后出血。应请患者的内科医生进行会诊评估患者术前的健康状况,除临床出血以外的多种复杂因素可提示患者不适合进行手术。在一些病例中可能必须应用肠外维生素 K。

终末期肾病和肾透析 对终末期肾病和进行肾透析患者的治疗详见第 12 章。

血管壁改变 患有自身免疫疾病、感染性疾病、血管结构性异常、坏血病、类固醇治疗、小血管血管炎、异常蛋白沉积和血管壁异常的患者可发生术后过度出血。尚无可靠检验能检测出过度出血的患者。Ivy BT 检测被用于尝试鉴别潜在的出血患者,但是如前所述,其结果并不可靠。口腔医生需要依赖病史(过度出血问题)、临床检查和内科医生会诊来识别这些患者。

血小板减少症 被发现有重度血小板减少症的患者可能需要住院治疗和术前特殊准备。血液病学专家应参与这些患者的诊断、术前评估、术前准备和术后治疗。

血小板计数大于 30 000 个/μl 的患者可进行局部浸润、组织注射麻醉以及大多数常规口腔操作。如果血小板计数低于该水平,导致少量组织损伤的常规口腔治疗应被推迟。如发生急症或紧急需要,则需进行血浆置换。如血小板计数大于 50 000 个/μl,可进行拔牙术和牙槽手术。血小板计数为 80 000 个/μl 和 100 000 个/μl 或更高,可进行更大型的手术。血小板计数低于该水平的患者在进行治疗前需进行血浆置换[84,91]。

在美国目前可进行两种类型的血小板输注。血小板浓缩物是储集的捐献全血通过离心获得;单采浓缩血小板是单独捐献者捐献的血液经过电泳装置进行连续离心获得。这些制品应在几天内被使用或可低温保存以备将来使用。单一供体获得的血小板减少了感染风险。血小板冻干法正在进行临床检测但目前并未获批推广使用[91]。

局部措施的应用可减少血小板输注(见表 24.6),去氨加压素和 EACA 或氨甲环酸也可以控制出血。同样,也可应用局部血小板浓缩物[84]。

患者对血浆置换治疗无效则被称为血小板输注无效,这可能为免疫相关或非免疫相关。血小板输注无效本章将不再赘述,熟悉患者病情的血液病学专家将会对如何进行术前准备给出建议[91,92]。

调整治疗计划

通过适当的准备,患有各种出血问题的患者均可进行大多数所需的口腔治疗。如出血异常患者的原发病处于终末期,通常仅应进行保守的口腔治疗。有已知出血异常的患者或接受抗凝药物治疗的患者不应使用阿司匹林和其他 NSAID 进行疼痛控制。类似的药物包括各种含有阿司匹林的复合物,例如安乃近(Anacin)、Synalgos-DC、Fiorinal、百服宁(Bufferin)、Alka-Seltzer、安匹林(Empirin)复合可待因和 Excedrin。可能导致出血的中草药也应避免。

口腔表现

有出血异常的患者可出现自发性牙龈出血。口腔组织（如软腭、舌、颊侧黏膜）可出现瘀点、瘀斑、黄疸、苍白和溃疡。自发性牙龈出血和瘀点通常可见于血小板缺乏的患者。颞下颌关节的关节腔出血很少见于凝血异常患者并且从未见于血小板缺乏症患者。腮腺肿大可能与慢性肝病相关并常见于酗酒人群（见第 10 章）；白血病患者可出现牙龈的广泛肿大和出血（见第 23 章）。肿瘤患者可出现 X 线片上的骨性病变、口腔溃疡及肿瘤。这些患者可因颌骨肿瘤而出现松动牙、缺失牙以及感觉异常（如舌体灼痛、嘴唇麻木）（见第 26 章）。

（赵斯佳）

参考文献

1. Young A, Phillips J, Hancocks H, et al. OC-11 - Anticoagulation therapy in selected cancer patients at risk of recurrence of venous thromboembolism. *Thromb Res*. 2016;140(suppl 1):S172-S173.
2. Gillinov AM, Bagiella E, Moskowitz AJ, et al. Rate control versus rhythm control for atrial fibrillation after cardiac surgery. *N Engl J Med*. 2016;374(20): 1911-1921.
3. Yoshimura A, Iriki Y, Ichiki H, et al. Evaluation of safety and efficacy of periprocedural use of rivaroxaban and apixaban in catheter ablation for atrial fibrillation. *J Cardiol*. 2017;69(1):228-235.
4. Weitz JI, Eikelboom J. Incorporating edoxaban into the choice of anticoagulants for atrial fibrillation. *Thromb Haemost*. 2016;115(2):257-270.
5. Testa S, Tripodi A, Legnani C, et al. Plasma levels of direct oral anticoagulants in real life patients with atrial fibrillation: results observed in four anticoagulation clinics. *Thromb Res*. 2016;137:178-183.
6. Weeda ER, White CM, Peacock WF, et al. Rates of major bleeding with rivaroxaban in real-world studies of nonvalvular atrial fibrillation patients: a meta-analysis. *Curr Med Res Opin*. 2016;1-4.
7. Welsh RC, Zeymer U, Tarrantini G. Direct oral anticoagulant use and stent thrombosis following an acute coronary syndrome: a potential new pharmacological option? *Arch Cardiovasc Dis*. 2016;109(5):359-369.
8. Ariza-Sole A, Formiga F, Lorente V, et al. Efficacy of bleeding risk scores in elderly patients with acute coronary syndromes. *Rev Esp Cardiol (Engl Ed)*. 2014;67(6):463-470.
9. Forman DE, Goyette RE. Oral anticoagulation therapy for elderly patients with atrial fibrillation: utility of bleeding risk covariates to better understand and moderate risks. *Clin Appl Thromb Hemost*. 2014;20(1):5-15.
10. Nichols WL. von Willebrand disease and hemorrhagic abnormalities of platelet and vascular function. In: Goldman L, Schafer AI, eds. *Goldman-Cecil Medicine*. 25th ed. Philadelphia, PA: Elsevier (Saunders); 2016:1163-1183.
11. Ferri FF. *Ferri's Clinical Advisor*. Philadelphia, PA: Elsevier (Saunders); 2015.
12. Bennett JS. Hereditary disorders of platelet function. In: Hoffman R, Furie B, McGlave P, et al, eds. *Hematology: Basic Principles and Practice*. 5th ed. Philadelphia: Churchill Livingstone, Elsevier; 2009:2133-2144.
13. Lopez JA, Lockhart E. Acquired disorders of platelet function. In: Hoffman R, Furie B, McGlave P, et al, eds. *Hematology: Basic Principles and Practice*. 5th ed. Philadelphia: Churchill Livingstone, Elsevier; 2009:2145-2160.
14. Arruda V, High KA. Coagulation disorders. In: Fauci AS, ed. *Harrison's Principles of Internal Medicine*. 17th ed. New York: McGraw-Hill; 2008:725-730.
15. Konkle BA. Bleeding and thrombosis. In: Fauci AS, ed. *Harrison's Principles of Internal Medicine*. 17th ed. New York: McGraw-Hill; 2008:363-369.
16. Baz R, Mekhail T. Bleeding disorders. In: Carey WD, ed. *Current Clinical Medicine 2009 - Cleveland Clinic*. Philadelphia: Elsevier (Saunders); 2009:669-674.
17. Coller BS, Schneiderman PI. Clinical evaluation of hemorrhagic disorders: the bleeding history and differential diagnosis of purpura. In: Hoffman R, Furie B, McGlave P, et al, eds. *Hematology: Basic Principles and Practice*. 5th ed. Philadelphia: Churchill Livingstone, Elsevier; 2009:1851-1876.
18. Burness CB, Scott LJ. Erratum to: Susoctocog Alfa: a review in acquired haemophilia A. *Drugs*. 2016;76(9):991.
19. Chojnowski K, Robak M, Nowak W, et al. Acquired haemophilia A in a Jehovah's Witness. *Haemophilia*. 2016;22(5):e449-e451.
20. Goto M, Haga N, Yokota K, et al. A successful physiotherapy management case of a patient with acquired haemophilia A prior to factor VIII inhibitor eradication. *Haemophilia*. 2016;22(3): e228-e231.
21. Rossi B, Blanche P, Roussel-Robert V, et al. Rituximab as first-line therapy for acquired haemophilia A: a single-centre 10-year experience. *Haemophilia*. 2016;22(4):e338-e341.
22. Tiede A, Hofbauer CJ, Werwitzke S, et al. Anti-factor VIII IgA as a potential marker of poor prognosis in acquired hemophilia A: results from the GTH-AH 01/2010 study. *Blood*. 2016;127(19):2289-2297.
23. Zeng Y, Zhou R, Duan X, et al. Rituximab for eradicating inhibitors in people with acquired haemophilia A. *Cochrane Database Syst Rev*. 2016;(7):CD011907.
24. Ragni MV. Hemorrhagic disorders, coagulation factor deficiencies. In: Goldman L, Schafer AI, eds. *Goldman-Cecil Medicine*. 25th ed. Philadelphia, PA: Elsevier (Saunders); 2016:30.
25. Liebman HA, Weitz IC. Disseminated intravascular coagulation. In: Hoffman R, Benz EJJ, Shattil SJ, et al, eds. *Hematology Basic Principles and Practices*. 4th ed. Philadelphia: Elsevier - Churchill Livingstone; 2005:2169-2183.
26. White GCI, Sadler JE. von Willebrand disease: clinical aspects and therapy. In: Hoffman R, Furie B, McGlave P, et al, eds. *Hematology: Basic Principles and Practice*. 5th ed. Philadelphia: Churchill Livingstone, Elsevier; 2009:1961-1972.
27. George JN. Drug-induced thrombocytopenia. In: Young

NS, Gerson SL, High KA, eds. *Clinical Hematology*. St. Louis: Elsevier - Mosby; 2006:791-802.

28. Schauss AG. Fish oils (Omega-3 fatty acids, docosahexanoic acid, eicosapentaenoic acid, dietary fish, and fish oils). In: Pizzorno JEJ, Murray MT, eds. *Textbook of Natural Medicine*. St. Louis: Churchill Livingstone Elsevier; 2006:945-947.

29. Young A, Phillips J, Hancocks H, et al. OC-11 - Anticoagulation therapy in selected cancer patients at risk of recurrence of venous thromboembolism. *Thromb Res*. 2016;140(suppl 1):S172-S173.

30. Schafer AI. Approach to the patient with bleeding and thrombosis. In: Goldman L, Ausiello D, eds. *Cecil Medicine*. 23rd ed. Philadelphia: Saunders Elsevier; 2008:1286-1288.

31. Brass LF, et al. The molecular basis of platelet activation. In: Hoffman R, Furie B, McGlave P, eds. *Hematology: Basic Principles and Practice*. 5th ed. Philadelphia: Churchill Livingstone, Elsevier; 2009:1793-1804.

32. Karsan A, Harlan JM, et al. The blood vessel wall. In: Hoffman R, Furie B, McGlave P, eds. *Hematology: Basic Principles and Practice*. 5th ed. Philadelphia: Churchill Livingstone, Elsevier; 2009:1805-1818.

33. Furie B, Furie B, et al. Molecular basis of blood coagulation. In: Hoffman R, Furie B, McGlave P, eds. *Hematology: Basic Principles and Practice*. 5th ed. Philadelphia: Churchill Livingstone, Elsevier; 2009:1819-1836.

34. McVey JH. Coagulation factors. In: Young NS, Gerson SL, High KA, eds. *Clinical Hematology*. St. Louis: Elsevier - Mosby; 2006:103-123.

35. Ragni MV, et al. Clinical aspects and therapy of hemophilia. In: Hoffman R, Furie B, McGlave P, et al, eds. *Hematology: Basic Principles and Practice*. 5th ed. Philadelphia: Churchill Livingstone, Elsevier; 2009:1911-1930.

36. Lijnen HR, Collen D. Molecular and cellular basis of fibrinolysis. In: Hoffman R, Furie B, McGlave P, et al, eds. *Hematology: Basic Principles and Practice*. 5th ed. Philadelphia: Churchill Livingstone, Elsevier; 2009:1837-1842.

37. Bennett JS. Inherited and acquired disorders of platelet function. In: Young NS, Gerson SL, High KA, eds. *Clinical Hematology*. St. Louis: Elsevier - Mosby; 2006:767-781.

38. Brennan MT, Shariff G, Kent ML, et al. Relationship between bleeding time test and postextraction bleeding in a healthy control population. *Oral Surg Oral Med Oral Pathol Oral Radiol Endod*. 2002;94(4):439-443.

39. Watzke HH. Evaluation of the acutely bleeding patient. In: Young NS, Gerson SL, High KA, eds. *Clinical Hematology*. St. Louis: Elsevier - Mosby; 2006:1169-1179.

40. Rand JH, Senzel L. Laboratory evaluation of hemostatic disorders. In: Hoffman R, Benz EJJ, Shattil SJ, et al, eds. *Hematology Basic Principles and Practices*. 4th ed. Philadelphia: Elsevier - Churchill Livingstone; 2005:2001-2011.

41. Schmaier AH. Laboratory evaluation of hemostatic and thrombotic disorders. In: Hoffman R, Furie B, McGlave P, et al, eds. *Hematology: Basic Principles and Practice*. 5th ed. Philadelphia: Churchill Livingstone, Elsevier; 2009:1877-1884.

42. Bolognia JL, Braverman IM. Skin manifestations of internal disease. In: Fauci AS, ed. *Harrison's Principles of Internal Medicine*. 17th ed. New York: McGraw-Hill; 2008:321-335.

43. Konkle BA. Disorders of platelets and vessel wall. In: Fauci AS, ed. *Harrison's Principles of Internal Medicine*. 17th ed. New York: McGraw-Hill; 2008:718-724.

44. Grandinetti LM, Tomecki KJ. Dermatologic signs of systemic disease. In: Carey WD, ed. *Current Clinical Medicine 2009 - Cleveland Clinic*. Philadelphia: Saunders Elsevier; 2009:244-256.

45. Baz R, Mekhail T. Disorders of platelet function and number. In: Carey WD, ed. *Current Clinical Medicine 2009 - Cleveland Clinic*. Philadelphia: Saunders Elsevier; 2009:669-674.

46. Toh CH. Disseminated intravascular coagulation. In: Young NS, Gerson SL, High KA, eds. *Clinical Hematology*. St. Louis: Elsevier - Mosby; 2006:1134-1155.

47. Schafer AI. Hemorrhagic disorders: disseminated intravascular coagulation, liver failure, and vitimin K deficiency. In: Goldman L, Ausiello D, eds. *Cecil Medicine*. 23rd ed. Philadelphia: Elsevier Saunders; 2008:1314-1317.

48. Liebman HA, Weitz IC. Disseminated intravascular coagulation. In: Hoffman R, Furie B, McGlave P, et al, eds. *Hematology: Basic Principles and Practice*. 5th ed. Philadelphia: Churchill Livingstone, Elsevier; 2009:1999-2009.

49. LoRusso KL, Macik BG. Chronic bruising and bleeding diathesis. In: Young NS, Gerson SL, High KA, eds. *Clinical Hematology*. St. Louis: Elsevier - Mosby; 2006:1079-1089.

50. Weitz JI. Antiplatelet, anticoagulant, and fibrinolytic drugs. In: Fauci AS, ed. *Harrison's Principles of Internal Medicine*. 17th ed. New York: McGraw-Hill; 2008:735-748.

51. Schafer AI. Thrombotic disorders: Hypercoagulable states. In: Goldman L, Ausiello D, eds. *Cecil Medicine*. 23rd ed. Philadelphia: Saunders Elsevier; 2008:1318-1323.

52. Rosendaal FR, Buller HR. Venous thrombosis. In: Fauci AS, ed. *Harrison's Principles of Internal Medicine*. 17th ed. New York: McGraw-Hill; 2008:731-734.

53. Krakow EF, et al. Arterial thromboembolism. In: Hoffman R, Furie B, McGlave P, et al, eds. *Hematology: Basic Principles and Practice*. 5th ed. Philadelphia: Churchill Livingstone, Elsevier; 2009:2055-2066.

54. Lim W, et al. Venous thromboembolism. In: Hoffman R, Furie B, McGlave P, et al, eds. *Hematology: Basic Principles and Practice*. 5th ed. Philadelphia: Churchill Livingstone, Elsevier; 2009:2043-2054.

55. Wells PS, Theberge IA, Bowdridge JC, et al. PO-41 - Rivaroxaban is effective therapy for high risk cancer patients with venous thromboembolic disease. *Thromb Res*. 2016;140(suppl 1):S191-S192.

56. Hirsh J, Schulman S. Antithrombotic therapy. In: Goldman L, Ausiello D, eds. *Cecil Medicine*. 23rd ed. Philadelphia: Saunders Elsevier; 2008:197-205.

57. Weitz IC. Antithrombotic drugs. In: Hoffman R, Furie B, McGlave P, et al, eds. *Hematology: Basic Principles and Practice*. 5th ed. Philadelphia: Churchill Livingstone,

Elsevier; 2009:2067-2082.

58. Peacock WF, Levy PD, Gonzalez MG, et al. Target-specific oral anticoagulants in the emergency department. *J Emerg Med.* 2016;50(2):246-257.

59. Pujol C, Niesert AC, Engelhardt A, et al. Usefulness of direct oral anticoagulants in adult congenital heart disease. *Am J Cardiol.* 2016;117(3):450-455.

60. Rostagno C. New oral anticoagulants in prophylaxis of venous thromboembolic disease in major orthopedic surgery. *Cardiovasc Hematol Disord Drug Targets.* 2016;15(3):204-209.

61. Elliott G. *Concise Review: Low-Molecular-Weight Heparin in the Treatment of Acute Pulmonary Embolism.* New York: McGraw-Hill; 2000. http://www.harrisonsonline.com. Accessed 15 December 2000 2000.

62. Warkentin TE, Crowther MA. Anticoagulant and thrombolytic therapy. In: Young NS, Gerson SL, High KA, eds. *Clinical Hematology.* St. Louis: Elsevier - Mosby; 2006:1114-1134.

63. Verdecchia P, Angeli F, Aita A, et al. Why switch from warfarin to NOACs? *Intern Emerg Med.* 2016;11(3):289-293.

64. Uprichard J. Management of rivaroxaban in relation to bodyweight and body mass index. *Ther Adv Cardiovasc Dis.* 2016;10(5):294-303.

65. Wolosker N, Varella AY, Fukuda JM, et al. Enoxaparin treatment followed by rivaroxaban for the treatment of acute lower limb venous thromboembolism: initial experience in a single center. *Clin Appl Thromb Hemost.* 2016;22(4):377-380.

66. Wang KL, Chu PH, Lee CH, et al. Management of venous thromboembolisms: Part I. The consensus for deep vein thrombosis. *Acta Cardiol Sin.* 2016; 32(1):1-22.

67. Vargas M, Marra A, Perrone A, et al. Bleeding management in patients on new oral anticoagulants. *Minerva Anestesiol.* 2016;82(8):884-894.

68. Toth PP. Considerations for long-term anticoagulant therapy in patients with venous thromboembolism in the novel oral anticoagulant era. *Vasc Health Risk Manag.* 2016;12:23-34.

69. Coller BS, Schneiderman PI. Clinical evaluation of hemorrhagic disorders: the bleeding history and differential diagnosis of purpura. In: Hoffman R, Benz EJJ, Shattil SJ, et al, eds. *Hematology Basic Principles and Practices.* 4th ed. Philadelphia: Elsevier - Churchill Livingstone; 2005:1975-2001.

70. Grines CL, Bonow RO, Casey DEJ, et al. Prevention of premature discontinuation of dual antiplatelet therapy in patients with coronary artery stents: a science advisory from the American Heart Association, American College of Cardiology, Society for Cardiovascular Angiography and Interventions, American College of Surgeons, and American Dental Association, with representation from the American College of Physicians. *J Am Dent Assoc.* 2007;138(5):652-655.

71. Fitzgerald GA. Prostaglandins, aspirin, and related compounds. In: Goldman L, Ausiello D, eds. *Cecil Medicine.* 23rd ed. Philadelphia: Saunders Elsevier; 2008:189-196.

72. Napeñas JJ, Hong CHL, Brennan MT, et al. The frequency of bleeding complications after invasive dental treatment in patients receiving single and dual antiplatelet therapy. *J Am Dent Assoc.* 2009;140(6): 690-695.

73. Weitz JI. New oral anticoagulants in development. *Thromb Haemost.* 2009;103(1):62-70.

74. Wahl M. Dental surgery in anticoagulated patients. *Arch Intern Med.* 1998;158:1610-1616.

75. Wahl MJ. Myths of dental surgery in patients receiving anticoagulant therapy. *J Am Dent Assoc.* 2000;131(1):77-81.

76. Blinder D, Manor Y, Martinowitz U, et al. Dental extractions in patients maintained on oral anticoagulant therapy: comparison of INR value with occurrence of postoperative bleeding. *Int J Oral Maxillofac Surg.* 2001;30(6):518-521.

77. Hirsh J, Fuster V, Ansell J, et al. American Heart Association/American College of Cardiology Fundation guide to warfarin therapy. *J Am Coll Cardiol.* 2003;41(9):1633-1652.

78. Zanon E, Martinelli F, Bacci C, et al. Safety of dental extraction among consecutive patients on oral anticoagulant treatment managed using a specific dental management protocol. *Blood Coagul Fibrinolysis.* 2003;14(1):27-30.

79. Akopov S. Withdrawal of warfarin prior to a surgical procedure: time to follow the guidelines? *Cerebrovasc Dis.* 2005;19(5):337-342.

80. Ansell J, Hirsh J, Dalen J, et al. Managing oral anticoagulant therapy. *Chest.* 2001;119(1 suppl):22S-38S.

81. Bussey HI. Should I stop my patient's warfarin prior to a dental procedure? 2005. http://www.clotcare.com. Accessed 10 May 2006 2006.

82. Federici AB, Sacco R, Stabile F, et al. Optimising local therapy during oral surgery in patients with von Willebrand disease: effective results from a retrospective analysis of 63 cases. *Haemophilia.* 2000;6(2):71-77.

83. Zanon E, Martinelli F, Bacci C, et al. Proposal of a standard approach to dental extraction in haemophilia patients. A case-control study with good results. *Haemophilia.* 2000;6(5):533-536.

84. Scully C, Cawson RA. *Medical Problems in Dentistry.* 5th ed. Edinbugh: Elsevier; 2005.

85. Bajkin B, Popovic S, Selakovic S. Randomized, prospective trial comparing bridging therapy using low-molecular-weight heparin with maintenance of oral anticoagulation during extraction of teeth. *J Oral Maxillofac Surg.* 2009;67:990-995.

86. Brejcha M, Gumulec J, Penka M, et al. Preparation of patients on anticoagulant treatment for invasive surgery. *Vnitr Lek.* 2009;55:272-275.

87. Ahmed I, Gertner E, Nelson WB, et al. Continuing warfarin therapy is superior to interrupting warfarin with or without bridging anticoagulation therapy in patients undergoing pacemaker and defibrillator implantation. *Heart Rhythm.* 2010;7:745-749.

88. Johnson-Leong C, Rada RE. The use of low-molecular-weight heparins in outpatient oral surgery for patients receiving anticoagulation therapy. *J Am Dent Assoc.* 2002;133(8):1083-1087.

89. Vallakati A, Sharma A, Madmani M, et al. Efficacy and safety of novel oral anticoagulants for atrial fibrillation ablation: an updated meta-analysis. *Cardiol Ther.* 2016;

5(1):85-100.

90. Little JW, Miller CS, Henry RG, et al. Antithrombotic agents: implications in dentistry. *Oral Surg Oral Med Oral Pathol Oral Radiol Endod*. 2002;93(5):544-551.

91. Kickler TS. Principles of platelet transfusion therapy. In: Hoffman R, Benz EJJ, Shattil SJ, et al, eds. *Hematology Basic Principles and Practices*. 4th ed. Philadelphia: Elsevier - Churchill Livingstone; 2005:2433-2441.

92. Shuman M. Hemorrhagic disorders: abnormalities of platelet and vascular function. In: Goldman L, Ausiello D, eds. *Cecil Textbook of Medicine*. Philadelphia Saunders: 2004:1060-1069.

第 25 章　先天性出血和高凝状态

部分口腔治疗可能会导致出血。在正常情况下,进行这些治疗的风险很小,但是对凝血因子、血小板或血管先天性缺陷而导致凝血障碍的患者而言,如果口腔医生在进行操作前未了解患者的全身情况,可能会存在严重风险。大多数情况下,在确认患者有先天性出血疾病后,可采取预防措施来降低治疗风险。本章将讨论以下疾病:遗传性出血性毛细血管扩张症(Osler-Weber-Rendu 综合征)、血管性血友病、巨血小板综合征、血小板无力症、血友病 A、血友病 B(克雷司马斯病)和先天性高凝状态。

遗传性(先天性)出血性疾病是通过基因传递给下一代的。可能涉及某一种凝血因子的缺乏、血小板结构异常、血管性血友病因子缺乏和血管畸形(框 25.1)。遗传性出血性疾病比获得性出血性疾病少见。2 000 名就诊于口腔科的患者中,最多

有 10~20 名患先天性出血性疾病。遗传性高凝状态,抗凝血因子缺乏、凝血因子功能亢进,增加了血栓风险,比遗传性出血性疾病更常见。

并发症:先天性出血性疾病患者可能出现鼻出血、易发瘀斑、皮肤和黏膜出血、月经过多、牙龈出血、关节积血、夹层血肿、瘀点和瘀斑,部分患者还会出现胃肠道(gastrointestinal,GI)出血。遗传性毛细血管扩张症患者可能出现皮肤和/或黏膜病损、肺动静脉畸形、脑卒中和脑脓肿。3 型血管性血友病患者,由于凝血因子Ⅷ缺乏,可能出现自发性鼻出血和口腔黏膜出血。可能导致严重出血和死亡。

框 25.1　先天性出血和血栓性疾病

非血小板减少性紫癜
血管壁改变
遗传性出血性毛细血管扩张症

血小板功能障碍
血管性血友病(可能存在继发性凝血因子Ⅷ缺乏)
巨血小板综合征*
血小板无力症
其他

血小板减少性紫癜(非常罕见)
灰色血小板综合征
May-Hegglin 异常
遗传性血小板减少症、耳聋和肾病
Fechtner 综合征
奥尔波特综合征
Sebastian 综合征
其他

凝血障碍
血友病 A(凝血因子Ⅷ缺乏)
血友病 B(凝血因子Ⅸ缺乏)
其他凝血因子缺乏

高凝状态
抗凝血酶Ⅲ缺乏
蛋白 C 缺乏症
蛋白 S 缺乏症
凝血因子 V 莱顿突变
凝血酶原基因 G2021A 突变
高同型半胱氨酸血症

*巨血小板综合征也被归类为血小板减少性疾病

流行病学

最常见的遗传性出血性疾病是血管性血友病[1],美国人群患病率约为 1%。该疾病通常为常染色体显性遗传。血友病 A 由凝血因子Ⅷ缺乏引起,是最常见的遗传性出血性疾病[2],大约每 5 000 名男性新生儿中有 1 名患者。美国有超过 20 000 名血友病 A 患者[3,4],世界范围内约有 4 000 000 名重症血友病患者[2]。由于疾病传递的遗传模式,美国的血友病患者分布存在地区差异。血友病 B(克雷司马斯病)由凝血因子Ⅸ缺乏引起,大约每 30 000 名男性新生儿中有 1 名患者[4]。所有遗传性凝血障碍中约 80% 为血友病 A,13% 为血友病 B,6% 为凝血因子Ⅺ缺乏[4]。巨血小板综合征和血小板无力症是罕见的遗传性血小板缺陷性疾病[1,5]。遗传性出血性毛细血管扩张症(hereditary hemorrhagic telangiectasia,HHT)是罕见的(发病率为 1∶8 000~1∶50 000)血管畸形疾病[6]。埃勒斯-当洛斯综合征、成骨不全、弹性假黄色瘤和马方综合征等罕见的遗传性结缔组织病也可能引起出血,但本章未涉及相关内容[1]。据报道,60% 以上的特发性静脉血栓栓塞症患者为遗传性高凝状态[7]。

病因

患者先天缺乏某一凝血因子,导致凝血障碍,例如:血友病 A 患者缺乏凝血因子Ⅷ,血友病 B(克雷司马斯病)患者缺乏凝血因子Ⅸ。其他凝血因子的先天性缺乏也有报道,但很少见(表 25.1)。当某一凝血因子先天性缺乏时,只有单一的凝血因子受到影响[4,8]。

血管性血友病的主要发病机制是不同程度的血管性血友病因子(von willebrand factor,vWF)缺乏,vWF 能够介导血小板

表 25.1　凝血系统组成

凝血因子	缺乏	功能
凝血因子 II（凝血酶原）	先天性, 罕见	蛋白酶原
凝血因子 X	先天性, 罕见	蛋白酶原
凝血因子 IX	先天性, 罕见	蛋白酶原
凝血因子 VII	先天性, 非常罕见	蛋白酶原
凝血因子 VIII	先天性, 较常见	辅因子
凝血因子 V	先天性, 罕见	辅因子
凝血因子 XI	先天性, 罕见	蛋白酶原
凝血因子 XII	有病例报道该因子缺乏但不引起出血, aPTT 延长	蛋白酶原
凝血因子 I（纤维蛋白原）	先天性, 罕见	结构
血管性血友病因子	先天性, 较常见	黏附
组织因子	不符合	辅因子起始因子
凝血因子 XIII	先天性, 罕见, 该因子缺乏会引起出血, 但 aPTT 和 PT 正常	纤维蛋白稳定
高分子量激肽原	该因子缺乏不引起出血, 但 aPTT 延长	辅酶
前激肽释放酶	该因子缺乏不引起出血, 但 aPTT 延长	辅酶

aPTT, 部分凝血活酶时间；PT, 凝血酶原时间
引自 Mcvey JH：Coagulation factors. In young NS, Gerson SL, High KA, editors：*Clinical hematology*, St. Louis, 2006, Mosby.

在受损血管壁的黏附, 并在血浆中作为载体稳定凝血因子 VIII[1,9]。重症患者血小板黏附功能缺陷合并凝血因子 VIII 缺乏, 可能出现严重出血[1]。巨血小板综合征是由于血小板膜糖蛋白（glycoprotein, GP）I b 缺乏导致的血小板黏附功能缺陷[1,6], 血小板无法通过与 vWF 结合而黏附于血管内皮下组织。血小板无力症是由于血小板膜复合物 GP II b/III a 异常引起的血小板聚集障碍, 血小板能够黏附于血管内皮下组织, 但无法与胶原结合。

遗传性出血性毛细血管扩张症表现为皮肤和黏膜多发性毛细血管扩张病损[6], 受累血管的固有机械性脆性增加, 引起出血。埃勒斯-当洛斯综合征、成骨不全、弹性假黄色瘤和马方综合征患者, 血管壁的结缔组织结构异常, 引起出血[6,10]。这些疾病的详细信息, 请参阅其他文献。

病理生理学与并发症

生理性止血的三个过程为血管收缩、血小板血栓形成和血液凝固。血管收缩和血小板血栓形成为一期止血, 血液凝固为二期止血。血液凝固后, 血凝块可被溶解, 为纤维蛋白溶解过程。详细的止血机制见第 24 章-获得性出血性疾病。

临床表现

症状和体征

遗传性凝血功能障碍患者最常见的临床表现为瘀斑、关节积血和夹层血肿（图 25.1 和图 25.2）[4,8,11]。血小板异常和血小板减少患者最常见的临床表现为瘀点和瘀斑（图 25.3）[3,12,13]。血管缺陷患者最常见的临床表现为瘀点和皮肤、黏膜出血[6]。

实验室检查和诊断结果

出血性疾病的实验室初筛检查为[14-16]：活化部分凝血活酶

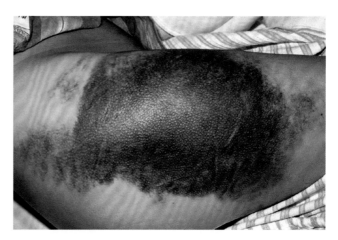

图 25.1　血友病患者由于创伤引起的大面积皮下瘀斑
（引自 Hoffbrand AV Pettit JE：*Color atlas of clinical hematology*, ed 4, London 2010, Mosby. ）

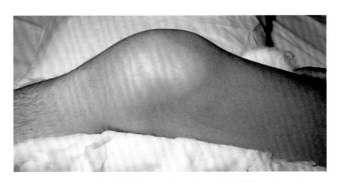

图 25.2　急性膝关节积血是血友病常见的并发症。膝关节呈红、肿、热、痛表现，应了解患者是否存在凝血障碍，并与急性感染进行鉴别（引自 Forbes CD, Jackson WF: *Color atlas and text of clinical medicine*, ed 3, London, 2003, Mosby.）

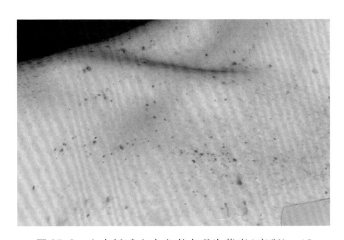

图 25.3　血小板减少症患者表现为紫癜（瘀斑）。15岁男性患者，近期服用了含丙戊酸钠的抗癫痫药物，诱发血小板减少性紫癜，停止服用后，症状基本可逆（引自 Forbes CD, Jackson WF: *Color atlas and text of clinical medicine*, ed 3, London, 2003, Mosby.）

时间（activated partial thromboplastin time, aPTT），凝血酶原时间（prothrombin time, PT）和血小板计数（图 25.4）。如未发现病因，口腔医生可以进一步筛查凝血酶时间（thrombin time, TT）[14-16]。

　　筛查检验为呈阳性的患者应进一步评估，明确凝血因子缺陷的类型，并排查是否存在抑制物。应该由血液科医生开具检查，作出相对应的诊断，并对严重出血患者进行治疗。详细的实验室筛查检验见第 24 章。

　　凝血共同途径的最后阶段为活化的纤维蛋白单体形成稳定的纤维蛋白凝块，aPTT、PT 和 TT 延长的患者这一阶段存在缺陷。首先检测血浆中纤维蛋白原的水平，如果在正常范围内，则进行纤维蛋白溶解系统监测。包括葡萄球菌凝集试验、乳胶凝集试验和优球蛋白凝块溶解时间[14-16]，检测纤维蛋白原和/或纤维蛋白降解产物。

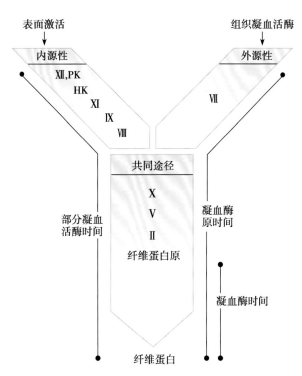

图 25.4　凝血系统组成。内源性凝血系统由蛋白质凝血因子Ⅻ、Ⅺ、Ⅸ和Ⅷ，前激肽释放酶（prekallikrein, PK）和高分子量激肽原（high-molecular-weight kininogen, HK）组成。外源性凝血系统由组织因子和凝血因子Ⅲ组成。凝血系统的共同途径由凝血因子Ⅹ、Ⅴ、Ⅱ和纤维蛋白原（Ⅰ）组成。活化部分凝血活酶时间筛查除组织因子和凝血因子Ⅷ外的所有蛋白质功能。凝血酶原时间筛查组织因子，凝血因子Ⅷ、Ⅹ、Ⅴ、Ⅱ和纤维蛋白原功能。凝血酶时间仅筛查纤维蛋白原的完整性（引自 McPherson RA, Pincus MR, editors: *Henry's clinical diagnosis and management by laboratory methods*, ed 22, London, 2012, Saunders.）

医疗管理

　　对于临床上可能引起出血的先天性疾病患者，重点在于筛查出潜在出血者，并进行手术前的干预。

　　表 25.2 总结了本章所述疾病患者出血倾向的机制和治疗方法。表 25.3 和表 25.4 总结了治疗出血性疾病可选用的商品制剂。

血管异常

　　遗传性出血性毛细血管扩张症，又称 Osler-Weber-Rendu 综合征，是一种罕见的常染色体显性遗传疾病，表现为皮肤、黏膜和内脏的多发毛细血管扩张性病变。ENG 和 ALK-1 编码转化生长因子-β（transforming growth factor-beta, TGF-β）超家族的受体蛋白，该超家族在血管的正常发育起关键作用[17]。ENG 和 ALK-1 突变的患者，常合并肺动静脉畸形和脑脓肿。

　　毛细血管扩张病理表现为，毛细血管后微静脉的局灶扩张，并与扩张的小动脉连接，最初通过毛细血管连接，之后变为直接连接，也可观察到血管周围单核细胞浸润。遗传性出血性毛细血管扩张症患者的血管内皮不连续，平滑肌细胞层不完

表 25.2　先天性出血疾病的医疗管理

疾病	缺陷	医疗管理
遗传性出血性毛细血管扩张症	血管机械脆性异常伴多处毛细血管扩张	激光、手术、雌激素、雌激素加黄体酮
血管性血友病	vWF 缺乏或缺陷引起的血小板黏附障碍,部分患者有凝血因子Ⅷ缺乏	萨利多胺、去氨加压素、氨基己酸、凝血因子Ⅷ替代保留 vWF
血友病 A	凝血因子Ⅷ缺乏或缺陷	去氨加压素、氨基己酸、凝血因子Ⅷ
	部分患者会产生凝血因子Ⅷ抗体(抑制物)	猪凝血因子Ⅷ、凝血酶原复合物、活化的凝血酶原复合物、凝血因子和/或合并抑制物的患者使用类固醇
血友病 B	凝血因子Ⅸ缺乏或缺陷	去氨加压素、氨基己酸、凝血因子Ⅸ
	产生凝血因子Ⅸ抗体(抑制物)的患者比血友病 A 少见	猪凝血因子Ⅷ、PCC、aPCC、凝血因子Ⅶa[*]和/或合并抑制物的患者使用类固醇
巨血小板综合征	血小板膜基因缺陷,GPⅠb 缺乏导致血小板黏附障碍	输血小板、去氨加压素、凝血因子Ⅶa
血小板无力症	血小板膜基因缺陷,GPⅡb、Ⅱa 缺乏	输血小板、去氨加压素、凝血因子Ⅶa

[*] 凝血因子Ⅶa 为活化的凝血因子Ⅶ

aPCC,活化的凝血酶原复合物;GP,糖蛋白;PCC,凝血酶原复合物;vWF,血管性血友病因子

表 25.3　美国食品药品管理局批准的血友病 A 和血友病 B 凝血因子浓缩物

使用灭活技术制备	类型(制造商)	比活性/(IU/mg 蛋白质)
超纯重组凝血因子Ⅷ		
免疫亲和层析、离子交换层析	Recombinate(baxter)	>4 000
离子交换层析、纳米过滤	Refacto(Wyeth)	11 200~15 000
离子交换层析、超过滤	Kogenate FS(Bayer)	>4 000
培养过程中无人和动物来源的蛋白质,免疫亲和层析和离子交换层析	Advate(Baxter)	>4 000~10 000
超纯人血浆凝血因子Ⅷ		
层析和巴氏消毒法	Monoclate P(ZLB-behring)	>3 000
层析和溶剂洗涤剂	Hemofil M(Baxter)	>3 000
高纯度人血浆凝血因子Ⅷ		
层析、溶剂洗涤剂、干热	Alohanate SD(Grifols)vWF	50~>400
溶剂洗涤剂、干热	Koate-DVI(Bayer)vWF	50~100
巴氏消毒法(在溶液中加热)	Humate-P(ZLB-behring)vWF	1~10
猪血浆来源凝血因子Ⅷ		
减毒溶剂洗涤剂	Hyatet-C(Ibsen/Biomeasure)	>50
超纯重组凝血因子Ⅸ		
亲和层析和超过滤	BeneFix(Wyeth)	>200
高纯度血浆凝血因子Ⅸ		
层析和溶剂洗涤剂	AlphaNine SD(Grifols)	>200
单克隆抗体超过滤	Mononine(ZLB-Behring)	>160

表 25.3　美国食品药品管理局批准的血友病 A 和血友病 B 凝血因子浓缩物（续）		
使用灭活技术制备	类型（制造商）	比活性/（IU/mg 蛋白质）
低纯度血浆凝血因子Ⅸ复合体		
溶剂洗涤剂	Profilnine SD（Grifols）	<50
蒸汽加热	Bebulin VH（Baxter）	<50
活化的血浆凝血因子Ⅸ复合体浓度（主要用于存在凝血因子Ⅷ同种抗体、自身抗体和凝血因子Ⅸ抑制剂的患者）		
蒸汽加热	FEIBA（Baxter）	<50
重组凝血因子ⅦA（用于存在凝血因子Ⅷ同种抗体、自身抗体和凝血因子Ⅸ抑制剂的患者）		
亲和层析、溶剂洗涤剂	NovoSeven（Novo Nordis）	50 000

vWF，血管性血友病因子

　　引自 Kessler CM：Hemorrhagic disorders：coagulation factor deficiencies. In Goldman L，Ausiello D，editors：*Cecil medicine*，ed 23，Philadelphia，2008，Saunders.

表 25.4　美国食品药品管理局批准的凝血蛋白酶和替代治疗				
缺乏	遗传方式	患病率	最低止血水平	替代来源
凝血因子 I			50～100mg	冷沉淀/FFP
纤维蛋白原缺乏血症	常染色体 R	罕见，<300 家系		
异常纤维蛋白原血症	常染色体 D 或 R	罕见，>变异		
凝血因子 II（凝血酶原）	常染色体 D 或 R	罕见，25 亲族	正常水平 30%	FFP、凝血因子Ⅸ复合体
凝血因子 V（易变因子）	常染色体 R	1/100 万新生儿	正常水平 25%	FFP
凝血因子 Ⅶ	常染色体 R	1/50 万新生儿	正常水平 25%	重组凝血因子Ⅶa
凝血因子Ⅷ（抗血友病因子）	X 染色体连锁 R	1/5 000 新生儿	轻微出血 25.3%，严重出血 50%，手术或危及生命出血 80%～100%	凝血因子Ⅷ浓缩物
血管性血友病				
1 型和 2 型	常染色体 D	患病率 1%	>50% vWF	去氨加压素
3 型	常染色体 R	1/1 000 000 新生儿	>50% vWF	凝血因子Ⅷ与 vWF 浓缩物
凝血因子Ⅸ（克雷司马斯病）	X 连锁 R	1/30 000 新生儿	正常水平 25%～50%	凝血因子Ⅸ复合体浓缩物
凝血因子 X（Stuart-Prower 因子）	常染色体 R	1/500 000 新生儿	正常水平 10%～25%	FFP 或凝血因子Ⅸ复合体浓缩物
凝血因子Ⅺ（血友病 C）	常染色体 D，严重类型 R	阿什肯纳兹犹太人 4%，全部人群 1/100 万	正常水平 20%～40%	FFP 或凝血因子Ⅸ浓缩物
凝血因子Ⅻ（接触因子）	常染色体 R	未知	无须治疗	
凝血因子ⅩⅢ（纤维蛋白稳定因子）	常染色体 R	1/300 万新生儿	正常水平 5%	FFP、冷沉淀或减毒凝血因子ⅩⅢ浓缩物

　　D，显性；FFP，新鲜冷冻血浆；R，隐性；vWF，血管性血友病因子

　　引自 Kessler CM：Hemorrhagic disorders：coagulation factor deficiencies. In Goldman L，Ausiello D，editors：*Cecil medicine*，ed 23，Philadelphia，2008，Saunders.

整,周围基质缺乏弹性蛋白。因此,患者的出血倾向是由血管壁机械脆弱性异常导致的。通常在40岁出现病损,随着年龄增长,病损数目增加[6,18-21]。

临床症状 在临床检查中,可见发生于皮肤和黏膜任何部位的静脉湖、丘疹性、点状、垫状和线状的毛细血管扩张,主要累及舌和舌下以及面、唇、口周区域、鼻黏膜、指尖、脚趾和躯干。患者常表现为复发性鼻出血,症状随着年龄的增长而加重。因此,疾病的严重程度可以通过首次鼻出血的年龄来评估,在儿童期即发生复发性鼻出血的患者病情较重。皮肤病变常开始于青春期,并终生不断进展。每个器官都可能发生出血,主要累及胃肠道、口腔和泌尿生殖器(图25.5)。胃和十二指肠比结肠更容易出血。其他临床表现包括肝和脾动静脉分流以及颅内、主动脉和脾动脉瘤。肺动静脉瘘与反常栓子引起的血氧饱和度下降、咯血、血胸、脑脓肿和脑缺血有关。据报道,部分家系会并发肝硬化[6,20,21]。

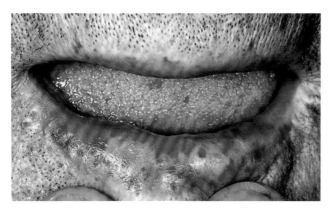

图25.5 遗传性出血性毛细血管扩张症(HHT)。肠道隐匿性出血可导致HHT患者出现严重缺铁性贫血。毛细血管扩张症通过仔细的临床检查即能确诊,该患者面、唇和舌部有多处病变。由于HHT引起的胃肠道失血,该患者曾多次输血,并发乙型肝炎表面抗原阳性肝硬化,可能是因输血感染了乙型肝炎。(引自 Forbes CD, Jackson WF: *Color atlas and text of clinical medicine*, ed 3, London, 2003, Mosby.)

实验室检查和诊断结果

诊断依据临床(Curacao)标准:目前尚无有针对性的实验室检查,只能通过临床检查和出血史评估患者的出血风险。

医疗管理

遗传性出血性毛细血管扩张症尚无特效治疗方案,通常为对症和支持治疗,包括使用激光治疗皮肤病变;中厚皮片移植、动静脉交通栓塞和激素治疗(雌激素或雌激素加黄体酮)鼻出血;肺切除术或栓塞治疗肺动静脉畸形;激素和激光光凝术治疗胃肠道病变[6]。雌激素或黄体酮治疗可能有效,但并未在随机对照临床试验中得到证实[20]。沙利度胺可降低遗传性出血性毛细血管扩张症患者流鼻血(鼻出血)的严重程度和频率[22]。

鼻脉管系统走形,影响激光治疗和鼻中隔植皮成形术的效果。据报道,应用前臂桡侧筋膜皮瓣修复鼻上颌腔,对难治性鼻出血患者有效。此外,抗纤维蛋白溶解药物氨基己酸和氨甲环酸有助于止血,但各研究结果并不一致。血管内皮生长因子拮抗剂、西罗莫司和阿司匹林能够减小病变、改善临床症状。胃肠道出血患者应补充铁和叶酸,部分患者需要输注红细胞和肠外铁[6,20,21]。

血小板异常

血管性血友病

血管性血友病是最常见的遗传性出血性疾病,由遗传性血小板黏附缺陷引起[1]。vWF基因和蛋白的点突变见图25.6。血管性血友病的发病机制为,vWF数量减少或功能异常引起血小板功能障碍。vWF是由巨核细胞和血管内皮细胞合成的一组GP,由单体聚合成复合物,携带(结合)凝血因子Ⅷ,并介导血小板在血管损伤部位的黏附。未结合的凝血因子Ⅷ在血浆中

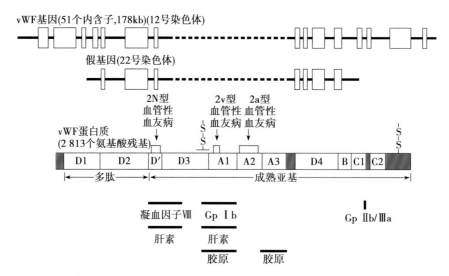

图25.6 血管性血友病因子(vWF)基因和蛋白质的结构。图示vWF基因和假基因的结构,蛋白质结构(包括同源重复结构域),与血管性血友病(vWD)相关的vWF基因点突变位置。Gp,糖蛋白(引自 Hoffman R, Furie B, McGlave P, et al, editors: *Hematology: basic principles and practice*, ed 5, Philadelphia, 2009, Churchill Livingstone.)

被降解[3,9,12,13]。

由于遗传异质性，血管性血友病分为三型（表 25.5）。大多数为常染色体显性遗传（1 型和 2 型）。临床表现为轻度到中度出血。1 型最常见，占血管性血友病的 70%～80%[1]，vWF 数量缺乏较多时，可能出现与血友病 A 相似的临床表现[1]。2A 型占 15%～20%。其他类型少见[1,8]。3 型血管性血友病罕见，

为常染色体隐性遗传，导致 vWF 和凝血因子Ⅷ严重缺乏[1,3,9,12,13]。血管性血友病的临床表现差异很大，vWF 显著降低或 vWF 无法与凝血因子Ⅷ结合时，可能出现与血友病 A、血小板黏附缺陷相似的症状和体征[1]。轻症患者，表现为手术或创伤后出血。重症患者，即 2N 型和 3 型，表现为自发性鼻出血或口腔黏膜出血[1,3,9,12,13]。

表 25.5　血管性血友病多聚体分析和实验室诊断分型

分型	多聚体	瑞斯托霉素辅因子活性	凝血因子Ⅷ活性	高分子量 vWF 多聚体	瑞斯托霉素诱导血小板聚集
1 型（传统）	统一减少	轻度下降	中度下降	正常	轻度下降或正常
2A	大分子量和中分子量多聚体减少	重度下降	轻度下降或正常	中度下降	轻度下降
2B	大分子量多聚体减少	中度下降	轻度下降或正常	轻度下降	上升
2M	轻度下降或正常	轻度下降	轻度下降或正常	正常	轻度下降
2N	正常	正常	中度下降	正常	正常
3	缺失	显著下降	显著下降	显著下降或缺失	显著下降

vWF，血管性血友病因子

引自 Kessler CM：Hemorrhagic disorders：coagulation factor deficiencies. In Goldman L，Ausiello D，editors：*Cecil medicine*，ed 23，Philadelphia，Saunders，2008，pp 1301-1313 and Baz R，Mekhail T：Disorders of platelet function and number，In carey WD，et al，editors：*Current clinical medicine* 2009-cleveland Clinic，Philadelphia，2009，Saunders.

临床表现

症状和体征　轻症血管性血友病患者，由于血小板黏附障碍，常表现为皮肤和黏膜出血。重症患者，凝血因子Ⅷ水平低，可表现为关节积血和夹层血肿，皮肤瘀点少见，而胃肠道出血、鼻出血和月经过多更常见。图 25.7 显示了 1 型血管性血友病患者的出血部位和频率，创伤或外科手术可能引起严重出血。重症患者有阳性家族史，并有创伤或手术后出血史。轻症患者可无出血史[1]。

实验室检查和诊断结果　实验室检查对血管性血友病的诊断很重要。筛查检验可能显示 aPTT 延长，血小板计数正常或略有减少、PT 和 TT 正常。需要进一步检查来明确诊断和分型，包括瑞斯托霉素辅因子活性检测、瑞斯托霉素诱导血小板聚集测定、vWF 免疫分析、vWF 多聚体分析和凝血因子Ⅷ特异性测定[1,3,9,12,13]。

医疗管理

治疗方案取决于患者的临床表现和分型[1]。可使用冷沉淀、含高分子量 vWF 多聚体的凝血因子Ⅷ浓缩物（Humate-P、Koate HS）和去氨加压素［1-去氨基-8-右旋-精氨酸加压素（DDAVP）］[1]。去氨加压素对部分患者无效，因此，使用前必须评估患者对药物的反应。去氨加压素可在手术前 1 小时通过胃肠道或鼻喷雾剂给药。胃肠道给药的剂量为 0.3μg/kg 体重，最大剂量为 20～24μg。鼻喷雾剂 Stimate，含去氨加压素 1.5mg/ml，给药剂量为 300mg/kg 体重。通常使用 1 剂。如需第 2 剂，则在首剂后 8～24 小时使用。老年心血管疾病患者慎用，可能诱发血栓形成[1,3,9,12,13]。

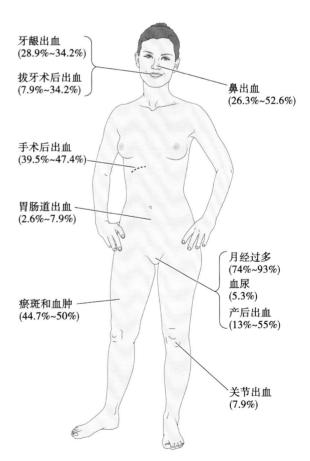

牙龈出血（28.9%～34.2%）
拔牙术后出血（7.9%～34.2%）
鼻出血（26.3%～52.6%）
手术后出血（39.5%～47.4%）
胃肠道出血（2.6%～7.9%）
月经过多（74%～93%）
血尿（5.3%）
产后出血（13%～55%）
瘀斑和血肿（44.7%～50%）
关节出血（7.9%）

图 25.7　1 型血管性血友病患者出血的部位和频率（引自 Armstrong E，Konkle BA：von Willebrand disease. In young NS，Gerson SL，High KA，editors：*Clinical hematology*，St. Louis，2006，Mosby.）

治疗需明确疾病分型。去氨加压素对 1 型患者有效,但对 3 型及大多数 2 型患者无效[1]。这部分患者可使用含 HMW (high molecular weight,高分子量) vWF 多聚体(Humate-P 和 Koate HS)的凝血因子Ⅷ替代治疗。存在 vWF 功能异常的 2 型患者,可使用 Humate-P 和 Koate HS,以提供功能性的 HMW vWF 和凝血因子Ⅷ。3 型血管性血友病患者,可使用以上药物替代缺乏的 vWF 和凝血因子Ⅷ[1]。女性患者需口服避孕药,调节月经周期,预防月经期过量出血[3,9,12,13]。

其他遗传性血小板功能障碍

本章对两种最常见的遗传性血小板功能障碍(hereditary platelet function disorders,HPFD):巨血小板综合征和血小板无力症进行阐述。其他 HPFD 包括灰色血小板综合征(伴骨髓纤维化)的 α 颗粒缺乏、赫曼斯基-普德拉克综合征和白细胞异常色素减退综合征中的溶酶体相关细胞器如黑色素体、血小板致密体的生物发生过程异常。此外,表面受体[P2Y(12),TPα] 缺陷、信号通路蛋白质(包括威斯科特-奥尔德里奇综合征)缺陷和血小板促凝活性(斯科特综合征)异常可导致 HPFD[23,24]。

遗传性血小板减少症(hereditary thrombocytopenia,HT)非常罕见。几种疾病被归类为 HT,包括 Fechtner 综合征、Alport 综合征、Sebastian 血小板综合征和由 HT、耳聋和肾脏疾病组成的综合征[25-27]。本书不进行阐述,读者可以通过血液学书籍了解这些疾病的更多信息。

巨血小板综合征

巨血小板综合征是常见的遗传性血小板黏附障碍疾病。巨型血小板存在缺陷,与 vWF 相互作用异常[1]。部分患者血小板计数减少,部分学者倾向于将该综合征归类为 HT[27]。发病机制为血小板 GPⅠb/Ⅸ-V 复合物基因突变[1],导致血小板膜上的 GPⅠb 的功能和数量缺陷。GPⅠb 为 vWF 的受体。

临床表现　巨血小板综合征的典型临床表现包括鼻出血、易瘀伤、黏膜出血、围手术期出血和月经过多。也可表现为瘀斑、牙龈出血和胃肠道出血。可能出现间歇性、无诱因出血[1,28,29]。

实验室检查和诊断结果　在充分评估患者体格检查和出血史的基础上,进行血小板相关出血性疾病的筛查。有相关出血史和可疑阳性家族史的患者,需要进行筛查试验。血管性血友病的患病率约为 1%,因此,可疑遗传性出血性疾病的患者应首先进行完整的血管性血友病相关检查(凝血因子Ⅷ凝血活性、vWF 抗原、瑞斯托菌素辅助因子活性),因为多数患者仅有某一结果异常。如果以上检查结果正常,应进行血小板聚集试验(应确认至少 1 周内未使用抗血小板药物)。

通过观察血小板的形态,能够筛查两种罕见的血小板功能缺陷疾病:巨血小板综合征(与巨大血小板相关)和灰色血小板综合征(血小板储存池紊乱的一种亚型,光学显微镜下观察到血小板形态异常)[30]。由于缺乏特异性的标准化检查,血小板缺陷的诊断很困难,必须结合患者的病史和临床出血症状[1,29]。排除血管性血友病后,结合血小板计数和血涂片调查,能够提供初步诊断。光学比浊法是目前公认的评估血小板功能的“金标准”[1,29,31]。血小板功能障碍的实验室检查结果为血小板计数低、巨大血小板、血小板黏附缺陷、瑞斯托霉素诱导的聚集降低[1,5,29,31]。

医疗管理　巨血小板综合征患者通常的治疗通常是支持性的,避免使用抗血小板药物,必要时输注血小板。重组活化凝血因子Ⅶ和去氨加压素能够缩短出血时间,但有效性存在个体差异[5,28,32,33]。

Glanzmann 血小板无力症

Glanzmann 血小板无力症(GT)是一种罕见的常染色体隐性遗传的血小板功能障碍疾病。纤维蛋白原受体 GPⅡb/Ⅲa 受体在血小板的黏附和聚集中发挥重要功能,GT 的发病机制为血小板膜上 GPⅡb/Ⅲa 的缺乏或缺陷,血小板无法与纤维蛋白原结合、聚集[1,34,35],通过与 vWF 结合而非纤维蛋白原黏附于血管内皮下组织。患者的出血是难以预测的[1,5,36,37]。

Glanzmann 血小板无力症在某些种族中发病率高,有家族聚集性,例如印度人、伊朗人、伊拉克犹太人、巴勒斯坦人、约旦阿拉伯人以及法国吉普赛人。通过蛋白质和直接基因分型进行携带者筛查[1],对于预防家系成员的发病非常重要。

临床表现　GT 的临床表现包括鼻出血、易瘀伤、口腔和牙龈出血、胃肠道出血、围手术期出血、关节积血和月经过多。可能出现间歇性、无诱因出血。患者有小伤口出血和创伤后出血史[1]。

实验室检查和诊断结果　GT 的实验室诊断检查与巨血小板综合征相同。

医疗管理　控制出血的方法包括:生活方式建议和健康宣教、政府规章、抗纤溶激素治疗、输注血小板和重组活化凝血因子Ⅶ。据报道,80~120μg/kg 剂量的活化凝血因子Ⅶ可有效控制扁桃体切除术后出血和输注血小板无效的严重鼻出血[38,39]。

凝血障碍

血友病 A

血友病 A 患者的凝血异常是由凝血因子Ⅷ的缺乏或缺陷引起的。凝血因子Ⅷ在血浆中与 vWF 结合,未结合的凝血因子Ⅷ被降解。凝血因子Ⅷ由内皮细胞合成,其他大多数凝血因子由肝脏合成。然而,部分血友病患者接受肝脏移植治疗后,肝实质细胞也会合成因子凝血因子Ⅷ[40-42]。

血友病 A 为 X 连锁隐性遗传[2,43]。致病基因位于 X 染色体上(F8 基因)。男性患者不会将疾病遗传给儿子,而女儿由于继承了 X 染色体则会成为疾病携带者。女性携带者的儿子有 1/2 概率为血友病 A 患者,女儿有 1/2 概率为血友病 A 携带者。出血严重程度因亲缘关系而异,在特定的亲缘关系中,临床症状的严重程度是一致的,例如,重症血友病患者的亲属易发生严重出血。致病基因的突变率非常高(高达 30%),这就解释了血友病 A 这种罕见病症,在传递数代后不会消失。因此,阴性家族史不能完全排除血友病 A 的可能性[4,11]。

凝血因子Ⅷ活性测定可用于筛查女性携带者。大约 50% 的携带者凝血因子Ⅷ水平降低(≈50% 正常凝血因子Ⅷ水平),另一部分携带者凝血因子Ⅷ水平正常。vWF 的免疫分析能够提高血友病 A 携带者的检出率。目前，多态 DNA 探针可以检测出 90% 的受累家系和 96% 以上的携带者[2,4,11,43]。

女性也可能患血友病。女性携带者和男性患者婚配，生育的女儿可能患病，并有 1/2 概率遗传携带者母亲和患病父亲的共两条异常 X 染色体，为血友病 A 纯合子。另外，血友病可能发生在少数杂合子携带者中。一些罕见的血友病女性患者为新致病基因突变导致[2,43]。

正常的体内稳态需要至少 30% 的活性凝血因子Ⅷ。有症状的患者凝血因子Ⅷ水平通常低于 5%。凝血因子Ⅷ水平为 5%～30% 时，为轻度血友病。凝血因子Ⅷ水平为 1%～5% 时，为中度血友病。凝血因子Ⅷ水平小于 1% 时，为重度血友病。60% 的血友病患者为重度[44]。

临床表现

重症血友病 A 患者表现为轻伤后的严重出血。血友病 A 典型的出血症状，如关节积血，常在没有明显创伤的情况下出现（图 25.8）。血友病患者出血的频率和严重程度与血液中凝血因子Ⅷ的水平有关。重症血友病患者（<1% 凝血因子Ⅷ）可能会出现严重的自发性出血。关节积血、瘀斑和软组织血肿很常见（图 25.9 和图 25.10）。

重度血友病患者可能发生口腔、牙龈、唇、舌和鼻的自发性出血，胃肠道和泌尿生殖器出血也很常见。中度血友病患者（1%～5% 凝血因子Ⅷ）表现为轻度创伤或手术后的中度出血，关节积血和软组织血肿的发生率较低。轻度血友病患者（5%～30% 凝血因子Ⅷ）表现为重大创伤或手术后的轻度出血。关节积血和软组织血肿少见[4,8,11]。

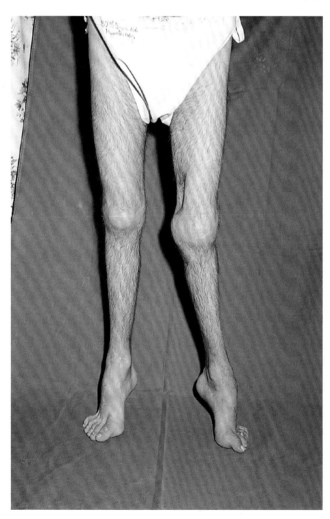

图 25.8　血友病患者右侧膝关节积血（引自 Hoffbrand AV：*Color atlas of clinical hematology*，ed 3，St. Louis，2000，Mosby. ）

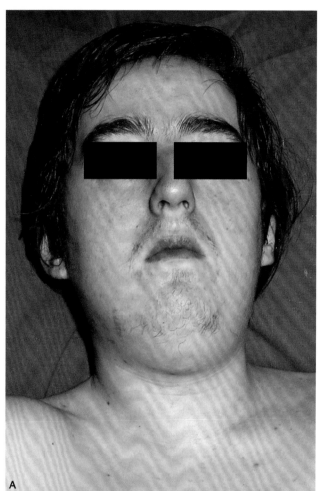

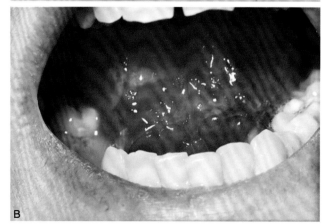

图 25.9　A，血友病患者口内创伤后出血导致的颌下区肿胀；B，出血后口底抬高（引自 Hoffbrand AV：*Color atlas of clinical hematology*，ed 3，St. Louis，2000，Mosby. ）

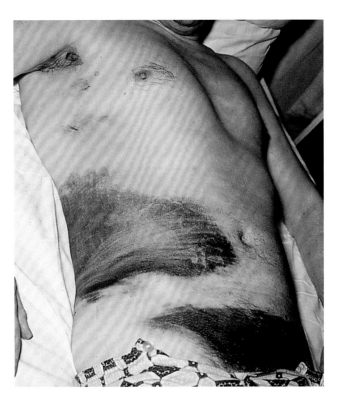

图 25.10 血友病患者的巨大血肿。无重大创伤情况下，发生大范围血肿常提示存在严重的凝血障碍。可能原因包括血友病、克雷司马斯病、血管性血友病和抗凝治疗失控。内出血是常见的并发症，患者需要紧急检查和治疗（引自 Forbes CD，Jackson WF：*Color atlas and text of clinical medicine*，ed 3，London，2003，Mosby. ）

血友病患者在小创伤例如剃刀割伤后通常不会出血。然而在较大创伤后，常发生超过受伤程度的出血。可能表现为大量、危及生命的出血，或者可能表现为持续数天、数周或数月的缓慢、持续渗血。在手术或创伤当时，能够正常止血。延迟数小时甚至数天后，可能突发性、严重出血。静脉壁存在弹性，血友病患者进行规范的静脉穿刺风险较小[45]。

实验室检查和诊断结果

筛查结果显示 aPTT 延长、PT 正常、血小板计数正常（非血管性血友病患者），提示内源性凝血途径异常。进一步将患者血液与混合血浆样本混合（混合试验），重复测定 aPTT。aPTT 正常，进行特异性分析，明确是哪种凝血因子缺乏；aPTT 异常，则进行抑制物（凝血因子抗体）检测[4,8,11]。

医疗管理

血友病患者管理中重要的非药物治疗：避免接触性运动，患者宣教包括加强运动（如游泳），避免服用阿司匹林和其他非甾体类抗炎药（nonsteroidal antiinflammatory drugs，NSAID），对关节受累患者进行关节外科和物理治疗评估，接种肝炎疫苗[2]。

血友病患者的长期存活率与供体血液中人类免疫缺陷病毒（immunodeficiency virus，HIV）和丙型肝炎病毒（hepatitis C virus，HCV）感染相关。尽管采取多种措施来确保血液制品的病毒安全性，但近 70% 的血友病患者血清 HIV 呈阳性。HIV 阴

性的轻度血友病患者生存期正常。创伤后颅内出血是血友病患者感染 HIV 后死亡的第二常见原因，发生率为 10%，死亡率为 30%[2]。HIV 使血友病患者的死亡率增加两倍，导致超过 55% 血友病患者的死亡[8]。而正常人群中，颅内出血的死亡率为 2%~8%。超过 75% 的血友病 A 成人患者和 45% 的血友病 B 成人患者呈 HIV 阳性。HIV 蛋白酶抑制剂能够延长患者的生存时间。除 HIV 和 HCV 感染外，患者预期寿命与血友病的严重程度相关，重度血友病的死亡率比轻至中度高 4~6 倍。合并抑制物的患者死亡率更高[2,8]。

长期治疗的目标是预防自发性出血和围手术期出血。预防性应用重组凝血因子Ⅷ能够防止年轻男性重度血友病 A 患者的关节损伤，降低关节及其他部位出血频率，但由于保险报销比例低，治疗费用昂贵。植入表达凝血因子Ⅷ的转基因纤维母细胞，是安全有效的，可用于治疗重度血友病。血友病可能是第一种使用基因治疗的常见严重遗传性疾病[2]。

预防和控制血友病 A、血友病 B 患者急性出血的原则是补充足够量缺陷或缺失的凝血因子。替代治疗产品的选择取决于可获得性、有效性、风险和费用。重组凝血因子的费用是血浆源性凝血因子的 2~3 倍。重组凝血因子的生产能力有限，常常存在短缺。在美国，60% 的重度血友病患者使用重组凝血因子[2]。

凝血因子Ⅷ浓缩物可有效控制重度血友病患者的自发性和创伤性出血。30% 的重度血友病 A 患者使用凝血因子Ⅷ后，产生中和凝血因子Ⅷ的同种异型抗体（抑制物）。75% 合并抑制物的患者，可使用重组活化的凝血因子Ⅶ控制自发性出血和预防术中出血[2]。

替代因子 重度血友病患者使用凝血因子Ⅷ替代治疗方案如下。轻度的自发性出血或创伤性出血，需要补充 25%~30% 的凝血因子Ⅷ。预防或治疗大型口腔操作中的严重出血或大型手术后的维持替代治疗，需要补充 50% 或以上的凝血因子Ⅷ。大型手术中发生危及肢体或生命的出血，需要补充 80%~100% 的凝血因子Ⅷ[2,4,8,11]。

根据患者个体的病史和传染病暴露史（见表 25.3），选择合适的凝血因子浓缩物。重组凝血因子和血浆源性凝血因子替代制剂的有效性相同。重组凝血因子Ⅷ浓缩物可用于所有无凝血因子浓缩物治疗史的患者，接受凝血因子浓缩物治疗的 HCV 和 HIV 血清学阴性患者和手术或创伤后使用去氨加压素治疗反应不佳的轻度或中度血友病患者[2]。血浆源性凝血因子浓缩物可用于 HCV 和 HIV 血清学阳性患者。免疫耐受诱导和预防方案治疗首选高纯度的凝血因子[4,8,11]。

不合并抑制物的血友病患者 不合并凝血因子Ⅷ诱导性抑制物的血友病患者可以进行所有类型的普通外科手术（抑制物是凝血因子Ⅷ的抗体，是由于输注凝血因子Ⅷ替代物导致的）。手术后出血的发生率为 6%~23%，膝关节的骨科手术后出血的发生率上升到 40%。轻度凝血因子Ⅷ缺乏的患者在单独使用去氨加压素[1-脱氨基-8-D-精氨酸（DDAVP），也称血管加压素]或联合使用 ε-氨基己酸（氨基己酸）后，可进行外科手术。去氨加压素能够在短时间内增加凝血因子Ⅷ水平，静脉给药剂量为 0.3mg/kg，经鼻给药剂量为 300mg/kg。第 1 次给药后 8~24 小时，可第 2 次给药[44]。

氨基己酸是一种有效的抗纤维蛋白溶解药，能抑制口腔分

泌物中的纤溶酶原激活物,并稳定组织中的血凝块。更严重的抗血病因子(anti-hemophilic factor, AHF)缺乏患者,需要进行凝血因子Ⅷ替代治疗,并联合应用氨基乙酸。禁用阿司匹林、含阿司匹林的药物和其他损害血小板功能并可能导致严重出血的非甾体抗炎药。凝血因子Ⅶa 是一种新型的重组药物,可用于合并诱导性抑制物的重度血友病 A 患者[44]。

合并抑制物的血友病患者 凝血因子Ⅷ抑制物给治疗带来很大困难。抑制物通常为凝血因子Ⅷ的免疫球蛋白 G(immunoglobulin G,IgG)抗体。反复输注凝血因子Ⅷ替代制剂的患者,会产生凝血因子Ⅷ抑制物(抗体)。大约 5%~10% 的血友病患者合并抑制物。凝血因子Ⅷ浓缩物的广泛应用,增加了产生抑制物的风险。20%~30% 的重度血友病患者合并抑制物。40% 合并抑制物的血友病患者为"低反应型"。抑制物水平因使用凝血因子Ⅷ浓缩物而增加的血友病患者为"高反应型",60% 合并抑制物的血友病患者为该类型。血友病患者的治疗方案决定于是否合并抑制物及反应类型,高反应型患者病情最难控制。

低反应型患者的轻度出血可使用凝血因子Ⅷ浓缩物治疗。使用剂量高于不合并抑制物的患者。也可以使用活化的凝血酶原复合物浓缩物。当存在低水平的交叉反应时,可以使用猪凝血因子Ⅷ制剂[2]。

重组活化凝血因子Ⅶa 制剂(NovoSeven)对高反应型血友病患者有效[2,8,46]。

血友病 B

血友病 B(克雷司马斯病)机制为凝血因子Ⅸ缺乏或缺陷,为 X 染色体连锁隐性遗传(F9 基因)[11]。据报道,少数女性患者凝血因子Ⅸ水平低于 10%。和血友病 A 类似,血友病 B 主要发生于男性。重度患者凝血因子Ⅸ水平低于正常值的 1%,血友病 B 的重度患者较血友病 A 少。血友病 A 和血友病 B 的临床表现相似,实验室筛查试验结果相似。轻度和重度出血可使用纯化的凝血因子Ⅸ治疗(见表 25.3)。重组凝血因子Ⅸ已应用于临床[2,8,46]。

基因治疗 血友病 A 和血友病 B 都是由特定、已知的基因突变引起的疾病,可以使用基因治疗[8,47]。尽管美国已经开展了基因治疗的临床实验[44,40,48],但载体的安全性、载体免疫应答和抑制物抗体的形成等问题尚未解决,转基因表达的最佳水平尚未确定[4,8]。

其他遗传性凝血因子缺乏

先天性凝血酶原缺乏罕见。凝血因子Ⅴ缺乏也属罕见,报道发病率为 1/100 万[4]。凝血因子Ⅶ缺乏,为常染色体隐性遗传,男性和女性同样受累,发病率约为 1/50 万[4]。凝血因子Ⅹ缺乏发病率约为 1/50 万[4]。凝血因子Ⅺ缺乏常见于阿什肯纳兹犹太人,也见于非犹太人。凝血因子Ⅻ、前激肽释放酶或高分子量激肽原缺乏不引起出血,但 aPTT 延长。其他引起出血的非常罕见的凝血因子缺乏,如凝血因子ⅩⅢ,仅有 100 例报道[49],患者的 PT 和 aPTT 正常。

少数有典型出血史的患者,筛查试验为阴性。目前的诊断方法还不能明确这些患者的病因。创伤或手术后延迟出血史比阴性的实验室结果更为重要[6,8,11,15]。

三种已知的凝血系统缺陷不影响 PT、aPTT 和 TT。这些缺陷非常罕见,包括凝血因子ⅩⅢ缺乏、α_2 纤溶酶抑制物缺乏和纤溶酶原激活剂抑制物-1 缺乏(主要的纤溶酶原激活物抑制物)。明确出血史但凝血试验阴性(PT、aPTT 和 TT)患者需要进一步检查,如 5M 尿素试验[44]。

使用替代产品治疗的感染风险

使用冷沉淀、某些凝血因子Ⅷ浓缩物和新鲜冷冻血浆存在一些严重风险。如乙型肝炎病毒(hepatitis B virus, HBV)、HCV 和 HIV 感染[45]。

在 20 世纪 80 年代,90% 以上接受多次输血的血友病患者呈 HIV 阳性,进一步发展为获得性免疫缺陷综合征(acquired immunodeficiency syndrome, AIDS),许多患者因此失去生命。1985 年开始,无菌浓缩物的出现、严格的供体筛查以及重组产品的使用,血液制品管理措施大大降低了因输血感染 HIV 的风险。血友病 B 患者合并 AIDS 的情况较少,可能与发生率低有关。1900—1990 年的血友病死亡率,反映了 HIV 感染的影响。生存率从 1970 年开始增加,当时出现了凝血因子Ⅷ替代物,到 1980 年,患者平均预期寿命为 68 岁。然而,1980—1990 年,患者平均预期寿命减少到 49 岁。大多数是由输入被污染的血液制品感染 HIV 引起的[45]。

在 20 世纪 70 和 80 年代,90% 以上使用血浆源性凝血因子浓缩物治疗的血友病患者感染了 HCV。20 世纪 80 年代后期开始的 HCV 抗体的供体筛查,1985 年开始的病毒灭活以及超纯浓缩物的使用,使感染率大大降低。然而,由于早期血库被污染,80% 以上成人血友病患者合并 HCV 感染。25% 以上成人血友病患者存在活检证实的肝硬化,HCV 感染是该人群中第二大死因。合并 HIV 感染增加肝功能衰竭的风险[4,40,42]。

过去存在通过血液传播的其他病原体感染。包括多种肝炎病毒(HAV、HBV、HDV 和 HGV)和细小病毒 B19。由于供体筛查和病毒灭活技术,自 1985 年以来,肝炎病毒(A、B、D 和 G)感染风险不高。1985 年以前,多数反复使用浓缩物替代治疗的血友病患者感染了 HBV。慢性感染率为 5%~10%,部分患者随后会出现肝功能衰竭。1/1 000 的血液供体存在细小病毒 B19 感染,甚至存在于减毒制剂中[4,40,42]。血友病患者感染细小病毒 B19 的长期预后还不清楚。

血液供体的筛查、病毒灭活、超纯浓缩物的制备和猪来源凝血因子Ⅷ的使用,大大降低了血友病患者感染 HIV、HCV、HBV、HGV 和其他病原体的风险[4,40,42]。

先天性高凝状态

多数静脉血栓栓塞的患者具有高凝状态的遗传背景。静脉血栓栓塞通常始发于成年早期,但可以在从儿童早期到老年的任何年龄。遗传性高凝状态的患者很少发生动脉血栓。原发性高凝状态的机制为抗血栓形成因子缺乏(抗凝血酶Ⅲ、蛋白 C 和蛋白 S)或促血栓形成因子[凝血因子Ⅴa(活化蛋白 C 拮抗、凝血因子Ⅴ Leiden 突变);凝血酶原(凝血酶原 G20210A 突变),凝血因子Ⅶ、Ⅺ、Ⅸ、Ⅷ、血管性血友病因子,纤维蛋白原和高同型半胱氨酸血症]增加(图 25.11)[50,51]。

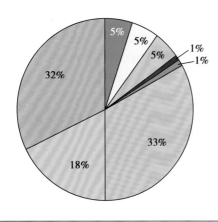

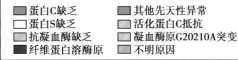

图 25.11　2003 年特发性深静脉血栓形成患者先天性高凝状态检测结果（引自 Deitcher SR: Hypercoagulable states. In Carey WD, et al, editors: *Cleveland clinic's current clinical medicine*, ed 2, philadelphia, 2012, Saunders.）

遗传性的抗凝血酶Ⅲ缺乏或缺陷导致纤维蛋白积聚增加和终身血栓形成倾向。抗凝血酶是凝血酶和其他活化凝血因子的主要生理抑制剂,因此,抗凝血酶缺乏导致蛋白酶活性失调和纤维蛋白形成。人群中无症状杂合子抗凝血酶缺乏的频率可能是 1/350,大多数受累者为沉默突变并且从未出现血栓。人群中有症状的抗凝血酶缺乏的患病率大约为 1/2 000~1/5 000。在所有静脉血栓栓塞患者中,抗凝血酶缺乏检出率仅约 1%[50]。

蛋白 C 缺乏导致纤维蛋白形成失调,机制为凝血过程中两个重要的辅因子凝血因子Ⅷa 和Ⅴa 灭活障碍。人群中杂合子蛋白 C 缺乏的患病率大约为 1/200~1/500。所有静脉血栓栓塞患者中,蛋白 C 缺乏的发生率为 3%~4%[50]。

蛋白 S 是活化蛋白 C(activated protein C, APC)重要的辅因子,其缺乏表现与蛋白 C 相似,机制为凝血因子Ⅷa 和Ⅴa 灭活障碍,导致纤维蛋白生成失调。人群中蛋白 S 缺乏的患病率尚不清楚。在静脉血栓栓塞的患者中发生频率(2%~3%)与蛋白 C 缺乏的频率接近[30]。

凝血因子Ⅴ Leiden 突变(活化蛋白 C 拮抗)在健康的白人群体中发生率较高(3%~7%),但在某些黑人和亚洲人群中的发生率较低[52]。多个研究显示,静脉血栓栓塞患者,存在活化蛋白 C 抵抗(10%~64%)[50-52]。

凝血酶原基因第 20210 氨基酸处由鸟嘌呤(G)置换突变为腺嘌呤(A),与血浆凝血酶原水平升高有关,增加了静脉血栓形成的风险。这种获得性功能突变的等位基因频率在白人群体中为 1%~6%,但在其他种族群体中较低。静脉血栓栓塞患者中,凝血酶原基因 G20210A 突变的发生率为 6%~8%[50,51]。

由于缺乏全面的筛查试验,原发性高凝状态的实验室诊断需要单独筛查每种疾病。基于功能、免疫学或基于 DNA 的检测可用于检测抗凝血酶缺乏:蛋白 C 缺乏、蛋白 S 缺乏、APC 拮抗(因子Ⅴ Leiden 突变)和凝血酶原基因 G20210A 突变[50,51]。

有关原发性高凝状态患者的诊断和医疗管理的更多详细信息,请参见医学和血液学相关教材。一般来说,这些患者可以进行必要的口腔治疗。

牙科管理

患者识别　口腔医生可通过以下四种方法来识别可能存在出血问题的患者:病史采集、仔细的体格检查、实验室筛查试验和手术或侵入性口腔操作后大量出血病史。

病史和症状　重度凝血障碍患者可能有异常出血史,不详细询问病史可能会漏诊。自发性关节积血和肌肉出血高度提示重度血友病。然而鼻出血、牙龈出血和月经过多提示血小板减少症、血小板异常或血管性血友病[6]。一些出血症状与特定出血性疾病相关,例如,拔牙后延迟出血提示血管性血友病或血小板异常的可能性高于血友病。瘀伤和出血史但凝血试验和血小板计数正常可能提示血管疾病如 HHT、库欣病、坏血病、埃勒斯-当洛综合征或其他类似疾病[17]。

病史需包含以下六方面:出血性疾病家族史;手术、外科操作、拔牙术后过量出血;创伤后过量出血;使用抗凝或止痛药物;既往病史和现病史;自发性出血(如鼻出血)。

出血性疾病家族史

血友病家族史阳性的男性有患该病的风险。血友病在女性中非常罕见,但是男性患者和女性携带者结婚所生育的女性后代,可能患血友病,发生概率为 1/2。1 型血管性血友病患者的后代也可能患病,发生概率为 33%。遗传性结缔组织疾病或遗传性出血性毛细血管扩张症患者的后代有患出血性疾病的风险。罕见的血小板功能异常家族中,如巨血小板综合征或 Glanzmann 血小板无力症,出血性疾病可能传给后代。

最有意义的病史是近期大创伤后过度出血的阴性或阳性病史。阴性病史的患者为非出血者。相反,阳性病史的患者为出血者。轻度出血疾病患者轻伤后的阴性出血史,不能排除其重大手术或创伤后的出血可能。因此,更近期和更严重的手术或创伤,能够更准确地提示出血性疾病的存在。

体格检查

口腔医生需要检查患者口腔及咽部的皮肤和黏膜,以发现可能提示出血性疾病的体征。体征包括瘀点、瘀斑(瘀伤)、蜘蛛痣、毛细血管扩张、黄疸、苍白、发绀(可能为血小板减少症)。当口腔医生发现上述体征,且无法用病史及其他临床表现解释时,应建议患者进行内科评估。

实验室筛查试验

口腔医生可以使用四种实验室试验来筛查先天性出血性疾病患者:血小板计数、aPTT、PT 和 TT。血小板计数可用于筛查血小板减少症。aPTT 用于评估内源性和共同凝血途径,反映血管损伤区域残留血液的凝血能力。影响内源性和共同凝血途径的疾病(血友病、肝病)或部分纤溶亢进会使 aPTT 延长。

阳性结果有助于血液科医生发现可能的出血性疾病病因,并选择更具特异性的试验。

医疗决策

在有出血史和体格检查阳性的情况下,提示患者可能患出血性疾病,不应进行手术操作。对于这种患者,口腔医生应选择合适的实验室筛查试验或建议血液科就诊。如口腔医生筛查的患者实验室检查结果异常,应建议血液科就诊,明确诊断、治疗和控制建议。出血性疾病患者,进行口腔治疗前,应进行医疗咨询,并采取适当的预防措施,避免口腔操作后出现急性出血。

严重出血性疾病患者的管理

下面就血友病 A 和血管性血友病患者的口腔治疗来说明如何避免严重先天性出血性疾病患者出现严重的出血并发症[53]。

在出血性疾病患者进行任何口腔治疗前,口腔医生需要与患者的内科医生进行沟通,评估疾病的严重程度和了解口腔治疗前的特殊准备。出血性疾病的患者有自发性牙龈出血和口腔小创伤后大量出血的风险。在没有预防措施的情况下,出血的风险大大增加。

血友病 以血友病 A(凝血因子Ⅷ缺乏)为例,阐述严重凝血障碍疾病所涉及的一些治疗问题。当诊断为该疾病(或病史提示为该疾病)的患者进行口腔治疗前,需要向血液科医生进行咨询。血液科医生首先明确诊断,并评估凝血因子Ⅷ缺乏的程度,是否合并凝血因子Ⅷ抑制物,评估患者为低反应型或高反应型,是否需要住院治疗。选择替代药物的类型(框 25.2 和表 25.3),并决定使用替代药物的剂量[4,15]。

框 25.2	血友病患者的牙科治疗注意事项

P

患者评估与风险估计(patient evaluation and risk assessment)(见框 1.1)
- 评估和确定是否存在出血性疾病(如血友病)
- 未确诊、控制不佳或不确定的情况下进行医学咨询。有出血史或出血性疾病体征的患者筛查 PT、PTT、TT 和血小板计数

潜在问题和考虑因素

A

镇痛药(analgesics)	避免阿司匹林、含阿司匹林复合物和其他 NSAID;大部分患者建议使用含或不含可待因的对乙酰氨基酚
抗生素(antibiotics)	除非急性感染,否则不建议使用
麻醉(anesthesia)	未使用去氨加压素、氨基己酸或凝血因子浓缩物治疗的患者,避免阻滞麻醉注射
焦虑(anxiety)	没有问题
过敏(allergy)	使用凝血因子Ⅷ替代的患者需观察是否出现过敏的症状和体征

B

出血(bleeding)	这些患者进行口腔侵入性操作,有巨大的出血风险。需要在侵入性操作前进行特殊的预防措施。轻度至中度血友病患者口腔操作前,需使用去氨加压素和氨基己酸。更严重的血友病患者需要使用凝血因子Ⅷ替代。合并抑制物(对凝血因子Ⅷ产生抗体反应)的低反应型患者,需要更高剂量的凝血因子Ⅷ。高反应型患者治疗最困难,需使用活化凝血因子Ⅶ、猪来源凝血因子Ⅷ、类固醇或其他特殊制剂如凝血酶原复合物浓缩物或活化凝血酶原复合物浓缩物
呼吸(breathing)	没有问题
血压(blood pressure)	没有问题

C

椅位(chair position)	没有问题
心血管(cardiovascular)	没有问题
会诊(consultation)	进行任何口腔侵入性操作前,需向患者的血液科医生咨询。必须评估疾病的严重程度。了解是否合并抑制物和对凝血因子Ⅷ的反应性。评估去氨加压素和氨基己酸能否控制患者并发症。决定口腔侵入性操作或手术前需使用的凝血因子替代物的类型和剂量。评估患者能否进行口腔门诊治疗,还是需要住院治疗

D

装置(devices)	重度血友病患者多颗牙拔除或手术操作前可以使用夹板
药物(drugs)	避免可能引起出血的所有药物,比如阿司匹林和其他 NSAID、某些中药、含阿司匹林的非处方药

E

仪器(equipment)	没有问题
紧急情况(emergencies)	侵入性口腔操作或手术后可能出现大量出血。需采取全身或局部的措施控制出血(见表 25.3 和表 25.6)。使用凝血因子替代的患者可能会出现过敏反应

F

随访(follow-up)	手术操作后的 24~48 小时内需观察患者是否有出血或过敏体征

NSAID,nonsterodial anti-inflammatory drug,非甾体类抗炎药;PT,partial thromboplastin time,部分凝血酶原时间;TT,thrombin time,凝血酶时间

重度血友病 A 患者在低龄即出现典型的症状和体征。血友病患者早期进行预防性口腔治疗，并在成年期进行维护治疗非常重要。需要控制患者的龋病和牙周病情况。氟化物、窝沟封闭和限制碳水化合物摄入的饮食指导对减少失牙非常重要。刷牙、牙线和定期口腔检查，包括对牙齿清洁，对预防龋病和牙周病非常重要，发现后需要早期治疗。通过良好的口腔卫生维护和牙齿修复，可以减少需要使用凝血因子Ⅷ替代的口腔操作。

一般来说，中度和重度凝血因子Ⅷ缺乏的患者除非使用了足量的替代凝血因子，应避免阻滞麻醉、舌浸润麻醉或口底注射和肌肉注射。复杂的修复性操作通常需要替代治疗。

浸润麻醉和牙周韧带注射、简单的修复性操作、死髓牙的牙髓治疗不需要凝血因子替代治疗。但是，需要避免"超预备"和"超充"。部分专家建议在进行牙髓摘除术时，对局部暴露的牙髓使用 10%可卡因。使用含 1∶000 肾上腺素的纸尖，有助于在牙髓完全清除前控制出血[54]。

血友病患者可以进行正畸治疗，但是需要磨除矫治器的锐利边缘。否则可能损伤黏膜，引起中度至重度血友病患者严重出血。

凝血因子Ⅷ中度至重度缺乏的患者进行牙周手术、根面平整、拔除、牙槽外科手术、软组织手术和复杂的口腔手术通常需要凝血因子替代治疗。当下颌区需要制备黏骨膜瓣时，建议从颊侧或唇侧入路。同时，下颌第三磨牙拔除也建议从颊侧入路。下颌舌侧组织的创伤会增加出血风险，可能会导致气道阻塞。下颌丙烯酸夹板会引起组织创伤和感染[54]，目前已不常用。如果发生局部出血，可以采用表 25.6 中的一步或多个方法来止血。

表 25.6　用于控制出血的局部止血剂

产品	公司或生产商	说明	适应证和特点
Gauze		2in×2in（1in ≈ 2.54cm）无菌纱垫；放置于伤口，患者加压（咬合或手指加压）	拔牙术后或小手术操作后的即刻出血
Gelfoam	法玛西亚-普强	纯化的明胶溶液制成的可吸收明胶海绵；3~5 天内吸收	对大部分使用抗凝剂的患者有效；有助于 Gelfoam 上放置局部凝血酶；大手术或侵入性手术，可放置于夹板中
HemCon Dental dressing	HemCon 医药技术	10mm×12mm 或 1in×3in 敷料；放置于伤口（伤口内最好有少许血液，辅助固定敷料）；由贝壳中的壳聚糖制成	可用于拔牙窝和口腔创面；可用于使用抗凝药患者
纤维素			
Surgicel Oxycel	强生公司 Becton Dickinson 公司	氧化再生纤维素；发挥物理作用而不是生理作用；与血液接触时膨胀，通过增加压力止血；由于 pH 原因，凝血酶与之接触后会失活	24~48 小时后，变为凝胶状；可保留或取出；可用于其他止血剂无效情况
胶原			
Instat	强生公司	纯化冻干的牛真皮胶原蛋白制成；可切割或塑形；湿润情况下可黏附于出血创面，但无法黏附于器械、手套或明胶海绵	轻度至中度出血通常在 2~5 分钟生效；比 Gelfoam 昂贵
Avitene	MedChem 公司	微纤维胶原止血剂；干燥、无菌、纤维状、非水溶性	由于 pH 原因，凝血酶与之接触后无效；中度至重度出血
Helistat	Marion Merrell Dow	HCL 酸盐纯化的牛真皮胶原蛋白；MCH 促血小板聚合并引发纤维聚集	
Colla-Cote,Tape,Plug	Zimmer Dental	牛源性可溶胶原敷料；可缝合入伤口，可用于支架下方或义齿或单独使用；10~14 天完全吸收	根据需要塑形："Cote" 0.75in × 1.5in，"Tape" 1in × 3in，"Plug" 0.375in×0.75in；中度至重度出血良好的止血剂

表 25.6　用于控制出血的局部止血剂(续)

产品	公司或生产商	说明	适应证和特点
凝血酶			
Thrombostat	Parker-Davis	局部用凝血酶-直接将纤维蛋白原转化为纤维蛋白;牛来源	一个 5 000U 的小瓶溶解于 5ml 盐水,可以在<1 秒内凝固等量的血液;对严重出血有效
Thrombinar	Jones Medical		
Thrombogen	强生公司-Merck		
Tranexamic acid		止血酸为纤维蛋白溶酶原竞争性抑制物;可用于漱口水(5%),口服片剂,或 IV 给药	对短期预防拔牙术后出血有效
Lysteda(片)	Xanodyne		
Cyklokapron(IV)	辉瑞公司		
Amicar 片(500mg)	Wyeth-Ayerst	ε-氨基己酸为纤维蛋白溶酶原竞争性抑制物;通常用于漱口水,也可口服或静脉注射	对短期预防出血有效
糖浆(1.25g/5ml)			
静脉注射(250mg/ml)			
Histocryl	B. Braun	活性成分为 2-氰基丙烯酸正丁酯中,用于保护手术伤口的胶水	对短期预防出血有效
Beriplast	Behring Werke	胶原/组织胶水	目前美国不可用

IV,intravenous,静脉内;MCH,mean corpuscular hemoglobin,平均红细胞血红蛋白含量(每个红细胞内所含血红蛋白的平均量)

常规的牙周操作,包括使用抛光杯抛光和去除龈上牙石,在避免损伤牙龈组织的情况下,可以不需要凝血因子替代治疗。患儿乳牙松动后,应及时拔除。轻度血友病且不合并抑制物的患者,在口腔门诊进行一般侵入性的操作如刮治、软组织手术和拔除,可以使用去氨加压素、氨基己酸或凝血酸,通常不需要使用凝血因子Ⅷ替代治疗。中度血友病且不合并抑制物的患者,进行一般侵入性的操作,可能需要凝血因子Ⅷ替代治疗。中度血友病且不合并抑制物的患者进行大型口腔手术,需要使用凝血因子Ⅷ替代治疗。重度血友病患者进行所有的口腔侵入性治疗,都需要使用凝血因子Ⅷ替代治疗。可以采用表 25.6 中的一个或多个局部措施辅助控制出血。

凝血酸可以通过口服、静脉注射或含漱给药。2009 年,美国食品药品管理局批准了口腔凝血酸片(Lysteda, Ferring Pharmaceuticals,Saint-Prex,Switzerland)用于月经过多患者的治疗。静脉注射凝血酸,Cyklolapron(IV)在美国获批使用。凝血酸最初被批准用于预防或减少血友病患者拔牙术中或术后出血和严重的月经过多。现在可用于多种情况下的出血治疗。使用该药物需警惕血栓事件的发生,尤其是长期使用的老年患者[44]。

Cyklolapron(IV),10mg/kg,在手术操作前使用,根据需要每天使用 3 次。制剂为 100mg/瓶。Lysteda 为 500mg 片剂,25mg/kg,在手术前使用,根据需要每天服用 3~4 次。口腔医生可指导药房配制 5%的凝血酸溶液用于漱口。患者每次使用 5ml 漱口液,含漱 2 分钟后吐掉,在操作前使用,根据需要每天使用 4 次[44]。

合并抑制物的低反应型血友病患者在进行任何口腔侵入性操作前,需要使用凝血因子Ⅷ替代治疗。根据临床情况,可以使用人源、猪源或其他超纯凝血因子Ⅷ替代物。高反应型血友病患者在进行任何侵入性口腔操作前,需要使用凝血因子Ⅶa 浓缩物。

血友病患者进行口腔侵入性操作,需观察至术后 24~48 小时,口腔医生确认出血得到控制。如果发生出血,血液科医生需额外使用凝血因子Ⅷ浓缩物,或口腔医生需要采用表 25.6 所述的一个或多个局部措施控制出血。使用凝血因子Ⅷ替代治疗的患者,术后同样需要观察 24~48 小时,确认对浓缩物无过敏反应,伤口愈合无并发症。

手术前,口腔医生可以使用夹板预防伤口内血凝块机械移位导致的二期愈合。需要注意夹板的结构,避免对软组织造成压力,否则会导致组织创伤、出血和感染。因此,下颌丙烯酸夹板不再应用于临床。拔牙窝需要使用微原纤维胶原填实,伤口尽可能严密缝合,以利一期愈合。应尽量使用牙髓治疗替代拔除,能够降低严重出血的风险。

在多数情况下,患者需要住院进行口腔手术操作。根据操作步骤和血液科医生建议,决定是否住院治疗。轻度至中度血友病且不合并抑制剂的患者,可以使用去氨加压素、氨基己酸或止血酸,或替代治疗联合氨基己酸,进行门诊治疗。当使用替代治疗时,口腔医生和血液科医生必须观察患者是否发生过敏反应,并准备好合适的应对措施。框 25.2 显示了在血友病患者管理中口腔医生和血液科医生的角色和作用。通常可使用含或不含可待因的对乙酰氨基酚进行术后镇痛(见框 25.2)。

血管性血友病　轻度血管性血友病的患者(1 型和一些 2 型变异)使用去氨加压素和 ε-氨基己酸(episolon amonicaproic acid,EACA)或氨基己酸,可以进行手术操作。更严重的血管性血友病患者需要使用包含 vWF 多聚体的凝血因子Ⅷ浓缩物例如 Humate-P,来替代缺乏的 vWF 和凝血因子Ⅷ。Federici 及团队[44]进行的一项研究报道了 63 例血管性血友病患者发生出血

并发症的情况。其中,31 例为 1 型,22 例为 2 型变异,10 例为 3 型。所有患者均进行了拔牙或牙周手术治疗,所有病例术前 7 天使用止血酸,部分患者术中局部使用纤维蛋白胶(在美国不可用),全身使用去氨加压素或包含 vWF 的凝血因子Ⅷ。这些患者中,29 例使用了氨基己酸治疗和局部措施,未发生过度出血。24 例使用了去氨加压素治疗,6 例使用了凝血因子Ⅷ合并

vWF 治疗,仅 2 例发生术后过度出血。研究者认为[44],氨基己酸、纤维蛋白胶和去氨加压素能够预防大部分血管性血友病患者的出血并发症(84%)。血管性血友病患者在术中、术后及时充分止血的情况下,可以安全进行手术操作[55]。框 25.3 显示了在血管性血友病患者管理中口腔医生和血液科医生的角色和作用。

框 25.3	血管性血友病患者的牙科治疗注意事项
P	
患者评估与风险估计 (patient evaluation and risk assessment) (见框 1.1)	
● 评估和确定是否存在出血性疾病(如血管性血友病)	
● 有可疑症状和体征、控制不佳或未确诊的情况下进行医学咨询。有出血史或出血性疾病临床体征的患者筛查 PT、PTT、TT 和血小板计数	
潜在问题和考虑因素	
A	
镇痛药(analgesics)	避免阿司匹林、含阿司匹林复合物和其他 NSAID;大部分患者建议使用含或不含可待因的对乙酰氨基酚
抗生素(antibiotics)	除非急性感染,否则不建议使用
麻醉(anesthesia)	未使用去氨加压素、氨基己酸或凝血因子浓缩物治疗的患者,避免阻滞和浸润麻醉注射
焦虑(anxiety)	没有问题
过敏(allergy)	使用 vWF 和凝血因子Ⅷ替代治疗的患者需观察是否出现过敏的症状和体征
B	
出血(bleeding)	这些患者进行口腔侵入性操作时,有出血风险。2 型变异和 3 型 vWD 出血风险最大。需要在牙科操作和手术前进行特殊的预防措施。大部分患者可使用去氨加压素和氨基己酸。少部分患者需要使用 vWF 和凝血因子Ⅷ
呼吸(breathing)	没有问题
血压(blood pressure)	没有问题
C	
椅位(chair position)	没有问题
心血管(cardiovascular)	没有问题
会诊(consultation)	进行任何口腔侵入性操作前,需向患者的血液科医生咨询。需要明确
	诊断、分型、是否使用去氨加压素、包含 vWF 的凝血因子Ⅷ合和止血酸。1 型 vWD 为目前最常见的类型,在使用去氨加压素的情况下可以在口腔门诊治疗,少部分患者进行血液科咨询后,需要使用包含 vWF 的凝血因子Ⅷ。2 型 vWD 患者(20% ~ 30%)通常可以使用去氨加压素治疗;某些情况下,需要使用包含 vWF 的凝血因子Ⅷ。患者的内科医生需要测试患者对去氨加压素的反应情况。3 型 vWD 罕见,所有患者均需要使用包含 vWF 的凝血因子Ⅷ。3 型 vWD 和一些 2 型 vWD 患者需要住院进行手术操作
D	
装置(devices)	3 型 vWD 患者多颗牙拔除或手术操作前可能需要制作夹板。夹板不能对组织产生额外压力,止血后需要去除,以利于组织正常愈合。根据需要使用局部止血剂(见表 25.6)
药物(drugs)	避免使用可能引起出血的所有药物,比如阿司匹林和其他 NSAID、中药、含阿司匹林的非处方药
E	
仪器(equipment)	没有问题
紧急情况(emergencies)	侵入性口腔操作或手术后可能出现大量出血。需采取全身或局部的措施控制出血(见表 25.3 和表 25.6)。凝血因子替代治疗的患者可能会出现过敏反应
F	
随访(follow-up)	手术操作后的 24 ~ 48 小时内需观察患者是否有出血症状

NSAID,Nonsterodial anti-inflammatory drug,非甾体类抗炎药;PT,partial thromboplastin time,部分凝血酶原时间;TT,thrombin time,凝血酶时间;vWD,von Willebrand disease,血管性血友病;vWF,von Willebrand factor,血管性血友病因子

调整治疗计划

通过适当的预防措施,大部分各种出血性疾病患者可以进行口腔治疗。先天性凝血障碍的患者需要维持良好的口腔卫生状况,因为这些患者进行大多数口腔治疗时需要凝血因子替代治疗。严重出血性疾病患者需要住院进行口腔治疗。凝血障碍和进行抗凝治疗的患者必须避免使用阿司匹林及其他 NSAID 进行镇痛。包括含阿司匹林多种复合物,例如 Anacin、Synalgos-DC、Fiorinal、Bufferin、Alka-Seltzer、含可待因的 Empirin 和 Excedrin。同时,避免使用会引起出血过量的中草药(见附录 E)。

口腔表现

先天性凝血障碍的患者可能会发生自发性牙龈出血。口腔组织(例如软腭、舌、颊黏膜)可能发生瘀点或瘀斑。拔牙后出血可能为轻度凝血障碍例如血友病 A、血友病 B 和凝血因子Ⅷ缺乏的血管性血友病等疾病的首发表现(图 25.12)。自发性牙龈出血和瘀点通常发生于遗传性血小板障碍或 HHT 患者。遗传性凝血障碍患者的颞下颌关节的关节积血罕见。

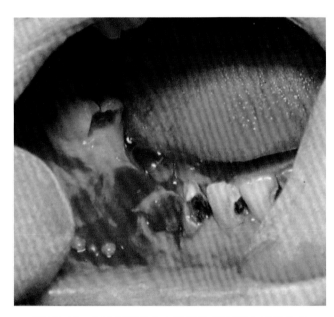

图 25.12　拔牙后严重出血通常为轻度凝血障碍患者的首发表现,为血友病、克雷司马斯病和血管性血友病的常见表现(引自 Forbes CD,Jackson WF:*Color atlas and text of clinical medicine*,ed 3,London 2003,Mosby.)

（王梦晨）

参考文献

1. Nichols WL. von Willebrand disease and hemorrhagic abnormalities of platelet and vascular function. In: Goldman L, Schafer AI, eds. *Goldman-Cecil Medicine*. 25th ed. Philadelphia, PA: Elsevier (Saunders); 2016:1163-1183.
2. Ferri FF. Hemophilia. In: Ferri FF, ed. *Ferri's Clinical Advisor 2015: 5 Books in One*. Philadelphia PA: Elsevier (Saunders); 2015.
3. Baz R, Mekhail T. Disorders of platelet function and number. In: Carey WD, et al, eds. *Current Clinical Medicine 2009 - Cleveland Clinic*. Philadelphia: Elsevier Saunders; 2009:669-674.
4. Ragni MV, Kessler CM, Lozier JN. Clinical aspects and therapy of hemophilia. In: Hoffman R, Furie B, McGlave P, eds. *Hematology: Basic Principles and Practice*. 5th ed. Philadelphia: Churchill Livingstone, Elsevier; 2009:1911-1930.
5. Bennett JS. Hereditary disorders of platelet function. In: Hoffman R, Furie B, McGlave P, eds. *Hematology: Basic Principles and Practice*. 5th ed. Philadelphia: Churchill Livingstone, Elsevier; 2009:2133-2144.
6. Coller BS, Schneiderman PI. Clinical evaluation of hemorrhagic disorders: the bleeding history and differential diagnosis of purpura. In: Hoffman R, Furie B, McGlave P, eds. *Hematology: Basic Principles and Practice*. 5th ed. Philadelphia: Churchill Livingstone, Elsevier; 2009:1851-1876.
7. Deitcher SR. Hypercoagulable states. In: Carey WD, ed. *Current Clinical Medicine 2009 - Cleveland Clinic*. Philadelphia: Elsevier Saunders; 2009:639-646.
8. Kessler CM. Hemorrhagic disorders: coagulation factor deficiencies. In: Goldman L, Ausiello D, eds. *Cecil Medicine*. 23rd ed. Philadelphia: Elsevier Saunders; 2008:1301-1313.
9. White GCI, Sadler JE. von Willebrand disease: clinical aspects and therapy. In: Hoffman R, Furie B, McGlave P, eds. *Hematology: Basic Principles and Practice*. 5th ed. Philadelphia: Churchill Livingstone, Elsevier; 2009:1961-1972.
10. Karsan A, Harlan JM. The blood vessel wall. In: Hoffman R, Furie B, McGlave P, eds. *Hematology: Basic Principles and Practice*. 5th ed. Philadelphia: Churchill Livingstone, Elsevier; 2009:1805-1818.
11. Arruda V, High KA. Coagulation disorders. In: Fauci AS, ed. *Harrison's Principles of Internal Medicine*. 17th ed. New York: McGraw-Hill; 2008:725-730.
12. Konkle BA. Disorders of platelets and vessel wall. In: Fauci AS, ed. *Harrison's Principles of Internal Medicine*. 17th ed. New York: McGraw-Hill; 2008:718-724.
13. Schafer AI. Approach to the patient with bleeding and thrombosis. In: Goldman L, Ausiello D, eds. *Cecil Medicine*. 23rd ed. Philadelphia: Elsevier Saunders; 2008:1286-1288.
14. Konkle BA. Bleeding and thrombosis. In: Fauci AS, ed. *Harrison's Principles of Internal Medicine*. 17th ed. New York: McGraw-Hill; 2008:363-369.
15. Baz R, Mekhail T. Bleeding disorders. In: Carey WD, ed. *Current Clinical Medicine 2009 - Cleveland Clinic*. Philadelphia: Elsevier Saunders; 2009:669-674.
16. Schmaier AH. Laboratory evaluation of hemostatic and thrombotic disorders. In: Hoffman R, Furie B, McGlave P, eds. *Hematology: Basic Principles and Practice*. 5th ed. Philadelphia: Churchill Livingstone, Elsevier; 2009:1877-1884.
17. Plauchu H, Dupuis-Girod S. [Hereditary hemorrhagic telangiectasia]. *Rev Prat*. 2009;59(7):899-903.
18. Rees MM, Rodgers GM. Bleeding disorders caused by vascular abnormalities. In: Lee GR, Foerster J, Lukens J,

et al, eds. *Wintrobe's Clinical Hematology*. 10th ed. Philadelphia: Lippincott Williams & Wilkins; 1999:1633-1648.

19. Shuman M. Hemorrhagic disorders: abnormalities of platelet and vascular function. In: Goldman L, Ausiello D, eds. *Cecil Textbook of Medicine*. Philadelphia: Saunders; 2004:1060-1069.

20. McMillan R. Hemorrhagic disorders: abnormalities of platelet and vascular function. In: Goldman L, Ausiello D, eds. *Cecil Medicine*. 23rd ed. Philadelphia: Elsevier Saunders; 2008:1289-1300.

21. Grandinetti LM, Tomecki KJ. Dermatologic signs of systemic disease. In: Carey WD, ed. *Current Clinical Medicine 2009 - Cleveland Clinic*. Philadelphia: Saunders Elsevier; 2009:244-256.

22. Lebrin F, Srun S, Raymond K, et al. Thalidomide stimulates vessel maturation and reduces epistaxis in individuals with hereditary hemorrhagic telangiectasia. *Nat Med*. 2010;16(4):420-428.

23. Nurden AT. Qualitative disorders of platelets and megakaryocytes. *J Thromb Haemost*. 2005;3(8): 1773-1782.

24. Freson K, Labarque V, Thys C, et al. What's new in using platelet research? To unravel thrombopathies and other human disorders. *Eur J Pediatr*. 2007;166(12): 1203-1210.

25. Eckstein J, Filip D, Watts J. Hereditary thrombocytopenia, deafness, and renal disease. *Ann Intern Med*. 1975;82: 639-645.

26. Greinacher A, Mueller-Eckhardt C. Hereditary types of thrombocytopenia with giant platelets and inclusion bodies in the leukocytes. *Blut*. 1990;60:53-60.

27. Doubek M, Smejkal P, Dostálová V, et al. Hereditary thrombocytopenia. Differential diagnosis of a case. *Cas Lek Cesk*. 2003;142:683-686.

28. Pham A, Wang J. Bernard-Soulier syndrome: an inherited platelet disorder. *Arch Pathol Lab Med*. 2007;131(12): 1834-1836.

29. Streif W, Knofler R, Eberl W. Inherited disorders of platelet function in pediatric clinical practice: a diagnostic challenge. *Klin Padiatr*. 2010;222(3):203-208.

30. Noris P, Klersy C, Zecca M, et al. Platelet size distinguishes between inherited macrothrombocytopenias and immune thrombocytopenia. *J Thromb Haemost*. 2009;7(12):2131-2136.

31. Mezzano D, Quiroga T, Pereira J. The level of laboratory testing required for diagnosis or exclusion of a platelet function disorder using platelet aggregation and secretion assays. *Semin Thromb Hemost*. 2009;35(2): 242-254.

32. Bennett JS. Inherited and acquired disorders of platelet function. In: Young NS, Gerson SL, High KA, eds. *Clinical Hematology*. St. Louis: Elsevier - Mosby; 2006:767-781.

33. Tefre KL, Ingerslev J, Sorensen B. Clinical benefit of recombinant factor VIIa in management of bleeds and surgery in two brothers suffering from the Bernard-Soulier syndrome. *Haemophilia*. 2009;15(1):281-284.

34. Di Minno G, Coppola A, Di Minno MN, et al. Glanzmann's thrombasthenia (defective platelet integrin alphaIIb-beta3): proposals for management between

evidence and open issues. *Thromb Haemost*. 2009;102(6):1157-1164.

35. Depner C, Schmid R, Kirchhoff P, et al. Perioperative management of Glanzmann's syndrome: how we did it! *Blood Coagul Fibrinolysis*. 2010;21(3):283-284.

36. Kannan M, Saxena R. Glanzmann's thrombasthenia: an overview. *Clin Appl Thromb Hemost*. 2009;15(2): 152-165.

37. Sebastiano C, Bromberg M, Breen K, et al. Glanzmann's thrombasthenia: report of a case and review of the literature. *Int J Clin Exp Pathol*. 2010;3(4):443-447.

38. Erduran E, Aksoy A, Zaman D. The use of recombinant FVIIa in a patient with Glanzmann thrombasthenia with uncontrolled bleeding after tonsillectomy. *Blood Coagul Fibrinolysis*. 2009;20(3):215-217.

39. Javed A, Ayyub M, Abrar S, et al. Control of severe bleeding episode in case of Glanzmann's thrombasthenia refractory to platelet transfusion therapy by administering recombinant factor VIIa. *J Ayub Med Coll Abbottabad*. 2009;21(2):171-173.

40. Lozier JN, Kessler GM. Clinical aspects and therapy of hemophilia. In: Hoffman R, Benz EJJ, Shattil SJ, et al, eds. *Hematology Basic Principles and Practices*. 4th ed. Philadelphia: Elsevier - Churchill Livingstone; 2005:2047-2071.

41. McVey JH. Coagulation factors. In: Young NS, Gerson SL, High KA, eds. *Clinical Hematology*. St. Louis: Elsevier - Mosby; 2006:103-123.

42. Ragni MV. The hemophilias: factor VIII and factor IX deficiencies. In: Young NS, Gerson SL, High KA, eds. *Clinical Hematology*. St. Louis: Elsevier - Mosby; 2006:814-830.

43. Goldman L, Schafer AI. Goldman-Cecil medicine E-book. In: Goldman L, Schafer AI, eds. *Goldman-Cecil Medicine*. Philadelphia, PA: Elsevier (Saunders); 2016.

44. Shord SS, Lindley CM. Coagulation products and their uses. *Am J Health-Syst Pharm*. 2000;57:1403-1418.

45. Rodgers GM, Greenberg CS. Inherited coagulation disorders. In: Lee GR, Foerster J, Lukens J, et al, eds. *Wintrobe's Clinical Hematology*. 10th ed. Philadelphia: Lippincott Williams & Wilkins; 1999:1682-1733.

46. Metjian A, Konkle BA. Inhibitors in hemophilia A and B. In: Hoffman R, Furie B, McGlave P, eds. *Hematology: Basic Principles and Practice*. 5th ed. Philadelphia: Churchill Livingstone, Elsevier; 2009:1931-1938.

47. Rogers GL, Herzog RW. Gene therapy for hemophilia. *Front Biosci (Landmark Ed)*. 2015;20:556-603.

48. Kessler CM. Hemorrhagic disorders: coagulation factor deficiencies. In: Goldman L, Ausiello D, eds. *Cecil Textbook of Medicine*. Philadelphia: Saunders; 2004:1069-1078.

49. Roberts HR, Escobar MA. Other clotting factor deficiencies. In: Hoffman R, Benz EJJ, Shattil SJ, et al, eds. *Hematology Basic Principles and Practices*. 4th ed. Philadelphia: Elsevier - Churchill Livingstone; 2005:2081-2097.

50. Schafer AI. Thrombotic disorders: hypercoagulable states. In: Goldman L, Ausiello D, eds. *Cecil Medicine*. 23rd ed. Philadelphia: Elsevier Saunders; 2008: 1318-1323.

51. Bauer KA. Hypercoagulable states. In: Hoffman R, Furie B, McGlave P, eds. *Hematology: Basic Principles and*

Practice. 5th ed. Philadelphia: Churchill Livingstone, Elsevier; 2009:2021-2042.

52. Van Cott EM, Khor B, Zehnder JL. Factor V Leiden. *Am J Hematol*. 2016;91(1):46-49.

53. Windyga J, Dolan G, Altisent C, et al. Practical aspects of DDAVP use in patients with von Willebrand Disease undergoing invasive procedures: a European survey.

Haemophilia. 2016;22(1):110-120.

54. Scully C, Cawson RA. *Medical Problems in Dentistry*. 5th ed. Edinburgh: Elsevier; 2005.

55. Zulfikar B, Koc B, Ak G, et al. Surgery in patients with von Willebrand disease. *Blood Coagul Fibrinolysis*. 2016.

第 26 章 癌症和癌症患者的口腔护理

总体来说,癌症为 1/4 美国人死亡的原因,因此,癌症列为仅次于心脏病的第二大致死原因。

癌症是美国和世界范围主要的公共卫生问题。健康状况和医疗保健的提升使寿命增长,过去 50 年癌症的患病率也逐渐升高。2015 年,美国人群从出生至死亡,男性患癌症的可能性为 43.3%,女性为 37.8%[2,3]。

由于诊断技术和抗肿瘤治疗的发展,癌症患者的生存率逐渐提高,在肿瘤治疗各时期的患者都有可能进行口腔治疗。为了维护良好的口腔状况,口腔医生应成为癌症患者治疗团队中不可缺少的部分。特征性临床过程、癌症进展状态、治疗方式、癌症治疗的地点(住院或门诊)以及可能的预后都将影响口腔治疗计划。良好的口腔卫生对于控制化疗、放疗以及骨髓和干细胞移植相关的局部和全身并发症至关重要。此外,口腔医生能够通过提供有关癌症筛查和健康饮食的建议来减少罹患癌症的风险,为患者提供适当的戒烟咨询,宣教酒精摄入的风险,以及进行癌症筛查。

本章阐述了能影响患者口腔治疗的常见癌症。并不包含所有的癌症。首先介绍癌症概述,然后讨论常见癌症以及有关癌症患者口腔护理的相关考虑因素。淋巴瘤和白血病部分可以见第 23 章。

严重并发症:有癌症危险因素或有癌症病史的患者进行口腔治疗,口腔医生需要了解患者癌症类型和分级,针对可能发生的并发症例如出血、药物副作用或感染准备应急措施。这些问题可能带来严重后果。口腔医生必须根据病史和临床检查筛查癌症患者,建议患者进行医学诊断和治疗,为了患者安全有效地进行口腔治疗,口腔医生需要与内科医生共同协作,制订安全有效的口腔治疗方案。

流行病学

图 26.1 列举了 2015 年在男性和女性中最常发生的癌症类型[1,2]。男性最常发生癌症的部位为前列腺、肺和支气管,结肠和直肠癌占新发癌症的 56%。女性最常发生癌症的部位为乳腺、肺、结肠和尿道[3]。2015 年,美国预计出现 1 658 370 例新发癌症病例和 589 430 癌症致死病例(表 26.1)。当按年龄累计死亡时,癌症已经超过心脏病,成为 85 岁以下人群的主要死亡原因[1,2]。

10 年来,所有癌症总体的死亡率小幅度下降[1,2]。男性中最常见的三种癌症(肺和支气管,结肠和直肠以及前列腺)和女性中常见的乳腺癌、结肠癌和直肠癌死亡率也持续下降[1,2](图 26.2)。女性肺癌死亡率持续小幅度升高。和其他疾病一样,

癌症存在种族分布差异。民族和种族分析研究中,非裔美国男性和女性患癌致死率比白人男性和女性分别高 40% 和 18%[1,2]。无论是所有癌症,还是四种常见的癌症类型,其他民族和种族癌症发病率和死亡率均低于非裔美国人和白人。然而,这些人群胃癌、肝癌和宫颈癌的发病率高于白人[1,2]。而且,少数民族比白人更可能罹患晚期癌症。通过对所有阶层的人群普及现有的癌症控制知识,可以减轻癌症患病和死亡带来的负担[1,2]。

病理生理学与并发症

癌症的特征为异常新生细胞的无限增殖[4,5]。癌症细胞会破坏性侵犯周围组织,即直接浸润,和通过血液、淋巴系统转移到远隔部位。恶性细胞由细胞发生遗传和表观遗传改变导致,例如基因突变(包括遗传性、获得性和体细胞),染色体易位,因子过表达或低表达(癌基因、生长因子受体、信号传感器、转录因子)导致的调节脱氧核糖核酸(deoxyribonucleic acid,DNA)合成和细胞周期调节能力失调。恶性的细胞异常有三种主要特征:无限增殖、促血管(如新生血管)和扩散[4,5]。

癌变是一个复杂的多步骤过程,涉及突变的积累和细胞分裂、分化、凋亡和黏附失调[4,5](图 26.3)。一些易患癌症的综合征可见表 26.2。

癌症的家族聚集性可能与遗传或表观遗传因素相关,前者通过孟德尔(单基因突变)或非孟德尔(多基因或多因素)传递癌症易感基因,后者与暴露于致癌因素或生活方式相关或仅为偶发[4,5]。目前认为癌症的家族聚集性通常不遵循孟德尔遗传方式,需要使用复杂的流行病学和统计学方法联合遗传学概念和方法来解释[4,5]。一些与遗传因素相关的癌症见表 26.2。

从正常细胞转变为恶性细胞,至少需要 3~6 次体细胞突变。突变可以发生于:危害性化学物质和病原体暴露激活癌基因,抑癌基因(pRb 和 TP53)失活和染色体异常(易位、缺失、插入)[4,5]。异常因素的积累导致细胞功能独立并具有侵袭性。自然杀伤细胞(包括其他细胞)能够监测癌细胞。免疫抑制情况下,自然杀伤细胞的数量或功能下降,增加了患癌风险[4,5]。国家政策目前致力于减少或消除与癌症相关的危险因素。美国癌症协会(American Cancer Society,ACS)建议减少烟草吸入,避免接触环境和职业性致癌物(例如石棉纤维、砷化合物、铬化合物、农药),减少脂肪摄入,减少紫外线(ultraviolet,UV)暴露,适度饮酒,足量摄入膳食纤维和抗氧化剂(维生素 C 和维生素 E、硒),适度进行体育锻炼[5,6]。

上皮组织中的细胞失调后癌变,导致一系列病理变化,上皮过度增生、非典型增生,最后变为癌症。非典型增生的特征为非典型性细胞增殖、核大、不成熟、恶性分化(见图 26.3)[4,5]。

预计新发病例

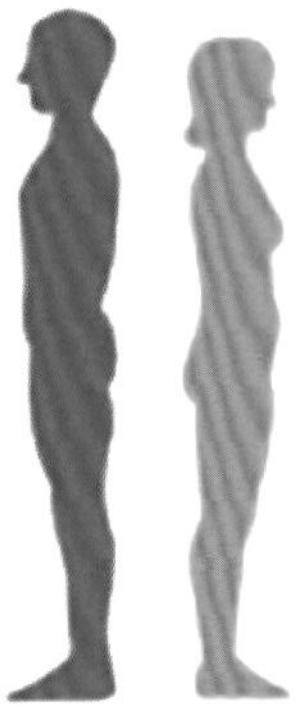

	男性			女性	
前列腺	220,800	26%	乳房	231,840	29%
肺和支气管	115,610	14%	肺和支气管	105,590	13%
结肠和直肠	69,090	8%	结肠和直肠	63,610	8%
膀胱	56,320	7%	子宫体	54,870	7%
皮肤黑色素瘤	42,670	5%	甲状腺	47,230	6%
非霍奇金淋巴瘤	39,850	5%	非霍奇金淋巴瘤	32,000	4%
肾和肾盂	38,270	5%	皮肤黑色素瘤	31,200	4%
口腔和咽	32,670	4%	胰腺	24,120	3%
白血病	30,900	4%	白血病	23,370	3%
肝和肝内胆管	25,510	3%	肾和肾盂	23,290	3%
所有部位	**848,200**	**100%**	**所有部位**	**810,170**	**100%**

预计死亡

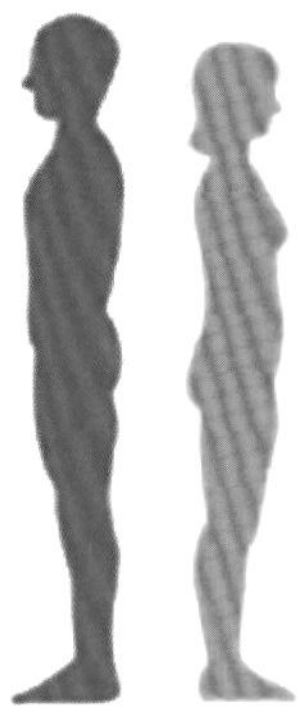

	男性			女性	
肺和支气管	86,380	28%	肺和支气管	71,660	26%
前列腺	27,540	9%	乳房	40,290	15%
结肠和直肠	26,100	8%	结肠和直肠	23,600	9%
胰腺	20,710	7%	胰腺	19,850	7%
肝和肝内胆管	17,030	5%	卵巢	14,180	5%
白血病	14,210	5%	白血病	10,240	4%
食管	12,600	4%	子宫体	10,170	4%
膀胱	11,510	4%	非霍奇金淋巴瘤	8,310	3%
非霍奇金淋巴瘤	11,480	4%	肝和肝内胆管	7,520	3%
肾和肾盂	9,070	3%	脑和其他神经系统	6,380	2%
所有部位	**312,150**	**100%**	**所有部位**	**277,280**	**100%**

图 26.1　2015 年,美国不同性别预计新发癌症病例和死亡癌症病例的前十位。列举了 2015 年男性和女性最常见的癌症。在男性中,前列腺癌、肺和支气管癌以及结肠和直肠癌占新发癌症病例的 48% 以上。前列腺癌占男性新发癌症病例的 26%(220 800 例)。在女性中,乳腺癌、肺和支气管癌以及结肠和直肠癌占全部新发癌症病例的 50% 以上。乳腺癌占女性新发癌症病例的 29%(231 840 例)(引自 Siegel RL,Miller KD,Jemal A:Cancer statistics,2016,*CA Cancer J Clin* 66:5-29,2016.© 美国癌症协会)

表 26.1　2015 年*,美国不同性别预计新发癌症病例和死亡病例

	预计新发病例			预计死亡病例		
	所有性别	男性	女性	所有性别	男性	女性
所有位置	1 658 370	848 200	810 170	589 430	312 150	277 280
口腔和咽	45 780	32 670	13 110	8 650	6 010	2 640
舌	14 320	10 310	4 010	2 190	1 500	690
口	12 920	7 750	5 170	2 120	1 200	920
咽	15 520	12 380	3 140	2,660	2 010	650
其他口腔部位	3 020	2 230	790	1 680	1 300	380
消化系统	291 150	163 050	128 100	149 300	86 540	62 760
食管	16 980	13 570	3 410	15 590	12 600	2 990
胃	24 590	15 540	9 050	10 720	6 500	4 220

表 26.1   2015 年 *,美国不同性别预计新发癌症病例和死亡病例(续)

	预计新发病例			预计死亡病例		
	所有性别	男性	女性	所有性别	男性	女性
小肠	9 410	4 960	4 450	1 260	670	590
结肠†	93 090	45 890	47 200	49 700	26 100	23 600
直肠	39 610	23 200	16 410			
肛门、肛管和肛门直肠部	7 270	2 640	4 630	1 010	400	610
肝和肝内胆管	35 660	25 510	10 150	24 550	17 030	7 520
胆囊和其他胆道	10 910	4 990	5 920	3 700	1 660	2 040
胰腺	48 960	24 840	24 120	40 560	20 710	19 850
其他消化器官	4 670	1 910	2 760	2 210	870	1 340
呼吸系统	240 390	130 260	110 130	162 460	89 750	72 710
咽	13 560	10 720	2 840	3 640	2 890	750
肺和支气管	221 200	115 610	105 590	158 040	86 380	71 669
其他呼吸器官	5 630	3 930	1 700	780	480	300
骨和关节	2 970	1 640	1 330	1 490	850	640
软组织(包括心脏)	11 930	6 610	5 320	4 870	2 600	2 270
皮肤(不包括基底和鳞状细胞癌)	80 100	46 610	33 490	13 340	9 120	4 220
皮肤黑色素瘤	73 870	42 670	31 200	9 940	6 640	3 300
其他非上皮性皮肤	6 230	3 940	2 290	3 400	2 480	920
乳房	234 190	2 350	231 840	40 730	440	40 290
生殖系统	329 330	231 050	98 280	58 670	28 230	30 440
子宫颈	12 900		12 900	4 100		4 100
子宫体	54 870		54 870	10 170		10 170
卵巢	21 290		21 290	14 180		14 180
阴门	5 150		5 150	1 080		1 080
阴道和其他生殖器,女性	4 070		4 070	910		910
前列腺	220 800	220 800		27 540	27 540	
睾丸	8 430	8 430		380	380	
阴茎和其他生殖器,男性	1 820	1 820		310	310	
泌尿系统	138 710	96 580	42 130	30 970	21 110	9 860
膀胱	74 000	56 320	17 680	16 000	11 510	4 490
肾和肾盂	61 560	38 270	23 290	14 080	9 070	5 010
输尿管和其他泌尿器官	3 150	1 990	1 160	890	530	360
眼和眼眶	2 580	1 360	1 220	270	140	130
脑和其他神经系统	22 850	12 900	9 950	15 320	8 940	6 380

表 26.1　2015 年*,美国不同性别预计新发癌症病例和死亡病例(续)					
	预计新发病例			预计死亡病例		
	所有性别	男性	女性	所有性别	男性	女性
内分泌系统	64 860	16 520	48 340	2 890	1 350	1 540
甲状腺	62 450	15 200	47 230	1 950	870	1 080
其他内分泌系统	2 410	1 300	1 110	940	480	460
淋巴	80 900	44 950	35 950	20 940	12 140	8 800
霍奇金淋巴瘤	9 050	5 100	3 950	1 150	660	490
非霍奇金淋巴瘤	71 850	39 850	32 000	19 790	11 480	8 310
骨髓瘤	26 850	14 090	12 760	11 240	6 240	5 000
白血病	54 270	30 900	23 370	24 450	14 210	10 240
急性淋巴细胞白血病	6 250	3 100	3 150	1 540	800	650
慢性淋巴细胞白血病	14 620	8 140	6 480	4 650	2 830	1 820
急性髓细胞样白血病	20 830	12 730	8 100	10 460	6 110	4350
慢性髓细胞样白血病	6 660	3 530	3 130	1 140	590	550
其他白血病‡	5 190	3 400	2 510	6 750	3,880	2 870
其他和未分类的原发部位‡	31 510	16 660	14 850	43 840	24 480	19 360

*　近 10 年左右,预计新发癌症病例,除基底细胞癌和鳞状细胞以外的皮肤癌,除膀胱以外的原位癌
2015 年,新发癌症病例,约 60 290 例女性乳腺新发原位癌,63 440 例新发原位黑色素瘤
†由于误诊率高,结肠和直肠癌的预计死亡率合并计算
‡死亡病例多于诊断病例,可能与死亡证明书上记录的潜在死亡原因缺乏特异性或在预计病例中未计数有关
引自 Siegel RL,Miller KD,Jemal CA:Cancer statistics,2016,*CA Cancer J Clin* 66:5-29,2016. © 2016 American Cancer Society

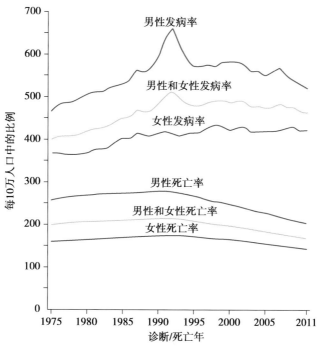

图 26.2　2015 年,不同性别癌症发病和死亡趋势

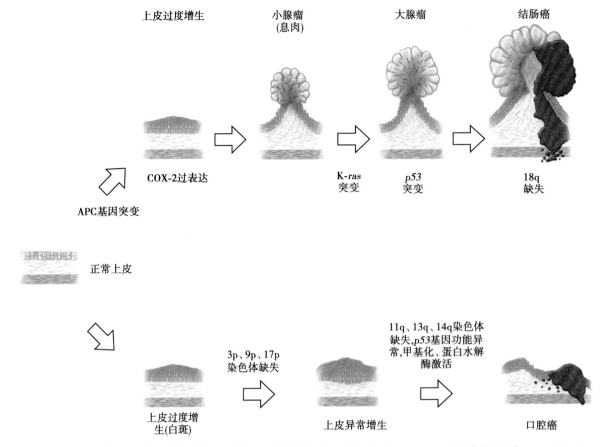

图 26.3　癌变：胃肠道黏膜病理学变化。结肠和口腔黏膜为例。COX，Cyclooxygenase，环氧合酶（引自 Jänne PA，Mayer RJ：Chemoprevention of colorectal cancer，*N Engl J Med* 342：1960-1968，2000.）

表 26.2　临床肿瘤学综合征中易感遗传性肿瘤的综合征		
综合征	遗传方式	基因
遗传性乳腺癌综合征		
遗传性乳腺癌和卵巢癌综合征	显性	*BRCA1*
		BRCA2
利-弗劳梅尼综合征	显性	*TP53*
Cowden 综合征	显性	*PTEN*
Bannayan-Riley-Ruvalcaba 综合征	显性	*PTEN*
遗传性胃肠道恶性肿瘤		
遗传性非息肉病性结肠癌	显性	*MLH1*
		MLH2
		MSH6
家族性息肉病	显性	*APC*
遗传性胃癌	显性	*CDH1*
幼年性息肉病	显性	*SMAD4/DPC4*
		BMPR1A
Peutz-Jeghers 综合征	显性	*STK11*
黑色素瘤-胰腺癌综合征	显性	*CDKN2A*

表 26.2	临床肿瘤学综合征中易感遗传性肿瘤的综合征（续）	
综合征	遗传方式	基因
遗传性胰腺炎	显性	PRSS1
Turcot 综合征	显性	APC
		MLH1
		PMS2
家族性胃肠道间质瘤	显性	KIT
易患癌的皮肤病		
黑色素瘤综合征	显性	CDKN2A
		CDK4
		CMM
基底细胞癌、Gorlin 综合征	显性	PTCH
Cowden 综合征	显性	PTEN
1 型神经纤维瘤病	显性	NF1
2 型神经纤维瘤病	显性	NF2
结节性硬化症	显性	TSC1
		TSC2
Carney 综合征	显性	PRKAR1A
Muir-Torre 综合征	显性	MLH1
		MSH2
着色性干皮病	隐性	XPA、B、C、D、E、F、G
		POLH
Rothmund-Thomson 综合征	隐性	RECOL4
白血病或淋巴瘤易感综合征		
Bloom 综合征	隐性	BLM
Fanconi 贫血	隐性	FANCA、B、C
		FANCA、D2
		FANCE、F、G
		FANCL
共济失调毛细血管扩张症	隐性	ATM
Shwachman-Diamond 综合征	隐性	SBDS
Nijmegen 断裂综合征	隐性	NBS1
Canale-Smith 综合征	显性	FAS
		FASL
Wiskott-Aldrich 综合征	X 连锁隐性	WAS
常见变异型免疫缺陷病	隐性	
重度联合免疫缺陷病	X 连锁隐性	IL2RG
	隐性	ADA
		JAK3
		RAG1

表 26.2　临床肿瘤学综合征中易感遗传性肿瘤的综合征(续)

综合征	遗传方式	基因
		RAG2
		IL7R
		CD45
		Artemis
X-连锁淋巴细胞增殖综合征	X 连锁隐性	*SH2D1A*
泌尿生殖系统癌症易感综合征		
遗传性前列腺癌	显性	*HPC1*
		HPCX
		HPC2/ELAC2
		PCAP
		PCBC
		PRCA
Simpson-Golabi-Behmel 综合征	X 连锁隐性	*GPC3*
von Hippel-Lindau 综合征	显性	*VHL*
Beckwith-Wiedemann 综合征	显性	*CDKN1C*
		NSD1
Wilms 肿瘤综合征	显性	*WT1*
Wimls 肿瘤、虹膜缺如、生殖泌尿系统畸形、精神发育迟缓综合征	显性	*WT1*
Birt-Hogg-Dub 综合征	显性	*FLCL*
乳头状肾癌综合征	显性	*MET、PRCC*
t(3;8)染色体平衡易位	显性	*TRCB*
遗传性膀胱癌	散发	
遗传性睾丸癌	可能为 X 连锁	
横纹肌样肿瘤易感综合征	显性	*SNF5INI1*
中枢神经系统和血管易感癌症综合征		
遗传性副神经节瘤	显性	*SDHD*
		SDHC
		SDHB
视网膜母细胞瘤	显性	*RB1*
横纹肌样肿瘤易感综合征	显性	*SNF5/INI1*
肉瘤和骨癌易感综合征		
多发性外生骨疣	显性	*EXT1*
		EXT2
平滑肌瘤/肾癌综合征	显性	*FH*
Carney 综合征	显性	*PRKAR1A*
Werner 综合征	隐性	*WRN*
内分泌系统癌症易感综合征		
1 型多发性内分泌瘤病	显性	*MEN1*
2 型多发性内分泌瘤病	显性	*RET*
家族性甲状腺乳头状癌	显性	多位点

引自 Garber JE，Offit K：Hereditary cancer predisposition syndromes，*J Clin Oncol* 23：276-292，2005.

多种白血病的细胞遗传学研究确立了癌症遗传学变化的四个基本特征：①特定或非随机的染色体异常引起个别癌症类型；②肿瘤基因组在遗传上不稳定并且不断变化，目前被认为是基因组不稳定性；③特定的肿瘤系中所有细胞都可以追溯到同一个祖细胞，因此，是克隆形成的；④肿瘤进展常与额外特定

或非随机的染色体异常相关，可能从基因组不稳定性中"选择"，来自引起克隆多样性和进化的肿瘤细胞亚群[4,5]。染色体异常包括多种类型，最常见的为整条染色体重复或缺失（非整倍体）或部分重复或缺失（复制），易位或倒置（重排）和扩增（图 26.4）[4,5]。

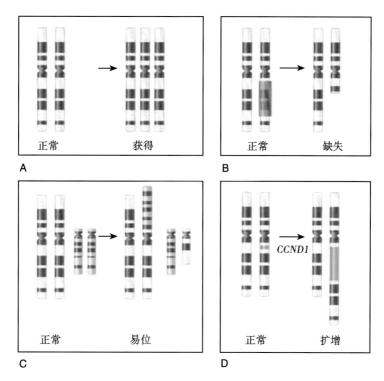

图 26.4　癌症常见的细胞遗传学变化过程。染色体（分裂中期）通常被着丝粒分为长臂和短臂。图中使用特殊方法显示了染色体条带（沿染色体长轴分布的深、浅条纹）。每个框格中均显示了异常（右侧）和相应的正常染色体图。A，非整倍体未染色体增加一条。B，缺失为两条同源染色体中的一条部分缺失。C，易位为非同源染色体之间的部分交换。D，扩增为染色体中的一部分多次重复（引自 Goldman L, Ausiello D, editor：Cecil textbook of medicine, ed 23, Philadelphia, 2008, Saunders.）

恶性细胞具有抗原性、染色体核型、生物化学性、细胞膜改变导致接触抑制消失、染色体形态异常、渗透性增加[4,5]。恶性肿瘤细胞缺乏细胞周期调控并快速复制，细胞传代 30 次后，肿瘤包含 10^9 个细胞，可被临床检测发现（1g）。3 个对数增加为 10^{12} 个细胞，肿瘤重 1kg 并且通常致命。达到临床可检测的体积后，肿瘤生长速度减缓，因为其到达了组织学边界并由于过大而血供不足[4,5]。恶性肿瘤通过影响细胞黏附和转移突破组织学边界。转移是癌症扩散的特有方式，表现为恶性细胞进入血管或淋巴管侵入远隔位置。转移与肿瘤细胞产生的细胞因子相关，能够使癌细胞侵入组织和上皮。常导致终末器官衰竭和死亡[4,5]。

临床表现

筛查

每年，ACS 都会发表早期肿瘤筛查的建议总结。表 26.3 展示了历年来肿瘤筛查的建议。显而易见，任何癌症越早期发

现，越能够迅速并有效地进行治疗，尽量降低不良预后（如发病和死亡）的发生。此外，美国预防服务工作组（U. S. preventive service task force, USPSTF）也发布了多种癌症的筛查建议[3,5,7-9]。这两个建议大部分是相似的。

表 26.4 概述了 ACS 最近（2015 年）发布的一些癌症的早期筛查建议[3,5,7-9]。更详细的信息见 http://cancerjournal. prg。

表 26.5 和表 26.6 概述了 USPSTF 对于乳腺癌和宫颈癌的筛查建议。表中包含筛查方法的具体注释。进一步信息见 http://www. uspreventiveservicetaskforce. org/Page/Document/UpdateSummaUpdateS/breast-cancer-screening。

ACS 提供适用于大多数成人以下几种癌症的筛查建议，筛查试验用于在发生症状前发现癌症[3]。

乳腺癌

- 40~44 岁女性可以根据意愿开始每年 1 次乳腺钼靶筛查（乳腺 X 线摄影检查）。
- 45~54 岁女性每年应进行钼靶检查。
- 55 岁及以上女性可以每 2 年或每年筛查。

表 26.3　美国癌症协会（ACS）历年来的建议

癌症部位	年份	参考文献
乳腺癌	2003：完整更新	Smith（2003）[3]
	2007：更新高危女性使用 MRI 的指南	Saslow（2007）[4]
	2015：预计更新	
宫颈癌	2002：完整更新	Saslow（2002）[5]
	2007：更新 HPV 疫苗使用指南	Saslow（2007）[6]
	2012：完整更新	Saslow（2012）[7]
	2015：更新 HPV 阴性和 ASC-US 患者的随访	本文
结直肠癌	2001：完整更新	Smith（2001）[8]
	2003：更新技术	Levin（2003）[9]
	2006：更新息肉切除术与结直肠癌切除术后监测	Rex（2006）[10]，Winawer（2006）[11]
子宫内膜癌	2001：高危女性的咨询、治疗计划制定指南	Smith（2001）[8]
前列腺癌	2001：高危男性早期筛查建议的指南	Smith（2001）[8]
肺癌	2010：完全更新	Wolf（2010）[13]
	2011：肺癌筛查的暂时建议	ACS（2011）[14]
	2013：完整更新	Wender（2013）[15]

ASC-US，atypical squamous cells of undetermined significance，非典型鳞状细胞不能明确意义；HPV，human papillomavirus，人乳头瘤病毒；MRI，magnetic resonance imaging，磁共振成像

表 26.4　美国癌症协会筛查建议[*]

癌症部位	人群	检查方法或步骤	频率
乳腺	≥20 岁女性	自检（一种选择）	每个月
	20~39 岁女性	临床检查	每 3 年
	≥40 岁女性	临床检查	每年
	40~49 岁女性	乳腺钼靶	每年
	≥50 岁女性	乳腺钼靶	每年
结肠	≥50 岁男性和女性	乙状结肠镜	每 3~5 年
		粪隐血试验	每年
	≥40 岁男性和女性	直肠指检	每年
子宫颈	≥18 岁女性	妇科内诊	每年[†]
		巴氏涂片	
前列腺	≥50 岁男性（普通风险）；≥45 岁男性（高危）；≥40 岁岁男性（极高危）	前列腺检查	每年
		前列腺特异性抗原血液检查	
健康咨询和癌症检查	≥20 岁男性和女性	包括甲状腺、睾丸、卵巢、淋巴结、口腔和皮肤部位癌症的检查，同时包括关于吸烟、日光暴露、膳食营养、危险因素、性生活、环境和职业暴露方面的健康咨询	每年

[*] 这些建议通常适用于 5~10 年内有癌症家族史和某些患癌风险较高的特定种族（非裔美国人）人群

[†] 3 年或以上每年检查均正常的人群，筛查频率可以降低

引自 Smith RA，Cokkinides V，Brooks D，et al：Cancer screening in the United States，2011：a review of current American Cancer Society guidelines and issues in cancer screening，*CA Cancer J Clin* 61：8-30，2011.

表 26.5　美国预防服务工作组对于乳腺癌筛查的建议

归档:建议总结

建议总结

人群	建议	分级(什么是分级?)
50~74 岁女性	USPSTF 建议 50~74 岁女性 2 年进行 1 次乳腺钼靶筛查	B
50 岁以下女性	50 岁以下女性是否进行定期 2 年 1 次的乳腺钼靶筛查,需进行个性化分析,考虑每个人的具体情况,患者的风险和受益	C
75 岁及以上女性	USPSTF 的结论为,目前的证据不足以评估 75 岁及以上女性进行乳腺钼靶筛查的风险和受益 见临床考量部分关于 I 级别风险评估和建议中的信息	I
所有女性	USPSTF 不建议学习乳房自检(breast self-examination,BSE)	D
40 岁及以上女性	USPSTF 的结论为,目前的证据不足以评估 40 岁及以上女性进行临床乳房检查(clinical breast examination,CBE)相比于钼靶筛查所获得的额外风险和受益 见临床考量部分关于 I 级别风险评估和建议中的信息	I
所有女性	USPSTF 的结论为,目前的证据不足以评估数字化钼靶或磁共振成像(magnetic resonance imaging,MRI)替代屏-片摄影筛查所获得的额外风险和受益 见临床考量部分关于 I 级别风险评估和建议中的信息	I

表 26.6　美国预防服务工作组对于宫颈癌筛查的建议

归档:建议总结

建议和证据总结

21~65 岁女性(宫颈涂片)或 30~65 岁女性(联合 HPV 筛查)	USPSTF 建议 21~65 岁女性使用细胞学方法(宫颈涂片)筛查宫颈癌,延长筛查周期的 30~65 岁女性,需要每 5 年联合细胞学和人乳头瘤状病毒(human papillomaviurs,HPV)筛查。细胞学方法、HPV 筛查和筛查周期见临床考量讨论部分	A
30 岁以下女性,HPV 筛查	USPSTF 不建议 30 岁以下女性进行 HPV 检查筛查宫颈癌,进行或不进行细胞学检查	D
21 岁以下女性	USPSTF 不建议 21 岁以下女性筛查宫颈癌	D
65 岁以上女性,已进行合适前期筛查	USPSTF 不建议已进行了合适前期筛查、非宫颈癌高危的 65 岁以上女性进行宫颈癌筛查。前期筛查和危险因素见临床考量讨论部分	D
子宫切除女性	USPSTF 不建议无高分化癌前病变[2 级或 3 级子宫颈上皮内瘤样病变(cervical intraepithelial neoplasia,CIN)]或宫颈癌病史,已行子宫切除的患者进行宫颈癌筛查	D

分级的意义和筛查建议

USPSTF 更新了 C 分级的定义和筛查建议。2012 年 7 月,投票通过 USPSTF 新分级。描述建议的强度是临床医生和其他使用者交流其重要性的重要部分。尽管大多数分级自 USPSTF 首次发布建议后都有变化,但分级 C 的建议变化最大,自 1983 年颁布以来已进行 3 次重大修改。尽管进行了这些修改,分级 C 建议的实质仍然是一致的:在人群层面,受益和风险的平衡非常接近,净收益很小。鉴于这一点,USPSTF 未提出"支持或反对常规"使用建议(1998),"反对常规"使用建议(2007),或"有选择"使用建议(2012)。分级 C 的建议对患者的特征和背景十分敏感,对于个体是否需要遵循建议进行筛查,需要临床医生和患者之间进行知情同意

表26.6 美国预防服务工作组对于宫颈癌筛查的建议(续)

归档:建议总结

建议和证据总结

分级	定义	筛查建议
A	USPSTF 建议筛查。净收益明确很大	进行筛查
B	USPSTF 建议筛查。明确净收益中等或一般证据的中等到很大程度的收益	进行筛查
C	USPST 建议每个患者以及专业的评估和患者的意愿有选择性地筛查。至少中等明确净收益很小	根据个人情况有选择性地进行筛查
D	USPSTF 不建议筛查。中等或明确无净收益或风险超过收益	不进行筛查
I	USPSTF 的结论为,目前的证据不足以评估筛查的风险和收益的平衡。证据不足、功能较差、有冲突、风险收益的平衡无法确定	见 USPSTF 说明与建议临床考量部分。如果进行筛查,患者需知情,风险和收益的平衡不明确

- 预期寿命在 10 年或以上的健康女性应持续筛查。
- **所有女性**应了解乳腺癌筛查的收益、局限性和可能存在的风险。同时应了解乳腺的正常形态和质地,及时向医疗服务人员报告乳腺发生的任何变化。

　　部分女性——由于家族史、遗传倾向或其他明确因素——应联合使用磁共振成像(magnetic resonance imaging,MRI)和钼靶检查(这类女性数量很少),医疗服务人员应向女性告知患乳腺癌的风险并制订最佳的筛查计划。

　　结直肠癌和息肉　50 岁开始筛查,男性和女性均需依照筛查计划中的一条:

　　息肉和癌症的筛查

- 每 5 年进行乙状结肠镜检查*或
- 每 10 年进行结肠镜检查或
- 每 5 年进行结肠气钡双重造影*或
- 每 5 年进行计算机断层扫描(computed tomographic,CT)结肠镜(虚拟结肠镜)*

　　发现多数癌症的试验

- 每年进行粪隐血试验(guaiac-based fecal occult blood test,gFOBT)[†]或
- 每年进行粪便免疫化学检测(fecal immunochemical test,FIT)[†]或每 3 年进行粪便 DNA 检测(stool DNA test,sDNA)*

　　这些检测可以发现早期癌症和息肉,如果可以进行并且患者同意,是进行筛查的首选。患者需和医疗服务人员交流,选择最适合的筛查试验。

　　如果患者由于家族史或其他危险因素,为结肠癌的高危患者,需要使用其他筛查计划。患者需和医疗服务人员交流,选择最适合的筛查试验。

---

[*] 试验结果为阳性,需进行结肠镜检查。

[†] 需进行多次粪便样本检测。仅在医院中进行一次检测是不够的。如果检测结果为阳性,需进行结肠镜检查。

宫颈癌

- 宫颈癌筛查应从 21 岁开始。21 岁以下女性无须筛查。
- 21~29 岁女性需要每 3 年进行宫颈涂片检查。除非宫颈涂片检查结果异常,否则该年龄组女性不需要进行人乳头瘤状病毒(human papillomaviurs,HPV)筛查。
- 30~65 岁女性需要每 5 年进行宫颈涂片检查和 HPV 检测(联合筛查)。该筛查为最佳手段,也可以每 3 年单独进行宫颈涂片检查。
- **65 岁以上女性**连续 10 年规律进行宫颈癌筛查,且结果正常,不应再进行宫颈癌筛查。当筛查停止后,不应再继续。严重宫颈癌前病变女性即使年龄超过 65 岁,也应在诊断后持续筛查至少 20 年。
- 由于某些非宫颈癌原因行**子宫和宫颈切除(全子宫切除术)女性**,且无宫颈癌和严重癌前病变史,不应进行筛查。
- **所有已接种 HPV 疫苗的女性**仍需根据年龄进行筛查。

　　一些女性由于病史[例如 HIV 感染、器官移植、已烯雌酚(DES)暴露],需采用其他宫颈癌筛查计划。患者需告知医疗服务人员其病史。

　　子宫内膜(子宫)癌　ACS 建议绝经期的所有妇女应知晓子宫内膜癌的症状和危害。非正常阴道出血或阴道少量出血的女性需及时就诊。

　　一些有特殊病史的女性,可能需要每年进行子宫内膜活检。患者需告知医疗服务人员其病史。

　　肺癌　ACS 不建议正常风险的人群进行肺癌筛查。但对于吸烟高危肺癌患者,ACS 建议了筛查指南。如果患者满足以下条件,需要进行筛查:

- 55~74 岁
- 健康状况良好

- 30 吸烟指数以上且仍在吸烟或戒烟少于 15 年(吸烟指数为每天吸烟支数乘以吸烟年数。每天吸烟 1 包,吸烟 30 年的人吸烟指数为 30,与每天吸烟 2 包,吸烟 15 年的人吸烟指数相同)

每年进行胸部低剂量 CT 扫描(LDCT)筛查。如果患者符合以上条件,需要与医疗服务人员沟通,并开始筛查。

前列腺癌　ACS 建议男性在知情同意的前提下,与医疗服务人员共同决定是否进行前列腺癌筛查。既往研究尚未证实筛查的可能收益超过筛查和治疗的风险。不建议男性在不了解风险和可能受益的情况下进行筛查和治疗。

50 岁开始,男性需要与医疗服务人员沟通,了解筛查的优点和缺点,来决定合适的筛查方案。

如果患者为非裔美国人,父亲或兄弟有 65 岁前患前列腺癌的病史,需要在 45 岁与医疗服务人员沟通,来决定合适的筛查方案。

当患者决定筛查后,需进行前列腺特异性抗原(prostate specific antigen,PSA)血液检查,同时进行或不进行直肠指检。筛查频率需根据 PSA 水平决定。

癌症相关检查

20 岁及以上人群,定期健康检查者,癌症相关检查应包括健康咨询,根据年龄和性别,检查甲状腺、口腔、皮肤、淋巴结、肾和卵巢癌,并检查除癌症之外的其他疾病。

癌症通常表现为随时间增加的明显肿块。肿瘤发展前的先驱变化取决于所累及的解剖部位和细胞来源。初始症状包括表面颜色改变、肿块、淋巴结增大或器官功能改变,可能出现疼痛和感觉异常。体积增大的肿瘤通常导致上皮表面发红(由增加的血管引起)和溃疡[4-6]。

分级　大部分肿瘤根据体积和转移的程度进行分级(Ⅰ、Ⅱ、Ⅲ、Ⅳ)(框 26.1)。总体来说,Ⅰ级为原位并局限于原发器官;Ⅱ级为区域性,累及邻近组织,区域性头颈淋巴结解剖见图 26.5;Ⅲ级扩散到区域外,突破多个组织层次;Ⅳ级为广泛转移。对于一些特定的癌症,有其他特异性分级系统来补充该分级系统,但通常不适用于白血病和其他骨髓增殖性癌症(因为白血病为血液细胞疾病,通常不形成实质性肿块和肿瘤)[6-8]。肿瘤-淋巴结-转移(tumor-node-metastasis,TNM)分期系统多用于补充分级(见框 26.1)。患者的预后大部分取决于诊断时的分期[3,5,7-9]。

实验室检查和诊断结果

癌症诊断依靠从肿瘤组织上取得的合适标本在显微镜下检查(框 26.2)。可以通过细胞学涂片、针吸活检、切开或切除(活检)获得标本。也可以通过流式细胞术、染色体分析、原位杂交或其他分子手段筛查特异性癌症标志物、倍性和 DNA 分析[4-6]。血清肿瘤标志物如结直肠癌癌胚抗原(carcinoembryonic antigen,CEA),乳腺癌抗原 15-3(cancer antigen 15-3,CA 15-3)或 CEA,卵巢癌抗原 125,对早期癌症的检测灵敏度低,但可用于监测疾病进展和对治疗的反应[4-6]。

框 26.1　国际肿瘤-淋巴结-转移(Tumor-Node-Metastasis,TNM)分期系统和口腔癌症的分级

T:肿瘤大小	**M:转移**	
• T_{IS},原位癌	• M_0,无远隔转移	
• T_1,肿瘤≤2cm	• M_1,远隔转移——肺(pulmonary,PUL)、骨(osseous,OSS)、肝(liver,HEP)、脑(brain,BRA)	
• T_2,肿瘤>2cm,≤4cm	**阶段分类**	
• T_3,肿瘤>4cm	0(原位癌)	T_{IS},N_0,M_0
• T_4,肿瘤体积大,深部浸润骨、肌肉、皮肤	Ⅰ	T_1,N_0,M_0
N:区域性淋巴结受累	Ⅱ	T_2,N_0,M_0
• N_0,无淋巴结转移	Ⅲ	T_3,N_0,M_0 或 T_1、T_2、T_3,N_1,M_0
• N_1,单个、单侧淋巴结转移≤3cm	ⅣA	T_4,N_0,M_0 或 T_4,N_1,M_0 或 T,N_2,M_0
• N_2,单个、单侧淋巴结转移 3~6cm 或多个、单侧淋巴结转移,均不>6cm	ⅣB	T,N_3,M_0
• N_3,单个或多个、单侧淋巴结转移,有>6cm,或双侧淋巴结转移(双侧颈部),或对侧淋巴结转移	ⅣC	T,N,M_1

改编自 Sobin L,Gospodarowicz M,Wittekind C,editors:*UICC TNM classification of malignant tumours*,ed 7,Hoboken,NJ,2010,Wiley-Blackwell.

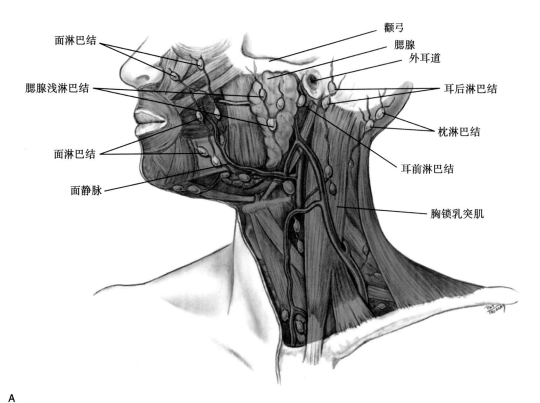

A

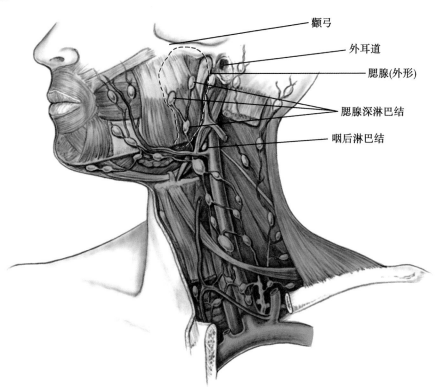

B

图 26.5　区域淋巴结解剖(引自 Fehrenbach MJ，Herring SW：*Illustrated anatomy of the head and neck*，ed 4，St. Louis，2012，Saunders.）

框 26.2　恶性肿瘤显微镜下诊断
细胞质:胞浆少,胞核比增大,细胞核周围细胞质膜紧密连接
核:增大的细胞核大小不一,核膜不规则呈锯齿状,核深染,染色质分布不均并聚集,核仁明显,大量或异常的有丝分裂像
连接:细胞大小和形状不一,排列异常,黏附性下降

医疗管理

癌症的治疗策略是在不损伤宿主的基础上杀灭快速增殖的癌细胞[4-6]。治疗方式包括外科手术,辐射(通过外照射或植入),细胞毒性、化学治疗和内分泌药物治疗,也可能进行干细胞或骨髓移植[4-6]。外科手术常用于解剖允许或癌症大小有限的情况。放射治疗[通常剂量为>50Gy[7]]通过破坏细胞复制所需的 DNA 和染色体杀死癌细胞,用于手术治疗不足或存在禁忌,或用于对放射治疗敏感的癌症[4-6]。化疗药物抑制癌细胞的 DNA 合成或蛋白质合成来,对快速生长的肿瘤最有效。用于癌症化学治疗的化合物很多,分为几类:烷化剂、抗代谢物、激素、抗生素、有丝分裂抑制剂和其他药物(表 26.7)[4-6]。联合使用多种药物可以发挥破坏肿瘤的效果。在医院中使用大剂量多药联合化疗方案,减轻白血病、淋巴瘤(见第 23 章)患者的骨髓抑制,近年来,也用于计划接受骨髓移植的乳腺癌患者。机会性感染是骨髓抑制的主要风险。接受门诊化疗的患者按 3~4 周的周期进行低剂量化疗,机会性感染的风险低[4-6]。

乳腺癌

乳腺癌是美国最常见的癌症类型,98%发生在女性。2015年,据报道美国大约有 235 000 例乳腺癌患者,40 000 例乳腺癌死亡患者[1,2],发生率随年龄增加升高。危险因素包括早发月经初潮、晚绝经和未育(未生育的女性)。所有的乳腺癌都为体细胞遗传性异常引起。乳腺癌最重要的危险因素为家族史,5%~10%的病例发生于高危家族[1,2,5,8]。乳腺癌细胞最常见的突变为 *BRCA1* 和 *BRCA2* 基因。这些突变导致了一生中患乳腺癌的风险为 50%~85%。也可能存在调节细胞周期和 DNA 复制的基因(*bcl-2*、*c-myc*、*c-myb* 和 *TP53*)或基因产物(Her2/neu 和 cyclin D1)[1,2,5,8]异常。性腺类固醇激素、生长因子和多种趋化因子(如白细胞介素-6)影响该疾病的生物学行为和转移。一侧发生乳腺癌,另一侧发生乳腺癌的风险增加[1,2,5,8-10]。

乳腺癌通常表现为乳房肿块伴随或不伴随乳腺溢液、乳房皮肤异常和乳房疼痛。钼靶仅能筛查出 75%~85%患者的乳腺肿物(图 26.6)[1,2,5,8-10]。尽管钼靶检查现在有争议性,但仍然为 ACS 推荐的有效筛查技术[11]。USPSTF 建议 50~74 岁的女性每 2 年进行一 1 次钼靶检查[8]。少部分患者的首发症状为腋窝肿物。通过乳腺组织学活检明确诊断,大部分乳腺癌为浸润性导管癌,少部分为浸润性小叶癌、髓样癌、黏液癌或小管癌。转移发生于临床可检测的癌症,首先转移到区域淋巴结,随后转移到胸壁、骨、肺和肝[8-12]。

表 26.7　常见癌症的化疗药物选择	
癌症	**药物选择**
乳腺	降低风险:他莫昔芬
	佐剂:多柔比星+环磷酰胺±氟尿嘧啶,随后使用紫杉醇;环磷酰胺+甲氨蝶呤+氟尿嘧啶;他莫昔芬用于受体阳性和雌激素敏感的肿瘤
	转移性:多柔比星+环磷酰胺±氟尿嘧啶;环磷酰胺+甲氨蝶呤+氟尿嘧啶
	他莫昔芬或托瑞米芬用于受体阳性和/或雌激素敏感的肿瘤
	紫杉醇+赫赛汀用于过表达 HER2 蛋白的肿瘤
宫颈	局部晚期:顺铂±氟尿嘧啶
	转移性:顺铂;异环丙酰胺和美司钠;博来霉素+异环丙酰胺和美司钠+顺铂
结直肠	佐剂:氟尿嘧啶+亚叶酸
	转移性:氟尿嘧啶+亚叶酸+伊立替康
头颈	顺铂+氟尿嘧啶或紫杉醇
卡波西肉瘤	脂质体多柔比星或柔红霉素;多柔比星+博来霉素+长春新碱
白血病和淋巴瘤	见表 24.2
肝	肝动脉氟尿嘧啶、顺铂、多柔比星、丝裂霉素
肺	
非小细胞	紫杉醇+顺铂或卡铂;顺铂+长春瑞滨;吉西他滨+顺铂;顺铂或卡铂+依托泊苷
小细胞	
黑色素瘤	佐剂:干扰素 α
	转移性:达卡巴嗪
多发性骨髓瘤	马法兰或环磷酰胺±泼尼松;长春新碱+多柔比星(阿霉素)+地塞米松
前列腺	促性腺激素释放激素激动剂(亮丙瑞林或戈舍瑞林)±抗雄激素(氟他胺、比卡鲁胺或尼鲁米特)
肾	白细胞介素-2

摘录自 National Cancer Institute. Drugs approved for head and neck cancer. http://www.cancer.gov/about-cancer/treatment/drugs/head-neck.

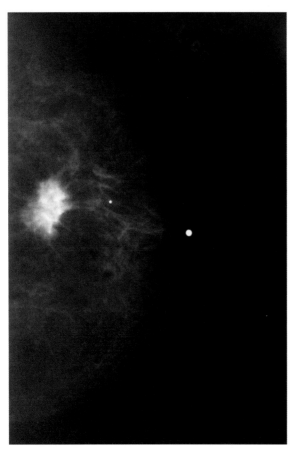

图 26.6　钼靶检查中乳房不透射线区域提示为恶性，建议行活检（由 A. R. Moore, Lexington, KY 提供）

乳腺癌的治疗很复杂，需要依据病理学类型和分期[5,8-12]。细胞标志物如 Her2/heu 分子（赫赛汀药物的靶点）和钠-碘转运体（sodium-iodide symporter, NIS）有助于疾病的诊断和制订治疗计划[5,8-12]。乳腺肿瘤切除术（肿瘤<5cm）或乳腺肿瘤切除术联合放疗较乳腺癌根治术更好。如果区域前哨淋巴结为恶性，需行腋窝淋巴结清扫。浸润性癌直径大于 1cm 或腋窝淋巴结转移患者，进行激素治疗（他莫昔芬）和化疗联合局部治疗[5,8-12]。氟尿嘧啶、多柔比星和环磷酰胺联合治疗时间为 4~6 个月，间隔 3~4 周。目前，转移性乳腺癌不可治愈[5,8-12]。因此，ACS 建议 40 岁及以上女性每年进行钼靶检查和专业的临床检查（框 26.3 和表 26.5）。20~39 岁女性至少每 3 年进行 1 次专业的乳腺检查。女性 20 岁时可以开始进行乳房自检[8]。

宫颈癌

2015 年，近 13 000 名女性患宫颈癌，并有超过 4 000 名患者死亡[1,2,9]。宫颈癌在发达国家发病率较低，与完善的筛查制度相关。由于巴氏涂片（papanicolaou, Pap）的广泛应用，可以早期发现无症状的宫颈癌前病变，宫颈癌的发病率大幅度下降，从 20 世纪 40 年代的 32/1 000 000 下降到现在的 8.3/1 000 000。然而，约 30% 的宫颈癌患者在 5 年内死亡，非裔美国人的死亡率是全国平均死亡率的 2 倍以上[9,13-15]。

人类乳头瘤状病毒是一种上皮性的通过性传播的 DNA 病毒，是宫颈癌变的主要致病因素[13,14]。这种病毒过表达病毒早期基因 E6 和 E7，导致细胞周期失调和抑癌基因（TP53 和 pRb）失调[9,13-15]。某些 HPV 亚型（HPV 血清型 16、18、45 和 56）与大部分宫颈癌相关，为高危型。HPV 其他亚型 30、31、33、35、39、45、51、52、56、58、59 和 66 分类为中等致癌风险[9,13-15]。除了病毒感染，长期吸烟、多个性伴侣和免疫抑制增加了患宫颈癌的风险[9,13-15]。

宫颈癌在临床发现前有较长的无症状时期。宫颈癌通常发生于 40~60 岁的女性。使用 Pap 涂片联合 HPV 检测能够诊断出最早的侵袭前病变[9,13-15]。使用阴道镜和阴道镜下活检进行进一步评估（图 26.7）。如果肿瘤细胞侵入了宫颈基底膜下，可能会发生广泛转移。转移部位通常为肾组织，导致输尿管梗阻和氮血症。治疗方案基于疾病的分期，包括早期进行子宫切除术，扩散或转移至其他局部部位时进行放射治疗。5 年生存率相对较高（见表 26.1），当癌症扩散到盆壁和盆壁外时，生存率下降 50%[9,13-15]。

ACS 建议有性生活或 18 岁以上的女性进行 Pap 涂片和专业的盆腔检查[3]。USPSTF 建议 21~65 岁女性每 3 年通过细胞学（Pap 涂片）筛查宫颈癌，30~65 岁女性可延长筛查周期，每 5 年进行组织学筛查和 HPV 检测[9]。由于宫颈癌与免疫抑制相关，疾病预防控制中心（Centers for Disease Control and Prevention, CDC）建议所有人免疫缺陷病毒（human immunodeficiency virus, HIV）血清学阳性的女性从诊断后每半年进行宫颈癌筛查。连续 3 年每年的筛查结果均为阴性时，医疗服务人员可以降低筛查频率[9,13-15]。

结直肠癌

大肠（结肠和直肠）癌是最常见的消化道恶性肿瘤，为美国第四位常见癌症。2015 年，美国约 140 000 人患大肠癌，约 60 000 名患者死亡[1,2,16,17]。结直肠癌占美国所有癌症的 10%，5 年生存率为 61%[1,2,16,17]。过去的 20 年中，白人女性和男性的死亡率下降，但非裔美国人女性和男性的死亡率上升[16,17]。

大部分的结直肠癌为腺癌（图 26.8）[16,17]。遗传易感性和环境因素导致了疾病的发展。5 号染色体（家族性腺瘤性息肉病）、17 号染色体（TP53 基因）和 18 号染色体（DCC 基因）基因异常为危险因素[5,16,17]。病变发生的初始和可能的必需条件为黏附蛋白、β-连环蛋白过表达，或腺瘤性息肉病（adenomatous polyposis cancer, APC）蛋白抑制失调，导致癌激活。这些异常导致细胞周期信号表达上调[5,16,17]。慢性炎症（溃疡性结肠炎）患者患结直肠癌的风险为一般人群的 10~20 倍[5,16,17]。高脂饮食（占总卡路里 40%）、低纤维饮食和超过 20 年吸烟史，增加患结直肠癌的风险[5,16,17]。反之，使用非甾体类抗炎药（nonsteroidal antiinflammatory drugs, NSAID）和补充叶酸，降低患结直肠癌的风险[5,16-18]。结肠腺瘤（息肉）具有恶性潜能，5% 以下会发展为癌症。而 Gardner 综合征例外，除非进行治疗，几乎所有患者在 40 岁左右会发展为恶性息肉[17,18]。

框 26.3	美国国立综合癌症网络乳腺癌治疗指南

临床分期	检查	
Ⅰ 期 　T_1, N_0, M_0 或 Ⅱ A 期 　T_0, N_1, M_0 　T_1, N_1, M_0 　T_2, N_0, M_0 或 Ⅱ B 期 　T_2, N_1, M_0 　T_3, N_0, M_0 或Ⅲ A 期 　T_3, N_1, M_0	● 病史和体格检查 ● 诊断性双侧钼靶；必要时进行超声检查 ● 病理检查回顾[a] ● 评估肿瘤雌激素/黄体酮受体(ER/PR)状况和 HER2 状况[b] ● 高危遗传性乳腺癌患者进行遗传咨询[c] ● 乳腺 MRI[d](有选择性)用于钼靶未发现的肿瘤 ● 绝经前需进行生育咨询[e] ● 心理痛苦评估[f] 临床 Ⅰ ~ Ⅱ B 期,体征或症状时考虑其他检查[g]: ● CBC ● 肝功能检查和碱性磷酸酶 ● 局部骨疼痛或碱性磷酸酶升高时进行骨扫描 ● 碱性磷酸酶升高、肝功能异常、腹部症状或腹部、盆腔异常体格检查时进行腹部±盆腔诊断性 CT 或 MRI ● 胸部诊断性 CT(存在肺部症状) 临床Ⅲ A(T_3, N_1, M_0): ● CBC ● 肝功能检查和碱性磷酸酯酶 ● 胸部诊断性 CT ● 腹部±盆腔诊断性 CT 或 MRI ● 骨扫描或氟化钠 PET/CT[h](分类 2B) ● FDG PET/CT[i,j](分类 2B)	→ 见局部区域治疗[k](BINV-2)

[a] 专家小组认可的美国病理学家学会所有乳腺浸润性和非浸润性癌病理报告。http://www.cap.org
[b] 见 HER2 检测原则(BINV-A)
[c] 见 NCCN 遗传性/家族性高风险评估:乳腺癌和卵巢癌指南
[d] 见乳腺癌专用 MRI 检查原则(BINV-B)
[e] 见生育与节育控制(BINV-C)
[f] 见 NCCN 心理痛苦管理指南
[g] 常规的系统性分级不适用于无症状的早期乳腺癌
[h] 如果 FDG PET/CT 明确提示骨转移,在 PET 和 CT 部分,可能不需要骨扫描或氟化钠 PET/CT
[i] FDG PET/CT 可以与诊断性 CT 同时进行。PET 和 PET/CT 检查不建议用于临床 Ⅰ 、Ⅱ 或可手术治疗的 Ⅲ 期乳腺癌。FDG PET/CT 适用于传统的分期模糊或存疑的情况,特别是局部晚期或转移性疾病
[j] FDG PET/CT 同样可以用于局部晚期乳腺癌,传统分期系统不明确的区域淋巴结转移和/或远隔转移
[k] 见 NCCN 老年癌症患者特殊治疗考虑的指南

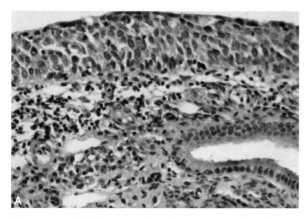
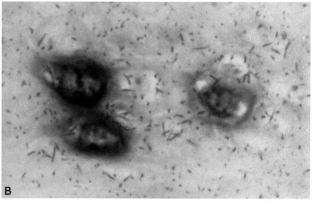

图 26.7　A,活检标本显示宫颈癌上皮细胞(苏木精和伊红染色)。B,原位杂交技术显示宫颈上皮存在人乳头瘤状病毒 DNA(由 Dr. Michael Cibull,Lexingtion,KY 提供)

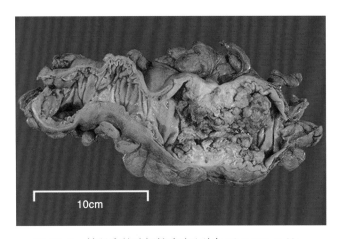

图 26.8　结肠癌的破坏性病变（引自 Klatt ED: *Robbins and Cotran atlas of pathology*, ed 2, Philadelphia, 2010, Saunders. ）

结直肠癌常在 40 岁以后确诊, 50 岁以后发病率上升。60 岁以后患病风险显著上升, 每 10 年上升 1 倍, 直到 75 岁达到最高峰[17]。通过破坏大肠壁直接扩散, 通过淋巴结侵犯其他器官, 通过肝门静脉侵犯肝脏。主要的症状和体征为直肠出血、腹部疼痛和排便习惯改变（便秘）。可能包括侵犯其他器官（肾、肝、阴道）[17-19] 而产生的伴随症状。ACS 建议的结直肠癌筛查总结见表 26.4。

结肠镜检查是评估结直肠癌患者的首选方法。能够同时进行组织活检和刷检。患者的分级通过内镜超声和计算机断层扫描（computed tomography, CT）辅助确诊[17-20]。结肠远端浸润 5cm 以内的病变可以选择外科手术切除, 并行结肠造口术。放射治疗用于直肠癌和肛门癌。化学治疗［氟尿嘧啶和亚叶酸, 长达 6 个月, 或拓扑异构酶 I 抑制剂（喜树碱）和奥沙利铂］用于转移性癌。肝转移可以通过植入泵和注射口输送化疗药物来进行肝动脉介入治疗[17-20]。

晚期结直肠癌（Ⅲ期、Ⅳ期）预后差, 因此高风险人群需要每年筛查。结直肠癌筛查方法包括数字化肠镜检查（digital rectal examination, DRE）, 粪便潜血试验, 粪便 DNA 检测, 乙状结肠镜检查, 结肠镜和结肠气钡双重造影[17-20]。ACS 建议男性和女性 50 岁开始筛查, 如果存在家族史（尤其是一级亲属中有结直肠癌患者）、炎症性肠病病史、结直肠癌或腺瘤性息肉病史、遗传性结直肠癌综合征家族史（例如家族性腺瘤性息肉病、Peutz-Jeghers 综合征和 Gardner 综合征）者, 需要更早开始筛查[3]。

每年进行 DRE 和粪便隐血试验[3,4]。建议每 5 年进行乙状结肠镜检查, 每 10 年进行结肠镜检查。结肠气钡双重造影可用于替代乙状结肠镜检查和结肠镜检查[17-20]。

肺癌

肺癌占癌症病例的 14%（2015 年 >225 000 例）, 是美国癌症死亡的主要原因（每年近 160 000 例死亡）（见表 26.1）[1-3]。尽管肺癌的发病率和乳腺癌、前列腺癌相似, 肺癌的死亡人数超过两者之和[1-3]。1984 年以来, 男性的发病率下降; 然而, 20 世纪 80 和 90 年代女性的发病率上升, 最近才开始下降。肺癌在工业化国家发病率高, 但由于烟草摄入, 非工业化国家的发

病率上升[1-3]。总体来说, 超过 85% 的病例与吸烟相关, 存在剂量依赖效应。60% 的肺癌病例中, 存在肿瘤抑制基因 *p53* 的突变[5,21-23]。近期研究提示烟草中的多环芳烃（例如苯并芘代谢物）与 *TP53* 形成加合物, 引起 *p53* 功能异常。3q 和 9p 染色体缺失, *ras* 和 *myc* 癌基因的过表达, 生长因子受体 c-erbB-2 是恶性转化中的重要步骤。某些无机化合物（石棉和水晶硅）, 金属（砷、铬和镍）和电离辐射（例如氡）暴露的人群, 肺癌风险增加[5,21-23]。

肺癌分为两种组织学类型。80% 为非小细胞肺癌［10% 为未分化大细胞癌, 30% 为鳞状细胞癌（squamous cell carcinoma, SCC）, 40% 为腺癌］（图 26.9）, 20% 为小细胞肺癌（例如燕麦细胞癌）。小细胞肺癌生长速度快, 容易早期转移[5,22,23]。

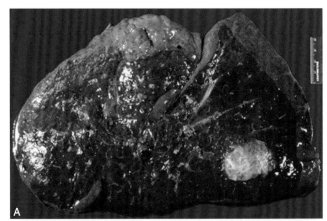

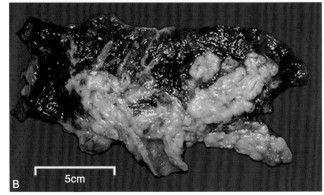

图 26.9　A, B, 未分化大细胞癌侵犯全部肺组织的横截面（引自 Klatt ED: *Robbins and Cotran atlas pathology*, ed 2, Philadelphia, 2010, Saunders. ）

除非疾病晚期, 肺癌临床症状不明显。局部生长的肿瘤可能引起咳嗽或改变慢性咳嗽的性质或表现为劳力性呼吸困难。侵犯周围组织的癌症可能引起胸痛和呼吸困难, 咯血, 破坏胸和颈部的神经导致综合征（如 Horner 综合征）, 内分泌、皮肤或神经性症状[22]。转移到脑、骨、肾上腺和肝, 导致相应器官功能紊乱症状和淋巴结肿大。晚期患者会出现厌食、体重下降、虚弱和严重疲劳[22]。

不幸的是, 目前尚无能够降低肺癌死亡率的筛查方法[3]。胸部 X 线检查和痰细胞学（显微镜下观察痰液中的异常细胞）已使用多年。目前研究还未提出有价值的早期肺癌筛查方法[3,23]。USPSTF 建议, 50~80 岁吸烟指数为 30 的人群、正在吸烟或戒烟不超过 15 年的人群, 每年使用低剂量计算机断层扫

描(computed tomography, CT)筛查肺癌。戒烟 15 年、发生危及生命的健康问题、能耐受或愿意进行肺外科治疗术的人群可以停止筛查[24]。

肺癌的诊断根据影像学检查、支气管镜、支气管冲洗、刷检和组织活检、细胞和组织病理学检查。Ⅰ 期和 Ⅱ 期的非小细胞肺癌进行外科切除,放射治疗用于更晚期的非小细胞肺癌、Ⅰ 期和 Ⅱ 期拒绝或不适合手术的患者[6,19,24]。化学治疗使用两种或三种药物(例如顺铂、卡铂、依托泊苷、长春碱、长春地辛)联合放射治疗用于 Ⅲ 期和 Ⅳ 期非小细胞肺癌患者[19,24]。化学治疗是小细胞肺癌的主要治疗方法[19],佐剂放疗用于局限病变[19]。Ⅰ 期肺癌和 Ⅱ 期鳞状细胞肺癌与 5 年生存率超过 50%。目前所有阶段的肺癌,总体 5 年生存率仅为 15.8%[19,24]。尽管预后差,美国目前还未开展高风险人群的影像学诊断筛查[19,24]。

前列腺癌

前列腺癌是男性第二常见癌症(每年约 221 000 例),美国男性最常见的癌症(见表 26.1)。是导致男性癌症患者死亡的第二位原因(每年约 28 000 例)[1,2]。前列腺癌发生于 9% 的白人男性和 11% 的非裔美国男性。家族史和种族(非裔美国人)是前列腺癌的明确危险因素[1,2,25]。

目前,前列腺癌的病因还不清楚。高脂饮食和 1 号染色体突变(1q24~25)和 X 染色体突变(Xq27~28)增加患前列腺癌风险。c-myc 癌基因的过表达在实质性肿瘤包括前列腺癌中广泛存在[1,2,25]。

超过 90% 的前列腺癌为腺癌[25],常发生于腺体内的多个部位。与泌尿系统其他部位肿瘤相比,前列腺癌症状和体征不明显,排尿踌躇、尿频常发生于疾病晚期[1,2,25]。因此,筛查对于控制前列腺癌是最重要的[3,4,25,26]。前列腺癌筛查方法包括 DRE 联合 PSA 血液检查和直肠内超声检查(见表 26.4)[26]。PSA 速率(一定时间内 PSA 水平变化速度)辅助诊断。PSA 正常上限为 4ng/ml,有以下情况的患者建议行直肠内超声辅助下针吸活检[25,26]。

- PSA 水平高于 10ng/ml
- DRE 阳性(可及结节或异常);PSA<4ng/ml,而 DRE 阳性的患者占前列腺癌的 25%
- PSA 水平在 4~10ng/ml,DRE 阴性
- PSA<4ng/ml,DRE 阴性,PSA 水平每年增加(PSA 速率) 0.75ng/ml 或以上

诊断为前列腺癌且 PSA 高于 10ng/ml 的男性,建议进行放射性核素检查或盆腔 MRI 明确病变的范围。可以通过淋巴结和血行转移。淋巴结转移通常转移至胸部和盆腔。血行转移通常转移至骨。骨转移通常发生于盆腔、脊柱和股骨(图 26.10)[25,26]。

治疗方法包括根治性前列腺切除术、外放射治疗、间质内粒子放射治疗和冷冻手术。雄激素阻断治疗用于晚期患者。预后与病理学分级和肿瘤分期相关,局限性病变(Ⅰ 期)患者预后最好[25,26]。

皮肤癌

三种原发皮肤癌中,基底细胞癌是最常见的类型,其次为 SCC(见"口腔癌")和黑色素瘤。2015 年,美国约有 75 000 例

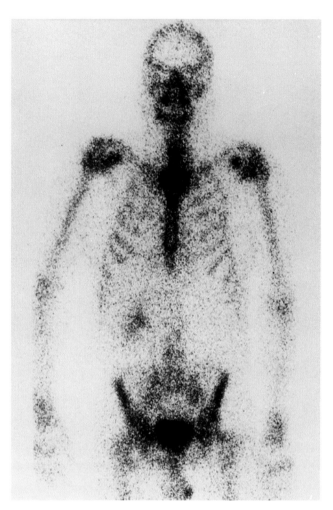

图 26.10 放射性核素扫描显示前列腺癌骨转移患者锝凝聚(由 Dale A, Miles, DDS, Fountain Hills, AZ 提供)

新发黑色素瘤病例(见表 26.1)[1,2]。每年,美国约有 80 000 例新发基底细胞癌病例。基底细胞癌进展缓慢,有局部侵袭性,起源于上皮基底层,通常由慢性 UV 暴露(尤其是 UVB 放射线)导致染色体异常而引起[27,28]。研究表明,突变合并位于 9 号染色体(9q22.3)的人类"patched"基因失活可能是基底细胞癌发生的必要条件[5,27]。

基底细胞癌更常见于浅色皮肤和金色或红色头发的老年人。然而,20~30 岁人群的发病率增加[5,27],约 85% 的病变发生于头部和颈部外露的皮肤(包括唇)。基底细胞癌分为四类:结节型、浅表型、硬化型和色素型。每种类型都表现为逐渐进展的局部病变。结节型基底细胞癌表现为珍珠样的丘疹伴血管扩张、边缘呈卷蜡状、中央溃疡(蚕食性溃疡)(图 26.11)[5,27,28]。常有反复结痂和出血史,更少见的类型表现为发红、色素或瘢痕样。基底细胞癌可以进行冷冻疗法和外科手术切除[27,28],目前治愈率超过 95%[27,28]。由于基底细胞癌具有局部侵袭性和破坏性,预防措施包括减少日光暴露和定期在医疗服务人员处检查外露于日光的皮肤,对预防复发很重要。不恰当的治疗会导致肿瘤扩散至深部组织,但很少转移[27,28]。

黑色素瘤是一种来源于黑色素细胞的恶性肿瘤[27,29]。这种癌症首先发生于皮肤,但也可能发生于任何有黑色素细胞的部位,包括口腔。黑色素瘤的发病率增长超过任何一种癌症,每

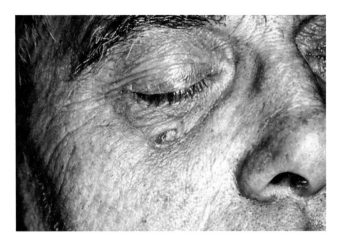

图 26.11　一名口腔患者基底细胞癌的面部病损表现

年美国约有 75 000 例新发黑色素瘤病例[2,27,29]。UV 日光暴露是主要的病因。浅色皮肤、儿童期严重的晒伤、痣总数大于 50、浅色和红色头发、广泛的斑点和频繁使用日光浴床都会增加患黑色素瘤的风险。男性和 50 岁以上的人更容易受累。细胞遗传学研究发现定位于 1p 和 9p 染色体的遗传学改变可能与黑色素瘤易感性相关[27-29]。

约有 30% 的黑色素瘤由色素性病变发展而来,尤其是有外伤史的情况下。黑色素瘤的临床表现可以简述为,不对称、边缘不规则、色彩不匀称、直径较大(>6mm)和局部进展[29]。病变颜色通常较深,可能为棕色、灰色、蓝色或乌黑(图 26.12),多种颜色为显著体征。出血、溃疡、无定形和卫星灶病变为确诊病变的特征。早期诊断和完全切除对长期预后非常重要,深度小于或等于 0.75mm 的患者治愈率可达到 100%。相比之下,1.6mm 或以上深度的病变 10 年生存率仅为 20%～30%。黑色素瘤的疫苗治疗目前处于临床试验阶段[27-29]。

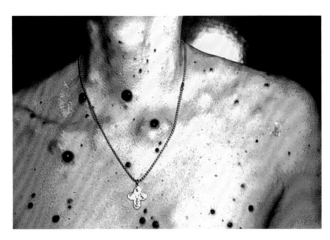

图 26.12　胸部恶性黑色素瘤。手臂、面部和颈部的病变非常明显,口腔医生可以观察到

皮肤癌的预防包括使用防晒措施(防晒霜或穿衣)并定期筛查[27-29]。ACS 建议每个月使用全身镜自检,使用手持镜检查后背和其他不容易观察的部位。20～40 岁需每 3 年进行专业皮肤检查,40 岁以上需每年进行专业皮肤检查[27-29]。然而,US-PSTP 表明没有足够的证据显示这些检查会带来收益[29]。

口腔癌

口腔癌包括发生于口腔内的多种恶性肿瘤(框 26.4)[30-33]。90% 以上为 SCC,9% 为来源于腮腺组织的癌症和其他组织的肿瘤,例如肉瘤和淋巴瘤。剩余的 1% 为其他部位的转移性癌,通常来源于肺、乳腺、前列腺和肾。2015 年,ACS 报道美国有超过 45 000 例口腔和咽癌患者,约 9 000 例死亡病例[31-33]。

框 26.4　常见的口腔、头和颈部肿瘤的特征
基底细胞癌:日光暴露部位发生的缓慢进展病变,边缘卷蜡状,中央溃疡
鳞状细胞癌:不愈合的白色、红白相间的肿瘤病变;溃疡;或舌侧缘、口底、唇菜花样肿物
卡波氏肉瘤:腭部、牙龈或面部紫色斑块或结节
黑色素瘤:皮肤或腭部棕色或黑色的扩大斑块(卫星灶病变)
黏液表皮样癌:腭部、磨牙后区圆形隆起,肿瘤中央溃疡或溶骨性病变
白血病:牙龈肿胀、出血,皮肤苍白,皮肤和黏膜小出血点,瘀斑
淋巴瘤:淋巴结无痛性肿大,腭或喉部肿胀,磨牙后区溃疡
晚期乳腺、前列腺和肾癌:下颌骨溶骨性转移病变

口腔和咽癌症约占美国癌症的 3%[1-3,31-33]。绝大多数的口腔癌发生于 45 岁以上患者,40 岁以下的男性和女性每 10 年发病率逐渐上升,直到 65 岁[1-3,31-33]。1985 年以来,发病率和 5 年生存率变化不大(见表 26.1)。所有阶段的口腔癌和喉癌的 5 年生存率为 63%,非裔美国人(34%)低于白人(56%)[1-3,31-33]。

口腔 SCC 的生物化学致病因素还不完全清楚。至少 80% 的 SCC 与吸烟、酒精、无烟烟草,以及亚洲南部的一些地区咀嚼各种槟榔制剂[例如 paan(咀嚼蒌叶)、gutka 或其他种类]相关,慢性和过度致癌物暴露,导致多种细胞异常[1-3,31-33]。10% 的 SCC 与 UV 光暴露和免疫缺陷(例如 HIV 感染和器官移植)相关。30% 的 SCC 可以检测到 HPV 感染(高危型),尤其是口咽部位,例如舌根和腭扁桃体[14,15,32]。Plummer-Vinson 综合征和维生素 A 缺乏会增加患口腔和咽癌的风险[31-33]。梅毒治疗中使用的砷化合物、营养不良、木材及金属粉末等严重暴露和念珠菌感染等因素在 SCC 发病中起的作用较小[31-33]。范科尼贫血的患者易患口腔 SCC[34]。

导致 SCC 的细胞变化和致癌过程见图 26.3。在亚细胞水平,黏膜细胞慢性暴露于致癌物,导致癌基因激活和基因突变以及缺失。吸烟相关口腔 SCC(占消化道 SCC 的 66%)最常见的缺失定位于中的 9 号染色体(9p21～22)。最常发生的突变定位于 p53 基因[5,31-34]。

上皮生长因子受体(epidermal growth factor receptor, EGFR)的过表达和 ras 以及 c-myc 癌基因的激活起促进作用[5,31-33]。HPV 早期基因(E6 和 E7)产物增加了 p53 蛋白的降解,使细胞逃避 p53 蛋白介导的细胞凋亡和肿瘤抑制[15,32]。这些进程导致正常细胞转变为异常增殖细胞,最终导致 DNA 含量增加、功能独立并失去黏附。最终,这些细胞也促进血管生成[15,32]。口腔 SCC 表现多样,可能为白色或红色斑块、外生样肿物、溃疡、颗粒状病变或任意组合（图 26.13 和图 26.14）[31-33]。不能刮除的白色病变且无临床特异性，称为白斑，是潜在的癌前病变。约19%的白斑为异常增生，4%初次活检诊断为 SCC[30]。初次活检诊断为非癌症的白斑，有 6%~10%的可能最终转变为癌症（表26.8）[30]。表型异型（在同一病变中的多种形态特征——裂纹、溃疡、疣状等）的白斑恶变率高（高达 17.5%）[30-33]。病理诊断为上皮异常增生的病变更有可能转变为 SCC（严重的上皮异常增生可以高达 42%）[31-34]。伴有红斑的白斑在初次病理为诊断为癌症或转变为癌症的可能性，比均质型白斑高 3~5 倍[30-33]。口腔黏膜非特异性红色病变（红斑）尽管较白斑少见（见表26.8），超过 60%的病例在初次活检诊断为恶性[30-33]。

　　大部分早期癌症为无症状且伴随红斑病变（见表 26.8）。晚期病变常发生溃疡，边界凸起和硬结（图 26.15）。高危部位包括口底、舌侧缘（后部）和舌腹（前部）（见图 26.15 和图26.16）、软腭和周围组织[30-33]。这些部位角化不完全，对致癌物更敏感。也好发于颊黏膜和牙龈，尤其是由于个人口腔习惯，致癌物所接触的邻近组织。上唇和舌背的癌症少见[30-33]。

表 26.8　口腔鳞状细胞癌（SCC）的颜色特征*	
颜色	占全部 SCC 的比例/%
仅白色病变	24.8
白色病变伴红斑	60.0
仅红色病变	33.3
其他	1.9

*数据来自 207 例无症状的口腔内 SCC
改编自 Mashberg A，Samit A：Early diagnosis of asymptomatic oral and oropharyngeal squamous cancers，*CA Cancer J Clin* 45：328-345，1995.

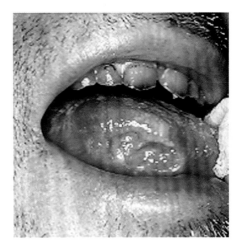

图 26.15　临床表现很可能为癌症的舌部病变（大小、边缘、硬结）。建议直接将患者转诊癌症治疗中心诊断和治疗。该病变被诊断为鳞状细胞癌。

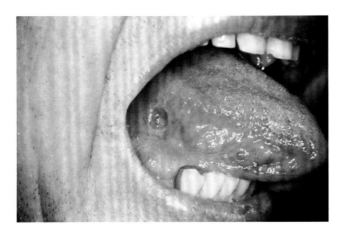

图 26.13　无明显诱因的舌部病变，临床表现不高度提示癌症。然而，组织学活检诊断为早期鳞状细胞癌。这种情况，口腔医生最好对病变进行活检以明确诊断

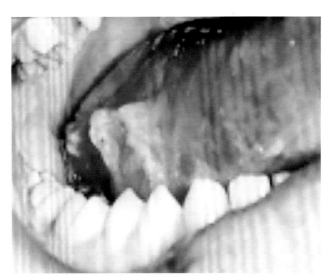

图 26.16　表现为舌部溃疡性病变伴硬结和边缘凸起的鳞状细胞癌

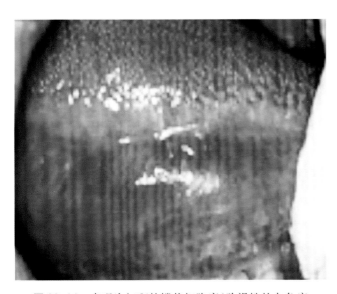

图 26.14　表现为红斑的鳞状细胞癌（弥漫性的白色病变中的红色斑块）

　　口腔 SCC 通过局部浸润周围组织而扩散或通过淋巴管转移到区域性淋巴结[30-33]。向局部组织扩散导致硬结、不可移动和淋巴结病变。淋巴结转移途径为通过 Ⅰ 区淋巴结（颊肌、颈内静脉二腹肌、下颌下和颏下淋巴结），到达 Ⅱ 区淋巴结（腮腺、

颈深上和颈深下淋巴结)(见图 26.5)[30-33]。远隔转移罕见,但常见部位为肺、肝和骨。口底、舌和后部位置的病变比口腔前部,例如唇的病变更容易早期转移[30-33]。而且,舌和口底 40% 的 SCC 患者治疗时无转移征象,但后期发生转移。上颌部位的病变比下颌更容易转移[30-33]。口腔癌可能导致死亡,通过:①局部破坏气道和食道;②侵犯头颈部主要血管(造成大量失血);③继发感染;④远隔转移导致其他器官功能受损;⑤全身消耗;或⑥治疗的并发症[30-33]。

口腔癌晚期,患者会发生体重减轻和呼吸困难,或由于神经受累而导致局部肌肉萎缩和单侧声带麻痹(例如当软腭受累时导致咽反射消失)[30-33]。其他症状包括声嘶、吞咽困难、难治性溃疡、出血、麻木、失牙、张口受限和义齿不稳固。口腔癌的诊断通过对病变细胞或组织的显微镜下检查确诊,甲苯胺蓝染色可以辅助确定取活检的部位[30-33]。国际 TNM 系统的分期和分级可以对肿瘤的状态进行评估和分级(见框 26.1)[30-33]。

大部分早期口腔 SCC 可以进行手术治疗,但 Ⅲ 期和 Ⅳ 期患者(骨、血管组织和多个淋巴结受累)需要联合治疗(放射治疗和手术)[32,35-37]。放射治疗为:①间质;②更常用的为植入;③体外放射,通常在手术切除后的 6 周内进行。肿瘤破坏的体外放射治疗的剂量为 5 000~7 000cGy,单次剂量为 150~200cGy,周期为 6~7 周,4~5 天的治疗日,之后为 2~3 天的非治疗日[32,35-37]。超分割放疗以每日稍低剂量、每天 2 次进行治疗。颈淋巴结清扫术能够减少原发肿瘤术后发生转移。联合放射治疗和化学治疗(顺铂、5-氟尿嘧啶或紫杉烷)对预期预后较差的患者有效。使用化疗药物(顺铂)进行选择性动脉灌注对一部分特定患者有效[32,35-37]。

口腔和咽 SCC 总体的 5 年生存率(63%)自 1980 年起几乎未改变。早期诊断、年龄较小和早期癌症(Ⅰ 期和 Ⅱ 期)、前部位置、肿瘤深度小于或等于 5mm、未累及骨的癌症生存率较高。复发很常见,尤其是未戒烟和戒酒的患者[32-37]。

牙科管理

口腔医生在癌症患者的治疗中非常重要。主要的作用为早期发现癌症。因此,建议口腔医生采取一致的方法了解患者的相关医疗、病史和临床信息[31-33]。口腔医生需要详细询问患者癌症相关的症状和体征,尤其是头颈部。可以通过询问患者问题获得癌症相关信息,例如"上次就诊后是否有健康变化?"或"是否发生腋下或颈部无原因的肿块?颜色变化的病变;身体疼痛;异常出血例如便血?"。这些问题能够帮助患者回忆与致病相关的事件和情况,并能够与医生讨论这些状态。个人史中关于全身健康、锻炼、饮食、维生素摄入、烟草和酒精摄入和癌症家族史相关的问题也很重要,能够总体评估患者的患癌风险。口腔医生在普及各器官系统(肺、结肠、直肠、宫颈、口腔、卵巢、前列腺和皮肤)癌症筛查的收益和对生存的影响方面,也有重要作用(见表 26.4)。一些医疗中心和机构提供免费的癌症筛查,应鼓励患者利用这些服务[31-33]。

面诊后,必须进行临床检查来发现潜在癌症的线索。每个人都需要进行头颈和口腔软组织检查,任何可疑病变都需要进

行活检或密切观察[30-33]。需要注意的是早期癌症通常不易察觉,可能误诊为常见的良性病变,而且在病变很小和早期时诊断预后最佳[30-33]。口腔医生需要明确不同类型和部位的癌症临床表现不同。临床可疑癌症病变和 14 天内虽然减轻但未愈合的病变需要进行活检。并且,出现质地硬、不可移动或肿大淋巴结的患者需要就诊于头颈外科医生或癌症治疗中心。避免任何诊断和治疗的延误是非常重要的[30-33]。美国国立综合癌症网络头颈部癌症的治疗建议见表 26.9[6]。每个患者都需要坦率和公开关注这个问题。疑似癌症相关的症状和体征的患者需要进行实验室检查和影像学检查,实验室筛查试验可以在医院、商业临床实验室或内科医生处完成[30-33]。血液检查应该包括总体红细胞和白细胞(white blood cell,WBC)计数,白细胞分类计数,细胞形态涂片,血红蛋白,红细胞压积和血小板计数。如果口腔医生进行的筛查试验有 1 项或 2 项结果异常,建议患者进行医学评估和治疗[30-33]。

调整治疗计划

癌症患者确诊时,就需要制订口腔治疗计划。计划包括:①患者治疗前评估和准备;②癌症治疗中的口腔健康维护,包括住院和门诊维护;③患者治疗后的管理,包括长期控制。能够接受手术治疗的癌症患者,并且不影响口腔功能,几乎不需要调整治疗计划。然而,某些癌症通过手术直接或通过放疗、化疗和免疫治疗间接影响口腔功能[35-37]。本章中剩余部分将阐述影响口腔功能的治疗和并发症。

治疗前评估和决策

口腔医生需要知晓患者的治疗方式,是根治还是姑息方法,见表 26.9 中美国国立综合癌症网络头颈癌治疗指南[6,35]。接受姑息治疗的患者可能不想修复缺失牙;因此,癌症治疗期间需要避免加重现有口腔疾病[35]。反之,Ⅰ 期和 Ⅱ 期患者无区域扩散时,可以与正常患者一样进行长期口腔维护。然而,在这种情况下,需要更密切的随访观察来发现患者的转移征象、疾病复发或新发癌症[35]。对于口腔癌患者,仔细的随访非常重要,因为这些患者有发生呼吸系统、上消化道或口腔第二原发癌症的可能。未改变习惯的吸烟者发生第二口腔癌的可能性为 30%,戒烟患者的可能性为 13%[31-34]。

癌症患者在进行癌症治疗前需要进行口腔评估:①消除癌症治疗期间可能加重的口腔疾病;②提供基线资料,对比和监测放疗、化疗破坏的后遗症;③发现转移性病变;④减少癌症治疗过程中的口腔不适。头颈部放疗或化疗前选择性拔牙的指南见框 26.5,框 26.6 列举了头颈部放疗和化疗时可能出现的并发症,框 26.7 列举了头颈部放疗和化疗的影响。癌症支持治疗多国协会/国际口腔肿瘤协会(Multinational Association of Supportive Care in Cancer/International Society of Oral Oncology,MASCC/ISOO)头颈部癌症治疗并发症的管理建议见框 26.8[38]。评估内容包括全面的临床和放射检查,实验室检查(全血细胞计数、WBC 分类计数等)回顾。需要对无牙区进行检查,消除阻生齿、残根和潜在的骨疾病,这些问题可能因癌症治疗的免疫抑制而加重。可以进行曲面体层摄影,然而,可能需要加拍咬合翼片和根尖片来观察牙齿和骨结构[35-39]。

表 26.9　美国国立综合癌症网络头颈部癌症治疗指南*

颊黏膜、口底、舌前部、牙槽嵴、磨牙后三角、硬腭

临床分期	原发灶和颈部治疗	辅助治疗	随访

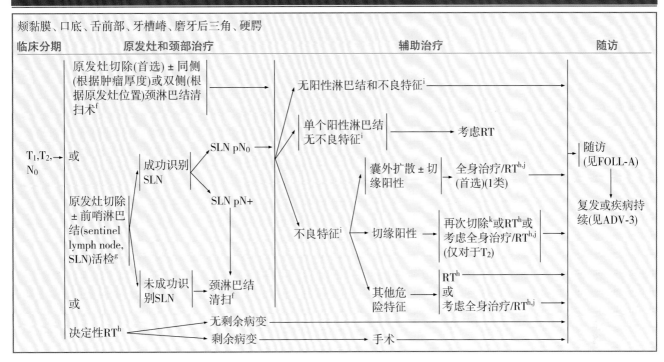

f 见手术原则(SURG-A)

g 见前哨淋巴结活检手术原则(SURG-A6 和 9)

h 放射治疗原则(OR-A)

i 不良危险特征:囊外结节扩散、切缘阳性、原发灶 pT_3 和 pT_4、淋巴结 N_2 或 N_3、IV级或V级淋巴结病变、神经侵犯、血管栓塞(淋巴血管受累)(见讨论)

j 见全身治疗原则(CHEM-A)

k 如果可行,再次手术至切缘阴性

* 更多信息见美国国立综合癌症网络:http://www.nccn.org/professionals/physician_gls/pdf/head-and-neck.pdf.

框 26.5　计划接受头颈部放疗(包括口腔)或化疗患者的牙齿拔除指南

拔牙指征

- 牙周袋深度≥6mm、牙齿松动、探诊溢脓
- 根尖周炎症
- 口腔卫生措施依从性差的患者,破坏过大、无法修复、无功能或部分萌出的牙齿
- 患者无意愿保留的牙齿
- 炎症(例如冠周炎)、感染性或恶性骨病变累及的牙齿

拔牙指南

- 拔除牙齿过程应减小创伤,拔牙时机如下:
  - 放射治疗开始前至少 2 周*,最好 3 周
  - 化疗前至少 5 天(上颌牙)
  - 化疗前至少 7 天(下颌牙)
- 拔牙区域进行骨修整,消除锐利边缘
- 一期缝合
- 避免使用牙槽窝内止血材料,可能成为微生物生长的病灶
- 血小板计数<50 000 个/mm^3 时需输血
- 如果白细胞计数<2 000 个/mm^3 或白细胞绝对计数<1 000 个/mm^3 或 10 天内可能处于该水平,需暂缓拔牙;或者,必须要拔牙时,预防性使用抗生素(头孢菌素)

* 在一些情况下,愈合过程无干扰,可接受的最短时间为 10 天。这种情况下,促进愈合的生物改性剂(例如维生素 C)可能有效。反之,如果不能达到建议的时间,需要进行牙髓治疗[7,48,49]

引自 Rankin KB,Jones DL,Redding SW,editors:*Oral health care in cancer therapy:a guide for health care professionals*,ed 3,Dallas,Baylor Oral Health Foundation/Cancer Prevention & Research Institute of Texas,2008.

框 26.6   头颈部放射治疗和骨髓抑制化疗的并发症

- 恶心和呕吐——急性发病
- 黏膜炎——第 2 周开始
- 溃疡（C）
- 味觉异常——第 2 周开始
- 口干——第 2 周开始
- 继发感染：真菌、细菌、病毒
- 出血（C）
- 放射龋——延迟发病
- 牙齿敏感——急性或延迟发病
- 肌肉功能障碍（R）——延迟发病
- 放射性骨坏死（R）——延迟发病（下颌常见，上颌相对少见）
- 牙髓疼痛和坏死——延迟发病（R）：（正电压相关；钴-60 尚未发现）

C，仅发生于化疗或化疗更常见；R，仅发生于放疗或放疗更常见
引自 Rhodus NL：Pretreatment management of oral complications from chemotherapy and/or radiation therapy for head and neck cancer，*News form SPOHNC* 18（4）：1-2，2008.

框 26.7   体外放射治疗对正常组织的辐射效应

组织	影响
黏膜和固有层	上皮改变（萎缩）、黏膜炎、血管改变、内膜变薄、管腔狭窄、闭塞、血流下降
肌肉	纤维化、血管改变
骨	骨细胞数量下降、成骨细胞数量下降、血流下降
唾液腺	腺泡萎缩、血管改变、纤维化
牙髓	坏死（正电压）

引自 Rhodus NL：Management of oral complications from chemotherapy and radiation and chemotherapy，*Northwest Dent* 89：39-42，2010.

框 26.8   癌症支持治疗多国协会黏膜炎治疗指南*

赞成干预的建议（例如强有力的证据支持治疗方案的有效性）

1. 专家组建议进行大剂量 5-氟尿嘧啶化疗患者使用 30 分钟的冷冻疗法来预防口腔黏膜炎（Ⅱ）
2. 专家组建议进行大剂量化疗和全身放疗、异体干细胞移植后、血液系统恶性肿瘤的患者（Ⅱ），使用重组人角质细胞生长因子-1（keratinocyte growth factor，KGF-1/palifermin）（调节治疗前）预防口腔黏膜炎
3. 专家组建议进行 HSCT 合并高剂量化疗，合并或不合并全身放射治疗的患者（Ⅱ），使用低能量激光（波长 650nm、能量 40mW、每平方厘米照射时间达到组织能量计量 2J/cm² ）预防口腔黏膜炎
4. 专家组建议 HSCT 患者（Ⅱ），治疗口腔黏膜炎疼痛时，使用吗啡镇痛
5. 专家组建议头颈部癌症患者进行中等剂量放射治疗（最高 50Gy），未进行联合化疗的患者（Ⅰ），使用苄达明漱口水预防口腔黏膜炎

支持干预的建议（例如较弱的证据支持治疗方案的有效性）

1. 专家组建议所有年龄组所有癌症治疗方案的患者（Ⅲ），进行口腔护理预防口腔黏膜炎
2. 专家组建议使用高剂量马法兰，合并或不合并全身放射治疗的 HSCT 患者（Ⅲ），使用冷冻疗法预防口腔黏膜炎
3. 专家组建议行放射治疗，不合并化疗的头颈部癌症患者（Ⅲ），使用低能量激光治疗（波长接近 632.8nm）预防口腔黏膜炎
4. 专家组建议进行传统或高剂量化疗，合并或不合并全身放疗的患者（Ⅲ），使用芬太尼透皮贴剂治疗口腔黏膜炎疼痛
5. 专家组建议行头颈部癌症放化疗的患者，使用 2% 吗啡漱口水治疗口腔黏膜炎疼痛（Ⅲ）
6. 专家组建议使用 0.5% 多虑平漱口水治疗口腔黏膜炎疼痛（Ⅳ）
7. 专家组建议行放疗或放化疗的口腔癌患者（Ⅲ），口服补充锌，可能有利于预防口腔黏膜炎

反对干预的建议（例如强有力的证据不支持治疗方案的有效性）

1. 专家组建议行放射治疗的头颈部癌症患者，不使用 PTA（多黏菌素、妥布霉素、两性霉素 B）和 BCoG（杆菌肽、克霉唑、庆大霉素）抗菌肽和 PTA 糊剂预防口腔黏膜炎（Ⅱ）
2. 专家组建议行高剂量化疗，合并或不合并全身放疗的 HSCT 患者，或行放疗或联合放化疗的头颈部癌症患者，不使用 iseganan 漱口水预防口腔黏膜炎
3. 专家组建议癌症化疗患者（Ⅰ），或行放射治疗的头颈部癌症（Ⅰ），或合并放化疗（Ⅱ）的患者，不使用硫糖铝漱口水预防口腔黏膜炎
4. 专家组建议癌症化疗患者（Ⅰ），或行放射治疗的头颈部癌症患者（Ⅱ），不使用硫糖铝漱口水治疗口腔黏膜炎
5. 专家组建议行高剂量化疗，合并或不合并全身放射治疗的 HSCT 患者（Ⅱ），不使用静脉谷氨酰胺给药预防口腔黏膜炎

不支持干预的建议（例如较弱的证据不支持治疗方案的有效性）

1. 专家组建议行头颈部癌症放疗的患者（Ⅲ），不使用氯己定漱口水预防口腔黏膜炎
2. 专家组建议行高剂量化疗的异体或自体干细胞移植患者（Ⅱ），不使用粒细胞巨噬细胞集落刺激因子漱口水预防口腔黏膜炎
3. 专家组建议行放射治疗的头颈部癌症患者（Ⅲ），不使用米索前列醇漱口水预防口腔黏膜炎
4. 专家组建议骨髓移植患者（Ⅲ），不使用口服己酮可可碱预防口腔黏膜炎
5. 专家组建议行放射治疗的头颈部癌症患者（Ⅲ），或行高剂量化疗，合并或不合并全身放疗的 HSCT 患者，不使用口服毛果芸香碱预防口腔黏膜炎

HSCT，hematopoietic stem cell transformation，造血干细胞移植
* 指南级别后的括号中，显示了每个指南的证据水平

治疗前维护包括口腔卫生指导、建议非致癌饮食、去除牙石、预防性氟化物治疗和去除所有的刺激、感染因素[31-34,38]。进行化疗的儿童,松动乳牙和有可能在化疗期间脱落的牙齿需要拔除,手术切除牙龈盲袋预防食物残渣堆积。框 26.5 中表述了放射治疗前拔除有问题牙齿的指南。

当然,放射治疗会导致很多的组织并发症(框 26.9)[38-48],放疗和化疗前需要去除正畸装置。

框 26.9 放疗和化疗患者口腔并发症的管理

并发症	治疗建议
黏膜炎	见 MASCC 指南(框 26.8)
口干*	无糖柠檬糖、山梨糖醇口香糖、甘油和水缓冲液、唾液替代品
放射龋	教育患者放射龋的风险,促使其维护良好的口腔卫生 使用柔软可活动的口腔保护材料制作个别托盘每天使用氟化物。托盘中放置 5~10 滴 1%~2% 的酸性氟化物凝胶,每天使用 5 分钟。如果 1%~2% 的酸性凝胶对组织有刺激性,可以替代使用 0.5% 的中型氟化钠凝胶替代;5 000ppm 氟化物(PrevDent)单次涂布对一些患者更为有效 定期口腔复诊 第 1 年保证患者的依从性,每个月复诊 1 次 早期龋损部位充填
继发感染	培养、细胞学检查、抗生素、抗真菌药物、抗病毒药物
牙齿敏感	局部应用氟化物
味觉丧失	补充锌
放射性骨坏死	预防、手术、高压氧治疗
肌肉功能障碍	使用压舌板保持颌骨最大张口度和口腔入路

见附录 B 中药物、剂量和用药时间

MASCC,Multinational Association of Supportive Care in Cancer,癌症支持治疗多国协会

引自 Phodus NL:Pretreatment management of oral complications from chemotherapy and/or radiation therapy for head and neck cancer, *News from SPOHNC* 18(4):1-3,2008.

* 唾液腺功能障碍、唾液过少或口干通过症状、体征和口腔临床表现的严重程度诊断后进行治疗。唾液中有益成分的减少和组成的改变使患者易感许多疾病。治疗策略根据患者严重程度不同而不同

如果准备进行头颈部放射治疗和免疫抑制化学治疗,需要遵循以下几点建议[38,39]:

- 使用含铅防护服、限束装置,减少非癌变组织(唾液腺)的放射线暴露,放疗期间和放疗后使用抗胆碱(biperiden)或类副交感神经功能药物(盐酸毛果芸香碱和盐酸西维美林)控制唾液流量,需要放射肿瘤医生和患者沟通。

- 预后差或预后无望的无法修复、急性感染或严重牙周病的牙齿,容易导致并发症(例如败血症、放射性骨坏死),需要拔除;磨除、修整锐利的骨边缘;达到一期愈合(见框 26.6)。在放疗或化疗前,颌骨的慢性感染病变和潜在感染源需要检查和治疗或根除。

- 放射治疗或骨髓抑制化疗前需要预留拔牙或外科手术后足够的伤口愈合时间(见框 26.6 和框 26.10)。

- 有症状的死髓牙需要在头颈部放化疗前至少 1 周完成牙髓治疗。但是无症状的甚至伴根尖病变的患牙可以延迟治疗。

- 感染、拔除、牙周维护和去除刺激因素的治疗优先于龋坏牙、根管治疗和更换不良修复体。可以进行暂时性修复并当时间不足时,暂缓一些治疗(美容、修复和牙髓治疗)。

- 在癌症治疗前需进行预防性洁治和根面平整,维护口腔健康并减少黏膜炎和感染等口腔并发症。活动性修复装置在治疗期间需移除。

- 进行头颈部放射治疗的患者,如保留牙齿,需要告知唾液腺功能减低,包括口干和口腔感染风险,例如放射性龋和放射性骨坏死等并发症(见框 26.10)[38-48]。

框 26.10 进行化疗的癌症患者口腔侵入性操作的门诊建议

以下情况进行治疗:

- 患者无不适,约化疗周期后 17~20 天
- 粒细胞计数>2 000 个/mm³
- 血小板计数>50 000 个/mm³
- 低于此范围时,需向内科医生咨询
- 血小板计数<50 000 个/mm³ 可能与过度出血相关(见第 24 章)

仅进行手术治疗的癌症患者,口腔维护不如需要进行头颈部放疗和化疗的患者严格。然而,需要治疗急性感染、拔除缺损过大牙齿、需要为活动修复装置提供固位的牙齿可按要求修复。患者的口腔健康越好,在治疗过程中发生口腔感染并发症的风险越小。对于所有口腔癌患者,口腔医生需要与颌面部修复医生沟通,以便于在手术前或手术后协作满足患者的口腔和牙齿修复需要[38-48]。

癌症治疗中的口腔维护

放射治疗对口腔组织的辐射效应见框 26.7[38-48]。门诊化疗患者需要在周期中合适的时间进行口腔治疗[35]。癌症治疗期间维护良好的口腔健康非常重要,因为大多数进行放疗和化疗的患者,发生口腔并发症(见框 26.10)[38,39]。预期进行头颈部放疗或住院化疗的患者,需要在癌症治疗前消除口腔感染和潜在病变,常规的口腔检查可以延期至癌症治疗完成后[38,39]。

放疗和化疗并发症管理

放疗和化疗全身管理考虑见框 26.9 和框 26.10[38,39]。放疗和化疗即刻和期间会出现急性毒性反应,毒性的严重程度与组织暴露于放射性或细胞毒性药物剂量成正比,毒性反应在快速分裂的细胞中更明显。延迟毒性反应可在放射治疗后数月至

数年出现[35-40]。

　　放射治疗引起细胞坏死、微血管损伤和实质、基质损伤。电离辐射产生的氧自由基是导致细胞损伤的主要原因之一。处于快速代谢的细胞对于这种损伤更敏感，因此，乏氧细胞和缓慢复制细胞相比于富氧细胞和有丝分裂活跃的细胞，对放射线抵抗性更强。框 26.7 列举了放射治疗对不同口腔组织的影响，框 26.10 列举了这些患者进行侵入性口腔操作的指南[38,39]。

　　大部分化疗药物引起脱发、口腔黏膜损伤（黏膜炎）、骨髓抑制（感染、出血、贫血）、消化道改变（腹泻、吸收不良）和营养状态改变，这些药物也会引起心肺功能异常。化疗相关骨髓抑制和黏膜炎是可预测、剂量依赖的，并且通常可以控制。进行化疗的患者可能出现红斑和口腔黏膜溃疡、周围组织感染、小创伤后的大量出血、口干、贫血和神经毒性[35,36]。

　　黏膜炎　黏膜炎是口腔黏膜的炎症，是放射线和抗肿瘤药物通过上调促炎症细胞因子表达（见附录 C），对快速分裂的口腔上皮产生的直接毒性效应[38,39]。黏膜炎发生于 40% 的化疗患者，通常为化疗的剂量限制因素，是放疗中断的原因。在非角化上皮（颊和唇黏膜、舌腹）、邻近金属修复体处更容易发生，发生于放射治疗的第 2 周末（如果每周剂量为 200cGy）。黏膜炎更常发生于化疗后的 7~14 天（尤其 VP16、依托泊苷和甲氨蝶呤），当药物造成了明显的 WBC 计数降低（最低点），一般在治疗完成后的 1~2 周再次出现（图 26.17）。年轻的癌症患者细胞分裂率高，与老年患者相比，化疗相关黏膜炎的发生率更高[38,39]。

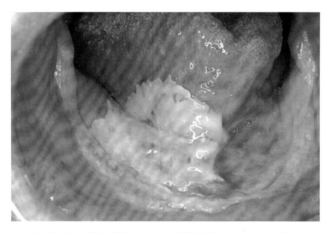

图 26.17　放射线作用于口腔黏膜导致广泛性黏膜炎（引自 Neville BW，et al：Oral and maxillofacial pathology，ed 3，St. Louis，2009，Saunders.）

　　黏膜炎发红、萎缩，口腔黏膜触痛伴上皮脱落，与严重口腔灼伤的表现相似。上皮屏障的破坏和病毒、细菌或真菌感染会导致口腔溃疡[38,39]。患者典型的主诉为溃疡、疼痛、吞咽困难、味觉丧失和进食困难，口腔和全身感染的风险增加。如果大唾液腺被辐射，在初发黏膜炎后会出现口干（图 26.18）。出现黏膜炎和口干并发症后，患者极度不适，适宜营养摄入困难[38,39]。

　　在急性期，治疗目标是保持口腔黏膜的完整性和良好的口腔卫生。口腔黏膜炎可以通过口腔冷冻疗法、重组人角质细胞生长因子（KGF-1 或 palifermin）、低能量激光治疗、全身止痛药

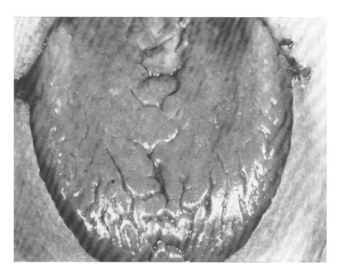

图 26.18　放射线作用于口腔黏膜导致严重口干。注意口角炎

和补锌来减少[38]。黏膜炎也可以使用：①温和漱口水（盐和苏打水）来保持溃疡区域尽量清洁；②局部麻醉药（0.5% 利多卡因凝胶）和/或抗组胺溶液［盐酸苯达明（phenergan）、苯海拉明（benadryl）、异丙嗪（phenergan）］控制疼痛，或与镁乳、Kaopectate 或硫糖铝联合使用，作为涂层剂（保护溃疡区域）；③抗菌漱口水例如氯己定；④抗炎药物［例如 Kamillosan Liquidum 或局部类固醇（地塞米松）］；⑤充分润滑；⑥含蛋白质软食，治疗水平补充维生素；⑦水基、蜂蜡基或植物油基口腔润滑剂和润唇膏（例如 Surgi-Lube）；⑧空气加湿（加湿器或喷雾器）；⑨避免酒精、烟草和刺激性食物（例如柑橘类水果和果汁以及热、辛辣饮食）[33]（见框 26.9 和附录 C）。口腔黏膜炎急性期间不要佩戴义齿，义齿需要清洁并湿润保存，放入抗菌溶液，每天更换，预防感染[38,39]。见框 26.9 和框 26.10。

　　继发感染　放疗和化疗期间，患者容易继发感染。由于唾液流量的降低和唾液成分的改变，口腔内多种微生物（细菌、真菌和病毒）都会造成机会性感染。此外，如果患者处于化疗免疫抑制状态且 WBC 数量少于 2 000 个/μm³，免疫系统清除感染能力差。机会性感染也常见于进行化疗和广谱抗生素治疗的患者[38,39]。

　　进行癌症治疗患者（常发生唾液过少和免疫抑制）口腔最常见的引起机会性感染的微生物为白色念珠菌。细胞学检查、氢氧化钾（KOH）染色、显微镜检查和念珠菌特异性培养可以用来明确诊断。念珠菌感染会引起疼痛、灼烧感、味觉异常和进食一些食物困难，尤其是酸性柑橘类水果或辛辣食物。临床表现分为四种类型，从上皮剥脱到增生性病变。癌症治疗期间，最常见的类型为假膜型念珠菌病，表现为容易擦去的白色斑块，擦去后遗留点状出血（图 26.19）。较少见的类型为红斑、萎缩型，表现为红斑伴灼烧感（见附表 C）。其他类型的念珠菌病，口角炎和更少见的增生型，表现为厚、白色斑块无法擦去，更常见于慢性唾液减少的患者。

　　念珠菌病的最佳治疗方法为使用口腔局部抗真菌药物。这些药物包括制霉菌素［口腔悬液 100 000 国际单位（IU）/ml，每天 4~5 次］，克霉唑（mycelex 含片 10mg，每天 5 次）和其他制

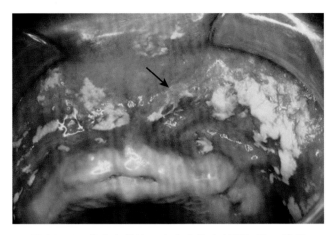

图 26.19　化疗患者的口腔念珠菌病（假膜型）。箭指示假膜型念珠菌病的病损（引自 Allen CM, Blozis GG: Oral mucosal lesions. In Cummings CW, et al, editors: *Otolaryngology: head anddd neck surgery*, ed 3, St Louis, 1998, Mosby. ）

剂例如阴道局部抗真菌药物[38,39]。进行化疗的患者，并频繁复发感染，应预防性使用抗真菌药物。酮康唑（nizoral）、氟康唑（diflucan）、或伊曲康唑（sporanox）可以用于需要系统性治疗或发生了不寻常口腔真菌感染的患者（球拟酵母病、曲霉病、毛霉病）或真菌性败血症（可能为口腔来源）（框 26.11，见附表 C）[38,39]。

细菌和病毒可能是继发感染的病因。口腔细菌感染会出现典型的症状肿胀、红斑和发热。或者，这些表现也会发生于化疗引起的低 WBC 计数的患者。在免疫抑制的患者中，口腔菌群中的革兰氏阴性菌增加，这些微生物通常栖息于胃肠道或呼吸道，例如假单胞菌、克雷伯菌、变形杆菌、大肠杆菌或肠杆菌种。最常见的表现为口腔溃疡。因此，口腔医生需要对这些患者的不愈合性口腔溃疡进行微生物培养，这些样本需要进行诊断和抗生素敏感试验。如果怀疑有细菌感染，需要开始进行合适的抗细菌治疗。当持续治疗几天后临床改善很小或无效时，抗菌药物敏感试验对于选择有效的抗生素非常重要[38,39]。

框 26.11　唾液腺功能异常管理*	
1. 水分润滑	**Rx**
全身	• "Magic Mouthwash": 苯海拉明（benadryl）+maalox+制霉菌素 elixir‡（±硫糖铝）（±0.5%利多卡因凝胶）（±guaifenesin）
• 喝水或抿水、液体（不含可发酵的碳水化合物和碳酸）	• 地塞米松（地塞米松 elixir）0.5mg/5ml§
• 避免酒精、烟草、咖啡、茶和热的辛辣食物	• 0.1%曲安奈德［醋酸氢化可的松（Orabase HCA）]
• 使用无糖糖果或口香糖（Spry gum）	• 克霉唑（mycelex）60mg 片剂
药物（非处方药和处方）	• 制霉菌素加曲安奈德软膏（mycolog Ⅱ、tristatin Ⅱ、mytrex）
• 人工唾液: Glandosane spray、Moi-Stir、Mouthkote、Optimoist、Roxane saliva substitute、Salivart spray、Salix lozenges 或常规羧甲基纤维素钠 0.5%水溶液	**3. 预防龋病-牙周病**
• OTC Oral Balance: 1/2 茶匙，每天 5~6 次	• 仔细的个人口腔卫生维护
• Rx 2%盐酸毛果芸香碱（salagen）†5mg，每天 3~4 次	• 避免酸性饮料
• Rx 茴三硫（sialor）†25mg，每天 3 次	• 含氟牙膏（biotene）
• Rx 氯贝胆碱（urecholine）†25mg，每天 3 次	• 常规口腔卫生随访和预防性洁治（3 个月周期）
• Rx 西维美林（evoxac）†30mg 瓶盖，每天 3 次	• 电动牙刷、waterpik、NaHCO₄ 漱口水
2. 软组织病变-全身疼痛（水分润滑）	• 氟保护漆
• 减少疼痛和炎症	Rx 1.0%中性氟化钠（NaF）-托盘（Prevident 5000）
OTC	Rx 葡萄糖酸氯己定［peridex, periguard（不含酒精）]
• Oral Balance	
• Biotene	

* 唾液腺功能异常、唾液过少或口干需要根据体征、症状和口腔表现的严重程度诊断和治疗。唾液量的减少和有益成分的改变会使患者易感许多疾病。治疗策略根据患者的病情不同而不同，主要分为三个主要方面，如表中列举。

† 慢性阻塞性肺疾病患者和心肌梗死风险患者慎用

‡ Rx, benadryl 25mg/10ml, nystatin 100 000IU/ml, maalox 4ml, 等于 15ml

§ Rx, decadron elixir 0.5%/5ml。Disp: 1000ml。Sig: 1 茶匙，每天 3 次，swich-swallow

引自 Rhodus NL: Post treatment management of oral complications from chemotherapy and/or radiation therapy for head and neck cancer, *News from SPOHNC* 18(4): 1-3, 2008.

化疗期间，当没有预防性使用抗病毒药物时，会发生复发性单纯疱疹病毒感染[39,40]。放疗期间很少发生。进行化疗的癌症患者 HSV 复发，相比于非免疫抑制的患者，病损更严重并且愈合时间延长（图 26.20）。建议进行化疗的 HSV 抗体血清学阳性患者，预防性使用抗病毒药物（阿昔洛韦、泛昔洛韦或伐昔洛韦）防止复发。每日剂量为至少 1g 阿昔洛韦或相当剂量来抑制 HSV 复发[40]。由于这些溃疡与阿弗他溃疡表现相似，可发生于癌症免疫功能低下患者的非角化黏膜，细菌培养和酶联免疫测定对准确诊断很重要[38,39]。实验室检查能够鉴别其他口腔疱疹病毒感染，例如发生在这些患者中的水痘带状疱疹病毒和巨细胞病毒感染。对于未控制和严重的感染及全身情况差的患者，应考虑进行抗病毒敏感实验[38,39]。

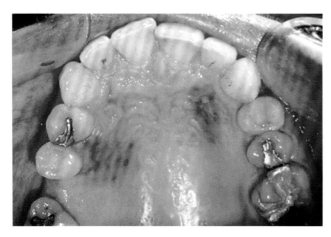

图 26.20　一例化疗患者,复发性单纯疱疹病毒感染表现为腭部大溃疡

出血　进行全身放射治疗或高剂量化疗或骨髓受累的患者,易患血小板减少症。当血小板计数少于 50 000 个/mm³ 时,小创伤(例如咬舌或刷牙)可能会引起牙龈出血和黏膜下出血[35,39]。常见表现为腭部瘀点、舌侧缘瘀斑和牙龈出血或渗血。口腔卫生差会加重牙龈出血。当牙龈组织容易出血,血小板计数严重减少,患者应避免用力刷牙,使用更柔软的工具,Toothettes 或手指缠绕纱布蘸温水或使用抗微生物溶液(药剂师配制的水溶氯己定)。这个阶段,患者应避免使用牙签、水牙线或牙线。使用局部措施控制牙龈出血,例如使用含凝血酶的明胶海绵或微纤维胶原放置于出血处,或使用口腔抗纤维蛋白溶解漱口水[氨基己酸(amicar)糖浆 250mg/ml]放置于柔软乙烯牙托中控制出血。如果局部措施无效,需要进行医疗干预,必要时血小板输注(见第 24 章)。

神经和化学感受改变　大多数进行放射治疗的患者出现味觉减退,可能与味觉细胞微绒毛损伤有关。进行化疗的患者典型主诉为口腔发苦、异味和厌食一些食物。为了减少感觉刺激,口腔医生在接触化疗和放疗患者前,需要避免使用香味身体护理产品,包括古龙水。多数患者味觉在放疗完成后 3~4 个月恢复。

神经毒性为化学治疗药物的副作用,尤其是长春新碱和长春花碱[7,35,36,39]。尽管这些并发症更容易累及外周神经,使用这些药物治疗的患者可能后发生牙源性疼痛,与不可复性牙髓炎表现相似。疼痛常发生于磨牙区,有可能为双侧。医生需要了解化疗药物的特点,并且结合临床和影像学检查无异常,以准确诊断。

牙科管理的其他决策

大多数癌症患者有留置导管(Hickman 导管或端口),容易发生感染[41]。CDC 不建议这些患者在侵入性口腔操作前预防性使用抗生素[41]。同样,切除癌变组织或癌症治疗后为了修复美观或功能,植入假体修复(乳房、阴茎、口腔)的患者,口腔侵入性操作引起的细菌播种风险小,不建议使用抗生素[41]。

中性粒细胞减少的患者在没有特殊准备和预防的情况下,应避免口腔侵入操作。患者的内科医生可以选择使用重组人粒细胞刺激因子在手术前促进中性粒细胞的生长和分化[35,36,39]。

无论患者进行门诊或住院化疗,口腔医生需要在口腔维护前,了解患者的 WBC 计数和血小板状态。总体来说,当粒细胞计数大于 2 000 个/mm³,血小板计数大于 50 000 个/mm³,患者感觉适宜,可以进行常规的口腔操作(见第 25 章)。门诊患者,

通常在化疗后或下一次化疗周期前几天进行(见框 26.10)[35,36,39]。如果需要紧急口腔治疗,但血小板计数少于 50 000 个/mm³ 时,需要向患者的肿瘤医生咨询。进行侵入性或创伤性操作时,需要使用血小板替代,局部治疗可能需加压、使用凝血酶、微纤维胶原和夹板(见第 24 章)[39]。

如果需要紧急口腔治疗,但粒细胞计数少于 2 000 个/mm³ 时,需要向内科医生咨询,可能需要预防性使用抗生素(见框 26.10)。这些患者预防性使用抗生素没有有效性的科学证据[41]。没有标准的预防性抗生素方案指南。如果使用预防性抗生素,药物、用药时间和剂量需要与患者的肿瘤医生咨询。

癌症治疗后管理

癌症治疗后,建议像内科医生咨询,决定患者为治愈或好转或姑息治疗。如果癌症治疗完成,治愈或好转,癌症患者需要进行定期口腔随访。通常,前 2 年每 1~3 个月复诊,之后至少 3~6 个月复诊[35,36,39]。5 年后,患者需要至少每年复诊。定期复诊十分重要,因为:①癌症患者易发生其他病变;②可能发生潜在转移;③原发病灶可能复发;④治疗相关并发症需要诊断和治疗。常见的癌症和癌症治疗的长期并发症包括慢性口干、味觉丧失、骨改变和相关问题[35,36,39]。定期复诊非常重要,能够确保口腔患者维护良好的口腔卫生(包括每天刷牙、使用牙线和使用氟化胶水),在炎症和感染(包括潜在的骨坏死)之前,早期发现口腔软、硬组织的病变。姑息治疗的患者应该进行所需并能够承受的口腔预防措施和口腔操作[39]。

唾液过少及其后遗症　唾液腺组织对放射线损伤中度敏感[42-44]。因此,在头颈部放疗时,放射区域的腺泡组织可能发生永久性损伤,导致唾液过少[42-44]。唾液过少的程度与放射区域和剂量(例如大唾液腺接受的射线剂量)、基线唾液腺功能直接相关[42-44]。超过 3 000cGy 为最大程度的损伤,尤其进行放射线治疗未使用屏蔽和药物时。被辐射的唾液腺由于腺泡萎缩、血管改变、慢性炎症和腮腺实质减少导致功能异常。通常,放射治疗第 1 周后唾液流量减少 50%~60%。作为放疗后遗症的一种,唾液量减少,质地、pH 和免疫球蛋白浓度改变。质地为黏蛋白、浓稠、黏性和可拉丝的,是由于浆液性细胞比黏液性细胞对放射线更敏感。不幸的是,病理学改变通常在放疗之后数月开始进展,放射线导致的唾液腺损伤和功能异常可能为永久性。大多数病例,无唾液腺功能的恢复[42-44]。

唾液过少的直接影响包括重度口腔黏膜干燥(见图 26.18)。主要的症状为口干造成的不适、痛苦和生活质量严重下降。明显,唾液是对抗口腔疾病的重要宿主防御机制,承担很多重要的口腔功能。健康口腔中,丰富的唾液包含基本的离子、糖蛋白、免疫球蛋白、水解酶(淀粉酶)、抗微生物酶和其他重要因子,持续润滑和保护口腔黏膜[42-44]。正常量和成分的唾液能够清洁口腔、清除潜在毒性物质、调节酸碱度、缓冲脱钙酸、中和细菌毒素和酶、破坏维生素和提供无机离子(例如钙和磷)使釉质再矿化,因而维护牙齿和软组织的完整性[42-44]。

当由于唾液流量部分或完全减少,或唾液成分改变,导致口腔正常环境改变时,健康口腔变得容易发生疼痛和龋坏[42-46]。唾液过少通常导致口腔黏膜和软组织干燥、萎缩和裂开,伴随发生溃疡和脱皮、机会性细菌和真菌感染、舌炎症和水肿、龋损和牙周疾病。严重的润滑和咀嚼食物困难(粘在舌头或硬腭)和吞咽食物困难(吞咽困难)[42-46]是唾液过少常见和最痛苦的临床结果,可能会发生长远的全身改变,影响患者的全身健康。

另外,唾液减少会导致味觉的丧失和改变(味觉减退和味觉障碍),酸性食物进食困难(例如柑橘类水果、醋酸、醋)。因此,维生素摄入会减少[45]。

进行头颈部放射治疗患者,唾液机能减退的表现包括严重的唾液腺功能异常(非刺激性唾液流量<0.2ml/min)、黏膜炎、唇炎、舌炎、裂纹舌、舌痛、味觉障碍、吞咽困难和严重的龋坏,称为放射性龋(图 26.21)[39,45]。头颈部放疗患者的这种严重的龋坏发病率是正常人群的 100 倍[39,45]。放射性龋在数月之内进展,快速累及牙髓组织,导致根尖周炎症,容易扩散到邻近的受辐射的骨组织;会导致严重的感染和坏死。应通过个别托盘或刷牙使用处方含氟牙膏(5 000ppm)(见框 26.11),需要进行唾液流量评估[42-44]。

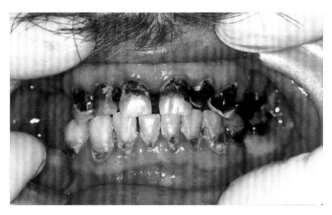

图 26.21　进行放疗患者广泛的牙颈部龋坏(由 R. Gorlin,Minneapolis,MN 提供)

唾液腺-保留策略,例如强度调制放射治疗(intensity-modulated radiation therapy,IMRT),能够帮助减少放疗过程中唾液腺的损伤。另外,放疗期间输注氨磷汀能够减少放射损伤。然而,仍然会发生唾液腺损伤,导致唾液过少[42-46]。通过合适的诊断,评估非刺激性和刺激性唾液流量,口干的三种控制策略见框 26.11。首先是口腔和咽部使用额外的润湿和润滑物,可以通过刺激口腔液体或刺激内源性唾液完成[43,44]。可以使用一些人工唾液,其中一些能够少量缓解口干的症状。然而,单独使用合成唾液不能完全缓解慢性口干的主诉症状。通常,这些液体为羧甲基纤维素或羧乙基纤维素合成物,一些含氟化物和过饱和的钙磷离子[39]。建议患者大量饮水和其他液体,除了利尿液体例如咖啡或茶,需要避免或减少乙醇和烟草摄入,因为会导致口腔黏膜干燥。同时,进行癌症放疗的患者需经常抿水来保持口腔黏膜湿润;这些液体需不含可发酵的碳水化合物或碳酸,这些可能会导致暴露的牙本质和牙骨质迅速崩解(在<6 个月),导致放射性龋。吮吸无糖薄荷糖或硬糖、咀嚼口香糖有利于产生额外润滑[39,45]。

促泌沙药物例如盐酸毛果芸香碱(salagen)、茴三硫(sialor)或西维美林(evoxac),有重大益处。毛果芸香碱是提取自毛果芸香属植物的拟副交感神经原型药,是一种生物碱,毒蕈碱型胆碱激动药,刺激平滑肌和外分泌。毛果芸香碱已进行了大量的安全性和有效性临床实验,证实对放疗后化疗引起的口干非常有效[42-44]。这些拟副交感神经药对于有剩余唾液腺泡功能的多数患者有效,能够刺激唾液流量。然而,也存在着一定的副作用,患者使用这些药物处方前,需要仔细筛查(例如心血

管疾病、糖尿病和合并用药)。需要特别注意的是,使用毛果芸香碱后,大约一半的患者唾液流量增加,口干症状改善。因此,虽然这种药物增加唾液流量并提供口腔内源性有益成分,患者可能仍需使用额外人工唾液来进一步改善症状[42-44]。

真菌感染　白色念珠菌机会性感染在进行化学治疗的患者中非常常见,如果使用合适的诊断方法,超过 80%的患者都存在真菌感染(见前文和附录 C)[39]。

牙齿敏感　化疗期间和化疗后,牙齿会变得敏感,可能与唾液分泌减少和分泌的唾液 pH 较低有关。局部使用氟化物凝胶、牙本质小管封闭药物(包括氟化物溶液)、含草酸树脂和树脂基脱敏剂、钇铝石榴石(yttrium aluminum garnet,YAG)激光治疗可能能够减少这些症状[47]。

张口受限　头颈部放射治疗会损伤肌肉脉管系统(闭塞性动脉内膜炎),导致咀嚼肌和关节囊痉挛。为了减少放疗对面部周围和咀嚼肌肉的影响,在患者进行体外放射治疗时应使用口含器[38,39]。患者也需要每天进行张口训练恢复张口度,局部热敷。训练患者将规定数目的压舌板放置于口腔,每天至少 3 次,每次周期 10 分钟。随着缓慢增加压舌板的数量,肌肉会拉伸,能够确保肌肉功能正常。

修复　患者在化疗完成后的最初 6 个月,需要避免佩戴义齿,因为异常黏膜即使受到小的损伤,也会导致溃疡和可能的底层骨坏死(见后文)[39,48,49]。当患者开始佩戴义齿时,须告知如果发生任何伤口应及时就诊于口腔医生,进行义齿调改,不合适的义齿需要重新制作。严重慢性口干的患者,义齿口腔黏膜面可以使用少量凡士林,增加固位。放射治疗后 12~18 个月可以进行种植,但需要评估被辐射区域组织的情况、愈合程度和区域血管供应[39,48,49]。例如,上颌和下颌前部种植体比下颌后部种植体发生放射性骨坏死的风险小。

放射性骨坏死　放射性骨坏死表现为在颌骨高剂量放射治疗后,骨暴露无法愈合(持续 6 个月)[39,48,49]。放射性骨坏死由放射线引起的颌骨改变(细胞过少、血管过少和局部缺血)导致。大多数病例是由骨组织上覆盖的组织损伤导致,而不是直接骨损伤[39,48,49]。因此,软组织坏死通常发生于骨累之前,不同诊断时期表现不同。下颌后部位点,颌骨进行超过 6 500cGy 的放射剂量,未戒烟和进行创伤性操作(例如拔牙)的患者发生这种并发症的风险最大。有留存牙的患者比无牙和牙周疾病的患者发生风险高。与组织损伤相关的非手术操作(例如刮除术)或局部血运减少(例如使用血管收缩剂)会导致放射性骨坏死。也会发生特发性放射性骨坏死。在患者一生中,持续有发生该并发症的风险[48,49]。

如果口腔医生不清楚接受放射线的剂量,并计划进行侵入性操作,需要在口腔治疗前,与肿瘤医生沟通判定头颈部接受的总剂量(框 26.12)[39,48,49]。医生需要明确,放射性骨坏死的风险随着颌骨放射剂量加大而增加(例如,7 500cGy 比 6 500cGy 风险大)。评估有风险的患者需要进行合适的预防手段[39,48,49]。减少放射性骨坏死的操作包括选择牙髓治疗替代拔除,使用不含或含少量肾上腺素的非利多卡因局部麻醉药物,防止损伤的手术操作(如果手术是必要的),需要预防性使用抗生素,在愈合期的 1 周内使用抗生素(盘尼西林 7 天),侵入性操作前使用高压氧治疗(见框 26.12)。高压氧治疗包括每天连续在舱内"潜入"2 大气压的氧气压力中[39,48,49]。

放射治疗(或化疗)后患者使用预防性抗生素预防感染,无明确收益[41]。

框 26.12　头颈部放射治疗患者预防放射性骨坏死的建议

1. 放疗前至少 2 周拔除预后不确定或无望的牙齿
2. 避免放疗期间拔牙
   - 下颌风险高于上颌
   - 后牙区域风险高于前牙区域
3. 减少感染：
   - 预防性使用抗生素：手术操作前 1 小时口服盘尼西林 VK 2g
   - 术后：继续使用盘尼西林 VK 500mg，每天 4 次，使用 1 周
4. 减少化疗后血管过少：
   - 口腔操作使用非利多卡因局部麻醉（例如不含添加的普鲁卡因或加强）
   - 减少或避免使用血管收缩剂；如果需要，可以使用低浓度肾上腺素（≤1∶2 000 000）
   - 考虑高压氧治疗*
5. 减少创伤：
   - 选择牙髓治疗而不是拔除（如果牙齿可以修复）
   - 需要使用微创手术操作
   - 避免使用骨膜剥离
   - 每次就诊拔牙每个象限限制在 2 颗以内
   - 生理盐水冲洗，达到一期愈合，修整锐利骨边缘和骨刺
6. 维护良好口腔卫生：
   - 使用口腔冲洗
   - 使用抗微生物漱口水（氯己定）
   - 每天使用氟化物凝胶
   - 限制吸烟
   - 术后定期规律复诊

* 替代治疗包括建议需要拔牙的患者转诊于口腔颌面外科医生，因为他们对该治疗有足够经验，在与内科医生沟通后可使用高压氧治疗（hyperbaric oxygen，HBO）。HBO 治疗需要包括 20 次拔牙前治疗和 10 次拔牙后治疗

　　使用抗生素的有效性（口腔感染病例中）因为受累骨组织血流改变，可能会明显降低。口腔医生需要明确放射治疗后，下颌骨血流量的减少明显多于上颌骨，这是由于下颌骨有限的血管供应和缺乏侧支循环，因此下颌骨更容易发生更严重的放射性骨坏死。在拔牙时使用高压氧治疗有效，但是费用高，且后续治疗无法达到同样效果。

　　当发生坏死，考虑保守治疗。暴露骨（图 26.22）需要使用盐水和抗生素溶液冲洗，患者需要直接使用口腔冲洗装置清洁受累区域。然而，当使用这些装置时，需要避免压力过大。需要移除死骨片，以促进上皮化。如果出现肿胀和渗出，需要使用广谱抗生素。严重病例适合使用高压氧治疗（60~90 分钟治疗，每周 5 天，共 20~30 个治疗）。保守治疗无效的病例，可能需要手术切除受累骨组织[39,48,49]。

　　动脉粥样硬化　进行头颈部放射治疗的患者（总剂量≥45Gy）治疗后，比同样危险因素的未进行放疗患者，更容易发生冠状动脉粥样硬化（钙化粥样硬化斑块）。这些病变可以通过曲面体层摄影发现，为卒中的危险因素，建议患者于内科医生处就诊进行评估[49]。

（王梦晨）

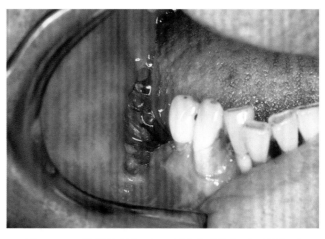

图 26.22　放射性骨坏死。下颌后牙缺失牙区域的牙槽嵴可见明显的死骨外露，该患者曾接受过头颈部放射治疗

参考文献

1. Siegel RL, Miller KD, Jemal A. Cancer statistics, 2016. *CA Cancer J Clin*. 2016;65:5-29.
2. Thun MJ, Jemal A. Epidemiology of cancer. In: Goldman L, Schafer AI, eds. *Cecil Textbook of Medicine*. 25th ed. Elsevier; 2016:1182-1189, [Chapter 183].
3. http://www.cancer.org/healthy/findcancerearly/cancer screeningguidelines/american-cancer-society-guidelines -for-the-early-detection-of-cancer. 2015.
4. Brawley OW, Cramer BS. Prevention and early detection of cancer. In: Goldman L, Schafer AI, eds. *Cecil Textbook of Medicine*. 25th ed. Elsevier; 2016:1202-1211, [Chapter 185].
5. Lynch HT, Boland CR. Cancer genetics. In: Goldman L, Schafer AI, eds. *Cecil Textbook of Medicine*. 25th ed. Elsevier; 2016:1177-1182, [Chapter 181].
6. National Comprehensive Cancer Network. https://www.nccn.org/professionals/physician_gls/f_guidelines.asp.
7. National Comprehensive Cancer Network. https://www.nccn.org/professionals/physician_gls/_guidelines.asp#headandneck.pdf.
8. U.S. Preventive Services Task Force. Breast cancer: screening. http://www.uspreventiveservicestaskforce.org/Page/Document/UpdateSummaryFinal/breast-cancer -screening.
9. U.S. Preventive Services Task Force. Cervical cancer: screening. http://www.uspreventiveservicestaskforce.org/Page/Document/UpdateSummaryFinal/cervical-cancer -screening.
10. National Comprehensive Cancer Network. https://www.nccn.org/professionals/physician_gls/f_guidelines.asp#breast.
11. ACS responds to study saying mammography benefit limited. http://pressroom.cancer.org/index.php?item =234&s=43; Accessed 10 August 2011.
12. D'Angelo PC, Galliano DE, Rosemurgy AS. Stereotactic excisional breast biopsies utilizing the advanced breast biopsy instrumentation system. *Am J Surg*. 1997;174: 297-302.

13. CDC. Human Papillomavirus (HPV) and Cancer. https://www.cdc.gov/cancer/hpv.2016.
14. Schiffman M, Khan MJ, Solomon D, et al. A study of the impact of adding HPV types to cervical cancer screening and triage tests. National Cancer Institute. 2005. jnci.oxfordjournals.org.
15. Chaturvedi AK, Engels EA, Pfeiffer RM, et al. Human papillomavirus and rising oropharyngeal cancer incidence in the United States. *J Clin Oncol*. 2011;jco.ascopubs .org.
16. U.S. Preventive Services Task Force. http://www .uspreventiveservicestaskforce.org/Page/Document/ UpdateSummaryFinal/colo-rectal-cancer-screening.
17. Statistics on colorectal cancer, SEER http://seer.cancer.gov /statfacts/html/colorect.html; Accessed 23 March 2015.
18. Ettinger D. Colo-rectal cancer: diagnosis and treatment. In: Goldman L, Schafer AI, eds. *Cecil Textbook of Medicine*. 25th ed. Elsevier; 2016:1264-1273, ISBN 978-1-4377-1604-7, [Chapter 197].
19. Sousville EA, Longo DL. Principles of cancer treatment. In: Goldman L, Schafer AI, eds. *Cecil Textbook of Medicine*. 25th ed. Elsevier; 2016:1222-1229, ISBN 978-1-4377-1604-7, [Chapter 86].
20. https://www.nccn.org/professionals/physician_gls/pdf/ colo-rrectalcancer.pdf. 2016.
21. Statistics on lung cancer; http://seer.cancer.gov/statfacts/ html/lungb.html; Accessed 23 March 2016.
22. Schuchter L. Lung cancer diagnosis and treatment. In: Goldman L, Schafer AI, eds. *Cecil Textbook of Medicine*. 25th ed. Elsevier; 2016:1329-1338, ISBN 978-1-4377-1604-7, [Chapter 210].
23. U.S. National Library of Medicine. Lung cancer. https:// ghr.nlm.nih.gov/condition/lung-cancer.
24. U.S. Preventive Services Task Force. http:// www.uspreventiveservicestaskforce.org/Page/Document/ UpdateSummaryFinal/lung-cancer-screening.
25. Ozen M, Pathak S. Prostate cancer. In: Goldman L, Schafer AI, eds. *Cecil Textbook of Medicine*. 25th ed. Elsevier; 2016:1819-1838, ISBN 978-1-4377-1604-7, [Chapter 216].
26. U.S. Preventive Services Task Force. http:// www.uspreventiveservicestaskforce.org/Page/Document/ UpdateSummaryFinal/colo-rectal-cancer-screening.
27. Parker F. Skin diseases of general importance. In: Goldman L, Schafer AI, eds. *Cecil Textbook of Medicine*. 25th ed. Elsevier; 2016:2001-2013, ISBN 978-1-4377-1604-7, [Chapter 221].
28. U.S. National Library of Medicine. http://medlineplus .gov/skincancer.html.
29. U.S. National Library of Medicine. https://medlineplus .gov/melanoma.html.
30. Silverman S Jr. *Oral Cancer*. 4th ed. Hamilton, Ontario, Canada: BC Decker; 1998.
31. Rhodus NL. Oral cancer: leukoplakia and squamous cell carcinoma. *Dent Clin North Am*. 2005;49:143-165, ix.
32. Rhodus NL, Kerr AR, Patel K. Oral cancer: leukoplakia and squamous cell carcinoma. In: Lesions Oral, Sollectio TS, eds. *Dental Clinics of North America*. 2014:

57(3):143-156. ISBN-978-0-323-28995-5, [Chapter 6].
33. Rhodus NL. Oral cancer and precancer: improving outcomes. *Compend Contin Educ Dent*. 2009;30: 486-488, 490-494, 496-498.
34. https://ghr.nlm.nih.gov/…/fanconi-anemia.
35. Million RR, Cassisi NJ. *Management of Head and Neck Cancer: A Multidisciplinary Approach*. Philadelphia, PA: J. B. Lippincott Co.; 2006.
36. National Cancer Institute. Drugs approved for head and neck cancer. http://www.cancer.gov/about-cancer/ treatment/drugs/head-neck.
37. D'Cruz A, Gupta S, Vaish R, et al. Elective versus therapeutic neck dissection in head and neck cancer treatment. *N Engl J Med*. 2015;373:2475-2478.
38. MASCC/ISOO for the management of patients with mucositis). http://www.mascc.org/isoo-publications.
39. Rhodus NL. Management of oral complications from radiation and chemotherapy. *Northwest Dent*. 2010;89:39-42.
40. http://www.mascc.org/assets/documents/Oral_ Care-SummaryOral_Complications_Systematic_ Reviews.pdf.
41. Johnson E, Babb J, Sridhar D. Routine antibiotic prophylaxis for totally implantable venous access device placement: meta-analysis of 2,154 patients. *J Vasc Interv Radiol*. 2016;27(3):339-343. doi:10.1016/j.jvir .2015.11.051. [Epub 2016 Jan 6].
42. Hanchanale S, Adkinson L, Daniel S, et al. Systematic literature review: xerostomia in advanced cancer patients. *Support Care Cancer*. 2015;23:881-888. doi:10.1007/s00520-014-2477-8.
43. Eisbruch A, Rhodus N, Rosenthal D, et al. The prevention and treatment of radiotherapy-induced xerostomia. *Semin Radiat Oncol*. 2003;13:302-308.
44. LeVeque FG, Montgomery M, Potter D, et al. A multicenter, randomized, double-blind, placebo-controlled, dose-titration study of oral pilocarpine for treatment of radiation-induced xerostomia in head and neck cancer patients. *J Clin Oncol*. 1995;114: 1141-1149.
45. Rhodus NL. Dysphagia in post-irradiation therapy head and neck cancer patients. *J Cancer Res Ther Control*. 1994;4:49-54.
46. Proceedings of the International Conference on Novel Anti-caries and Remineralizing Agents. Vina del Mar, Chile, January 10-12, 2008. *Adv Dent Res*. 2009;21:3-89.
47. McKenzie MR, Wong FL, Epstein JB, et al. Hyperbaric oxygen and postradiation osteonecrosis of the mandible. *Eur J Cancer B Oral Oncol*. 1993;29B:201-207.
48. Epstein J, van der Meij E, McKenzie M, et al. Postradiation osteonecrosis of the mandible: a long-term follow-up study. *Oral Surg Oral Med Oral Pathol Oral Radiol Endod*. 1997;83:657-662.
49. Freymiller EG, Sung EC, Friedlander AH. Detection of radiation-induced cervical atheromas by panoramic radiography. *Oral Oncol*. 2000;36:175-180.

第 9 部分

神经性、行为性和精神性障碍

第 27 章　神经系统疾病

神经系统疾病在普通人群中很常见,在特定年龄人群中发病率甚至更高。因此,前往口腔科就诊的患者常常会伴随一些神经系统疾病表现。一些影响神经系统的疾病同时也会引起口腔方面的临床症状,当然这些疾病的严重程度和预后不尽相同。本章主要侧重于讨论以下五种最常见和最典型的神经系统疾病:卒中(stroke)、帕金森病(Parkinson disease)、阿尔茨海默病(Alzheimer disease)、癫痫(epilepsy)和多发性硬化(multiple sclerosis,MS)。脑脊液分流(cerebrospinal fluid shunts)也会被讨论,因为在进行侵入性牙科治疗过程中,是存在潜在的细菌感染脑脊液的风险的。

> **严重并发症**:患有诸如卒中,心肌梗死(myocardial infarction,MI),严重出血性疾病,意识变异,感染这类疾病的患者在口腔科治疗过程中发生并发症的风险极高,上述并发症通常是非常严重甚至是致命的。口腔科医生必须根据这些患者的病史和临床表现及时识别这些患者,根据他们既往的临床诊断和处置情况,密切与他们的专科治疗医师合作,作出对他们有效而安全的口腔诊疗计划[1-4]。

卒中（脑血管意外）

定义

卒中特指脑血管意外,是一类由于突然发生的对大脑血氧供给中断所导致的严重并且经常是致命的神经系统意外。这类缺血性损伤会导致脑部组织的局灶性坏死,当这种局灶性坏死面积很大时,有可能是致命的[1,2]。即使不是致命性的损伤,通常卒中也会导致幸存者产生不同程度的运动机能、语言表达能力和共济功能障碍。在美国,卒中是导致严重、长期残障的重要原因,在超过 65 岁以上的人群当中,发生过至少 1 次卒中的比例约为 5%[3-5]。

流行病学

在美国,卒中被认为是影响大众健康的最严重的疾病之一,位列人口致死原因的第 5 位,每年有超过 13 万人死于卒中[3-5]。美国每年新发或复发的卒中患者大约 800 000 例,其中大约 3/4(约 600 000 例)是新发病例,相当于平均每 4 分钟就有 1 例卒中发病病例,死亡率约为 25%,其中缺血性卒中占全部卒中病例的 87%[3-5]。

美国国家心肺血液研究所所做的全美健康与营养调查结果显示,2009—2012 年,大约有 660 万名美国人发生过至少 1 次卒中,发病率约为 2.6%。根据美国疾病预防控制中心(Centers for Disease Control and Prevention,CDC)2013 年的数据显示,同时期美国男性和女性的卒中发病率均为 2.7%[3-5]。

高血压是导致缺血性和出血性卒中最重要的危险致病因素[6,7],卒中的发病率与动脉收缩压与舒张压差超过临界值的程度成正相关。更为重要的是自 20 世纪 80 年代以来,大量的确定性的证据显示,降低高血压的发病率对于减少卒中的发生至关重要。随机试验的荟萃分析结果显示,血压降低能够减少大约 30%~40% 的卒中发病风险[6,7]。

在年龄超过 65 岁的人群当中,有大约 7%~10% 的男性和 5%~7% 的女性患有堵塞面积超过 50% 无症状性颈动脉狭窄。流行病学研究显示,每年,由同侧进展性颈动脉狭窄引发的无征兆卒中发生率大约为 1%~2%[3-5]。

非瓣膜性房颤每年所导致的卒中发生率约为 3%~5%,特别是伴有高龄和既往患有短暂性脑缺血发作(transient ischmic attack,TIA),卒中,高血压,左心室功能受损和糖尿病患者发生卒中的风险会更高[1-3]。

既往患有短暂性脑缺血的患者和卒中的高危人群在 10 年内发生卒中的风险高达 19%,并且这类人群发生心肌梗死或者血管性致死疾患的概率高达 43%[3-6]。根据流行病学调查显示,吸烟人群发生卒中的概率几乎是非吸烟人群的 2 倍,但戒烟 2~5 年后,这部分人群的卒中发生率与非吸烟人群已经完全一样了。患有胰岛素依赖型糖尿病患者卒中的发生概率会增加 2~6 倍[1,3,5]。卒中的发生与种族也有一定关系,一项多种族人群的研究结果显示:非洲裔美国人首次发生卒中时死亡的风险比白种人高 38%[1-5]。卒中的发生与性别也有一定关系,每年女性卒中患者比男性多出 40 000 人。卒中的发生概率与年龄的增长成正相关,但是,有 28% 的卒中患者年龄不满 65 岁[3-5]。在美国,大概有 500 万人曾经患有卒中,在需要进行口腔科治疗的人群当中,平均每 2 000 人当中有 31 个人既往患有卒中或者属于高风险易患卒中人群。

病理生理学与并发症

卒中是一种由于对大脑的血氧供给突然中断所导致的缺血性或出血性疾患。最常见的卒中类型是由于脑血栓形成导致的缺血性卒中(约占所有卒中病例的 80%)。缺血性卒中也可以是由肢体远端血栓所引发的脑部血管阻塞。出血性卒中通常占全部病例的 15%,此类型患者 1 年内死亡率可高于 60%[1-5]。

脑血管疾病是导致卒中的首要因素,动脉粥样硬化和心脏疾病(如心肌梗死、心房纤维性颤动)会增加血栓形成的概率和由此引发的血栓性卒中的风险,但高血压是引起颅内出血性卒中最重要的风险因素[1-5,7]。在心梗患者中,大约有 10% 会在心梗发病 6 年内发生卒中。其他增加卒中发生概率的危险因素包括:一过性脑缺血发作,既往卒中病史,高脂肪膳食,肥胖,高脂血症,缺乏运动,无法有效控制的高血压,心脏功能受损,糖尿病,同型半胱氨酸水平升高,红细胞压积升高,封闭抗体(抗磷脂抗体)水平升高,大量吸烟,高龄(65 岁以后,年龄每增加 10 岁,卒中风险会增加 1 倍)和牙周病[1-6]。心力衰竭发作也会增加患者发生缺血性卒中的风险,这种风险是平时未发病状态的 2 倍[1,2,6]。使用苯丙基醇胺(一种血管收缩和中枢神经兴奋剂)和 α-肾上腺素兴奋剂会增加出血性卒中发生的危险[1,2,6]。

伴随卒中发生所出现的病理改变包括:梗死形成、颅内出血或蛛网膜下腔出血。脑梗阻的发生通常是由来自心血管系统的血栓所导致。梗阻的范围通常由很多因素所决定,包括梗阻发生的位置、发生梗阻血管的直径、梗阻持续的时间和侧支循环。促炎性反应因子的产生和传播、凝血因子的产生和动脉炎促成了血小板的大量凝集。神经系统异常引发因素包括:兴奋剂毒性、自由基累积、炎症、线粒体和 DNA 损伤、动脉损伤区域的细胞凋亡[1,2,6]。

高血压性动脉粥样硬化会导致微动脉瘤的形成,这是最常见的颅内出血的病因,位于脑底动脉环的血管也会受到影响(图 27.1)。这些位于脑组织中的微动脉瘤的破裂会引起出血,这种出血会对脑组织产生挤压并引起颅内容物体积增加,直到出血处脑组织对发生破裂的微血管产生挤压作用而最终止血(图 27.2)。出血性脑梗另外一个常见的诱发因素是蛛网膜下腔出血,而导致蛛网膜下腔出血的最常见因素是位于颅主动脉分歧处的囊状动脉瘤的破裂[1,2,6,7]。

卒中最不良的预后是死亡,缺血性卒中患者发病 1 月内死亡率约为 8%,而在出血性卒中的患者中,发病 1 月内死亡率高达 38%~47%。两种类型的卒中 1 年内死亡率合

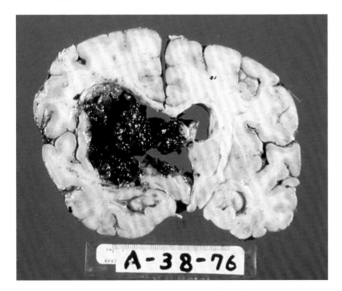

图 27.1　慢性高血压患者脑梗

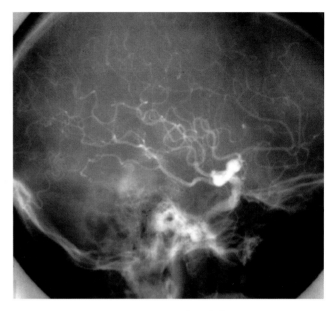

图 27.2　大脑中动脉瘤

计约为 23%[7-10]。卒中的致死率与卒中发生的位置密切相关,颅内出血性卒中死亡率约为 80%,蛛网膜下腔出血引起的卒中死亡率约为 50%,而由血栓导致的主动脉栓塞所引起的卒中死亡率为 30%。由卒中所引起的死亡不一定是突然发生的猝死,往往发生在卒中发生后几小时、几天甚至是几周以后[7-10]。

即使是没有因卒中导致死亡的患者,通常也会在发病后导致不同程度的长期神经系统功能障碍或者残疾。在这些患者中,仅有 10% 没有任何后遗症,50% 发生轻微程度的行为功能障碍,15%~20% 出现需要特别照料的严重残疾,还有 10%~20% 生活完全不能自理需要被长期安置在护理机构进行看护,卒中急性期(发病起 6 个月内)后存活的患者中 7 年后的生存率约为 50%[6-10]。

卒中患者剩余功能障碍的类型取决于出血或梗阻的类型和位置。卒中所导致的功能障碍包括肢体不对称性麻痹、感觉障碍、言语功能障碍、失明、复视、眩晕和构音障碍。这些功能障碍的恢复往往是非常缓慢和难以预期的,往往需要数月之久。即便患者的上述功能障碍有所恢复和改善,也很难恢复到发病前的状态,往往会遗留一些永久性的功能缺陷,例如行走困难,无法灵活使用双手完成一些技巧性、协调性动作,言语困难等,痴呆也是卒中的后遗症之一[6-10]。

临床表现

熟悉卒中的征兆和发作预警信号以及各个阶段的临床表现对于及时诊治和挽救卒中患者的生命至关重要。按照卒中的病程,临床上可将其分为四个阶段:一过性大脑缺血、可逆性缺血性神经功能障碍、进行性卒中和完全性卒中[9-13]。

一过性大脑缺血是一种由于脑血管对大脑局部组织的短暂供血缺失所导致的"微小"卒中。一过性大脑缺血一般表现为:持续时间不超过 10 分钟、波及范围为单侧面部、上臂和下

肢的麻木（偏瘫）、知觉变弱、刺痛感、麻木或者是言语功能障碍。通常情况下，在卒中发作前的几天内，患者往往会发生 1~2 次的一过性大脑缺血[7-10]。

可逆性缺血性神经功能障碍的临床表现为与一过性大脑缺血类似的神经功能障碍，但往往在发作的 24 小时内临床表现并不明显，并且这种神经功能障碍是能够自我恢复的[7-10]。

进行性卒中是指由大脑动脉出血或栓塞所引起的，通常持续数小时并持续恶化的病程阶段。临床表现包括：偏瘫、暂时性言语功能和理解能力缺失、单侧暂时性视物浑浊或失明（易与偏头疼相混淆）、不明原因的眩晕或突然跌倒[6-10]。

语言功能混乱、偏瘫、局部麻痹（轻瘫）这几种临床表现在卒中发生后在不同患者身上表现差异很大，这主要取决于发生卒中的大脑组织的位置和面积。其中轻瘫是指在感觉功能、记忆力、行动能力这几方面功能障碍比较轻微的一种状态。框 27.1 列举并对比了左脑和右脑发生卒中后的不同临床表现和区别。值得注意的是，大多数卒中患者发病后智力并未受到影响，但发生在左侧大脑的卒中往往会引起患者的认知功能衰退[3,8,9]。

框 27.1　右侧大脑与左侧大脑损害对比

右侧大脑损害	左侧大脑损害
• 左侧肢体麻木	• 右侧肢体麻木
• 空间知觉丧失	• 语言和发音障碍
• 损害思维过程	• 听觉记忆受损
• 快速冲动行为	• 听觉记忆能力下降
• 无法使用镜子	• 反应迟钝、警觉
• 无法完成常见动作（如刷牙）	• 行为混乱
• 对常见的人或事丧失记忆	• 以语言功能为基础的记忆丧失
• 左侧躯体感觉迟钝	• 焦虑

实验室检查和诊断结果

被怀疑遭受过卒中侵扰的患者需进行各种实验室检验和临床影像学检查以排除其他可能导致神经功能改变的疾病，如糖尿病、尿毒症、脓肿、肿瘤、急性酒精中毒、药物中毒和硬膜外出血[1,2,5]。这些检查通常包括：尿液分析、血糖水平检查、血常规、红细胞沉降率、梅毒的血清学检查、血胆固醇和血脂水平、胸部影像学检查和心电图。上述各类检查可以有效的发现患者各项生理状态指标的异常，而这些异常状态往往取决于卒中的类型、严重状态和致病因素。有时医生也会要求患者进行腰椎穿刺，以检查患者脑脊液中血细胞、蛋白质状况和是否有脑脊液压力的改变，以确诊患者是否有蛛网膜下腔出血[1,2,5]。多普勒超声血流检测，心电图，脑血管造影，计算机断层扫描（CT）（图 27.3），脑核磁共振检查（MRI，包括脑组织弥散和灌注检查）对发现和明确脑血管损伤位置和范围是非常重要的[1,2,10]。

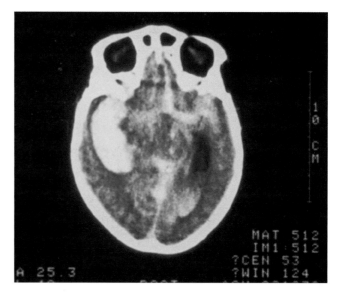

图 27.3　CT 扫描显示的脑血管意外（卒中），脑损害范围从中脑一直蔓延至大脑颞叶

医疗管理

就卒中临床诊治来说，预防卒中的发生是最重要的。而这依赖于及早发现卒中的致病风险因素如高血压、糖尿病、动脉粥样硬化、吸烟等，并及早对这些相关疾病和不良生活习惯进行有效的治疗和戒除。降低血压（见第 3 章）、抗血小板治疗（见第 24 章）和他汀类药物治疗是预防卒中发生的首选方案，颈动脉内膜剥脱术可作为备选方案[1,2,5]。

既往研究已经证实，心脏收缩压每降低 10mmHg 能将卒中的发生风险降低 1/3[1,2,5]。对于既往发生过一过性脑缺血和缺血性卒中患者来说，长期服用阿司匹林、噻氯匹定、缓释双嘧达莫也是有效的预防手段。每日定量服用阿司匹林 81~325mg 能有效地预防血栓的发生从而降低卒中发生的风险[11-13]。通过颈动脉内膜剥脱术能将卒中的发生风险每年降低 1%，也就是说，平均每 20 个进行过颈动脉内膜剥脱术 5 年以上的患者中有 1 个能够幸免于卒中的发生[11-13]。

对于卒中的治疗通常分为三个部分，卒中发生后的首要任务是在发病后的第一时间维持生命体征，主要手段是支持疗法和在第一时间内尽快将患者转送至医院。其次，采用多种手段尽可能阻止血栓和脑出血的进一步进展并尝试性使用溶栓治疗。既往治疗经验表明，静脉注射重组组织型纤维蛋白酶原激活剂和动脉内注射尿激酶元是行之有效的溶栓治疗手段并可减少患者的神经系统功能损伤。在美国，静脉注射重组组织型纤维蛋白酶原激活剂是唯一被批准可应用于临床，用以治疗发生时间在 3 小时以内的卒中的治疗方法[11-13]。

在患者度过最初的急性期后，使用抗凝剂类药物以稳定患者的状况是非常重要的，使用包括肝素、香豆素、阿司匹林以及使用双嘧达莫和阿司匹林合剂（Aggrenox）对发生脑血管栓塞的患者进行治疗。无论哪种类型的卒中，都应在急性期静脉注射肝素治疗。而香豆素、双嘧达莫、阿司匹林、用于皮下注射的低分子量肝素以及血小板受体拮抗剂（氯吡格雷、阿昔单抗、噻氯匹定)常常用于后急性期时间段内以降低诸如深静脉血栓发生的风险[1,2,9,12,13]。在卒中发生后尽快使用皮质类固醇类药物可以有效地降低伴随脑梗死发生的脑水肿,并有效地降低其他并发症的发生风险。外科治疗是去除浅表血肿或血栓的有效手段,包括血栓动脉内膜切除术及胸部和颈部血管的搭桥手术。地西泮、苯妥英钠和其他抗惊厥类药物常用于治疗和预防卒中手术后的癫痫发作等并发症[1,2,9,12,13]。

对于卒中后存活的患者,第三步也是最后的治疗目标包括:预防性治疗措施的建立,通过相应的药物治疗(他汀类药物、降压药)以降低二次卒中的风险,以及开始康复治疗。康复治疗包括物理治疗、职业相关技能治疗和语言能力恢复治疗。尽管康复治疗通常情况下对所有患者都会有不同程度的效果,但很多患者还是会遗留不同程度的永久性残疾[1,2,9,12,13]。

当前,在针对急性缺血性卒中的治疗方面,很多手段和方法仍处在疗效评估阶段。这些治疗手段包括动脉内溶栓疗法、神经保护剂、重组组织型纤维蛋白酶原激活剂与其他药物的联合应用以延长治疗的有效窗口期和保护受损伤神经[12,13]。其中动脉内溶栓治疗的适应证应被严格把握,可能的适应证标准包括:治疗时间应在症状开始后 3~6 个小时内,发生在大脑主动脉的梗阻,严重的神经功能障碍,在近期内进行过注射Ⅳ型重组组织型纤维蛋白酶原激活剂以至于有系统性出血风险的患者。在大多数情况下,动脉内溶栓治疗不能对适用于注射Ⅳ型重组组织型纤维蛋白酶原激活剂方案患者的治疗有妨碍。动脉内溶栓治疗必须在急诊脑血管造影的辅助下由经验丰富的神经内科医师和脑血管介入医师在设备完善的临床诊疗中心实施操作[12,13]。

美国食品药品管理局(FDA)已经批准一款名为机械性脑缺血栓子清除(Mechanical Embolus Removal in Cererbal Ischemian,MERCI)检索系统用于对发生急性梗阻的脑动脉进行疏通。大量的 MERCI 临床应用研究显示,对在脑梗阻症状出现 8 小时内进行Ⅳ型重组组织型纤维蛋白酶原激活剂注射治疗没有立刻显效的患者进行机械性血栓去除治疗,其中梗阻血管的完全和部分通畅率为 74%,发生血管内出血的概率约为 6.7%[12,13]。

另一方面,FDA 也批准了一款名为 Penumbra stroke system 的卒中治疗系统用于急性缺血性卒中的治疗[12,13]。这种设备拥有吸引式和机械式两种清除血栓的方式。通常情况下首先使用这种设备对血栓进行吸引式清除,如果吸引式清除手段不能将血栓彻底清除干净,再对残留血栓进行机械式清除[12,13]。

牙科管理

口腔科医生在卒中的公共健康方面扮演着非常重要的角色,主要体现在对卒中预防宣教和对卒中易感患者的临床鉴别诊断两个方面。卒中的易感因素通常包括:高血压、充血性心衰、糖尿病、既往卒中史、一过性脑缺血以及心肌梗死发作史、高龄因素[1,2,9,10,14,15](框 27.2)。口腔科医生应该对前来就诊的患者发生卒中的风险进行正确的评估,建议和鼓励高风险患者

前往相应的医疗机构进行进一步的检查和治疗,尽可能去除和控制这些致病风险因素[1,2,9,10,14,15](框 27.4)。

框 27.2　卒中的危险因素

- 高血压*
- 充血性心脏病*
- 糖尿病*
- 一过性脑缺血发作病史或既往心血管意外史*
- 75 岁以上高龄人群*
- 高脂血症
- 吸烟
- 冠状动脉粥样硬化

---

* 上述每个危险因素都会使卒中发生的风险因子数值增加 1.5,多个因素同时存在时卒中的发生概率概率明显增加

对于卒中发生风险的评估能够帮助口腔科医师对患者的口腔科相关疾患的治疗时机和治疗方法作出正确的决策。例如,对于既往发生过卒中或一过性脑缺血的患者来说,他们发生卒中的风险要远远高于既往无卒中或一过性脑缺血发作病史的人群[9,10,14]。事实上有不超过 1/3 的卒中患者在发病后 1 个月内会再次发生卒中,这种再次发作的风险至少会在卒中首次发作后 6 个月内持续存在[14]。因此对于卒中或一过性脑缺血发作 6 个月以内的患者不建议进行任何口腔科治疗。即使是对于距离首次发病已经超过 6 个月的患者,仍有 14% 的患者会在 1 年内再次发病[9,10,14]。对于近期发生过一过性脑缺血和可逆性缺血性神经功能障碍的患者,他们的身体健康状况并不稳定,不能耐受口腔科的某些治疗措施。因此,口腔科医师在处理这类患者之前必须请相关的临床医师进行会诊以决定是否应该延期进行口腔科相关治疗[9,10,14](框 27.3)。

服用香豆素类和抗血小板药物的患者存在异常出血的可能。国际标准凝血时间比(international normalized ratio,INR)是评价和监控使用香豆素类药物患者凝血功能状况的重要标准。当患者 INR 水平等于或小于 3.5 时,是可以进行大多数侵入性或非侵入性口腔科治疗的。而当计划对患者进行口腔外科手术治疗且患者 INR 水平大于 3.5 时,正确的做法是请内科医生会诊以确定是否需要对患者所服用的抗凝血药进行减量。在上述情况下,通常推荐减少抗凝血药的使用而不是中断使用抗凝血药,这样能够将发生各种不良后果的发生概率降到最低[9,10,14](见第 24 章)。

大量临床数据观察显示,在进行口腔科治疗前对患者抗凝血治疗用药方案进行改动的确有可能在治疗期间发生各种不良反应[14,15]。因此,除非经内科临床医师会诊允许,最好在口腔科治疗前和治疗期间不要对患者的抗凝血治疗方案进行随意调整[14,15]。使用甲硝唑和四环素有可能会增加患者的 INR 值,其作用机制是这两种药物会抑制华法林(香豆素类药物)在体内的降解,因此应尽量避免同时使用这几类药物[14,15]。对于口腔外科手术后治疗后止痛药的应用,应避免使用阿司匹林,选择对乙酰氨基酚[10,15](见框 27.3)。

在为近期发生过脑卒中的患者进行口腔科治疗时必须对

患者的生理状况进行严密的监控,并对治疗期间患者出现的异常状况进行有效的鉴别,以确保治疗期间患者的安全[10,15]。对于有潜在卒中风险和既往发生过脑卒中的患者来说,最好把他们的治疗时间安排在上午,并且持续时间不要太长。在保证整个治疗过程中患者血氧饱和度正常的情况下,可以给予氧化亚氮-氧混合气体吸入镇静,有时候还需要医护人员帮助患者在牙椅上就位。对于医生来说,在整个治疗前后正确评估患者对治疗的耐受能力是非常重要的,很多时候患者往往会忽略自己身体局部麻痹的状况从而未告知医生本人真实的身体状况,这非常危险。在对患者进行治疗过程中,医护人员走动时应做到脚步轻慢,在与患者进行言语交流时应将面罩摘下,发音清楚。具体的交流技巧见框 27.4[10,15]。

框 27.3	对既往卒中患者的牙科治疗注意事项

P

患者评估与风险估计(patient evaluation and risk assessment)(见框 1.1)

- 评价疾病的状态、严重程度、治疗效果和稳定性

潜在问题和考虑因素

A

抗生素(antibiotics)	应避免给正在服用华法林的患者使用甲硝唑和四环素,以防止华法林在体内代谢速度变慢
麻醉(anesthesia)	治疗过程中应给予患者有效的止痛措施,但含肾上腺素药物使用剂量应控制在 2 安瓿,含有肾上腺素的收缩棉条应禁止使用
镇痛药(analgesics)	推荐使用对乙酰氨基酚,避免使用乙酰水杨酸或其他非类固醇消炎药,以减少出血的风险

B

出血(bleeding)	服用抗凝药或正在进行抗血小板治疗的患者会增加出血风险:

- 阿司匹林与缓释双嘧达莫合剂、氯吡格雷、阿昔单抗、噻氯匹定
- 香豆素:国际标准化比值小于等于 3.5,高于此比值水平应用应咨询相关专科医生以减量使用
- 肝素:静脉给药,仅在口腔科急诊治疗中保守使用或是外科手术前 6~12 小时应用,至手术前则不再使用肝素,在医生的指导下改为其他种类抗凝药如华法林。在血栓形成后 6 小时再次开始使用肝素,通常经皮下注射给药

采取一些能够将出血量降到最低程度的办法,如无创性手术、包扎按压止血、明胶海绵、缝合等。使用不含肾上腺素的止血药和止血设备(心脏支架、电灼止血设备)。对于正在进行抗凝治疗和或抗血小板治疗的患者应采取额外的措施以达到良好的治疗结果

血压(blood pressure)	治疗过程中应对患者进行血压和血氧饱和度监测

C

心脏病(cardiac)	在整个口腔治疗过程中应全程对患者的血压进行监测
椅位(chair position)	因卒中导致残疾的患者在口腔治疗中往往需要他人的帮助以在牙椅上就位或转变体位。使患者安全的离开牙医和保证气道通畅,以及确保患者能够得到来自口腔护理专业人员专业的口腔卫生维护

D

药物(drugs)	尽可能给患者使用血管收缩药物成分含量低的麻醉药物。应避免使用肾上腺素浸渍的收缩棉条。应避免给正在服用华法林的患者使用甲硝唑和四环素,以防止华法林在体内代谢速度变慢

E

紧急情况(emergencies)	6 个月内发生一过性脑缺血发作、可逆性缺血性神经功能丧失和卒中的患者只能给予急诊治疗。治疗应迅速并在患者没有压力的状态下进行。应在氧化亚氮镇静下进行治疗,全程监测血压和血氧饱和度。如患者出现卒中的迹象和症状,应及时对症处理,并寻求急诊服务

框27.4　与卒中患者的沟通交流技巧

- 面对患者
- 使用慢速、有亲和力、逻辑简单的交流方式
- 保持积极正向的态度
- 尽量用"是或不是"的方式提问,保证问题的简单和简要性
- 给予患者及时、准确和简单的回复和反馈
- 用简单的图示方式向患者解释治疗程序
- 不要低估或者高估诊疗能力
- 不要在交流过程中提高声调或故意模仿儿语的说话方式与患者交流
- 与患者交流时不要佩戴防护面罩
- 在患者家人或私人护理人员的陪伴下与患者进行沟通交流

引自 Henry R,personal communication,1995;and Ostuni E:Stroke and the dental patient,*J Am Dent Assoc* 125:721-727,1994.

在整个治疗过程中应对患者血压状况进行监测,以保证血压的稳定和可控。应用脉搏氧饱和度仪能够有效地监测患者的血氧状况。疼痛的控制非常重要,因此充分的麻醉是整个治疗的基础和核心。局部麻醉时可使用肾上腺素含量比例为1:10 000 或1:20 000 的麻醉药,剂量原则上不要超过4ml。不要给患者使用含有肾上腺素的排龈线[9,10,14,15]。

在治疗过程中如果患者出现卒中的迹象或症状要及时进行输氧,并及时对患者实施急救。对于急性卒中发作患者的救治,时间至关重要,应在第一时间将患者转送至相关医疗机构。对于缺血性卒中来说,溶栓类药物必须在卒中发作3小时内使用才能发挥最大作用,使发生阻塞的动脉重新建立血运,病人得到药物治疗越早效果越好[16]。"时间就是大脑"这个说法形象地描述了上述观点。最后,口腔科医护人员应该认识到,悲伤、失落、沮丧等负面情绪在卒中患者中非常常见,因此在诊疗过程中应对他们表现出足够的同情心和同理心。

在为因肢体功能障碍无法自主进行充分的口腔卫生维护的患者进行治疗方案的设计时,要与普通患者有所区别。例如,尽量不要为牙列缺损患者选择过长的固定桥修复方案。但是对于肢体功能障碍患者来说,由于保证每天摘戴和清洁活动义齿是有困难的,因此如果能够选择固定义齿修复缺失牙显然比活动义齿更理想一些。综上所述,为患者选择和制订个性化治疗方案是非常重要的,所有的义齿修复治疗方案都应围绕易于清洁和保持口腔卫生这个基本原则进行设计。使用电动牙刷、大手柄牙刷和口腔冲洗设备都可以有效地维护患者口腔卫生。医生应该建议患者使用牙线,并教授患者的家庭成员和护理人员上述口腔卫生维护工具的使用方法和使用时机。建议定期由口腔科医生为患者进行口腔预防性治疗、涂氟治疗以及督促患者使用氯己定漱口液漱口[10,15]。

口腔并发症和临床表现

处于进展期卒中的患者会表现出越来越明显的言语含糊、肌力下降和吞咽困难等症状。完全性语言功能丧失或障碍、单侧口腔颌面部肌肉瘫痪以及口腔组织器官对各种刺激丧失反应能力都是卒中后有可能产生的并发症。舌体组织可能会松弛并产生复合皱褶,并可能会向一侧偏斜和前坠至口外。吞咽困难也是卒中常见的并发症,表现为对液态和固态食物都无法正常进行吞咽。病变发生在右脑的患者可能会忽略左侧大脑的功能损伤,因此,食物和食物残渣可能会存留于齿间、舌下、颊间隙沟中。患者需要学习和锻炼单手清洁牙齿或假牙的能力,或者寻求专业的口腔卫生护理帮助,否则非常容易发生龋齿、牙周病和口臭。

在老年患者和糖尿病患者的曲面体层片上可见到发生颈动脉钙化性粥样硬化的表现[17-19](图 27.4)。一旦在患者的影像学检查中发现这种表现提示患者有潜在的卒中风险,应及时请相关专业医师进行会诊。另外值得注意的是,严重的牙槽骨丧失往往与颈动脉钙化性粥样硬化和潜在的卒中风险密切相关,不过牙周疾患和卒中的确定性联系仍有待更多的临床证据去证实。虽然已经证实牙周治疗能够有效地减少血清中的一些和卒中的发生有潜在联系的致炎因子的数量,但牙周治疗能够降低卒中发生风险的临床证据仍很有限[9-15]。

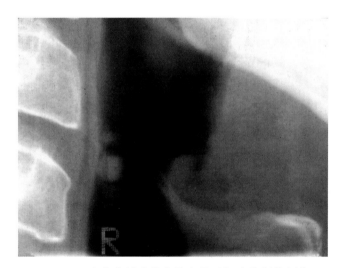

图 27.4　有卒中风险的高龄患者颈部动脉粥样硬化瘤。钙化部位通常位于第3,4颈椎位置,通常与下颌角成45°角

帕金森病

概述

帕金森病是一种不断进展的大脑神经功能紊乱、退化性疾病,其致病机制是分泌多巴胺的神经元功能退化和紊乱所导致。临床表现为特征性运动功能紊乱,包括静止性震颤、肌肉控制和僵硬、运动机能紊乱、运动徐缓、姿势不稳[20,21]。多巴胺能神经元位于大脑的黑质纹状体通路上。当多巴胺能神经元的数量减少至大约正常数量的80%时,患者才会开始出现帕金森病相关症状,这是一种慢性、不断进展且目前无法治愈的疾病[20-22]。

帕金森病按发病年龄分为三类[20-22]:

（1）**成年性帕金森病**，在三种类型中最为常见。平均发病年龄大约在 60 岁左右，和所有类型的帕金森病一样，成年性帕金森病也是进展性的。

（2）**青年性帕金森病**，平均发病年龄在 20～40 岁。

（3）**青少年帕金森病**，平均发病年龄低于 21 岁，临床上非常罕见。

流行病学

就发病率来说，帕金森病是排在阿尔茨海默病后第二常见的神经系统退化性疾病，在美国，平均每 10 万人中就有 8～19 人患有帕金森病，总患病人口达 150 万人。在普通人群中帕金森病的患病率约为 0.1%，在 65 岁以上人群中患病率超过 2%，而在 85 岁以上人群中患病率超过 5%[20-22]。平均每年大概有 5 万人被确诊为帕金森病，男性的发病率略高于女性[20-22]。据估计在老龄化不断加速的美国，在未来 50 年，帕金森病患者的数量将增加为现在的 3～4 倍。帕金森病的发病高峰年龄在 55～65 岁，但也有一些特殊类型的帕金森病会发生在年青少年身上。据估计平均每 2 000 个进行口腔科治疗的患者中有 4 名患者患有帕金森病[22,23]。

病理生理学与并发症

由脑黑质产生和制造，并在尾状核和脑黑质通路释放的多巴胺能神经元的死亡和耗尽是导致帕金森病的原因（图 27.5）[20,21]。关于此病的病因，现在认为是由一些尚不明确的环境因素和遗传因素共同导致的，常染色体显性和隐性的遗传因素都可以导致典型的帕金森病。作为路易小体标记细胞质包涵体的主要成分，α-突触核蛋白在帕金森病的发病机制方面扮演着决定性的角色[23]。由 α-突触核蛋白基因突变或基因高于

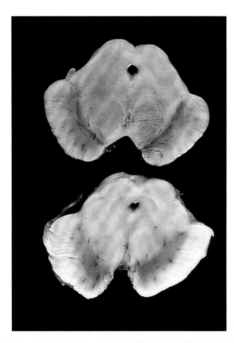

图 27.5　帕金森病。上图：健康患者脑黑质多巴胺能神经元染色。下图：帕金森病患者脑黑质多巴胺神经元减少以至于无法正常染色

正常速度 1 倍或 2 倍复制所导致的这种蛋白质不正常的聚集，与不同类型的帕金森病密切相关。其他明确的与典型的迟发型帕金森病有关的染色体基因包括：*LRRK2* 基因，通常被认为是常染色体显性遗传性帕金森病的病因。而在常染色体隐性基因中被发现的 *parkin*、*DJ1*、和 *PINK* 基因被认为和早发性帕金森病关系密切。其他由基因突变导致的、可能增加帕金森病发病概率的因素还包括见于德系犹太人群中的葡糖脑苷脂酶基因突变[20,23]。

其他致病因素还包括：卒中、脑部肿瘤、头部外伤（如拳击）等有可能造成脑黑质通路中细胞损伤的因素[20,21]。长期大量接触锰（如矿工、焊接工人）、汞、二硫化碳、除草剂（鱼藤酮），长期吸食掺杂哌啶类似物（1-甲基-4-苯基-1，2，2，6-四氢吡啶）的海洛因会产生神经中毒反应，也增加患上帕金森综合征的风险。一些安定类的药物，如吩噻嗪、丁酰苯也可能会导致帕金森综合征和强直[20,21]。

现在认为帕金森病的致病因素主要包括环境因素和遗传因素两个方面。其中遗传因素表现为患者蛋白酶体介导蛋白在转变为敏感蛋白过程中发生错误，导致了脑毒性蛋白质的大量聚集[20,21]。这种毒性引发了主要位于脑黑质的色素蛋白功能的退化和丧失以及大脑边缘系统—运动系统—自主神经功能调节中循环的退行性变化。受损神经元表现为神经细胞骨架结构改变，包括嗜酸性粒细胞包涵体（路易小体）和路易小体经突触在传导过程中发生的功能改变[23]。包涵体容纳了 α-突触前蛋白的挤压性聚集[23]。由于大脑其他区域的功能退化，帕金森病的整个病程是个不同临床症状交集的过程，如胆碱能基底核的功能退化会引起抑郁[23,24]。

临床表现

帕金森病在临床上主要表现为静止性震颤（在患者运动时震颤程度会减弱），肌肉僵直，移动缓慢（运动徐缓、曳行步态），面容冷漠（帕金森病面具脸）[20,21,25]（图 27.6）。静止性震颤表现为有节奏的，在患者休息状态下非常明显的"捻丸样震颤"和字迹改变。齿轮样强直（患者上臂下垂并随着行走和脚步拖拽的节奏来回摆动）、屈腰姿态、姿态不稳、平衡失调（步态不稳）、跌倒都是帕金森病的常见表现。此外，大约 50% 的患者会出现肌肉和骨骼的疼痛，感觉异常（灼烧感、麻木、刺痛感）[20,21,25]、静坐不能（患者主观感觉腿部不能静止，下肢不宁综合征）、直立性低血压以及排泄功能障碍。记忆力和注意力功能也会有不同程度的退化，退化程度取决于大脑皮质基底节区—丘脑神经回路的功能破坏范围。其他功能障碍如心境障碍（抑郁、焦虑、心境恶劣、情感淡漠）、失眠，疲劳的发生率约为 40%，痴呆的发生率约为 25%，由多巴胺能药物引发的精神疾病发生率约为 20%[20,24,26]。

实验室检查和诊断结果

由于目前尚无能用于发现帕金森病的诊断学检验手段，因此此病的诊断主要靠采集患者全面的病史、临床检查、针对性检验以及影像学检查，以排除其他有类似临床表现的疾患，如威尔逊氏症（肝豆状核变性）、动脉硬化性假性帕金森病、多茎萎缩、进行性核上性麻痹[20]。

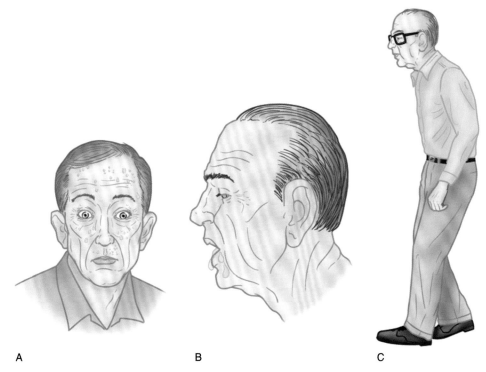

图 27.6　帕金森病典型特征。**A**. 面具脸面容、目光呆滞以及多汗。**B**. 唾液分泌过多，流涎。**C**. 帕金森步态：患者步态快速，步间距短促，脚步拖拽上臂下垂并随着行走和脚步拖拽的节奏来回摆动（引自 Seidel HM，Stewart RW，Ball JW：*Mosby's guide to physical examination*，ed 7，St. Louis，2011，Mosby.）

医疗管理

　　帕金森病治疗目标从增加大脑的多巴胺水平开始。由于对于此病并没有所谓的首选治疗药物，因此帕金森病的治疗应该是针对患者个体情况选择不同药物组合的个性化治疗方案。表 27.1 列举了六类用于治疗帕金森综合征的药物[20,25]。通常情况下，只有当患者出现例如缓行、平衡失调等影响日常生活的功能损害时才会开始药物治疗。治疗药物的选择要多方面综合考虑确定，包括治疗药物的副作用以及患者在疾病进展过程中有可能出现并发症，一般要从最低有效剂量开始用药。

表 27.1　治疗帕金森病的常用药物

药物种类	作用机制	副作用	牙科治疗注意事项
抗胆碱能药物（三己芬迪、本甲托品）	阻断大脑中乙酰胆碱的作用，平衡其与多巴胺的含量水平	镇静状态、尿潴留、便秘	口干
多巴胺前体类药物（左旋多巴、卡比多巴-左旋多巴）	药物经体内代谢后转变为多巴胺（多巴胺替代剂）	运动障碍、疲惫、头痛、焦虑、精神错乱、失眠、直立性低血压	患者可出现舞蹈样运动、运动障碍、震颤，需要进行镇静下进行口腔科治疗，患者自牙椅上起立时应加以注意避免发生直立性低血压
多巴胺激动剂类药物（溴麦角隐亭、甲磺酸溴隐亭片）	模拟多巴胺功能	多巴胺能作用：精神错乱、幻觉、妄想、直立性低血压、恶心、运动障碍	治疗过程中患者自牙椅上起立时应加以注意避免发生直立性低血压
普拉克索、罗平尼咯			含有普拉克索成分的药物会与红霉素产生药物拮抗作用

表 27.1　治疗帕金森病的常用药物(续)			
药物种类	作用机制	副作用	牙科治疗注意事项
儿茶酚邻位甲基转移酶(COMT)抑制剂类药物(托卡朋、恩他卡朋)*	与左旋多巴合用,阻止 COMT 在肠道内对左旋多巴的降解作用,从而促使更多的左旋多巴经体内循环进入大脑组织	运动障碍、精神错乱或直立性低血压、恶心和腹泻、味觉异常	与含肾上腺素血管收缩剂类药物同时使用时应谨慎,肾上腺素总剂量不应超过 36μg,避免静脉注射。用药期间密切观察患者生理状况
B 型单胺氧化酶抑制剂类药物(司来吉兰)**	阻止大脑组织内多巴胺的代谢	眩晕、直立性低血压、恶心	与肾上腺素能药物(如苯丙胺、伪麻黄碱、酪胺)同时使用可导致增加压力反应,但与肾上腺素或左旋肾上腺素同时使用则无此情况发生
神经递质抑制剂(金刚烷胺)	具有类似抗胆碱能药物特性,提高多巴胺传导速度	镇静、尿潴留、恶心、便秘、意识错乱、外周性水肿	

* 托卡朋有明显的肝毒性

** B 型单胺氧化酶抑制剂类药物(司来吉兰)有引起血管收缩的副作用

对于重度帕金森病的治疗主要依靠卡比多巴-左旋多巴混合制剂类药物如信尼麦,这是一类多巴胺神经递质的直接前体,这种神经介质药物通常在疾病晚期才会被用于对患者的治疗,这是因为其活性衰退期长达 5~10 年,长期应用会产生严重的副作用(包括四肢、躯干和头部的非自主运动功能障碍)。对于进展性帕金森病的治疗要求临床医生仔细把握信尼麦或长效信尼麦与辅助性药物之间的药效平衡。常见的辅助性治疗药物包括以下几类药物:①多巴胺分泌促效剂;②儿茶酚胺-O-甲基转移酶(COMT)抑制剂(恩他卡朋),主要用于应对运动波动;③5-羟色胺再摄取抑制剂,用于治疗抑郁;④乙酰胆碱酯酶抑制剂,用于治疗有痴呆症状的患者[20]。当患者用药过程中出现诸如运动障碍、静止不动、精神病及其他严重副作用时,应对药物使用剂量进行调整。在进行从椅子上起立、环绕房间行走、上下台阶等对抗静止不动和肌肉挛缩的物理治疗过程中,为患者选择和使用安全的治疗方式非常重要[20]。

在药物治疗仍不能延缓疾病进展的情况下,以获得替代性多巴胺能神经为目的的胚胎神经组织移植也是治疗进展性帕金森病的一个备选方案[27]。其他治疗方案集中在使用抗氧化剂或注射通过慢病毒传递的神经胶质细胞源性神经营养因子类药物方面。刺激底丘脑核神经元的深部大脑刺激疗法、丘脑切开术、脑苍白球切开术仅适用于晚期患者、严重残疾和顽固性震颤患者[20,28]。

牙科管理

口腔科医生在识别前来就诊的患者所表现出来的帕金森病相关临床特征,并及时请专科医生会诊以及对患者的身体状况作出正确的医学评估方面担任着非常重要的角色。在患者被确诊后,口腔科治疗的主要侧重点集中在两个方面:一是将肌肉僵直和疼挛的程度尽可能最小化,二是避免药物相互作用

(框 27.5)[25]。

由于肌肉功能障碍和震颤会影响患者自我口腔卫生维护能力,因此口腔科医生应通过患者的临床表现来正确评估患者自我进行牙齿清洁的能力。对于那些无法得到充分和有效的家庭口腔护理的患者,应给予他们一些替代性解决方案,如推荐 Collis 曲线牙刷、机械功能牙刷、帮助患者刷牙以及使用氯己定漱口液漱口。

与治疗帕金森病药物产生交叉反应的口腔科治疗药物可参考表 27.1[25]。虽然既往未见儿茶酚邻位甲基转移酶抑制剂类药物如托卡朋、恩他卡朋与口腔科常用的含肾上腺素药物(如局部麻醉药物)发生严重药物交叉反应的病例报道,但这两类药物仍有潜在发生药物交叉反应的可能。因此,建议对使用儿茶酚邻位甲基转移酶抑制剂的患者的肾上腺素使用剂量不要超过 36μg,相当于肾上腺素含量比例为 1:10 000 药物 2 安瓿。红霉素不得与多巴胺分泌促进剂类药物合并使用,如普拉克索。同时口腔科医生应该清楚知晓哪些帕金森病治疗药物是中枢神经系统抑制剂类药物,而口腔科常用的处方类镇静药物会与这些帕金森病治疗药物产生药效叠加作用[20]。

直立性低血压和强直在帕金森病患者中很常见,其中直立性低血压是应用儿茶酚邻位甲基转移酶抑制剂类药物严重副作用之一。在帕金森病患者就诊时,医护人员应协助患者上下牙椅以减少患者从牙椅上跌落的可能。另外在进行牙椅升降和椅背倾斜时应尽量放慢速度,以利于患者保持和调整身体平衡[20,25]。

对于帕金森病患者的口腔科治疗方案应随着患者的自我口腔卫生清洁维护能力的变化随时进行调整。在和患者进行治疗方案的沟通和给予其他治疗建议时,医护人员应注意将面部正对患者,这对于有认知障碍的患者能否正确无误地和医护人员进行有效的沟通非常重要(见框 27.5)。

患者的口腔科治疗最好能够安排在患者服用治疗帕金森

框 27.5	对帕金森病患者的牙科治疗注意事项

P

患者评估与风险估计 (patient evaluation and risk assessment)

- 评估决定患者生理状态、疾病的严重程度、控制情况和病情的稳定状况

潜在问题和考虑因素

- 病情控制良好的帕金森病患者并无特别的治疗禁忌证

A

镇痛药 (analgesics)	医生应为患者提供良好的止痛措施
抗生素 (antibiotics)	不需要预防性使用抗生素
麻醉 (anesthesia)	在治疗中给予充分的麻醉以减轻患者的压力非常重要,压力过大会加重患者的运动功能障碍。使用 1 : 10 000 比例含肾上腺素局麻药没有任何问题
焦虑 (anxiety)	未经治疗或病情控制不佳的患者可能会出现程度加重的震颤或不自主运动,并表现出严重的焦虑,可针对性的采取减压和镇静手段
过敏 (allergy)	未见相关报道

B

出血 (bleeding)	通常情况下对帕金森病患者口腔科治疗不会发生出血的问题
血压 (blood pressure)	由于多巴胺可引起低血压,因此在治疗过要对患者进行血压监测

C

椅位 (chair position)	病情稳定的情况下,除仰卧外,其他体位一般不会引起患者晕厥。服用多巴胺类药物的患者可能会发生低血压,因此在患者就坐或自牙椅起身时应注意预防。需将牙椅调整至能给予患者充分支撑或患者感到舒适的位置,以避免或减少患者不必要的移动
会诊 (consultation)	当患者处于良好的药物治疗情况下,是可以进行相关的口腔科治疗的,但仍建议要事先与患者的内科主诊医师进行术前会诊,以确保在患者进行口腔诊疗期间,患者的生理状态可控

D

装置 (devices)	没有特别要求
药物 (drugs)	抗胆碱能药物和多巴胺激动剂类药物是帕金森病患者常用药物,这些药物常见的副作用包括镇静状态、嗜睡、反应迟钝、疲惫、意识混乱以及眩晕(见表 27.2)

E

紧急情况 (emergencies)	震颤发作通常有自限性,但极少数患者的运动障碍发作会导致正在进行的口腔科治疗中止
仪器 (equipment)	没有特别要求

F

随访 (follow-up)	建议对患者进行常规随诊

病药物后的最大起效时间段(通常是服药后 2~3 个小时)。对于在治疗过程中患者所出现的震颤或舞蹈样运动,可由医护人员对患者不自主运动的上肢进行约束,要注意力度不能过大以避免对患者造成伤害,也可给予患者镇静药物[25]。

口腔并发症和临床表现

帕金森病在口腔方面的常见临床表现有凝视、唾液分泌过多、垂涎、眨眼和吞咽频率减低,肌肉强直会导致肌肉往复运动和口腔卫生的维护困难[21,25]。用于治疗帕金森病的药物如抗胆碱能剂、多巴胺能剂、金刚烷胺和 L-多巴常会引起诸如口干、恶心及迟发性运动障碍[21,25]。对于这类患者应增加复诊次数,推荐患者使用特殊的口腔卫生维护器具,如 Collis 曲线牙刷、机械牙刷,以便尽可能做好患者的口腔卫生维护。口干往往会导致患者出现吞咽苦难、义齿固位不良,应给予唾液代用品以减轻上述症状,同时给予局部涂氟治疗以减少根面龋的发生,应对患者的私人看护人员进行相关的口腔卫生维护方法方面的培训[21,25]。

痴呆和阿尔茨海默病

概述

痴呆是一类综合征,通常表现为患者认知功能的慢性进展性衰退。表现为影响患者日常生活质量的逻辑思维能力受到损害,从而导致患者失去独立生活的能力[29,30]。痴呆通常表现为长期的慢性进展性智力下降,主要影响记忆力、抽象思维能力和判断能力这几个方面。痴呆的发生与年龄成正相关性,痴呆患者中 60 岁年龄段人群比例为 1%,而 85 岁年龄段人群比例超过 40%。在所有痴呆患者中仅有 25% 的人群得到相应的治疗,这其中只有不到 10% 的患者的病情是可以逆转的[29,30]。痴呆最常见的病因包括阿尔茨海默病、血管性痴呆以及由帕金森病引发的痴呆。其他致病因素包括肝性脑病、酸碱电解质紊乱、脑瘤、低血糖、甲状腺疾病(激素水平过高和过低)、尿毒症、

原发性或转移性脑损伤、艾滋病、肿瘤、梅毒、多发性硬化、卒中和药物因素。少数由诸如克雅氏病引起的痴呆会表现为发病急、病程短(通常短于 1 年)的临床特征[29,30]。

基于阿尔茨海默病的高流行性,本章主要讨论由阿尔茨海默病引发的痴呆。阿尔茨海默病由 Alois Alzheimer 于 1907 年首次报道,主要见于老年人,但往往起始于患者中青年时期[29]。

流行病学

痴呆主要发生于高龄人群,患病率随着年龄的增长而升高。全世界总患病人数约为 5 000 万左右,每年新增病例人数约为 800 万[30,31]。其中 65 岁以上人群的发病率约为 7%。对于 70 岁及以上年龄的人群,年龄每增加 5 岁发病率会增加 1 倍,在 85 岁及以上的年龄人群中,超过 40% 的人患有进展性阿尔茨海默病。随着人口老龄化的进程,预计到 2020 年美国患病人数会比现在增加 1 倍[29-31]。现在美国患有痴呆的人数约为 800 万,这其中约有 70% 是由阿尔茨海默病引起的。女性比男性有更高的患病风险(男女患病比例约为 2:3),在所有患有阿尔茨海默病的患者中,女性所占的比例为 70%。引起上述情况的主要原因是女性的平均寿命长于男性。高龄非裔和西班牙裔美国人的阿尔茨海默病和其他类型的痴呆综合征发病率也高于白人[29-31]。据估计,在每 2 000 个前往口腔科就诊的成年患者中,有大约 20 个患者患有阿尔茨海默病[29-31]。

病理生理学与并发症

阿尔茨海默病的致病机制现在仍不清楚,似乎与大脑中胆碱能神经元的丧失有关。某些尚不明确的原因导致了大脑中类淀粉样斑块的沉积,继而引发炎症反应、氧化性损伤、进行性神经系统损伤以及大脑皮层神经元的丧失,从而导致患者学习能力和记忆力的下降。由遗传因素导致的病例不超过所有病例数的 20%,研究显示这些病例的遗传位点为位于第 19 染色体的阿朴脂蛋白 E4(ApoE4)等位基因。另有三条染色体与阿尔茨海默病的遗传有一定关联,位于第 21 染色体的淀粉样前体基因,位于第 14 染色体的早老素-1 基因和位于第一染色体的早老素-2 基因[29]。由于在第 21 染色体上存在一个可以表达一种淀粉样前体蛋白质分裂产物的基因,因此患有唐氏综合征(21 三体综合征)的患者在 40 岁后,会持续性的形成可被检出的阿尔茨海默病的神经病理学印记。阿尔茨海默病的危险致病因素包括年龄、痴呆综合征家族史以及两种 ApoE4 等位基因在染色体中的出现[29,32-34]。

阿尔茨海默病的病理生理学特征表现为由大脑中类淀粉样斑块沉积和脑神经炎性反应所引起的大脑神经原纤维缠结和大脑皮层神经元丧失[29]。这一病理过程首先起始自大脑海马体和内嗅皮质,随着病变的进展,病损部位慢慢扩大至大脑中对学习和记忆功能有重要影响区域如颞叶、顶叶和额叶。这些受影响的神经元构成部分胆碱能系统,并把乙酰胆碱和谷氨酸盐作为主要的神经传导递质,这些神经传导递质与认知功能关系密切。这些神经元的进行性破坏会导致大脑皮层的萎缩和脑室的扩大。大脑皮层中和运动、视觉、躯体感觉功能相关的区域基本不会出现萎缩。认知功能障碍和记忆力的丧失会对患者社交能力和职业技能行使产生明显的不利的影响[29]。

临床表现

阿尔茨海默病在发病初期临床表现往往是比较轻微和隐匿的,患者开始常表现为短期记忆能力、方向感、语言能力的丧失或性格、日常行为的改变,如待人冷漠等。随着病程的进展,认知功能方面出现的问题开始影响患者的日常行为能力,如理财、工作、驾车、日常家务等方面[29]。痴呆的常见症状和发病征兆见表 27.2[29-31]。在痴呆综合征患者中最常见两种情况:一些患者对这些不断进展的症状一直没有察觉,而另外一部分患者会在察觉和发现这些症状后变得脆弱和焦虑。在疾病进展到中期后,患者往往会失去工作能力,在开车和外出时容易迷路,出现糊涂的症状,需要 24 小时不间断的看护。社交礼节、日常生活言语交流和与他人简单的交谈能力在疾病的一些阶段不会有明显的丧失,患者的语言能力特别是理解能力和对常见物体的命名能力会受到明显的损害,运动技巧方面如进食、穿衣、解决简单智力游戏的能力在疾病的进展终末期阶段时也会丧失。患者会失去解答简单的计算题和辨别时间的能力,出现无法控制情绪和好争斗的情况,梦游也会在某些患者身上发生,并且随着疾病的进展,焦虑和抑郁会愈加明显[29]。在阿尔茨海默病进展到晚期阶段后,患者常出现强直、失语、大小便失禁、卧床不起等症状,往往需要为患者配备相应的护理设备。上述症状也有可能全身同时发作,患者常常死于营养不良、继发感染或心脏病。阿尔茨海默病的发病进程从 1~20 年不等,但通常为 5~15 年。有些患者在整个患病过程中,身体状况和机能会出现稳定的不间断的下降和丧失进程,另外一些患者在整个疾病进展过程中会出现一个长时间的平台期而不继续进展[29]。

表 27.2	痴呆不同进展阶段的症状和迹象

痴呆在不同患者身上表现并不相同,取决于疾病的严重程度和患者在患病前的性格。痴呆所引起的相关的症状和表现可分为三个阶段:

早期阶段:由于痴呆的发生发展是渐进性的,其早期阶段的症状易被忽略。常见的症状包括:健忘、丢失时间记录、在熟悉的地点迷路

中期阶段:当痴呆进展到中期阶段后,其表现和症状会变得更为明显和局限,包括:对短期内发生过的事和见过的人的名字无法记起、在家中迷路、与他人沟通交流发生困难、需要他人照料、发生行为改变(包括精神恍惚和对已经问过的问题重复提问)

晚期阶段:病情进展到晚期阶段的患者基本没有任何自理能力。记忆混乱的情况非常严重,身体方面的表现和症状非常明显。包括:对时间和地点方位完全没有意识、不能辨认家人和朋友、需要他人进行看护、行走困难、行为改变的情况加重(包括出现攻击性行为)

实验室检查和诊断结果

尽管只有通过脑组织活检或者尸检才能对阿尔茨海默病进行确诊,但临床上可以通过患者的病史和临床表现进行确诊[29]。主要诊断依据包括:①进展性功能障碍和基于临床检查

及精神状态检查结果所作出的痴呆的诊断;②出现至少两种不同的认知功能障碍;③不会出现意识障碍;④发病年龄在 40～90 岁;⑤出现任何其他方面的功能障碍。通常需进行下列系统性实验室检查以排除其他非阿尔茨海默病所导致的痴呆,包括:血细胞计数、电解质板检验、新陈代谢筛选检查、甲状腺功能检查、血叶酸和维生素 B_{12} 水平检测、人类免疫缺陷病毒(HIV)和梅毒抗体的免疫学检测、尿液分析、心电图、胸片、非侵入性脑 CT 和脑 MRI 检查[29]。

观察源自尸检的大脑切片,在显微镜下可以清楚的看到脑皮质萎缩和脑室扩大这两种病理性改变。阿尔茨海默病典型的显微镜下病理学特点是大脑神经原纤维缠结,包括 β 淀粉样蛋白在内的多种形态的大脑斑块样沉积以及 β 淀粉样蛋白在脑血管桥中的聚集(淀粉样血管病变)。从生物化学角度来看,已经证实乙酰胆碱和与其相关的酶的缺乏与阿尔茨海默病密切相关[29-34]。

美国阿尔茨海默病协会和国立卫生研究院(National Institutes of Health,NIH)制定了新的阿尔茨海默病分类标准[31,35]。新的标准将阿尔茨海默病的进程分为三个阶段:①潜伏期阿尔茨海默病,特征是没有明显的临床症状,仅能通过对如脑脊液进行的生化检测发现一些生物标志物含量的变化;②轻度认知功能损害期,在这一阶段记忆力和思维能力的改变开始显现,但不会影响日常行为能力;③痴呆期,在这一阶段,患者表现出阿尔茨海默病晚期的典型特征。旧的诊断标准没有提供任何能够诊断处于潜伏期阿尔茨海默病的方法,是因为以前关于阿尔茨海默病的相关生物学标志物还处在无法确认和标准化的阶段。

但是新的诊断标准的公布使得中期,也就是可检测的轻度认知功能障碍成为阿尔茨海默病的疾病定义范围的一部分,并成为官方标准。在其他方面,阿尔茨海默病现在被定义为大脑组织结构的多方面细微改变,而不像过去仅被定义为痴呆[31,35]。

医疗管理

对于阿尔茨海默病,目前的医疗手段尚无法治愈,也没有什么有效的控制手段。对于轻到中度的阿尔茨海默病患者,使用胆碱酯酶抑制剂进行治疗一直是标准方案。常用药物包括:多奈哌齐、利凡斯的明、美金刚胺、加兰他敏和他克林,上述药物的主要作用机制是通过抑制胆碱酯酶的水解作用来提高大脑中乙酰胆碱水平(表 27.3)[29,31-38]。临床试验结果表明,服用

表 27.3　用于治疗阿尔茨海默病的药物

药物	药物类型、使用、作用机制	常见副作用	更多相关信息
美金刚胺	天门冬氨酸拮抗剂,用于治疗轻到中度阿尔茨海默病引起的相关症状。作用机制为阻断因体内谷氨酸盐过多所引起的毒性反应和调节谷氨酸盐活性	眩晕、头痛、便秘、精神错乱	可登录 http://www. nameda. com. 点击"Prescription information"以获得更多关于药物安全性和使用方面的相关信息
加兰他敏	胆碱酯酶抑制剂,用于治疗轻到中度阿尔茨海默病引起的相关症状。作用机制为阻止乙酰胆碱降解和刺激大脑中烟碱样受体分泌更多的乙酰胆碱	恶心、呕吐、腹泻、体重减轻、食欲缺乏	可登录 http://www. razadyneer. com. 点击"Important Safety Information"以获得更多关于药物安全性和使用方面的相关信息
利凡斯的明	胆碱酯酶抑制剂,用于治疗轻到中度阿尔茨海默病引起的相关症状。作用机制为阻止大脑中乙酰胆碱和丁酰胆碱降解	恶心、呕吐、腹泻、体重减轻、食欲缺乏、肌肉无力	可登录 http://www. fda. gov/cder 点击"Drugs@ FDA"并搜索"Exelon"以获得更多关于药物安全性和使用方面的信息
多奈哌齐	胆碱酯酶抑制剂,用于治疗轻到中度以及中到重度阿尔茨海默病引起的相关症状。作用机制为阻止大脑中乙酰胆碱降解	恶心、呕吐、腹泻	可登录 http://www. fda. gov/cder 点击"Drugs@ FDA"并搜索"Aricept"以获得更多关于药物安全性和使用方面的信息

药物生产商推荐服用剂量:

片剂:起始剂量为 5mg/d,可根据患者对药物的耐受情况逐步加量到 10mg/d(每天 2 次,一次 5mg),15mg/d(每天分 2 次服用,一次 5mg,一次 10mg),20mg/d(每天 2 次,一次 10mg),在患者可以耐受的情况下,至少连续用药 1 周

口服溶液剂:服用剂量同片剂

缓释片剂:起始剂量为 7mg/d,可逐渐增加为 14mg/d、21mg/d、28mg/d,在患者可以耐受的情况下,至少连续用药 1 周

片剂:起始剂量为 8mg/d,可根据患者对药物的耐受情况逐步加量到 16mg/d(每天 2 次,一次 8mg),24mg/d(每天 2 次,一次 12mg),在患者可以耐受的情况下,至少连续用药 4 周

口服溶液剂:服用剂量同片剂

缓释片剂:剂量同上,每天服用 1 次

注射安瓿剂:起始剂量为 3mg/d(每天注射 2 次,一次 1.5mg),可根据患者对药物的耐受情况逐步加量到 6mg/d(每天 2 次,每次 3mg),9mg/d(每天 2 次,每次 4.5mg),12mg/d(每天 2 次,每次 6mg),在患者可以耐受的情况下,至少连续用药 2 周

经皮肤吸收贴剂:起始剂量为 4.5mg/d,可根据患者对药物的耐受情况逐步加量到 9.5mg/d,在患者可以耐受的情况下,至少连续用药 4 周

口服溶液剂:与注射安瓿剂剂量相同

片剂:起始剂量为 5mg/d,如果患者对药物耐受情况良好的话可在 4～6 周后将剂量调整为 10mg/d,并可在患者连续服药至少 3 个月且对药物耐受良好的情况下将剂量调整为 23mg/d

口腔吸收片剂:剂量与常规片剂相同,能否将服用剂量增加至 23mg/d 见药物商标说明

可作为仿制药使用

上述资料数据来源于 Alzheimer's Disease Education and Referral(ADEAR)Center,a Service of the National Institute on Aging:*Alzheimere of the National Institute on Aging* NIH publication No. 08-3431(updated to December 2010),Bethesda,MD,National Institutes of Health,U. S. Department of Health and Human Services,2008.

上述药物的患者组与服用安慰剂组对比的确有一定的临床效果。但上述药物在阻止疾病进展和逆转记忆力丧失方面的作用是有限的，只有不到 50% 的患者在用药后病情得到改善[29,31-38]。胆碱酯酶抑制剂常见的副作用有胃肠功能紊乱和头痛。最早被批准在美国上市的胆碱酯酶抑制剂类药物他克林现在已经几乎不在临床使用了，主要是因为此药必须频繁服用且有比较强的肝脏毒性[29,31-38]。

美国神经病学学会推荐服用维生素 E 作为辅助治疗手段以延缓病程进展[37-39]。研究显示维生素 E 和司来吉兰这两种抗氧化剂类药物可以延缓因阿尔茨海默病导致的痴呆的进展过程[29-31]。

对于中晚期的阿尔茨海默病，美国食品药品管理局（FDA）批准了美金刚胺，一种 N-甲基-D-天门冬氨酸盐（NM-DA）受体抑制剂用于临床治疗此类患者[37,38]。此药通过选择性抑制异常谷氨酸盐转运过程中产生的兴奋性中毒起到治疗作用。最初的研究显示此药能起到维持或改善患者的记忆力和学习能力，当与胆碱酯酶抑制剂联合应用时治疗效果会有叠加效应。美金刚胺的相关副作用主要包括头痛和思维混乱，通常并不严重[37,38]。

阿尔茨海默病所引起的非认知性功能障碍通常是可控的。虽然临床医护人员会尽力采用非药物的手段来减轻焦虑、抑郁、易怒以及睡眠障碍，但通常还是需要诸如抗抑郁药、镇静-催眠药以及抗精神病药物的配合治疗才会有比较好的效果。少部分患者会有癫痫发作的情况，通常给予抗惊厥药对症治疗。对于终末期的患者一般建议在护理中心进行相应的治疗和护理[36-40]。

牙科管理

对阿尔茨海默病患者进行口腔科治疗要求口腔科医护人员了解患者处于疾病进展的哪个阶段、服药情况以及患者的认知能力状况（框 27.6）。对于病情处于轻到中度的患者，他们的各系统脏器功能基本正常，可以接受常规的口腔科治疗。随着疾病进展，患者常会服用抗精神病药物、抗抑郁药、抗焦虑药以控制患者的行为紊乱，这些药物会引起口干，增加患者发生龋齿的风险[36]。

| 框 27.6 | 阿尔茨海默病和其他类型痴呆患者的牙科治疗注意事项 |

P

患者评估与风险估计（patient evaluation and risk assessment）（见框 1.1）
- 通过评估判断患者的健康情况、疾病严重程度、药物控制情况和病情是否稳定

潜在问题和考虑因素
- 病情控制良好的阿尔茨海默病或痴呆患者可耐受常规治疗

A

镇痛药（analgesics）	临床医生应在治疗过程中给予患者良好的止痛措施
抗生素（antibiotics）	不需要预防性使用抗生素
麻醉（anesthesia）	使用含肾上腺素（1:100 000）局麻药通常没有问题
焦虑（anxiety）	未治疗或病情控制不佳的患者在理解医生要求方面存在困难，并在治疗过程中表现出明显的焦虑或抑郁状态。应为此类患者采取相应的措施
过敏（allergy）	通常不会发生

B

| 出血（bleeding） | 通常情况下不会发生出血的情况 |
| 血压（blood pressure） | 由于有些药物会引起低血压，应在治疗过程中监测患者血压 |

C

| 椅位（chair position） | 通常情况下椅位变化对病情控制良好的患者不会有影响。但有前驱晕厥症状的患者对仰卧位是无法耐受的。需将椅位调整到患者可以接受的位置 |
| 会诊（consultation） | 通常情况下常规的口腔科治疗对病情控制良好的患者不会有任何影响。但是为避免治疗中发生意外，应向患者的专科医生就患者的病情和治疗情况进行咨询 |

D

| 装置（devices） | 没有特殊要求 |
| 药物（drugs） | 患者往往会服用精神病治疗药物的情况，这类药物通常会引起诸如镇静状态、疲劳、嗜睡、反应迟钝、意识错乱和眩晕的副作用（见表 27.3） |

E

| 紧急情况（emergencies） | 大多情况下患者的认知障碍是自限性的。极少数患者病情严重程度会进展到使医生不得不中断患者的口腔治疗的程度 |
| 仪器（equipment） | 没有特殊要求 |

F

| 随访（follow-up） | 对于进行过外科或其他复杂口腔治疗的患者，建议治疗后次日或第 3 天电话随访以了解患者的情况 |

目前,阿尔茨海默病还是一种无法治愈的疾患,但美国食品药品管理局已经批准了几种处方药用以治疗已经明确诊断的患者(见表 27.3)。治疗因阿尔茨海默病引起的相关症状可以最大程度地使患者感到舒适并可以将患者的自尊、独立生活的能力维持更长的时间,因此尽可能给予这些患者的看护人员支持和帮助[29,38]。同时也必须清楚这些药物和治疗手段并不能治愈疾病本身。

一些胆碱酯酶抑制剂类处方药用于治疗轻到中度的阿尔茨海默病,这些药物能在一定时间内起到延缓症状进展的作用,也可以起到帮助控制一些行为性症状。这些药物包括:加兰他敏、多奈哌齐、利凡斯的明,其他药物如他克林,是第一种被批准用于治疗阿尔茨海默病的胆碱酯酶抑制剂,出于安全性考虑现在已经很少使用[29,38]。胆碱酯酶抑制类药物在治疗阿尔茨海默病方面的作用机制现在尚不明确,但研究显示这类药物能够抑制胆碱酯酶的降解,这对维持和改善记忆力和思维能力非常重要。由于在阿尔茨海默病的进展过程中,大脑组织产生和分泌的乙酰胆碱的量会逐渐减少,最终胆碱酯酶抑制剂类药物会失效[29,38]。

另外一类 N-甲基-D-天门冬氨酸盐受体抑制剂处方药美金刚胺,用于治疗中至重度阿尔茨海默病。这种药物的主要作用是延缓中到重度阿尔茨海默病引起的相关症状。服用药物的患者的日常行为能力的维持时间会比不服用药物略长一些。例如,接受美金刚胺治疗的患者在疾病的最后阶段能够将自行使用卫生间的时间延长几个月,这对患者本人和其看护人员都是有积极意义的[29,38]。

美金刚胺的作用机制主要是调节大脑中一种非常重要的物质,谷氨酸盐的水平。当体内分泌的谷氨酸盐过多时,会导致脑细胞的不正常死亡。由于 N-甲基-D-天门冬氨酸盐受体抑制剂和胆碱酯酶抑制剂类药物作用机制不同,因此这两种药物可以联合使用[29,38]。

美国食品药品管理局也批准了多奈哌齐用于中到晚期阿尔茨海默病的治疗。在给患者应用此药时应从低剂量开始尝试,根据患者对药物的耐受程度逐步增大剂量。一些证据显示,部分患者会受益于大剂量胆碱酯酶抑制剂的使用,但同时服用剂量越大也意味着副作用越大[29,38]。关于用于治疗阿尔茨海默病引起的症状的药物的推荐用量及相应的副作用见表27.3。

自患者开始服用药物起,就应密切监测患者的情况。在服药过程中患者所出现的任何异样都应在第一时间报告给为患者开具治疗药物的主诊医师。患者应严格遵医嘱服药,包括对维生素和中草药的服用也应如是。同样,增加或改变患者所使用药物必须事先得到患者主诊医师的同意[29,38]。

患者可以通过与医生的沟通和交流或访问美国抗衰老机构(National Institute on Aging,NIA)官方网站。寻找阅读 Alzheimer Disease Education and Referral(ADEAR)临床诊断列表以获得更多的关于阿尔茨海默病的知识(http://www.nia.nih.gov/Alzheimers/ReserachInformation/ClinicalTrials)。

在阿尔茨海默病治疗过程中,对患者的病情展现出充分的了解与同理心非常重要。口腔医护人员应当对患者本人及其家庭成员就维护患者的口腔健康显示出积极的、充满希望的态度(见框 27.6),并判断患者是否有能力作出理性的决定。这个问题应与患者本人和其家庭成员认真讨论与沟通[36]。诊疗计划应告知并取得患者家属的同意,以便作出正确和恰当的决定。在治疗开始前,医生应确保患者的注意力集中,告知其在即将到来的治疗过程中会出现哪些情况[36]。口腔医生应尽可能使用简短的词汇和句子并重复几次当日的治疗方案和程序,非言语性的交流与沟通往往是非常有帮助的。医生的面部表情和肢体动作会证明和显示出患者是否明白和清楚医生的术前医嘱,在治疗过程中医生应留意患者的身体状况。积极的非言语沟通包括直接的眼神交流、微笑、轻柔的接触患者的上臂及其他身体部位。对于阿尔茨海默病患者的口腔诊疗,应制订一整套积极和完备的方案,包括每 3 个月 1 次的复诊、口腔全面检查、预防、氟化凝胶的应用、口腔卫生宣教,以及对患者口内修复体的调修等[36,39]。

口腔医生应在阿尔茨海默病患者处于疾病的轻中度时期时尽早为其进行口腔治疗,以避免患者病情恶化和进展到中晚期时所产生的治疗困难。随着患者病程逐渐进展到痴呆综合征阶段,后续治疗的重点应集中在对牙体疾病的预防上面。一个处于中等程度痴呆阶段的患者的牙体疾病的治疗效果肯定不如处于疾病早期阶段的患者。治疗目的集中在保留牙体组织和尽可能将牙体疾患恶化最小化。一些相对复杂的牙体治疗方案要在患者的阿尔茨海默病进展到中晚期之前施行[36,39]。

处于严重痴呆综合征阶段的患者常表现出焦虑、对外人充满敌意和对口腔治疗的不合作,因此对这个阶段的患者进行口腔治疗是非常困难的。对于这些患者的治疗应尽可能选择简单的方案,如需进行复杂和长时间的治疗应在镇静配合下进行。镇静方案的选择和实施应请专科临床医师的会诊。对于常规的口腔科治疗可选择水合氯醛和苯二氮䓬作为镇静药物[36,39]。

对于痴呆综合征晚期病患,应避免给患者使用可摘活动义齿以防止患者误伤自己。由于所有的口腔治疗都是在患者处在记忆丧失、缺乏动力和思维缓慢的状态下进行,因此他们自我维护日常口腔卫生的能力会有严重的丧失。

口腔并发症和临床表现

中到重度阿尔茨海默病患者通常缺乏自我照顾的意愿,往往也缺乏相应的能力照顾自己。因此他们的口腔卫生状况往往很差,各种口腔科疾患层出不穷。由于口干是大多数治疗神经系统功能紊乱的药物的主要副作用之一,因此长期服用这些药物会大大增加患上各类口腔疾病的概率,如口干、口腔黏膜病、念珠菌病、菌斑和结石堆积、牙周病、冠根平滑面龋,发生吸入性肺炎发生的概率也会大大增加[36,39]。

患者经常发生因使用餐叉、勺子和因咀嚼、咬合磨耗、磨损、脱落移位的牙齿等原因引起的创伤及舌、颊、牙槽黏膜的溃疡。有牙列缺损或缺失的痴呆综合征患者经常会出现遗忘义齿放置地点或丢失义齿的情况,还会出现将上下颌义齿颠倒佩戴的情况[36,39]。

服用精神抑制类药物的患者有时会发生粒细胞缺乏症、白细胞减少症、血小板减少症,一些肌肉系统的问题如肌张力障碍、运动障碍(异动症)和见于口腔和颌面部的迟发性运动障碍也是这类药物常见的副作用[36-40]。

癫痫

概述

癫痫这个词汇涵盖了不同类型的身心机能失调和综合征，这些病征有各不相同的病理生理学表现、临床症状、治疗和预后[41]。癫痫并不是对某种病症的专一的诊断术语，而是对一类以慢性复发性、突然发作性为特征，由大脑内不正常的自发性脑电波活动所引发的意识和自主运动机能失调的描述性术语。癫痫的突然性发作可以是痉挛性表现(如伴随肢体动作性的表现)，或者伴随一些其他神经系统的功能性改变(如感觉、认知功能、情感等方面的异常)[41]为特征的表现。

癫痫的发作特点表现为无规律性、重复性和不可预知性发作。发作时患者出现肌肉运动、感觉、行为、知觉和意识功能紊乱的状态。引起这些临床症状的原因可以是颅内因素也可以是颅外因素[41]。

虽然患者出现上述症状是诊断癫痫的必要条件，但不是充分条件。很多其他非神经系统或神经系统疾病也可以引发上述症状，如精神压力、发热、酒精戒断反应、停药、昏厥等[1]。框27.7列举了癫痫发作常见的典型表现和分类。根据患者不同的临床表现和脑电图改变将癫痫分为两类：局限发作型和广泛发作型。局限发作型癫痫在发病时主要累及大脑一侧半球的部分区域，主要以肌肉运动、感觉、自主运动或精神状态的异常为主[41]。局限发作型又被细分为两个亚型：①简单局限性，此类型患者发作时自主意识能力不受影响；②复杂局限性，此类患者发作时自我意识能力受到损伤。广泛性发作型癫痫在发病时对大脑左右半球都有累及，临床表现也更为多样，通常会有意识功能障碍和肌肉运动异常[41]。本章主要讨论广泛发作型癫痫中的强直阵挛性发作(突发性大发作)，这种类型的癫痫发作症状严重，而且是口腔科医护人员在临床工作中经常遇到的类型。

流行病学

癫痫是最常见的慢性神经系统病症，可波及所有年龄段人群，在儿童和老年人中最常见[42]。在美国国内，每年癫痫发作人次约为15万例，发病率约为0.48‰。不同年龄段的人群发病率也有所区别，在小于5岁年龄段人群年发病率为0.6‰~0.7‰，青少年人群发病率为0.45‰，在成年早期发病率降至0.3‰。成年人群随着年龄的增加，发病率也会逐渐上升，在60~70岁年龄段发病率会回升到与5岁以下年龄段人群相同的0.6‰~0.7‰，到75岁以上年龄段，发病率则上升至1.5‰~2‰[42]。在各个年龄段男性的发病率都高于女性，总体来说癫痫在美国的发病率为4.7‰~6.9‰，与不发达国家相比，美国各年龄段的癫痫发病率都要高很多[42]。

据统计，约有占人口总数10%的人群在其一生中会有至少1次癫痫发作的经历，而有2次及以上发作经历的人群约占人口总数的2%~4%[41,42]，总发病率约为0.5%[41,42]。癫痫发作相对在儿童时常见，在不大于15岁年龄段的人群中，约有4%

框 27.7　癫痫综合征的分类和发作类型

原发或特发性癫痫综合征
按发作部位区分
位于中央颞尖部位的良性发作
常染色体显性夜间颞叶癫痫

广义分类
青少年肌痉挛型发作
青少年失神癫痫
严重肌痉挛型发作
进展型肌痉挛型发作
热性癫痫发作

继发或症状性癫痫
按发作部位或诱因区分
内侧颞叶癫痫
肿瘤(原发、转移肿瘤)性
感染(脓肿、脑炎、脑膜炎、梅毒、猪囊虫病、莱姆病、肺结核、真菌感染、疱疹)
血管性疾病(卒中、一过性脑缺血发作、脑出血、偏头痛)
生长发育性癫痫发作
围产期癫痫发作
外伤性癫痫发作
退化性癫痫发作(如阿尔茨海默病)
免疫因素(如多发性硬化)

广义分类
韦斯特综合征
伦-加斯托二氏综合征(肌阵挛性起立不能小发作)
结节性脑硬化
斯-韦综合征(脑面血管瘤综合征)

发作类型 *
- **局限型发作**
简单局限型发作
复杂局限型发作
局限型发作进展为广泛型发作

- **广泛型发作(痉挛性或非痉挛性)**
失神发作(癫痫小发作)
肌阵挛性发作
强直阵挛性发作(癫痫大发作)
强直性发作
阵挛性发作

- **非典型性癫痫发作**

 * 癫痫综合征的国际分类法(精简版)。信息来自 Commission on Classification and Terminology of the Internatioanal League Against Epilepsy. Proposal for revised clinical and electroencephalographic of epileptic seizures, *Epilepsia* 22：489-501,1981.

的人群经历过至少1次癫痫发作。大部分在儿童和青少年时期有过癫痫发作经历的人群随着年龄的增长不会再发作，但有约4%患者并不会因为年龄的增长而停止发作，从而需要寻求药物治疗的帮助。在高龄人群中癫痫发作也相对常见，发病率约为 1.34‰。据统计,大概每 2 000 个寻求口腔治疗的患者中约有 3~4 人有可能会在治疗过程中出现癫痫发作。脑血管病是高龄人群癫痫发作最常见的潜在诱发因素[41,42]。

病理生理学与并发症

对于半数以上的患者来说,癫痫的发作往往都是突然发作[41,42]。在癫痫发作的诱因中,血管因素(脑血管病)、发育异常(海绵状血管瘤)、颅内肿瘤(神经胶质瘤)和头部外伤约占全部因素的 35%。其他常见因素包括低血糖、药物戒断反应、感染和发热性疾病(如脑膜炎、脑炎等)。一些遗传性疾病也会引起癫痫发作,如唐氏综合征、结节性脑硬化症、神经纤维瘤病,以及其他一些影响神经系统功能的遗传性疾病[41,42]。

一些特定的刺激因素也会诱发癫痫发作。据报道,大约有6.6%的发作由诸如闪烁的灯光、单调的音乐、声音或强烈的噪音所诱发[41],晕厥和大脑供氧不足也是癫痫发作的诱发因素。对于口腔医生来说,清楚知晓上述可能导致癫痫发作的诱因非常重要,可以提醒和帮助他们在为有潜在癫痫发作风险的患者进行诊疗的过程中尽量规避这些刺激性因素[43]。

癫痫发作基本的病理过程是由于大脑神经元过度放电对丘脑和脑干产生病理性刺激所致。虽然既往很多学者提出过不同的理论,但产生这种异常脑电波活动的原因尚不明确[41]。这些理论包括钠离子通道功能改变、神经突触传导异常、抑制性神经细胞减少,神经细胞兴奋性增加以及引发癫痫发作的电阈值降低等。在癫痫发作过程中,患者会出现血氧含量降低并引发乳酸酸中毒[41]。

大约 60%~80%患者的病情能够在癫痫发作后 5 年内得到有效控制,其余的患者只能得到部分控制或控制效果不佳[41,43,44]。临床医生在癫痫的治疗过程中所不得不面对的一个重要问题是患者的依从性(例如患者对医生所开具药物的服用依从性)。这一问题在很多慢性病的治疗过程中很常见,例如高血压等。产生这一问题的一个重要原因是患者即使在没有临床症状的情况下,也必须要终身服药。大量临床证据显示,患者发病年龄越早,将来产生各种并发症的概率也就越高,同时和普通人群相比平均寿命也会缩短。对于患有癫痫的口腔科患者来说,治疗依从性不好是临床医生需要重点关注的,因为这意味着这类患者将来发生导致死亡的并发症的概率更高[41,43,44]。患者在癫痫发作时发生的常见并发症包括头颅、颈部、口腔部位的外伤(常由跌倒引起)以及肺炎。对于经常出现严重发作的患者来说,还会出现神经系统功能障碍,如反应迟钝、意识错乱、激辩。这类患者的发生猝死的概率也更高(平均死亡率约为 1.33%)[41,43,44]。

有一类非常严重的癫痫并发症被称为难治性癫痫重疾状态,其临床特征性表现为患者在短时间内发生连续性的、无间歇恢复期的癫痫发作,通常在强直阵挛性癫痫患者中更易发生。其通常是由抗惊厥药物的突然停药或滥用毒品所导致,也可由感染、肿瘤、精神创伤所诱发。难治性癫痫重疾状态是一类非常紧急的突发病况[41,43,44],患者会出现血氧含量降低并引发乳酸酸中毒,进而引起永久性大脑损伤甚至死亡。总地来说,癫痫发作会增加患者的发生猝死和因发作所引发的各类意外事件的概率[41,43,44]。

临床表现

在各类型癫痫发作中,强直阵挛性惊厥(大发作)的临床表现最具有代表性。约有 1/3 的患者在惊厥发作前会有短暂的以视觉或嗅觉功能紊乱为特征的发作前预兆,易怒也是癫痫发作前的一个征兆。在上述征兆出现过后,患者会突然出现因膈肌痉挛所导致的"癫痫性哭泣",并且会马上失去意识。在强直阶段主要表现为广泛性肌肉僵直、瞳孔散大、眼球上翻或偏向一侧以及意识丧失,患者也有可能出现因呼吸肌痉挛所导致的呼吸停止[41,43,44]。在强直阶段过后,患者还会出现继发阵挛性运动,主要表现为四肢和头部不协调的抖动、牙关紧闭、头部上下摇摆[41,43,44]。患者在发作期间出现尿失禁很常见,但大便失禁很少发生。这种暴发性发作通常持续时间不会超过 90 秒,随着肌肉逐渐松弛,阵挛性运动停止,意识逐渐恢复并伴随目光呆滞、头痛、意识紊乱、神智迟钝。患者身心机能往往需要经过数小时的休息或睡眠才能恢复[41,43,44]。

实验室检查和诊断结果

对于癫痫的诊断主要依据是患者的既往发作病史和脑电图异常变化[41,43,44],患者脑电图在其癫痫发作期间会出现尖而锐利的图形。对患者进行禁睡诱发试验(睡眠剥夺)并记录其脑电图变化,可作出诊断。其他用于排除非原发性原因引起癫痫发作的检查手段包括 CT、MRI、单电子发射计算机化断层显像(SPECT)、腰椎穿刺、血清化学分析、毒理学筛查[41,43,44]。

医疗管理

癫痫主要依靠长期药物治疗来控制发作。用于治疗癫痫的一线用药有苯妥英钠、卡巴咪嗪和丙戊酸。表 27.4 还列举了其他一些用于控制强直阵挛性惊厥发作的药物[41,44-46]。上述药物通过提高皮质运动神经元的发作阈值、抑制异常脑电波释放以及限制来自大脑病灶刺激的散布来降低发作的频率。苯妥英钠和卡巴咪嗪能够有效地封闭运动神经元的钠离子和钙离子通道[41,44-46]。一些其他的抗惊厥药物增效剂如 γ-氨基丁酸(GABA),其主要药理学机制是抑制谷氨酸盐的活性,而谷氨酸盐是在调节大脑兴奋性机制中起着决定性作用的化学物质。苯妥英钠的副作用包括贫血、共济失调、牙龈增生、面容变化(面部皮肤粗糙、多毛症、痤疮)、嗜睡、皮疹、胃肠功能紊乱。镇静安眠剂类药物是用于治疗癫痫治疗的二线药物,其药理学机制是通过诱导产生肝微粒酵素来提高所使用药物的新陈代谢作用。某些药物会引起如嗜睡、镇静状态、共济失调、体重增加、认知功能损害以及超敏反应等副作用[41,44-47]。这些副作用在药物开始应用时,如果给药过于迅速或剂量过高会更为明显。基于上述原因,通常建议使用单一药物进行治疗,如果需要增加药物用量也应采取逐渐增量的方式。但临床上的实际情况是为了有效地控制癫痫的发作,必须给患者联合应用不同的药物[44-47]。药物治疗一般自儿童时期开始,通常需要持续用药直至患者停止发作 1~2 年以上,或者持续用药至 16 周岁左右,然后可以逐渐降低用药剂量。近年来,研究显示在医生的指导治疗下应用大麻被认为是一种潜在的针对癫痫发作的治疗手段[48]。

表 27.4　用于治疗广泛性强直-阵挛性癫痫发作(癫痫大发作)的药物

药物	商品名	作用机制	牙科治疗注意事项
可选择药物			
苯妥英*	地仑丁	阻断钠离子通道	牙龈增生,微生物机会性感染概率增加,延迟愈合,牙龈出血(白细胞减少症)骨质疏松症,史-约综合征(重症多形性红斑)
卡巴咪嗪*	卡马西平	阻断钠离子通道	口腔干燥、微生物感染、延迟愈合、牙龈出血(白细胞减少症和血小板减少症),共济失调,骨质疏松症,史-约综合征
丙戊酸*	双丙戊酸钠	提高 γ-氨基丁酸(GABA)水平和增加天门冬氨酸(NMDA)受体数量	意外出血和皮下出血,血小板凝集下降,微生物机会性感染概率增加,延迟愈合,牙龈出血(白细胞减少症和血小板减少症),嗜睡,肝脏毒性药物反应:阿司匹林和其他非类固醇类消炎药
拉莫三嗪*	利必通	阻断钙离子通道和钠离子通道,降低体内谷氨酸盐含量	共济失调,可能需要帮助才能在牙椅上就位和离开,有发展为史-约综合征的风险
其他替代药物			
氯硝西泮*	Klonopin	增加对 γ-氨基丁酸能系统的抑制	药物反应:中枢神经系统抑制剂类药物
乙琥胺	Zarontin	阻断钙离子和钠离子通道	有发展为史-约综合征的风险,恶血质
非胺酯	Felbatol	阻断钠离子通道,降低体内谷氨酸盐水平	史-约综合征,再生障碍性贫血的风险
加巴喷丁	Neurontin	调节钙离子通道,增加 γ-氨基丁酸能系统	嗜睡
奥卡西平	Trileptal	阻断钠离子通道	肝酶诱导,但作用弱于卡马咪嗪
鲁米那*	Luminal	阻断钙离子通道,增加对 γ-氨基丁酸能系统的抑制	镇静作用,肝酶诱导药物反应:中枢神经系统抑制
普里米酮*	Mysoline	阻断钙离子通道,增加对 γ-氨基丁酸能系统的抑制	共济失调,眩晕-增加跌倒的风险
托吡脂	Topamax	阻断钠离子通道,增加对 γ-氨基丁酸能系统的抑制	认知能力受损
氨己烯酸	Sabril	增加对 γ-氨基丁酸能系统的抑制	药物反应:中枢神经系统抑制

　　* 先前存在的肝脏疾病会加重抗痉挛药物的副作用。失神癫痫发作的治疗药物选择建议:乙琥胺(Zarontin),2-丙基戊酸钠,拉莫三嗪或氯硝西泮。癫痫持续发作的药物选择建议:劳拉西泮 4~8mg 或地西泮 10mg,静脉给药

　　对于应用联合药物治疗无法取得满意治疗和控制效果的患者,在决定施行脑外科手术治疗方案前,可以考虑尝试迷走神经刺激疗法。迷走神经刺激疗法的作用机制与植入心脏起搏器类似,是在患者的左侧胸壁植入一个皮下脉冲发射器,通过双极导联将产生的电信号传导至左侧迷走神经,收到电信号刺激的迷走神经和大脑内与癫痫发作潜在相关的区域产生直接的连接,迷走神经刺激疗法通常与抗惊厥药物联合应用于癫痫的治疗[41,44-46]。

牙科管理

　　口腔医护人员在对前来进行口腔治疗的患者进行任何操作前,首先要确认患者是否有癫痫发作的病史(框 27.8)。通常向患者或其家庭成员进行问询,或者查阅患者的既往治疗记录都可以得到明确的答案。在明确患者癫痫病史后,口腔医护人员应该尽可能地了解知晓和患者疾病相关的一切情况,包括患者的癫痫发作类型、初次发作年龄、病因(如果患者知道的话)、常规用药、复诊频率、对发作的控制效果、发作频率、最近一次发作的具体时间以及已知的诱发因素。另外,了解患者既往因癫痫发作所导致的外伤以及相应的治疗情况,对于医护人员及时正确处理患者在未来的口腔治疗中可能出现的意外状况也非常有帮助。

　　幸运的是大多数患者都可以通过服用抗惊厥药物有效地控制癫痫的发作,从而能够接受常规的口腔科治疗。当然,通过了解患者的病史,也会筛查出一些依从性不好或者抗惊厥药物治疗效果不好的患者。对于这类患者,在开始口腔治疗前应该请神经内科的专科医生进行会诊。此类患者在进行口腔治疗时应在专科医生的指导下给予镇静措施或增加抗惊厥药物的使用剂量。

　　患者在服用抗惊厥药物后可能会出现一些毒副反应,口腔

医生应清楚了解和知晓这些可能出现的毒副反应的临床表现[45-47]。除了表 27.4 所列举的常见副作用，过敏也偶见于使用抗惊厥药后，主要表现为皮疹、多形性红斑或更严重的症状（如史-约综合征）。苯妥英钠（地仑丁）、卡巴咪嗪（氨甲酰苯䓬）和

丙戊酸可引起骨髓抑制、白细胞减少症、血小板减少症，从而增加患者感染致病微生物、延迟愈合以及牙龈手术后出血的发生概率。丙戊酸会降低血小板凝集作用，从而引起患者自发性出血和瘀斑[41,45]。

框 27.8	癫痫大发作患者的牙科治疗注意事项		
P		**D**	
患者评估与风险估计（patient evaluation and risk assessment）（见框 1.1） • 通过评估判断患者的健康情况、疾病严重程度、药物控制情况和病情是否稳定		设备（devices）	没有特殊要求
		药物（drugs）	服用精神病治疗药物的患者往往会出现嗜睡、反应迟缓、眩晕等副作用（见表 27.3）
潜在问题和考虑因素 • 病情控制良好的癫痫患者可耐受常规治疗		**E**	
A		仪器（equipment）	没有特殊要求
镇痛药（analgesics）	临床医生应在治疗过程中给予患者良好的止痛措施	紧急情况（emergencies）	应提前做好应癫痫大发作的准备工作： • 应在口腔诊疗程序开始前准备好捆绑设备 • 牙椅应处于仰卧位，并保证支撑力足够 癫痫发作期间： • 清空患者周边区域物品 • 将患者置于侧卧位，以避免误吸 • 避免给患者使用舌板 • 被动限制患者体位 癫痫发作后： • 检查患者有无外伤 • 停止正在进行的口腔科治疗，转运患者 大部分癫痫发作都是自限性的，极个别情况下会引起患者心脏停搏。可自行走动和病情稳定的患者需为其寻求紧急医疗处置。症状严重、出现危及生命迹象的患者应严密监测，如有必要进行心肺复苏。尽快将患者转运至有紧急医疗设施的医疗机构
抗生素（antibiotics）	不需要预防性使用抗生素		
麻醉（anesthesia）	治疗中给予患者良好的麻醉减轻患者的压力以避免癫痫的发作是非常重要的。通常情况下，单次治疗给予患者使用含肾上腺素（1:100 000）局部麻醉药 2 安瓿没有问题		
焦虑（anxiety）	未治疗或病情控制不佳的患者会在治疗过程中表现出明显的焦虑或抑郁状态，会增加他们癫痫发作的风险，应为此类患者采取相应的措施减轻压力		
过敏（allergy）	皮肤过敏性改变如皮疹、多形性红斑，在服用精神病治服用精神病治疗药物的患者中很常见		
B			
出血（bleeding）	服用丙戊酸和卡巴咪嗪的患者应留意其在治疗过程中有无出血迹象		
血压（blood pressure）	癫痫发作时患者有明显血压变化，应在治疗过程中监测患者血压		
C		**F**	
椅位（chair position）	药物控制病情良好的情况下，椅位的变化不会对患者有任何影响。但对于患有濒临晕厥综合征并伴有心区不适或肺充血的患者，应避免仰卧位。对于有癫痫发作风险的患者，应确保在患者仰卧位时椅背有足够的支撑力	随访（follow-up）	如患者在口腔治疗机构发生癫痫发作，应在患者离开后对其进行随诊，并向患者的专科治疗医生咨询患者的情况。对于进行了口腔外科手术的患者，应在术后第 2 天或第 3 天电话随访
会诊（consultation）	患者病情控制良好的情况下，其口腔治疗不会受到任何影响。但仍建议向患者的癫痫专科治疗医生咨询患者的情况以避免治疗过程中发生意外		

服用卡马西平的患者应避免同时应用丙氧芬和红霉素,这两种药物会对卡马西平的代谢过程产生不良影响,导致抗疼挛药物在患者体内堆积,产生毒副反应[41,45,47]。阿司匹林和其他非类固醇类消炎药(见表 27.4)不可与丙戊酸同时应用,这两类药物会产生协同增效作用,降低血小板凝集,引起出血。为服用抗惊厥药物的患者使用正常剂量范围内的局麻药并不是禁忌证。在对胸部有植入迷走神经刺激发射器的患者进行有创性口腔治疗前,并不需要预防性服用抗生素[41,45,47]。

尽管口腔医护人员和患者通常会在口腔治疗前进行积极和全面的预防,但患者在就诊过程中出现强直阵挛性惊厥发作的可能性始终是存在的。因此,口腔医护人员在患者的整个诊疗过程中必须对此有所准备并能在上述情形出现时能够及时应对。预防措施包括充分细致地了解患者病史,将治疗安排在患者服用抗疼挛药物后药效最好的时间段内,治疗中使用开口器,治疗时从患者口内移除活动义齿,告知患者在其出现癫痫发作的前驱症状时,应及时通知主诊医生。临床医师应充分了解患者,如在口腔治疗期间出现易怒、暴躁的情况也是癫痫发作的前兆。在患者出现癫痫发作前兆症状期间可给予劳拉西泮 0.5~2mg 舌下含服或地西泮 2~10mg 静脉推注[41,49]。

如果患者在治疗时在牙椅上出现癫痫发作的情况,首先应保护患者避免其从牙椅上跌落受伤。不要尝试将患者从牙椅上转移至地面,应首先将患者周围的治疗仪器和器械移除,然后将牙椅靠背放倒,使牙椅处于仰卧支撑位(图 27.7)。应保持患者气道通畅,不要尝试对患者进行束缚和限制。只有在患者有可能因打翻自己周边物体或从牙椅上跌落而导致外伤时才需要对患者进行被动性控制和束缚[50,51]。

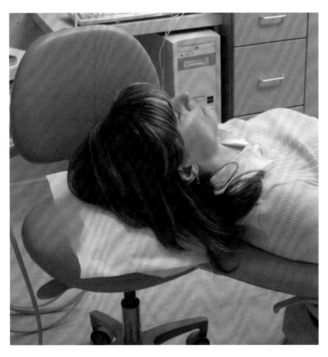

图 27.7　牙椅调整至仰卧位,并借助医生或其助手的座椅支撑患者的背部

如果要给患者使用开口器(如放置于上下牙列之间的宽桨状舌板用以预防舌体被咬伤),应从治疗程序一开始就将此类

装置放于患者口内(见框 27.8)。不建议在患者处于癫痫发作状态时尝试往患者口内插入放置开口器,如此操作有很大的可能会对患者的牙齿和口内软组织造成损伤。患者处于发作先兆期并能够自主配合医生操作时可以进行放置开口器的操作[50,51]。

通常,一次广泛性的严重癫痫发作持续时间会在几分钟内结束,患者在发作结束后往往会陷入到深睡眠状态中,无法被唤醒。在这个阶段应给患者吸入纯氧,保持患者气道通畅,及时为患者从口内将可能引起气道堵塞的分泌物吸除。为保持患者气道通畅和尽量降低患者吸入口内分泌物的概率,也可将患者置于侧卧状态。几分钟后患者会逐渐恢复意识,但仍处在意识糊涂、无法辨别方向、局促不安的状态当中,患者在这个阶段会出现很明显的头痛的症状。如果患者在癫痫发作后几分钟内不能有任何意识恢复的迹象,往往是因为发作引起的低血糖所致,需要对患者进行提高血糖水平的对症治疗[50,51]。

在患者强直阵挛性惊厥发作后不要再为患者进行任何口腔治疗,但应为其做相关的检查以确定有无因癫痫发作造成的外伤如骨折、皮肤撕裂伤等。在癫痫发作过程中如造成了治疗器械或患者牙齿折断(图 27.8),应及时确认折断器械或牙齿的位置,同时应给患者拍胸片以确认有无折断器械或牙齿进入呼吸道[50,51]。

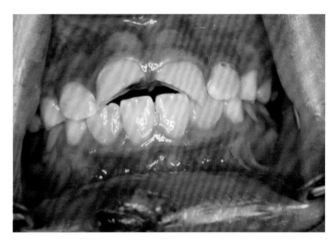

图 27.8　患者癫痫大发作导致的牙齿折断和下唇撕裂

对于发作时间延长(癫痫持续状态)和短时间内反复发作的患者,可给予静脉注射氯拉西泮(0.05~0.1mg/kg,按体重给药)4~8mg 或地西泮 10mg,通常能有效控制病情。很多医生更愿意使用效果更好、作用时间更长的劳拉西泮替代地西泮。由于在癫痫发作过程中患者的呼吸功能会受到抑制,因此吸氧和呼吸功能支持也是非常必要的。如果患者癫痫发作时间超过15 分钟没有缓解,应启动如下治疗程序:①重复使用劳拉西泮;②使用磷苯妥英并尽快送急诊进行请专科医师进行处置[50,51]。

由于服用苯妥英钠会导致牙龈增生,因此应尽可能将患者的口腔卫生状况维护在一个良好的状态[45,47]。这要求患者定期复诊,如果患者牙龈增生非常严重可以考虑外科手术切除增生组织。当然确保患者充分地认识到维护口腔卫生的重要性,并能够在术后做好口腔卫生的自我维护,是施行外科手术干预的前提和必要条件。

患者有单颗或多颗缺失牙的情况下,其舌体非常容易在癫痫发作时因进入缺牙间隙被咬伤,因此应及早修复缺失牙。由于活动义齿容易在患者口内移位,通常更推荐固定义齿或种植义齿的方式修复缺失牙。如果进行固定义齿修复,更建议采用全金属材料冠或桥,这能最大程度地降低修复体折断的风险。当为患者进行前牙区固定修复体治疗设计时,建议采用 3/4 冠或非瓷饰面材料。

可摘局部义齿不是癫痫患者的绝对应用禁忌证,在治疗设计上,尽量选择金属腭板和基托,避免使用树脂材料。如果使用树脂材料的话,应在树脂中加入金属网以增加树脂的强度。

口腔并发症和临床表现

癫痫患者中最常见的口腔并发症是因服用苯妥英钠导致的牙龈增生(图 27.9),丙戊酸和氨己烯酸几乎不会引起牙龈增生[47,50]。癫痫患者因服用苯妥英钠而导致牙龈增生的发生概率平均为 42%,通常青少年患者的发生概率要高于成年患者,上下前牙区唇侧的增生状况更常见,症状也更严重[47,50]。

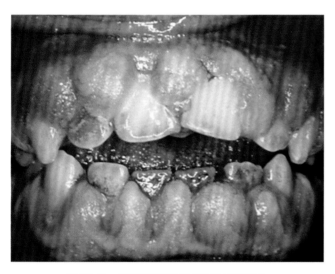

图 27.9　服用苯妥英钠导致的牙龈增生

仔细、认真的口腔卫生维护对于防止牙龈增生非常重要,并能有效地降低牙龈增生的严重程度。良好的家庭自我维护和去除口内刺激物,如修复体悬突和牙结石,同样重要。由于增生的牙龈对口腔功能和面容会有不良的影响,因此外科手术切除增生牙龈也是必要的。

在既往有过强直阵挛性惊厥发作患者中,牙齿折断、舌体撕裂、嘴唇瘢痕等外伤性并发症比较常见。口腔炎、多形性红斑、Stevens-Johnson 综合征(重症多形性红斑)在服用苯妥英钠、丙戊酸、拉莫三嗪、鲁米那、卡巴咪嗪的患者中很罕见。这些并发症通常发生在使用癫痫药物治疗后的前 8 周[47,50]。

多发性硬化

概述

多发性硬化是最常见的神经系统自身免疫性疾病,其特征性表现为大脑和脊髓内两个或更多区域的皮质脊髓束神经元发生持续性的脱髓鞘作用。在成年年轻患者中,多发性硬化的典型性表现为散发的神经系统功能障碍,85%的患者的临床症状表现为反复复发的特征[52-56]。发生脱髓鞘作用的皮质脊髓束神经元主要集中在中枢神经系统的白质区域,其特征性表现为病变发生位置随机和多发(图 27.10),外周神经系统通常不会被波及[56]。

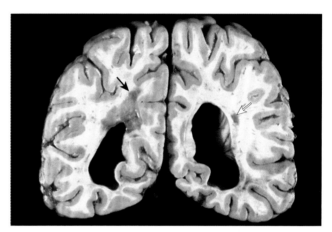

图 27.10　多发性硬化。位于多发性硬化患者大脑冠状面的巨大的脑室周边"脱髓鞘斑块"(左侧脑室黑色箭所指黑色区域)和小一些的右侧脑室侧面的"脱髓鞘斑块"(白色箭所指)

流行病学

多发性硬化是除脑外伤外第二大导致的年轻成年人神经系统功能障碍的疾病。在美国国内患病人数约为 40 万人,全球范围内患者约为 100 万人,流行病学调查显示其在普通人群中发病率为 0.1%[56-58]。在过去的一个世纪中,多发性硬化的发病率呈上升趋势,其易发年龄段为 15~50 岁,女性患者的发病率约为男性的 2 倍。在全世界范围内,此病在南北半球的温带地区发病率最高,而在赤道附近的热带国家发病率很低[56-58]。据估算,口腔科医生平均每治疗 2 000 个患者中会遇到 3 名患有多发性硬化的患者。

病理生理学与并发症

多发性硬化病理学特点包括引发脱髓鞘作用和轴突损伤性自身免疫介导性炎症。其病因尚不明确,但感染作为发病诱因已在医学界达成广泛共识,支持证据是一系列研究显示引起多发性硬化的皮质脊髓束神经元持续性脱髓鞘作用往往在大脑内多个狭小区域同时突然发生。过去 1 个世纪的研究显示,一些病原微生物如狂犬病病毒、麻疹病毒、疱疹病毒、肺炎衣原体等与此病的发生有相关性。近年来的研究显示,在多发性硬化患者中枢神经系统发生脱髓鞘作用的区域内,可检测到有活力的 6 型人类疱疹病毒(HHV-6)[59-61]。一种假说认为,这种亲神经病毒和宿主的遗传因素产生协同作用,引发了对髓磷脂的免疫介导性攻击。但并不是感染了 HHV-6 一定会引发多发性硬化,因此遗传因素和环境因素应该也是此病病因的重要组成部分[57]。遗传因素显示发病病因的一致性，在单卵双生双胞胎中，两个体同时发生多发性硬化的概率为30%。此病在携带人白细胞DR2抗原的北欧血统人群中发病率明显升高[51,52]。

引起多发性硬化的皮质脊髓束神经元持续性脱髓鞘作用散发于大脑内的白质区域，发生髓磷脂丧失的区域直径从1mm到数厘米不等。病变区域表现为感染性脱髓鞘作用和伴有B淋巴细胞、T淋巴细胞、血浆细胞等巨噬细胞聚集的神经轴突损伤。特别是会产生淋巴毒素、γ-干扰素和微量的白细胞介素（IL-4）的1型髓鞘反应性辅助T淋巴细胞（Th1），是此病的发病机制的核心因素[56,59,60]。在发生急性多发性硬化的损伤时，通常伴有炎症细胞因子和抗髓鞘免疫球蛋白的产生和聚集，这两种物质会对巨噬细胞攻击髓磷脂产生影响，引发大脑组织结构破坏、肿胀和血脑屏障破坏。在发生脱髓鞘作用的区域显示有神经轴突连接的损伤，这些改变构成了此病的基本病理学表现。视神经、脑室旁白质和颈部脊髓是最容易被此病累及的区域[56,59,60]。

多发性硬化患者因神经轴突损伤所导致的典型并发症之一是大约超过50%的患者在发病15年内会进展到需要辅助措施以维持行走功能。持续进展的肌肉萎缩会导致患者长期卧床或通过轮椅辅助进行日常活动，这会大大增加患者发生肺炎的概率，多发性硬化的患者发生出血性卒中的概率也比正常人群高[60]。患者的预期寿命约为普通人群寿命的82.5%，平均寿命为58岁[56,59,60]。

临床表现

多发性硬化的早期发作信号常常会在患者的青年时代就会显现，其临床表现与发生病变的中枢神经系统位置和髓鞘破坏程度有密切的关系。多发性硬化最常见的临床表现包括：①视觉功能障碍（有时会导致失明）和眼球运动异常（眼球震颤和复视），是此病最常见的临床表现；②运动功能障碍，包括患者的行走功能和双手的使用（动作失调、强直、行走困难、平衡功能丧失和眩晕、协调和虚弱、四肢震颤和麻痹）以及由此导致的大小便失禁；③骨骼肌痉挛性麻痹（言语含糊或震颤）；④感觉功能障碍，包括触觉、痛觉、温度感觉以及本体感觉（患者会出现麻木、针刺感）的丧失[56,59,60]；⑤容易疲劳也是一个主要的症状（发生率高达90%），患者这种症状会在下午时段加重。日晒和热水浴等对患者有热刺激的行为会加重患者的临床症状。在病情开始缓解的前几周，患者常会出现持续几天的脱水症状，上述不同症状也会集中发作[56,59,60]。

一个典型临床表现通常包括几年内反复出现的病情发作和复发。此病预后很难预测，通常取决于发病频率和功能恢复情况。此病分为四型：复发缓解型（约有85%的患者属于此类型）、原发进展型、继发进展型、进展性复发型。由于在疾病间歇期神经髓鞘的再生是一过性的，因此，大多数患者的身体状况恢复和临床症状的缓解都是暂时的。疾病的反复发作会引起身体物理机能永久性的不可逆损伤，但患者智力不会受到影响，抑郁和情绪不稳定会伴随整个病程[56,59,60]。

实验室检查和诊断结果

多发性硬化主要依据患者病史、临床检查、脑脊液分析、感

觉诱发电位实验以及磁共振检查作出诊断[57,61,62]。复发缓解型的诊断依据主要是临床上有2次或2次以上的疾病发作史，或磁共振检查显示在第二次发作后大脑内出现新发病损区域[56,59,62]。在发作后的磁共振检查影像上，大脑内出现新的病损部位也可以诊断为复发缓解型多发性硬化。在患者的核磁共振扫描检查结果上可以明确看到在脑白质内有多发的高密度脱髓鞘区域（病变部位），位置一般比较接近脑室（见图27.10）、脑干、小脑和视神经[56,59,62]。脑脊液分析显示有轻度的炎症反应，在80%～90%的患者中会出现蛋白质和免疫球蛋白水平的增高。同时髓鞘碱性蛋白抗体也可以在患者的脑脊液中被检测到，髓鞘的破坏导致了传导速率的降低。患者对传导至视神经的刺激（视神经诱发电位）或本体感觉诱发电位的反应会延迟和发生幅度上的改变[56,59,62]。

医疗管理

对于患有复发型多发性硬化的患者，应在急性发作期给予Ⅳ型皮质类固醇激素（甲泼尼龙）口服或β-1a和β-1b干扰素注射以减轻炎症反应[63,64]。干扰素能减少抗原的产生，抑制T细胞的增殖和肿瘤坏死因子的产生，能够有效地减缓疾病的进展速度[63,64]（表27.5）。皮质类固醇激素在减轻炎症反应方面作用很多，包括阻止类花生酸和细胞因子的释放，抑制血管内皮细胞表达具有吸附嗜中性粒细胞功能的细胞内和细胞外黏附因子（ICAM和ELAM单独存在）。在疾病间歇期应用干扰素和醋酸格拉替雷（一种可以阻止T细胞攻击髓鞘的类似髓磷脂多肽），以降低临床复发的概率[63-65]。米托蒽醌是一类抗肿瘤药，具有阻止细胞分裂和降低Th1细胞因子的作用，用于患有进展性多发性硬化和经常规治疗无效的患者，一般在短时间内与格拉替雷共同使用，但使用米托蒽醌有增加心血管并发症和白血病的风险[66,67]。

近年来，一些新兴生物制剂类药物如那他珠单抗、ustekinumab、利妥昔单抗，在治疗多发性硬化方面显示出了一定的前景[63-66,68,69]。此外一些临床试验显示克拉屈滨在治疗复发-缓解型多发性硬化方面显示出了一定的效果[70]。近期其他方面的研究显示维生素D和羟甲基戊二酰辅酶A（HMG-CoA）还原酶抑制剂以及一种新型的针对逆转录病毒的单克隆抗体（GNbAC1）可能对多发性硬化有一定的治疗效果[59,71-73]。

很多针对多发性硬化的药物需要联合使用才能有比较好的临床效果。针对痉挛的常用药包括巴氯芬（一种氨基丁酸激动剂），苯二氮䓬（氨基丁酸受体激活剂），丹曲洛林（肌纤维内钙离子释放调节剂），替托尼定（盐酸替扎尼定）（一种α2肾上腺素激动剂），一种可植入性、能够定时定量释放巴氯酚的泵式装置也适用于一些患者，一些抗副交感神经生理作用的药物如奥西布宁或酒石酸托特罗定可用于治疗膀胱控制功能不良。易疲劳的症状可通过午睡、锻炼来改善，以及服用金刚烷胺（盐酸金刚烷胺）、莫达非尼进行药物控制。阵发性发作患者可给予卡巴咪嗪、苯妥英、加巴喷丁和培高利特进行治疗。5-羟色胺再吸收抑制剂（如氟西汀和三环类抗抑郁药）用于治疗因多发性硬化所引发的抑郁，大概有50%的患者会出现这种情况。一些多发性硬化的伴随疾病如三叉神经痛、头痛、视神经炎等通常建议请慢性疼痛门诊的专科医师进行相应治疗[56,67,74-76]。

表 27.5　用于治疗多发性硬化的药物

药物	牙科治疗注意事项	局麻药或血管收缩药物
一线药物		
β-1a 干扰素(注射剂)	一过性流感样症状,偶见贫血与华法林同时使用可增强其抗凝血作用	不需要采取任何预防性治疗措施
β-1b 干扰素(注射剂)	一过性流感样症状偶见贫血	不需要采取任何预防性治疗措施
那他珠单抗,ustekinumab,利妥昔单抗	一过性流感样症状,偶见贫血淋巴瘤	
二线用药		
醋酸格拉替雷(注射剂)	溃疡性口炎、淋巴结病唾液腺肿大	不需要采取任何预防性治疗措施
米托蒽醌注射液	白细胞减少症、黏膜炎口腔炎以及增加患者发生心脏并发症和白血病的风险	不需要采取任何预防性治疗措施

牙科管理

口腔科医生在一些根据其临床表现而被怀疑患有多发性硬化症的患者的确诊过程中能够扮演非常重要的角色。既往有很多报道指出因面部疼痛(类似三叉神经痛)、肢体末端麻木、视力功能紊乱或肌肉无力前往口腔科就诊,寻求神经肌肉功能检查以排除多发性硬化的患者。如果患者年龄在 20~35 岁之间,临床症状在几天内持续进展、并有明显的午后疲惫的症状应考虑多发性硬化的可能。继而应建议患者前往神经病学专科医生处做其他相关检查以明确诊断[56,60]。

患者在疾病复发期间不适合接受常规的口腔科治疗。发作期的患者如果出现口腔急症可接受急诊治疗,但治疗效果会受到患者所服用药物的影响和干扰。特别是皮质激素类药物,具有免疫抑制机能,在进行外科手术治疗时往往需要降低患者的用药剂量(见第 15 章)。在对服用治疗多发性硬化药物的患者进行口腔科急诊处置时,应请相关专科医生会诊。

多发性硬化患者进行口腔科治疗的最佳时间是在两次发作之间的恢复期期间。多发性硬化患者口腔科诊疗计划要充分考虑到他们所服用的治疗多发性硬化的药物对口腔卫生健康状况的影响。特别是抗胆碱药(奥西布宁、酒石酸托特罗定)和三环类抗抑郁药可引起口干和口腔烧灼感,因此对服用这两类药物的患者往往需要给予唾液替代品以减轻患者唾液分泌不足的症状[77,78]。上述需要使用唾液替代品的患者在考虑给他们使用匹鲁卡品(毛果芸香碱,见附录 C)时应先咨询相应的专科医生以确定能否同时使用。由于一些治疗多发性硬化的药物具有免疫抑制性,因此会增加患者机会性感染和社区获得性感染的概率,还有可能加速恶性肿瘤的进展[56,63]。

患者的诊疗计划往往需要根据患者运动能力损伤和疲惫情况的变化加以调整。病情稳定、几乎没有运动痉挛和乏力的患者是可以接受常规的口腔科治疗的。处于疾病晚期的患者,在治疗时往往需要外力协助才能够上下牙科治疗椅。同时他们也很难做好自我口腔卫生的维护,对于这类患者来说,为他们进行口内缺失牙的修复治疗也是非常困难的。由于多发性硬化患者的疲惫感在下午会加重,因此为他们安排口腔治疗时间最好在上午,并且时间不要太久。

口腔并发症和临床表现

据报道,多发性硬化患者出现口腔相关症状的概率约为 2%~3%[60,75,78]。多发性硬化在口腔的症状表现与身体其他部位并发症的严重程度类似。最常见的表现包括构音障碍、感觉异常、口面部麻木和三叉神经痛。构音障碍表现为患者在发音时对词语音节的分隔缓慢且异于常人,可被描述为断续言语。在发作期间,患者可出现面部感觉异常,面部肌肉(特别是眶周肌肉)表现为波浪样起伏运动。多发性纤维性肌震颤这个词汇特指患者所出现的这种异常的肌肉运动的症状,触诊时的感觉被描述为类似"一袋蠕动的虫子"。当患者出现这种情况无法确诊时,应该请神经科内科医师进行会诊[60,75,78]。

多发性硬化患者发生三叉神经痛的概率约是正常人群的 400 倍。临床可给予卡巴咪嗪、氯硝西泮、阿米替林或通过外科手术的方法以减轻三叉神经痛的症状[60,75,76,78]。

脑脊液分流

脑脊液分流是指神经系统功能障碍类疾病范畴内的脑水肿,被认为是脑室区域内的脑脊液不断积聚所引发的一种疾病。对于此病的治疗需要在脑室内和外周血管分别置入脑脊液分流器以降低脑脊液压,脑室-腹腔分流术、脑室-心房分流术、腰椎-腹腔分流术是最常见的几种用于减轻脑脊液压力的治疗方式[79-84]。在美国,每年约有 75 000 名患者需要在体内植入脑脊液分流器[79-84]。

在体内放置脑脊液分流器患者的口腔科治疗方面,最需要被重点关注的就是感染的问题。根据既往对所有行脑脊液分流术患者的统计数据显示,感染的发生率约为 5%~15%,伤口污染最常见的致病原因。几乎约有 70% 的感染是由皮肤葡萄球菌群造成的[83-84]。脑脊液分流术后发生感染通常发生在分流装置植入后 2 个月,其中行脑室-腹腔分流术的患者发生感染的概率要高于行脑室-心房分流术的患者。血栓栓塞、重症感染和脑脊液分流器功能障碍也是患者可能发生的并发症[83-84]。

通常口腔科治疗不会增加行脑脊液分流术患者因致病菌血源性传播导致感染的风险。因此,在美国心脏学会出版的一个声明中建议,对于体内植入脑脊液分流装置的患者在进行口腔科治疗期间不推荐预防性使用抗生素[85]。

（王　迪）

参考文献

1. CDC, NCHS. Underlying Cause of Death 1999-2013 on CDC WONDER Online Database, released 2015. Data are from the Multiple Cause of Death Files, 1999-2013, as compiled from data provided by the 57 vital statistics jurisdictions through the Vital Statistics Cooperative Program. Accessed 3 February 2015.

2. Mozaffarian D, Benjamin EJ, Go AS, et al. Heart disease and stroke statistics—2015 update: a report from the American Heart Association. *Circulation.* 2015;131(4):e29-e322.

3. CDC. Prevalence of stroke — United States, 2006–2010. *MMWR Morb Mortal Wkly Rep.* 2012;61(20):379-382.

4. Hall MJ, Levant S, DeFrances CJ. Hospitalization for stroke in U.S. hospitals, 1989–2009 [PDF-322K]. NCHS data brief, No. 95. Hyattsville, MD: National Center for Health Statistics; 2012.

5. Zivn JA. Ischemic cerebrovascular disease. In: Goldman L, Schafer AI, eds. *Cecil Textbook of Medicine.* 24th ed. Elsevier; 2012:2310-2320, [Chapter 414]. ISBN 978-1-4377-1604-7.

6. Zivn JA. Hemorrhagic cerebrovascular disease. In: Goldman L, Schafer AI, eds. *Cecil Textbook of Medicine.* 24th ed. Elsevier; 2012:2320-2339, [Chapter 415]. ISBN 978-1-4377-1604-7.

7. CDC. Vital signs: awareness and treatment of uncontrolled hypertension among adults—United States, 2003–2010. *MMWR Morb Mortal Wkly Rep.* 2012;61(35):703-709.

8. Konecny P, Elfmark M, Urbanek K. Facial paresis after stroke and its impact on patients' facial movement and mental status. *J Rehabil Med.* 2011;43:73-75.

9. Fatahzadeh M, Glick M. Stroke: epidemiology, classification, risk factors, complications, diagnosis, prevention, and medical and dental management. *Oral Surg Oral Med Oral Pathol Oral Radiol Endod.* 2006;102:180-191.

10. Elad S, Zadik Y, Kaufman E, et al. A new management approach for dental treatment after a cerebrovascular event: a comparative retrospective study. *Oral Surg Oral Med Oral Pathol Oral Radiol Endod.* 2010;110:145-150.

11. Furlan A, Higashida R, Wechsler L, et al. Intra-arterial prourokinase for acute ischemic stroke. *JAMA.* 1999;282:2003-2011.

12. Albers GW, Bates VE, Clark WM, et al. Intravenous tissue-type plasminogen activator for treatment of acute stroke. *JAMA.* 2000;283:1145-1150.

13. Khaja A. Acute ischemic stroke management. *Neurol Clin.* 2008;26:224-232.

14. Minassian C, D'Aiuto F, Hingorani AD, et al. Invasive dental treatment and risk for vascular events: a self-controlled case series. *Ann Intern Med.* 2010;153:499-506.

15. Shobha N, Bhatia R, Barber PA. Dental procedures and stroke: a case of vertebral artery dissection. *J Can Dent Assoc.* 2010;76:a82.

16. Hacke W, Wahlgren N, Ahmedet N, et al. Thrombolysis with alteplase for acute ischaemic stroke in the Safe Implementation of Thrombolysis in Stroke-Monitoring Study (SITS-MOST): an observational study. *Lancet.* 2007;369(9558):275-282.

17. Mupparapu M, Kim IH. Calcified carotid artery atheroma and stroke: a systematic review. *J Am Dent Assoc.* 2007;138:483-492.

18. Friedlander AH. Calcified carotid artery atheromas. *J Am Dent Assoc.* 2007;138:1191-1192.

19. Masood F, Wild RC, Jenkins J, et al. Presence of carotid artery calcification on panoramic radiographs of patients with chronic diseases. *Gen Dent.* 2009;57:39-44.

20. Lang AE. Parkinsonism. In: Goldman L, Schafer AI, eds. *Cecil Textbook of Medicine.* 25th ed. Elsevier; 2016: 2326-2399, [Chapter 416]. ISBN 978-1-4377-1604-7.

21. Friedlander AH, Mahler M, Norman KM, et al. Parkinson disease: systemic and orofacial manifestations, medical and dental management. *J Am Dent Assoc.* 2009;140:658-669.

22. American Parkinson's Disease Association. www.apda.parkinson.org. 2015.

23. Yokota O, Tsuchiya K, Uchihara T, et al. Lewy body variant of Alzheimer's disease or cerebral type Lewy body disease? Two autopsy cases of presenile onset with minimal involvement of the brainstem. *Neuropathology.* 2007;27:21-35.

24. Ravina B, Marder K, Fernandez HH, et al. Diagnostic criteria for psychosis in Parkinson's disease: report of an NINDS, NIMH work group. *Mov Disord.* 2007;22:1061-1068.

25. Grover S, Rhodus NL. "Parkinson's disease: dental treatment considerations. *Northwest Dent.* 2011;90(4):21-26.

26. Ravina B, Elm J, Camicioli R, et al. The course of depressive symptoms in early Parkinson's disease. *Mov Disord.* 2009;24:1306-1311.

27. Hallet M, Litvan I. Evaluation of surgery for Parkinson's disease. *Neurol Res.* 1999;53:1910-1921.

28. Kordower JH, Emborg ME, Bloch J, et al. Neurogeneration prevented by lentiviral vector. *Science.* 2000;290:767-772.

29. Knopman DS. Alzheimer's disease. In: Goldman L, Schafer AI, eds. *Cecil Textbook of Medicine.* 25th ed. Elsevier; 2016:996-1007, [Chapter 409]. ISBN 978-1-4377-1604-7.

30. Dementia fact sheet. www.WHO.INT/mediactive/factsheet/2015.

31. Americans with Alzheimer's. American Alzheimer Organization. http://www.alz.org/facts/2015.

32. Yoshida H, Terada S, Ishizu H, et al. An autopsy case of Creutzfeldt-Jakob disease with a V180I mutation of the PrP gene and Alzheimer-type pathology. *Neuropathology.* 2010;30:159-164.

33. Hu Z, Ou Y, Duan K, et al. Inflammation: a bridge between postoperative cognitive dysfunction and Alzheimer's disease. *Med Hypotheses.* 2010;74: 722-724.

34. Levin EC, Acharya NK, Sedeyn JC, et al. Neuronal expression of vimentin in the Alzheimer's disease brain may be part of a generalized dendritic damage-response mechanism. *Brain Res.* 2009;1298:194-207.

35. Morris JC, Ernesto C, Schafer K, et al. Clinical dementia rating training and reliability in multicenter studies. *Neurology*. 2012;48(6):1508-1516.

36. Henry RG, Smith BJ. Managing older patients who have neurologic disease: Alzheimer disease and cerebrovascular accident. *Dent Clin North Am*. 2009;53:269-294, ix.

37. Wilkinson DG, Francis PT, Schwam E, et al. Cholinesterase inhibitors used in the treatment of Alzheimer's disease: the relationship between pharmacological effects and clinical efficacy. *Drugs Aging*. 2004;21:453-459.

38. Standard treatment for Alzheimer's disease. http://www.alz.org/alzheimers_disease_standard_prescriptions.asp?gclid=CJDO6Ivul8kCFQeNaQod0UoCGg. 2015.

39. Sacco D, Frost DE. Dental management of patients with stroke or Alzheimer's disease. *Dent Clin North Am*. 2006;50:625-633, viii.

40. Rejnefelt I, Andersson P, Renvert S. Oral health status in individuals with dementia living in special facilities. *Int J Dent Hyg*. 2006;4:67-71.

41. Wielbe S. Epilepsy. In: Goldman L, Schafer AI, eds. *Cecil Textbook of Medicine*. 25th ed. Elsevier; 2016:2283-2369, [Chapter 410]. ISBN 978-1-4377-1604-7.

42. Epilepsy statistics. Epilepsy Foundation. http://www.epilepsy.com/learn/epilepsy-statistics. 2015.

43. Sillanpaa M, Shinnar S. Long-term mortality in childhood-onset epilepsy. *N Engl J Med*. 2010;363:2522-2527.

44. Sperling MR, Feldman H, Kinman J, et al. Seizure control and mortality in epilepsy. *Ann Neurol*. 1999;46:45-50.

45. Camfield C, Camfield P. Management guidelines for children with idiopathic generalized epilepsy. *Epilepsia*. 2005;46(suppl 9):112-116.

46. Yo DY, Benbadis SR. Epilepsy and seizures treatment and management. http://emedicine.medscape.com/article/1184846-treatment. 2015.

47. Greenwood RS. Adverse effects of antiepileptic drugs. *Epilepsia*. 2000;41(suppl 2):S42-S52.

48. Friedman D, Devinsky O. Cannabinoids in the treatment of epilepsy. *N Engl J Med*. 2016;374(1):94-95.

49. Ford PJ, Amazaki K, Seymour GJ. Cardiovascular and oral disease interactions: what is the evidence? *Prim Dent Care*. 2007;14:59-66.

50. Guerrini R. Epilepsy in children. *Lancet*. 2006;367:499-506.

51. Lewandowski L, Osmola K, Grodzki J. [Dyskinesias of the tongue and other face structures]. *Ann Acad Med Stetin*. 2006;52(suppl 3):61-63.

52. Sloka S, Silva C, Pryse-Phillips W, et al. A quantitative analysis of suspected environmental causes of MS. *Can J Neurol Sci*. 2011;38:98-105.

53. Bähr M. Special issue on multiple sclerosis. *Exp Neurol*. 2010;225:1.

54. Hauser SL, Goodin DS. Multiple sclerosis and demyelinating conditions. In: Fauci AS, et al, eds. *Harrison's Principles of Internal Medicine*. 18th ed. McGraw-Hill, NY, NY; 2015:2611-2631, [Chapter 376].

55. National Mutiple Sclerosis Society. What causes MS? http://www.nationalmssociety.org/What-is-MS/What-Causes-MS. 2015.

56. Calabresi PA. Multiple sclerosis and demyelinating conditions of the central nervous system. In: Goldman L, Schafer AI, eds. *Cecil Textbook of Medicine*. 25th ed. Elsevier; 2016:2347-2359, [Chapter 419]. ISBN 978-1-4377-1604-7.

57. Motl RW, McAuley E, Sandroff BM, et al. Descriptive epidemiology of multiple sclerosis. *Acta Neurol Scand*. 2015;131(2):422-426.

58. Koch-Henrikson N, Sorenson PS. The changing demographic pattern of multiple sclerosis. *Lancet Neurol*. 2011;9(5):52-525.

59. Bermel RA, Cohen JA. Multiple sclerosis: advances in understanding pathogenesis and emergence of oral treatment options. *Lancet Neurol*. 2011;10:4-5.

60. Tseng CH, Huang WS, Lin CK, et al. Increased risk of ischemic stroke among patients with multiple sclerosis. *Eur J Neurol*. 2015;22(3):500-506.

61. Prat A. Special issue on molecular basis of multiple sclerosis. *Biochim Biophys Acta*. 2011;1812:131.

62. Sormani M, Bonzano L, Roccatagliata L, et al. Magnetic resonance imaging as surrogate for clinical endpoints in multiple sclerosis: data on novel oral drugs. *Mult Scler*. 2011;17:630-633.

63. Popova NF, Kamchatnov PR, Riabukhina OV, et al. [Omaron in the complex treatment of patients with multiple sclerosis]. *Zh Nevrol Psikhiatr Im S S Korsakova*. 2010;110:17-20.

64. Oliver BJ, Kohli E, Kasper LH. Interferon therapy in relapsing-remitting multiple sclerosis: a systematic review and meta-analysis of the comparative trials. *J Neurol Sci*. 2011;302:96-105.

65. Oliver B, Fernández O, Orpez T, et al. Kinetics and incidence of anti-natalizumab antibodies in multiple sclerosis patients on treatment for 18 months. *Mult Scler*. 2011;17:368-371.

66. Yeh EA, Weinstock-Guttman B. Natalizumab in pediatric multiple sclerosis patients. *Ther Adv Neurol Disord*. 2010;3:293-299.

67. Kieseier BC, Jeffery DR. Chemotherapeutics in the treatment of multiple sclerosis. *Ther Adv Neurol Disord*. 2010;3:277-291.

68. Scherl EJ, Kumar S, Warren RU. Review of the safety and efficacy of ustekinumab. *Therap Adv Gastroenterol*. 2010;3:321-328.

69. Taupin P. Antibodies against CD20 (rituximab) for treating multiple sclerosis: US20100233121. *Expert Opin Ther Pat*. 2011;21:111-114.

70. Giovanni G, Comi G, Cook S, et al; CLARITY Study Group. A placebo-controlled clinical trial of cladribine for relapsing multiple sclerosis. *N Engl J Med*. 2010;362:416-422.

71. Wang J, Xiao Y, Luo M, et al. Statins for multiple sclerosis. *Cochrane Database Syst Rev*. 2010;(12):CD008386.

72. Neau JP, Artaud-Uriot MS, Lhomme V, et al. [Vitamin D and multiple sclerosis. A prospective survey of patients of Poitou-Charentes area]. *Rev Neurol (Paris)*. 2011;167:317-323.

73. Derfuss T. A phase IIa randomised clinical trial of GNbAC1, an humanized monoclonal antibody against

the envelope protein of MS- associated endogenous retrovirus in MS. *Multiple Sclerosis J.* 2015;22(1):105-111.

74. Haacke EM. Chronic cerebral spinal venous insufficiency in multiple sclerosis. *Expert Rev Neurother.* 2011;11:5-9.

75. Mollaoğlu M, Fertelli TK, Tuncay FÖ. Disability in elderly patients with chronic neurological illness: stroke, multiple sclerosis and epilepsy. *Arch Gerontol Geriatr.* 2011;53:e227-e231.

76. Grau-López L, Sierra S, Martínez-Cáceres E, et al. [Analysis of the pain in multiple sclerosis patients]. *Neurologia.* 2011;26:208-213.

77. Danhauer SC, Miller CS, Rhodus NL, et al. Impact of criteria-based diagnosis of burning mouth syndrome on treatment outcome. *J Orofac Pain.* 2002;16:305-311.

78. Rhodus NL, Carlson CR, Miller CS. Burning mouth (syndrome) disorder. *Quintessence Int.* 2003;34:587-593.

79. Walker ML. Shunt survival. *J Neurosurg Pediatr.* 2010;6:526.

80. Paulsen AH, Lundar T, Lindegaard KF. Twenty-year outcome in young adults with childhood hydrocephalus: assessment of surgical outcome, work participation, and health-related quality of life. *J Neurosurg Pediatr.* 2010;6:527-535.

81. Lundkvist B, Koskinen LO, Birgander R, et al. Cerebrospinal fluid dynamics and long-term survival of the Strata® valve in idiopathic normal pressure hydrocephalus. *Acta Neurol Scand.* 2011;124:115-121.

82. Chern JJ, Macias CG, Jea A, et al. Effectiveness of a clinical pathway for patients with cerebrospinal fluid shunt malfunction. *J Neurosurg Pediatr.* 2010;6:318-324.

83. Aoki N. Lumboperitoneal shunt: clinical implications, complications, and comparison with ventriculoperitoneal shunt. *Neurosurgery.* 1990;26:998-1003.

84. Gardner P, Leipzig TJ, Sadigh M. Infections of cerebrovascular shunts. *Curr Clin Top Infect Dis.* 1989;9:185-189.

85. Baddour LM, Bettmann MA, Bolger AF, et al; AHA. Nonvalvular cardiovascular device related infections. *Circulation.* 2003;108:2015-2023.

第 28 章　焦虑和进食障碍

定义

本章主要讨论焦虑性障碍（恐慌、恐怖症、创伤后应激障碍、泛焦虑症）和进食障碍（框 28.1）。同时也会对治疗焦虑性障碍的药物引起的副作用和药物交叉反应加以讨论，其中会重点探讨这些副作用对口腔科治疗的影响。对于患有焦虑性障碍和进食障碍的患者的口腔科治疗方式方法会详细加以讨论。

第 29 章主要讨论情绪紊乱（抑郁和双相型障碍），躯体形式障碍（转化障碍、疑病症、疼痛、躯体化障碍）和精神分裂症。痴呆已在第 27 章讨论，第 30 章将讨论精神性药物滥用。

在口腔科治疗过程中，经常会遇到由患者行为模式而非身体状态所引发的问题。一个良好的口腔科医患关系可以减轻在临床诊疗过程中所遇到的患者的行为问题，并能改善患者的情绪紧张等问题。健康的医患关系是建立在互相尊敬、信任、理解、合作和互相体谅的基础上的。医患之间的角色矛盾应尽

框 28.1　行为障碍和精神障碍的分类

焦虑障碍
- 恐慌障碍
- 广场恐怖症
- 强迫性神经失调
- 创伤后应激障碍 *
- 急性应激障碍
- 泛焦虑症
- 一般医疗情况引起的焦虑障碍 *
- 物质性焦虑症 *

情绪障碍
- 抑郁障碍
- 重性抑郁症
- 心境恶劣障碍
- 不明原因抑郁症
- 双向型障碍
- Ⅰ 型双相型障碍-躁狂型、混合型、抑郁型
- Ⅱ 型双相型障碍-轻度躁狂型、抑郁型
- 循环性精神障碍
- 不明原因双相型障碍

躯体病样精神障碍
- 躯体变形障碍 *
- 转换障碍
- 疑病症
- 躯体化失调
- 疼痛障碍

自为病
- 以心理症状和迹象占主导地位
- 以躯体症状和迹象占主导地位
- 躯体和心理症状同时存在

影响医疗状态的心理因素 *
- 精神障碍影响医疗状态 *
- 压力相关生理反应影响医疗状态 *

物质滥用障碍 *
- 酒精和其他镇静剂（巴比妥酸盐、苯二氮䓬）等滥用障碍 *
- 鸦片制剂滥用障碍 *
- 兴奋剂（苯丙胺、可卡因）滥用障碍 *
- 大麻滥用障碍 *
- 迷幻剂 [二乙基麦角酰（LSD）、苯环己哌啶（LSD）] 滥用障碍 *
- 尼古丁滥用障碍 *
- 其他物质（类固醇、吸入性物质如胶水、汽油、颜料）滥用障碍 *

认知障碍 *
- 谵妄 *
- 痴呆 *
  ◇ 原发性（阿尔茨海默型）*
  ◇ 血管型 *
- 人类免疫缺陷病毒（HIV）感染相关型痴呆（AIDS 痴呆综合征）*
- 帕金森病 *
- 遗忘症 *

精神分裂症
- 紧张型精神分裂症
- 错乱型精神分裂症
- 妄想型精神分裂症
- 未分化型精神分裂症

妄想（类偏执狂）性精神障碍
- 色情狂、夸大、妒忌、迫害情结、器官变异妄想

* 为本章或第 29 章不涉及的内容

资料来源于 American Psychiatric Association：Diagnostic and statistical manual of mental disorders，ed 4，Washington，DC，2000，American Psychiatric Association.

可能地避免或有效地协调、处理。一个焦虑症患者应该得到医护人员足够的理解，以便能够将治疗所带来的副作用降到最低。对于发怒或不合作的患者，应该鼓励他们与医生交流，让医生知道他们的感受、理解他们的行为。这样才能使他们在治疗过程中表现出更加平和的心态、更加合作的态度。患者的情绪问题会引起口腔或全身的系统性症状和问题。具有严重精神方面障碍的患者应该得到宽容的、安全的、富有同理心的治疗。

美国精神医学协会（American Psychiatric Association，APA）在 2013 年出版了第 5 版《精神紊乱性疾病的诊断和统计学手册》（The Diagnostic and Statistical Manual of Mental Disorders，DSM）[1]。此手册包括了发育性神经疾病、精神分裂症谱系和其他相关精神疾病、双相型障碍、抑郁症、焦虑性障碍、喂食和进食障碍、睡眠觉醒障碍、使用相关障碍、成瘾性障碍以及其他精神性疾病。

第 5 版 DSM 的作者根据此版本对不同的精神性疾病作出了新的定义及修正。但基于这些新的定义和修正尚未在学术界达成广泛的共识，在本书中我们沿用第 4 版 DSM 中的相关定义和概念。

> **并发症**：功能障碍、失眠、继发性药物和酒精滥用、绝食、自杀和死亡。

焦虑性障碍

定义

焦虑是人类一种正常的反应和必不可少的警告性适应行为。当焦虑发展成一种患者在没有外界刺激的情况下，即可表现出过度的不可控制的状态时，就成为了一种病理状态。这会导致患者在认知能力方面出现各种的症状以及发生行为方式的改变[2]，焦虑性障碍通常表现为两种不同的形式：慢性的、广泛性的焦虑和松散的、恐慌性的焦虑[3]。许多精神性疾病常与焦虑性障碍并存，如创伤后应激障碍（PTSD）、药物滥用和抑郁症[3]。

焦虑常常表现为一种心理上的痛苦感，但患者又很难准确地描述出是什么具体的事物或事件引发了这种痛苦感。这种痛苦感是一种由患者内在的心理冲突、周围环境压力、身体方面的疾病、药物或毒品的作用所引发的恐惧状态，当然这种恐惧状态也有可能是上述几种原因共同导致的。焦虑可以表现为单一的心理上的感受，并没有什么具体的身体方面的临床表现。当然也可以表现为纯粹的身体症状而没有心理上的痛苦，患者出现诸如心动过速、心悸、胸痛、头痛以及消化不良等症状，但导致这些不同的身体症状的原因尚不清楚[2-5]。

关于焦虑症的定义，恐惧和恐慌发作是两个核心要素。恐惧的定义是：由于对正常行为的一种不理性的害怕，阻止正常行为的施行。恐惧往往表现为对一些特定事物、状态和经历的害怕，这些患者所害怕的事物、状态和经历通常对患者有特别

的象征性的意义。患者这种不自主的愿望或者担忧会被从起始目标转移到一个外部的物体上面[6]。

恐慌发作时表现为一种突然的、不可预料的、势不可挡的恐怖感，并会伴随消化不良、心悸、眩晕、虚弱无力、震颤、出汗、窒息、面色潮红或苍白、麻木或针刺感以及胸痛的症状。恐慌的发作通常会在 10 分钟内达到峰值并持续 20~30 分钟左右[6]。如果一个患者反复出现恐慌发作，那么则可以将其诊断为恐慌障碍。

流行病学

焦虑障碍是在人群中最常见的精神性问题。单纯的恐惧障碍是焦虑障碍中最常见的，据统计，全部人口中有多达 25% 的人群经历过至少一次恐惧障碍发作。但是恐慌障碍在焦虑障碍中是最常见的就医原因（终身患病率约为 3.5%）[2]。广泛性焦虑障碍的终身患病率约为 5%~6%[6]。创伤后应激障碍的终身患病率约为 5%~10%，特定时点患病率约为 3%~4%[7,8]。患有恐惧障碍、恐慌障碍和强迫性精神障碍（强迫症）的患者的直系亲属发生同样问题的概率要高于普通人群[2,3]。

病因

焦虑体现了意识中一种被威胁被胁迫的状态，可以表现为痛苦的、无法接受的想法、冲动或是某些渴望（焦虑可能来自精神上过去与现在的某些冲突）。这些精神层面的冲突或感觉刺激并导致心理层面的变化，继而引发了焦虑的临床症状[4,6]。情感压力、系统性疾病都可能导致患者出现焦虑障碍，当然，焦虑也可以是多种不同的精神障碍其中之一。惊恐障碍具有一定的家族聚集性，患有惊恐障碍的患者的直系亲属患有同样疾病的风险会增加 18%[4,6]。

惊恐障碍的病因尚不明确，但显示与遗传因素、患者发生变化的自主反应性以及人的社会经历有一定的关联性。惊恐障碍的发病呈现出家族聚集性，此病在单卵孪生双胞胎上显示出 30%~45% 的发病一致性，基因组扫描检验显示与疾病相关的高危位点位于 1q、7p15、10q、11p 和 13q 上。急性惊恐发作与位于脑干部位的蓝斑核所释放的去甲肾上腺素释放增加有关[8]。

焦虑障碍的病因无法用某种单一理论解释，也不是单一的心理或生物学因素所导致。将生物学和心理学因素结合起来也许能够对焦虑障碍的病因作出最合理的解释。蓝斑核是中枢神经系统含有最多的去甲肾上腺素神经元的结构，位于脑干，似乎与惊恐发作和焦虑障碍有关。惊恐和焦虑也许与蓝斑核的融合调节功能失调有关。蓝斑核功能障碍通常是由多种因子输入导致的，包括外围自主神经输入、髓质传入和 5-羟色胺能纤维[3-5]。

焦虑状态也许与某些生理性疾病、其他一些精神性疾病、使用毒品、甲状腺功能亢进、二尖瓣脱垂有关。同时与情感障碍、精神分裂症、病态人格有关[2,3,5]。

临床表现

从心理学的角度来看，焦虑可被定义为情感上的疼痛或是一种周边的一切都不美好的感觉，一种迫在眉睫的灾难感。对

于焦虑障碍的人来说,引发这类问题的原因并不明确。焦虑障碍的患者和惊恐障碍的患者往往有相同的感觉,但不同的是后者清楚的知道引起他们恐惧的问题是什么以及为什么他们是"充满恐惧感的"[9]。

焦虑和恐惧的生理反应是一样的,并通过自主神经系统进行调节,交感和副交感神经成分也有可能产生调节作用。由交感神经系统的过度活跃引起的焦虑的迹象和症状包括心率增加、出汗、瞳孔散大以及肌肉紧张。由副交感神经系统刺激引发的焦虑的体征和症状包括尿频和间歇性腹泻[2,3,5]。

大多数患者会在他们一生中的某个阶段周期性的经历某种程度的焦虑。焦虑可以成为一种强大的动力,低水平的焦虑可以提高注意力和改善执行力。但是当经常发生焦虑时会引起功能障碍,或者引起间歇性的严重失眠、广泛的肌肉张力过大、自主神经过动和注意力受损。焦虑是很多患有精神疾病的患者临床症状的一部分。临床报道患有情感障碍、痴呆、精神错乱、惊恐障碍、适应性障碍以及处于药物、毒品中毒和戒断状态的患者易发生焦虑[2,3,5,10,11]。

恐惧症

恐惧症临床上可分为三类:广场恐惧症、社交恐惧症、单纯恐惧症。广场恐惧症表现为对离开家庭或住所的行为表现出苦恼的、令人窘迫的害怕,通常伴随恐慌障碍。社交恐惧症往往表现为对特定情况的害怕,如害怕在公共场合说话,害怕与人相处。单纯恐惧症包括对蛇、高空(图 28.1)、飞行、黑暗以及尖锐物等感到恐惧。其中锐物恐惧和幽闭恐惧是有可能对临床或口腔科治疗产生不利影响的,幽闭恐惧通常发生在患者进行磁共振检查和放射治疗的时候[5]。在患者前往口腔科医生

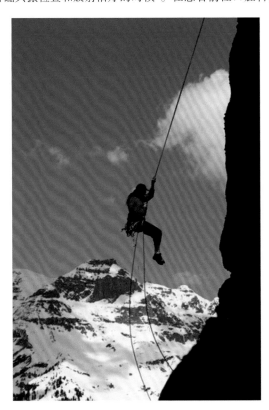

图 28.1　一种典型的恐惧症——恐高症,对高度恐惧

处就诊时,如发生"口腔科恐惧",其严重程度要远远高于一般的恐惧状态[12]。既往不良的口腔治疗经历往往是导致口腔科恐惧症的原因。患者可能会害怕牙钻的振动和噪音,害怕看到注射器针头,甚至是坐到牙椅上的行为也会令他们很恐惧。他们往往会表现出肌肉紧张、心率加快、出汗、胃痉挛等。但真正的原发性牙科恐惧症是非常罕见的[12]。

惊恐发作

在前往心脏疾病专科医生处前往就诊的患者中,约有15%的人是因为惊恐发作而前去寻求医生的帮助。惊恐发作主要发生在青春晚期和 35 岁左右年龄段,但在其他任何年龄段也可发生。惊恐的特质性特征是肾上腺素的暴发性分泌,从而引起患者"战斗或逃跑反应",这是一种夸张的交感神经型反应(表 28.1)。惊恐发作前是否有迹可循并不一定。一个典型的有明显诱发因素的惊恐发作的例子是对飞行恐惧的患者。很多患者并不清楚自己生活中有哪些压力性因素是引起他们惊恐发作的诱因,这一类发作被定义为无明显诱因性惊恐发作。反复惊恐发作的主要并发症是患者生活质量会受到影响。一些患者会发展成为旷野恐惧症,一种在处于公共场所时极其不理性的惧怕状态,有的旷野恐惧症患者甚至会多年待在家中,拒绝出门与社会接触。因某种原因突然与社会失去联系或中断既往的人际关系的人更容易发生惊恐障碍[3,6,8]。

泛焦虑症

有一些患者会出现持久的、不同形式的焦虑状态,临床表现为运动紧张、自主神经过度活跃和忧虑(见表 28.1)。尚未发现遗传或家族性因素与泛焦虑症有关。泛焦虑症的预后通常要比惊恐障碍好,但持续性的焦虑状态可能会进一步导致抑郁或药物滥用[3,5,6,8]。

创伤后应激障碍

创伤后应激障碍是指在遭遇到超出常人承受能力范围的外伤性事件后,患者所表现出的一类心理上的症状和迹象。此类事件包括战斗、屠杀、被强奸以及自然灾害如龙卷风(图 28.2)或火山爆发(图 28.3)。创伤事件可以是对当事人或其子女、配偶或其他生命中重要的人的生命或肢体完整程度的严重威胁,或者是对当事人家庭或生活社区的突然破坏。当然,当亲眼目睹对他人造成严重伤害甚至死亡意外或暴力事件,目击者也可以发生创伤后应激障碍[2,3,5,6,8]。其他可以引发创伤后应激障碍的情况还包括虐童事件[13],机械性通气的中断[14],心肌梗死的经历[15],失去因恶性肿瘤而死亡的至亲和爱人等[16]。

大部分创伤后应激障碍的男性患者通常都经历过战争,大部分女性创伤后应激障碍的患者往往有遭受过性侵害或身体上虐待的经历。创伤后应激障碍的三个基本特点是:觉醒过度、侵入性症状或称之为对最初遭受的精神创伤的闪回、精神麻痹[2,3,5,6,8]。创伤后应激障碍发生于患者所遭受的创伤性或暴力性事件之后,这些事件可以是事先可以预料也可以是无法事先预料的,可以是持续发生或反复发生的,可以是非人为制造也可以是人为恶意造成的。基于上述原因,恐怖袭击发生后经

焦虑症	症状和体征	主要诊断标准
焦虑	运动肌紧张型 • 发抖、颤搐、感觉摇晃 • 肌肉紧张、疼痛 • 坐立不安 • 易疲劳 自主神经多动症 • 呼吸短促或有窒息感 • 心悸或心动过速 • 口干 • 出汗或发冷，手心出汗 • 眩晕或头晕 • 恶心、腹泻等腹部不适的表现 • 潮热或寒战 • 尿频 • 吞咽障碍或喉咙梗塞 失眠症和断续言语 • 感觉"紧张"而无法入睡 • 受到"惊吓"后反应夸张 • 无法集中注意力 • 出现"思想空白"的状态 • 易怒，入睡困难	焦虑的某些症状和迹象会在患者日常的生活中反映出来 从某种意义上来说，此种形式的焦虑对集中精力完成诸如学校测验、驾驶员考试或体育运动有所帮助 当焦虑的症状和体征长时间存在并开始影响患者的情绪和机体健康时，焦虑已经成为一种负面因素或者说发展成为一种病态
恐慌障碍	在没有任何激惹的情况下，突然出现强烈的恐惧、唤醒效应、心血管及呼吸系统的症状；经常错误地认为自己患有如心绞痛、癫痫等系统性疾病 出现上述焦虑相关的症状 恐惧死亡 担心自己发疯或做出无法控制的事情	在没有任何预期或外界刺激的情况下发生 1 次或 1 次以上的发作 1 个月之内发生 4 次。或持续时间至少 1 个月的对于恐慌发作的担心后，发作 1 次或多次
泛焦虑症	上述焦虑症的症状持续至少 6 个月的时间	对 2 个或 2 个以上的生活环场景产生不现实的、过度的担心和恐惧持续 6 个月或更久的时间，在这期间患者被这种恐惧感烦扰的时间多于其不被烦扰的时间
创伤后应激障碍（PTSD）	创伤后应激障碍通常发生在当患者遭受了远远超出正常承受能力范围之外的威胁之后（如：战争、强奸、被谋杀未遂、被虐待、恐怖事件、自然灾害等） • 标志性的暴躁情绪 • 过度觉醒 • 过度警觉 • 失眠 • 继发性酒精和药物滥用非常常见	以凭空幻想、侵入性记忆、闪回、噩梦的方式对所遭受的创伤发生可重复的场景再现 持续性的精神麻木或"情感自负" 避免接触任何有可能唤起所遭受创伤的人、事，通常会导致患者孤僻、疏远亲朋等行为 与患者遭受创伤类似的事件、事件发生的日期等常会引起患者症状的加重

表 28.1 焦虑、惊恐发作、泛焦虑症和创伤后应激障碍

引自 Schiffer RB：Psychiatric disorders in medical practice. In Goldman L, Ausiello D, editors：*Cecil textbook of medicine*, ed 23, Philadephia, Saunders, 2008；以及 Lucey JV, Corvin A：Anxiety disorders. In Wright P, Stern J, Phelan M, editors：*Core psychiatry*, ed 2, Edinburgh, Elsevier, 2005.

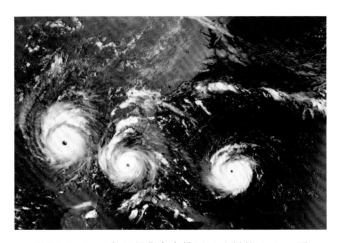

图 28.2　1992 年 8 月袭击南佛罗里达州的 Andrew 飓风的时间推移照片。在过去的数年里,多个飓风袭击了美国。Katrina 飓风在 2005 年 8 月袭击了海湾沿岸各州,是近年来破坏性最大的自然灾害,造成多人死亡和巨大的财产损失

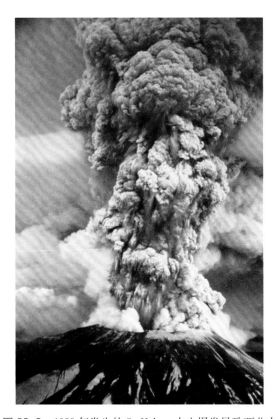

图 28.3　1980 年发生的 St. Helens 火山爆发导致西北太平洋地区居民中发生创伤后应激障碍的人数明显上升

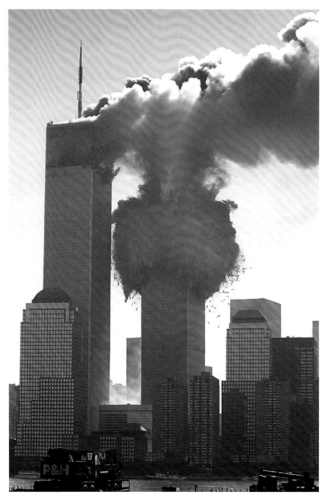

图 28.4　发生于 2001 年 9 月 11 日的对位于美国纽约世界贸易中心双子塔大厦的恐怖袭击(9.11 事件)

常会导致大量创伤后应激障碍病例的出现[17-23](图 28.4)。创伤后应激障碍的确诊必须要在患者遭受创伤后至少 6 个月或者临床症状持续 3 个月以上才能确诊(见表 28.1)。

　　创伤后应激障碍的诊断标准包括既往创伤经历、由侵入性回忆所引发的对之前事件的"再经历",经常性噩梦,闪回以及因回忆导致的心理和身体上的痛苦。逃避任何与之前所遭受的精神创伤有关的事物也是诊断标准之一。创伤后应激障碍的体征和症状包括睡眠问题、易怒、问题集中、警觉过度、惊吓反应和精神麻痹、精神状态看起来异于常人、性能力下降和性欲减低[2-6,8]。逃避和麻木是创伤后应激障碍鉴别诊断的特异性症状[24]。

　　虽然女性被诊断为创伤后应激障碍的人数要高于男性,但发生创伤后应激障碍的男性退伍军人的数量要高于女性退伍军人。但是一些证据显示,实际上有大量未被诊断的发生创伤后应激障碍的女性退伍军人[20]。Pereira[20] 发现:①男性会承受更大的战争压力;②承受的压力越大,所表现出来的创伤后应激障碍的症状越明显;③当男性和女性处于同样的压力情况下时,出现创伤后应激障碍症状的概率是一样的;④男性更易被诊断为创伤后应激障碍。团队凝聚力有可能避免创伤后应激障碍的发生,无论这个团队处于什么样的压力状态中[23]。药物治疗对于因战争创伤导致的创伤后应激障碍的男性患者的效果比因战争创伤导致的创伤后应激障碍的女性患者和因经历自然灾害所导致的创伤后应激障碍女性患者的效果都要差[19]。

急性压力障碍

　　急性压力障碍通常发生于患者遭受精神创伤性事件后,临床表现与创伤后应激障碍很相似。和创伤后应激障碍相比,急性压力障碍的病例中,症状出现更快,持续时间更短。这些症

状通常在压力性事件发生过程中就会出现或者事件结束后立即发生[5,6]。

医疗管理

焦虑障碍的主要治疗手段包括心理治疗、行为治疗和药物治疗几个方面。心理治疗主要通过精神疗法进行,这种治疗手段通常用于症状严重的病例。行为治疗包括通过认知途径(焦虑管理、松弛和认知重建)、生物学反馈、催眠术、弛豫成像、脱敏和冲击疗法。药物治疗包括使用三环类抗抑郁药物(TCA)、选择性五羟色胺再吸收抑制剂(SSRI)、单胺氧化酶(MAO)抑制剂、苯二氮䓬、抗组胺药、β-肾上腺素受体拮抗剂和镇静催眠药物[23]。最常用的药物是选择性五羟色胺再吸收抑制剂丁螺环酮和苯二氮䓬类药物,或者上述几种药物联合应用(表 28.2)。大部分患者能够通过诸如药物合并认知治疗这样的联合疗法获得最佳的治疗效果[2,3,5,6]。

表 28.2　用于治疗焦虑和恐慌发作的药物

药物种类	药物	商品名	注释
镇静催眠药	水合氯醛	Noctel	很少使用
	氨甲丙二脂	Miltown	很少使用
抗组胺药	盐酸羟嗪	Atarax	入睡前服用帮助睡眠
	苯海拉明	Benadryl	入睡前服用帮助睡眠
苯二氮䓬类药物	劳拉西泮	Ativan	对泛焦虑症也有效
	地西泮	Valium	
	三唑仑	Halcion	与其他苯二氮䓬类药物同时使用有发生药物滥用的风险
	氯氮䓬	Librium	
	替马西泮	Restoril	
	阿普唑仑	Xanax	
	氯拉䓬酸	Tranxene	
	氟西泮	Dalmane	发生药物滥用的风险很高
	奥沙西泮	Serax	
	氯硝西泮	Klonopin	长期使用每日服药 1 次为宜
	钉螺环酮	BuSpar	长期使用不会产生依赖
	唑吡旦	Ambien	患者需要时使用效果最佳
β 受体阻滞剂	普萘洛尔	Inderal	不能阻止对焦虑或恐慌的恐惧因素

引自 Schiffer RB：Psychiatric disorders in medical practice. In Goldman L, Ausiello D, editors：*Cecil textbook of medicine*, ed 23, Philadephia, Saunders, 2008, P 2633.

系统性脱敏疗法[一种将患者逐步的暴露于他(她)所恐惧的环境中]和冲击疗法(使患者直接正面面对引发焦虑障碍的刺激因素)是通常用于恐怖症的治疗手段。对于核磁共振检查病因性幽闭恐惧症的治疗可以使用低剂量的苯并二胺和行为治疗的联合治疗方案[4,7,18]。

创伤后应激障碍的一线治疗方案包括心理治疗(暴露疗法、集体治疗、患者及家庭教育),认知-行为疗法,眼动脱敏和EMDR 疗法[21]。EMDR 是一种新的、相当新奇的治疗方法,治疗时患者需要把注意力集中在医生的手指移动动作上,同时脑海中一直保持回想之前遭受的精神创伤的影像[21]。

二线治疗方案由心理治疗和药物治疗构成[21]。在那些共病精神障碍或出现严重创伤后应激障碍症状的病例中,药物和心理治疗协同进行是首选治疗方案。美国食品药品管理局已经批准了选择性 5-羟色胺再吸收抑制剂帕罗西汀和舍曲林两种药物用于治疗创伤后应激障碍。当患者临床出现抑郁的症状表现时,可给予安非拉酮对症治疗。

苯二氮䓬可在患者出现焦虑症状时应用。对创伤后应激障碍患者及早进行干预往往可以缩短焦虑症状的持续时间,降低严重程度[21]。在一些复杂和难治性病例中,可以给患者使用一些情绪稳定剂类药物。如 2-丙基戊酸钠和卡巴咪嗪[21]。

进食障碍

定义

进食障碍在临床上主要分为两类:神经性厌食症和神经性贪食症(表 28.3)。神经性厌食症的定义是对进食强烈拒绝,从而导致体重下降和医疗性绝食后遗症(图 28.5),神经性贪食症的定义是尝试对食物的摄入进行限制,但从另外的角度看

表28.3　进食障碍的临床表现和流行病学		
病症类型	临床表现	流行病学
神经性厌食症	患者拒绝将自己的体重至少维持在正常标准体重下限的水平（标准体重下限是指根据不同年龄和身高所计算出的标准体重数值的85%） ● 对体重或体脂的增加非常恐惧 ● 出现明显的对个人体形状况自我判断能力障碍 患有神经性厌食症的妇女会在产后出现停经 患者会表现出明显的消瘦症状 低血压、体温过低和皮肤干燥也是常见症状 大多数患者会出现心动过缓的症状	发病率为 0.5%~3.7% 平均发病年龄：14 岁和 18 岁两个年龄段为发病高峰 40 岁以上年龄段很少患病 90%~95% 患者为女性，其中在高收入女性和白人女性群体中发病率更高。 致死率为 5%~20%，营养不良、自杀和电解质紊乱为最常见的致死原因
神经性贪食症	反复发作的神经性贪食症有如下两个特点： 1. 在一段不规律的时间段内大量进食（例如一天中任意 2 个小时内），进食量远远超过常人在同一时间段内和相同环境下的进食量 2. 患者会出现不能自我克制的自我强迫性进食 暴食和不恰当的补偿性行为都会发生，平均每周 2 次，持续 3 个月。重复出现的补偿性行为包括自诱导性呕吐、使用泻药、利尿剂、灌肠剂等药物，进食或过度的体重增加 患者的体型和体重状况会过分影响其对自我的评价	女性人群发病率为 1.1%~4.2%，男性患者发病率为 0.1%。 平均发病年龄：20 岁左右 女性患者占总发病人数的 90%~95% 超过 30% 的患者会有酒精和兴奋剂类药物滥用的情况 半数患者有人格障碍 在高收入和低收入人群中发病率没有明显区别，但高收入群体女性患者寻求医疗帮助治疗的比例更高 白人女性群体的发病率更高，但在临床上，更多病例首先在少数族裔女性群体中被发现 比神经性厌食症预后更好。神经性厌食症患者发生心脏停搏和自杀导致死亡的发生率要远远高于神经性贪食症患者
未做特殊说明的进食障碍	这一类未被归类的进食障碍是指那些不符合任何明确进食障碍诊断标准的病症 例如，对于女性神经性厌食症的患者来说，其诊断标准必须包括患者有规律的月经	在发现和认识更多的此类患者之前，无法确定发病率

　　* 信息和数据来自：American Psychiatric Association；Eating Disorders. In Diagnostic and statistical manual of mental disorders，fourth edition，text rev，Washington，DC，American Psychiatric Asssociation，2000.

　　** 信息和数据来自：Franco KN；Eating Disorders. In Carey WD，et al，editors：Current clinical medicine 2009-Cleveland Clinic，Philadelphia，Saunders，2009.

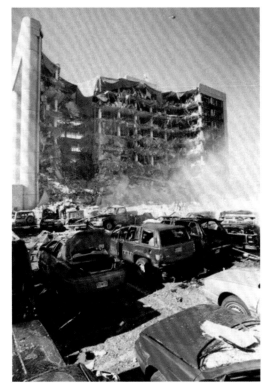

图 28.5　1995 年发生于美国俄克拉荷马州俄克拉荷马市的爆炸事件，导致幸存者中创伤后应激障碍的发生率达到 33%（来自 NASA Ames Research Center，Disaster Assistance and Rescue Team，Mountain View，CA）

其实是另一种形式的神经性厌食症。贪食症表现为患者在一边狂饮暴食同时使用各种方法将食入的食物排出体外，这些方法包括催吐（通常患者会采取将手指伸入喉咙进行刺激或服用吐根糖浆），使用泻药和利尿剂[25-27]。

　　暴食症（Binge eating disorder，BED）是近年来常被提及的一类以一系列重复性狂饮暴食为特征的症状，类似神经性贪食症，但缺乏补偿性排出食物的行为。暴食症多见于患有肥胖症的中年人，男女均可见[28,29]。

流行病学

　　这几种不同的进食障碍会引起 90%~95% 的女性患者生理和心理方面的病变，对男性患者的影响则会小得多，大概只会影响到 5%~10% 的患者[30-33]。据估计，年龄在 12~25 岁的女性中神经性厌食症的发病率约为 1%[31,32]。其中在白人女性和社会经济条件较好的女性中发生率较高（见表 28.3）。在女性一生中，神经性厌食症的发病率从 0.5% 到 3.7% 不等，当然这取决于我们如何定义神经性厌食症[27]。厌食症一般在 14 岁和 18 岁两个年龄段呈现出两个发病高峰[31]。神经性贪食症相对于神经性厌食症更常见，在女性中的发病率为 1.1%~4.2%[27]。神经性贪食症的平均发病年龄约为 20 岁。与神经性厌食症不同的是，神经性贪食症的发病率在高收入女性和低收入女性中并无差异，但在白人女性人群中的发病率高于少数族裔女性[31]。

病因

　　引起进食障碍的原因尚不清楚，遗传因素、文化背景、精神因素应该在疾病的发生发展过程中都起到了一定的作用[27,28]。此外,原发性下丘脑功能障碍可能是进食障碍的致病因素之一。学术界公认随着患者体重的回升,异常的下丘脑功能会恢复正常,因此显示下丘脑功能障碍是进食障碍的继发症状[28]。一些证据显示,以 5-羟色胺为媒介的神经传导功能障碍也许在进食障碍的发生发展过程中起到了一定的促进作用[32]。临床报道,在一些患有进食障碍的患者体内可测出同型半胱氨酸含量升高,因此过高的同型半胱氨酸含量也许会与进食障碍的病理生理学改变有关[34]。自信心缺乏也在进食障碍的发生发展过程中扮演了非常重要的角色[35]。遗传因素被认为会增加进食障碍的风险,患者的其他家庭成员发生进食障碍的风险也会增加,同卵双胞胎同时患病的风险也高于异卵双胞胎。已发现一些特别的遗传因子也许与进食障碍的发病有关,但尚未被确认[28]。关联性研究显示,染色体 1 与神经性厌食症的发病有一定关系,染色体 10 与神经性贪食症的发病有一定的关系[32]。

文化背景因素在进食障碍的发病过程中起着非常重要的作用。在现代社会中,对健康和苗条体态的要求是一种强大的社会力量,这种力量会强化饮食障碍患者对体重超重的恐惧感,或者促使那些处于疾病边缘的人群发展为真正的进食障碍。一些特别的、对体型有较高要求的业余爱好和职业(如模特、滑冰、体操、摔跤、芭蕾舞、田径),也会在进食障碍的发病过程中扮演重要的角色[25-28]。

临床表现

症状和体征

进食障碍的诊断标准主要基于患者的临床表现,具体见框 28.2。对于厌食症的诊断,体重的指标是低于标准体重的 85%,并且患者即使在低于标准体重的情况下也表现出对体重增加或体内脂肪含量增加表现出强烈的恐惧感,可以完善诊断[25-28,36]。对于贪食症的诊断主要依据为患者存在暴饮暴食但并无体重增加的症状、有催吐史、存在定期规律使用泻药或利尿剂的情况、强迫症行为以及存在反社会或自残行为[25-28]。

框 28.2 第 4 版 DSM 关于神经性厌食症和神经性贪食症的诊断标准	
神经性厌食症	神经性贪食症
1. 患者拒绝饮食以维持体重或至少高于正常体重的下限(低于根据普通人群年龄和身高的测算出来的正常体重标准值的 85%)	1. 重复出现的暴食周期,在暴食周期内患者有如下特征: (1)进食发生在一个独立的时间段(例如在任意一个 2 小时内),进食量明显大于大部分人在相同时间和相同环境下的进食量。 (2)患者在疾病发作期间缺乏对过量饮食的自我控制能力(无法停止进食或无法控制进食量)
2. 即使在个人体重低于正常标准的情况下,也对体重增加或"长胖"感到恐惧	2. 重复出现以阻止体重增加为目的的补偿性行为,包括自诱导性呕吐、使用泻药、利尿剂、灌肠剂等药物催泄、进食或过度体育锻炼
3. 既往有过体重或形体失调的经历。体重和体型在患者自我评价的好坏与否中占据极其重要的不正常的地位。抑或自我否认忽视目前过低体重状态的严重性	3. 暴食和不恰当的补偿性行为都会发生,平均每周 2 次,持续 3 个月
4. 对于已有月经女性,出现连续至少 3 个月经周期停经	4. 体重和体型在患者自我评价的好坏与否中占据极其重要的不正常的地位
	5. 上述功能障碍在神经性厌食症发作期间并不广泛发生
特殊类型	特殊类型
• 禁食型:在神经性厌食症发作期间,患者既没有暴食也没有催吐、催泄的行为 • 暴食(催泄)型在神经性厌食症发作期间,患者存在暴食症或催吐、催泄的行为	• 催泄型:在神经性贪食症发作期间,患者会采取自诱导性呕吐、使用泻药、利尿剂、灌肠剂等药物催泄 • 非催泄型:在神经性贪食症发作期间,患者会采取其他不恰当的补偿性行为,例如禁食或过度的体育锻炼,但不会采取自诱导性呕吐、使用泻药、利尿剂、灌肠剂等药物催泄的行为

信息来自 American Psychiatric Association:Diagnostic and statistical manual of mental disorders,ed 4,Washington,DC,2000,American Phychiatric Association.

神经性厌食症的发生通常开始于青春期,但也可以在更晚一点,大概 25 岁左右开始出现症状。尽管体重下降明显,患者却拒绝承认自己饥饿、瘦弱和疲劳的症状。他们通常体力充沛并会参加一些常见的体育锻炼活动。便秘和对寒冷耐受能力差是常见的症状,体重下降的同时通常会伴随停经,也可以是在体重丢失后一段时间出现停经,体脂含量很低或没有,出现明显的骨骼凸出情况(如肋骨或肩胛骨),患者腮腺可能会变大,皮肤可能会变得干燥,出现鳞屑状脱皮,并会出现因胡萝卜素血症导致的皮肤颜色变黄。患有进食障碍的患者通常会伴有一些皮肤问题,如脱发、干燥症、多毛症以及指甲脆弱易断,这些问题通常是因进食过少营养不良所引发的临床表现[25-28]。不超过 20% 的青春期神经性进食障碍患者可发生外周水肿，并被患者误以为是体重增加的表现，从而拒绝接受治疗[37]。

患有神经性贪食症（"公牛饿"）的患者会阶段性出现不能自制的自我强迫性的进食（见框 28.2）。患者明确知晓这种进食行为是不正常的，对自己的这种无法抑制的进食行为感到担心并在进食结束后感到沮丧。患有贪食症患者同样对变胖或者体重增加有着不正常的病态的恐惧感，患者拒绝告知他人自己食后即吐的情况也很常见。患者每次大量进食后会伴随用手指或其他工具进行催吐，或服用吐根糖浆之类的药物进行催吐，是否服用泻药或利尿剂并不一定。腹胀、便秘、腹痛、食道炎和反胃是常见的并发症。贪食症患者的过量进食通常每天都会发生，大量高碳水化物食物诸如冰淇淋、面包、糖果、甜甜圈等被食入，从而导致龋齿成为这一进食方式所引起的口腔问题之一[25-28]。

实验室检查

据报道，大约有 45% 的神经性贪食症患者会出现血清淀粉酶含量升高[38]。同样有研究显示，在发生严重呕吐的孕妇体内，血清淀粉酶的含量也会升高，而在不发生孕期呕吐的孕妇体内血清淀粉酶的数值则不会升高。据此这一研究的发起者[38]推断，在贪食症患者身上出现的血清淀粉酶升高的现象是由呕吐导致的，并非是由过量进食引起的。他们推断患者体内过高的血清淀粉酶来自唾液腺。另外一项研究显示[39,40]，有 36% 贪食症患者腮腺变大，并且腮腺大小与贪食症相关症状发生的频率和血清淀粉酶的聚集程度成正相关性。

神经性厌食症的患者更容易发生因室性快速心律失常而引发的猝死。当患者的体重低于标准体重 35% 以上时，死亡的风险会更高。贪食症的并发症包括呕吐物吸入、食道或胃破裂、低血钾相关的室性心律不齐、胰腺炎、果胶性肌病和心肌病[25-28]。

对于神经性厌食症患者的长期随访评价显示，此病症的痊愈率为 44%~76%，平均痊愈时间约为 57~59 个月。据报道，死亡率最高可达 20%，首要致死原因是心脏相关疾病和自杀[27]。神经性厌食症相关的长期致死率在所有精神性疾病中是最高的[41]。以每 10 年为单位的随访显示，患者的死亡率约为 5%，主要致死原因为因长期慢性饥饿引起的身体健康方面的原因或自杀[28]。关于神经性贪食症的长期随访资料尚不完善和全面，短期治愈率为 50%~70%，半年后复发率在 30%~50% 区间波动。神经性贪食症患者的预后要好于神经性厌食症患者[27]。

神经性厌食症的治疗在对于增加患者体重方面尚无有效治疗手段。对于患者的营养状态和生理状况稳定性的评估是第一位的。患者如有电解质紊乱和心电图异常的情况则需要入院进行治疗，当患者临床状况稳定后可以开始进行精神治疗[42,43]。行为改变疗法被用于帮助患者增加体重[44]。精神治疗的效果尚未被确定和认可，但也许有一定的作用[43]。一个近期的报道显示，练习瑜伽的一个额外的效果是对进食障碍有一定的治疗作用[45,46]。药物治疗（抗精神病类药物、二苯环庚啶、抗抑郁药）对于神经性厌食症的治疗效果没有明显改善。氟西汀（一种抗抑郁药）显示在预防已有体重恢复的患者病情复发方

面有一定作用[26-28]。一些和大脑相关的治疗手段已经被推荐用于神经性厌食症的治疗，并有可能有一定的效果[47]。

抗抑郁药物、行为-认知疗法和人际关系治疗都会对神经性贪食症有一定的效果。大部分患者通常会在门诊进行治疗，但出现严重电解质紊乱或严重的贪食症综合征患者可能需要住院进行治疗[26-28]。由经验丰富的交感神经科医师进行的支持疗法可能会对贪食症患者的治疗有一定的作用。这类尝试性治疗被用于种植吞咽-反胃回流循环，或者至少能限制消化系统负担，从而将发生胃破裂或呕吐物误吸的风险降至最低。对发生呕吐或使用泻药的患者要注意补钾[26-28]。

医疗管理

苯二氮䓬类药物用于治疗各种不同的焦虑状态（见表 28.2）。这类药物能间接、选择性地提高 γ-氨基丁酸神经介质的水平。产生这种效应的机制可能包括提高了神经受体接收器对 γ-氨基丁酸的敏感性。苯二氮䓬类药物对一过性紧张和焦虑很有效，因此是用于治疗广泛性焦虑症的药物选择之一。三环类抗抑郁药物和单胺氧化酶抑制剂被用于治疗惊恐障碍。苯二氮䓬类药物被用于治疗和惊恐障碍相关的可提前预知性焦虑，也被用于治疗和惊恐障碍相关的其他类型的焦虑以及和恐惧症相关的焦虑症状[2,3,5]。

地西泮是用于治疗焦虑的标准药物，其他类型的抗焦虑药临床效果都劣于地西泮。抗焦虑药物的治疗持续时间最长不应超过 4 周。为避免发生耐药反应，在续用药 7~10 天后应停药 2~3 天。出现耐药的早期迹象是患者需要增加服药剂量才能获得与之前相同的治疗效果。药物脱瘾反应的主要表现包括肌肉酸痛、兴奋、坐立不安、失眠、意识错乱、谵妄，偶尔发生癫痫发作。有些患者在停药后会出现焦虑复发[8,21,48,49]。

苯二氮䓬类药物的副作用包括日间镇静、轻度认知障碍、攻击和强制性行为反应。苯二氮䓬类药物会增强中枢神经系统的类鸦片效应、巴比妥酸盐类效应和酒精效应，对以下群体的患者是有不良影响的：从事驾驶和操控机械工作的患者、有抑郁情绪或精神疾病的患者、中度或重度酒精成瘾者、孕妇和高龄患者。耐药反应和对药物的习惯性及躯体依赖在治疗剂量范围内就可能发生苯二氮䓬类药物具有成瘾性且与其他精神病类药物有协同增效作用。药物间相互反应主要见于甲氰咪胍和红霉素[8,21,48,49]。

丁螺环酮对与焦虑障碍发生相关的 5-羟色胺受体具有复合激动剂-拮抗剂作用。因此其与苯二氮䓬类药物有类似的抗焦虑作用，但没有镇静、抗痉挛和肌肉松弛的效果。丁螺环酮的抗焦虑效果通常会在用药后 3 周才开始显现，只被推荐短期使用，因此并不是用于治疗焦虑障碍的一线用药[8,21,48,49]。

一些三环类药物和某些镇静类药物具有额外的镇静和抗焦虑作用。临床应用显示这类药物对于治疗广泛性焦虑具有和苯二氮䓬类药物相同的作用，对于惊恐障碍和广场恐惧症的治疗效果优于苯二氮䓬类药物。5-羟色胺再摄取抑制剂和单胺氧化酶抑制剂对恐惧症和惊恐障碍的治疗也是有效的。这类药物的缺点主要包括服用后起效慢、潜在的或原发性的焦虑综合征的恶化、因药物应用过量所产生的毒性以及各种副作用[8,21,48]。

牙科管理

患者对待口腔科医生的态度

患者儿童时期的经历以及其所获得的社会角色对于他（她）如何感受和对待口腔科医生是非常重要的因素。儿童会通过他们的临床医生、口腔科医生、父母、同龄人的教授和经验分享来学习到不同的角色期望。患者也许会认为他们的临床医生和口腔科医生是危险的、强势的，从而引发出他们对医务人员敬畏和憎恶的情感。患者其他的来自与父母一方或双方关系的情感也有可能会被转移到口腔科医生身上，这些尊敬和礼貌的情感和行为对医患关系是有益的。相反，患者的那些对没有限度的爱的需求、对不间断的关注的要求以及患者自身对医生的憎恶和厌恨的情感对良好医患关系的维持是具有破坏性的。口腔科医生应该逐步帮助患者消除不切实际的期望，停止那些不恰当的举止。自初次与患者接触开始就对他们展现出一个尊重、真诚、开诚布公的态度和举止，有助于减少患者不良感受和不好的态度。另外，医患之间的任何问题都应该开诚布公地探讨、澄清，这样才有利于发展和维持一段良好的医患关系。

临床治疗

焦虑

与口腔科治疗相关的焦虑障碍非常常见，但严重的牙科恐惧或焦虑很少见。这类焦虑障碍的来源可以是患者既往负面的就诊经历或对于口腔科治疗非常痛苦的错误观念。一位名为 Armfield 的研究者在对澳大利亚成人口腔科患者调查研究后发现，患者自身的固有观念对产生口腔治疗恐惧的影响要大于患者既往负面治疗经历的影响[50]。在另外一项研究中，Fuentes 及其助手推断口腔科恐惧是一种独特类型的焦虑障碍，有自己的特点，并不需要与所谓的特质性焦虑发生关联[51]。Wan Wijk 和 Hoogstraten 报道口腔注射所产生的疼痛程度取决于口腔焦虑的程度、对口腔疼痛的恐惧程度、对注射的恐惧程度以及注射药液的量[52]。Binkley 及其同事认为与口腔治疗相关的焦虑也许与基因变异有关，如棕发（由于黑皮质素-1 受体基因改变引起）人群[53]。通过调查患者全面的口腔科接触史（包括患者既往负面、不良的治疗经历和患者对于口腔科治疗的自身观念）并注意观察患者是否有发生焦虑的迹象，口腔科医生可以识别出那些在口腔科治疗过程中需要额外支持性治疗的患者。

口腔科医生可以通过身体行为、言语、衣着以及对患者所表现的临床症状和迹象的检查来识别患有焦虑障碍的患者。一个焦虑障碍的人外表通常看起来会展现一种处于过度警觉的状态，并会显现出各种不同的焦虑姿态和行为，例如在椅子上静坐的时候身体前倾，手指、上臂、腿等持续运动，持续站立和走动，在房间中环绕运动，持续检查衣着的各个不同部分，不停抻直领带或丝巾，等等。衣着邋遢等其他与追求完美的情形相反的行为也能在焦虑患者身上看到。焦虑人群还会表现

出对个人所有物或财产特别的留意，总是试图使这些财物处于自己的视线范围内[9]。

一个处于焦虑状态的人经常会机械性、快速地说话，并且他们的言语内容会显得很突兀和不连续。同时他们还会表现出反应过于迅速，往往给他们进行诊治的口腔科医生的问题还没问完他们就给出了答复[9]。

出汗、肌肉紧张、呼吸急促和心率加快也是焦虑状态的表现。患者还可能自述无法入睡或者在半夜时就从睡眠状态醒来并无法继续入睡，腹泻和尿频也很常见。总地来说，焦虑人群总是处于过度警觉和紧张的状态，总是惶恐不安、总是无原因的感到会有迫在眉睫的灾难发生。失眠、紧张和忧虑的状态会导致疲惫，而这会进一步的影响对焦虑障碍或诱因的治疗，从而陷入恶性循环[9]。

在与焦虑状态的患者沟通和交流的过程中，口腔科医生应当表现出足够恰当的与患者进行沟通的倾向。在与这类患者交流过程中，言语性和非言语性沟通技巧都很重要（框 28.3）。一个有用的沟通技巧是在患者显现出焦虑的迹象时开始邀请患者一起讨论与焦虑相关的话题，也包括患者对口腔科医生的态度。在这些谈话过程中，在两个话题谈述过程中应该有一个紧张去除状态的"暂停"，允许患者出现一个暂时性的焦虑状态的回归，这样能帮助患者恢复更多的焦虑去除状态。有些患者对这一过程反应良好，从来没有显现出他们焦虑的原因[9]。

如果一个患者持续性保持焦虑状态，口腔科医生可以选择采取催眠疗法、口服或注射镇静药物，经鼻腔吸入氧化亚氮混合氧气以能够顺利地为患者进行口腔科治疗（见框 28.3）。一项近期的研究显示，针灸对改善口腔科焦虑患者的焦虑水平有所帮助[54]。

焦虑或惊恐障碍发作病史也许与二尖瓣脱垂有关[4,6,55]。在过去，会预防性给予二尖瓣脱垂和瓣膜性回流的患者使用抗生素以预防牙源性感染。根据 2007 版美国心脏协会（American Heart Association, AHA）发布的用药指南，患有二尖瓣脱垂和瓣膜性回流的患者不再需要预防性使用抗生素（见第 2 章）。

患有难治性甲状腺功能亢进的患者也会出现焦虑水平的提升，因此应避免给此类患者使用肾上腺素，即使是在局部麻醉中小剂量使用也应避免（见第 16 章）。对于显示有甲状腺功能亢进迹象和症状的患者，治疗前应请相关临床专科医师进行相应的临床评价并给予处置建议[56]。

创伤后应激障碍

患有创伤后应激障碍的老兵，有可能会把口腔科医生看作一个误导他们并把他们送入战争的代表性权威人物的形象[9]。这些患者可能会把口腔科治疗与失控联系起来，因此口腔科医生必须尝试与这些患者建立起有效的交流和互相信任的关系。静脉注射毒品的患者可能是乙肝病毒携带者（乙肝表面抗原阳性）和人类免疫缺陷病毒携带者（HIV）。严重酗酒的患者可能会有肝脏或骨髓的问题，从而增加这些患者感染出血、伤口延迟愈合以及改变药物在体内代谢的风险。在创伤后应激障碍患者的抑郁阶段，患者常常表现出对个人口腔卫生状况完全没有任何关注，从而增加他们患上龋齿、牙周病和智齿冠周炎的风险。这类患者还有可能发生非典型性面部疼痛、舌痛、颞下颌关节紊乱和夜磨牙[9]。

框 28.3	焦虑障碍患者的牙科治疗注意事项

P

患者评估与风险估计 (patient evaluation and risk assessment) (见框 1. 1)

- 通过评估确认患者是否患有焦虑障碍
- 如果现有的症状和临床表现不能确诊患者是否患有焦虑障碍, 需请专科医生进行会诊

需要关注的潜在的问题和因素

A

镇痛药 (analgesics)	对于焦虑障碍的患者来说术后疼痛控制是非常重要的。根据治疗过程的进展情况, 口腔科医生应当为患者采取恰当的疼痛控制药物 (非类固醇类抗炎药、水杨酸盐、可待因、氧可酮、芬太尼、吗啡等) 当然也可以辅助性使用抗抑郁药、肌松剂、类固醇和抗生素等药物
抗生素 (antibiotics)	除非有感染, 否则一般不需要给患者使用抗生素
麻醉 (anesthesia)	必须在治疗过程中给予患者良好的局部麻醉。可在治疗前一晚和治疗前给予患者苯二氮䓬类药物 (阿普唑仑 0.5mg 片剂; 地西泮 2mg 或 5mg 或 10mg 片剂; 三唑仑 0.125mg 或 0.25mg 片剂), 进行术前镇静治疗。对于焦虑症状更为严重的患者, 可在治疗时给予吸入氧化亚氮、肌肉注射镇静药物 (咪达唑仑、异丙嗪、哌替啶) 或静脉注射镇静药物 (地西泮、咪达唑仑、芬太尼)
焦虑 (anxiety)	与患者建立有效的沟通, 保持开放、诚实的态度。在交流中保持言语性和非言语性沟通内容的连贯性。使用简洁的"问题-回答"的方式解释即将开展的治疗程序以打消患者的担心。最后在治疗过程中如果存在可能导致患者疼痛的情况, 要向患者再次确认即将开始的治疗是一个全程"无痛"的治疗。如果患者表现出过度的焦虑, 确认和留意到患者的这种状态是有帮助的 (如在与患者交流时使用"你今天看起来有些紧张, 要不我们谈谈?"这样的方式)。在整个治疗过程中要在任何可能引起患者不适的操作出现之前预先告知患者, 并让患者知道不适会逐渐减轻。要实现告知患者治疗或可能出现的情况, 会为患者开具哪些药物和措施以将患者的不适降到最低程度。还要告诉患者什么行为药物是应当避免实施和使用的。告知患者任何有可能发生的术后并发症, 如出血、感染或者药物过敏反应。指导患者在出现术后并发症后要及时与就诊的医疗机构及时联系, 如出现严重的出血或药物过敏反应, 及时前往最近的综合医院急诊科室寻求帮助

B

出血 (bleeding)	通常不会发生
呼吸 (breathing)	通常不会发生
血压 (blood pressure)	通常不会发生

C

椅位 (chair position)	没有影响
心血管 (cardiovascular)	很多有恐慌障碍的患者认为自有心脏病发作的情况
会诊 (consultation)	当患者有严重的焦虑障碍问题, 如创伤后应激障碍或恐慌障碍, 应向患者的专科治疗医生咨询以确定患者能否耐受口腔科治疗

D

装置 (devices)	没有特殊要求
药物 (drugs)	没有特殊要求

E

仪器 (equipment)	没有特殊要求
紧急情况 (emergencies)	患有创伤后应激障碍并伴有自杀倾向的患者应寻求精神病专科治疗

F

随诊 (follow-up)	建议常规随诊

应激相关障碍

很多口腔疾病，如口疮性溃疡、扁平苔藓、颞下颌关节紊乱、肌筋膜疼痛以及地图舌的临床表现症状被认为和心理因素有关（应激相关障碍以前被称为心理生理障碍）。上述疾病的皮损表现图例见图 28.6～图 28.10。

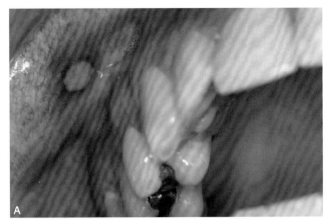
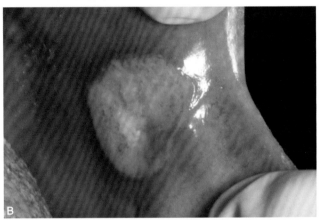

图 28.7　A,位于口腔前庭颊沟黏膜的较小的阿弗他溃疡。B,位于左侧口腔前庭颊沟黏膜的较大的阿弗他溃疡（引自 Neville BW,Damm DD,Allen CM,Bouquot J:Oral and maxillofacial pathology,ed 3,Philadelphia,2009,Saunders）

在上述应激障碍的发病过程中，典型的皮损表现伴随患者情感问题是临床表现的一部分，这种病理过程对患者是有潜在风险的。此类疾病会加重患者焦虑或抑郁的程度，同时患者加重的抑郁或焦虑状态也会对这类疾患的发展起到促进作用从而形成恶性循环。这类疾患可以通过在附录 C 所建议的自我生活计划进行治疗。对于焦虑患者，可给予使用框 28.3 所列出的药

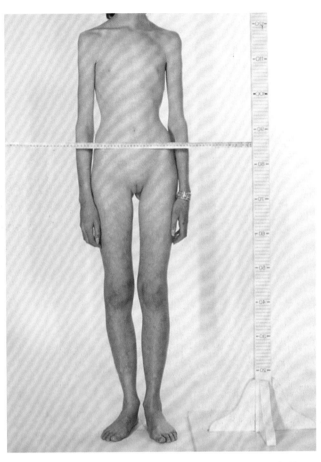

图 28.6　一位患有神经性厌食症的年轻女性。留意其过低的体重和发育不良的乳腺组织（引自 Moshang T:Pediatric endocrinology:the requisites in pediatrics,St. Louis,2005,Mosby）

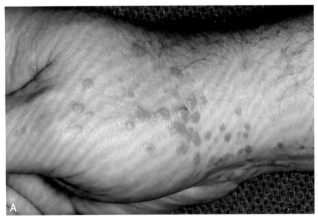
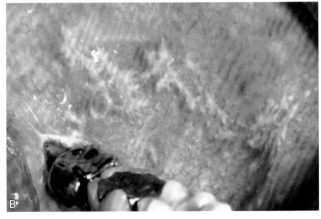

图 28.8　A,位于患者手腕部位的扁平苔藓。B,位于患者颊黏膜的扁平苔藓（引自 Neville BW,Damm DD,Allen CM,Bouquot J:Oral and maxillofacial pathology,ed 3,Philadelphia,2009,Saunders）

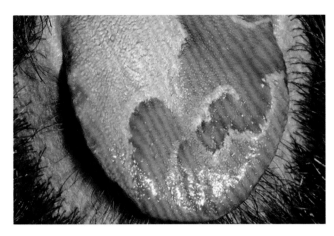

图28.9 地图舌(一种良性游走性舌炎,迁延性红斑狼疮),由红斑、界线清楚的舌乳头萎缩区域构成,并伴有病损区域向舌侧缘发展的趋势(引自 Neville BW, Damm DD, Allen CM, Bouquot J: Oral and maxillofacial pathology, ed 3, Philadelphia, 2009, Saunders)

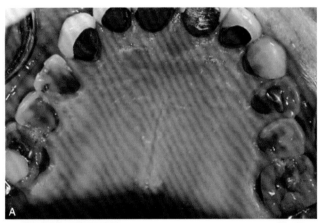

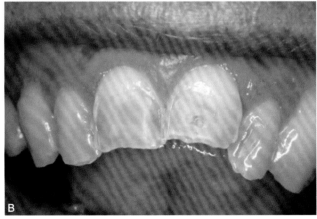

图28.10 A,一名贪食症患者舌侧牙釉质的腐蚀面,原因是患者长期反复自我诱导性催吐胃内容物腐蚀牙釉质。B,患者长期吸吮柑橘类产品引起的颊侧牙釉质腐蚀

物进行镇静治疗。临床对有非典型性面部疼痛、颞下颌关节功能紊乱或肌筋膜疼痛的患者通常给予抗抑郁药物进行治疗。

进食障碍

口腔科医生在对神经性贪食症的患者进行口腔科治疗时所要解决的主要问题有两个:因患者不正常饮食所导致的龋齿以及因患者长期反复呕吐造成的牙齿腐蚀[57]。一项研究[58]显示呕吐物的平均 pH 值是 3.8,牙齿长期暴露在这种环境中会对牙齿造成严重的腐蚀。口腔科医生作为病例的发现者,扮演着非常重要的公共卫生角色。在口腔检查过程中,如果发现病因是因胃内容物习惯性反流导致的牙齿酸蚀症的病例,那么这也许是一个进食障碍病例所被观察到的首要临床表现。进一步会诊能够明确诊断并给予患者恰当的治疗,但很多患者常常否认自己的病态行为。酸蚀症主要波及患牙舌侧面,由于舌体组织能起到一定保护作用,因此上颌牙齿的症状要比下颌牙齿严重。这种典型的腐蚀症状被称为牙冠硬组织破坏。在某些病例,对患牙的腐蚀可波及磨牙和前磨牙的咬合面,磨耗可对这一病理过程起到促进作用[50-52]。必须告知患者神经性贪食症存在的潜在并发症风险(胃穿孔、食道撕裂、心律失常以及死亡),并且要使患者知晓上述并发症风险是可以通过适当的药物和心理治疗规避的[32,59,60]。

一部分贪食症患者习惯进食高碳水化合物食物和碳酸饮料,这类食物会诱发大面积的牙齿龋坏并导致牙齿酸蚀症进一步的加重,对于口腔卫生维护不好的患者尤为明显。因此,改善和提高患者的口腔卫生护理行为对于厌食症患者的口腔维护来说,是一个非常重要的治疗目标[57]。口腔科医生应该教授患者正确的刷牙方法,如何使用牙线以及给患者进行局部涂氟以达到上述目的。应该教授患者使用碳酸氢钠漱口水进行漱口以及在诱发性呕吐后及时刷牙[57]。牙齿敏感的问题可以通过使用脱敏凝胶、局部涂氟和其他方法来解决[57]。

神经性厌食症的患者更难被识别,对他们的口腔治疗维护也更困难。大约40%~50%的神经性厌食症患者同时也患有贪食症,也可以显现出贪食症的口腔病损表现[32,60]。年轻厌食症患者面临体重丧失的问题,如果初步的临床检查和既往史没有证据显示患者患有癌症或糖尿病,那么应当与患者讨论是否有绝食的情况。严重的因厌食症导致的并发症,包括死亡(临床报道厌食症的死亡率可高达15%~20%),也必须直截了当地与患者进行讨论。另外,如果患者为未成年人,应该将病情通知其父母。应尝试各种努力和方法使患者能得到相应专科医生对其病情的评价和治疗。

药物相互作用

临床上用于治疗焦虑的主要药物是苯二氮䓬类药物,这类药物与巴比妥盐、阿片类药物、精神病治疗药物以及红霉素之间的药物相互作用机制和引发的症状,目前已经被认识得非常充分了。通常情况下,这些药物会对苯二氮䓬类药物的中枢神经系统抑制效果产生增效作用。考虑到这些药物与苯二氮䓬类药物的协同增效作用,因此在口腔科治疗中要注意以下两点:①巴比妥盐(在口腔科治疗中不经常使用)和阿片类药物在口腔科主要用于镇静治疗和止痛,在为正在服用苯二氮䓬类药物的焦虑症患者使用时应减量;②口腔科医生在为患者开具苯二氮䓬类药物用于镇静或缓解控制口腔科治疗相关的焦虑问题时应注意患者是否患有精神系统疾病以及是否有服用精神病治疗药物的情况。

总地来说,口腔科医生为了避免药物对中枢神经系统产生过度的抑制作用,在同时使用多种可能产生协同作用的药物时应酌情减量,并且在用药前应咨询患者的精神病专科医生。在患者进行口腔治疗期间,应使用脉搏氧饱和度仪监测患者的相关生命指征是否正常[7-9,61]。

治疗计划注意事项

精神病患者的口腔科治疗计划目标是保持口腔卫生、舒适、功能以及阻止和控制口腔疾病。在没有任何积极预防措施的情况下,患者发生龋齿和牙周疾患的概率会明显增加。患者上述口腔问题增加的原因也许与患者发生口腔干燥症有关,而此症是精神病药物常见的副作用之一,并且精神病患者常常会有典型的不愿进行口腔卫生维护或者口腔卫生维护功能受到损害的情况。另外精神功能障碍患者往往更喜欢进食那些容易使患者患上各类口腔疾患的高碳水化合物的食物和碳酸饮料[9,62]。

诊疗计划要注意以下几点:①每天的口腔卫生维护是必不可少的;②诊疗计划的制订必须考虑到患者的病情和用药情况,以能够做到现实可行;③治疗计划必须要根据患者的精神状态和身体状况能够随时作出调整[63]。

患者的口腔治疗团队应该与其本人和家庭成员进行耐心地沟通和交流,以使其本人和家庭成员对患者的口腔卫生的维护保持积极配合的态度。患者的主治医师应确定患者的精神状态是否正常,以确保患者能作出正确、理智的决定,这些都应与患者本人及其最亲密关系的家人进行详细的讨论,并取得与患者关系最亲密家人的同意[63]。

口腔科治疗计划的另外一个重要方面是关于用药,对于精神功能紊乱的患者,有些药物应避免使用,有些药物应减量使用。在为患者制订治疗计划过程中,建议请相关的精神病专科医师进行会诊,以便明确患者现在的身体和精神状态,确认患者现在正在服用哪些药物,从而确定为患者使用的口腔科治疗用药的剂量和种类,以能够最大程度地降低与患者所服用的治疗精神疾病的药物之间发生药物相互反应的可能性[63]。

对于患有神经性贪食症的患者,不应为其设计和进行过于复杂的修复治疗疗程,除非患者的吞咽-呕吐循环这一病态过程能够停止。对于有些病例,可为患者进行全冠修复以对患牙进行保护。当患者的全身状况稳定后,可针对其严重的牙齿酸蚀状况进行牙齿修复治疗。医生和患者都应该清楚的是,由于患者往往会发生重复性慢性呕吐,因此修复治疗失败和酸蚀症的复发是很常见的[57]。幸运的是随着树脂复合材料和粘接系统不断的发展和进步,现在可以在牙体组织预备量极低的情况下为患者进行牙体修复治疗,并且花费也不高。因此,和过去不同的是,现在在患者病理性呕吐还未得到有效的控制的情况下,为患者进行牙体缺损的修复治疗也是可以的[64]。

口腔并发症和处理

神经性贪食症的患者往往伴有牙体组织舌侧和咬合面的严重的腐蚀(见图 28.9),患牙可出现对触碰和低温刺激的敏感性增加的情况。龋齿在这些患者中很常见,患者唾液分泌量也会减少,常自述口干。上述糟糕的口腔卫生状况会增加患者患上牙周疾病的风险。患者的腮腺体积往往会变大,神经性厌食症的患者也可以出现唾液分泌减少、口干、口腔黏膜萎缩以及腮腺变大的情况[57]。

（王　迪）

参考文献

1. American Psychiatric Association. *Diagnostic and Statistical Manual of Mental Disorders (DSM-5TM)*. 5th ed. Arlington, VA: American Psychiatric Publishing; 2013:1-947.
2. Rowney J. Anxiety disorders. In: Carey WD, ed. *Current Clinical Medicine 2009 - Cleveland Clinic*. Philadelphia: Saunders Elsevier; 2009:983-988.
3. Schiffer RB. Psychiatric disorders in medical practice. In: Goldman L, Ausiello D, eds. *Cecil Medicine*. 23rd ed. Philadelphia: Saunders Elsevier; 2008:2628-2638.
4. Vogel LR, Muskin PR. Anxiety Disorders. In: Cutler JL, Marcus ER, eds. *Saunders Text and Review Series: Psychiatry*. Philadelphia: W.B. Saunders Company; 1999:105-127.
5. Reus VI. Mental disorders. In: Fauci AS, ed. *Harrison's Principles of Internal Medicine*. 17th ed. New York: McGraw-Hill; 2008:2710-2723.
6. Association AP. *Anxiety Disorders. Diagnostic and Statistical Manual of Mental Disorders (DSM-IV-TR)*. 4th ed. Washington DC: American Psychiatric Association; 2000:429-485.
7. Reus VI. Mental Disorders. In: Kasper DL, Braunwald E, Fauci AS, et al, eds. *Harrison's Online Principles of Medicine*. 16th ed. New York: McGraw-Hill; 2005:2547-2562.
8. Saver DF, Ferri FF, Pearson RL, et al Anxiety. Elsevier 2006; 2006. http://www.firstconsult.com/anxiety. Accessed 25 March 2006.
9. Little JW. Anxiety disorders: dental implications. *J Gen Dent*. 2003;51(6):562-570.
10. Pollack EF, Baustian GH, Jones RC, et al Schizophrenia. Elsevier 2006; 2006. http://www.firstconsult.com/schizophrenia. Accessed 26 March 2006.
11. Scherger J, Sudak D, Alici-Evciment Y. Depression. Elsevier 2006; 2006. http://www.firstconsult.com/depression. Accessed 25 March 2006.
12. Scully C, Cawson RA. *Medical Problems in Dentistry*. 5th ed. Edinburgh: Elsevier (Churchill Livingstone); 2005.
13. Canton-Cortes D, Canton J. Coping with child sexual abuse among college students and post-traumatic stress disorder: the role of continuity of abuse and relationship with the perpetrator. *Child Abuse Negl*. 2010;34(7):496-506.
14. Jubran A, Lawm G, Duffner LA, et al. Post-traumatic stress disorder after weaning from prolonged mechanical ventilation. *Intensive Care Med*. 2010;36(12):2030-2037.
15. Hari R, Begre S, Schmid JP, et al. Change over time in posttraumatic stress caused by myocardial infarction and predicting variables. *J Psychosom Res*. 2010;69(2):143-150.
16. Elklit A, Reinholt N, Nielsen LH, et al. Posttraumatic stress disorder among bereaved relatives of cancer patients. *J Psychosoc Oncol*. 2010;28(4):399-412.
17. Judd LL, Britton KT, Braff DL. Mental disorders. In: Isselbacher KJ, Brauwald E, et al, eds. *Harrison's Principles of Internal Medicine*. 13th ed. New York: McGraw-Hill, Inc.; 1994:2400-2420.
18. Goldberg RJ. *Practical Guide to the Care of the*

Psychiatric Patient. St. Louis: Mosby; 1995.

19. Davis LL, English BA, Ambrose SM, et al. Pharmacotherapy for post-traumatic stress disorder: a comprehensive review. *Expert Opin Pharmacother.* 2001;2(10):1583-1595.

20. Pereira A. Combat trauma and the diagnosis of post-traumatic stress disorder in female and male veterans. *Mil Med.* 2002;167(1):23-27.

21. Kabongo ML, Jones RC, Stangler RS, et al Posttraumatic Stress Disorder. Elsevier 2006; 2006. http://www.firstconsult.com/posttraumaticstressdisorder. Accessed 25 March 2006.

22. Healy D. *Psychiatric Drugs Explained.* 5th ed. St. Louis: Churchill Livingstone Elsevier; 2009.

23. Dickstein BD, McLean CP, Mintz J, et al. Unit cohesion and PTSD symptom severity in Air Force medical personnel. *Mil Med.* 2010;175(7):482-486.

24. North CS, Suris AM, Davis M, et al. Toward validation of the diagnosis of posttraumatic stress disorder. *Am J Psychiatry.* 2009;166:34-41.

25. Association AP. Eating disorders. In: *Diagnostic and Statistical Manual of Mental Disorders (DSM-IV-TR).* 4th ed. Washington DC: American Psychiatric Association; 2000:583-597.

26. Marcus DM. Eating disorders. In: Goldman L, Ausiello D, eds. *Cecil Medicine.* 23rd ed. Philadelphia: Saunders Elsevier; 2008:1640-1642.

27. Franco KN. Eating disorders. In: Carey WD, ed. *Current Clinical Medicine 2009 - Cleveland Clinic.* Philadelphia: Saunders Elsevier; 2009:1013-1018.

28. Walsh BT. Eating disorders. In: Fauci AS, ed. *Harrison's Principles of Internal Medicine.* 17th ed. New York: McGraw-Hill; 2008:473-478.

29. Simon JJ, Skunde M, Walther S, et al. Neural signature of food reward processing in bulimic-type eating disorders. *Soc Cogn Affect Neurosci.* 2016.

30. Redston S, Tiller J, Schweitzer I, et al. 'Help us, she's fading away': How to manage the patient with anorexia nervosa. *Aust Fam Physician.* 2014;43(8):531-536.

31. West DS. The eating disorders. In: Goldman L, Ausiello D, eds. *Cecil Textbook of Medicine.* Philadelphia: Saunders; 2004:1336-1338.

32. Majid SH, Treasure JL. Eating disorders. In: Wright P, Stern J, Phelan M, eds. *Core Psychiatry.* 2nd ed. Edinburgh: Elsevier; 2005:217-241.

33. Sabel AL, Rosen E, Mehler PS. Severe anorexia nervosa in males: clinical presentations and medical treatment. *Eat Disord.* 2014;22(3):209-220.

34. Wilhelm J, Muller E, de Zwaan M, et al. Elevation of homocysteine levels is only partially reversed after therapy in females with eating disorders. *J Neural Transm.* 2010;117(4):521-527.

35. Vanderlinden J, Kamphuis JH, Slagmolen C, et al. Be kind to your eating disorder patients: the impact of positive and negative feedback on the explicit and implicit self-esteem of female patients with eating disorders. *Eat Weight Disord.* 2009;14(4):e237-e242.

36. Metral M, Guardia D, Bauwens I, et al. Painfully thin but locked inside a fatter body: abnormalities in both anticipation and execution of action in anorexia nervosa. *BMC Res Notes.* 2014;7:707.

37. Derman O, Kilic EZ. Edema can be a handicap in treatment of anorexia nervosa. *Turk J Pediatr.* 2009;51(6):593-597.

38. Robertson C, Millar H. Hyperamylasemia in bulimia nervosa and hyperemesis gravidarum. *Int J Eat Disord.* 1999;26(2):223-227.

39. Metzger ED, Levine JM, McArdle CR, et al. Salivary gland enlargement and elevated serum amylase in bulimia nervosa. *Biol Psychiatry.* 1999;45(11):1520-1522.

40. Weltzin TE, McCabe E, Flynn D, et al. Anorexia and bulimia nervosa. In: Bardin CW, ed. *Current Therapy in Endocrinology and Metabolism.* 5th ed. St. Louis: Mosby; 1994:15-21.

41. Fichter MM, Quadflieg N. Mortality in eating disorders - results of a large prospective clinical longitudinal study. *Int J Eat Disord.* 2016;49(4):391-401.

42. Duarte C, Ferreira C, Pinto-Gouveia J. At the core of eating disorders: Overvaluation, social rank, self-criticism and shame in anorexia, bulimia and binge eating disorder. *Compr Psychiatry.* 2016;66:123-131.

43. Abbate-Daga G, Marzola E, Amianto F, et al. A comprehensive review of psychodynamic treatments for eating disorders. *Eat Weight Disord.* 2016.

44. Smith C, Fogarty S, Touyz S, et al. Acupuncture and acupressure and massage health outcomes for patients with anorexia nervosa: findings from a pilot randomized controlled trial and patient interviews. *J Altern Complement Med.* 2014;20(2):103-112.

45. Vancampfort D, Vanderlinden J, De Hert M, et al. A systematic review of physical therapy interventions for patients with anorexia and bulimia nervosa. *Disabil Rehabil.* 2014;36(8):628-634.

46. Carei TR, Fyfe-Johnson AL, Breuner CC, et al. Randomized controlled clinical trial of yoga in the treatment of eating disorders. *J Adolesc Health.* 2010;46(4):346-351.

47. Coman A. Emerging technologies in the treatment of anorexia nervosa and ethics: Sufferers' accounts of treatment strategies and authenticity. *Health Care Anal.* 2014.

48. Ashton CH. Insomnia and anxiety. In: Walker R, Edwards C, eds. *Clinical Pharmacy and Therapeutics.* 2nd ed. London: Churchill Livingstone; 1999:393-408.

49. Pratt JP. Affective disorders. In: Walker R, Edwards C, eds. *Clinical Pharmacy and Therapeutics.* 2nd ed. London: Churchill Livingstone; 1999:409-425.

50. Armfield JM. Towards a better understanding of dental anxiety and fear: cognitions vs. experiences. *Eur J Oral Sci.* 2010;118(3):259-264.

51. Fuentes D, Gorenstein C, Hu LW. Dental anxiety and trait anxiety: an investigation of their relationship. *Br Dent J.* 2009;206(8):E17.

52. van Wijk AJ, Hoogstraten J. Anxiety and pain during dental injections. *J Dent.* 2009;37(9):700-704.

53. Binkley CJ, Beacham A, Neace W, et al. Genetic variations associated with red hair color and fear of dental pain, anxiety regarding dental care and avoidance of dental care. *J Am Dent Assoc.* 2009;140(7):896-905.

54. Rosted P, Bundgaard M, Gordon S, et al. Acupuncture in the management of anxiety related to dental treatment: a case series. *Acupunct Med.* 2010;28(1):3-5.

55. Friedlander AH, Gorelick DA. Panic disorder: its association with mitral valve prolapse and appropriate dental management. *Oral Surg Oral Med Oral Pathol.* 1987;63(3):309-312.

56. Little JW. Thyroid disorders: part I, Hyperthyroidism. *Oral Surg Oral Med Oral Path Oral Radiol Endod.* 2006;101(3):276-284.

57. Little JW. Eating disorders. *Oral Surg Oral Med Oral Path Oral Radiol Endod.* 2002;93(2):138-144.

58. Milosevic A, Brodie DA, Slade PD. Dental erosion, oral hygiene, and nutrition in eating disorders. *Int J Eat Disord.* 1997;21(2):195-199.

59. Foster DW. Anorexia nervosa and bulimia nervosa. In: Fauci AS, Braunwald E, Isselbacher KJ, et al, eds. *Harrison's Principles of Internal Medicine.* 14th ed. New York: McGraw-Hill; 1998:462-472.

60. Devlin MJ. Eating disorders. In: Cutler JL, Marcus ER, eds. *Saunders Text and Review Series: Psychiatry.* Philadelphia: W.B. Saunders Company; 1999: 170-185.

61. Feinstein RE. Cognitive and mental disorders due to general medical conditions. In: Cutler JL, Marcus ER, eds. *Saunders Text and Review Series: Psychiatry.* Philadelphia: W.B. Saunders Company; 1999:81-104.

62. Little JW. Dental implications of mood disorders. *J Gen Dent.* 2004;52(5):442-450.

63. Little JW. Alzheimer's disease. *J Gen Dent.* 2005;53(4): 289-298.

64. Spreafico RC. Composite resin rehabilitation of eroded dentition in a bulimic patient: a case report. *Eur J Esthet Dent.* 2010;5(1):28-48.

第 29 章　精神疾病

定义

美国精神医学协会（The American Psychiatric Association, APA）在 2013 年出版了第 5 版《精神紊乱性疾病的诊断和统计学手册》（*The Diagnostic and Statistical Manual of Mental Disorders*, DSM）[1]。这本手册对神经发育性疾病、精神分裂疾病谱和其他精神疾病、双相型障碍和相关疾病、抑郁症、焦虑性障碍、饮食障碍、睡眠障碍、物质使用相关障碍、成瘾性疾病等进行了详细的描述。

由于第 5 版手册的内容尚未被医学工作者广泛认可，因此本书作者决定在本书中沿用第 4 版手册对精神疾病的分类、诊断以及其他方面的标准。

精神疾病问题对口腔科治疗的影响非常重要，这些疾患可以影响不同口腔科疾病的临床进程，延长治疗过程，抑制或降低患者的机体功能水平，并会对疾病的预后和治疗效果产生负面影响。值得注意的是，与使用毒品和酒精相关的精神疾病在诱因为药物治疗相关的精神疾病中占有相当的比例。

并发症：出血、感染、低血压（与使用毒品有关）和体位性低血压、迟发性运动障碍、抗精神病药物恶性症候群（罕见）、与死亡和自杀相关的抑郁症。

流行病学

精神障碍在当代社会很常见。在美国，大约有 1/3 的人群在他们一生中至少经历过 1 次精神疾病的发作，同时在美国约有 20%～30% 的成年人在 12 个月内经历过 1 次或多次的精神疾病的发作，约有 5% 的人口遭受过严重的情感障碍的折磨。精神分裂症的发病率据报道约为 1.1%[2-5]。在老年人群，躯体疾病是导致这个年龄段人群发生精神疾病的重要原因。在患有躯体疾病的高龄患者中，约有 11%～15% 发生过抑郁症，约10%～20% 的发生过焦虑障碍，包括恐惧症。

在年龄超过 65 岁的女性中，恐惧症是发病率最高的精神疾病。约有 20% 的老年人患有物质滥用相关障碍[6]。根据一项研究显示，在前往维吉尼亚公众健康大学牙科学院寻求口腔科治疗的患者中随机挑选的 442 名患者中，各种精神疾病的发病率达到了 28%[7]，其中被报告最多的精神疾病是抑郁症[6]。

情感障碍

定义

情感障碍是以情绪和情感极度夸张和困扰的表现为特征的各种精神疾病的总称。这些疾病表现为心理上、认知上、精神运动方面的功能失调。情感障碍倾向于表现为周期性疾病，包括抑郁症和双相型功能障碍[4,5,8-10]。

流行病学

在美国，约有 5% 的成年人患有典型的情感障碍，在女性人群中发生率更高（表 29.1）。重度抑郁症可以发生在任何年龄，

表 29.1　情绪障碍的流行病学

类别	抑郁障碍	双相型障碍
发病率	重度抑郁 • 时点患病率： 　男性：2%～4% 　女性：4%～6% 　高龄人群：11%～15% • 终身患病率： 　全部人群：15%～20% • 离异或分居人群中发病率更高 情绪不良（轻度抑郁）： • 时点患病率： 　男性：5% 　女性：8%	双极障碍： • 终身患病率：0.6%～0.9% • 如果将所有亚型都计算在内的话，可达到 1%～10% • 年发病情况： 　男性：每 100 000 人中有 9～15 人患病 　女性：每 100 000 人中有 7.4～32 人患病 • 高社会经济地位人群中发病率更高 • 发病率没有种族差异 • 离异人群中发病率更高 环性心境： • 终身发病率：0.4%～3.5%

表 29.1　情绪障碍的流行病学（续）		
类别	抑郁障碍	双相型障碍
发病年龄	25~40 岁之间易发 可在儿童时期发病 也可在 40 岁以后发病 20 世纪 40 年代以后出生的人群发病率更高，发作年龄更早	青少年时期或 25 岁以前易发 也可在儿童时期发病 环性心境的症状可在躁狂症或抑郁症发作前先行出现
家族性和遗传学研究	单相抑郁的患者其家庭成员相对更易患有重性抑郁症、轻度抑郁以及极少数双相抑郁 低年龄发作性、反复发作性和精神病性抑郁症似乎有一定遗传相关性	患有双相型障碍的患者其家人亲属中患有双相型障碍、单相抑郁障碍、环性心境和情感分裂症性精神障碍的比例也更高
双生子研究	单卵孪生的一致性： • 复发性抑郁症：59% • 单相性抑郁症：33% 单卵双生子的发病一致性是异卵双生子的 4 倍	单卵双生子的双相型障碍发病一致性约为 72%，同性别异卵双生子的发病一致性为 19%

引自 Schiffer RB：Psychiatric disorders in medical practice. In Goldman L, Ausiello D, editors：*Cecil textbook of medicine*, ed 23, Philadelphia, Saunders, 2008.

但在 30~40 岁年龄段的中年人中发病率最高，近些年来在 15 岁以上的青少年和 19 岁以上的青年人中发病率有所增加[11]。如果以人的生命全长为单位来看，重度抑郁的发病率为 15%~20%[4]。在美国，生活在城市的人群的重度抑郁症的时点发病率男性为 2%~4%，女性为 4%~6%。在 55 岁以后年龄段，男性的重度抑郁症发病率开始超过女性[11]。大约 1/3 的抑郁人群需要相应的医学治疗，30% 慢性抑郁症的患者长期伴随残留症状和社会危害[4,5,11,12]。

病因

既往有很多学者提出过各种不同的理论以试图阐述关于情感障碍的病因。大脑内去甲肾上腺素和 5-羟色胺（一种神经介质）含量的降低被认为会导致抑郁症，而这些神经递质含量的增加会引起躁狂症的发作。现在研究显示抑郁症和躁狂症的病因是非常复杂的[5,9,12]。目前的研究主要集中在去甲肾上腺素和 5-羟色胺与大脑神经系统的相互作用以及这些神经递质感受器的数量和功能异常两个方面。促甲状腺素和甲状腺刺激激素的长期相互作用以及由促肾上腺皮质激素因子分泌的可的松和促肾上腺皮质激素的长期相互作用与抑郁症的发生发展有一定的关系。这一医学模型显示抑郁症是长期压力反应的结果[4,5,11,12]。

临床表现和治疗

抑郁症

第 4 版 DSM 把抑郁症分为三个类型：重度抑郁症、心境恶劣障碍和无特定原因抑郁症（NOS）[1]。重度抑郁症（单相性）是情感障碍的主要类型之一，患有重度抑郁症的患者在一天内的大部分时间都表现出抑郁症的症状，特征性表现为对大多数日常活动没有任何兴趣，表现出特征性的体重增加或降低，出现失眠或嗜睡的症状（框 29.1）。这些症状至少持续 2 周以上，才可以考虑对患者作出抑郁症的诊断。在发生过 1 次重度抑

郁发作的人群中，其中约 50%~80% 的人发生过 1 次以上的普通抑郁症状发作，这其中有 20% 的患者会继发躁狂症状发作，这些患者应被重新定义为双相型障碍。如果不进行治疗的话，重度抑郁症的病情通常会持续 8~9 个月（见框 29.1）。

双相型障碍

第 4 版 DSM 列举了四种不同类型的双相型障碍：Ⅰ 型双相型障碍、Ⅱ 型双相型障碍、循环性精神病患，以及无特定原因性双相型障碍（双相型障碍 NOS）（图 29.1）[1]。图 29.2A 列举了情绪方面正常的各种变化情况。Ⅰ 型双相型障碍主要表现为：①躁狂和重度抑郁反复发作；②同一患者在不同时间段呈现出躁狂和重度抑郁的混合发作；③各种不同症状在同一时间段内同时发作（图 29.2，B）。躁狂状态的基本特征是在一段明确的时期内，患者的情绪处在高昂、健谈或者易怒的状态（表 29.2）。躁狂综合征相关症状还包括自尊心膨胀、自夸、睡眠减少、过分健谈、意念飘忽、注意力分散、精神运动激越、过度愉悦状态等。在躁狂阶段，患者的情绪通常表现为充满欣快感、高兴或者可以形容为"嗨"的状态，是一种以不停止的、无选择性的热情或与他人的互动为特点的情绪和状态。但是，这种占主导地位的情绪紊乱状态是一种很容易被激惹和激怒的状态。患者通常说话声音很大、语速很快、言语内容不易阐释清楚，行为动作可以表现为有侵犯性和强迫性。患者往往喜欢穿戴五颜六色的服饰和喜欢奇装异服，长时间不睡觉在双相型障碍患者中也很常见。由于缺乏判断力，因此常会面临一些法律和经济问题，在这类人群中，吸毒和酗酒的问题也很常见[4,5,13,14]。

Ⅱ 型双相型障碍主要表现为严重抑郁和轻度躁狂症的反复发作。循环性精神病主要表现为反复发作的、以轻度躁狂为主要表现的双相型障碍。无特定原因性双相型障碍（双向型障碍 NOS）指的是患者发作时只表现出前面三种双相型障碍的部分特点，例如患者只表现出反复出现的轻度躁狂而没有抑郁症的表现。患有双相型障碍的患者至少会有 1 次的躁狂或轻度躁狂的发作[1,4,9,13,14]。

框 29.1　抑郁障碍的诊断标准

严重抑郁发作	情绪不良（轻度抑郁）
有至少其中 5 种症状在 2 周内同时出现（至少有 1 种症状属于情感低落或兴趣、愉悦失去的症状）：	• 一天大部分时间都处于情绪低落状态，持续时间至少 2 年
• 一天内的大部分时间都处于情绪低落的状态	• 抑郁时，出现以下至少 2 种及 2 种以上症状：
• 标志性表现出对大多数日常活动没有任何兴趣	• 食欲低下
• 在饮食量没有任何改变的情况下，出现标志性的体重增加或降低	• 失眠或嗜睡
• 几乎每天都出现失眠或嗜睡的情况	• 易疲惫
• 几乎每天都能被身边的人观察到精神运动性激越或阻滞的现象	• 自信心低下
• 几乎每天都会感到疲惫	• 无法集中精力或优柔寡断
• 认为自己一无是处或充满过度的负罪感	• 无助感
• 无法集中精力或总是优柔寡断	• 在 2 年内的时间段内，患者无症状期不会超过 2 个月
• 反复出现死亡的想法，或者展示出自杀的想法，这种想法可以是无计划的、有计划的或者曾被患者尝试实施过	• 在出现症状前 2 年内不会发生严重抑郁发作
• 没有机体方面的因素引发或维持这种精神障碍	• 不发生混合性躁狂发作
• 对所爱或至亲之人的离世的反应异于常人	• 在精神病性精神障碍期不会同时出现情绪不良发作
• 发作间歇期患者会出现妄想或幻觉，可持续 2 周左右	• 上述症状并非由使用精神药物所引起
• 不会叠加精神分裂症、精神分裂症样障碍、妄想性精神障碍等其他精神疾病发作	• 上述症状会引起患者的痛苦和功能性损害

引自 Schiffer RB：Psychiatric disorders in medical practice. In Goldman L, Ausiello D, editors：*Cecil textbook of medicine*, ed 23, Philadelphia 2008, Saunders.

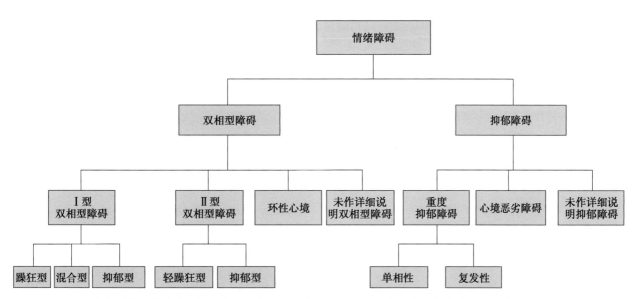

图 29.1　DSM 中所列举的情绪障碍的种类。患有双相型障碍的患者至少有 1 次抑郁或躁狂的发作。环性心境的患者主要临床表现为反复发作的轻度躁狂和轻度抑郁往复发作。重度抑郁障碍通常是复发性的，但也有患者终身只发作 1 次。心境恶劣障碍是一种表现为持续时间 2 年以上的轻度抑郁障碍

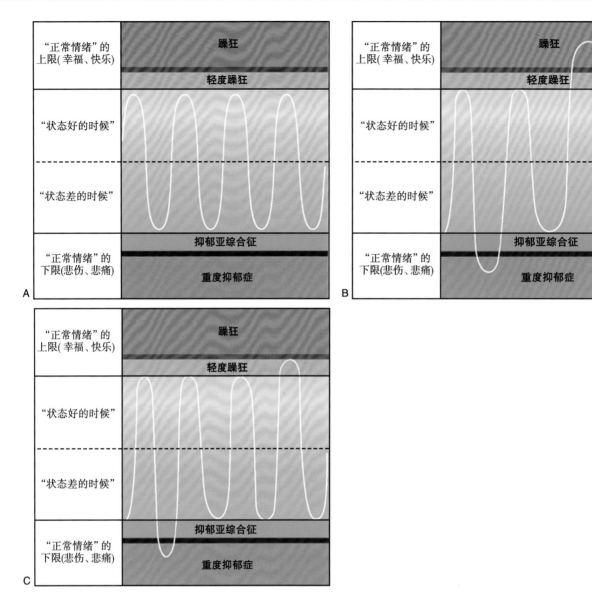

图 29.2　A, 正常情绪周期; B, Ⅰ型双相型障碍; C, Ⅱ型双相型障碍(引自 Khalife S: Bipolar disorder. In Carey WD, editor: Current clinical medicine 2009-Cleveland Clinic, ed 2, Philadelphia, 2010, Saunders.)

表 29.2　轻度躁狂和躁狂症的临床特征		
临床表现	轻度躁狂	躁狂
外表	可以没有特征性表现行为举止可以是真诚的	外表惹人注目,患者的衣着可以反映其情绪状态,行为举止可以是真诚的,在疾病状态严重期间可出现疲惫和思维混乱的表现
行为	喜好社交,自我克制能力丧失	表现出过度兴奋和活力自我克制能力丧失
语言	健谈,表现为轻度的欣快症或易怒性	言语紧迫、兴高采烈或易被激怒、无限乐观,夜间型躁狂症患者状态更加不稳定
间歇期	食欲增加,睡眠减少性欲增加	食欲增加,睡眠减少性欲增加
精神病症状	不存在,思想可能会有膨胀性	思想可能会有膨胀性,可能出现妄想、第二人称幻听,人前自我夸大。Schneiderian 一级症状(一种与精神分裂症相关的症状)发生率约为 10%~20%
认知功能	轻度注意力分散	标志性注意力分散,在疾病严重阶段会出现更多标志性功能障碍
自知力	通常不会改变	自知力丧失,特别在疾病严重阶段更为明显

引自 Mackin P, Young A: Bipolar Disorders. In Wright P, Stern J, Phelan M, editors: Core psychiatry, ed 2, Edinburgh, 2005, Elsevier.

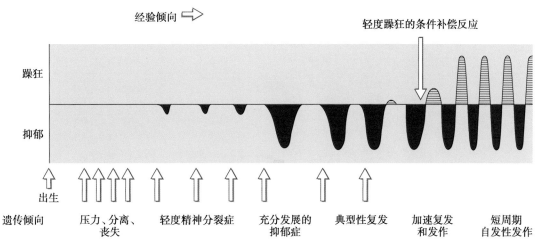

图 29.3　复发性情绪障碍的自然病史：一个完整过程的模型。遗传因素和早期环境压力可能情绪障碍发病的诱因。疾病的发作早期可能与环境因素有关，晚期则呈现出发作间歇更短、无诱因自发性发作的状态

　　患者一旦有过 1 次躁狂发作的经历，也可以作出双相型障碍诊断，即使患者从没有过抑郁症发作的经历。大多数最终发展为躁狂症的患者都有过抑郁症的阶段，但约有为 10% 的双相型障碍患者在最终确诊时都一直仅仅只有躁狂症发作病史[15]。

　　相对于女性，男性患者更容易出现更多次数的躁狂发作。未经治疗干预的双相型障碍患者，在他们一生中平均的发作次数为 9 次。随着年龄的增长，发作周期的次数会呈现增加的趋势，但每个发作周期的时间呈现缩短的趋势（图 29.3）。每个发作周期时长平均为 9 个月。相对于单相型情感障碍的患者，双相型障碍情感障碍的患者诸如因病住院、离异、自杀等情感经历会更多[16]。

医疗管理

　　表 29.3 列举了常用的抗抑郁药。用于治疗重度抑郁的一线用药是选择性 5-羟色胺再吸收抑制剂（SSRI），如西酞普兰。舍曲林、文拉法辛和安非拉酮是二线抗抑郁药，可用于服用西酞普兰后缓解无效的患者[4,5,11-13]。上述药物主要应用于治疗重度抑郁症、心境恶劣障碍和无特定原因性抑郁症，但在双相型障碍伴随抑郁症的治疗中起到的效果有限。双相型障碍伴随抑郁症的治疗首选用药是抗精神病药物和抗抑郁药物氟西汀[4,5,9,12,17]。

　　用于治疗双相型障碍的基本用药是情绪稳定剂类药物，这类药物同时对躁狂症和抑郁症都有作用（表 29.4）。常用药物包括锂盐类药物、丙戊酸、双丙戊酸钠、拉莫三嗪和卡巴咪嗪[18]。其中最常用的情绪稳定剂类药物是碳酸锂，锂盐类药物对欣喜型躁狂症患者最为有效。在由于医疗原因无法给予患者锂盐类药物或锂盐类药物无效的情况下，可给予患者具有情绪稳定作用的抗惊厥药物（如丙戊酸、双丙戊酸钠、拉莫三嗪和卡巴咪嗪）[9]。

　　电休克疗法也是一种应对躁狂症发作的有效治疗手段[19]。电休克疗法可用于暴力型躁狂发作、谵妄和衰竭的对症治疗，也可用于进行药物治疗后长时间（数周以上）不见效的患者。双相型抑郁症的患者服用抗抑郁药物后的临床症状可由抑郁症状态转变为躁狂症状态或混合状态，也可引起两种状态在短时间内快速转换的情形。为避免上述情况的出现，应在给予患者抗抑郁药物治疗的同时联合应用情绪稳定剂类药物[4,5,9]。

表 29.3　常用抗抑郁药物（以分子结构分类）

药物	商品名	说明
三环类药物		
阿密曲替林	Elavil	
三甲丙咪嗪	Surmontil	
脱甲丙咪嗪	Norpramin	
多虑平	Sinequan	
丙咪嗪	Tofranil	
去甲阿米替林	Pamelor	
普罗替林	Vivactil	
四环类药物		
马普替林	Ludiomil	
选择性 5-羟色胺再吸收抑制剂		
依他普仑	Lexapro	
氟西汀	Prozac	
三氟戊肟胺	Luvox	
帕罗西汀	Paxil	
舍曲林	Zoloft	
单胺氧化酶抑制剂		
苯乙肼	Nardil	服用单胺氧化酶抑制剂类药物的患者应选择无酪胺食谱
反苯环丙胺	Parnate	
不典型或非三环类药物		
萘发扎酮	Serzone	与丙咪嗪效果相同
文拉法辛	Effexor	选择性去甲肾上腺再洗手抑制剂可能对抑制抑郁症状有效
阿莫沙平	Asendin	
安非拉酮	Wellbutrin	可能对治疗非典型性抑郁症有效
米尔塔扎平	Remeron	加量间隔周期为 1~2 周
氯哌三唑酮	Desyrel	可用于治疗睡眠障碍的二线用药
度洛西汀	Cymbalta	治疗疼痛症状

引自 Schiffer RB：Psychiatric disorders in medical practice. In Goldman L, Ausiello D, editors：*Cecil textbook of medicine*, ed 23, Philadelphia 2008, Saunders.

表 29.4 双相型障碍初始治疗指导原则

药物或类别指示	步骤 1		步骤 2		步骤 3
	开始剂量	目标	药物	开始剂量	额外选择
抑郁症					
金属锂	300~450mg 每天 2 次	血清水平 >0.8mEq/L	OFC*	6mg/25mg 睡前服用	金属锂、OFC、喹硫平联合应用
拉莫三嗪	初始剂量为每天 1 次，每次 25mg，目标剂量取决于合并用药情况	50~200mg/d	喹硫平（正在等待 FDA 批准用于治疗 I 型和 II 型抑郁症）	100mg，睡前服用，至第 3 天逐步增量到 300mg	与一种或多种传统抗抑郁药** 在步骤 1 或步骤 2 合并使用 电惊厥疗法
躁狂症					
金属锂	每天 3 次，每次 300~450mg	血清水平达到 1.0~1.5mEq/L	从锂、丙戊酸和非典型抗精神病药物（除奥氮平和氯氮平外）选择两种合并使用		从锂、丙戊酸和非典型抗精神病药物、卡巴咪嗪、托吡酯中选择与步骤 2 组合不同的两种药物合并使用
丙戊酸	每天 3 次，每次 500mg				
双丙戊	750mg				
酸钠	睡前服用				
非典型抗精神病药物（除氯氮平和阿立哌唑外）	初始剂量取决于所选择服用药物				电惊厥疗法 氯氮平 三联用药

　* OFC：奥氮平-氟西汀合剂，已经被 FDA 批准用于治疗双相型障碍 I 型抑郁

　** 包括选择性 5-羟色胺再吸收抑制剂、5-羟色胺-去甲肾上腺素再吸收抑制剂、安非拉酮、文拉法辛和米尔塔扎平

　引自 Khalife S，Singh V，Muzina DJ：Bipolar disorder. In Carey WD，editor：Currrent clinical medicine 2009—Cleveland Clinic，Philadelphia，2009，Saunders.

　　锂盐类药物的连续应用时间通常为 7~10 天，以达到理想的治疗效果。对于大多数抗抑郁药物，通常在达到良好的治疗效果前会有约 10~21 天的延迟期[4,5]。

　　据估计，美国每年约有 3 万起自杀行为发生，这其中约有 70% 的自杀者患有重度抑郁症。临床医生在对抑郁症患者进行诊治的过程中必须尽可能及时发现并尽力阻止患者的自杀倾向性行为。通常情况下，下列因素会增加患者发生自杀行为的风险：酗酒、滥用药物、社会隔离、老年男性状态、疾病终末期、未经诊断或治疗的精神障碍性疾病。有下列情形的患者发生自杀行为的风险最大：既往有过自杀行为、酗酒或滥用药物、近期内被诊断患有严重或致命性疾患、失去爱人、近期退休、自己独自生活或缺乏足够社会支持帮助的人群。那些已有计划自杀并采取相应手段实施自杀行为的人是最具有死亡风险的人群。在情感障碍患者经过药物治疗病情稳定后，可以开始进行以洞察力为导向的心理治疗，作为一种辅助治疗手段为患者提供帮助[5,13,19,20]。

　　一个令人感兴趣的潜在的可能是社会名人自杀行为所引发的国际范围的示范效应[21]。例如在 2009 年，时任德国国家足球队守门员 Robert Enke 卧轨自杀事件后，全世界范围内发生卧轨自杀事件的情况有明显增加，欧洲范围内与火车有关自杀事件的数量也明显增加。这是一种世界范围的盲目模仿效应，或者是对这种特别自杀方式的过度认知也许是对上述情况的合理解释[21]。

躯体形式障碍（躯体病样精神障碍）

定义

　　患有躯体形式障碍人群会对没有明确医学诱因或原因存在的躯体症状产生抱怨。患者无意识的精神心理因素是导致躯体形式障碍发作、恶化和身体症状持续出现的原因。下述病征也被归于躯体形式障碍：躯体化障碍、转化障碍、疼痛障和疑病症（表 29.5）。患有躯体化障碍的患者会发生复杂的、无法解释的躯体化症状，并持续多年[4,5,13]。

躯体病样精神障碍	临床表现
表 29.5　躯体病样精神障碍	
躯体病样精神障碍	以疼痛、胃肠功能失调和性功能障碍为特点的慢性多系统功能障碍。发病年龄早,患者的身心健康和日常工作都会受到影响。该病在男性人群中发病率很低,诊断标准包括:①四种不同的疼痛症状;②两种消化系统症状;③性功能障碍或者生殖系统症状;④伪神经病性症状
转化障碍	一种类似精神系统或其他躯体疾病的症状、综合征或称之为缺陷,心理因素是此病重要的致病因素。患者所表现出的临床症状(失明,耳聋,长袜型感觉丧失症)并无明确的发病诱因,且不符合已知解剖路径或生理学机制。这类患者中的 10%~50% 随着时间的推移,其躯体症状会表现的愈发明显
疼痛障碍	以疼痛为主要临床表现特点的综合征,心理因素是此病重要的致病因素
疑病症	患者长期、反复认为自己患有严重的躯体性疾病,患者这种固执的疑虑很难被轻易打消
躯体变形精神障碍	不切实际、夸张的臆想躯体外观存在缺陷
其他类躯体病样精神障碍	
做作性障碍	在没有出现明确外界刺激因素(如逃避责任,经济利益)增强的情况下,故意制造或假装出现躯体或精神方面的症状 在没有外界诱因的情出现不可预知的临床症状 在男性和卫生保健工作者中更常见 皮肤损伤比口腔损伤更易被发现(口腔损伤不易被发现) 口腔损伤包括患者自行拔牙、用指甲划伤牙龈、指甲锉损伤牙龈,以及在唇部涂抹腐蚀性物质
诈病	当外部刺激因素(如逃避责任,经济利益)出现时,刻意或假装出现躯体或精神心理方面的病征
解离性障碍	由心理因素导致的意识,记忆,身份或知觉的缺陷

引自 Schiffer RB:Psychiatric disorders in medical practice. In Goldman L, Ausiello D, editors:*Cecil textbook of medicine*, ed 23, Philadelphia, 2008, Saunders, and Scully, Cawson RA:*Medical Problems in dentistry*, ed 5, Edinburgh, 2005, Churchill Livingstone.

流行病学

躯体形式障碍在人群中的发病率约为 5%[4],女性患者占绝大多数。患者的症状通常不会与躯体形式障碍的常见诊断标准完全一致。转化障碍、疼痛障碍和疑病症相对于躯体形式障碍更常见[4]。

病因

患有上述各类不同躯体形式障碍人群的一个共同的特点是患者的躯体症状提示患者有躯体紊乱的情况,患者的临床症状与患者的精神心理状态有一定关联。因此躯体障碍被定义为患者精神心理状态在躯体上的表现和反应。当患者心理上的矛盾或需要表现为机体功能的改变或者丧失这种情况出现时,往往提示患者发生了躯体形式障碍。例如有些患者在亲眼目睹了一些严重的精神创伤性事件后,由于心理上对承认这类事件真实性发生的排斥,有可能会产生失明的症状。对于上述这个例子,患者所表现出的失明的症状,可以解释为对患者潜在的精神心理冲突和矛盾的一种躯体方面的体现和应对,是非常典型的躯体形式障碍的表现[4,5,13]。

临床表现和治疗

躯体形式障碍

躯体形式障碍的临床表现和症状多种多样,通常患者的发病时间在 30 岁以前。患者往往会出现各种各样无法解释的不同疾病躯体方面的症状,可能包括疼痛、腹泻、胀气、恶心呕吐、性功能障碍、失明、失聪、虚弱无力、麻痹或者共济功能方面的问题。躯体形式障碍是一类严重的精神疾病。很多患者会同时伴随焦虑、抑郁或人格障碍[4,5,13]。

转化障碍

转化障碍是一类单一症状的躯体形式障碍,主要影响自主运动系统和感觉功能。患者主要的临床表现包括失明、耳聋、瘫痪、语言或行走功能障碍。患者虽然表现出的是躯体方面的症状,但真实的病因还是来自于精神心理层面。躯体障碍的临床表现并不是患者刻意表现出来的,而是一种典型的患者对自身潜在的心理矛盾释放的表现形式[4,5,13]。

疼痛障碍

疼痛障碍会导致患者出现一些典型的日常行为方面某些重要功能的问题,如社会和职业行为方面。患有疼痛障碍的患者往往无法发现任何实体器官的疾患,通常在疼痛症状发作之前患者会经历一些压力性事件。由于疼痛所引起的来自他人对患者的关心往往会导致次生性疼痛症状[4,5,13]。

疑病症

患有疑病症的患者通常在潜意识中会产生已经患有某些严重疾病的意识。患者往往会对自己某些正常的机体功能产生错误的解读,认为这是某些疾病的表现[4,5,13]。

自为障碍（虚构失常）

自为障碍表现为患者会有意识的对自己身体使用物理、化学和高温手段进行自残行为。包括患者刻意造成的躯体伤害或心理方面的症状，而这些自残行为通常并非来自逃避义务兵役或为了获得经济利益等外部诱因的，很多自为障碍的患者往往患有其他方面的精神问题。自为障碍在男性和卫生保健工作者中更常见。自为障碍患者的皮肤表面常可见因之前的自残行为留下的瘢痕。

治疗

对于患有躯体形式障碍的患者的治疗往往需要采取多种治疗手段进行综合治疗，包括针对患者心理问题的治疗。对于有潜在抑郁倾向的患者可以应用药物进行对症治疗，对于某些病例群体治疗可能会有不错的效果[4,5,13]。

精神分裂症

精神分裂症是以思维混乱、不恰当的情感反应、幻觉、妄想以及行为古怪为主要特征的一种精神病。在美国，精神分裂症的终身患病率为 1%～1.5%，世界范围内精神分裂症的发病率约为 0.85%[4]。青春期至成年早期是此病的高发期，研究显示男性的平均发病年龄早于女性[4,22]。

流行病学

精神分裂症的病因尚不明确，但相关研究显示遗传和环境因素都与此病的发病有关[10]。来自家庭、双胞胎和收养研究的证据显示遗传因素与此病的发生有关。家庭研究显示在儿童时期如父母一方患有精神分裂症，则其长大后其患有精神分裂症的风险约为 13%。如果父母双方都患有精神分裂症则他们的子女患有精神分裂症的概率会增加至 46%[23]。如某人直系亲属患有精神分裂症，则其发生精神分裂症的风险为 5%～10%，如其非直系亲属患有精神分裂症，则其发生精神分裂症的风险为 2%～4%。同卵双胞胎同时发生精神分裂症的概率

约为 46%，异卵双胞胎同时发生精神分裂症的风险约为 14%。但是 89% 的患者其父母双亲既往并没有精神分裂症病史，81% 的患者其父母双亲和兄弟姐妹既往并没有精神分裂症病史[4,5,13]。尽管有证据显示此病的发生与遗传因素有关，但对此病的分子遗传图谱研究尚无明显进展[4,22]。

目前主流的关于精神分裂症的神经生理学的生物学假说是多巴胺假说。这一假说认为精神分裂症的症状部分是由于大脑内多巴胺介质神经元通路的紊乱引起的[23]。受多巴胺能神经支配的大脑额皮质和颞叶皮质与精神分裂症的发病关系密切。

具有精神分裂症遗传学易感因素的患者其病症通常会被环境因素所激发[24]。药物、躯体疾病、压力性社会心理事件、病毒感染以及来自家庭的矛盾冲突和多种不同形式的自我矛盾性交流都可以是高危人群的精神分裂症诱发因素[23]。

临床表现和治疗

根据第 4 版 DSM，患者出现 2 种或 2 种以上下列症状至少 1 个月可被诊断为精神分裂症：幻觉，妄想，没有条理性的言语，没有条理性或紧张性行为，一些负面的情绪性症状如情感冷淡，失语（语言内容贫瘠、缺乏自发性的讲话内容），无动机（缺乏欲望、驱动力、动力）。此外患者的社会和职业交往能力和状态也会出现恶化[13,22]。

精神分裂症患者通常会出现一些精神症状如妄想、幻觉、语无伦次、紧张性行为、平淡或极不恰当的情绪反应。幻觉和妄想被认为是"阳性"症状，病理性退隐和情感表达减少被认为是"阴性"症状。妄想症状的表现和内容，如思维播散或患者认为自己被一个已经故去的人所控制等，通常是非常古怪的。幻觉这种症状的表现更明显，发作特点通常为每几天就持续 1 天或每周几次持续几周（表 29.6）。精神分裂症一共分为四型：紧张型、语无伦次型、偏执型和冷漠型。精神分裂症患者会表现出社交、工作能力以及自理能力的恶化。困惑、抑郁、焦虑、孤僻以及情感淡漠是精神分裂症患者常见的症状。面容表情上他们会表现出愁眉苦脸、来回踱步或肢体僵直、紧张等行为。生活方面的压力易成为精神分裂症发病的"扳机点"，发病时间通常为青春期后期或成年早期[13,22,23]。

表 29.6 精神分裂症和其他精神疾病

精神分裂症的诊断学特症			情感分裂性和情绪障碍排除	物质和普通医疗条件排除
特征性症状	**社会或职业功能障碍**	**持续时间**		
出现至少 2 种下列症状，且每种症状在 1 个月的时间段内为主要表现症状（治疗效果好的情况下持续时间可以不足 1 月）*：妄想、幻觉、语无伦次、行为紧张或紊乱、消极症状（如失语症、无动机、情感冷淡）	在疾病发作一段时间后，诸如工作、人际关系、自我照料等方面的功能会低于发作之前的水平。如果是在儿童时期或青春期发病，则患者会无法达到正常的人际关系、学业或职业能力或水平	连续性疾病症状持续时间至少 6 个月，其中必须包括精神分裂症典型症状期至少 1 个月，期间也可存在前驱或残余症状期。在前驱或残余症状期，疾病的迹象可以表现为 2 种或 2 种以上的轻微形式的消极症状（如古怪的信仰、异常的感性经验）	情感分裂性和情绪障碍与精神分裂症的区别在于：①不发生严重抑郁或躁狂发作；②如果在症状活跃期情绪发作，包含残余症状期在内的发作时间很短	这一精神障碍发生的原因与物质滥用和使用药物或者常规的医疗行为无关

* 如患者出现下列 2 种症状的 1 种就可以诊断为精神分裂症：①患者出现内容古怪的妄想；②患者的幻觉表现为对其个人行为想法的言语连续的系统性评论，或者这些评论是有 2 个或 2 个以上不同的声音交替转换进行的

引自 Schiffer RB：Psychiatric disorders in medical practice. In Goldman L，Ausiello D，editors：*Cecil textbook of medicine*，ed 23，Philadelphia，2008，Saunders.

两类思维障碍在精神分裂症患者中很常见:形式思维障碍和思维内容障碍。形式思维障碍主要影响患者要表达的思想想法的词语的相关表达,也可能患者所表达思想内容之间完全没有任何内在的逻辑关系和联系。思维中断在精神分裂症患者中很常见。思维内容障碍包括妄想症状的不断进展过程,妄想是一种基于一种对现实错误的感知而导致的固定的观念。妄想症通常表现为偏执观念或被害妄想症,也可以表现为古怪的、身体上的、对个人权利、财富声望的妄想或者表现为认为某些普通事件有特殊的意义或象征。精神分裂症患者的感知功能紊乱包括出现听觉、视觉、触觉、嗅觉以及味觉方面的错觉[13,23]。

精神分裂症患者最常出现的情绪上改变包括广泛的感情迟钝或情感冷漠。患者情绪木讷或"机器人样"表现,患者缺乏自我独立性或对事物的热情。偏执型患者可感觉到被恐吓,对所感受到的威胁感到愤怒以及出现受迫害妄想症状。这些患者往往对所感受到的非常轻微的"不友好"也会产生非常敌对的状态[13,23]。

约有 25% 的患者长期预后良好,能够完全恢复,另外 25% 的患者会遗留轻微的后遗症,剩下 50% 的患者预后不佳,会一直持续出现上述严重的症状[22,25]。

用于治疗精神分裂症的药物

药物治疗对于改善精神分裂症患者的生活质量有非常重要的影响和作用。精神治疗和社会心理治疗也很重要,可以提供患者与他人接触的机会,并帮助患者发展他们的社交技巧。教育患者对自己的疾病如何正确认识,在他们整个病程中提供必要的帮助和支持也是精神和社会心理治疗的涉及范围。精神分裂症的药物治疗由不同的、选择性针对各种精神分裂症靶症状的药物组成。这些药物对幻觉、精神病性焦虑等"阳性"症状很有效,但对诸如社会退缩或兴趣缺失(无法从日常生活行为中找到乐趣或兴趣)等"阴性"症状往往无效。一些新的非典型精神病治疗药物(氯氮平、奥氮平、利培酮和喹硫平)对于精神分裂症患者的"阳性"和"阴性"症状都很有效,同时对患者运动机能方面的副作用很小。抗精神病类药物会在本章后面有详细论述[13,25]。

抗抑郁药(除用于治疗双相型障碍的药物外)

三环类抗抑郁药　三环类药物是用于治疗抑郁症的首选药物(见表 29.3),第一个临床用于治疗抑郁症的三环类药物是丙咪嗪。三环类药物可以抑制神经细胞对去甲肾上腺素和 5-羟色胺的再吸收,从而导致这两种激素受体的表达降低。所有的三环类药物对抑郁症都有治疗效果,但这些药物的副作用不尽相同[18]。阿密曲替林和多虑平的镇静效果最好,副作用是患者只有在入睡前服用药物才能达到最好的治疗效果。这两种药物联合应用可用于治疗抑郁和其他精神症状。琐碎治疗方案(阿密曲替林加奋乃静)用于治疗出现抑郁、焦虑以及有其他精神疾病症状的患者。阿米替林-氯氮草联合应用于治疗有抑郁和焦虑症状的患者[3-5]。表 29.3 列举了用于治疗抑郁症的常见药物。

三环类药物常见的副作用包括口干、便秘、视力模糊、心脏节律障碍如心动过速、低血压、视力模糊、过敏反应、药物相互作用等(表 29.7)。在对患者使用三环类药物进行治疗过程中,由于可能发生房颤、房室传导阻滞和室性心动过速,因此应密切观察患者的心脏功能状况。三环类药物可降低癫痫的发作阈值,因此对于既往有癫痫发作病史的患者应用此类药物要非常小心。三环类药物的其他副作用包括可升高青光眼患者的眼内压,增加前列腺肥大患者尿潴留的发生风险。服用三环类药物的患者勃起或射精功能障碍发生率最高可达 30%~40%。如果患有双相型障碍的患者服用三环类药物,可出现发作间歇期变短以及诱发躁狂症的可能,并会导致上述不同精神症状的快速往复发作[3-5]。

表 29.7　抗抑郁药物副作用和药物间相互反应			
药物种类	三环类药物	MAO 抑制剂	SSRI	SNRI
副作用	口干	口干	口干	口干
	恶心和呕吐	恶心和呕吐	恶心和呕吐	恶心和呕吐
	便秘	便秘	腹泻	便秘
	尿潴留	尿潴留	厌食	嗜睡
	体位性低血压	眩晕	体重降低	体重改变
	神经质	意识错乱	视物模糊	视物模糊
	失眠	厌食	失眠	眩晕
	眩晕	体重增加	神经质	厌食
	嗜睡	震颤	性功能障碍	阳痿
	回流	疲惫	出汗	性欲缺乏
	性快感缺失(女性)	失眠	镇静状态*	
	勃起障碍(男性)	性快感缺失(女性)	静坐不能	
	性欲缺乏	勃起障碍(男性)		
	男性乳腺发育			

表 29.7 抗抑郁药物副作用和药物间相互反应（续）

药物种类	三环类药物	MAO 抑制剂	SSRI	SNRI
严重副作用	躁狂	躁狂	躁狂	躁狂
	癫痫发作	高血压危象	癫痫发作	高血压**
	梗阻性黄疸	直立性低血压	直立性低血压	
	白细胞减少症	外周性水肿	贫血	
	心动过速	贫血	出血	
	室性心律不齐	白细胞减少症	甲状腺机能减退	
	心肌梗死	血小板减少症		
	卒中	粒细胞缺乏症		
		药物相互作用		
巴比妥酸盐	中枢神经系统抑制	中枢神经系统抑制		
苯二氮䓬类药物	中枢神经系统抑制	中枢神经系统抑制	中枢神经系统抑制	
SSRI	禁止合并使用	禁止合并使用	血清素综合征,癫痫发作	
SNRI	禁止合并使用	禁止合并使用	禁止合并使用	
MAO 抑制剂	抗胆碱能毒性	禁止 2 种或 2 种以上药物同时使用		禁止合并使用
杂环类药物	禁止合并使用	禁止合并使用		禁止合并使用
抗惊厥药物	与抗惊厥药物产生拮抗作用	与抗惊厥药物产生拮抗作用		
抗组胺药	中枢神经系统抑制	中枢神经系统抑制		
β 受体阻断剂	抗胆碱能毒性	窦性心动过缓	心动过缓	
华法林	华法林代谢抑制从而导致国际标准凝血时间比值增加	华法林代谢抑制从而导致国际标准凝血时间比值增加		
甲氰咪呱	体内清除抑制引起中毒反应	体内清除抑制导致药物积聚过量		
红霉素	干扰抗生素代谢			
鸦片类药物	增强药物镇静效力			
血管收缩类药物	增强药物收缩血管效力	增强药物收缩血管效力		
肾上腺素	谨慎使用	谨慎使用		
左旋异肾上腺素		最好避免合并使用		
苯肾上腺素		禁止合并使用		
含酪胺食物或饮料	禁止合并使用	高血压或室性心律不齐,禁止合并使用		

　　临床报道与三环类药物同时应用引起的药物相互作用包括：①可对作用于中枢神经系统的镇静剂产生增效作用，如乙醇和苯二氮䓬；②可对抗胆碱能药物产生增效作用，如抗组胺药；③可降低口服避孕药、酒精、巴比妥盐、苯妥英钠在体内的含量水平；④可对拟交感神经类药物如肾上腺素和左旋异肾上腺素的增压效应产生增效作用，阻断胍乙啶的降压效应。若与

单胺氧化酶（MAO）抑制剂同时应用或者在患者服用单胺氧化酶抑制剂后即刻服用三环类药物可诱发高血压危象（见表29.7）。在与三氯乙酸同时服用并且使用过量的情况下可发生因心律失常或呼吸衰竭所导致的死亡[3-5]。

　　单胺氧化酶抑制剂 传统的单胺氧化酶（MAO）抑制剂是非选择性和不可逆性药物，是一类用于治疗抑郁症的首选药

物。目前市场上单胺氧化酶抑制剂类药物有两种,苯乙肼和反苯环丙胺。这类药物能够阻止单胺氧化酶神经递质的分解。如果正在服用单胺氧化酶抑制剂药物的患者要将药物更换为三环类药物,至少要停药 2 周以上才能开始服用三环类药物。类鸦片类药物及交感神经兴奋胺可与单胺氧化酶抑制剂发生明确的药物交叉反应。单胺氧化酶抑制剂类药物可降低类鸦片类药物的活性,而在与某些交感神经兴奋胺类药物联合使用时可导致高血压危象(见表 29.7)[5,12,26]。

苯乙胺和苯肾上腺素严禁与单胺氧化酶抑制剂同时使用。单胺氧化酶抑制剂会对这些药物产生降解作用,会对苯乙胺和苯肾上腺素药物的升压作用产生增效作用(见第 4 章)。肾上腺素与左旋异肾上腺素同时应用则不会引起上述不良反应。由于很多非处方药物含有苯肾上腺素,医生不应为正在服用单胺氧化酶抑制剂类药物的患者开具上述非处方药(见表 29.7)。

酪胺是来自自然界(如食物)的胺类物质,具有促进交感神经末梢分泌去甲肾上腺素的作用。胃肠道中的 A 型单胺氧化酶会对食物中的酪胺产生脱氨基作用。当患者服用单胺氧化酶抑制剂后,食物中的酪胺会很快被吸收进入血液循环,从而发生高血压危象。因此服用单胺氧化酶抑制剂类药物的患者应避免进食酪胺含量高的食物,如奶酪、红酒、腌鱼以及香蕉、巧克力等[5,12,26]。

二代抗抑郁药物

选择性 5-羟色胺再吸收抑制剂类药物　选择性 5-羟色胺再吸收抑制剂类药物(SSRI)包括氟西汀、舍曲林、帕罗西汀、依他普伦和三氟戊腑胺,这些药物目前是用于治疗抑郁症的一线用药。选择性 5-羟色胺再吸收抑制剂类药物与三环类药物的药效相似(见表 29.7),有很多医生认为选择性 5-羟色胺再吸收抑制剂类药物应该成为用于治疗抑郁症的一线用药[3-5,12]。

非典型或非三环类抗抑郁药物　阿莫沙平、安非拉酮、曲唑酮、马普替林、萘法唑酮、米尔塔扎平、文拉法辛和度洛西汀是其他非三环类抗抑郁药物[18]。安非拉酮相对于其他抗抑郁药更易引起癫痫发作,萘法唑酮不会引发性功能方面的副作用,米尔塔扎平是首先被证实在使用过量的情况下会有明显毒副作用的药物之一(见表 29.3 和表 29.7)。

双相型抑郁障碍药物　美国食品药品管理局(FDA)批准用于治疗躁狂症的药物要远远多于用于治疗双相型抑郁障碍的药物。奥氮平(一类非典型的治疗精神病药物)和氟西汀合剂(OFC)是美国食品药品管理局唯一批准用于治疗严重双向型抑郁的药物[9]。单独使用抗抑郁药对双相型抑郁无效。奥氮平的主要副作用是体重增加和高血糖症。在对患者使用奥氮平和氟西汀合剂进行治疗时,开始使用时奥氮平和氟西汀的配比比例应为 6/25(即每 6mg 奥氮平对应配比 25mg 氟西汀),此剂量为一日服用量,随着治疗的进行,如果有必要的话,可使用 12/50 配比剂量(见表 29.4)[9]。其他非典型的精神疾病治疗药物在用于治疗双相型抑郁时,可产生潜在的抗抑郁的作用[9]。

情绪稳定药物

锂　锂具有一定的抗抑郁的作用,但它主要用于治疗双相型障碍。锂的作用机制尚不明确,但它可以减少体内去甲肾上腺素的释放和促进 5-羟色胺的合成。锂可用于治疗重度躁狂症以及双相型障碍患者的躁狂期治疗。对于典型的双相型障碍患者,锂的治疗有效率可达 60%~80%(见表 29.4)。对于患有肾脏疾病的患者应禁用锂,对于老年患者的使用应采取低剂量治疗方式。锂的治疗使用剂量范围为 600~3 000mg/d,通常在连续治疗 7~10 天后可以达到充分的治疗效果。持续使用锂剂进行治疗的患者应每 3~6 个月进行 1 次血浆锂、钠、钾、肌酐、甲状腺素(T_4)、促甲状腺素含量和游离甲状腺素指数检测。长期使用锂剂的临床并发症主要包括非毒性甲状腺肿、甲状腺功能减退、心律失常、T 波凹陷和抗加压素肾源性尿崩症。所有上述并发症都与锂对体内腺苷酸环化酶的作用有关。可与锂剂产生相互作用的药物包括红霉素和非类固醇类抗炎药,上述药物可增加血清锂含量从而有可能产生毒副作用[4,5,9,14]。

卡巴咪嗪　卡巴咪嗪是一类抗惊厥药物,对于双相型障碍患者的惊恐期效果显著,其主要作用机制为稳定钠离子通道水平。卡巴咪嗪主要用于对锂剂治疗反应不佳或因患有其他疾病无法使用锂剂的双相型障碍患者。治疗剂量范围为 600~1 600mg/d,副作用包括恶心、视力模糊、共济失调、白细胞减少症和再生障碍性贫血[4,5,9,14]。

丙戊酸和双丙戊酸钠　丙戊酸主要作为一种抗痉挛药和情绪稳定药物用于治疗癫痫和双相型障碍。它主要对体内 γ-氨基丁酸水平产生影响,商品名为双丙戊酸钠等,主要用于对锂剂治疗无法耐受的患者。丙戊酸应避免与阿司匹林和苯二氮䓬类药物同时使用以避免产生毒副反应[9]。双丙戊酸钠成分为丙戊酸半钠,是一种由丙戊酸钠和丙戊酸以 1:1 比例混合的肠溶性片剂。

拉莫三嗪　拉莫三嗪是用于治疗癫痫和双向型障碍的抗惊厥药物,是钙离子通道拮抗类药物,商品名为 Lamictal。拉莫三嗪是一种情绪稳定类药物,是美国 FDA 约 30 年前批准锂剂用于治疗双相型障碍后,唯一被批准的药物,主要用于双相型障碍的维持治疗[9]。此药的起始治疗剂量范围为 25~300mg/d[8]。常见副作用包括头痛、躯干疼痛、痉挛、癔病、肌肉疼痛、腹痛、背部疼痛、眩晕、共济失调、痤疮、皮疹、皮肤敏感、嗜睡、失眠、梦境清晰或噩梦、夜间盗汗、口干、口腔溃疡、牙釉质破坏、疲惫、记忆力、认知能力方面的问题、视力模糊或复视、易怒、体重改变、脱发、性欲改变、尿频、恶心、发热、震颤、食欲改变以及其他副作用。极少数病例可发生危及患者生命的药疹,如 Stevens-Johnson 综合征和毒性表皮坏死性溶脱。拉莫三嗪在与与激素类避孕药物、卡巴咪嗪、双丙戊酸钠、奥卡西平、鲁米那、苯妥英、利福平和丙戊酸同时应用时,可发生药物相互作用。

抗精神病(安定类)类药物　20 世纪 50 年代问世的氯丙嗪是精神病治疗方面革命性的药物。在氯丙嗪问世后,其他种类的精神病治疗药物不断出现,但相对于氯丙嗪,其他药物在治疗效果上并没有实质性的改善和提高[18]。由于几乎 2/3 的抗抑郁药和精神病治疗药物的处方是由内科医生而不是由精神病专科医生开具,是上述非异丙嗪类药物被广泛使用的重要原因。精神病治疗药物的主要作用机制是抑制位于前脑的基底核和边缘部分的多巴胺能神经元。由于精神病药物具有明显的副作用,因此必须在出现明确的用药适应证时方可给患者使用[5,26,27]。

精神病治疗药物分为一代药和二代药。氯丙嗪、甲硫哒嗪、氟非那嗪、氟哌丁苯是一代精神病治疗药物。氯氮平、税司哌酮、奥氮平、喹硫平则属于二代精神病治疗药物[18]。通常情况下，一代药物的主要副作用是可能引起各类锥体束外综合征。相对于一代药物，虽然二代药物引起锥体束外综合征的概率更低，但也不是绝对不会发生，且二代药物同样会有引起其他副作用的可能性[28]。

精神病药物具有镇静、舒缓情绪、延缓情绪表达、减轻侵略性和冲撞性行为的作用，并有使患者漠视周边环境的作用。这些药物具有减轻缓和患者怪异思想和行为并提高患者智力的作用。所有这些药物都具有典型的抗胆碱能副作用，导致锥体外束综合征和肌张力失调。常用的精神病治疗药物见表29.8[5,26,27]。

表29.8 常见的精神病治疗药物

药物分类	药物	商品名	副作用
吩噻嗪-脂肪族	氯丙嗪	Thorazine	EPMD
吩噻嗪-哌嗪	奋乃静	Trilafon	EPMD
	氟非那嗪	Prolixin	EPMD
	甲哌氟丙嗪	Stelazine	EPMD
吩噻嗪哌啶	甲硫哒嗪	Mellaril	EPMD、视网膜变性风险
	美索哒嗪	Serentil	EPMD、视网膜变性风险
丁酰苯	氟哌丁苯	Haldol	EPMD、病理性心境恶劣
硫杂蒽	氯普硫蒽	Taractan	
	甲哌硫丙硫蒽	Navane	
二苯并氧氮䓬	洛沙平	Loxitane	
二氢碘化物	吗林吲酮	Moban	（不太可能）降低癫痫发作阈值
苯异噁唑	利螺环酮	Risperdal	EPMD（可能性低）
苯二氮䓬合剂	奥氮平	Zyprexa	EPMD（发生率低）、粒细胞缺乏症
	氯氮平	Clozaril	EPMD（发生率低）、粒细胞缺乏症
二苯丁基哌啶	匹莫齐特	Orap	
苯基吲哚	喹硫平	Seroquel	EPMD（发生率低）
	齐拉西酮	Geodon	EPMD（发生率低）
哌嗪-二氢碳苯乙烯	阿立哌唑	Abilify	高糖血症

EPMD，锥体外束运动障碍

引自 Schiffer RB；Psychiatric disorders in medical practice. In Goldman L，Ausiello D，editors：*Cecil textbook of medicine*，ed 23，Philadelphia，2008，Saunders.

精神病药的副作用种类繁多并且都非常典型（表29.9）。药物所导致的抗胆碱能副作用主要表现为口干、体位性低血压、便秘和尿潴留。其他临床可见的副作用包括梗阻性黄疸、视网膜色素沉着、皮肤色素沉着、晶状体混浊以及阳痿[4,5,14]。

锥体外束副作用分为急性和慢性两种。在服用精神病治疗药物的前5天内可发生肌张力障碍反应或类帕金森综合征症状。静坐不能或严重的运动不能也可在服药早期发生。临床表现为不自主的口唇、舌体、手部和足部和背部的往复运动。60岁以上患者和既往有中枢神经系统疾病的患者发生肌张力障碍的概率相对于其他患者会明显增加，可高达70%。大多数急性锥体外束综合征在停药后或给予胆碱能药物对症治疗后是可逆的[4,5,28]。

迟发性运动障碍是最常见的与使用精神病治疗药物相关的迟发性锥体外束副作用，通常会在用药几年后出现[4,5,28]。主要临床特征为口唇、舌、手足和背部的不自主运动。典型的迟发性运动障碍主要波及患者的双颊、舌体、咀嚼肌、导致"捕蝇器舌""梆梆相"、面具脸或咀嚼运动。"补蝇器舌"是指患者的舌头反复不断的从口腔中伸出，"梆梆相"是指患者的舌头对一侧脸颊内壁持续施压，外表看起来像是一块糖果被压在脸颊内壁的样子。迟发性运动障碍的早期症状是舌体组织在口腔内发生蠕虫样运动。迟发性运动障碍的发生率约为20%，通常发生在精神分裂症患者进行药物治疗数年之后，其年发生率约为4%。临床观察显示老年患者在其治疗开始后较早时间段发生迟发性运动障碍的风险更高[25,29,30]。

精神分裂症治疗药物的其他副作用包括与激素水平相关的改变，体位性低血压以及皮肤组织光敏异常（见表29.9）。直立性低血压是一种潜在的严重副作用，与使用低剂量药物有关，其中脱水患者出现直立性低血压的风险更高[4,5,29]。

有些非典型精神病治疗药物包括氯氮平、利螺环酮、奥氮平和喹硫平也可用于治疗精神分裂症。氯氮平没有引发锥体外束综合征或迟发性运动障碍的风险,同时对减少神经分裂症的消极症状是有效的,但它可以导致 1%~2% 的患者发生粒细胞缺乏症。对于服用氯氮平的患者必须每 4 周做 1 次全血细胞计数检查,以监测患者粒细胞数量。氯氮平对于一些使用常规药物治疗效果不好的患者往往是有效的。利螺环酮是一种复合 5-羟色胺-多巴胺拮抗剂类药物。与几乎对消极症状无效的安定类药物不同的是,利螺环酮对精神分裂症的"消极"和"积极"症状都有治疗效果。所有上述非典型精神分裂症治疗药物对 D_2 多巴胺受体的亲和力相对更低,因此更不易引起锥体外束方面的副作用[23,28,29]。

表 29.9　基于受影响神经元受体类型的抗精神病药物副作用

神经元受体	副作用
抗胆碱能神经元受体	口干、排尿犹豫、便秘、尿潴留、眼干、性功能障碍、视物模糊、轻度心动过速、闭角型青光眼、记忆力受损和意识错乱
抗 5-羟色胺能神经元受体	抗组胺能机制导致的体重增加
抗肾上腺素能神经元受体	眩晕、性功能障碍、体位性低血压(易引起高龄患者跌倒并导致骨折)
抗多巴胺能神经元受体	高催乳素血症(引起血雌激素含量过低) • 可导致男性:男性乳腺发育、阳痿、性欲缺失、精子生成障碍 • 可导致女性:停经、卵巢功能改变、性欲缺失、骨质疏松症风险 锥体外束综合征(经常服用奥氮平、喹硫平、利螺环酮、齐拉西酮的患者) 肌张力失常: • 帕金森综合征 • 静坐不能 • 迟发性运动障碍
受体组合	神经阻滞剂恶性综合征——强直、意识波动(谵妄、木僵)、体温过高、心动过速、低血压或高血压、出汗、面色苍白、流涎和尿失禁
其他副作用	粒细胞缺乏症、阻塞性黄疸、癫痫发作、在服用某些药物期间患者容易发生自杀行为

引自 Wright P, Perahia: Psychopharmacology. In Wright P, Stern J, Phelan M, editors: *Core psychiatry*, ed 2, Edinburgh, 2005, Elsevier.

精神分裂症治疗药物与其他药物间的相互作用见表 29.10。正在服用精神分裂症治疗药物的患者如同时使用三环类药物或治疗帕金森综合征的药物,可产生明显的协同增效效应[23,29]。

表 29.10　精神病治疗药物与其他药物间的相互作用

反应药物或反应药物类别	并发症
酒精	增加低血压和呼吸系统抑制的风险
麻醉药	增加低血压的风险
抗心律失常药物	增加心律失常的风险
抗惊厥药物	降低精神病治疗药物的药效
三环类抗抑郁药物	精神病治疗药物会增加三环类抗抑郁药物的血药浓度
高血压治疗药物	增加低血压的风险
抗焦虑药物	增加镇静状态的风险,增加呼吸系统抑制的风险
甲氰咪呱	增加精神病治疗药物的药效
鸦片类药物	增加鸦片类药物的镇静作用,增加呼吸系统抑制的风险
红霉素	增加精神病治疗药物的血药浓度,惊厥风险增加
拟交感神经药物(肾上腺素)	增加低血压的风险

神经阻滞剂恶性综合征是一类非常罕见但极其严重的精神病治疗药物的副作用。表现为自主神经功能障碍、锥体外束综合征和高热同时发生。患者表现为运动障碍、血压波动、呼吸困难、面具脸、震颤、肌肉僵硬、紧张性行为、肌张力失常以及标志性的体温升高(可高达 41℃ 左右)。神经阻滞剂恶性综合征通常在给予治疗剂量范围内安定类药物后发生,自 1960 年被首次报道以来,至今已被报道超过 200 例病例。其主要发生在有情绪障碍的年轻患者身上,停药后持续 5~10 天方可停止发作。抗神经病药物恶性症候群临床报道死亡率为 10%~20%,治疗措施主要包括停止使用全部精神病治疗药物、降温、补液和溴麦角隐亭(一种多巴胺拮抗剂)药物治疗[4,13,23,29]。

牙科管理

临床考虑

抑郁　患者在重度抑郁期间个人卫生情况出现明显的损害,包括患者的口腔卫生情况。药物治疗会导致患者唾液分泌减少、口干,从而增加患者发生龋齿和牙周病的风险。另外舌痛和其他面部疼痛症状也很常见[31]。

轻度慢性抑郁的主要表现为倦怠,即使在患者保证了充足睡眠的情况下也会出现清晨起床困难;对工作、家庭、性生活失去兴趣、无法作出决定、生气和不满、长期持续性抱怨、自我批评、自卑以及过分的空想。严重抑郁症的表现包括过度哭泣、睡眠习惯改变、一旦想到食物时即出现恶心、非节食性体重丧失、严重负罪感、夜间噩梦、出现自杀的想法、自我感觉处于不真实的环境中、无法集中精神[31]。

患者出现局部麻木时可给予小剂量肾上腺素对症治疗。由于浓缩形式的肾上腺素可与患者所服用的抗抑郁药发生协同增效作用从而导致严重的高血压，因此只可小剂量使用。为避免对中枢神经系统过度的抑制，在减少口服抗抑郁药的情况下方可为患者采用镇静疗法进行治疗。对于抑郁症患者发病期的口腔治疗没有禁忌证，但大部分处于发病期的患者，只有他们自己能够自行表述出自己的相应治疗需求后才可能得到正确和妥善的口腔科治疗。当患者对相应的抗抑郁药物治疗产生积极的反应后，可以开始更为复杂的口腔科治疗程序[31]（框29.2）。

框29.2	抑郁障碍、双相型障碍和精神分裂症患者口腔科治疗注意事项		
P **患者评估与风险估计（patient evaluation and risk assessment）（见框1.1）** • 评估和确定患者是否患有精神疾病 • 如果患者的症状无法得到良好的控制或者不能确认患者患有精神疾病，应请精神病专科医生会诊以明确诊断		椅位（chair position）	服用MAO抑制剂或TAC的患者在牙椅位置突然发生改变时较易发生体位性低血压，因此当患者自牙椅上起身离开时，应给予其足够的帮助
潜在问题和考虑因素		会诊（consultation）	治疗前应向患者的精神科主治医师咨询患者的用药和病情控制情况。对于有严重的躁狂症、抑郁症和精神分裂症状的患者应延期进行口腔科治疗，直到患者病情能够得到良好的控制。确认患者在进行口腔科治疗时是否需要减少精神病治疗药物的服用量。如果发生严重的口腔干燥症状，需要请患者的精神病治疗医生在允许的情况下更换治疗药物。对患者进行问诊已确定其是否有与使用精神病治疗药物相关的慢性髓外运动并发症
A			
镇痛药（analgesics）	避免为患者使用镇静药物，对于正在服用抗抑郁药物或精神病治疗药物的患者，应减量服用药物		
麻醉（anesthesia）	因肾上腺素与抗抑郁药合并使用可以发生高血压反应，与精神病治疗药物合并使用可以发生低血压反应，因此在为正在服用上述两种药物的患者进行麻醉时应限制肾上腺素的用量。肾上腺素比例为1：10 000的麻醉药物的使用上限为2安瓿。同时应避免使用含浓缩肾上腺素的收缩棉卷		
		D	
		设备（devices）	没有特殊要求
抗生素（antibiotics）	除非发生严重感染，否则无需使用	药物（drugs）	对服用抗抑郁药或精神病治疗药物的患者，应避免或减少使用镇静类药物、安眠药和麻醉药物。对使用锂剂的患者，应避免使用非类固醇类消炎药、四环素和甲硝唑以防止发生锂中毒。地西泮也应避免使用以防止患者出现体温过低，某些精神病治疗药物可以导致口腔干燥的发生
焦虑（anxiety）	没有影响		
B			
出血（bleeding）	服用精神疾病治疗药物的患者可能发生血小板减少症和白细胞减少症，应在治疗中注意检查患者是否有发生上述两种病症的迹象		
呼吸（breathing）	没有影响	**E**	
血压（blood pressure）	由于某些抗抑郁药和精神病治疗药物会导致低血压，因此在治疗过程中应监测患者血压变化	紧急情况（emergencies）	当患有抑郁障碍的患者向医护人员透露自杀的想法或倾向时应及时与患者的亲属或精神病治疗医生取得联系
C		**F**	
心血管系统（cardiovascular）	没有影响	随诊（follow-up）	确认患者能够按要求复诊

MAO，单胺氧化酶；NSAID，非类固醇类消炎药；TCA，三环类抗抑郁药

患有重度抑郁症的患者必须得到专业的临床病情评估和治疗。如果患者拒绝就诊和治疗，必须告知其家庭成员患者的疾病状况，并叮嘱其身边关系密切或生活在一起的家庭成员对患者一举一动都要密切关注。在重度抑郁期，自杀行为随时都可能发生。患者的口腔科主诊医师应认识到正确、及时的精神科专科治疗可以减少自杀行为的发生[31]。

双相型障碍　用于治疗双相型障碍的锂剂可引起口腔干燥和口腔炎，很多用于口腔科治疗的药物会与锂剂产生药物拮

抗反应,包括非类固醇类抗炎药和红霉素,上述两种药物会引发锂中毒[26]。

对锂剂治疗无效或无法继续耐受锂剂治疗的患者通常会使用吩噻嗪类药物,其主要副作用为骨髓抑制和血压波动。口腔科医生应清楚的了解上述药物的副作用并及时发现患者所出现的血小板减少症和白细胞减少症的迹象(见第 23 章和第 24 章),上述病症会增加患者感染和意外出血风险。吩噻嗪类药物会对镇静类药物产生增效作用,从而增加患者出现呼吸抑制的风险,因此当上述两类药物必须同时使用时必须降低用药剂量。口腔科医生在为处于服药治疗期间的双相型障碍患者进行口腔治疗前应咨询患者的精神病专科医师以了解清楚患者当前用药状况。通常情况下,口腔科局部麻醉药物中所含的肾上腺素含量(1∶10 000)不会对正在服用吩噻嗪类的患者产生副作用(见框 29.2)[26,32]。

躯体病样精神障碍　躯体病样精神障碍有如下特点:

- 临床无法发现任何实质性损伤或病理性改变;
- 这种功能障碍或反应是由情感原因所引起;
- 这种功能障碍对患者本身并无危险;
- 这种功能障碍对患者来说是减轻其焦虑水平的一种防御机制。

通过把焦虑症状转换为另一种症状以减轻焦虑程度被称为原发性获取。在某些条件下,患者也可能发生继发性获取,例如由于患者的这些症状,他们也许不能继续工作或者是得到了更多的来自家庭的关注。

躯体病样精神障碍所引起的口腔科症状包括舌痛、舌体灼烧感、软组织麻木、口腔组织刺痒以及面部疼痛。躯体病样精神障碍的确诊必须满足以下几个条件:①临床经过完善细致的检查后无法发现任何可以对患者的临床症状作出合理解释的疾病;②这些症状在患者身上出现的时间足够长并引起了一定程度的身体器官组织的损伤;③出现这些症状的位置与患者的神经解剖分布并不一致;④与患者所表现出这些临床症状有潜在关联的疾病可以通过实验室检查和专科医生的会诊排除;⑤由于存在症状重叠的可能性,所以必须作出明确鉴别诊断的疾病包括糖尿病、癌症、营养不良(如维生素 B 族缺乏)等[23,32]。

对躯体病样精神障碍的诊断往往需要花很长时间。对于这类患者的口腔治疗要在确认明确的病损后方可为患者进行相应的治疗。由于很多患者在确诊前承受了很多不必要的拔牙、根管治疗等治疗,因此在患者的精神问题得到有效控制之前,尽量不要为患者进行有创和复杂的口腔科治疗。躯体病样精神障碍的确诊必须要在对患者经过详细全面的身体检查的一段时间后,无法发现可对患者临床症状合理解释的病理改变后才可作出诊断。

口腔科医生在为躯体病样精神障碍患者进行诊治的过程中要注意和患者相处方式、沟通的语气和其他细节,这类患者往往非常敏感,很容易对与其接触的人产生敌意。医生应对患者展现出富于同理心的沟通和诊治方式,尽可能地试图去理解患者所描述的问题并展示出积极正面的行为。口腔科医师应为轻度躯体病样精神障碍患者进行适度有效的治疗,并确定他们并未患有严重的对生命有威胁的疾病,如癌症。为患者安排的诊疗计划时间间隔和每次就诊时间长短应适度,并在患者就

诊时再次进行仔细的检查以排除误诊的可能。轻度躯体病样精神障碍患者特点是患者自我感觉的身体不适症状比较轻微、精神状态稳定没有自杀的倾向。

对于重度躯体病样精神障碍患者,在为其进行口腔科相关治疗之前,首先应请精神科专科医师为其会诊,并根据患者精神状态的变化随时与精神科专科医师保持联系。但如果患者自我感觉口腔科医生建议其进行精神科会诊的目的只是为了"除掉他们",那么医生的建议往往是无效或没有帮助的。

精神分裂症　在为精神分裂症患者进行口腔科治疗前应首先请精神科专科医生为患者进行会诊以明确患者当前的精神身体状态,知晓患者目前所服用的药物的种类、名称和剂量以及患者是否处于一个具有完全行为能力的状态[33]。建议口腔科医生咨询精神病专科医生的意见以确定患者的"医学法律"能力是否能达到签署知情同意书的状态[34]。同时明确患者自我维护口腔卫生的能力和水平[33]。除非患者的病情已经得到有效的药物控制,否则不应为患者进行任何常规的口腔科治疗。即使是处于正在服药控制病情情况下的患者,也是很难进行有效的处治的。在确认患者可以接受常规治疗的情况下,也应将患者的就诊时间安排在早上,并要求每次就诊都应有其家庭成员或看护人员进行陪同,这样的安排可以最大程度地使患者感到舒适。

尽管对于医生来说,要使精神分裂症患者认识到良好的口腔卫生预防维护措施的重要性是非常困难的,但也应尽量去做。可以通过口腔卫生指导示教工具,例如印有牙线的正确使用方式、如何以正确的方式刷牙等图例的海报为患者进行口腔卫生维护的指导[31]。对于那些不知道正确口腔卫生维护方法和缺乏自我维护动力的患者,其家庭成员或看护人员应为其进行必要的指导。口腔科医生可以为患者使用人工唾液、具有抑菌作用的药物(如氯己定漱口液)、口腔氟化药物以改善患者的口腔卫生状况[33]。患者应每 3 个月复诊 1 次,进行常规检查、使用含氟凝胶、氟保护漆的等措施进行口腔卫生维护[33]。

医生在为患者进行口腔诊治过程中应避免与患者发生对峙及以居高临下的态度和言语与患者进行沟通。如果患者的状态不允许在其清醒状态下为其进行相应的治疗,口腔科医生可以请精神病专科医师会诊并得到同意后为患者使用镇静下治疗的方案,常用的镇静药物包括氯苯胺灵、水合氯醛、苯甲二氮䓬、去甲羟基安定[34,35]。安定类药物可与其他中枢神经系统抑制剂如麻醉性镇痛药、巴比妥酸盐产生协同或增效效应。因此,当这些具有协同增效的药物同时使用时,应注意避免发生过度的中枢神经系统抑制、低血压、直立性低血压以及呼吸抑制。应绝对避免大剂量的肾上腺素与精神病治疗药物同时使用,以避免发生严重的低血压。小剂量的肾上腺素用于局部麻醉是安全的,但应避免药物短时间多次累积使用。使用氯氮平的患者可能会发生骨髓抑制,因此在为患者进行口腔科治疗前应查看患者最近一次的白细胞计数检查结果[33]。

自杀倾向患者　在年龄低于 45 岁的死亡人群中,自杀是主要的致死原因之一,在高龄人群中也如是。自 20 世纪 80 年代以来,5～19 岁年龄段和 65 岁以上年龄段人群的自杀发生率出现了戏剧性的增长。事实上,有些国家在过去 45 年中自杀率上升了 60%[20]。男性自杀成功率约为女性的 3 倍,但女性发生尝试自杀行为的数量是男性的 10 倍。自缢是最常被选择的

自杀方式,烧炭、高空自坠(跳楼或跳崖等)、撞车或使用枪支也是常见的自杀方式[20](图 29.4)。

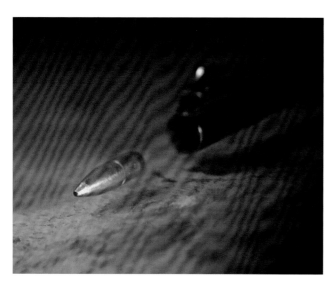

图 29.4　美国 2001 年间 55% 的自杀行为是通过使用枪支进行的

出现自杀迹象的患者常自述挫败感、无助或感觉没有希望。这些人群经常出现发火、自我惩罚、严苛的自我批评的情况。有下列情况的人群较易出现自杀行为:患有慢性躯体疾病、酒精成瘾、滥用药物和抑郁,同时男性、青春期人群和老年人群出现自杀行为的风险也更高。既往有过自杀行为和近期因精神疾病住院治疗过的人群发生自杀的概率也更高。近期内被诊断患有某些严重疾病如癌症、艾滋病的人群以及近期退休或失去生活伴侣的人群发生自杀行为的概率也会增加。独居或很少获得社会支持的人群一旦发生上述情况或经历,其发生自杀行为的概率也会增加。那些处于焦虑状态且已经制订了完整的自杀实施计划并有方法付诸实行的人群尝试或事实发生自杀行为的可能性更大[20,36]。

口腔科医生在与重度抑郁症患者就诊前后和诊疗过程中的沟通过程中应注意了解患者是否有关于自杀的任何想法。研究显示,一般来说从出现自杀的想法到真正付诸实施往往尚有一段时间。对于显现出有自杀倾向的人群应尽快给予其相应治疗,同时应嘱其家人对患者的精神和身体状况密切关注[20,31]。

药物反应和副作用

三环类抗抑郁药　大部分杂环类抗抑郁药都会导致低血压、直立性低血压、心动过速、心律失常等。当杂环类抗抑郁药与镇静药物、安眠药、巴比妥盐和麻醉药物同时使用时,可诱发严重的呼吸抑制。如因治疗的需要必须同时用药,应相应的降低药物用量。由于阿托品具有增高眼内压的作用,因此在与杂环类药物同时使用时应谨慎。小剂量含肾上腺素(1∶10 000)的局部麻醉药可用于服用杂环类药物患者局部麻醉时使用,但应注意尽量减缓注射速度。使用剂量不应超过 2 安瓿。另外,应避免给患者使用任何浓缩形式的肾上腺素[11,20,30,31,37]。

单胺氧化酶抑制剂　正在服用单胺氧化酶抑制剂类药物的患者可接受含有小剂量肾上腺素的局麻药注射。其他形式

的肾上腺素类药物(如用于控制出血的含肾上腺素的排龈线等)尽量避免使用。苯肾上腺素禁止与单胺氧化酶抑制剂同时使用。单胺氧化酶抑制剂还可能与镇静药物、麻醉药、非麻醉性止痛药、抗组胺药及阿托品产生协同增效作用,增强和延长这些药物对中枢神经系统的作用(见表 29.7)[11,30,37]。

精神病治疗药物　一些重要药物间的相互作用可发生在同时服用多种安定类药物的患者身上。一些抗痉挛药如鲁米那可以降低单胺氧化酶抑制剂类药物的治疗效果。三环类药物可以增加同时使用的其他药物的血浆浓度,从而导致其他药物引起临床不良症状。因此应特别注意镇静药物、安眠药物、抗组胺药以及阿片类药物与单胺氧化酶抑制剂类药物同时使用所可能引起的呼吸抑制。这种药物间的协同增效作用对患者来说是非常危险的,特别是对本身有复杂呼吸系统疾病的患者来说尤甚。如因治疗的需要必须同时用药,应相应的降低药物用量。口腔科医生在为患者用药前应请精神病专科医师会诊或查询相关用药方面的专业网站或书籍以避免发生药物不良反应[27,30,37]。

给正在服用精神病治疗药物的患者使用肾上腺素要非常谨慎,因为这两类药物间的相互作用可能会导致患者发生严重的高血压危象。使用含有低剂量肾上腺素(1∶10 000)的局部麻醉药物给予正在服用精神病治疗药物的患者使用,风险不大,但禁止使用肾上腺素浸渍棉卷等用于局部止血(见框 29.2)。

对于服用精神病治疗药物的老人来说,可能会出现一些需要临床医生注意的药物反应。这些患者在服药后可能会出现血清白蛋白含量降低,因此许多患者体内处于游离状态的药物含量会增加。这些处于游离状态的药物会增加患者出现毒副反应的风险。此外,很多服用精神病治疗药物患者的肝功能并不好,因此很多通过肝脏进行降解代谢的药物会在体内长时间滞留并聚积。

诊疗计划的制订

精神病患者口腔治疗计划的目标是使患者获得良好的口腔卫生环境,维持正常的口腔卫生功能和有效地预防口腔疾病。由于缺乏主动积极的自我口腔卫生维护,很多精神病患者都可能患有龋齿或牙周病。由于口干是服用精神病治疗药物的常见副作用之一,且精神病患者往往缺乏良好的口腔卫生维护,这也大大增加了精神病患者发生龋齿和牙周疾病的概率。当然很多患者不好的饮食习惯(如喜好高糖食物等)也增加了他们发生口腔疾病的概率[31]。

患者的口腔治疗团队应对患者及其家人进行口腔卫生宣教以使他们对于患者口腔卫生的维护保持一个积极的、充满希望的态度。患者的口腔治疗团队应确定患者是否有能力作出理智的决定,这个问题应当与患者本人、配偶及其家人仔细的讨论确认。诊疗计划的最终确定通常需要得到来自患者本人以外的家人的知情和同意。

口腔并发症和临床表现

精神病治疗药物可引起白细胞减少症、粒细胞缺乏症或血小板减少症,口腔方面的病损通常与上述病症有关。如果口腔科医生注意到患者出现口腔病损、发热或咽喉疼痛且患者正在

服用精神病治疗药物,那么医生必须警惕患者发生白细胞减少症的可能。情绪稳定类药物如卡巴咪嗪和丙戊酸也有可能导致患者发生白细胞减少症、粒细胞缺乏症和血小板减少症(图29.5)。

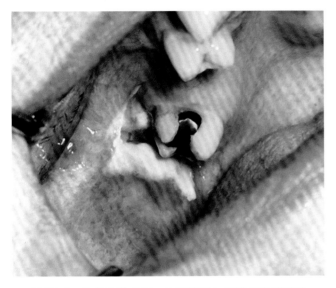

图 29.5　粒细胞缺乏症。口腔科医生应警惕使用精神病治疗药物的患者发生与使用药物相关的粒细胞缺乏症(引自 Sapp JP,Eversole LR,Wysocki GP:contemporary oral and maxillofacial pathology,ed 2,St. Louis,2004,Mosby.)

精神病治疗药物还可以引起患者口腔和颌面部肌肉功能方面的问题,如肌张力失调、运动障碍或迟发性运动障碍。如果口腔科医生首先观察到了患者肌肉功能失调的早期迹象,应建议患者立刻前往精神科专科医师处明确诊断并得到相应的治疗[27]。

精神病患者往往还会发生疼痛性自残事件。常见的口腔颌面部损害包括挖出眼球、将锐物刺入耳道、唇颊部位咬伤、舌体咬伤、用烟头烫伤口腔组织、使用锐物或钝器损伤口腔黏膜组织等。

患有严重精神疾病的患者往往没有能力或意愿进行恰当的自我照料,因此这类患者的口腔卫生状况往往都比较差,增加了他们发生各种口腔疾病的可能。大多数用于治疗精神病的药物最主要的副作用之一就是口干,这也增加了患者发生口腔疾病的概率。不良的口腔卫生环境状况给平滑面龋和念珠菌病的发生创造了良好的发病温床。Stiefel 及其同事[38] 报道了在同一社区中精神病患者和非精神病人群口腔疾患的发生情况。患有慢性精神疾病的患者发生口干症、黏膜损伤和环状平滑面龋的概率明显高于一般人群,他们的菌斑附着和牙石堆积状况也更加严重。

(王　迪)

参考文献

1. Association AP. *Diagnostic and Statistical Manual of Mental Disorders (DSM-5TM)*. 5th ed. Arlington, VA: American Psychiatric Publishing; 2013:1-947.
2. Schiffer RB. Psychiatric disorders in medical practice. In: Goldman L, Ausiello D, eds. *Cecil Textbook of Medicine*. Philadelphia Saunders; 2004:2212-2222.
3. Cleare A. Unipolar depression. In: Wright P, Stern J, Phelan M, eds. *Core Psychiatry*. 2nd ed. Edinburgh: Elsevier; 2005:271-295.
4. Reus VI. Mental disorders. In: Fauci AS, ed. *Harrison's Principles of Internal Medicine*. 17th ed. New York: McGraw-Hill; 2008:2710-2723.
5. Schiffer RB. Psychiatric disorders in medical practice. In: Goldman L, Ausiello D, eds. *Cecil Medicine*. 23rd ed. Philadelphia: Saunders Elsevier; 2008:2628-2638.
6. Shah A, Tovey E. Psychiatry of old age. In: Wright P, Stern J, Phelan M, eds. *Core Psychiatry*. 2nd ed. Edinburgh: Elsevier; 2005:481-493.
7. Giglio JA, Laskin DM. Prevalence of psychiatric disorders in a group of adult patients seeking general dental care. *Quintessence Int*. 2010;41(5):433-437.
8. Association AP. DSM-IV Classification. In: *Diagnostic and Statistical Manual of Mental Disorders (DSM-IV-TR)*. 4th ed. Washington DC: American Psychiatric Association; 2000:13-24.
9. Khalife S. Bipolar disorder. In: Carey WD, ed. *Current Clinical Medicine 2009*. Cleveland Clinic Philadelphia: Saunders Elsevier; 2009:1007-1012.
10. McFadden WC, Jaffe AE, Ye T, et al. Assessment of genetic risk for distribution of total interstitial white matter neurons in dorsolateral prefrontal cortex: role in schizophrenia. *Schizophr Res*. 2016;176(2-3):141-143.
11. Scherger J, Sudak D, Alici-Evciment Y. Depression. Elsevier 2006. http://www.firstconsult.com/depression. Accessed 25 March 2006.
12. Tesar GE. Recognition and treatment of depression. In: Carey WD, ed. *Current Clinical Medicine 2009 - Cleveland Clinic*. Cleveland Clinic Philadelphia: Saunders Elsevier; 2009:997-1006.
13. American Psychiatric Association. Schizophrenia and other Psychotic Disorders. In: *Diagnostic and Statistical Manual of Mental Disorders (DSM-IV-TR)*. 4th ed. Washington DC: American Psychiatric Association; 2000:297-345.
14. Scherger JE, Baustian GH, O'Hanlon KM, et al. Bipolar Disorders. Elsevier 2006. http://www.firstconsult.com/bipolardisorders. Accessed 29 March 2006.
15. Kahn DA. Mood Disorders. In: Cutler JL, Marcus ER, eds. *Saunders Text and Review Series: Psychiatry*. Philadelphia: W.B. Saunders Company; 1999:34-63.
16. Rush AJ, Trivedi MH, Wisniewski SR, et al. Bupropion-SR, sertraline, or venlafaxine-XR after failure of SSRIs for depression. *N Engl J Med*. 2006;354(12):1231-1242.
17. Tseng MC, Chang CH, Chen KY, et al. Prevalence and correlates of bipolar disorders in patients with eating disorders. *J Affect Disord*. 2016;190:599-606.
18. Healy D. *Psychiatric Drugs Explained*. 5th ed. St. Louis: Churchill Livingstone Elsevier; 2009.
19. Trevino K, McClintock SM, Husain MM. A review of continuation electroconvulsive therapy: application, safety, and efficacy. *J ECT*. 2010;26(3):186-195.
20. Srinath S. Suicide and deliberate self-harm. In: Wright P, Stern J, Phelan M, eds. *Core Psychiatry*. 2nd ed. Edinburgh: Elsevier; 2005:319-335.
21. Koburger N, Mergl R, Rummel-Kluge C, et al. Celebrity suicide on the railway network: can one

case trigger international effects? *J Affect Disord.* 2015;185:38-46.

22. American Psychiatric Association. Schizophrenia Spectrum and Other Psychotic Disorders. In: *Diagnostic and Statistical Manual of Mental Disorders (DSM-5TM).* 5th ed. Arlington, VA: American Psychiatric Publishing; 2013:87-122.

23. Wright P. Schizophrenia and related disorders. In: Wright P, Stern J, Phelan M, eds. *Core Psychiatry.* 2nd ed. Edinburgh: Elsevier; 2005:241-267.

24. Calcaterra NE, Hoeppner DJ, Wei H, et al. Schizophrenia-associated hERG channel Kv11.1-3.1 exhibits a unique trafficking deficit that is rescued through proteasome inhibition for high throughput screening. *Sci Rep.* 2016;6:19976.

25. Horwath E, Courinos F. Schizophrenia and other psychotic disorders. In: Cutler JL, Marcus ER, eds. *Saunders Text and Review Series: Psychiatry.* Philadelphia: W.B. Saunders Company; 1999:64-80.

26. Wright P, Perahia D. Psychopharmacology. In: Wright P, Stern J, Phelan M, eds. *Core Psychiatry.* 2nd ed. Edinburgh: Elsevier; 2005:579-611.

27. Pollack EF, Baustian GH, Jones RC, et al. Schizophrenia. Elsevier, 2006. http://www.firstconsult.com/schizophrenia. Accessed 26 March 2006.

28. Mathews M, Tesar GE, Fattal O, et al. Schizophrenia and acute psychosis. In: Carey WD, ed. *Current Clinical Medicine 2009 - Cleveland Clinic.* Philadelphia: Saunders Elsevier; 2009:1027-1036.

29. Branford D. Schizophrenia. In: Walker R, Edwards C, eds. *Clinical Pharmacy and Therapeutics.* 2nd ed. London: Churchill Livingstone; 1999:425-435.

30. Russakoff LM. Psychopharmacology. In: Cutler JL, Marcus ER, eds. *Saunders Text and Review Series: Psychiatry.* Philadelphia: W.B. Saunders Company; 1999:308-331.

31. Little JW. Dental implications of mood disorders. *Gen Dent.* 2004;52(5):442-450.

32. Goldberg RJ. *Practical Guide to the Care of the Psychiatric Patient.* St Louis: Mosby; 1995.

33. Friedlander AH, Marder SR. The psychopathology, medical management and dental implications of schizophrenia. *J Am Dent Assoc.* 2002;133(5):603-610, quiz 24-5.

34. Scully C, Cawson RA. *Medical Problems in Dentistry.* 5th ed. Edinburgh: Elsevier (Churchill Livingstone); 2005.

35. Friedlander AH, Brill NQ. Dental management of patients with schizophrenia. *Spec Care Dentist.* 1986;6(5):217-219.

36. Feinstein RE. Suicide and violence. In: Cutler JL, Marcus ER, eds. *Saunders Text and Review Series: Psychiatry.* Philadelphia: W.B. Saunders Company; 1999:201-221.

37. Felpel LP. Psychopharmacology: antipsychotics and antidepressants. In: Yagiela JA, Neidle EA, Dowd FJ, eds. *Pharmacology and Therapeutics for Dentistry.* 4th ed. St. Louis: Mosby; 1998:151-168.

38. Stiefel DJ, Truelove EL, Menard TW, et al. A comparison of oral health of persons with and without chronic mental illness in community settings. *Spec Care Dentist.* 1990;10(1):6-12.

第 30 章　药物和酒精滥用

同全球其他国家一样,在美国,药物和酒精滥用是一个严重的、不断进展的公共卫生问题。药物和酒精滥用问题对患者本人和其所在的家庭及社区影响巨大,涉及司法、政治和医疗健康等多个方面。口腔医务工作者在临床工作中也会遇到药物和酒精滥用患者,尤为不幸的是,很多口腔医务工作者自身也存在药物和酒精滥用的问题。本章主要讨论药物和酒精滥用的危害以及与口腔治疗的关系。合法毒品、尼古丁方面的问题在第 8 章讨论。

> **并发症**:有药物或酒精滥用问题的人群通常无法正常工作,并较易使自己处于危险的身体状态。这类人群患上肝脏疾病、意外出血、呼吸抑制、感染性疾病、服药过量、死亡的风险都会明显增加,自杀的风险也会增加。

定义

根据美国精神医学协会(American Psychiatric Association, APA)编纂的第 4 版《精神紊乱性疾病的诊断和统计学手册》(The Diagnostic and Statistical Manual of Mental Disordrs, DSM)[1,2],精神性物质滥用的诊断标准是:在过去 22 个月反复使用药物并已经造成了一系列副作用(如无法承担在工作、求学、家庭中所应扮演的角色,出现法律方面的问题,出现持续性的人际关系问题)或患者本身处于非常不健康和危险的身体状况之中。药物依赖性包括对特定药物的耐受和脱瘾性脑综合征,对日常生活的影响,以及在明知道药物副作用的情况下仍对使用药物有无法控制的需求。耐受是指患者为了获得期望的效果而增加药物用量或是在使用相同剂量的情况下获得的效果已经下降。脱瘾性脑综合征的主要表现为在患者脱离既往的用药习惯过程中产生的特征性综合征。"成瘾"这个术语在使用上很容易被混淆。"成瘾"这个术语在第 4 版 DSM 中与"依赖"表达的是相同的意思。一些学者认为应当将"依赖"和"成瘾"区分开来。"成瘾"是指在尽管有严重的副作用的情况下仍强制性使用相关药物、酒精等[3,4]。依赖、耐受、脱瘾性脑综合征可伴随成瘾同时发生,但不是诊断成瘾的必要条件。此外成瘾患者在脱瘾成功很长时间后也有非常高的复发风险。

酒精成瘾是一个专门用来描述酒精滥用问题的术语。更为精确的描述由 O'Conner 所提出:是一种由遗传因素、精神因素和环境因素导致的慢性疾病,通常是逐步进展和致命的。表现为过度的、失去控制的饮酒,患者尽管知道过度饮酒的危害也无法控制,进而表现为思想扭曲甚至死亡[5]。据估计,高达 92% 的酒精成瘾者同时吸烟[6]。药物滥用发生率的性别差异在成年人中比在青少年人群中更为明显。成年男性药物滥用和

依赖问题的发生率大约是成年女性的 2~3 倍,发生酒精滥用的概率大约是成年女性的 4 倍[7]。

流行病学

非法药物滥用包括大麻、印度大麻、海洛因、可卡因、甲基苯丙胺以及这些药物的类似物、所谓的俱乐部药物、迷幻剂以及解离性药物(表 30.1)。合法处方类阿片药物和精神性镇定药物也被用于非医疗性药物滥用。尽管使用酒精是合法的,但在过度饮用或不适当使用的情况下会发生酒精滥用。根据美国 2009 年对药物和酒精滥用的全国调查结果显示[8],据估计,美国全国 12 岁及以上年龄人群中约有 2 180 万非法药物使用者,要高于 2008 年的人数。这个人数约为美国全国人口的 8.7%,其中在 18~25 岁年龄段非法药物使用人数比例最高。据估计平均每 2 000 名口腔科就诊患者中有至少滥用 1 种类型的药物或其他物质的人数约为 175 人。

2015 年秋发布的美国 2014 年对药物和酒精滥用的全国调查结果显示[9],2014 年新发的不同种类药物滥用患者人数与过去几年持平。例如,2014 年美国新发的大麻使用人数为 2 600 万人,比 2002 年和 2008 年要多,但与 2009—2013 年人数基本一致。近年来,美国一些州(科罗拉多州、华盛顿州、俄勒冈州和阿拉斯加州)已经批准大麻合法化,其他一些州已经批准可将大麻用于医疗用途[10-12]。

从美国全国的整体情况看,大麻是最常见的被"非法"使用的药物。在 2009 年,约有 1 670 万"上月"大麻使用者。2009 年,12 岁及以上人群中"近期"大麻使用率和人数(6.6% 和 1 670 万人)要高于 2008 年的数字(6.1% 和 1 520 万人)和 2007 年的数字(5.8% 和 1 440 万人)。在 2009 年,据估计美国 12 岁及 12 岁以上年龄段人群的可卡因使用人数约为 1 600 万人,约占总人口的 0.7%,这一数字与 2008 年的估计数字基本持平,低于 2006 年的数字。据估计约有 3 700 万人曾经使用过可卡因,每年新发海洛因使用者人数约为 15 万[2]。海洛因使用者人数相对稳定,使用人数平均每年增长 1.5%。甲基苯丙胺是一种人工合成毒品并且制作简单,因此其在美国泛滥范围非常广泛。在 2006—2009 年间,美国甲基苯丙胺使用人数在下降,但在 2009 年出现了增长。2006—2009 年,甲基苯丙胺使用人数和使用率被报道的数字分别为 731 000 人和 0.3%、529 000 人和 0.2%、31 400 人和 0.1%、502 000 人和 0.2%。

非医疗原因使用处方类罂粟碱类药物(如盐酸羟考酮控释片)近年来已经成为美国快速增长的药物滥用行为之一,1992—2000 年增长了 225%[2]。2002—2004 年期间调查结果显示,非医疗原因性终身使用盐酸羟考酮控释片的人数从 1 900

表 30.1 常见的非法滥用药物

滥用物质	俗称	使用途径	严重作用
大麻素			
大麻	blunt,dope,ganja,grass,herb,joint,bud,Mary Jane,pot,reefer,green,trees,smoke,sinsemilla,skunk,weed	吞咽,经鼻吸入	兴奋,情绪松弛,降低反应速度,感觉异常,损害平衡及协调能力,食欲旺盛,心率加快,损害学习认知能力和记忆力,焦虑,惊恐发作,精神病或咳嗽,经常性呼吸系统感染,成瘾,可能发生精神衰弱
类罂粟碱			
海洛因	smack,horse,brown sugar,dope,H,junk,skag,skunk,white horse,China white;cheese(with OTC cold medicine and antihistamine)	静脉注射、吞咽、经鼻吸入	兴奋,眩晕,协调功能损伤,嗜睡,意识错乱,恶心,镇静状态,自觉身体沉重,呼吸减缓或抑制,便秘,心内膜炎,肝炎,HIV 感染,成瘾,致命性药物过量
兴奋剂			
可卡因	blow,bump,C,candy,Charlie,coke,crack,flake,rock,snow,toot	静脉注射、吞咽、经鼻吸入	心率加快,血压升高,体温升高,新陈代谢速率加快,欣快感,警觉,震颤,食欲降低,易怒,鼻部疾患
苯丙胺	bennies,black beauties,crosses,hearts,LA turnaround,speed,truck drivers,uppers	静脉注射、吞咽、经鼻吸入	焦虑,恐慌,谵妄,暴力行为,精神错乱或体重下降,失眠,心脏及心血管疾患,卒中,癫痫发作,成瘾
甲基苯丙胺	meth,ice,crank,chalk,crystal,fire,glass,go fast,speed	静脉注射、吞咽、经鼻吸入	会发生严重的牙科疾患
俱乐部毒品			
MDMA	ecstasy,Adam,peace,clarity,Eve,uppers,lover's speed	静脉注射、吞咽、经鼻吸入	轻度致幻效果、增加触觉敏感性、移情作用、焦虑、抑制力降低、寒战、出汗、牙关紧闭、肌肉痉挛、睡眠障碍、抑郁、记忆力损伤、成瘾、体温过高
氟硝西泮	forget-me pill,R2,Mexican,Valium,roach,Roche,rope,roffies,roffinol,rophies	吞咽、经鼻吸入	镇静作用、肌肉松弛、意识错乱、记忆丧失、眩晕、协调功能损伤、成瘾
GHB	G,Georgia home boy,grievous bodily harm,liquid,ecstasy,soap,scoop,goop,liquid X	吞咽	嗜睡、恶心、头痛、方向障碍、共济失调、记忆丧失、失去意识、癫痫发作、昏迷
解离药物			
氯胺酮	cat,Valium,K,Special K,vitamin K	静脉注射、通过混合烟草吸入,经鼻吸入	感觉与自己身体和周边环境脱离、运动功能受损、焦虑、震颤、麻木、记忆丧失、恶心、痛觉缺失、记忆力受损、谵妄、呼吸系统抑制和窒息、死亡
PCP 及类似物	angel dust,hog boat,love boat,peace pill	静脉注射、通过混合烟草吸入,经鼻吸入	感觉与自己身体和周边环境脱离、运动功能受损、焦虑、震颤、麻木、记忆丧失、恶心、痛觉缺失、精神错乱、侵略性行为、暴力行为、言语不清、共济失调、幻觉
迷幻剂			
LSD	acid,blotter,cubes microdot,yellow sunshine,blue heaven	吞咽,经口腔黏膜吸收	幻觉、体温升高、血压升高、心率加快、没有食欲、麻木、出汗、入睡不能、眩晕、虚弱、震颤、冲动行为、情绪不稳定、闪回、永久性感觉障碍
酶斯卡灵	buttons,cactus,mesc,peyote	通过混合烟草吸入、吞咽	幻觉、知觉和感觉异常、恶心、体温升高、血压升高、心率加快、没有食欲、麻木、出汗、入睡不能、眩晕、虚弱、震颤、冲动行为、情绪不稳定

GHB,伽马羟基丁酸;LSD,麦角酸酰二乙胺;PCP,苯环己哌啶

改编自 National Institute of Health,National Institute on Drug Abuse(website),http://www.drugabuse.gov/DrugPages/DrugsofAbuse.html;accessed on March 3,2001.

万人增长到了 3 100 万人[6]。2002—2009 年,年轻成年人的非医疗原因性处方类药物使用率由 5.5% 提高到了 6.3%,主要集中在止痛药物的使用率由 4.1% 提高到了 4.8%。在 2011 年,由于过量服用阿片类止痛药物导致的死亡病例达到了 21 314 例[13]。非医疗原因性使用阿片类药物在美国某些地区,如美国东海岸地区已经成为了一种流行趋势。

根据美国国家酒精和药物滥用研究所的数字,2014 年,87.6% 的 18 岁及以上年龄人群有过饮酒的经历,在过去 1 年中有过饮酒经历的人群比例为 71%,过去 1 个月有过饮酒经历的人群比例为 56.9%[14]。18 岁及以上人群的狂饮性饮酒发生率为 24.7%。酒精滥用障碍(AUD)在成年人中发生率约为 6.8%,但其中只有 8.9% 需要得到治疗的成年酒精滥用患者(男性患者中的 9.8% 和女性患者中的 7.4%)得到了有效的治疗。在美国,每年约有 88 000 名患者死亡原因与使用酒精相关,这导致酒精称为美国第四大致死原因。据统计在 2014 年,因酒精损害相关原因引发的交通死亡人数达到了 9 967 例,占所有交通意外死亡人数的 31%[14]。

据估计因酒精使用原因导致的住院和门诊就诊患者人数占总患者人数的比例为 15%~40%[5]。美国酒精滥用的终身发生率约为 18.6%,其中酒精滥用的发生率为 13.2%,酒精依赖的发生率约为 5.4%[15]。调查显示,在过去的 1 年,美国成年人符合第 4 版 DSM 中关于酒精使用障碍诊断标准的人数比例达到了 8.5%(1 800 万人),其中达到酒精滥用标准的比例为 4.7%(1 000 万人),达到酒精依赖标准的比例为 3.8%(800 万人)。在普通人群中不同性别酒精依赖的发生率有所不同,男性发生酒精依赖和滥用的比例(8.5%)都显著高于女性(4%)[16]。虽然饮酒因素相关问题主要集中在成年人当中,但近年来饮酒因素相关问题在青少年人群中发生率明显增高,值得警惕。同时,老年人群中的酗酒发生状况也是一个明显的问题。据估计平均每 2 000 名就诊的口腔科成年患者中约有 170 名患者有酒精使用相关问题。

病因

成瘾和依赖的神经生物学原因很复杂,影响因素很多。内源性奖励系统被破坏是所有药物滥用行为的显著特点,大多数此类药物通过破坏大脑内多巴胺循环来产生药效[17]。主要变化包括增加了多巴胺突触的数量,破坏患者的有条件学习能力和抑制控制能力。多巴胺突触数量的增加是由于异常的 D_2 多巴胺受体密度的降低[17]。图 30.1 展示了一个复杂的潜在的价值和奖励追踪神经循环通路的大概情形[3]。虽然多巴胺是药物滥用和成瘾发生过程中主要的神经递质,但在药物滥用发生过程中,很多其他神经递质也参与其中(图 30.2)。证据显示遗传

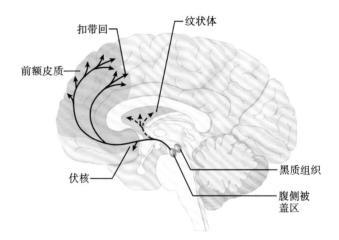

图 30.1 大脑奖励循环通路。来自大脑腹侧被盖区的多巴胺能神经连接伸展至伏核和前额皮质。同时来自黑质组织的神经连接伸展至被侧纹状体,这些神经连接扮演和担任习惯形成和反复排练过的运动行为,如同药物(毒品)寻找和药物(毒品)给予(引自 Hyman SE: Biology of addiction. In Goldman L, Ausiello D, editors: *Cecil medicine*, ed 23, Philadelphia, 2008, Saunders.)

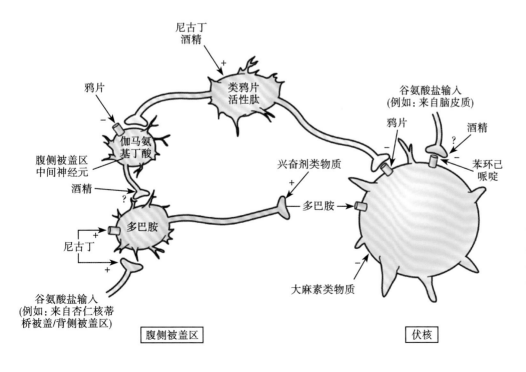

图 30.2 药物滥用后在大脑腹侧被盖区和伏核聚集成急性反应(引自 Renner JA, Ward EN: Drug addiction. In Stern TA, et al, editors: *Massachusetts General Hospital comprehensive clinical psychiatry*, Philadelphia, 2008, Mosby.)

因素与酗酒有一定的关系。心理因素如抑郁、自我治疗(以减轻精神上的悲痛为目的)、人格紊乱、应对问题能力低下都有可能是导致成瘾性行为的原因。引起成瘾性行为的社会因素包括文化、人际关系等方面的影响[1]。

临床表现和治疗

当患者长期使用或超量使用某些成瘾性物质后,就可以发生物质成瘾。获得成瘾性物质—使用—从药效中恢复这一过程往往要花费很长时间。患者往往会因为这些物质滥用行为而放弃重要的社会、工作和娱乐活动。由于标志性的耐受现象的发生,物质滥用患者通常需要进一步的增加使用量以获得与之前一致或类似的效果。患者往往知道自身存在的社会、精神

和躯体问题产生的原因是自己对物质的滥用或成瘾,但也会继续使用这些成瘾性物质[1,2]。近年来,"合法兴奋剂"的概念被引入到公众的视野当中[18]。这些"合法兴奋剂"产品品类繁多,包括植物来源和人工合成类,可以很容易通过线上或街边零售商获取[18]。"合法兴奋剂"产品具有模仿非法滥用性药物的精神方面效果的作用,但这些宣称组成成分为具有合法售卖、拥有和使用化合物的药物通常会在标签上注明"不适合普通人消费"以规避法律监管[18]。

物质滥用指的是患者的物质使用行为不符合物质依赖的标准(表 30.2)[19]。这个诊断标准似乎更适合于刚开始服用影响精神活动药物的患者。相应的例子包括那些反复出现醉酒后驾车的男性患者(无其他症状),以及在被医生告知饮酒会加重十二指肠溃疡后仍持续饮酒的女性患者(无其他症状)[1]。

表 30.2　药物依赖和药物滥用的诊断标准	
药物依赖	**药物滥用**
满足下表 2 个或以上症状方可确诊	满足下表 1 个以上症状且持续时间超过 12 个月方可确诊
<ul><li>对药物产生耐受</li><li>发生脱瘾性脑综合征</li><li>长时间内超量使用相应药物</li><li>有过不成功的控制或中断使用药物的经历</li><li>日常生活中大部分时间都用于获得、使用成瘾性物质或从这些物质的作用效果中恢复</li><li>由于使用这些物质,放弃或大大减少了重要的社会、职业、娱乐活动</li><li>在尽管知道这些物质的危害的情况下仍持续使用这些物质</li></ul>	<ul><li>反复使用这些物质,并导致无法正常完成在工作、学习、家庭应负担的责任和义务</li><li>在这些物质已经对身体造成严重危害的情况下,仍持续使用这些物质</li><li>反复陷入物质滥用相关的法律问题</li><li>在这些物质的危害已经对患者的社会和人际关系造成持续性危害的情况下,仍持续使用这些物质</li><li>不符合任何物质依赖的诊断标准</li></ul>

引自 Samet JH: Drug abuse and dependence. In Goldman L, Ausiello D, editors: *Ceil textbook of medicine*, ed 23, Philadelphia, 2008, Saunders.

脱瘾性脑综合征通常在患者停止或减少依赖性物质的使用后发生,其症状与患者使用的成瘾性物质的种类有关。脱瘾性脑综合征的精神心理症状在长期使用阿片类药物、酒精、镇静药物、安眠药和抗焦虑药物的患者身上很常见,其症状要轻于使用可卡因、尼古丁、安非他明和大麻的患者[1,2]。

大麻

大麻是世界范围内最常被使用的非法药物[2],四氢大麻酚是大麻产生依赖性的主要有效成分。印度大麻、大麻脂等一些不同的大麻配制品也是常见的大麻类制剂,不同的制剂其效力和品质有所区别。大麻类药物通常通过吸入方式进入人体,也可混入食物内口服。经呼吸道吸入大麻约 20～30 分钟可达到效力高峰,经口服消化道的方式约 2～3 小时达到效力高峰[2]。目前,使用范围比较广泛的大麻类药物效力要高于 20 世纪 60 年代的大麻类药物,反大麻法律条例对于控制大麻的流行和使用几乎无效[20]。大部分大麻使用者对大麻效力的描述为交替变换的时间和距离方面的感受。大麻的急性毒性作用包括焦虑、偏执、幻觉,对大麻的耐受和身体依赖可以发生,但临床表现不尽相同[2]。大麻对处于恢复期的精神分裂症有明确的副作用,可使患者的精神状态变得不稳定,社会和职业损害也会发生,但严重程度通常会小于酒精和可卡因成瘾的副作用[1]。大麻使用人群几乎不需要寻求医学治疗,但使用苯二氮䓬类药物引起

的焦虑反应往往需要临床医学治疗。当然临床上存在因治疗目的而使用大麻的情况,大麻与大脑内大麻受体产生作用可减轻疼痛反应和减轻某些类型癫痫发作的严重程度[10-12]。

在美国,出于医用或娱乐目的超量使用大麻的情况占所有使用者的 86%[11]。出于医疗和娱乐目的的人群对多种形式和剂量的大麻使用手段都很感兴趣[11]。只有少数比例使用者(约 12%)同时使用大麻和酒精,同时使用两者的主要是出于娱乐目的[11]。

随着对医疗用大麻监管法律形式的改变,对于大麻行政管理的多种方式有着重要的公共卫生意义[21]。在美国,关于医用大麻相关法律如何界定吸入性大麻与吸烟的区别仍不清晰,现在看来这些法律法规的制定和实施与各个不同州对待吸入性大麻使用的态度密切相关[21]。

类罂粟碱

类罂粟碱类药物(类鸦片类药物)的首要作用包括降低痛觉感知能力、引起中等程度的镇静作用并引起欣快感。此类药物包括那些自然来源的生物碱,如吗啡和可待因。来源于吗啡或二甲基吗啡分子的半人工合成功能类罂粟碱类药物包括氢可酮、氢吗啡酮、海洛因及氧可酮。人工合成类罂粟碱药物包括杜冷丁、苯乙哌啶、丙氧芬、芬太尼、丁丙诺啡、美沙酮和喷他佐辛,患者对上述药物中任何单一药物的耐受性基本一样。

类罂粟碱类药物对中枢神经系统的直接作用是引起患者恶心和呕吐,痛觉减轻,使患者产生欣快感和镇静效果。街头毒品可以造成中枢神经系统永久性损害,包括外周神经病变和中枢神经系统功能损害。使用街头毒品常见的副作用包括便秘、没有食欲、呼吸抑制。发生呼吸抑制的机制是使用类罂粟碱类毒品后脑干对血液中二氧化碳浓度变化的反应敏感度下降,这可以是类罂粟碱类毒品的毒性反应,但在发生肺功能损害的患者中也很常见。

在吸毒成瘾、特别是使用静脉注射方式吸毒的人群中,各类并发症很常见。类罂粟碱类药物引起的心血管方面的副作用通常比较轻微,使用此类药物对于心率和心肌收缩功能没有直接影响。直立性低血压的发生是由外周血管膨胀所导致的。与静脉注射使用毒品方式,包括使用受污染注射器或共用注射器相关的并发症主要包括乙型肝炎和丙型肝炎、感染性心内膜炎以及增加患者感染人类免疫缺陷病毒(HIV)的概率[2,17]。感染性心内膜炎并不常见,主要影响患者心脏右侧三尖瓣功能,金黄色葡萄球菌是最常见的致病菌[22]。

三类患者最容易发生对类罂粟碱类药物的依赖作用:第一类是少数患有慢性疼痛综合征,因使用处方类罂粟碱药物而产生依赖的患者;第二类是内科医生、口腔科医生、护士和药师人群,由于职业的便利性,使得从事上述职业的医务工作者人群成为类罂粟碱类药物滥用的高危人群[9];第三类是那些经常购买街头毒品以获得快感的人群。长期使用类罂粟碱类药物的危害非常严重。根据美国疾病控制和预防中心 2007 年的统计数据显示,因使用止痛药所引起的死亡人数是使用可卡因致死人数的 2 倍,是使用海洛因致死人数的 5 倍[23]。1999—2007 年,美国包括因类罂粟碱类止疼药(如氧可酮、氢可酮、苯乙哌啶)药物毒性反应所引发的死亡人数上升了 3 倍,从 4 041 人升至 14 459 人。

因药物使用过量引起的毒性反应在各种类罂粟碱类药物使用者中都可以见到。当使用效力强劲的药物时,不良反应会更常见和严重,如芬太尼,其所引起的药物反应强度是吗啡的 80～100 倍。静脉注射所引发的药物过量可立即导致呼吸浅慢、心动过缓、体温快速下降以及对外界刺激失去反应。急诊治疗措施包括使用呼吸机以支持生命体征以及类罂粟碱拮抗剂如纳洛酮肌肉注射或者静脉给药等[2]。

纳洛酮(纳坎鼻注射剂)主要作用是逆转因过量使用类罂粟类药物所导致的副作用(图 30.3 和图 30.4)[24,25],特别在美国东北部等药物滥用高发地区建议口腔医疗机构作为常用药物备药。

与镇静药物不同的是,类罂粟碱类药物所引发的药物戒断反应表现为患者不悦或情绪不佳但通常无生命危险,胃肠道不适、肌肉痉挛、流涕以及易怒是最常见的戒断反应表现。患有记忆缺陷或认知功能失常的类罂粟类药物使用人群应定期进行血液检查或对其行为进行风险性评估以确定是否有HIV 感染[17]。

可卡因

可卡因是一种具有强烈收缩血管作用的兴奋剂和局部麻醉药物。在饮酒后使用可卡因是导致患者前往急诊就诊、家庭暴力和其他社会问题的首要原因[26]。可卡因的医疗用途主要是

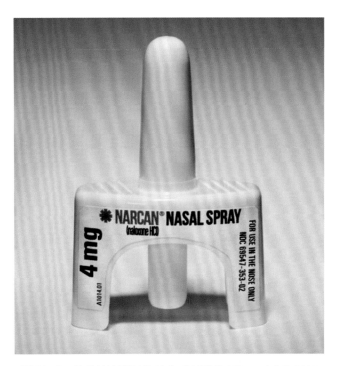

图 30.3　盐酸纳洛酮经鼻吸入喷剂设备(Narcan)(© 2017 ADAPT Pharma, Inc. NARCAN® is a registered trademark licensed to ADAPT Pharma Operations Limited. ADAPT Pharma, Inc. Radnor, PA. Adapt Pharma Inc. All rights reserved.)

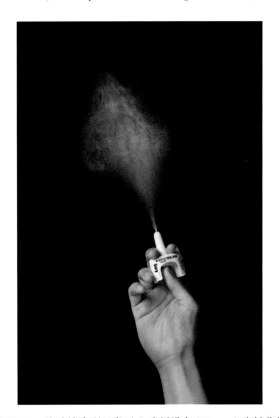

图 30.4　盐酸纳洛酮经鼻吸入喷剂设备(Narcan)喷射药物的照片(© 2017 ADAPT Pharma, Inc. NARCAN® is a registered trademark licensed to ADAPT Pharma Operations Limited. ADAPT Pharma, Inc. Radnor, PA. Adapt Pharma Inc. All rights reserved.)

作为一种强效麻醉药物在耳鼻喉科经常使用,同时也用于治疗某些患有注意缺陷-多动症障碍的患者[2]。可卡因通过口服会产生身体和行为方面的作用,鼻内吸收主要通过鼻黏膜、静脉以及吸烟的方式吸收。"爆裂"可卡因,是指通过加热或吸烟的方式吸食可卡因,这种方式相对于通过鼻腔吸入的方式会使血液内可卡因浓度更高,更易使吸食者成瘾。可卡因会与大脑内多巴胺、去甲肾上腺素、5-羟色胺神经元产生明显的药理学作用,其半衰期为 30~60 分钟[2]。

可卡因的毒性反应包括充满幸福感、食欲缺乏、对外界刺激敏感、没有睡意、坐立不安、欣快感、言语浮夸、兴奋以及一些精神症状(如恐慌发作、偏执、妄想、幻听和幻视)。急性使用者(指的是并未成瘾的最近一段时间使用可卡因的人群)会出现由于性功能改善以及性欲提高所引起的欣快感。上述反应通常在中至重度可卡因使用后出现抑郁症状,会进一步促使患者持续不断的使用可卡因[17]。使用可卡因后引起的躯体症状包括心动过速、心律失常、乳头肿大以及血压升高。发生中毒反应的人群常出现头痛、寒战、恶心及呕吐。皮下注射可卡因或海洛因者可在其上臂或经常注射毒品的部位发现针状痕迹,长期或大剂量使用可卡因的人群可出现类似精神分裂症的症状,长期使用可卡因或海洛因的孕妇可生下对上述毒品"成瘾"的新生儿。

过量使用可卡因所引起的心肌梗死、心律失常、卒中、呼吸抑制以及与可卡因使用相关的抗精神病性恶性综合征,会对使用者造成生命威胁。抑郁也是可卡因成瘾者常见的副作用,特别是处于脱瘾性脑综合征期间的患者,患者有时甚至会通过使用可卡因尝试自杀行为。

用于治疗可卡因滥用的常用方法包括精神疗法、行为疗法以及"12 步系统治疗"疗法[2]。针灸治疗可能对可卡因中毒后解毒和预防复吸有所帮助。可卡因使用过量的急诊处置原则首先是要尽快恢复患者知觉,静脉注射地西泮对于控制症状效果明确,静脉注射心得安可治疗因使用可卡因引起的室性心律失常。对处于安全和有效的戒毒期间或处于解毒维持期的患者,尽量不要给予药物治疗[17]。习惯静脉注射方式的可卡因滥用者较易感染乙型肝炎病毒、丙型肝炎病毒和人类免疫缺陷病毒(HIV)。某些静脉注射可卡因滥用者会在胸部发生瘙痒性皮疹(一种对苯甲酸酯的过敏反应),对于这类患者,应尽量采取措施使其避免发生脂型局部过敏反应。

苯丙胺

苯丙胺、甲基苯丙胺以及相关药物都属于中枢神经系统兴奋剂类药物。这类药物的主要作用是通过促进大脑内多巴胺释放至多巴胺受体内,从而增加多巴胺受体数量。增加的多巴胺受体会给使用者造成"嗨"的感觉,苯丙胺类药物带给使用者快感的强度和持续时间要比同等剂量的可卡因更强劲和持久,通常持续时间会达到 8~24 小时[17]。苯丙胺临床上主要用于治疗体重下降、注意力缺乏症、嗜睡症、难治性抑郁症。很多苯丙胺成瘾者初次尝试使用此药的目的往往是为了抑制食欲以尝试控制或减轻体重。静脉注射苯丙胺会导致使用者在短时间内迅速成瘾,在苯丙胺依赖人群中,对药物剂量耐受程度逐步增加的现象很常见。苯丙胺滥用所引起的症状和并发症与可卡因类似[2]。使用苯丙胺衍生物茶碱类苯甲锡林的临床医疗效果与其他苯丙胺衍生物效果类似[27],主要用于治疗儿童多动症、嗜睡症以及抑郁症。苯甲锡林目前已经成为流行于阿拉伯国家和北非国家的常见滥用药物之一[27]。

甲基苯丙胺是一种人工合成的强力苯丙胺类精神兴奋剂类药物,具有高度易成瘾性,长期使用的患者往往会有暴力倾向。在街头,甲基苯丙胺往往意味着"速度""怪异""活力"等。其可经呼吸道吸入使用的形式被称为"冰""水晶",甲基苯丙胺生物学半衰期要远远长于可卡因,其戒断效应的症状也明显严重于可卡因。主要戒断反应表现为严重的伴有自杀或杀人倾向的抑郁症、嗜睡或失眠[2,17]。

苯丙胺类似物具有非常相似的副作用和临床表现。正常剂量苯丙胺类药物的主要症状通常为多疑、欣快感、过度活跃以及身体耐受力增加。大剂量苯丙胺类药物的主要症状表现为嗜睡、头痛、心动过速和意识错乱。当通过呼吸道或静脉途径使用苯丙胺时,可在短时间内产生持续的皮疹。长期滥用苯丙胺类药物可发生类似严重精神分裂症的症状。

苯丙胺类毒品在 20 世纪 60 年代在所谓的反主流文化群体中泛滥非常广泛。硫酸苯丙胺在街头以其"快速""布鲁斯""兴奋剂"等名称为人所熟知,其使用方式包括通过烟草吸入、直接吸入、口服以及静脉注射。20 世纪 80 年代到 20 世纪 90 年代,可卡因逐渐取代了硫酸苯丙胺。但是在青少年和小于 20 岁的成年人群中使用甲基苯丙胺和亚甲二氧基甲基苯丙胺(摇头丸)成为这部分人群主要的药物滥用方式[28]。在 2004 年,美国兴奋剂类药物(包括苯丙胺和甲基苯丙胺)约占与非法药物使用相关问题所导致的教育署探访数量的 10% 左右[8]。甲基苯丙胺在 1971 年被宣布为非法药物,摇头丸在 1985 年被宣布为非法药物[29]。其中甲基苯丙胺在美国加利福尼亚州和一些西部州滥用比较广泛,通常在"家庭实验室"中被生产出来,很容易将房屋内居住者置于有毒气体和易发生火灾的风险之中。甲基苯丙胺也是被制造、散播和使用最广泛的苯丙胺类非法药物[17]。

由于一些含假麻黄碱成分的药物[非处方类(OTC)缓解充血药物,如盐酸伪麻黄碱]常被用于制作生产甲基苯丙胺,因此美国一些州通过颁布法律以增加购买含有假麻黄碱成分的非处方药物的难度。2006 年,美国时任总统布什签署法令,严格限制了含有假麻黄碱产品的标准并要求这类产品不得随意售卖。法令还要求购买此类产品者必须出示身份证件并在售卖处签字登记,法令也规定了单次购买的剂量限度。

镇静催眠药

用于镇静和催眠作用最主要的精神类药物是苯二氮䓬类药物,包括地西泮(安定)、劳拉西泮(羟基去甲安定)、替马西泮(羟基安定)以及不常用的巴比妥类药物,包括苯巴比妥(鲁米那)、司可巴比妥、甲基苯巴比妥。镇静药物、安眠药物和抗焦虑药是最常见发生滥用的三类药物,据估计,在美国约有 35% 的教育署探访原因是因为非医疗原因性使用或误用成瘾性药物[30]。由于巴比妥类药物在临床上应用范围越来越小,苯二氮䓬类药物已经成为最常见的发生药物滥用现象的镇静催眠药物。

苯二氮䓬类药物使用者是否发生对药物的依赖取决于药物的作用、种类和使用时间长短。长时间或大剂量使用药物易发生药物依赖,但在临床实践中发现小剂量长时间应用苯二氮䓬类药物也可发生依赖[2]。连续使用 3~12 个月的药物依赖发生率约为 10%~20%,当连续使用时间超过 1 年以上时药物依赖的发生率会增加到 20%~45%[31]。在为有发生药物依赖倾向的患者开具苯二氮䓬类药物要非常谨慎,在保证疗效的情况下服药时间尽可能不要超过 2 周[31]。对于已经发生药物依赖的患者,应逐渐减量或更换其他长效镇静催眠药物以尽可能摆脱对药物的依赖[17]。

苯二氮䓬类药物的戒断反应症状与酒精的戒断反应症状类似,包括恶心呕吐、虚弱无力、植物神经兴奋(心动过速、出汗)、焦虑、直立性低血压、震颤、厌食、体重下降、耳鸣、妄想性神经错乱和幻觉。这些症状可在减轻用药后几周或更长的时间后发生[17]。

酒精

酒精的行为性和精神性作用取决于饮酒的量,血浆中酒精含量的高低、是否与其他药物同时使用、饮酒者身体健康状况以及其既往酒精摄入状况。长期重度酗酒可导致严重的认知功能损害(即使患者在清醒时认知障碍的问题依然存在)或身心痛苦。最常见的例子就是患者间歇性的病情复发和好转。如果患者病情得不到积极有效的治疗,可进展为其他精神问题,包括焦虑、反社会行为和情感表达障碍。有些患者会发展为酒精性遗忘症,表现为无法学习了解新事物或不能记得已知的事物。酗酒者还可能发生酒精诱导性痴呆和严重的人格性情转变,也可能发生酒精性昏迷。

第 4 版 DSM[1] 对酒精依赖定义为:在至少 3/7 的全身功能面积区有可重复性的酒精相关的功能行使困难,包括任何对于耐受的戒断、脱瘾性脑综合征、对酒精摄取量要求不断提高、不能自控饮酒量、因为饮酒放弃重要的个人生活或工作事务、日常花费大量的时间饮酒、在已经出现身体和精神方面的症状后仍继续饮酒。因此,对于酒精依赖的临床诊断依赖于与酒精使用相关的功能障碍的病史病历记录,而并不基于饮酒者饮用消费酒精饮品的数量和频率。

对于酒精依赖的治疗通常分三个阶段:第一阶段是鉴别诊断和干预,需要对患者进行全面身体检查以对患者全身各脏器的受损害程度作出正确的评估。包括检查有无肝脏功能受损、胃肠道出血、心律失常、血糖或电解质失衡。由于食道静脉曲张引起的大出血或肝性脑病应立即急救处理。腹水的对症治疗主要包括维持电解质平衡和减少体液渗出,对于酒精性肝炎通常使用肾上腺皮质激素进行治疗,感染和败血症应使用抗生素进行治疗。在此阶段,患者可能会拒绝承认对自己的诊断和否认自身所存在的健康问题[5]。

第二阶段是对患者进行酒精脱瘾治疗,对于某些严重依赖的病例,以减少患者的饮酒量为治疗目的。酒精戒断反应的症状包括食欲下降、心动过速、焦虑、失眠、震颤性谵妄。震颤性谵妄的主要临床表现为震颤、幻觉、失去方向感、记忆力和注意力受损以及极度兴奋。身体上的表现为严重的出汗、血压升高以及心动过速。脱瘾治疗的目标是将戒断反应的症状和严重程度降到最低。严格的饮食改变必须遵循,包括高蛋白、高卡路里、低盐饮食和尽可能控制液体的摄入量。患者应该摄入足够的营养物质,得到充分的休息,每天口服剂量为 50~100mg

的 B 族维生素,持续至少 1~2 周。患者如有贫血可针对性补铁和服用叶酸进行对症治疗[5]。

第三阶段是针对乙醇快速自体内去除所引发的中枢神经系统抑制进行对症治疗。通过使用苯二氮䓬类药物如地西泮、氯氮䓬,并逐步减少药物用量,通过 3~5 天的时间获得血清药物水平的向下滴定,从而减少酒精脱瘾综合征的症状。氯压定和卡巴咪嗪 β 受体阻滞剂类药物近年来也常被用来作为处理酒精脱瘾综合征的药物代谢动力学处理措施[5]。

在酒精脱瘾综合征的治疗结束后,应对患者进行戒酒宣教,这其中包括教育患者的家庭成员和朋友停止庇护患者因酗酒所引起的各种问题,尝试帮助患者戒酒并促使患者保持戒酒的动力,一步步帮助患者从酗酒的状态转变到生活中没有酒精的生活状态,并重建个人新的生活模式。双硫仑可用于某些戒酒后复发的患者,其作用机制为抑制乙醛脱氢酶活性,从而导致血液中乙醛聚集,因此在患者摄入乙醇时可引起患者恶心、呕吐、腹泻。环丙甲羟二羟吗啡酮(一种罂粟碱拮抗剂)和阿坎酸(γ-羟基丁酸受体激动剂)可用于降低酒精消耗量或缩短戒酒过程中的复发期时间段[5]。

牙科管理

临床考虑(框 30.1)

口腔科医生应对物质滥用的症状和迹象保持警惕(见表 30.2)。患者的暴露性皮肤损伤意味着其是通过静脉注射的方式进行药物滥用,临床表现包括皮下脓肿、皮下蜂窝组织炎、血栓性静脉炎、皮肤表面痕迹(局部因长期多次注射引起的慢性感染所致),以及感染性皮损。皮肤表面痕迹通常为出线状或分叉性红晕样皮损,呈现出硬结状和色素过度沉着样表现。患者出现病因不明的发热性疾病也提示患者可能有静脉注射药物滥用的问题[2,32]。

药物滥用患者可能会以需要止疼药物治疗口腔疾患(如牙齿疼痛)的理由尝试从口腔科医生处获得药物。例如,患者可能在接受轻微、不足以引起治疗后疼痛的非外科治疗程序后要求医生给予止疼药。类罂粟碱类药物滥用者可能会声称其对可待因类药物过敏或对非类固醇类消炎药无法耐受,从而要求医生为其开具更强力的药物如氢可酮或氧可酮。应注意不要将处方签放置于患者容易发现或拿到的地方,同时也不要对受控药物进行处方预签字或预先开具的操作。对于发生类罂粟类药物过量使用的患者应给予盐酸烯丙羟吗啡酮静脉注射以逆转相应的药物中毒症状[24]。

相对于普通人群,口腔科医生和相关工作人员更易发生药物滥用,一个重要的原因是这部分人群更容易获得类罂粟碱类麻醉药物和镇静催眠类药物。通过吸入方式滥用氧化亚氮是另一种在口腔科医生中发生的药物滥用形式。

大麻　长期使用大麻可导致支气管炎、气道梗阻,患者的忽视和口腔干燥问题会导致患者口腔卫生很差以及鳞状细胞化生。大麻的副作用包括心动过速,由于外周血管阻力下降,在大剂量使用时还可发生直立性低血压[32],因此大麻对心脏衰竭和患有缺血性心脏病患者的危害更为明显。在为上述患者进行口腔科治疗时,应密切关注患者心血管系统的功能状态,

框 30.1	药物或酒精依赖或滥用问题患者的牙科治疗注意事项

P

患者评估与风险估计 (patient evaluation and risk assessment) (见框 1.1)
- 评估确认患者是否有药物或酒精滥用问题
- 现有临床症状不能确诊的情况下应请相关专科医生会诊

潜在问题和考虑因素

A

抗生素 (antibiotics)	可正常使用
镇痛药 (analgesics)	尽可能避免开具麻醉性镇痛药,如有需要应先行向患者物质滥用项目的主管医生进行咨询。开具强效力药物时应注意适量,避免二次给药。最好能在第三方 (如 12 步脱瘾项目监督人员) 的监督下管理药物的发放使用情况
麻醉 (anesthesia)	避免为可卡因和甲基苯丙胺滥用患者发生药物滥用后 24 小时内使用含肾上腺素的麻醉药物
过敏 (allergy)	一般不会发生
焦虑 (anxiety)	如患者要求抗焦虑治疗,应与患者的内科治疗医生联系以作出决定 一般应使用短效苯二氮䓬类药物,且每次只开具单次使用剂量处方。建议在进行外科手术治疗时给患者使用吸入性氧化亚氮进行镇静

B

出血 (bleeding)	因酒精滥用患者容易发生肝脏疾病,有发生意外出血的可能。因此应为这类患者进行实验室检查已确定其相应血液系统指标是否正常

呼吸 (breathing)	一般没有影响
血压 (blood pressure)	可卡因和甲基苯丙胺滥用患者应在治疗期间检测患者血压和脉搏

C

椅位 (chair position)	没有特殊要求
心血管 (cardiovascular)	可卡因和甲基苯丙胺滥用患者发生心肌梗死、卒中和心律失常的风险较高

D

药物 (drugs)	肾上腺素可对可卡因和甲基苯丙胺所引起的心血管系统方面的副作用产生协同增效作用
装置 (devices)	没有特殊要求

E

仪器 (equipment)	没有特殊要求
紧急情况 (emergencies)	可卡因和甲基苯丙胺滥用者可能发生心血管系统方面的急症,特别是在发生药物滥用后 24 小时内使用含肾上腺素药物的患者。纳洛酮可用于逆转鸦片类药物过量

F

随诊 (follow-up)	为患者开具麻醉性镇痛药后,应对患者的用药情况进行监测

如果确认患者是患有缺血性心脏病或心脏衰竭的大麻使用者,应停止、推延患者的口腔科治疗直至患者病情稳定。

可卡因 为任何在 6 小时内使用过可卡因的患者进行治疗时应避免使用含有肾上腺素的麻醉药物[16]。由于可卡因可与交感神经兴奋胺产生药物协同增效作用,因此应避免为这类患者使用肾上腺素浸渍收缩带、含有肾上腺素或左旋异肾上腺素的局部麻醉药物。可卡因中毒反应最主要的症状包括心律失常和心肌缺血。可卡因的血药浓度高峰约发生在使用后 30 分钟,药物作用一般会在 2 小时内逐渐消失。

在为参加可卡因治疗项目的患者进行治疗前,口腔科医生应咨询患者的内科治疗医生以能够明确了解患者的用药情况以及在进行与疼痛相关的病症处置时的最佳策略。在为有药物滥用情况的患者开具药物时应尽量避免开具成瘾性药物[2]。

甲基苯丙胺 口腔科医生应避免为任何在 8 小时内使用过甲基苯丙胺的患者进行口腔科相关治疗。为了患者安全考

虑,在患者使用甲基苯丙胺后 24 小时内也不应该接受口腔科治疗。苯丙胺类药物的血药浓度高峰约发生在使用后 30~60 分钟,药物作用一般会在 8 小时内逐渐消失。不同化学结构的苯丙胺类药物的血浆半衰期通常介于 7~34 小时[2,33]。甲基苯丙胺中毒反应最主要的症状包括心律失常和心肌缺血。含有肾上腺素或左旋异肾上腺素的局部麻醉药物都不应在患者使用甲基苯丙胺 8 小时内为其使用,这是因为甲基苯丙胺可与交感神经兴奋胺产生药物协同增效作用,从而诱发高血压危象、卒中和心肌梗死[34]。

酒精 口腔科医生会在诊疗过程中经常遇到酒精滥用或疑似酒精滥用患者。在与这些患者交流沟通过程中,即使是医生一个非常简单的关于患者身体健康方面的建议都可能会起到积极正面的作用。研究显示,对于酒精使用问题,短暂干预治疗也会比没有任何干预治疗对患者要有益得多,对于某些病例,短暂干预治疗甚至可以取得与广泛干预治疗一样的效

果[35,36]。基于上述发现,美国物质滥用治疗中心(The Center for Substance Abuse Trement,CSAT)设计出了一种新的系列治疗方案,由筛查、短暂干预、转诊和治疗几个部分组成,简称为SBIRT。

筛查　患有与酒精相关问题的患者通常可以通过健康和行为方面的医学检查予以发现。依从性差、程度较为严重的焦虑、恐惧、情绪波动、不能履行应承担的义务都是这类患者常见的症状。酒精滥用的标志性特征包括爽约、腮腺肿大(图30.5)和蜘蛛痣(图30.6)。对于因酗酒影响呼吸系统功能而前来就诊的患者,临床医师应对患者的健康状况予以特别关注。值得注意的是,与使用酒精相关的问题在不同年龄、性别、社会经济阶层都广泛存在,而且很多患者非常善于对他们对酒精的依赖行为加以掩饰和伪装。

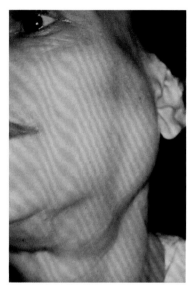

图 30.5　与酒精成瘾相关的无痛性腮腺肿大(来自Valerie Murrah,Chapel Hill,NC.)

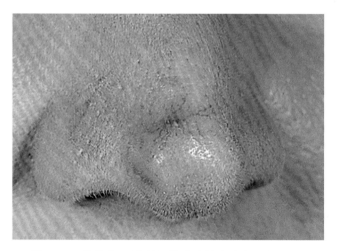

图 30.6　蜘蛛痣,可能是酒精成瘾的皮肤表现之一(引自 Seidel HM,et al:*Mosby's guide to physical examination*,ed 6,Louis,2006,Mosby)

在为患者进行口腔科相关诊疗的整个过程中,口腔科医生应充分了解所有年龄段青少年和成年患者的饮酒类型、频率、使用酒精的方式和结果以及患者有无酗酒家族史。美国国家酒精滥用和酗酒研究所(The National Institute of Alcohol Abuse and Alcohosim,NIAAA)曾推荐使用单一酒精筛查问题(SASQ)或酒精滥用障碍鉴别检测(AUDIT)自我报告调查问卷(表30.3)作为标准的筛查酒精使用相关问题的手段。另外一个可选择的筛查途径是使用 CAGE 调查问卷,这个问卷只需要患者回答 4 个问题以判断患者是否存在酒精使用相关问题。AUDIT 和 CAGE 问卷都是非常理想的用于对患者进行筛查的手段。由于上述两种方式都会占用大量的时间,所以在临床上很少使用,通过 SASQ 方式对患者进行筛查相对更加实用。使用 SASQ 方式对患者进行筛查时,通常建议临床医生在客观的、不存在偏见的情况下询问患者在过去 1 年中是否有过一次性饮酒超过 5 个标准杯(男性)或 4 个标准杯(女性)酒精饮料的经历。美国 1 标准杯酒精饮品相当于含有 14g 纯酒精。如果患者给予的回答是肯定的,则显示患者可能存在酒精使用相关问题,建议对患者做进一步的评估[16]。

短暂干预　对于患者来说,清楚知晓酒精滥用在临床、口腔、心理、社会各个方面的副作用是非常重要的。口腔科医生应该向患者指出酒精滥用所引发的严重后果,以及如果继续酗酒在未来有可能引发的可以预见的各种问题。当然与患者共同回顾过往的经历对于治疗成功也是非常重要的。Miller 和Sanchez[37] 在回顾了一些短暂干预成功的关键要素后,概括提出了关于短暂干预的六个决定性要素:反馈、责任、建议、选单、同理心和自我效能,英文简写为 FRAMES。这个临床条例完成了临床评价,包括对患者酒精相关问题的反馈,强调了患者在解决酒精应用问题方面应负的责任,给出了改变饮酒习惯的建议,提供了治疗手段的选单,表达了对患者的同理心,强调了患者在解决问题过程中自我效能(期望患者拥有解决饮酒问题的技能和信息)的重要性。同时目标设定、定期随访和时间掌握也对短暂干预是否能够见效非常重要。

转诊　帮助患者进入相应的治疗项目要求口腔科医生告知患者对其身体状况的担忧。因此要求医生充分了解和熟悉治疗相关项目的情况,包括脱毒治疗、住院治疗项目、门诊治疗项目、中途休养所以及后续治疗情况。向患者的首诊主诊医师进行咨询也是非常必要的。

治疗　对于非依赖性但有可能发展成为依赖性的饮酒者,可以通过咨询、鼓励为患者设定低于风险剂量的每日饮酒量(女性低于 1 标准杯,男性低于 2 标准杯)[4]。对于酒精依赖的治疗可以在没有专业协助的情况下进行,但是在专业医护人员监护下进行系统的治疗,成功的概率会更高。治疗的第一阶段是使患者度过戒断反应期和停止饮酒。在大多数情况下,这一阶段的治疗可以在门诊完成,但对于酒精依赖严重的患者,住院治疗是非常必要的。对于酒精脱瘾脑综合征治疗的主要目的是尽可能降低戒断反应症状的严重程度,预防戒断反应并发症如癫痫和震颤性谵妄的发生,并对患者提供相应的帮助以尽可能避免复发[4]。心理治疗在预防患者酒瘾复发方面有很关键的作用,包括动力促进法、"12 步程序化帮助法"、自我互助群(如匿名戒酒者协会),当然也包括药物治疗,双硫仑、环丙甲羟二羟吗啡酮和阿坎酸是目前在美国被批准用于治疗酒精依赖的药物[5]。

| 表 30.3 酒精滥用障碍鉴别检测（AUDIT）自我报告调查问卷* |

尊敬的患者：因为使用酒精可能会影响你的身体健康并对你所患其他疾病的治疗和用药产生影响，基于上述原因我们将对你的酒精使用情况提出一些问题。你的回复将会被保密，因此请如实回答我们的问题。请在下列每一个问题的备选答案中选出最符合你实际情况的答案，并圈注清楚。

问题	0	1	2	3	4	得分
1. 你平均多久饮用 1 次含酒精饮品？	从不饮酒	每月 1 次或更少	每月 2~4 次	每周 2~3 次	每周 4 次或更多	
2. 你每次饮酒量约为多少标准杯？	1 杯或 2 杯	3 杯或 4 杯	5 杯或 6 杯	7 杯~9 杯	10 杯或更多	
3. 你平均多久会出现 1 次单次饮酒量达到或超过 5 标准杯情况？	从不	少于每月 1 次	每月 1 次	每周 1 次	每天或几乎每天	
4. 在过去的 1 年中你平均多久会出现 1 次一旦开始饮酒就无法停止下来的情况？	从不	少于每月 1 次	每月 1 次	每周 1 次	每天或几乎每天	
5. 在过去的 1 年中你平均多久会出现 1 次因为饮酒而导致没能完成本来计划要完成的事情的情况？	从不	少于每月 1 次	每月 1 次	每周 1 次	每天或几乎每天	
6. 在过去的 1 年中你平均多久会出现 1 次需要晨起饮酒以缓解长时间戒酒所带来的不适的情况？	从不	少于每月 1 次	每月 1 次	每周 1 次	每天或几乎每天	
7. 在过去的 1 年中你平均多久会出现 1 次对饮酒有负罪感或自责的情况？	从不	少于每月 1 次	每月 1 次	每周 1 次	每天或几乎每天	
8. 在过去的 1 年中你平均多久会出现 1 次第二天无法回忆起饮酒当晚所发生的事情的情况？	从不	少于每月 1 次	每月 1 次	每周 1 次	每天或几乎每天	
9. 你是否出现过因饮酒导致自己或他人受到外伤的情况？	从不	少于每月 1 次	每月 1 次	每周 1 次	每天或几乎每天	
10. 曾经有朋友、亲戚、医生或其他卫生保健工作者关心过你的饮酒问题或向你提出戒酒的建议吗？	从不	少于每月 1 次	每月 1 次	每周 1 次	每天或几乎每天	
					总得分：	

* 调查问卷来自世界卫生组织。可登录 http://www.who.org 查询如何免费获取对首次接受酒精成瘾脱瘾治疗患者进行医学照护的 AUDIT 手册

引自 Babor TF, et al: *AUDIT: the alcohol use disorders indentification test: guidelines for use in primary health care.* Geneva: World Health Organization, 2001, WHO/MSD/MSB/01. 6a.

为了将复发的风险降到最低，口腔科医生应避免给刚刚戒酒成功的患者使用精神药物治疗药物、麻醉药物、镇静药物以及含有乙醇成分的药物。如果需要给患者使用有改变患者情绪作用的药物，应先咨询患者的内科医生，如果取得患者内科医生同意，也应只开出合适的治疗剂量，并且叮嘱每次患者服药时由患者家属负责监督发放药物以将患者发生药物滥用的概率降到最低。

治疗计划的调整（见框 30.1）

对有物质和酒精滥用问题患者的口腔科治疗的主要目标是维护口腔健康、舒适和功能，预防和控制口腔疾病。如果没有积极预防措施，患者发生龋齿和牙周疾病的概率是很高的。物质和酒精滥用问题患者容易发生口腔疾病的主要原因是因为他们不愿意去维持良好的口腔卫生习惯，且很多患者的日常饮食以高糖高卡路里饮食为主，这也是他们容易发生口腔疾病的重要原因[38]。

对于这些患者口腔科治疗应遵循下列原则（见框 30.1），常规的口腔卫生维护程序必须保证每天完成，复杂的口腔卫生维护和治疗程序应在患者病情稳定后进行。关于患者的口腔健康问题，患者的口腔医疗团队应与其进行积极正面的交流与

沟通。最后一个关于治疗计划的方面是关于如何把握对于物质和酒精滥用问题患者的止疼药和麻醉药物的使用问题。在诊疗过程中,适当给予患者止痛和麻醉药物是可以的,但应尽可能避免使用或严格控制药物用量。向负责监督患者药物或酒精滥用问题治疗的内科医生进行咨询,明确上述药物是否可以使用以及合适的使用剂量是非常必要的。同时请第三方,如"12 步程序"治疗的监督者对用药进行监督和指导也是非常必要的[39]。

除上述注意事项外,对于患有酒精性肝病的患者,下面三个情况也非常重要,必须加以关注:①患者是否有出血倾向;②口腔科用药与患者其他治疗药物之间的相互作用;③感染等扩散问题。如果患者出现上述问题和情况,意味着可能需要医生对患者的用药加以调整。第 10 章对上述问题有比较细致的解答和说明。

口腔并发症和临床表现

相对于普通人群,药物和酒精滥用患者容易出现菌斑、牙结石堆积、牙龈感染。产生这些问题的主要原因是患者对口腔卫生维护的忽视而非先天因素。根据患者对口腔卫生维护的忽视程度和其龋齿、牙周疾病的严重程度,口腔科医生在患者对个人口腔卫生维护产生足够的兴趣和建立起良好的习惯前,不应为其进行全面的治疗。通过口服方式使用可卡因的患者常发生牙龈退缩和上颌牙齿表面腐蚀,主要是由于患者长期在口腔内摩擦可卡因粉末导致。长期使用甲基苯丙胺会引起口腔干燥和猖獗龋、磨牙症,患者会自我感觉口腔异味,出现牙关紧闭[34]。口腔干燥会显著增加龋齿、牙釉质腐蚀和牙周发病的发病风险。对口腔卫生维护的忽视、进食大量精炼碳水化合物以及由于患者发生食物反流、呕吐所导致的口腔环境酸性增加,会明显增加使用甲基苯丙胺患者发生大面积龋齿和牙齿腐蚀问题的严重程度。上述各种口腔问题共同易患的患者会表现出特征性的"冰毒嘴"(图 30.7)。甲基苯丙胺使用者通常非常消瘦并显现出肌肉神经兴奋性,因此可引起颌部肌肉功能亢进和磨牙症,磨牙症和牙关紧闭可与牙周疾病伴随发生。吸毒者服用摇头丸期间可出现被称为"bruxing"的行为(类似于磨牙症),治疗时可给予镇静药物以减轻牙关紧闭程度。

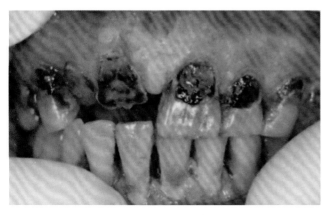

图 30.7　冰毒嘴

各种口腔疾患都可见于酒精滥用者。肝硬化患者可发生味觉障碍和营养不良。营养不良可导致舌炎和舌乳头消失、口

角炎或唇炎并可伴有念珠菌感染。维生素 K 缺乏、凝血功能异常、门静脉高压、脾肿大(导致血小板减少)可引起自发性牙龈出血、黏膜瘀斑和瘀点。某些无法解释的牙龈出血可能是酒精滥用患者的首次就诊原因。口内腐臭异味和黏膜组织黄疸也提示患者有肝脏问题,同时腮腺肿大(见图 30.5)也是肝硬化患者常见口腔表现之一[40-43]。

酒精滥用和吸烟是发生口腔鳞状细胞癌的高风险因素,口腔科医生应对长期酗酒患者口内出现的软组织皮损(特别是黏膜白斑、红斑和溃疡)或颈部淋巴结肿大保持高度的警惕和关注。口腔鳞状细胞癌的高发区域包括舌侧缘和舌体(见第 26 章)。

(王　迪)

参考文献

1. American Psychiatric Association. *Diagnostic and Statistical Manual of Mental Disorders (DSM-IV-TR)*. 4th ed. Washington DC: American Psychiatric Association; 2000.
2. Samet JH. Drug use and dependence. In: Goldman L, Ausiello D, eds. *Cecil Medicine*. 23rd ed. Philadelphia: Saunders; 2008:174-182.
3. Hyman SE. Biology of addiction. In: Goldman L, Ausiello D, eds. *Cecil Medicine*. 23rd ed. Philadelphia: Saunders; 2008:159-161.
4. Hyman SE, Kandel E. Biology of psychiatric disorders. In: Fauci AS, ed. *Harrison's Principles of Internal Medicine*. 17th ed. New York: McGraw-Hill; 2008:2705-2709.
5. O'Conner PG. Alcohol abuse and dependence. In: Goldman L, Ausiello D, eds. *Cecil Medicine*. Philadelphia: Saunders Elsevier; 2008: 167-174.
6. Van Skike CE, Maggio SE, Reynolds AR, et al. Critical needs in drug discovery for cessation of alcohol and nicotine polysubstance abuse. *Prog Neuropsychopharmacol Biol Psychiatry*. 2016;65:269-287.
7. Puente D, Cabezas C, Rodriguez-Blanco T, et al. The role of gender in a smoking cessation intervention: a cluster randomized clinical trial. *BMC Public Health*. 2011;11:369.
8. US Department of Health and Human Services, Office of Applied Studies. The NSDUH Report. Rockville, MD; 2009.
9. Lipari RN, Kroutil LA, Pemberton MR. Risk and Protective Factors and Initiation of Substance Use: Results from 2014 National Survey on Drug Use and Health. 2015.
10. Smart RG. Effects of legal restraint on the use of drugs: a review of empirical studies. *Bull Narc*. 1976;28(1):55-65.
11. Pacula RL, Jacobson M, Maksabedian EJ. In the weeds: a baseline view of cannabis use among legalizing states and their neighbours. *Addiction*. 2016;111(6): 973-980.
12. Peace MR, Stone JW, Poklis JL, et al. Analysis of a commercial marijuana e-cigarette formulation. *J Anal Toxicol*. 2016;40(5):374-378.

13. Rogers JS, Rehrer SJ, Hoot NR. Acetylfentanyl: an emerging drug of abuse. *J Emerg Med.* 2016;50(3): 433-436.
14. Alcoholism NIH. NIH, ed. *Alcohol Facts and Statistics.* Washington D.C.: NIH; 2016:6.
15. Grant BF, Stinson FS, Dawson DA, et al. Prevalence and co-occurrence of substance use disorders and independent mood and anxiety disorders: results from the National Epidemiologic Survey on Alcohol and Related Conditions. *Arch Gen Psychiatry.* 2004;61(8):807-816.
16. National Institute on Alcohol and Alcoholism. *Helping patients who drink too much: a clinician's guide and related professional support resources.* Rockville, MD: U.S. Department of Health and Human Services; 2005.
17. Renner JA, Ward N. Drug addiction. In: Stern TA, ed. *Massachusetts General Hospital Comprehensive Clinical Psychiatry.* Philadelphia: Mosby Elsevier; 2008.
18. Zawilska JB. "Legal highs" - an emerging epidemic of novel psychoactive substances. *Int Rev Neurobiol.* 2015;120:273-300.
19. Weiss RD. *Drugs of Abuse.* Philadelphia, PA: Elsevier (Saunders); 2016.
20. Wen H, Hockenberry JM, Cummings JR. The effect of medical marijuana laws on adolescent and adult use of marijuana, alcohol, and other substances. *J Health Econ.* 2015;42:64-80.
21. Borodovsky JT, Crosier BS, Lee DC, et al. Smoking, vaping, eating: is legalization impacting the way people use cannabis? *Int J Drug Policy.* 2016.
22. Cahill TJ, Prendergast BD. Infective endocarditis. *Lancet.* 2016;387(10021):882-893.
23. Letter HMH. Painkillers fuel growth in drug addiction. Opioid overdoses now kill more people than cocaine or heroin. *Harv Ment Health Lett.* 2011;27(7):4-5.
24. Leavitt SB. Intransal naloxone for at home opioid rescue practical pain management. 2010(October): 20-25.
25. Kanouse AB, Compton P. The epidemic of prescription opioid abuse, the subsequent rising prevalence of heroin use, and the federal response. *J Pain Palliat Care Pharmacother.* 2015;29(2):102-114.
26. Volkow ND, Fowler JS, Wang JS. The addicted brain: insights from imaging studies. *J Clin Invest.* 2003;111: 1444-1451.
27. Katselou M, Papoutsis I, Nikolaou P, et al. Fenethylline (Captagon) abuse. Local problems from an old drug become universal. *Basic Clin Pharmacol Toxicol.* 2016;119(2):133-140.
28. Frauger E, Amaslidou D, Spadari M, et al. Patterns of methylphenidate use and assessment of its abuse among the general population and individuals with drug dependence. *Eur Addict Res.* 2016;22(3):119-126.
29. Cho AK, Melega WP. Patterns of methamphetamine abuse and their consequences. *J Addict Dis.* 2002;21(1):21-34.
30. US Department of Health and Human Services. US Department of Health and Human Services, ed. *Drug Abuse Warning Network, 2004: National Estimates of Drug-Related Emergency Department Visits.* Rockville, MD: Office of Applied Studies; 2004.
31. Winstock A. Psychoactive drug misuse. In: Wright P, Stern J, Phelan M, eds. *Core Psychiatry.* 2nd ed. Edinburgh: Elsevier; 2005:431-455.
32. Bockman CS, Abel PW. Drugs of abuse. In: Yagiella JA, et al, eds. *Pharmacology and Therapeutics for Dentistry.* St. Louis: Mosby Elsevier; 2011:799-813.
33. Albertson TE, Kenyon NJ, Morrissey B. Amphetamines and derivitives. In: Shannon MW, Borron SW, Burns MJ, eds. *Haddad and Winchester's Clinical Management of Poisoning and Drug Overdose.* Philadelphia: Saunders Elsevier; 2007.
34. Hamamoto DT, Rhodus NL. Methamphetamine abuse and dentistry. *Oral Dis.* 2009;15(1):27-37.
35. Bien T, Miller WR. Tonigen JS. Brief interventions for alcohol problems: a review. *Addiction.* 1993;88(3): 315-336.
36. Fleming M. Brief interventions and the treatment of alcohol use disorders:current evidence. *Recent Dev Alcohol.* 2003;16:375-390.
37. Miller WR, Sanchez V. Motivating young adults for treatment and lifestyle change. In: Howard G, Nathan P, eds. *Alcohol Use and Misuse by Young Adults.* Notre Dame, IN: University of Notre Dame Press; 1994.
38. Little JW. Dental implications of mood disorders. *J Gen Dent.* 2004;52(5):442-450.
39. Lindroth JE, Herren MC, Falace DA. The management of acute dental pain in the recovering alcoholic. *Oral Surg Oral Med Oral Pathol Oral Radiol Endod.* 2003;95(4):432-436.
40. Bergasa NV. Approach to the patient with liver disease. In: Goldman L, Ausiello D, eds. *Cecil Medicine.* Philadelphia: Saunders Elsevier; 2008.
41. Brennan MT, Hong C, Furney SL, et al. Utility of an international normalized ratio testing device in a hospital-based dental practice. *J Am Dent Assoc.* 2008;139(6):697-703.
42. Friedman LS. Surgery in the patient with liver disease. *Trans Am Clin Climatol Assoc.* 2010;121:192-204.
43. McCullough AJ, O'Shea RS, Dasarathy S. Diagnosis and management of alcoholic liver disease. *J Dig Dis.* 2011;12(4):257-262.

附录

附录 A　牙科诊所常见医疗急救管理指南[*]

概述

"防病于未然"是牙科诊所最佳的医疗急救模式。作为牙科医生,应时刻准备着救治那些看似健康、但长期通过多种药物控制自身慢性疾病状态的患者。牙科医生的专业意识,即在接诊患者后能够立刻对其健康状况进行专业判断的能力,是防病的关键。患者的病情及严重程度和疾病控制力度是评价患者未来是否会经历医疗急救风险的强有力的指标。合理的病情评估包括阅读患者的病史、体检报告和医疗咨询等资料,这为牙科医生采取措施、预防医疗急救事件的发生提供了可能性。一旦紧急事件发生,一个了解患者病情的牙医也会对患者正在经历的状况有更好的认识。另外,牙科医生也应掌握调控疾病发生的病理生理机制及药物作用和相互作用的药代动力学基础。

患者在治疗期间常会出现生理反应。因此,牙科医生有相当大的责任在第一时间识别出提示疾病的症状和体征,然后针对急症启动快速、有效、恰当的复苏程序。显然,良好的医疗急救管理体系包括以下原则:①充分的准备;②对已选定的干预措施的自信;③在困境中保持冷静。专业的医疗工作者有责任知道和运用先进、安全、有效的医疗技术,并且决不尝试不熟悉或是不可靠的治疗手段。牙科医生应当接受基础心脏生命支持(basic cardiac life support,BCLS)和牙科诊所急救管理的培训,包括静脉注射(intravenous,IV)用药管理在内的高级心脏生命支持(advanced cardiac life support,ACLS)培训则更常应用于牙科工作中更加复杂的病例。同时,牙科医生应当关注 2010 年发布的基础心肺复苏(cardiopulmonary resuscitation,CPR)指南较以往作出的修改。

尽管牙科医生须在日常工作中做好实施复苏程序的准备,但是更为重要的应当预防此类急救事件的发生。防患始于牙科医生准确地获取病史,作出合理的病情评估,并在治疗开始前确保患者和其所在环境均处于适合治疗的状态。牙医对患者的健康状况或身体条件限制的识别有时可能会防止一场潜在的灾难性事件的发生。

---

[*]　该指南大部分内容改编自以下刊物:Malamed SF:*Medical emergencies in the dental office*,ed 6,St. Louis,2007,Mosby;Malamed SF:*Emergency medicine in the dental office*(DVD),Edmonds,WA,Health First Corporation,2008,Joseph Massad Productions;2005 American Heart Association guidelines for cardiopulmonary resuscitation and emergency cardiovascular care,*circulation* 112(Suppl 24):IV 1-203,2005;and Part 1:executive summary:2010 American Heart Association guidelines for cardiopulmonary resuscitation and emergency cardiovascular care,*circulation* 122(Suppl 3):S640-S656,2010.

启动紧急事件管理应远早于事件发生的时间点。准备工作包括一份专门应对急救的行动计划和充足的医疗设备。为最大程度地减少无益的情绪反应,牙科团队的行动必须基于对急救主题的充分掌握和不断学习,同时认真准备和演练急救程序,使每个人在其中都承担各自特定的任务和责任。这就要求医院提供可用的、适合的复苏设备和药物,以保证团队能够冷静、精确地操作相关程序。这样的团队合作必须基于知识、练习、合理的判断力和自信心。为此,所有牙科诊所的成员(牙医、保健师、助手和接待员)都应接受 BCLS 培训,并掌握其正确操作以备紧急状况的发生。同时,每位牙科诊所的成员都应有一份书面计划,上面清楚地写明每个人在急救工作中的特定任务,包括由谁来激活紧急医疗服务(Emergency Medical Services,EMS)系统(如:拨打急救电话 120),谁来做 CPR,谁做四线,谁来给药等。诊所的职工应当被指派去协助完成急救中的必要任务,例如取药、配药以及记录每一项操作的内容和时间点。

牙科诊所应当配备最新的急救药品、氧气、脉搏血氧饱和仪和自动体外心脏除颤器(automated external defibrillator,AED)。心电图则是另一种用来监测患者生命体征的设备。

急救护理的大体原则

大多数危及生命的诊所急救事件的起因是患者自身无法承受身体或情绪上的压力或者对药物产生不良反应,也可源自于既往系统性疾病的并发症,其中就包括心肺系统疾病,因此一些紧急支持疗法就很有必要了。

医护人员识别出患者的症状和体征后,推荐采用一些急救策略(如:标准化的逐步程序)。医疗急救最常采用的策略是 P-A-B-C-D,其中 P 代表摆放体位(positioning),A 代表开放气道(airway),B 代表建立呼吸(breathing),C 代表循环支持(circulation),D 代表确定性处理(definitive care),例如病情诊断、药物治疗、除颤及其他设备的使用。值得注意的是,2010 年美国心脏协会推荐用于心脏骤停患者的急救策略是 P-C-A-B-D,与医疗急救的常用策略有所不同。针对牙科管理的特殊性,我们在这两种策略的基础上附加了 E 和 F 两个步骤,其中 E 代表确保适当的患者反应(ensure proper patient response),F 代表提供便利的后续医疗和牙科护理(for facilitate next steps in medical and dental care)。

本附录将使用上文阐述的急救策略,针对牙科诊所可能面临的各种急救事件提出推荐的管理办法。

要点

医疗急救处理的成功必须包括以下元素:

1. 快速识别患者的体征和症状并对潜在疾病作出早期诊断

2. 快速的反应时间:缺氧 4~6 分钟将造成大脑不可逆损伤

3. 使用急救策略(如:P-A-B-C-D-E-F)系统监测患者的身体状况,发生心脏骤停时使用 P-C-A-B-D-E-F 策略

急救事件的类型和处理方法

昏迷

昏厥和心因性休克

体征和症状:面色苍白、大汗、恶心、焦虑、瞳孔扩大、打哈欠、血压下降、心动过缓、抽搐、昏迷。

病因:大脑血流减少导致大脑缺氧、久站或久坐不动、焦虑。

处理方法:

P:摆放体位(positioning),将患者置于仰卧位后采用头低脚高位以恢复意识,孕妇应采用左侧卧位。

A:开放气道(airway),确保呼吸道通畅。

B:建立呼吸(breathing),检查呼吸频率,保证足够的通气量。

C:循环支持(circulation),检查颈动脉搏动。

D:配药或管理(dispense or administer):

- 氧气流速控制在 5~6L/min;
- 芳香胺,如:亚硝酸异戊酯(选用);
- 冷敷额头。

E:确保(ensure)患者的生命体征、药品使用和患者反应都被准确地监测和记录。

F:提供便利(facilitate)的后续医疗和牙科护理并安慰患者。

低血压或心动过缓

针对低血压或心动过缓(收缩压低于前一次测量的舒张压)患者的急救策略如下:

处理方法:低血压

P:摆放体位(positioning),将患者置于仰卧位后采用头低脚高位。

A:开放气道(airway),确保呼吸道通畅。

B:建立呼吸(breathing),检查呼吸频率,保证足够的通气量。

C:循环支持(circulation),检查脉搏(有时可能很微弱),保证充足的循环血容量。

D:配药或管理(dispense or administer):

- 静脉注射含 5% 葡萄糖的乳酸林格液(dextrose in lactated Ringer's solution,D5LR);
- 对无反应的患者:经 ACLS 培训的医护人员可予患者皮下注射(subcutaneously,SC)、肌内注射(intramuscularly,IM)或静脉注射缩血管药物,如去氧肾上腺素 10mg/ml(即 1 安瓿)

或肾上腺素 0.3~0.5mg。

E:确保(ensure)患者的生命体征、药品使用和患者反应都被准确地监测和记录。

F:提供便利(facilitate)的后续医疗和牙科护理并安慰患者。

处理方法:心动过缓(心率<60 次/min)

P:摆放体位(positioning),将患者置于仰卧位后采用头低脚高位,同时抬高上肢。

A:开放气道(airway),确保和维持呼吸道通畅。

B:建立呼吸(breathing),检查呼吸频率,保证足够的通气量。

C:循环支持(circulation),检查脉搏,保证充足的循环血容量。

D:配药或管理(dispense or administer):

- 患者血氧不足时应通氧:氧气流速控制在 5~6L/min;
- 阿托品 0.5mg 静脉注射以加快心率,重复该剂量至 3mg,再根据患者情况加用其他缩血管药物,如多巴胺或肾上腺素。

E:确保(ensure)患者的生命体征、药品使用和患者反应都被准确地监测和记录。

F:提供便利(facilitate)的后续医疗和牙科护理并安慰患者。

心脏骤停

体征和症状:无脉搏或血压、突发的呼吸暂停、发绀、瞳孔扩大。

病因:突发的冠状动脉和心肌供血供氧不足,多因局部缺血或血凝块形成所致。

处理方法:

对于无应答的心脏骤停患者(成人):

P:摆放体位(positioning),将患者置于仰卧位,拍打患者并大声呼喊,确认患者处于无反应状态后,立即寻求帮助、启动 EMS(拨打 120)、拿除颤仪。

C:循环支持(circulation and compression),急救人员应检查患者的脉搏或颈动脉搏动(检查时间不超过 10s)。如果未触及脉搏,且患者没有呼吸、处于无应答状态,应立即开始胸外按压。

胸外按压方法:按压速率 100~120 次/min,按压深度应为 2 英尺(约 5cm)。

A:开放气道(airway),操作者一手按住患者额头往下压,一手抬起患者下巴。如果患者存在可疑的颈部损伤,可采用双手托颌法。呕吐物堵塞气道时应立即清理口咽部,确保呼吸道通畅。

B:建立呼吸(breathing):

- 如果急救人员接受过 ACLS 培训,可对患者实施气管内插管并予正压通气;
- 注意:2015 年指南指出,医护人员基础生命支持(Basic Life Support,BLS)应先进行胸外按压,再辅助通气(即 A-B-C 程序改为 C-A-B)。胸外按压速率为 100~120 次/min,直至恢复正常脉搏;
- 注意:必须再三强调胸外按压的重要性,胸外按压必须强调力度、速度和效果最大化,并最大程度减少中断。

D:除颤(defibrillator):取到 AED 后立即使用,最理想的是在心脏骤停发生后的 3~5min 内除颤。

- AED 每 2 分钟分析 1 次心律,根据提示进行电击;
- 每完成 1 次电击,立即继续心肺复苏;

注意:静脉注射药物时应用生理盐水配液(限接受过 ACLS 培训的急救人员使用)。

- 肾上腺素 1.0mg 1:1 000,必要时每隔 3~5 分钟重复注射 1 次;
- 40 单位的血管升压素可代替第一或第二剂肾上腺素;
- 胺碘酮:第一剂静注负荷量 300mg,第二剂静注 150mg。

其他治疗心脏骤停的药物(限接受过 ACLS 培训的急救人员使用):

- 利多卡因(抗心律失常药);
- 氯化钙(增加心肌收缩力);
- 硫酸吗啡(缓解疼痛);
- 溶栓药。

E:确保(ensure)患者的生命体征、药品使用和患者反应都被准确地监测和记录。

F:提供便利(facilitate)的后续医疗护理(包括办理转院)并安慰患者。

低血糖(胰岛素休克)

体征和症状:饥饿感、虚弱、震颤、心动过速、面色苍白、出汗、感觉异常、不能配合、精神意识改变(包括头痛、言语混乱、躁动易怒、意识丧失)、强直-阵挛发作、低血压、低体温、脉象细数、昏迷。

病因:脑内血糖水平下降、摄取胰岛素、未进食。

处理方法:

P:摆放体位(positioning)

对于意识清醒的患者:应采取端坐体位;

对于意识丧失的患者:应将患者置于仰卧位。

A:开放气道(airway),确保呼吸道通畅。

B:建立呼吸(breathing),检查呼吸频率,保证足够的通气量。

C:循环支持(circulation),检查脉搏(有时可能很微弱),保证充足的循环血容量。

D:配药(dispense):

对于意识清醒的患者:可给予高糖饮料,如橙汁,或在颊黏膜上涂抹蔗糖凝胶;

对于意识丧失的患者:启动 EMS(拨打 120),同时:

- 给氧:氧气流速控制在 5~6L/min;
- 静脉注射含 5% 葡萄糖的乳酸林格液(D5LR);
- 或者,皮下注射、肌内注射或静脉注射胰高血糖素 1mg 或肾上腺素以暂时缓解症状。

E:确保(ensure)患者的生命体征、药品使用和患者反应都被准确地监测和记录。

F:提供便利(facilitate)的后续医疗护理(包括当症状无法快速得到改善时需办理转院)。当患者恢复意识后应给予安慰,并告知患者病情发展的经过,因为他可能没有这部分记忆。

急性肾上腺皮质功能减退症

体征和症状:意识改变、意识错乱、湿冷、虚弱、乏力、头痛、腹痛或下肢疼痛、恶心呕吐、低血压和晕厥、昏迷。

病因:外源性类固醇治疗导致的肾上腺皮质功能抑制(促肾上腺皮质激素分泌不足),或是原发性或继发性肾上腺皮质功能受损。

处理方法:

P:摆放体位(positioning),将患者置于半坐位,稍抬高双脚,并呼救。

A:开放气道(airway),确保呼吸道通畅。

B:建立呼吸(breathing),保证足够的通气量。

C:循环支持(circulation),检查脉搏,保证充足的循环血容量。

D:配药(dispense):

对于意识清醒的患者:

- 给氧:氧气流速控制在 5~6L/min;
- 氢化可的松 100mg 静脉注射或地塞米松 4mg 静脉注射。

对于意识丧失的患者:

- 将患者置于仰卧位;
- 启动 EMS,拨打 120;
- 给氧:氧气流速控制在 5~6L/min;
- 阅读患者病史,并结合患者的症状和体征作出确定性诊断;
- 确诊后开始静脉注射含 5% 葡萄糖的乳酸林格液(D5LR),滴速越快越好;
- 同时氢化可的松 100mg 静脉注射或地塞米松 4mg 静脉注射;
- 给予缩血管药物,如肾上腺素 1:1 000,0.5ml。

E:确保(ensure)患者的生命体征、药品使用和患者反应都被准确地监测和记录。

F:提供便利(facilitate)的后续医疗护理(包括办理转院),并安慰患者。

脑血管事件(脑卒中)

体征和症状:眩晕(患者可能会摔倒)、视力改变、恶心呕吐、一过性感觉异常、一侧肢体无力或偏瘫、惊厥、昏迷。

注意:患者的血压和脉搏通常是正常的。血压和体温升高、脉搏和呼吸减弱都提示颅内压升高。

病因:突发性脑内供血供氧不足,常因脑缺血或出血所致。

处理方法:

P:摆放体位(positioning),将患者置于坐位或半坐位,并将头抬高。启动 EMS,拨打 120。

A:开放气道(airway),确保并维持呼吸道通畅。

B:建立呼吸(breathing),检查呼吸频率,保证足够的通气量。

C:循环支持(circulation),检查脉搏,保证充足的循环血容量。

D:配药或管理(dispense or administer):

- 使用脉搏血氧饱和仪,根据检测结果决定是否给氧;
- 按需给氧,氧气流速控制在 5~6L/min。

E:确保(ensure)患者的生命体征、药品使用和患者反应都被准确地监测和记录。

- 保持患者处于安静、静止状态。

F:提供便利(facilitate)的后续医疗护理(包括办理转院),

并安慰患者。

惊厥、癫痫发作

体征和症状:发病先兆(包括闪光感、听觉异常、嗅觉异常)、精神错乱、口吐白沫、眼球上翻、意识丧失、痉挛期震颤和四肢抽搐,继而出现强直期牙关紧闭。

病因:可能的病因包括晕厥、药物反应(局部麻醉过量)、低血糖、过度换气、脑血管事件、癫痫发作。

处理方法:

P:摆放体位(positioning),将患者置于仰卧位,清理现场并轻扶患者手足防止损伤。

惊厥停止后:

A:开放气道(airway),确保气道开放,沿颊黏膜清除口腔分泌物,防止过量分泌物堵塞气管,影响呼吸。

B:建立呼吸(breathing),检查呼吸频率,保证足够的通气量。

C:循环支持(circulation),检查脉搏,保证充足的循环血容量。

D:配药或管理(dispense or administer):

- 给氧:氧气流速控制在 5~6L/min;

处于癫痫持续状态(癫痫发作持续 5 分钟以上)的患者:

- 启动 EMS,拨打 120;
- 对于成人患者,给予地西泮 5~20mg 静脉注射或鼻内劳拉西泮 2~4mg 或鼻内咪达唑仑 5mg,每侧鼻孔滴一半剂量。

若治疗后仍有抽搐,且持续 5 分钟以上,应再给予上述用药方案的一半剂量。

E:确保(ensure)患者的生命体征、药品使用和患者反应都被准确地监测和记录。

- 给予必要的呼吸支持(惊厥发作可造成呼吸停止)。

F:提供便利(facilitate)的后续医疗护理(包括必要时办理转院),并安慰患者。

局部麻醉药中毒

体征和症状:早期为中枢神经系统兴奋表现,包括精神错乱、多语、烦躁不安、兴奋、头痛、头晕目眩、惊厥、血压升高、脉搏加快。

注意:中枢神经系统兴奋后期接着会出现中枢神经系统的抑制。

中枢神经系统抑制的特点包括:嗜睡、定向力障碍、抑郁继发惊厥、血压降低、脉搏细数或心动过缓、呼吸暂停、意识丧失或死亡。

注意:利多卡因中毒通常仅表现为中枢神经系统抑制,而没有经典的前驱兴奋表现。

病因:局部注射过量麻醉药(按每千克体重计算)、药物的快速吸收、局麻药误入血管、药物的排毒或消除过程缓慢。

处理方法:

P:摆放体位(positioning),将患者置于舒适的体位;惊厥发作或意识丧失的患者应置于仰卧位。

惊厥发作时:

- 清理现场,保护患者,避免损伤。
- 寻求帮助。

惊厥停止后:

A:开放气道(airway),确保呼吸道通畅。

B:建立呼吸(breathing),检查呼吸频率,保证足够的通气量。

C:循环支持(circulation),检查脉搏,保证充足的循环血容量。

D:配药或管理(dispense or administer):

- 给氧:氧气流速控制在 5~6L/min;
- 若局麻药过量引起癫痫发作,可按癫痫发作推荐剂量使用苯二氮䓬类药物,如:地西泮、劳拉西泮或咪达唑仑。

E:确保(ensure)患者的生命体征、药品使用和患者反应都被准确地监测和记录;维持血压稳定。

F:提供便利(facilitate)的后续医疗护理,即提供支持治疗:

- 治疗心动过缓:静脉注射阿托品 0.4mg(经 ACLS 培训的医护人员操作);
- 转院;
- 安慰患者。

注意:如果患者失去意识,应保持气道开放,实施心肺复苏,并启动 EMS,拨打 120。

呼吸困难

过度通气

体征和症状:呼吸浅快、意识错乱、头晕目眩、感觉异常、手足发凉、手足痉挛,可进展为癫痫发作。

病因:因焦虑导致呼吸深快、CO_2 排出过多;呼吸性碱中毒。

处理方法:

P:摆放体位(positioning),将患者置于直立坐位,向患者解释病情并安慰患者。

A:开放气道(airway),持续与患者对话以确保患者气道开放。

B:建立呼吸(breathing),嘱患者冷静,指导患者缓慢向纸袋吹气或将双手掩住口鼻缓慢呼吸(以复吸 CO_2)。

C:循环支持(circulation),此项不作要求。

D:给予安慰(dispense)。

E:确保(ensure)患者的生命体征、药品使用和患者反应都被准确地监测和记录。

F:提供便利(facilitate)的后续医疗和牙科护理:为需抗焦虑治疗的患者安排后续治疗计划。

吸入或吞入异物

体征和症状:异物导致的咳嗽或呕吐、不能言语、因气道阻塞可能引起发绀、用力呼吸、胸骨上窝凹陷、脉搏加快。

病因:异物进入咽部或喉部。

处理方法:

对于意识清醒的患者:

P:摆放体位(positioning),将患者置于站立位或前倾坐位。询问患者:"您能说话吗?"或"您是不是噎着了?"患者可有咽喉异物阻塞的常见表现,即双手环绕颈部或对医护人员的提问点头确认。

A:开放气道(airway),双臂环绕患者并采用海姆立克急救法。

B:建立呼吸(breathing),重复急救步骤直至异物排出、患者呼吸重建。若患者进入意识丧失状态,应停止海姆立克急救法。

对于意识丧失或无应答的患者:

P:摆放体位(positioning),将患者置于仰卧位。启动 EMS,拨打 120,并按 C-A-B 顺序开始心肺复苏抢救。

C:循环支持(circulation),检查脉搏,若未触及脉搏,应立刻开始心肺复苏急救,胸外按压与辅助通气的比例应为 30:2(注意:胸外按压通过施压可促进异物排出)。

A:开放气道(airway),向上快速冲击患者腹部以打开气道(最多 5 次)。

B:建立呼吸(breathing),检查患者呼吸情况,准备辅助通气。每次气道打开时,急救人员都应检查患者的口腔,若发现异物应取出。

- 寻找口腔异物的时间应不超过 10 秒,不可耽误 30 次胸外按压;
- 持续给予胸外按压和辅助通气,直至 EMS 就位。

注意:必要时应行环甲膜切开术(如:急救人员辅助通气 4~5 分钟后患者仍未恢复通气),手术方案参考下一节"环甲膜穿刺"。

重建呼吸后:

D:配药或管理(dispense or administer):

- 给氧:氧气流速控制在 5~6L/min。

E:确保(ensure)患者的生命体征、药品使用和患者反应都被准确地监测和记录。

F:提供便利(facilitate)的后续医疗护理(将患者置于仰卧位并安排转院),同时安慰患者。

- 告知患者病情;如有必要,请影像科医师定位胸腔内可疑的异物或损伤(拍胸部正侧位和腹部平片)。

注意:如果异物进入胃肠道,可用 X 线片追踪异物位置;若异物进入气管或肺,需要借助支气管镜检或开胸术将异物去除;若异物堵塞气道,可先实施海姆立克急救法,再行环甲膜切开术。

环甲膜穿刺

急性气道梗阻的处理应包括以下步骤:

- 识别气道阻塞;
- 使用非手术手段缓解梗阻(如掌击背部、海姆立克急救法);
- 实施口对口人工呼吸以建立呼吸或明确梗阻;
- 启动 EMS,拨打 120;
- 若海姆立克急救法无效,应实施紧急手术(即环甲膜切开术)打开气道。

环甲膜切开术

1. 使患者头后仰,颈部呈过伸状态;
2. 确保下颌和胸骨上切迹均位于在正中线上;
3. 环状软骨处行皮肤切开或用一粗穿刺针刺入环甲膜;
4. 在环状软骨处经皮置入环甲膜穿刺套管(Portex Mini-Trach Ⅱ)或一粗穿刺针。穿刺深度不宜过深,以免损伤声带。

在没有环甲膜穿刺套管的情况下:

a. 用小手术剪或止血钳穿透环甲膜进入气管间隙,也可使用 8 号大穿刺针;

b. 打开器械,以穿刺点为中心做横向扩张;

c. 打开器械并置入气管插管;

d. 退出手术剪或止血钳;

e. 用胶带将气管插管原位固定。

5. 如果患者不能自主呼吸,应给予正压通气,保证氧气量充足。

6. 安排患者快速入院治疗。

支气管哮喘

体征和症状:窒息感、胸部压迫感、干咳、呼气相哮鸣音、呼气相延长、呼吸困难、胸廓膨隆、咳黏痰、严重时可出现发绀。

病因:过敏、感染、运动、焦虑等原因导致支气管炎症反应、支气管狭窄、血管通透性增加、黏痰形成黏液栓堵塞细支气管及支气管痉挛。

处理方法:

P:摆放体位(positioning),嘱患者保持直立位。

A:开放气道(airway),取出牙科器械,听患者呼吸音以确保气道处于开放状态。

B:建立呼吸(breathing),嘱患者放松并放慢呼吸。

C:循环支持、保持交流(circulation and communication),确保患者循环血容量充足。嘱患者和医护人员冷静,并快速取来支气管扩张药。

D:配药或管理(dispense or administer):

- 速效 β_2 受体激动剂:深吸 2 次以舒张支气管平滑肌,如:沙丁胺醇吸入剂、去甲肾上腺素雾化治疗。
- 如果哮喘持续 5 分钟以上,应重复上述步骤再多深吸 2 次支气管扩张药。
- 按需给氧:氧气流速控制在 5~6L/min。

E:确保(ensure)患者的生命体征、药品使用和患者反应都被准确地监测和记录。

- 若哮喘仍在继续,应启动 EMS,拨打 120。

F:提供便利(facilitate)的后续医疗护理(安排转院),并安慰患者。

- 给氧:氧气流速控制在 5~6L/min;
- 对于无应答的患者:给予肾上腺素 1:1 000(0.3~0.5ml 皮下注射),每 20 分钟注射 1 次。

如果暂不能转院:

- 茶碱乙二胺(氨茶碱)250~500mg 静脉注射,缓慢推注 10min 以上;
- 氢化可的松琥珀酸钠 100mg 静脉注射。

注意:氨茶碱可导致血压降低,因此对于有低血压的哮喘患者应更加谨慎使用氨茶碱。

轻度(迟发性)过敏反应

体征和症状:轻度瘙痒——缓慢出现;轻度风疹——缓慢出现。

病因:接触变应原(如药物、花粉或食物)导致肥大细胞脱颗粒并释放组胺,引起皮肤或黏膜过度反应。

处理方法：

P：摆放体位（positioning），将患者置于舒适的体位（直立位）。

A：开放气道（airway），持续与患者对话以确保患者气道开放。

B：建立呼吸（breathing），检查呼吸频率，保证足够的通气量。

C：循环支持、保持交流（circulation and communication），确保患者循环血容量充足。要求患者绑血压计袖带以监测血压。确保患者没有心动过速、低血压、眩晕、呼吸困难或喘鸣。告知患者将要服用或注射抗组胺药。

D：配药或管理（dispense or administer）：

- 口服（orally，PO）或肌注苯海拉明（苯那君）25～50mg（如果牙科医师接受过 ACLS 或更高级别的培训，也可静脉注射该药物）；
- 如果需要，每隔 6 小时重复口服苯海拉明 1 次，每次最大剂量不超过 50mg，服用 2 天。

E：确保（ensure）患者的生命体征、药品使用和患者反应都被准确地监测和记录。

F：提供便利（facilitate）的后续医疗护理。

- 此案例中，过敏源测试是有必要的。牙科医师应和内科医师讨论禁用可疑的过敏药品。

重度（速发性）过敏反应

*体征和症状：*皮肤反应——快速出现的剧烈瘙痒（包括皮肤、喉部、腭部的瘙痒）；严重的风疹；唇部、眼睑、颊部、咽部和喉部水肿（血管神经性水肿）；过敏性休克（心血管方面——血压骤降；呼吸方面——喘鸣、窒息、发绀、声音嘶哑；中枢神经系统方面——意识丧失、瞳孔散大）。

*病因：*接触变应原（如药物、花粉或食物）导致肥大细胞脱颗粒并释放组胺，引起心肺系统过度反应。

处理方法：

P：摆放体位（positioning）

- 对于意识清醒的患者：将患者置于最舒适的体位（直立位）。
- 对于意识丧失的患者：将患者置于仰卧位并启动 EMS（拨打 120）。

A：开放气道（airway），确保患者气道开放。

B：建立呼吸（breathing），持续与患者对话以确保患者存在呼吸，并安慰患者。

C：循环支持（circulation），此项不是立即需要，在患者起病的 5 分钟内用血压计袖带和血氧饱和仪评估患者循环水平。

D：配药或管理（dispense or administer）：

- 肾上腺素 0.3～0.5mg 1∶1 000 皮下注射、肌肉注射或静脉注射（牙科医师需要接受 ACLS 培训）；
- 给氧：氧气流速控制在 5～6L/min；
- 如果需要，每隔 5～10 分钟重复肾上腺素 0.3～0.5mg 1∶1 000 皮下注射（静脉注射）1 次。

E：确保（ensure）患者的生命体征、药品使用和患者反应都被准确地监测和记录。

注意：监测患者血压，确保不发生低血压事件。

F：提供便利（facilitate）的后续医疗护理（包括转院），并安慰患者。

如果暂不能转院：

- 如果需要，每隔 5～10 分钟重复肾上腺素 0.3～0.5mg 1∶1 000 皮下注射（静脉注射）1 次；
- 患者脱离生命危险后，可给予苯海拉明（苯那君）25～50mg。

如果患者出现喉头水肿，且牙科医师接受过 ACLS 训练：

- 类固醇药物——氢化可的松琥珀酸钠 100mg 皮下注射/肌肉注射/静脉注射；
- 如果患者停止呼吸且没有脉搏，应实施心肺复苏，包括使用 AED；
- 如果需要，应行环甲膜切开术。

注意：氨茶碱可导致血压降低，因此对于有低血压的哮喘患者应更加谨慎使用氨茶碱。

呼吸停止

*体征和症状：*呼吸停止、发绀。

*病因：*气道机械性阻塞（舌或异物）、药物诱发的呼吸停止。

处理方法：

P：摆放体位（positioning），将患者置于仰卧位，并启动 EMS（拨打 120）。

A：开放气道（airway），使患者头后仰，颈部呈过伸状态，以保证气道开放。

B：建立呼吸（breathing），此时患者没有呼吸。

- 对于成人患者，可打开患者的嘴并检查口中是否存在异物，如果可以看见异物，则立即将其取出；
- 如果异物不能被取出，应立即实施海姆立克急救法（冲击腹部），直到异物被取出或患者失去脉搏则停止。若未触及脉搏，应按 C-A-B 顺序开始心肺复苏抢救，胸外按压与辅助通气的比例应为 30∶2。
- 气道开放后应给予通气，频率为 12～15 次/min。

C：循环支持（circulation），通过调整患者体位、肠外补液和缩血管药物来提供血压支持。

D：配药或管理（dispense or administer）：

- 给氧或人工呼吸。

如果呼吸停止继发于镇静剂或苯二氮䓬类药物（如地西泮）过量，应使用其阻滞剂：

- 氟马西尼 0.2mg 静脉注射，推注 15 秒以上，每隔 1 分钟再推 0.2mg，直至总量达 1mg。

如果呼吸停止继发于麻醉类或鸦片类药物过量，应使用其阻滞剂：

- 盐酸纳洛酮 0.4mg 静脉注射/肌肉注射/皮下注射，通氧。
- 保持患者处于清醒状态。

E：确保（ensure）患者的生命体征、药品使用和患者反应都被准确地监测和记录。

F：提供便利（facilitate）的后续医疗和牙科护理（如果需要，安排患者转院），同时安慰患者。

注意：药物过量引起呼吸暂停的患者在注射阻滞剂后，医师应密切观察患者的反应，可能比麻醉药引起的反应小。巴比妥类药物没有阻滞剂。

胸痛

心绞痛

*体征和症状：*胸骨下疼痛，并向手臂、颈部、肘部或腹部放

射;疼痛持续时间不少于 15 分钟,且可能放射至左肩部;服用硝酸甘油疼痛可缓解;患者常有胸痛病史。

注意:需保证患者的生命体征平稳,没有低血压、大汗、恶心等情况发生。

病因:心肌供血供氧不足(原因包括动脉粥样硬化和冠状动脉痉挛)。应激、焦虑或运动都是心绞痛的诱发因素。

处理方法:

P:摆放体位(positioning),将患者置于坐位或半坐位,并将头抬高。

A:开放气道(airway),确保呼吸道通畅。

B:建立呼吸(breathing),检查呼吸频率,保证足够的通气量。

C:循环支持、保持交流(circulation and communication),检查脉搏并与患者保持交流,嘱助手去取硝酸甘油。

D:配药或管理(dispense or administer):

- 硝酸甘油 1 片(0.4mg)舌下含服或硝酸甘油喷雾 1~2 次(0.3~0.6mg)喷于舌下;
- 每 5 分钟重复 1 次上述操作,直至 15 分钟内硝酸甘油含量达 3 片或 3 次喷雾;
- 给氧:氧气流速控制在 5~6L/min;
- 上述操作后如果疼痛仍不能缓解,应给予阿司匹林 325mg,并拨打 120。

E:确保(ensure)患者的生命体征、药品使用和患者反应都被准确地监测和记录。

F:提供便利(facilitate)的后续医疗护理(按需办理转院),并安慰患者。

注意:如果怀疑患者心绞痛或心肌梗死事件发生(如:疼痛持续存在、进一步加重或缓解后再复发),应立即启动 EMS(拨打 120)或将患者送入医院治疗。硝酸甘油片药瓶一旦打开,药片的保质期为 30 天,需要准备一瓶新的备用。

心肌梗死

体征和症状:进展性胸痛,有时表现为压迫性、压榨性或胸部沉重感,程度较心绞痛更重,疼痛可能向颈部、肩部或肘部放射,持续时间>15 分钟,意识清醒的患者服用硝酸甘油时疼痛不缓解。患者可有发绀、面容苍白、乏力、冷汗、恶心、呕吐、呼吸窘迫、濒死感;脉率加快且不规则,脉搏触诊不满意。

病因:最常见原因为冠脉血管阻塞导致心脏血供中断。患者存在缺氧、缺血和梗死。

处理方法:

P:摆放体位(positioning),将患者置于舒适的体位。寻求帮助并启动 EMS(拨打 120)。

A:开放气道(airway),确保呼吸道通畅。

B:建立呼吸(breathing),与患者保持交流以保证患者有足够的通气量,同时安慰患者。

C:循环支持(circulation),需要专业设备来监测患者的脉搏和血压。

D:配药或管理(dispense or administer):

- 对于意识清醒的患者:给予阿司匹林片 325mg;
- 给氧:氧气流速控制在 5~6L/min。

E:确保(ensure)患者的生命体征、药品使用和患者反应都

被准确地监测和记录。

F:提供便利(facilitate)的后续医疗护理和牙科护理(包括办理转院),并安慰患者。

注意:应保持患者处于最舒适的体位。由于呼吸窘迫可能与端坐呼吸有关,因此不一定要将患者置于仰卧位。

- 条件允许时,给予患者氧化亚氮(N₂O 30%,O₂ 70%)。
- 或者,接受过 ACLS 训练的牙科医师可予患者哌替啶(50mg,静脉注射)或吗啡(10mg,静脉注射)。

心肌梗死可进展为心脏骤停。

对于无应答的患者:应立即实施 CPR,包括使用 AED。

其他反应

上臂动脉内药物误注

体征和症状:注射点远端疼痛和烧灼感;注射点远端手和手指发凉、苍白。

病因:药物误注入上臂动脉内。

处理方法:

P:摆放体位(positioning),将患者置于仰卧位。

A:开放气道(airway),给氧,氧气流速控制在 5~6L/min。

B:建立呼吸(breathing),嘱患者缓慢呼吸。

C:循环支持、保持交流(circulation and communication),注射点留置针头,与患者商讨下一步治疗。

D:配药或管理(dispense or administer):

- 2% 利多卡因 40~60mg(2~3ml);
- 氢化可的松琥珀酸钠 100mg,肌肉注射。

E:确保(ensure)患者的生命体征(从另一上臂测量)、药品使用和患者反应都被准确地监测和记录。

F:提供便利(facilitate)的后续医疗护理(如转院),后续治疗可能包括肝素和臂丛神经阻滞。

锥体外系反应

可引起不良反应的抗精神病药物:吩噻嗪类药物(丙氯拉嗪、氯丙嗪、盐酸异丙嗪、普马嗪、三氟拉嗪、奋乃静、甲硫哒嗪);丁酰苯类药物[氟哌啶醇、氟哌利多(全身麻醉药)];硫杂蒽类药物(氨砜噻吨、氯普噻吨)。

体征和症状:急性肌张力障碍(常见于青少年和女性):快速发生,表现为强迫性伸舌、流涎、面部表情呆滞;颈部肌群多受累(斜颈),而四肢受累少;静坐不能(持续运动);帕金森样症状,迟发性运动障碍(包括口-舌-颊三联症,表现为吸吮、咂嘴、咀嚼、捕蝇舌征)。

病因:药物不良反应。

处理方法:

P:摆放体位(positioning),将患者置于半直立位。

A:开放气道(airway),确保呼吸道通畅。

B:建立呼吸(breathing),与患者保持交流以保证患者有足够的通气量,同时安慰患者。

C:循环支持(circulation),需要血压测量仪或血氧饱和仪来监测患者的循环水平。

D:配药或管理(dispense or administer):

- 盐酸苯海拉明(苯那君)25~50mg 口服(静脉注射)(牙科医师需接受 ACLS 培训);
- 给氧:氧气流速控制在 5~6L/min。

　　E:确保(ensure)患者的生命体征、药品使用和患者反应都被准确地监测和记录。

　　F:提供便利(facilitate)的后续医疗护理(如转院),并安慰患者。

不明原因的反应

　　当患者出现不明原因的反应时,需要密切观察以作出病因判断。

　　P:摆放体位(positioning),将患者置于仰卧位,并启动 EMS(拨打 120)。

　　A:开放气道(airway),确保呼吸道通畅,给予呼吸支持,如给氧。

　　B:建立呼吸(breathing),检查呼吸频率,保证足够的通气量。

　　C:循环支持(circulation),需要血压测量仪或血氧饱和仪来监测患者的循环水平。

　　D:配药或管理(dispense or administer),静脉注射 D5LR。

　　E:确保(ensure)患者的生命体征、药品使用和患者反应都被准确地监测和记录。

　　F:提供便利(facilitate)的后续医疗护理和牙科护理:

- 停止一切用药;
- 安慰患者;
- 如果患者病情严重,应实施转院;
- 准备实施 PCR,如果需要,应使用 AED。

　　急救包

　　定期检查(至少每月 1 次)所有药品的内容、过期日期和外观。确保急救包内有以下物品:

1. 氧气瓶和组件
2. 血压计袖带
3. 听诊器
4. 注射器(1ml,5ml,10ml,20ml)
5. 人工呼吸面膜
6. 一次性口腔通气道,型号 2,3,4
7. 3 号和 21 号蝴蝶针
8. 22 号针头
9. 静脉导管套装,型号 880-35
10. 含葡萄糖的乳酸林格液 250ml
11. 纸胶布
12. 酒精棉球
13. 药品

阿托品:0.5mg/1ml 安瓿
阿司匹林:325mg 片剂
苯那君(苯海拉明):50mg 片剂或 50mg/1ml 注射器/22 号针头(针头长 2.54cm)
氨茶碱(茶碱乙二胺):250mg/1ml 注射器/22 号针头(针

头长 2.54cm)
氢化可的松琥珀酸钠:100mg/2ml 注射器/22 号针头(针头长 2.54cm)
肾上腺素 1:1 000

- 肾上腺素自动注射器:两剂共 0.3mg;
- 肾上腺素笔:自动注射 0.3mg;
- 1ml 安瓿。

胰高血糖素:1mg/1ml 安瓿
盐酸纳洛酮:0.4mg/1ml 安瓿/结核菌素注射器
硝酸甘油:0.4mg 片剂(30 片/瓶)或喷剂(400μg/次)
去氧肾上腺素:10mg/ml(2~3 个 1ml 安瓿)
2 瓶氨吸入剂(可压碎吸入用安瓿)
橙汁、蔗糖凝胶或 50% 葡萄糖:100ml
地西泮(安定):5mg/ml(或可准备劳拉西泮 2mg/ml 或咪达唑仑 1mg/ml)
2% 利多卡因,2ml 安瓿

14. 弯形环甲膜穿刺套管
15. 压舌板
16. 血氧饱和仪(心电图机)(临床资源)
17. AED(如 Heartstream FR-2、Medtronic Physio-Control、Survivalink)

　　注意:牙科诊所使用的商业化医疗急救包可从 Banyan International(Abilene,美国)、Dixie Medical Inc.(Franklin,美国)和 Health First(Mountlake Terrace,美国)购买。

　　小儿用药剂量

　　小儿用药剂量的计算基于小儿的体重,可简单地乘以体重算出剂量。尽管利用诺模图,使用体重、体表面积和其他参数可更准确地算出用药剂量,但是在急救情况下仍推荐以下方法:

1. 盐酸苯海拉明(苯那君):1~1.25mg/kg,静脉注射,最大剂量 50mg;后续 1~1.25mg/kg,每日 4 次,口服或肠外给药
2. 硫酸阿托品:0.01mg/kg,静脉注射/皮下注射,最大剂量 0.4mg
3. 茶碱乙二胺(氨茶碱):3~5mg/kg 静脉注射,注意应缓慢输注,最大速率 20mg/min
4. 肾上腺素 1:1 000

0.05~0.3mg(最大剂量),皮下注射(肌肉注射)(静脉注射则稀释至 1:10 000)

肾上腺素笔:自动注射 0.15mg

5. 氨吸入剂(如:可压碎吸入用安瓿):与成人使用的相同
6. 氢化可的松琥珀酸钠:成人剂量静脉注射——50mg、100mg 或更多
7. 盐酸纳洛酮:小儿可用剂量尚不明确;每 2~3 分钟静脉推注(推荐)0.01mg/kg,最多推 2~3 次
8. 50% 葡萄糖注射液:0.5mg/kg 或 1ml/kg
9. 地西泮(安定):12 岁以下儿童适合剂量尚不明确,顽固性癫痫发作使用范围为 0.1~0.5mg/kg。

(景泉　赵心怡)

附录 B 牙科健康护理单位感染控制指南

感染控制的原则是需要不断评估现有的感染控制措施，新技术、新材料、新设备和新数据的产生使这一原则在牙科诊所变得尤为必要。牙科患者的护理也需要牙科卫生保健医护人员（dental health care personnel，DHCP）和他们的患者针对预防病原体传播作出特殊的应对策略。

美国疾病控制与预防中心（Centers for Disease Control and Prevention，CDC）在 2003 年针对 DHCP 发布了 *Guidelines for Infection Control in Dental Health-Care Setting-2003*，这一文件中的主要内容至今仍在牙科诊所中实践应用。这份有循证医学证据的指南推荐在国际和全球范围内指导牙科诊所进行感染控制，起到了引导公众、DHCP 和决策制定者的作用，同时也影响了牙科行业的科技发展。

推荐的感染控制措施对于一切牙科处理都是适宜的。（http://www. cdc. gov/oralhealth/infectioncontrol/#socialMediaShare-Container）

牙科医师应关注以下部分：

CDC 健康咨询：医疗机构迫切需要复习可重复使用的医疗设备的清洗和消毒灭菌流程。（https://emergency. cdc. gov/han/han00382. asp）

牙科机构感染控制说明书和常见问题（http://www. cdc. gov/oralhealth/infectioncontrol/factsheets/）

接种疫苗预防和控制季节性流感（2009）（http://www. cdc. gov/mmwr/PDF/rr/rr58e0724. pdf）

牙科医师应当关注 CDC 推荐的关于美国医护人员流感疫苗接种的部分。

防回流设备及牙科操作台

该链接针对牙科操作台交叉感染的风险给出指导和科学信息。（http://www. cdc. gov/oralhealth/infectioncontrol/factsheets/backflow. htm）

牙科医师安全注射培训

牙科医师应按照链接中给出的步骤用最安全的方法为患者、医护人员和他人完成注射。（http://www. cdc. gov/oralhealth/infectioncontrol/factsheets/safe-injection-practices. htm）

乙肝常见问题

该链接包含了乙型肝炎感染、疫苗接种、慢性乙肝、乙肝血清学、旅行者的健康和更多信息。（http://www. cdc. gov/hepatitis/）

其他建议

结核感染的控制建议

随着结核（tuberculosis，TB）流行病学的改变和牙科操作技术的进步，CDC 针对医疗健康护理单位预防 TB 传播的指南也在更新。牙科医师应当反复浏览 CDC 发布的牙科机构 TB 感染控制指南并学习如何参与感染控制。（http://www. aacdp. com/docs/2014Symposium/Eklund_ResourceHandout. doc）

牙科机构针对耐甲氧西林金黄色葡萄球菌传播的预防措施

耐甲氧西林金黄色葡萄球菌（methicillin-resistant *Staphylococcus aureus*，MRSA）最常通过医疗保健专业人员受污染的手在患者之间传播。临床使用的标准预防措施已被证明是预防 MRSA 传播的有效办法。该链接中包含了更多 CDC 关于 MESA 皮肤感染的信息。（http://jada. ada. org/article/S0002-8177（14）65410-6/abstract）

如果唾液是红色的：一堂关于感染控制的视觉课

视频培训系统中的"如果唾液是红色的"是一部 8 分钟的 DVD 影片，它通过牙科专业人员的参与强调常见的感染控制和安全漏洞，因为如果唾液是红色的，那么牙科医护人员之间的交叉感染就能被看见。同时，该影片也提出了如何通过使用个人屏障保护、安全规程和有效的感染控制产品来控制污染，以降低暴露的风险。这一部分由有安全、无菌、预防组织（Organization for Safety，Asepsis and Prevention）提供（相关链接如下）。

相关链接

- 美国牙医协会（American Dental Association，ADA）感染控制资源（http://www. ada. org/en/member-center/oral-health-topics/infection-control-resources）
- 牙科健康护理单位感染控制指南——2003（http://www. cdc. gov/oralhealth/infectioncontrol/guidelines/index. htm）
- 美国国家职业安全卫生研究所（National Institute for Occupational Safety and Health，NIOSH）（http://www. cdc. gov/niosh/topics/bbp/）
- 安全防范和无菌程序组织（http://www. osap. org/）
- 美国职业安全与健康管理局（Occupational Safety and Health Administration，OSHA）发布的牙医安全健康主题（http://

www.osha.gov/SLTC/dentistry/index.html)

- 美国空军(United States Air Force,USAF)牙科评估和咨询服务(http://www.airforcemedicine.af.mil/)
- 口腔健康的分类(http://www.cdc.gov/oralhealth/index.html)
- 美国国家慢性病预防与健康促进中心(http://www.cdc.gov/chronicdisease)

此附录选取了 CDC 发布的牙科健康护理单位感染控制指南中最新的推荐条目,其中大部分的指南推荐与 2003 年发布的指南一致。2009 版指南更新了牙科单位预防 H1N1 流感病毒传播的办法,同时也推荐了一些 TB 感染控制的汇总总结(和表格)。

CDC 认为,牙科单位遵循指南推荐更有助于巩固已有的牙科安全实践,患者和医护人员才能放心地接受或提供安全的口腔健康护理。

概述[1]

指南推荐的感染控制措施适用于所有牙科操作。

牙科健康护理单位针对 2009 年 H1N1 流感病毒传播的预防策略(更新于 2009.11.23)[1]

CDC 提供了牙科机构预防 2009 年 H1N1 流感病毒传播的指南,指南包括了空气传播性感染使用隔离单间、N95 呼吸面罩(如:可过滤至少 95% 空气悬浮颗粒的面罩)以及牙科医护人员出现流感样疾病时的感染控制措施。

结核感染控制指南[1]

结核感染的流行病学改变和新诊断方法的提出促进了 CDC 更新"健康护理单位预防结核传播"部分的指南。更新的 CDC 牙科结核感染控制意见和牙科诊所应如何参与感染控制程序的信息能在网上找到(见后文"附加资源")。

教育材料[1]

感染控制指南的幻灯片展示　CDC 发布的"牙科健康护理单位感染控制指南"中许多感染控制的基本原则被总结成幻灯片,这组幻灯片和其对应的讲者信息可以在 CDC 网站上浏览或以 PPT 形式下载。

从政策到实践:从 OSAP 指导手册到发布指*　安全防范和无菌程序组织(Organization for Safety & Asepsis Procedure,OSAP)发布了一份 170 页的包含实践内容的工作手册来帮助健康护理专业人员将感染控制指南付诸实践。这些资源经由 CDC 合作协议,由 OSAP 发布。

相关组织

- ADA 感染控制资源*
- 美国国家职业安全卫生研究所
- 安全防范和无菌程序组织*

---

*　非联邦组织的链接没有获得 CDC 所属的任何组织或联邦政府的认可且不应该被推荐。CDC 不对这些链接中找到的个人组织的网页内容负责。

- OSHA 发布的牙医安全健康主题
- USAF 牙科评估和咨询服务

牙科保健机构预防 H1N1 流感病毒传播的办法[2]

2009 年 H1N1 流感病毒暴发于家庭、社区和职业场所,该病毒的传播被认为有以下途径:飞沫传播于黏膜表面;间接接触,通常是手接触了已感染的患者或受病毒污染的表面造成的;吸入已感染的患者附近的离子气溶胶。

流感的症状

得流感的人(包括 2009 年 H1N1 流感)可能会有以下一些或全部症状:

- 发热(注意:不是每个得流感的人都会发烧)
- 咳嗽
- 咽痛
- 鼻塞流涕
- 身体疼痛
- 寒战
- 乏力
- 有时出现腹泻和呕吐

2009 年 H1N1 流感的控制

所有健康护理单位应当建立控制体系来预防 2009 年 H1N1 流感病毒的传播,工作人员应采取以下步骤,需根据员工实施时可能的有效性进行排名:

1. 去除潜在的暴露因素(如:推迟对已感染患者的治疗、给咳嗽的人戴上口罩以控制传染源);

2. 用机器控制传染源以减少或去除暴露因素,不将主要责任的实施交给某个员工;

3. 行政控制(包括病假制度和疫苗使用)有赖于管理层和员工长期的贯彻落实;

4. 使用个人防护设备(personal protective equipment,PPE)防范那些不能被消除或者控制的暴露因素。

(PPE 包括手套、医用口罩、防毒面具、防护眼镜和防护衣。)

疫苗　疫苗作为行政控制的一部分,是预防流感病毒传播给健康护理工作人员最为重要的手段之一。关于这套控制体系的更多信息可在 CDC 发布的"健康护理单位(包括保护健康护理工作人员)针对 2009 年 H1N1 流感控制措施的临时指南"中找到(见 CDC:H1N1 流感的临床和公共健康指南,http://www.cdc.gov/h1n1flu/guidance)。

对牙科保健的具体建议

- 鼓励全体 DHCP 接种季节性流感和 2009 年 H1N1 流感疫苗。
- 使用患者来电提醒识别出报告流感样疾病的患者。若不需要紧急就诊,则在患者不使用退烧药前提下持续 24 小时不发烧后重新安排就医时间。
- 在报到处及时识别出有流感样疾病的患者,为他们提供口罩或纸巾;注意呼吸道卫生和咳嗽礼节[3],并重新预约非紧急护理;如果患者被评估为需要紧急护理,则只要条件允许,应将患者从人群中隔离。

- 紧急牙科治疗可以不使用空气传播隔离间(airborne infection isolation,AII),因为认为 2009 年 H1N1 流感病毒不会在空气中跨远距离传播,比如从一个病房传播到另一个病房。
- 如果可以,使用可以关门的治疗室。如果没有,应使用离其他患者最远和医护人员最远的房间作为治疗室。
- 进入治疗室前穿戴指南推荐的 PPE。
- 进入病房时和为疑似或确诊患 2009 年 H1N1 流感的患者进行牙科操作时,DHCP 应使用经 NIOSH 适合性检验的一次性 N95 防护口罩。
- 合理的尝试后仍无法获得 N95 防护口罩或检验不通过时,牙科诊所应启动优先级使用模式(如:未通过适合性检验的一次性 N95 防护口罩或医用口罩可用作工作人员接触低危暴露因素或低危流感并发症时的低级别防护,直到获得经适合性检验的 N95 防护口罩)。详细信息可在 CDC 发布的"健康护理单位(包括保护健康护理工作人员)针对 2009 年 H1N1 流感控制措施的临时指南"中找到(见后文"附加资源")。其他指南,包括关于适合性检验的建议,可在关于呼吸防护的相关问题和解答中找到(见后文"附加资源")。
- 习惯上将喷雾和飞溅最小化(如:使用牙科坝和大容量抽空装置)。

牙科保健人员

- DHCP 应每日自我评估是否存在发热呼吸道疾病的相关症状(发热加以下症状的一个或多个:鼻塞或流涕、咽痛、咳嗽)。
- 出现发热和呼吸道症状的工作人员应立即向上级告知病情,不应继续上班。
- 工作人员应在家休息,直到不使用退烧药前提下持续 24 小时不发烧(100°F 或 37.8℃)或无发烧表现。
- 工作人员的家人如被确诊患 2009 年 H1N1 流感,该工作人员仍可继续工作,但需要自我监测症状,以保证能够及时识别出疾病。

额外资源

想要获取 CDC 发布的 2009 年 H1N1 流感病毒感染控制指南的综合信息,可访问感染控制和临床指南网,http://www.cdc.gov/h1n1flu/guidance,并进入以下链接:

- 健康护理单位(包括保护健康护理工作人员)针对 2009 年 H1N1 流感控制措施的临时指南。
- 关于 CDC 发布的"健康护理单位(包括保护健康护理工作人员)针对 2009 年 H1N1 流感控制措施的临时指南"的问与答。
- 关于健康护理工作人员使用呼吸防护来实施 2009 年 H1N1 流感感染控制的问与答。
- 10 步法:新型 H1N1 流感的应对策略和医疗部及门诊部的回复。

关于猪流感的信息也可在此网站上找到:

- 2009 年 H1N1 流感(猪流感)(http://www.cdc.gov/h1n1flu)

1994 版和 2005 版疾病防控中心指南中关于牙科健康护理单位预防结核部分所作修改的比较[4]

尽管近年来 TB 发病率在美国有所下降,但 TB 发病率在本土出生的美国人和非本土出生的美国人(住在美国,但不出生在美国)之间的差异以及在白种人和非白种人之间的差异依旧存在。另外,随着 1994 年 CDC 发布预防结核分枝杆菌(mycobacterium tuberculosis)传播的指南,健康护理工作人员和患者中 TB 暴发事件越来越少。因此,新一版的指南对 TB 的流行病学、诊断方法的进展和牙科诊所的 TB 感染控制作出了更新。

临床意义

尽管 TB 感染控制的原则不变,但 TB 流行病学的改变和新诊断方法的提出推动了 2005 版指南的诞生,并替代了 1994 版指南。DHCP 应当关注与牙科诊所相关的指南修改,并将这些修改融入到感染控制程序中。

结核传播的危险分级和建议的检查频率[5]

- **低危**——工作人员去年 1 年中接诊了 3 个以下有潜伏结核感染的患者:应当在雇佣工作人员时做基线筛查,后续检查不是必需的,除非存在职业暴露。
- **中危**——工作人员去年 1 年中接诊了 3 个或 3 个以上有潜伏结核感染的患者:基线筛查+每年复查。
- **有持续传播的潜力**——有人与人之间持续传播的证据:基线筛查,然后每 8~10 周复查一次,直到传播证据消失。

基线筛查应该由健康护理专业人员操作,内容包括两步法结核菌素皮肤试验(tuberculin skin test,TST)或单次全血 γ 干扰素释放试验。

牙科门诊的 TB 预防措施[5]

行政控制

- 分配 TB 感染控制程序管理的任务。
- 每年做 1 次风险评估。
- 制订书面 TB 感染控制政策,及时识别和隔离疑似或确诊 TB 感染的患者,并起到医学评估或牙科紧急治疗。
- 指导患者在咳嗽时捂住嘴部或戴医用口罩。
- 确保 DHCP 接受过 TB 症状和体征方面的教学。
- 雇佣 DHCP 时,确保他们做过潜伏结核感染和结核病的筛查。
- 推迟牙科紧急治疗。

环境控制

- 使用空气传播隔离间为疑似或确诊 TB 感染的患者提供紧急牙科治疗。
- 疑似或确诊 TB 患者人数多的医疗单位,应使用高效颗粒空气过滤器或紫外线杀菌照射。

呼吸防护控制

- DHCP 在为疑似或确诊 TB 感染的患者提供紧急牙科治疗时应使用呼吸防护——至少是一次性 N95 防护口罩。
- 指导 TB 患者在咳嗽时捂住嘴部或戴医用口罩。

- 呼吸道卫生和咳嗽礼节[3]：
  - 使用纸巾捂住口鼻，在咳嗽或流涕时包住呼吸道分泌物。
  - 将纸巾丢弃在无接触式容器中（如：有脚踏开关或开放式的塑料垃圾筐）。
  - 如果没有纸巾，应用手臂或前臂内侧遮挡口鼻，确保致病菌不接触到手。尽管结核分枝杆菌不能经手传播，但其他呼吸道病原体如鼻病毒可通过这种方式传播。
  - 接触呼吸道分泌物或污染的用品和材料后，应实行手卫生（如：用普通肥皂和水洗手，使用含酒精的手消毒剂或抗菌洗手液）。手卫生被推荐用于预防所有呼吸道疾病的传播，但不影响 TB 传播。

临床意义

CDC 在 2003 年发布的"牙科健康护理单位感染控制指南"[6]是在 CDC"牙科医师感染控制操作建议——1993"[7]基础上的重大更新和修订。2011 年这些指南仍在使用（包括先前对 H1N1 和 TB 部分的更新）。作为国家疾病预防机构，CDC 制定了大规模的指南以提高公众健康干预的效果和效率，同时也将适用的发现告知给关键受众，通常是临床医生、公共健康工作人员和社会大众。

为什么需要制定适合于牙科诊所的指南？美国有 >50 万的 DHCP——其中大约 168 000 位牙科医师、112 000 位注册牙科保健员、218 000 位牙医助手[8]和 53 000 位牙科实验室技术员[4]。大多数牙科医师是门诊流动护理的独立工作者。在这些机构中，没有流行病学家或医院感染控制方面的专家追踪可能与健康护理相关（如：院内感染）的感染，或监测和推荐安全操作方法。牙科操作常用的器械可产生飞溅、薄雾、喷雾或悬浮粒子。若不注意，患者和 DHCP 非常容易暴露于血源感染或其他可能的病原体感染。所幸的是，当了解了疾病传播的基本原则和对应的感染控制措施后，牙科工作人员是可以预防疾病传播的。

CDC 发布的第一套用于牙科诊所感染控制的建议发布于 1986 年，文章的题目是"致病率和致死率周报"[9]。当时，美国牙医公众健康协会发表了一篇表明牙科诊所感染控制重要性的论文，其中提到："牙科工作人员是唯一一群周期性地将不戴手套的手伸入患者体腔的健康护理人员"[10]。1970—1987 年期间的文献报告了九组患者在牙科治疗过程中被患乙肝的 DHCP 传了乙肝病毒。然而 1987 年至今，乙肝病毒从牙科医师传染给患者的案例再无报道，这很有可能是得益于乙肝疫苗被广泛接受和标准（以前使用的是"通用"一词）的防护措施（如：常规使用手套）被采纳。牙科医师群体的血清阳性率从 1983 年的约 14% 降至如今的约 9%——随着老一辈的牙科医师退休，整个群体的这个数值是应该下降的（因为年长的牙科医师较年轻医师更容易被感染乙肝病毒）（个人看法，C. Siew, PhD, ADA, 2003）。

1988 年早期，一篇发表的文献报道了一位牙科医师的病例，他的血清学提示人类免疫缺陷病毒（Human Immunodeficiency Virus, HIV）阳性，但没有发现 HIV 感染的危险因素，这提示了职业传播的可能性[7,11]。另外，在 20 世纪 90 年代早期，6 例感染 HIV 的牙科医师将 HIV 传染给患者的病例被报道，动摇了社会的健康护理体系[12-14]。自从 CDC 开始监测职业获得性 HIV，DHCP 再没有发生过职业获得性 HIV 感染的事件，也没有更多的由牙科医师将 HIV 传染给患者的情况发生[11,12]。

1991 年，OSHA 发布了血源性病原体防护准则，授权了所有牙科诊所实施相关操作[15]。例如，雇主必须向雇员提供乙肝疫苗，所有的雇员必须穿戴正确的个人防护设施（如：手套、防护眼镜、防护服）。继 OSHA 发布准则之后，CDC 在 1993 年发布了牙科诊所感染控制操作指南[7]。这些指南主要基于医疗护理中的先例、理论基础和专家意见，重点关注了血源性病原体传播的预防措施。与 OSHA（一个监管机构）不同的是，CDC 不能授权相关操作，只能建议。然而，许多牙科许可委员会把 CDC 的指南推荐或是它的改编版用作他们州牙科诊所的感染控制操作准则。

下文的介绍性评论改编自 Kohn WG, Harte JA, Malvitz DM, et al; Centers for Disease Control and Prevention; Guidelines for infection control in dental health care setting—2003, J Am Dent Assoc 135:33-47, 2004. American Dental Association.

在 1993 年 CDC 发布指南后的 10 年里，新的技术和问题相继出现，CDC 回答了数以千计的来自牙科医师和患者的关于牙科诊所感染控制的正确操作的问题。另外，CDC 更新或新发布了特定主题的重要指南，例如手卫生、环境感染控制、结核分枝杆菌感染、消毒和灭菌、血源性病原体暴露后的防护、手术部位感染的预防及健康护理工作人员的预防接种等。OSHA 的法令、美国食品药品管理局（Food and Drug Administration, FDA）和美国国家环境保护局（Environmental Protection Agency, EPA）也同时影响这牙科诊所的日常操作规范。

新一版的 CDC 指南推荐针对很多联邦指南和法规要求中与牙科诊所相关的部分进行了讨论，同时它也巩固了旧版指南，并添加了牙科健康护理单位感染控制的新措施。新版牙科指南的篇幅比 1993 版的长，主要是因为它提供了更多指南推荐的背景信息和理论基础。

这份指南推荐涵盖的范围很广，它包括了许多重要的更新和补充。大部分的推荐已被 DHCP 熟知并应用于日常工作中，这些推荐的目的是为了预防或减少潜在的患者向 DHCP、DHCP 向患者或患者与患者之间的疾病传播。指南中强调了使用"标准的防护措施"（替代了"通用的防护措施"一词）预防牙科机构中血源性病原体和其他病原体的暴露和传播。尽管该指南重点关注的是门诊流动护理中的实践操作，指南中所建议的感染控制操作办法仍适用于所有牙科治疗的场景。

指南中提到的 DHCP 指的是牙科健康护理单位中所有可能经历职业暴露的有偿和无偿的工作人员，这些暴露包括体液和污染的设备、仪器、环境表面、水或空气。DHCP 包括牙科医师、牙科保健员、牙医助手、牙科实验室技术员（办公的和商业的）、学生、实习生、合同人员和其他不直接参与患者的护理但可能暴露于感染源的人（例如行政管理人员、文职人员、保洁员、维修人员和志愿者）。

这份指南分为两部分。第一部分提供了指南推荐的背景信息和理论依据，引用的文献超过 450 篇。CDC

在线阅读版本(www. cdc. gov/oralhealth/infectioncontrol)
给想要获得特定主题的更多信息的读者提供了主要的
文献链接,如 OSHA 血源性病原体防护准则和其他 CDC
感染控制指南。第二部分列出了推荐意见,并解释了每
条推荐基于理论依据水平的排序原则。

理论依据水平的不同是健康护理机构,尤其是牙科
诊所,感染控制操作的依据。但凡可以,指南的推荐都
基于精心设计的科学研究。但是仅有很小一部分的研
究描述了牙科诊所出现感染的危险因素和预防感染的
有效措施。有些健康护理人员日常使用的感染控制措
施无法用伦理和逻辑的道理来进行严格的评估。由于
没有科学研究的支持,指南中推荐的操作方法都基于强
大的理论基础、推断性证据和权威专家的意见。这些权
威专家的意见基于临床经验、描述性研究或委员会报
告。有些推荐源自联邦法规。没有充分科学证据支持
或有效性没有得到专家一致同意的推荐意见是不被推
荐用于牙科机构的操作实践的。

所有的指南推荐和推荐的先后顺序都在后文。这
份"附录"的指南推荐部分引用的文献编号都标记在
"( )"里,且与整套指南的第一部分有关。尽管"附录"
中参考文献列表由于空间原因被省略了,文献编号仍留
在文中,以便读者日后找到指南原文给出的参考文献。

CDC 针对牙科健康护理单位感染控制的新版指南
应当提供给牙科工作人员必要的信息,使牙科工作者在
选择感染控制程序、方法和产品时能够作出全面且明智
的决定。尽管许多牙科工作者会认为他们已经在践行
大部分指南推荐的操作,但现在他们将知道这些推荐的
理论依据。20 世纪 80 年代以来,牙科诊所感染控制操
作取得了巨大的进步。CDC 相信,只要牙科诊所遵循
新版的指南推荐,就能巩固已有的牙科安全操作的出色
记录,患者和医护人员才能放心地接受或提供安全的口
腔健康护理。

CDC 计划将通过组织邮件列表将这些指南广泛地
分发到牙科社区。另外,这份指南也可在网站 www.
cdc. gov/oralhealth 获得。CDC 口腔健康网站上很快也
会上传一个幻灯片系列供工作人员下载和学习使用。

下文的指南推荐来自于疾病控制与预防中心
(CDC)于 2003 年发布的牙科健康护理单位感染控制指
南:MMWR 52 (No. RR-17):39-48, 2003;http://www.
cdc. gov/mmwr/pdf/rr/rr5217. pdf。

每条指南推荐都基于现成的科研数据、理论依据和
可行性证据。指南推荐的先后顺序基于 CDC 和美国医
院感染控制实践顾问委员会(Healthcare Infection Con-
trol Practices Advisory Committee, HICPAC)的排序系统
进行分类:

- Ⅰ A 类——强烈推荐执行,有可靠的实验、临床或流
  行病学研究数据支持。
- Ⅰ B 类——强烈推荐执行,有实验、临床或流行病学
  研究数据支持,同时有可靠的理论依据。
- Ⅰ C 类——为联邦或各州法令或准则,要求执行。
  使用 Ⅰ C 类指南推荐时可进行二次评分,包括对现

成的科研数据、理论依据和可行性证据的评估。由
于各州的法令不同,没有 Ⅰ C 类指南推荐不代表所
有州都没有相关的法令。

- Ⅱ 类——建议执行,有提示性的临床或流行病学研
  究或者理论依据支持。
- 未解决的问题——不推荐,没有充分科学证据支持
  或有效性没有得到专家一致同意。

Ⅰ. 感染控制程序中的工作人员卫生要素

A. 一般推荐

1. 建立一份书面的 DHCP 健康计划,包括健康与
培训、疫苗接种、暴露预防及暴露后处理、医疗环境、工
作相关疾病和工作限制以及健康记录维护、数据管理和
数据保密方面的政策、操作规程和指南(Ⅰ B)(5,16~
18,22)。

2. 由健康护理专业人员建立转诊制度,确保提供
及时准确的预防服务、职业相关的医疗服务以及暴露后
处理和随访(Ⅰ B, Ⅰ C)(5,13,19,22)。

B. 教育与培训

1. 为 DHCP①提供初次就业机会;②当新任务或操
作可能影响 DHCP 的职业暴露时,应至少每年进行 1 次
适合和针对特定工作任务中相关感染源和感染控制操
作的教育和培训(Ⅰ B, Ⅰ C)(5,11,13,14,16,19,22)。

2. 根据 DHCP 的教育水平、文化程度和语言能力,
提供内容和词汇适当的教育材料(Ⅰ B, Ⅰ C)(5,13)。

C. 疫苗接种

1. 提供一份手写的关于 DHCP 疫苗接种的全面政
策,包括一张所有必须接种和建议接种的疫苗列表(Ⅰ
B)(5,17,18)。

2. 给 DHCP 推荐已安排好的健康护理专业人员或
DHCP 的私人保健员,根据最新的指南推荐和 DHCP 的
病史及职业暴露风险为其接种适当的疫苗(Ⅰ B)(5,
17)。

D. 暴露预防及暴露后处理

1. 建立暴露后综合处理和随访系统(Ⅰ B, Ⅰ C)
(5,13,14,19)

a. 包括职业暴露后及时上报、评估、商议、处理和
随访的政策和操作。

b. 建立转诊机制,交由健康护理专业人员进行临
床评估和随访。

c. 无论牙科诊所的 TB 传播风险分级如何,全体
DHCP 只要是有可能接触疑似或确诊感染 TB 的患者,
就需要做基线 TST,最好是用两步法诊断(Ⅰ B)(20)。

E. 医疗环境及工作相关疾病和工作限制

1. 建立并提供给全体 DHCP 一份关于限制和开除
工作的书面政策,其中包含一份指明谁是政策落实者的
权威申明(Ⅰ B)(5,22)。

2. 建立限制和开除工作的政策,鼓励 DHCP 寻找
适当的预防和治疗办法,如果 DHCP 的情况使他们更易
成为机会性感染者或暴露者时,应及时汇报病情、身体
状况和处理方法;不要用扣除工资、利益损失或更换职
位来惩罚 DHCP(Ⅰ B)(5,22)。

3. 对于疑似或确诊患职业接触性皮炎的DHCP,应建立相应的评估、诊断、管理政策和操作规程(ⅠB)(32)。

4. 任何疑似有橡胶过敏的DHCP都需经由专业的健康护理人员确诊后,再仔细明确其病因、适当的治疗以及工作限制及住处(ⅠB)(32)。

F. 病史维护、数据管理和数据保密

1. 建立和维护所有DHCP的保密病史(如:疫苗接种记录、职业暴露后的试验档案)(ⅠB,ⅠC)(5,13)。

2. 确保所有操作符合现有的联邦、各州和当地关于病史维护和保密的法令(ⅠC)(13,34)。

Ⅱ. 预防血源性病原体传播

A. 乙肝疫苗

1. 为所有有潜在职业性血源暴露或OPIM暴露的DHCP接种乙肝疫苗(ⅠA,ⅠC)(2,13,14,19)。

2. 坚持遵循美国公共健康服务/CDC关于乙肝疫苗接种、血清学试验、随访和加强剂量的指南推荐(ⅠA,ⅠC)(13,14,19)。

3. DHCP在注射完第三剂后1~2个月内应测试乙肝表面抗原的抗体(ⅠA,ⅠC)(14,19)。

4. 如果DHCP在第一次疫苗接种后没有产生抗体反应,应接受第二次三剂疫苗接种或评估乙肝表面抗原是否阳性(ⅠA,ⅠC)(14,19)。

5. 第二次疫苗接种后应重新测试乙肝表面抗原的抗体。如果仍没有抗体反应,应测试乙肝表面抗原(ⅠC)(14,19)。

6. 对于对疫苗无抗体反应且乙肝表面抗原阴性的群体,应告知他们感染乙肝的高倾向性和预防措施(ⅠA,ⅠC)(14,19)。

7. 正确教育员工关于乙肝病毒传播的风险和疫苗的接种。拒绝接种疫苗的员工应签署拒绝接种文件并保存于上级处(ⅠC)(13)。

B. 预防血源暴露和其他潜在可传染物质暴露

1. 一般推荐

a. 接触患者时使用标准预防措施(OSHA发布的血源性病原体标准中仍使用"通用预防措施"这一术语)(ⅠA,ⅠC)(11,13,19,53)。

b. 接触过患者血液和唾液的尖锐物品(如:针头、牙钻、定标器、实验用刀和钢丝)都具有传染性,应建立工程学控制和工作实践来预防刺伤(ⅠB,ⅠC)(6,13,113)。

c. 执行书面化综合程序以尽可能减少和管理DHCP的血源和体液暴露(ⅠB,ⅠC)(13,14,19,97)。

2. 工程学和工作实践控制

a. 每年至少进行1次对具备工程学安全特点的设备的识别、评估和考虑使用,并关注这些设备是否进入市场(如:更安全的麻醉用注射器、钝头缝合针、可伸缩的手术刀或无针静脉注射系统)(ⅠC)(13,97,110~112)。

b. 将使用过的一次性注射器、针头、手术刀片和其他尖锐物品放置在触手可及的锐器桶中(ⅠA,ⅠC)(2,7,13,19,113,115)。

c. 不要用双手或其他方法给针戴上针帽,避免将针尖朝向自己身体的任何部位。在丢弃前不要掰弯、破坏或取出针头(ⅠA,ⅠC)(2,7,8,13,97,113)。

d. 使用单手套针头法或用机械装置固定针帽套针头(如:多次注射之间,从非一次性的吸引用注射器上去除针头时可用此方法)(ⅠA,ⅠC)(2,7,8,13,14,113)。

3. 暴露预防及暴露后处理

a. 经皮、黏膜或非接触性皮肤途径的血源或其他潜在可传染物质(other potentially infectious material, OPIM)暴露后,应遵循最新版CDC指南推荐进行处理(ⅠA,ⅠC)(13,14,19)。

Ⅲ. 手卫生

A. 一般推荐

1. 当手明显很脏或被血液及OPIM污染后,用普通肥皂或抗菌肥皂和水洗手。如果手不是非常脏,可用含乙醇的制剂擦手。根据生产商的说明操作(ⅠA)(123)。

2. 需要进行手卫生的场合如下:

a. 当手明显很脏时(ⅠA,ⅠC)

b. 裸手接触被血液、唾液或呼吸道分泌物污染的物品后(ⅠA,ⅠC)

c. 处理患者前后(ⅠB)

d. 戴手套前(ⅠB)

e. 摘掉手套后立即行手卫生(ⅠB,ⅠC)(7~9,11,13,113,120~123,125,126,138)。

3. 口腔外科操作时,术者应在戴无菌手套前用医用杀菌肥皂洗手。根据生产商的说明操作,使用抗菌肥皂和水或普通肥皂和水洗手并将手擦干,再使用含乙醇的活性持久的制剂刷手(ⅠB)(121~123,127~133,137,144,145)。

4. 将手部护理溶液存放在一次性密闭容器或存放在可冲洗和晾干后重复添加护理液的密闭容器中。不要在容器没有空的时候添加肥皂或乳液(如:从顶部添加)(ⅠA)(9,120,122,149,150)。

B. 手卫生和手套使用的特殊建议

1. 使用润手乳以防止洗手引起的皮肤干燥(ⅠA)(153,154)。

2. 在产品选择和手套使用时考虑乳液及杀菌产品和手套的相容性,使用石油或其他润手油可能会破坏手套完整性(ⅠB)(2,14,122,155)。

3. 保持手指甲短且边缘光滑平整,使清洗能够彻底,同时防止撕破手套(Ⅱ)(122,123,156)。

4. 直接接触高危患者(如:在重症监护病房或手术室的患者)时不戴人造指甲或指甲延长器(ⅠA)(123,157~160)。

5. 通常不建议戴人造指甲(Ⅱ)(157~160)。

6. 不在手上或指甲上佩戴饰品,给穿戴手套造成困难或影响手套适合度和完整性(Ⅱ)(123,142,143)。

Ⅳ. 个人防护设备(PPE)

A. 口罩、护目镜、面罩

1. 佩戴有硬边的手术口罩和护目镜或面罩以保护眼、鼻和口腔黏膜不接触操作中可能产生的血液或其他体液飞溅(ⅠB,ⅠC)(1,2,7,8,11,13,137)。

2. 接触不同患者或为患者治疗时弄湿口罩时需更换口罩(ⅠB)(2)。

3. 接触不同患者时应用肥皂和水清洁可重复使用的面部防护设备(如:医生和患者的护目镜或面罩),防护设备明显很脏时需清洁并消毒(Ⅱ)(2)。

B. 防护服

1. 穿着可以盖住可能受血液、唾液或OPIM污染的个人衣物或皮肤(如:前臂)的防护服,包括可反复使用的或一次性长大衣、实验服或制服(ⅠB,ⅠC)(7,8,11,13,137)。

2. 防护服明显很脏时应当更换(134);如果防护服被血液或OPIM浸湿时应立即更换,越快越好(ⅠB,ⅠC)(13)。

3. 离开工作区域(如:牙齿护理间、仪器处置室、实验区域)前去除所有屏障保护,包括手套、口罩、护目镜和防护服(ⅠC)(13)。

C. 手套

1. 可能接触血液、唾液、OPIM或黏膜时,应佩戴医用手套(ⅠB,ⅠC)(1,2,7,8,13)。

2. 每接触一个新患者时都应佩戴一双新手套,使用完毕及时取下手套并立即洗手,避免微生物传播到其他患者或环境中(ⅠB,ⅠC)(1,7,8,123)。

3. 尽快脱去撕裂、割破或穿孔的手套,在重新佩戴手套前洗手(ⅠB,ⅠC)(13,210,211)。

4. 不要再使用前冲洗医用手套或检查用手套;不要将手套清洗、消毒或灭菌后反复使用(ⅠB,ⅠC)(13,138,177,212,213)。

5. 确保已备好大小合适的手套(ⅠC)(13)。

6. 清洗仪器和打扫时如果可能接触血液或OPIM,应佩戴正确的手套(如:耐刺破和耐化学腐蚀的手套)(ⅠB,ⅠC)(7,13,15)。

7. 向手套生产商咨询关于手套材质和牙科用品的化学相容性的相关问题(Ⅱ)。

D. 口腔外科操作时佩戴无菌医用手套和双层手套

1. 口腔外科操作时佩戴无菌医用手套(ⅠB)(2,8,137)。

2. 关于口腔操作时佩戴双层手套在预防疾病传播方面的有效性目前尚无指南推荐。大部分针对HCP和DHCP的研究显示,佩戴双层手套时,内层手套穿孔或操作者手上接触到血液的概率更低,但并未报道佩戴双层手套在预防疾病传播方面的有效性(未解决的问题)。

Ⅴ. 接触性皮炎和橡胶过敏

A. 一般推荐

1. 对DHCP进行频繁洗手和手套使用相关皮肤反应的体征、症状和诊断方面的教育(ⅠB)(5,31,32)。

2. 所有患者都需要筛查橡胶过敏(如:阅读病史),疑似橡胶过敏的患者需会诊(ⅠB)(32)。

3. 确保对橡胶过敏的患者和DHCP处于不含橡胶的环境中(ⅠB)(32)。

4. 随时配备不含橡胶的急救包(Ⅱ)(32)。

Ⅵ. 患者护理物品的消毒和灭菌

A. 一般推荐

1. 仅使用FDA认证的医疗设备进行灭菌,按照生产商的说明书进行正确的操作(ⅠB)(248)。

2. 每次使用牙科危险器械前需清洗并加热灭菌(ⅠA)(2,243,244,246,249,407)。

3. 每次使用牙科半危险器械前需清洗并加热灭菌(ⅠB)(2,249,260,407)。

4. 包裹在使用前应在灭菌器中晾干,以免污染(ⅠB)(247)。

5. 推荐选择热稳定性好的半危险器械(ⅠB)(2)。

6. 对热敏感的危险和半危险器械进行再处理时,应使用FDA认证的杀菌剂/高效消毒剂或FDA认证的低温灭菌方法(如:环氧乙烷)。按照生产商的说明书使用化学杀菌剂/高效消毒剂(ⅠB)(243)。

7. 一次性器械也是不错的备选,应确保这些器械只使用一次且被丢弃在正确的地方(ⅠB,ⅠC)(243,383)。

8. 不应使用液体化学杀菌剂/高效消毒剂对环境表面进行消毒,或将其作为保存液。(ⅠB,ⅠC)(243,245)。

9. 确保不危险的医疗用品有屏障保护或被清洗,如果医疗用品明显很脏时,应在每次使用后清洗,并使用EPA注册的医用消毒剂进行消毒,低级别消毒剂对HIV/HBV有效,低中级别消毒剂对结核菌有效,用品被血液或OPIM污染时应使用低中级别消毒剂进行消毒(ⅠB)(2,243,244)。

10. 告知DHCP所有由OSHA发布的关于清洁用和消毒用化学溶剂暴露的指南,识别有潜在暴露可能的区域和工作项目(ⅠC)(15)。

B. 器械处理区

1. 指定一个主要处理区域。至少将器械处理区在空间上划分为:①接收、清洁和净化区;②准备和包装区;③灭菌区;④贮藏区。不要将干净器械贮藏在堆放或清洗污染器械的区域(Ⅱ)(174,247,248)。

2. 培训DHCP通过实践来预防洁净区污染(Ⅱ)。

C. 接收、清洁和净化区

1. 将污染器械转运到器械处理区的过程中尽可能与之少接触。通过工作实践控制(如:将器械装在密闭容器中转运)减少潜在的暴露可能(Ⅱ)。在杀菌和消毒前将牙科器械和仪器上的血液和其他污染物清理干净(ⅠA)(249~252)。

2. 使用自动化清洁设备(如:超声清洗器、洗涤机/消毒器)清理污渍,提高清洁效率,同时降低职工的血液暴露(ⅠB)(2,253)。

3. 必须进行手工清洁时,可通过工作实践控制尽可能减少锐器接触(如:使用长柄毛刷)(ⅠC)(14)。

4. 清洗和净化器械时穿戴耐刺破、耐化学腐蚀的重型实用手套(ⅠB)(7)。

5. 穿戴合适的PPE(如:口罩、护目镜和防护服)以阻挡清洗器械时产生的飞溅(ⅠC)(13)。

D. 准备及打包

1. 在每个包裹内放置一张化学指示条,如果包裹外侧看不到指示条,应在外侧也贴一张(Ⅱ)(243,254,257)。

2. 使用FDA认证的仪器系统或与灭菌过程相容的包装材料(ⅠB)(243,247,256)。

3. 在危险和半危险器械灭菌前,检查这些器械是否清洁,再将它们打包或放置于用来贮藏和保持无菌的容器中(如:暗盒、组织托盘)(ⅠA)(2,247,255,256)。

E. 未包装器械的灭菌

1. 未包装器械灭菌前应先清洗和晾干(ⅠB)(248)。

2. 未包装器械的灭菌过程中每次都应使用机械和化学指示物(将化学指示条放于待消毒的器械或用品内)(ⅠB)(258)。

3. 未包装器械灭菌后应先在灭菌器中晾干和降温,以防污染和烫伤(Ⅱ)(260)。

4. 需要立即使用或短时间内使用的半危险器械可以不包装地放置在托盘或容器系统中灭菌,保证器械从灭菌仪器中拿出和转运过程中都是无菌的(Ⅱ)。

5. 需要立即重复使用的危险器械可以不包装地灭菌,并在从灭菌仪器中拿出和转运过程中保持无菌(如:将器械放置在无菌、密闭的容器中转运)(ⅠB)(258)。

6. 不要在未包装状态下灭菌可植入设备(ⅠB)(243,247)。

7. 不要在未包装状态下贮藏危险器械(ⅠB)(248)。

F. 灭菌监测

1. 按照生产商的说明书使用机械性、化学性和生物性灭菌监测,确保灭菌过程的有效性(ⅠB)(248,278,279)。

2. 使用机械性(如:测量时间、温度、压力)和化学性指示物对每一件物品进行灭菌监测(Ⅱ)(243,248)。

3. 在每个包裹内放置一张化学指示条,如果包裹外侧看不到指示条,应在外侧也贴一张(Ⅱ)(243,254,257)。

4. 将物品/包裹正确且松散地放在灭菌器中,以保证不阻碍消毒剂的渗透(ⅠB)(243)。

5. 机械性或化学性指示物提示灭菌过程不合格时,不应使用该器械包(ⅠB)(243,247,248)。

6. 至少每周1次使用生物性指示物和对应的对照物(如:使用相同批号的生物性指示物和对照物)监测灭菌器的运作(ⅠB)(2,9,243,247,278,279)。

7. 每次灭菌可植入设备时都要使用生物性指示物,且在使用可植入设备前应核对指示物结果(ⅠB)

8. 芽孢测试阳性时建议做以下操作:

a. 停止使用灭菌器,重新阅读灭菌流程(如:工作实践、机械性和化学性指示物的使用)以明确是否是操作者的工作失误(Ⅱ)(8)

b. 纠正操作中的问题后,用生物性、机械性和化学性指示物重新测试灭菌器(Ⅱ)

c. 复测的芽孢测试阴性,且机械性和化学性指示物结果均在正常范围时,可将灭菌器恢复使用(Ⅱ)(9,243)。

9. 复测的芽孢测试阳性时建议做以下操作:

a. 在灭菌器被检查或修理,或者测试阳性的确切原因被找到之前,停止使用灭菌器(Ⅱ)(9,243)

b. 最后一次芽孢测试阴性之后所有经该灭菌器灭菌的物品,应尽可能地被召回并重新处理(ⅠB)(9,283)

c. 灭菌器故障的原因找到并修复后,应使用生物性指示物对空的灭菌器连续测试三次后再重新投入使用(Ⅱ)(9,283)。

10. 保持灭菌记录符合所在州和当地的法令(ⅠB)(243)。

G. 无菌用品和干净的牙科用品储存处

1. 将包装好的无菌器械和设备按日期相关或事件相关的物品保质期分类贮藏(ⅠB)(243,284)。

2. 即使是事件相关的包裹,也至少要在包裹外标明灭菌日期和使用的灭菌器。这样的话,一旦多台灭菌器同时使用且有一台发生故障时,可以快速找到相应的包裹(ⅠB)(243,247)。

3. 在打开无菌器械包前应先检查包裹,确保包裹在贮藏过程中没有受损(Ⅱ)(243,284)。

4. 若无菌器械包受损,应再次清洁、包装和灭菌(Ⅱ)。

5. 尽可能将无菌物品和牙科用品置于有盖或密闭容器中(Ⅱ)(285)。

Ⅶ. 环境感染控制

A. 一般推荐

1. 按照生产商的说明书正确使用清洁产品和EPA注册的医用消毒产品(ⅠB,ⅠC)(243~245)。

2. 不在环境(临床接触或内务)表面使用液体化学杀菌剂/高效消毒剂(ⅠB,ⅠC)(243~245)。

3. 清洁和消毒环境表面时使用适合的PPE,包括手套(如:耐刺破和耐化学腐蚀的实用手套)、防护服(如:长大衣、夹克、实验服)、护目镜/面罩和口罩(ⅠC)(13,15)。

B. 临床接触表面

1. 使用表面屏障来保护临床接触表面,尤其是不易清洁的表面(如:牙科座椅上的调节器),并在不同患者之间更换(Ⅱ)(1,2,260,288)。

2. 使用EPA注册的医用低-中级别消毒剂对没有屏障保护的临床接触表面进行清洁和消毒。低级别消毒剂对HIV/HBV有效,低中级别消毒剂对结核菌有效,表面被血液污染时应使用中级别消毒剂进行消毒(ⅠB)(2,243,244)。

C. 内务表面

1. 根据内务表面的性质、污染的种类和程度、污染的部位,或当内务表面明显很脏时,应使用去污剂和水或 EPA 注册的医用消毒剂/去污剂常规清洁内务表面(如:地板、墙面、水池)(ⅠB)(243,244)。

2. 在使用后清洗拖把和抹布,并在再次使用前彻底晾干,或使用一次性的拖把头或抹布(Ⅱ)(244)。

3. 按照生产商的说明书每天准备新鲜的清洁和 EPA 注册的消毒溶液(Ⅱ)(243,244)。

4. 当患者护理区的墙面、百叶窗和窗帘积灰或明显很脏时应及时清洁(Ⅱ)(9,244)。

D. 血液和体液的污迹

1. 清洁血液或 OPIM 的污迹,根据污迹的大小和表面的孔隙,使用 EPA 注册的医用低(如:杀 HBV 和 HIV)至中(如:杀结核菌)级别消毒剂消毒表面(ⅠB,ⅠC)(13,113)。

E. 地毯和布料装饰

1. 避免在牙科操作间、实验室和器械处理区使用地毯和布制软垫(Ⅱ)(9,293~295)。

F. 需特殊处理的医用废弃物

1. 一般推荐

a. 建立医用废弃物管理程序。特殊医疗废物的处理必须遵从联邦、所在州和当地的法令(ⅠC)(13,301)。

b. 确保负责处理和丢弃有潜在感染性废弃物的 DHCP 接受过正确的废物处理培训且了解可能的健康安全危害(ⅠC)(13)。

2. 牙科健康护理单位需特殊处理的医疗废物的管理

a. 使用颜色编码或标记过的容器(如:生物危害袋)来装非尖锐的特殊医疗废物,防止造成泄漏(ⅠC)(13)。

b. 将尖锐物品(如:针头、损坏的金属器械、牙钻)放在合适的锐器桶(如:耐刺破、颜色编码和防泄漏的容器)中。丢弃或替换锐器桶时应立即将桶关闭,防止内容物在处理、贮存、运输或船运过程中漏出(ⅠC)(2,8,13,113,115)。

c. 可将血液、吸液或其他液体废弃物倒入与污水排放系统连接的下水道中,前提是废弃物符合当地污水排放要求,且所在州承认这一废弃物处理办法。在处理液体废弃物时应穿戴合适的 PPE(ⅠC)(7,9,13)。

Ⅷ. 牙科治疗单元水线、生物被膜和水质量

A. 一般推荐

1. 常规牙科治疗用水应符合饮用水调节标准(即:异养水细菌<500CFU/ml)(ⅠB,ⅠC)(341,342)。

2. 咨询牙科治疗台生产商维持牙科治疗用水质量的正确方法和设备(Ⅱ)(339)。

3. 遵从牙科治疗台或水线处理产品生产商提供的检测水质量的建议(Ⅱ)。

4. 任何连接牙科水系统且会进入患者口腔的设备(如:牙钻、超声波洁牙机、空气/水注射器)都要在接触新患者前至少花 20~30 秒的时间排水和空气(Ⅱ)(2,311,344)。

5. 咨询牙科治疗台生产商定期维修防回吸装置的需要(ⅠB)(2,311)。

B. 煮沸水建议

1. 煮沸水建议被采纳时进行如下操作:

a. 不要将使用公共水系统的牙科操作台、超声波洁牙机或其他牙科设备上的公共水带给患者(ⅠB,ⅠC)(341,342,346,349,350)。

b. 不要将公共水系统用于牙科治疗、患者冲洗或洗手用水(ⅠC)(341,342,346,349,350)。

c. 洗手时应使用不需要水的杀菌产品(如:使用含乙醇的制剂擦手)。手明显弄脏时,尽量使用瓶装水和肥皂洗手或使用杀菌湿纸巾(ⅠB,ⅠC)(13,122)。

2. 煮沸水建议被否决时进行如下操作:

a. 遵从当地关于合理冲洗水线的用水指南。如果没有提供指南,则在治疗新患者前冲洗治疗用水线和水龙头 1~5 分钟(ⅠC)(244,346,351,352)。

b. 根据牙科治疗台生产商的建议消毒牙科用水线(Ⅱ)。

Ⅸ. 特殊考虑

A. 牙钻和其他固定于空气和水线上的设备

1. 对可从牙科治疗台的空气和水线上分离的牙钻和其他口腔内操作器械进行清洁和加热灭菌(ⅠB,ⅠC)(2,246,275,356,357,360,407)。

2. 遵从生产商的指示对可从牙科治疗台的空气和水线上分离的牙钻和其他口腔内操作器械进行清洁、润滑和灭菌(ⅠB)(361~363)。

3. 不要对可从牙科治疗台的空气和水线上分离的牙钻和其他口腔内操作器械进行表面消毒或使用液体杀菌剂或环氧乙烷消毒(ⅠC)(2,246,250,275)。

4. 不建议患者在含住吸涎器顶端时紧闭双唇,这样可能会阻碍口腔内液体的吸出(Ⅱ)(364~366)。

B. 牙科放射学

1. 在曝光放射照片和处理污染的胶片时应佩戴手套。若可能发生血液或其他体液飞溅时,应穿戴合适的 PPE(如:护目镜、口罩和防护服)(ⅠA,ⅠC)(11,13)。

2. 尽可能使用耐热或一次性的口腔内操作设备(如:拍摄用辅助固定器械和定位设备)。在不同患者之间应清洗和加热灭菌耐热设备。按照生产商的指示,对于热敏感的半危险设备,应至少使用高效消毒剂进行消毒(ⅠB)(243)。

3. 用无菌方式运送和处理放射照片,防止污染显影设备(Ⅱ)。

4. 数码 X 线传感器的相关操作:

a. 使用 FDA 认证的屏障系统(ⅠB)(243)。

b. 清洁和加热灭菌或使用高效消毒剂消毒有屏障保护的半危险用品。如果该用品不能耐受以上操作,应至少在不同患者之间使用 FDA 认证的屏障保护系统和

EPA 注册的中效(可杀结核菌)医用消毒产品对用品进行清洁和消毒。咨询生产商数码 X 线传感器的消毒灭菌方法和相关电脑硬件的保护措施(ⅠB)(243)。

C. 肠外用药的无菌技术

1. 即使更换了注射器针头,也不能将同一注射器用于多个患者(ⅠA)(378)。

2. 尽可能使用单次剂量瓶进行肠外给药(Ⅱ)(376,377)。

3. 不能将多个单次剂量瓶中的残余药物混合后再次使用(ⅠA)(376,377)。

4. 使用多次剂量瓶时应进行以下操作:

a. 在将设备插入剂量瓶前应使用 70% 的酒精清洁瓶口隔膜(ⅠA)(380,381)。

b. 进入多次剂量瓶的设备应当是无菌的,且过程中应避免接触瓶口隔膜。进入多次剂量瓶的针头和注射器也必须是无菌的。即使更换了注射器针头,也不能重复使用注射器(ⅠA)(380,381)。

c. 如果无菌原则被破坏,应丢弃该剂量瓶(ⅠA)(380,381)。

5. 每个补液和给药包(如:静脉注射包、管子、连接头)只能用于一个患者,使用后应处理得当(ⅠB)(378)。

D. 一次性设备

1. 每套一次性设备只能用于一个患者,使用后应处理得当(ⅠC)(383)。

E. 口腔预冲洗

1. 目前暂无指南推荐使用抗微生物口腔预冲洗处理来预防 DHCP 或患者感染。尽管研究表明抗微生物预冲洗(如:氯己定、香精油、聚维酮碘)可减少常规口腔操作时从患者口腔喷出的悬浮微粒和飞沫中所含微生物的水平,且能降低有创牙科操作时微生物入血的数量(391~399),但仍没有科学证据证明预冲洗可预防 DHCP 或患者感染的发生(见讨论"特殊考虑":口腔预冲洗)(未解决的问题)。

F. 口腔外科操作

1. 实施口腔外科操作时应做如下步骤:

a. 使用抗菌产品(如:抗菌肥皂和水、用含乙醇的、活性持久的制剂擦手)进行外科手消毒(ⅠB)(127~132,137)。

b. 使用无菌外科医用手套(ⅠB)(2,7,121,123,137)。

c. 进行口腔外科操作时使用无菌生理盐水或无菌水作为冷却剂或冲洗器。使用专门用来传送无菌冲洗液的设备(如:球形注射器、一次性产品、无菌管路)(ⅠB)(2,121)。

G. 活检标本处理

1. 转运活检标本时应将标本放在牢固、防漏的容器中,并在容器上贴上生物危害标签(ⅠC)(2,13,14)。

2. 如果装活检标本的容器被污染,应清洗和消毒容器的外侧,或将它装在有生物危害标签的不透水袋子中(ⅠC)(2,13)。

H. 拔除牙齿的处理

1. 将拔除的牙齿作为需特殊处理的医疗废物或还给患者(ⅠC)(13,14)。

2. 不要将含汞合金的牙齿扔在需进一步焚化的医疗废物中(Ⅱ)。

3. 清洗拔除的牙齿并将其放在防漏容器中,贴上生物危害标签,保持牙齿水分,并转运到教育机构或牙科实验室(ⅠB,ⅠC)(13,14)。

4. 不含汞合金的牙齿在用作教学目的之前应加热灭菌(ⅠB)(403,405,406)。

I. 牙科实验室

1. 穿戴 PPE 处理未消毒的实验室接收到的物品(ⅠA,ⅠC)(2,7,11,13,113)。

2. 实验室处理所有义齿和口腔修复材料(如:印模、咬合记录、咬合钢圈和拔除的牙齿)之前,应使用 EPA 注册的至少是中级的(可杀结核菌)医用消毒剂进行清洁、消毒和冲洗(ⅠB)(2,249,252,407)。

3. 咨询生产商灭菌操作相关的特殊材料(如:印模材料)的稳定性(Ⅱ)。

4. 送出和归还实验室案例时,应附上关于灭菌技术的特殊信息(如:使用的灭菌溶剂和灭菌时长)(Ⅱ)(2,407,409)。

5. 清洁和加热灭菌耐热的口腔内操作用品(如:金属印模托盘和咬合叉)(ⅠB)(2,407)。

6. 按照生产商的指示,对可能污染、但不常规接触患者的用品(如:牙钻、抛光刷、抛光轮、骀架、牙科托盘)进行清洁、消毒或灭菌。如果生产商未提供相关说明,则根据污染程度,清洗和加热灭菌耐热物品或使用 EPA 注册的医用低(如:杀 HBV 和 HIV)至(如:杀结核菌)级别消毒剂进行清洁和消毒(Ⅱ)。

J. 激光/电外科烟雾或外科手术烟雾

1. 暂无指南推荐可减少牙科操作中 DHCP 暴露于激光/电外科烟雾或外科手术烟雾的措施。可减少 HCP 暴露于激光/外科手术烟雾的建议包括:①使用标准防护措施(如:高滤过的外科医用口罩、可遮挡整个面部的面罩)(437);②使用带串联过滤器的手术室抽吸装置来收集细小烟雾中的悬浮颗粒;③带高效过滤器的专用机械性烟雾抽排系统来清除大量的激光烟雾颗粒。牙科操作中的激光暴露(如:疾病传播、呼吸道副作用)对 DHCP 的影响暂无确切的评估[见之前的讨论,"特殊考虑:激光(电外科烟雾)或外科手术烟雾"部分](未解决的问题)。

K. 结核分枝杆菌

1. 一般推荐

a. 教育所有 DHCP 识别 TB 的体征、症状和传播(ⅠB)(20,21)。

b. 无论牙科诊所的 TB 传播风险分级如何,全体 DHCP 只要是有可能接触疑似或确诊感染活动性 TB 的患者,就需要做基线 TST,最好是用两步法诊断(ⅠB)(20)。

c. 评估每位患者的结核病史及可能提示结核感染

的症状,阅读患者的既往病史资料(ⅠB)(20,21)。

　　d. 遵从 CDC 的指南推荐:①建立、保持和执行书面的 TB 感染控制计划;②管理疑似或确诊感染活动性 TB 的患者;③完成社区风险评估以指导工作人员做 TST 和随访;以及④管理患结核病的 DHCP(ⅠB)(2,21)。

　　2. 疑似或确诊有活动性结核的患者应做以下操作:

　　a. 将患者与其他患者和 DHCP 隔离。未隔离前,患者应戴医用口罩或经指导在咳嗽流涕时捂住口鼻(ⅠB)(20,21)。

　　b. 推迟可选择的牙科治疗,直到患者不再处于感染状态(ⅠB)(20,21)。

　　c. 将需要紧急牙科治疗的患者交给有可靠的 TB 感染控制措施和呼吸保护程序的机构(ⅠB)(20,21)。

　　L. 克雅氏病(CJD)及其他朊病毒疾病

　　1. 目前暂无指南推荐治疗已知 CJD 或 vCJD 患者时的特殊预防和标准预防措施。CJD 或 vCJD 患者口腔组织的潜在感染性仍是一个未解决的问题。研究数据表明牙科口腔操作过程中 CJD 的传播是低风险,甚至零风险的。直到后来有补充的证据发现 CJD 或 vCJD 的传播在牙科操作中是存在的,由此,治疗已知 CJD 或 vCJD 患者时的特殊预防和标准预防措施也有了提出的必要;此处提供一张相关预防措施的列表,这些措施没有被指南推荐(见"特殊考虑:克雅氏病(CJD)及其他朊病毒疾病")(未解决的问题)。

　　M. 规划评估

　　1. 建立周期性的感染控制措施评估,包括对绩效指标的周期性评估(Ⅱ)(470,471)。

更多学习途径

　　ADA 在网站上发布了一张"路线图"来帮助牙科健康专业人员浏览 CDC 指南并将指南付诸实践。这份路线图(http://www. ada. org/prof/resources/topics/cdc/index. asp)提供了指南梗概和指南涵盖的主要内容,并提供了相关信息的链接。

　　这是一份不断完善的文件,定期会有补充和更新来提供必要的信息,帮助理解和执行新版指南。如有问题,请直接咨询 ADA 科学分会,电话: 800-621-8099 转 2878,邮箱: science@ ada. org。

　　更多关于牙科操作台水线清洁和监测产品和服务的信息可在 http://www. ada. org 上找到,或咨询 ADA 科学分会,电话: 800-621-8099 转 2878,邮箱:science@ ada. org。

(景泉　赵心怡)

参考文献

1. Centers for Disease Control and Prevention, Division of Oral Health, Infection Control in Dental Settings (website), http://www.cdc.gov/oralhealth/infectioncontrol/index.html; Accessed 1 November 2016.

2. Centers for Disease Control and Prevention, Division of Oral Health, Infection Control in Dental Settings: Prevention of 2009 H1N1 influenza transmission in dental health care settings (article online), http://www.cdc.gov/OralHealth/infectioncontrol/factsheets/2009_h1n1.htm; Accessed 1 November 2016.

3. Centers for Disease Control and Prevention: Seasonal flu: respiratory hygiene/cough etiquette in healthcare settings (article online), www.cdc.gov/flu/professionals/infectioncontrol/resphygiene.htm; Accessed 1 November 2016.

4. Cleveland JL, Robison VA, Panlilio AL. Tuberculosis epidemiology, diagnosis and infection control recommendations for dental settings: an update on the Centers for Disease Control and Prevention guidelines. *J Am Dent Assoc.* 2009;140:1092-1099.

5. Jensen PA, et al. Guidelines for preventing the transmission of *Mycobacterium tuberculosis* in health-care settings, 2005. *MMWR Recomm Rep.* 2005;54(RR-17):1-142.

6. Centers for Disease Control and Prevention. Guidelines for infection control in dental health-care settings—2003. *MMWR Morb Mortal Wkly Rep.* 2003;52(RR-17):1-66. [Medline].

7. Centers for Disease Control and Prevention. Recommended infection control practices for dentistry, 1993. *MMWR Morb Mortal Wkly Rep.* 1993;41(RR-8):1-12.

8. U.S. Census Bureau: 2001 statistical abstract of the United States: section 12—labor force, employment, and earnings (article online), www.census.gov/prod/2002pubs/01statab/labor.pdf; Accessed 1 November 2016.

9. Centers for Disease Control and Prevention. Recommended infection control practices for dentistry. *MMWR Morb Mortal Wkly Rep.* 1986;35:237-242.

10. The control of transmissible disease in dental practice: a position paper of the American Association of Public Health Dentistry. *J Public Health Dent.* 1986;46:13-22.

11. Health Resources and Services Administration. *U.S. Health Workforce Personnel Factbook.* Rockville, MD: Health Resources and Services Administration; 2000.

12. Klein RS, et al. Low occupational risk of human immunodeficiency virus infection among dental professionals. *N Engl J Med.* 1988;318:86-90.

13. Ciesielski C, et al. Transmission of human immunodeficiency virus in a dental practice. *Ann Intern Med.* 1992;116:798-805.

14. Centers for Disease Control and Prevention. Epidemiologic notes and reports update: transmission of HIV infection during invasive dental procedures—Florida. *MMWR Morb Mortal Wkly Rep.* 1991;40:377-381.

15. U.S. Department of Labor, Occupational Safety and Health Administration. 29 CFR Part 1910: occupational exposure to blood-borne pathogens; needlestick and other sharps injuries; final rule. *Fed Reg.* 2001;66:5317-5325. available at: www.osha.gov/FedReg_osha_pdf/FED20010118A.pdf. Accessed 1 November 2016.

附录 C 常见口腔损伤的治疗措施

本附录用于指导医师处理牙科临床实践中经常遇到的口腔损伤。这仅仅作为一种参考,需要基于正确的诊断以及如何恰当采取推荐措施的背景知识。这些内容也得益于美国口腔医学学会(American Academy of Oral Medicine, AAOM)发表的一篇涵盖许多相同内容的指南(Siegel M, Silverman S, Sollecito T: *Clinician's guide: treatment of common oral lesions*, Hamilton, Ontario, Canada, BC Decker, 2006)。在此,我们 AAOM 的全体成员对于授权该附录的出版表示衷心的感谢。

本附录旨在为诱发因素、临床描述、目前接受的治疗措施以及针对口腔情况给患者的教育提供快捷的参考。一些推荐治疗的研究比其他方法进行了更彻底的研究,但所有推荐均被报道证实具有临床价值。

这里讲到的许多牙科病情无法治愈,但仍有许多治疗方法可用于缓解不适,缩短病程和发作频率,并尽可能减少复发。

医生需要记住准确的诊断成功治疗的必要条件,在开始治疗之前要尽一切努力确定诊断,需要排除感染和恶性肿瘤。如果症状、体征、微生物学和其他实验室检查结果不指向确切的诊断,应当基于临床试验开始经验性治疗并对其进行评估。

患者的管理措施应当根据口腔状况以及姑息性、支持性、治愈性的治疗存在与否而确定。如果临床问题超出医师专业范围,应当恰当地进行转诊。可根据患者的反应调整下一步的治疗。然而,如果在预期之内损伤没有恢复或者治疗反应没有出现。则推荐进行病理检测。

除非标明是非处方(over-the-counter, OTC)药物,否则治疗用药均为处方药,这种情况下需要给出药剂的具体信息。需要注意的是,FDA 近年来允许一些之前仅作为处方药的药物以 OTC 药物形式出现。核实这些新出现的 OTC 药物剂量是非常重要的,因为它们的药效与处方药有差别。

支持疗法

口腔黏膜病症的处理可能需要局部或系统的干预。治疗应当综合考虑患者的营养和水分、口腔不适、口腔卫生、局发感染的处理以及局部病情控制。根据程度、严重性以及损伤位置,考虑要咨询专长是医学、病理学还是外科学的牙科医师。如果有其他的医疗问题产生,应当咨询内科医师。

局部疼痛可以用 2% 的盐酸利多卡因凝胶或 0.5% 的盐酸达克罗宁等外用制剂缓解。成人可以直接用局部麻醉药漱口,但儿童则需使用棉签,以防吞服药剂。吞服麻醉药物是禁忌,因为会影响患者的咽反射。局部疼痛的缓解也可以使用等量混合的盐酸苯海拉明酏剂和氯化镁或氯化铝。儿童的盐酸苯

海拉明酏剂配方中不含酒精。也可以饭前服用硫糖铝混悬液,苯海拉明的混合剂以及硫糖铝包裹破溃处,使患者进餐更舒适。

患者必须保持严格的口腔卫生。黏膜损伤接触牙齿上的菌斑后更容易出现继发感染。口腔卫生不理想时,患者应当于牙科医生或保健员处进行刮牙术或根面平整术,必要时使用局部麻醉药。应该鼓励患者在饭后轻柔但有效地刷牙或用牙线洁牙。用热水浸泡软毛牙刷可以使刷毛更加柔软,增强效果。避免使用含有焦磷酸钙的去垢牙膏,因为其具有腐蚀性,且被报道与口周皮炎有关联。

单纯疱疹

单纯疱疹病毒感染引发的疾病包含原发期(急性期)和继发期(复发期)。

原发性疱疹性龈口炎

病因

传染性的单纯疱疹 I 型(II 型较少)感染。

临床描述

透明、继而黄色的水疱在口内和口外生长。几小时内水疱破裂形成浅的痛性溃疡。齿龈通常发红、肿大、疼痛。患者可有系统性症状如淋巴腺炎、发热、不适等。疾病通常是自限性的,7~10 天愈合。

治疗原则

缓解症状,防止继发感染,维持一般状况。支持治疗包括补液、补蛋白、补维生素及矿物质以及休息。系统性的阿昔洛韦对免疫功能不全患者的皮疹有效,应避免使用局部激素,因为会促进病毒在黏膜的传播,尤其是眼部黏膜。应警告患者避免触摸疱疹后触摸眼部、生殖器和身体其他部位,因为可能会引起自体感染。

局部麻醉药剂和涂布剂

处方:

苯海拉明(苯那君)酏剂 12.5mg/5ml [注意:酏剂是处方药,糖浆(苯海拉明醇剂)是非处方药] 4 oz(约 113.4g),与 Kaopectate(非处方药,有效成分次水杨酸铋)4 oz(约 113.4g)混合制成 50% 体积的混合剂。

配药: 8 oz(约 226.8g)。

用法:每 2 小时用 1 茶勺漱口后吐出。

美乐事(非处方药,有效成分氯化镁、氯化铝)可替代 Ka-opectate。可以加入 0.5%盐酸达克罗宁 1 oz(约 28.35g)增强麻醉效果。

处方:

苯海拉明(苯那君)酏剂 12.5mg/5ml[注意:酏剂是处方药,糖浆(苯海拉明醇剂)是非处方药]

配药:4 oz(约 113.4g)瓶装。

用法:每 2 小时及每餐前用 1 茶勺漱口 2 分钟后吐出。

注意:该制剂可混入 2%的利多卡因凝胶或 0.5%的达克罗宁增强缓解效果。

处方:

2.0%或 1%利多卡因(凝胶),或 0.5%或 1%盐酸达克罗宁

配药:1 oz(约 28.35g)瓶装。

用法:每餐前用 1 茶勺漱口 2 分钟后吐出。

系统性抗病毒治疗:抗病毒剂口服胶囊可能缓解症状并减少持续时间。

处方:

阿昔洛韦(Zovirax)胶囊 200mg

配药:50(或 60)粒。

用法:每日 5 次,每次 1 粒,持续 10 日(或每日 3 次,每次 2 粒,持续 10 日)

(目前 FDA 只推荐对免疫功能不全患者的口腔疱疹使用系统性阿昔洛韦治疗。)

处方:

伐昔洛韦(维德思)片 500mg

配药:20 片。

用法:每日 2 次,每次 2 片,持续 5 日。

(这种疗法是 CDC 对生殖器疱疹处理方法的推荐。)

系统性抗菌治疗:针对可疑继发细菌感染的患者,不是常规使用。

处方:

青霉素 V 片 500mg

配药:40 片。

用法:每日 4 次,每次 1 片。

对青霉素过敏者:

处方:

红霉素片 250mg

配药:40 片。

用法:每日 4 次,每次 1 片。

如果出现恶心、胃痉挛,开有肠溶包衣的制剂(如 E-Mycin,ERYC,PCE)或二代红霉素[如克拉霉素(Biaxin)]。

营养支持

处方:

麦瑞甜——蛋白质、维生素及矿物质补充(非处方)

配药:1 磅(≈453.5g)罐装(普通、巧克力和蛋酒口味)。

用法:每日 3 份,按说明配制,冷食。

处方:

雅培——蛋白质、维生素及矿物质补充(非处方)

配药:20 罐。

用法:根据承受能力每日分散剂量喝 3~5 罐。冷食。

止痛剂

处方:

对乙酰氨基酚片 325mg(非处方药)

用法:根据疼痛和发热需要每 4 小时 2 片,每 24 小时不超过 4g。

针对中到重度疼痛:

对乙酰氨基酚 300mg 及可待因 30mg(泰诺#3)

配药:20 罐。

用法:根据疼痛每 4 小时 1~2 片[需要药品管理机构(Drug Enforcement Agency,DEA)号码]。

复发性(口面部)单纯疱疹

病因

潜伏在三叉神经感觉神经节的病毒重新激活。诱发因素包括发热、精神压力、日晒、创伤和激素水平改变。

临床描述

口部——单个或小簇的水疱,迅速破裂,形成痛性溃疡。损伤经常出现在角化的组织如硬腭和齿龈。

唇部——嘴唇上成簇的水疱,数小时内破裂然后结痂。

治疗原则

应该在前驱期尽早开始治疗,目标是减轻症状和持续时间。当反复发作的疱疹影响日常功能和营养时,可以考虑预防性或治疗性口服阿昔洛韦。

(目前 FDA 的建议是,系统性阿昔洛韦应仅用于治疗免疫功能低下患者的口腔疱疹。)

预防

处方:

PreSun 15 防晒霜(非处方)

配药:4 液体 oz(约 117.08ml)。

用法:在阳光照射前 1 小时涂抹于易感区域,此后每小时涂抹 1 次。

处方:

PreSun 15 唇膏(非处方)

配药:15 oz(约 425.25g)。

用法:在日晒前 1 小时涂抹于唇部,此后每小时涂抹 1 次。

如果唇部复发通常由暴露在阳光下引起,可以在该区域通过涂抹具有高防晒系数[SPF 15 或更高(sunburn protection factor,SPF)]的防晒霜来防止病变。

局部抗病毒制剂:抗病毒药膏和软膏对复发性单纯疱疹的疗效极小。它们的价值可能归因于凡士林载体涂覆病变,降低了自我接种的可能性。在前驱期期间持续或间歇地将冰施加到该区域 90 分钟可能使损伤消失。用可可脂软膏,基于羊毛脂的唇制剂或凡士林当润滑剂可以作为姑息缓解手段。

处方:

喷昔洛韦(Denavir)外用药膏 5%

配药:15g 管。

用法:从症状首次出现开始,清醒期间每隔 2 小时涂抹

1 次。

处方：

二十二烷醇（Abreva）霜（非处方）

配药：2g 管。

用法：从症状首次出现开始，清醒期间每日 5 次轻轻涂抹于患处，持续 4 天。

系统性抗病毒治疗：最好在前驱症状刚刚开始时进行。

处方：

伐昔洛韦（维德思）片 500mg

配药：8 片。

用法：前驱症状开始时服用 4 片，12 小时后再服用 4 片。

水痘带状疱疹

病因

自原发水痘感染时潜伏的水痘病毒重新激活。诱发因素包括发热、炎症、放射线和机械损伤。

临床描述

通常疼痛，小水疱呈节段性出疹，之后破裂形成点状或融合的溃疡。急性带状疱疹在大约 20% 的病例中遵循三叉神经的部分分布。在年轻人中很少见，在老年人中更常见。

治疗原则

及时开始抗病毒治疗，以减少病变的持续时间和症状。年龄超过 60 岁的患者尤其容易发生带状疱疹后神经痛。在没有特定禁忌证的情况下，应考虑与口服阿昔洛韦联合短期大剂量皮质类固醇预防带状疱疹后神经痛。

处方：

阿昔洛韦（Zovirax）胶囊 200mg

配药：200 粒。

用法：每日 5 次，每次 4 粒，持续 10 天。

处方：

盐酸伐昔洛韦（维德思）片 500mg

配药：42 片。

用法：每日 3 次，每次 2 粒，持续 7 天。

对免疫功能低下的患者中谨慎使用。

处方：

泼尼松片 10mg

配药：50 片。

用法：早晨服用 6 片，之后每日减少 1 片。

复发性口疮性口炎

病因

局部免疫应答改变是诱发因素。频繁复发的患者应进行疾病筛查，如贫血、糖尿病、维生素缺乏、炎症性肠病和免疫抑制等。

导致因素包括精神压力、创伤、过敏、内分泌改变和饮食成分，如酸性食物、果汁以及含有麸质的食物，仔细检查口腔是否有创伤。

临床描述

轻微的口疮（口腔溃疡），<0.6cm——小、浅、痛性溃疡被灰色的膜覆盖，并且被狭窄的红斑环包围。通常发生在非角化（可移动）的口腔黏膜上。

较大的口疮，>0.6cm——大、痛性的溃疡。是更严重一些的口疮，可持续数周或数月。他们可能模拟其他疾病，如肉芽肿或恶性病变。

疱疹样溃疡——小、浅、痛性的溃疡。可能出现在非角化口腔黏膜的任何地方，临床上类似复发性口内疱疹但来源不明。

治疗原则

需要时，可采取有效的治疗措施，包括屏障、氨来占诺、局部或全身皮质醇以及免疫抑制剂或联合治疗，应该在病变过程中尽早开始治疗。鉴别和消除诱发因素可使复发频率最小化。霉酚酸酯、己酮可可碱和沙利度胺等药物可用于治疗严重、顽固的口疮性溃疡的患者，但不应常规使用。

非甾体药剂

处方：

氨来占诺口膏 5%

配药：5g 管。

用法：轻轻涂抹于患处，每日 5 次，直至愈合。

处方：

Soothe-N-Seal 口腔保护屏障膏（非处方）

配药：1 盒。

用法：需要时，每隔 6 小时按说明进行涂抹。

适用于轻度至中度缓解：

"特效漱口水"这种制剂没有"通用配方"（明尼苏达大学正以 Rhodus Magical Mouthwash 为名考虑申请特效漱口水的专利）。根据诊断和患者的症状，可以采取多种用法。必须针对每个单独患者配备。

基本用法（非处方）：

苯那君（苯海拉明）160ml+硫糖铝 40ml+美乐事（氯化镁、氯化铝）40ml

可选用法：

±Kaopectate（非处方）

±制霉菌素

±麻醉剂（达克罗宁，利多卡因）

±抗生素（四环素，青霉素）

例如，对于舌炎，口疮，轻度扁平苔藓：

特效漱口水处方：

愈创甘油醚	80ml
苯海拉明（12.5/5cm³）	200ml
制霉菌素（100 000IU/5cm³）	30ml
硫糖铝	100ml
美乐事	50ml
2%利多卡因凝胶	20ml

配药：480ml。

用法：取 3 茶匙（15ml），漱口 3 分钟，吐出，每日 3 次，持续

2 周;然后每日根据需要使用以维持。

局部类固醇:类固醇和免疫调节药物是可行的。由于可能产生不良反应,建议在开这些药物时与患者的内科医生密切合作。这些治法可能超出了普通牙医的临床经验范围,可能需要转诊给口腔医学专家或合适的内科医生。

长期使用局部类固醇(连续使用>2 周)可能导致黏膜萎缩或继发性念珠菌病,并增加全身吸收的可能性。也许有必要同时伴随抗真菌治疗。

处方:

曲安奈德(康宁口内胶)0.1%

配药:5g 管。

用法:每餐后和睡前用薄膜涂抹病灶。

其他局部类固醇制剂(霜剂、凝胶冲洗剂、软膏剂)包括以下:

超强效

- 丙酸氯倍他索(Temovate)0.05%
- 丙酸乌倍他索(Ultravate)0.05%

强效

- 地塞米松(Decadron)0.5mg/5ml

中强效

- 戊酸倍他米松(Valisone)0.1%
- 曲安奈德(Kenalog)0.1%

弱效

- 氢化可的松 1%

注意:将药膏与等量的 Oabase B 膏混合可促进黏附。此外,与 2% 利多卡因凝胶混合有助于减轻症状。

处方:

地塞米松(Decadron)酏剂 0.5mg/5ml

配药:100ml。

用法:用 1 茶匙冲洗 2 分钟,然后吐出,每日 4 次。无症状时停止。

一些临床医生通过联合局部冲洗(地塞米松)和使用软膏(曲安奈德),在严重的病例中获得了更大的成功。

局部类固醇治疗可能导致口腔念珠菌病。应监测接受治疗者口腔中是否有出现真菌感染。对于有先前使用类固醇导致真菌感染病史的患者,应开始预防性抗真菌治疗(参见"念珠菌病")。

系统类固醇和免疫抑制剂

针对严重病例:

处方:

地塞米松(Decadron)酏剂 0.5mg/5ml

配药:320ml。

用法:

1. 连续 3 日,每日 4 次,用 1 汤匙(15ml)冲洗并吞服。然后;

2. 连续 3 日,每日 4 次,用 1 茶匙(5ml)冲洗并吞服。然后;

3. 连续 3 日,每日 4 次,用 1 茶匙(5ml)冲洗,每一次吞咽 1 次。然后;

4. 每日 4 次,用 1 茶匙(5ml)冲洗并吐出。口腔舒适时停止用药。

如果再次出现口腔不适,请在步骤 3 重新开始治疗。应在饭后和就寝时间进行冲洗。重新填装一次。

处方:

泼尼松片 5mg

配药:40 片。

用法:早上服用 5 片,连续 5 日;然后隔日早上服用 5 片,直至症状消失。

针对非常严重病例:

处方:

泼尼松片 10mg

配药:26 片。

用法:早上服用 4 片,持续 5 日;然后接下来每日减少 1 片。

系统性类固醇,免疫抑制剂和免疫调节剂等药物治疗被报道对患有严重、顽固、复发性口疮性口炎的患者有效。硫唑嘌呤、己酮可可碱、左旋咪唑、秋水仙碱、氨苯砜和沙利度胺等药物可用于治疗患有严重、顽固、复发性口疮性口炎的患者,但由于可能产生不良反应,因此不应常规使用。当开这些药物时,建议与患者的内科医师密切合作。

化学腐蚀

在某些情况下,瞬间烧灼溃疡虽然暂时疼痛,但会减轻整体症状并消除溃疡。该措施需要专业地使用合适的制剂。

处方:

Debacterol:直接用于溃疡处 15s,然后彻底冲洗。

分阶段治疗:许多口腔溃疡病例(如复发性口疮性口炎、口腔扁平苔藓)中,该治疗只能暂时改善病情。因为病情会维持(尽管不那么剧烈)或过一段时间反复,医生可以在缓解期间(或亚急性期)给予患者维持治疗或强度较低的治疗,从而减少发作的频率和严重程度。

念珠菌

病因

白色念珠菌是一种酵母样真菌的病原体。念珠菌是一种机会致病病原体,使用广谱抗生素、皮质醇、降低唾液量的药物和细胞毒性药物时趋于增殖。可促使念珠菌病的情形包括口腔干燥症、糖尿病、口腔卫生差、假体和免疫抑制[例如,获得性免疫缺陷综合征(AIDS)或某些药物的副作用]。确定诱发因素很重要。

临床描述

该疾病的特征是柔软、白色、轻微凸起的斑块,通常可以擦去,留下红斑区域(伪膜型)。念珠菌病也可能表现为全身性红斑、敏感区域(萎缩或红斑型)或融合的白色区域(肥厚型)。当临床诊断不明确时,建议在开始用药的同时进行白色念珠菌培养。

治疗原则

重建口腔菌群的平衡,改善口腔卫生。在临床症状消失后,药物应持续使用 48 小时,以防立即复发。

局部抗真菌药

处方:

制霉菌素口服混悬液 100 000IU/ml

配药:60ml。

用法:每日 4 次,每次 2~5ml,冲洗 2 分钟后吞服。制霉菌素悬浮液含糖量高,因此应加强口腔卫生。可将几滴制霉菌素口服混悬液加入用于浸泡丙烯酸假体的水中。

处方:

制霉菌素软膏

配药:15g 管。

用法:每餐后,在义齿内表面和受影响区域涂上薄薄的一层。

处方:

制霉菌素外用粉末

配药:15g。

用法:每餐后在假体下面涂薄薄的一层。

处方:

制霉菌素锭剂 200 000IU

配药:50 锭。

用法:取 1 个锭剂溶于口中,每日 5 次。

处方:

霉菌素阴道栓剂 100 000IU

配药:40 栓。

用法:取 1 个栓剂溶于口中,每日 4 次,不要冲洗 30min。

处方:

克霉唑锭剂 10mg

配药:70 锭。

用法:取 1 个锭剂溶于口中,每日 5 次。如果担心制霉菌素和克霉唑锭剂的糖含量,可以用阴道片剂代替。

处方:

酮康唑霜 2%

配药:15g 管。

用法:每餐后,在义齿和受影响区域的内表面涂抹薄涂层。

处方:

克霉唑阴道霜 1%(非处方)

配药:1 管。

用法:每日 4 次,在义齿的组织侧或感染的口腔黏膜上少量涂抹。

处方:

咪康唑阴道霜 2%(非处方)

配药:1 管。

用法:每日 4 次,在义齿的组织侧或感染的口腔黏膜上少量涂抹。

注意:在许多情况下,可根据临床考虑和对治疗的反应使用这些抗真菌制剂(液体、锭剂和软膏)的组合。患有念珠菌病的患者往往具有潜在的易患因素(如免疫抑制、口腔干燥症),应当记住,只要这些因素存在,即使定期治疗,念珠菌病也会持续或复发。因此,医生必须考虑去除易患因素、给予患者维持治疗,或两者并用。

系统性抗真菌药:当局部治疗不实用或无效时,酮康唑

和氟康唑是治疗黏膜皮肤念珠菌病的有效、耐受良好的系统性用药。对肝功能受损的患者(如有酗酒或肝炎病史)应谨慎使用。开始时应进行肝功能检查,酮康唑治疗之后一段时间每月检查 1 次。已有报道酮康唑与其他几种药物有相互作用。

处方:

酮康唑片 200mg

配药:20 片。

用法:每日 1 片,随餐或橙汁服用。

处方:

氟康唑片 100mg

配药:20 片。

用法:2 片,之后每日 1 片。

注意:由于患者通常容易再发念珠菌感染,因此可能需要用全身或局部抗真菌药物(或并用)进行集中治疗,以及持续的维持治疗。

唇炎和唇干裂

口角炎和唇干裂

病因

口角的裂隙病变是由白色念珠菌、葡萄球菌和链球菌的混合感染引起的。诱发因素包括当地习惯、流口水、颌间隙减小、贫血、免疫抑制和口腔感染扩展。

临床描述

接合处可能会出现皱褶、发红、裂缝、破裂或结痂。

治疗原则

鉴别和纠正诱发因素,消除继发感染和炎症。

处方:

制霉菌素加曲安奈德软膏

配药:15g 管。

用法:每餐后和睡前涂抹于患处,可以联用口内抗真菌治疗。

处方:

酮康唑霜 2%

配药:15g 管。

用法:每天睡前在口角涂抹少许。

处方:

克霉唑阴道霜 1%(非处方)

配药:1 管。

用法:每日 4 次,在口角涂抹少许。

处方:

硝酸咪康唑阴道霜 2%(OTC)

配药:1 管。

用法:每日 4 次,在口角涂抹少许。

光化性唇炎和日光性唇炎

病因

长时间暴露在阳光下导致嘴唇朱红色的不可逆退行性变化,特别是在外翻的下唇。

临床描述

具有规则垂直裂缝的正常红色半透明光滑面被可能出现周期性溃疡的白色平坦表面所取代。

治疗原则

如果继续在阳光下暴露于紫外线,退行性变化可能发展成恶性。应持续使用具有高 SPF(>15)的防晒霜。

处方:有几种非处方的防晒制剂(如 PreSun 15 乳液和唇胶)。对于对氨基苯甲酸过敏的患者,应给予不含对氨基苯甲酸防晒剂霜。

地图样舌(良性游走性舌炎;游走性红斑)

病因

地图样舌的原因不明。由于组织学表现类似银屑病,一些研究者将其与银屑病相关联。这种关联可能纯属巧合,如果没有明显的皮肤症状,口腔病变不应归为银屑病。该病也被认为与莱特综合征和特异性反应相关联。

临床描述

由浅表角蛋白和丝状乳头脱屑引起的良性炎症。特征是红色、裸露、形状不规则的舌背和侧面的斑块,周围是凸起的白黄色边界。

治疗原则

通常不需要治疗,因为大多数患者无症状。当出现症状时,可能与继发性白色念珠菌感染有关(参见前面的"支持治疗")。局部类固醇,特别是与局部抗真菌剂组合,是治疗的选择。必须对患者进行教育,并确保该病症不提示更严重的疾病并且不具有传染性。在大多数情况下,由于具有特征性的临床表现,不需要活检。

处方:
制霉菌素-曲安奈德软膏
配药:15g 管。
用法:餐后及睡前涂抹于患处。

处方:
克霉唑-二丙酸倍他米松霜
配药:15g 管。
用法:餐后及睡前涂抹于患处。

处方:
戊酸倍他米松软膏 0.1%
配药:15g 管。

用法:餐后及睡前涂抹于患处。

处方:
制霉菌素软膏剂
配药:15g 管。
用法:餐后及睡前涂抹于患处。

用于轻度至中度缓解:
"特效漱口水"
处方:参见前面的"复发性口疮性口炎"部分的配方。

口干症

病因

急性或慢性的唾液量减少,可能由药物治疗、机械阻塞、脱水、精神压力、唾液腺感染、局部手术、维生素缺乏症、糖尿病、贫血、结缔组织病、干燥综合征、放疗和先天性因素引起(如外胚层发育不良)(见第 25 章)。

临床描述

组织可能干燥、苍白、发红和萎缩。舌头可能缺失乳头或萎缩、裂开、发炎。可能存在多处龋变,尤其是在牙龈边缘和暴露的牙根表面。

治疗原则

唾液刺激或替代疗法,以保持口腔湿润,防止龋齿和念珠菌感染,并提供暂时性缓解。

唾液替代品
处方:
羧甲基纤维素钠 0.5%水溶液(非处方)
配药:8 液体 oz(约 234.16ml)。
用法:根据需要进行冲洗。
唾液替代品(非处方):Oasis,Mouthkote,Sage Moist Plus,Xero-Lube,Medoral,Salivart,Moi-Stir,Orex。
口腔保湿胶商品(非处方):Sage Mouth Moisturizer,Oral Balance。

通过整天经常啜饮水、让冰在口中融化、限制咖啡因摄入、不使用含有酒精的漱口水、加湿睡眠区域以及用碧唇唇膏或凡士林涂抹嘴唇,可以适度缓解口腔干燥以及伴随的不适。

刺激唾液分泌:咀嚼无糖口香糖及吃无糖薄荷糖是暂时刺激药物口干症或唾液腺功能障碍患者唾液流量的保守方法。应警告患者不要使用含糖的产品。

处方:
盐酸毛果芸香碱溶液 1mg/ml
配药:100ml。
用法:每次 1 茶匙,每日 4 次[应调整剂量以增加唾液,同时尽量减少不良反应(出汗,胃部不适)]。

处方:
盐酸毛果芸香碱 5mg 片剂
配药:100 片。
用法:每次 1 片,每日 3 次,可在睡前加 1 片(10mg)。

处方：

盐酸西维美林 30mg 片剂

配药：100 片。

用法：每次口服 1 片，每日 3 次。

处方：

氯贝胆碱 25mg

配药：21 片。

用法：每次 1 片，每日 3 次。

预防龋齿：唾液分泌过少的患者发生龋齿的风险显著增加，因此必须尽快制订积极的预防计划，应经常进行专业咨询和预防很重要，涂氟化物也很重要。

处方：

氟化亚锡凝胶 0.4%

配药：4.3 oz（约 121.91g）。

用法：每日涂抹于牙齿上 5 分钟；个人牙托中放 5~10 滴，不要吞服。

可用的氟化亚锡凝胶包括 IDP Gel-Oh，Stan-Gard，Perfect Choice，Flo Gel，True Gel，Nova Gel，Omni-Gel，Control，Gel-Pro，Basic Gel，Gel-Tin，Idp Gel-Oh，Gel-Kam，Stan-Gard，Easy-Gel 和 thera-Flur。

当酸味的氟化亚锡凝胶味道耐受性差或当陶瓷修复体发生腐蚀时，应考虑中性 pH 值的氟化钠凝胶 1%（Thera-Flur-N）。

处方：

中性氟化钠凝胶（Thera-Flur-N）1.0% 或 Prevident（高露洁）1.1% 中性 NaF

配药：24ml。

用法：在牙托中为每个牙齿中放 1 滴，每日用 5 分钟。治疗后 30 分钟避免漱口或进食。

由于婴儿摄入会有毒性，FDA 规定限制了氟化物瓶的大小。由于大多数制剂不是儿童防护瓶，因此外用氟化物制剂的大小各不相同。应用于个人牙托中的所有牙齿，24ml 可用约 2 周。口腔干燥症为白色念珠菌过度增殖提供了良好的环境，患者可能需在治疗口干症的同时治疗念珠菌病。在干燥的口腔环境中，牙菌斑更难控制，严格的口腔卫生至关重要。

口腔扁平苔藓

病因

推测是一种遗传相关的慢性黏膜皮肤自身免疫病，可由多种因素引发，包括精神紧张以及对药物、牙科制品或食物的过敏。

临床描述

口腔扁平苔藓的临床表现差别较大。这种疾病的口腔表现包括 Wickham 纹（网状）的花边白线、红斑（萎缩性）和溃疡，通常伴有溃疡部位周边的条纹（溃疡性）。

病变常见于颊黏膜、牙龈和舌头，也可见于嘴唇和上颚。扁平苔藓是慢性疾病，并可能影响皮肤。

任何难治性病变都应考虑进行活检以排除恶性肿瘤。

治疗原则

如有症状，应提供口腔舒适。目前没有治愈方法，可使用抗炎药和免疫抑制剂进行系统性和局部的缓解。应该对可能促进病变的饮食成分、牙科产品或药物（苔藓药物反应）进行鉴定，确保不会发生过敏反应。还应考虑用系统性抗真菌药治疗或预防继发性真菌感染。

使用类固醇和免疫调节药物是可行的。由于存在潜在不良反应，建议在开这些药物时与患者的内科医生密切合作。这些方式可能超出了普通牙医的临床经验范围，可能需要转诊给口腔医学专家或恰当的内科医生。

局部类固醇：长期使用局部类固醇（连续使用超过 2 周的时间）可能导致黏膜萎缩和继发性念珠菌病，并可能增加全身吸收的可能。可能需要与类固醇联用抗真菌药物。当扁平苔藓得到控制时，应逐渐减少至隔日治疗，或根据疾病的水平及复发倾向减少治疗频率。

处方：

氟轻松醋酸酯（林德斯）凝胶 0.05%

配药：30g 管。

用法：每餐后和睡前用，薄涂于病灶。

处方：

地塞米松酏剂 0.5mg/5ml

配药：100ml。

用法：每日 4 次，用 1 茶匙漱口 2 分钟并吐出，无症状时停止。

其他局部类固醇制剂（霜剂、凝胶剂、软膏剂）包括：

超强效

- 丙酸氯倍他索 0.05%
- 丙酸乌倍他索 0.05%

强效

- 地塞米松 0.5mg/5ml
- 氟轻松醋酸酯 0.05%
- 丙酸氟替卡松 0.05%

中效

- 戊酸倍他米松 0.1%
- 二丙酸二丙酸酯 0.05%
- 曲安奈德 0.1%

弱效

- 氢化可的松 1%

局部类固醇治疗可能导致口腔念珠菌病。应监测接受治疗患者的口腔是否出现真菌感染。对于有使用类固醇后出现真菌感染病史的患者，应开始预防性抗真菌治疗（参见"念珠菌病"）。

系统性类固醇和免疫抑制剂

针对严重病例：

处方：

甲泼尼龙剂量包

配药：1 剂量包。

用法：按照剂量包的说明服用。

处方：

地塞米松酏剂 0.5mg/5ml

配药：320ml

用法：

1. 连续 3 日，每日 4 次，用 1 汤匙（15ml）漱口并吞服，然后，

2. 连续 3 日，每日 4 次，用 1 茶匙（5ml）漱口并吞服，然后，

3. 连续 3 日，每日 4 次，用 1 茶匙（5ml）漱口，每一次吞服 1 次，然后，

4. 每日 4 次，用 1 茶匙（5ml）漱口并吐出。

处方：

泼尼松片 10mg

配药：26 片。

用法：早上服用 4 片，持续 5 日；然后接下来每日减 1 片。

处方：

泼尼松片 5mg

配药：40 片。

用法：早上服用 5 片，持续 5 日；然后隔日早上服用 5 片，直到症状消失。

处方：

他克莫司 0.03% 软膏剂

配药：30g 管。

用法：按照指示每日 2 次涂抹于患处。

一些临床医生在严重病例中联用局部冲洗（地塞米松）和软膏（曲安奈德）取得了更好的效果。

如果再次出现口腔不适，患者应找医生进行重新评估。

许多研究表明口腔扁平苔藓具有易于恶变的内在特性。然而原因复杂，遗传因素、感染因素、环境和生活方式因素均参与其发展。前瞻性研究表明，扁平苔藓患者口腔鳞状细胞癌的发生风险略有增加。所有口腔扁平苔藓的患者，特别是溃疡型，应定期进行随访评估。

系统性类固醇，免疫抑制剂和免疫调节剂等药物治疗对溃疡型扁平苔藓患者是有效的。硫唑嘌呤、霉酚酸酯、他克莫司、硫酸羟氯喹、阿维 A 和环孢菌素等药物可用于治疗严重、持续性、溃疡性的扁平苔藓患者，但由于可能产生不良反应，不应常规使用。当开这些药物时，建议与患者的医生密切合作。

分期治疗：在许多口腔溃疡性病症（例如复发性口疮性口炎、口腔扁平苔藓）中，治疗只能暂时缓解病情。因为病情会维持（尽管不那么剧烈）或过一段时间反复，医生可以在缓解期间（或亚急性期）给予患者维持治疗或强度较低的治疗，从而减少发作的频率和严重程度。

用于轻度至中度缓解：

"特效漱口水"

处方：参阅前面"复发性口疮性口炎"一节中的配方。

天疱疮和黏膜类天疱疮

天疱疮和黏膜类天疱疮是相对不常见的病变。当存在慢性、多发口腔溃疡以及口腔和皮肤水疱病史时，应予以怀疑。通常只发生在口中，诊断基于患者病史以及原发病灶活检标本的组织学和免疫荧光特征。

病因

两者都是免疫疾病，自身抗体针对的抗原在上皮（黏膜）的不同部分中。在天疱疮中，抗原存在于上皮内（桥粒），而在类天疱疮中，抗原存在于上皮基底部的半桥粒。

临床特征

在天疱疮中，病变可能长期位于一个地方，并可能形成小的、平坦的大疱。大疱可能破裂，留下溃疡。大约 80%～90% 的患者有口腔病变。在大约 2/3 的患者中，口腔表现是该疾病的第一个症状。口腔的所有部分都可能被累及，口腔内的大疱几乎立即破裂，但皮肤上的可完整保持一段时间。尼氏征（轻轻摩擦受累黏膜引起水疱形成）作为典型征象出现于天疱疮中，但不是病理确诊依据，因为其也存在于其他疾病中。因为水疱或大疱位于上皮内，通常充满清澈液体。组织学检查可见上皮棘层内裂解（如棘层松解细胞）。

在类天疱疮中，裂解或破裂在上皮下，通常形成充满血液的大疱。黏膜类天疱疮通常仅限于口腔，但是一些患者有眼部病变（如睑球粘连、睑缘粘连），必须由眼科医生评估。牙龈是最常见的口腔受累部位。类天疱疮临床上可能表现为红色的、非溃疡的牙龈病变。

治疗原则

因为天疱疮和类天疱疮都是自身免疫性疾病，所以主要治疗包括局部或系统性类固醇或其他免疫调节药物。个人牙托可定位用于牙龈组织上的类固醇药物（遮盖疗法）。因为可能与其他溃疡性大疱性疾病相似，所以有必要进行活检以明确诊断。应提交标本进行光学显微镜、免疫荧光和免疫学检查。由于该疾病的潜在严重性，必须考虑转诊给口腔、皮肤科和眼科专家。当存在眼部病变时，必须立即看眼科医生以防止失明。

系统性类固醇、免疫抑制剂和免疫调节剂的药物治疗对于诸如寻常型天疱疮和黏膜性类天疱疮的患者是有效的。基于氨苯砜、甲氨蝶呤、霉酚酸酯、环孢菌素和烟酰胺与四环素的方案以及血浆置换等疗法可用于治疗，但不应常规使用，因为可能产生不良反应。当开这些药物时，建议与患者的医生密切合作。

注射类固醇：可注射的地塞米松磷酸盐，1 安瓿（4mg/ml），可以采取下列方式使用。在注射利多卡因后，在溃疡边缘使用 25 号针头注射 0.5～1ml，每周 2 次，直到溃疡愈合。系统性或注射类固醇治疗应该与患者的内科医生协调，因为有不良反应和潜在的系统并发症。

口腔多形性红斑

病因

口腔多形性红斑被认为是一种可能在任何年龄发生的自身免疫疾病。在某些病例中可能与青霉素和磺胺类药物反应有关，在一些患有多形性口腔红斑的患者中，在临床症状出现之前先出现疱疹感染。

临床表现

口腔多形性红斑的征象包括"血痂"嘴唇、"靶样"或"牛眼"皮肤病变以及非特异性黏膜蜕皮。"多形性"表明其外观

可能有多种形式。

多形性红斑的一种严重的形式称为史-约综合征或重症多形性红斑。作为一种皮肤病，多形性红斑最常由过敏反应导致。

治疗原则

治疗主要是抗炎症，首先使用类固醇然后逐渐减量。由于口腔多形性红斑可能与单纯疱疹病毒有关，在开始类固醇治疗之前也许需要抑制性的抗病毒治疗。应该仔细询问患者先前复发性疱疹感染的病史以及可能在多形性红斑之前出现的前驱症状。

剂量必须根据具体情况而定。

类固醇疗法

处方：

泼尼松片 10mg

配药：100 片。

用法：早上服用 6 片，直到病变消退；接下来每日减 1 片。

抑制性抗病毒治疗：根据需要换用以下：

处方：

阿昔洛韦 400mg 胶囊

配药：90 粒。

用法：每次 1 片，每日 3 次。

处方：

伐昔洛韦 500mg 胶囊

配药：30 粒。

用法：每日 1 片。

义齿性口腔痛

病因

口腔假体的不适可能是念珠菌感染、牙齿卫生差、闭塞综合征、过度牵拉和器械活动过度造成的。该病症可能被错误地归为对义齿材料的过敏，这种情况很罕见。应该合理放置和固定义齿，并排除机械刺激。

临床表现

器械（尤其是丙烯酸制成的）覆盖的组织，有红斑、光滑或颗粒状，该病症也可能是无症状的或伴随灼烧感。

治疗原则

治疗旨在控制所有可能的疾病来源并改善口腔舒适度。如果治疗无效，应考虑潜在的全身性疾病，如糖尿病和营养不良。

建议采取以下方案：

1. 制订合适的抗真菌药物方案（见"念珠菌病"）。

2. 改善口腔和器械卫生。患者可能需要长时间不用器械，并不戴假牙过夜。器械应放置在商用假牙清洁剂中，或者浸泡在 1% 次氯酸钠溶液（在假牙杯水中放入 1 茶勺硫酸钠）中 15 分钟，并在流水下彻底冲洗至少 2 分钟。

3. 换衬、复位基底或重新构造新设备。

4. 将人工唾液或口腔润滑剂凝胶（如 Laclede Oral Balance 或 Sage Gel）涂抹在义齿的组织接触面上，以减少摩擦创伤。

如果所有上述措施都无法控制症状，可以进行活检或短期试用局部类固醇来排除接触性黏膜炎（对义齿材料的一种过敏反应）。如果试验性治疗无效，则应进行活检以明确诊断。

适用于轻度至中度缓解：

"特效漱口水"

处方：参阅前面"复发性口疮性口炎"一节中的配方。

口腔烧灼综合征

病因

很多因素与口腔烧灼综合征有关。目前的文献支持神经源性、血管性和心因性原因。然而，也必须考虑到诸如口腔干燥症、念珠菌病、舌肌牵扯痛、慢性感染、胃酸反流、药物、血液恶病质、营养缺乏、激素失衡、过敏和炎症性疾病等。

临床描述

口腔烧灼综合征的特征是口腔灼烧症状以及缺乏临床征象。

治疗原则

通过处理可能的致病因素减轻不适。

治疗之前应该先依据病史、查体和实验室检查排除所有脏器疾病。血液检查应该至少包括血细胞分类计数（complete blood count，CBC）、空腹血糖、铁、铁蛋白、叶酸、维生素 B_{12} 和甲状腺情况［促甲状腺激素（thyroid-stimulating hormone，TSH）、三碘甲状腺原氨酸（triiodothyronine，T_3）和甲状腺素（thyroxine，T_4）］。

处方：

苯海拉明（儿童用苯那君）酏剂 12.5mg/5ml（非处方）

配药：1 瓶。

用法：每餐前用 1 茶匙漱口 2 分钟并吞咽。

儿童用苯那君不含酒精。

用于轻度至中度缓解：

"特效漱口水"

处方：参阅前面"复发性口疮性口炎"一节中的配方。

如果认为是心因性或特发性时，可使用具有镇痛和镇静作用的低剂量三环类抗抑郁药（tricyclic antidepressant，TCA）或苯二氮䓬类药物，症状经常在数周或数月后成功减少或消失。根据患者的反应和临床症状调整剂量。

处方：

氯硝西泮片 0.5mg

配药：100 片。

用法：每次 1 片，每日 3 次；然后每 3 日调整剂量。

这种疗法最好由合适的专科医生或患者的内科医生进行管理。

处方：

阿米替林片 25mg

配药：50 片。

用法:睡前服用 1 片,持续 1 周;然后睡前服用 2 片,2 周后增至睡前服用 3 片,之后保持该剂量或适度调整。

处方:

氯氮䓬片 5mg

配药:50 片。

用法:每次 1~2 片,每日 3 次。

处方:

阿普唑仑片 0.25mg

配药:50 片。

用法:每次 1 片,每日 3 次。

处方:

地西泮(安定)片 2mg

配药:50 片。

用法:1~2 片。

显然这些是精神治疗,因此医生可能更希望恰当转诊或与专业的行为治疗师合作。如果用这些药物治疗,应根据患者的反应调整剂量。预期的不良反应是口干和早晨嗜睡。应彻底向患者解释使用三环类抗抑郁药和其他精神类药物的理由,并告知患者的内科医生。这些药物有潜在的成瘾性和依赖性。

其他可用于缓解的药物:

处方:

塔巴斯科酱(辣椒素)(非处方)

配药:1 瓶。

用法:将 1 份塔巴斯科酱放入 2~4 份水中。每日 4 次,漱口 1 分钟并吐出。

处方:

辣椒素霜 0.025%(非处方)

配药:1 管。

用法:每日 4 次,少量涂抹于患处。

每次使用后洗手,不要在眼睛附近使用。

外用辣椒素可缓解一些患者的灼烧感。应该预期在 2~3 周的时间不适感会增强。

唇裂

病因

交替润湿和干燥,导致炎症和可能的继发感染。

临床描述

朱红色的表面粗糙、剥落,可能会溃疡结痂。正常的垂直裂隙可能消失。

治疗原则

破裂、磨损和慢性炎症的表面会引起继发感染。在凡士林或黏合剂中使用抗炎药会可以中断表面刺激和损伤的循环,促进愈合。

处方:

戊酸倍他米松软膏 0.1%

配药:15g 管。

用法:每餐后和睡前涂在嘴唇上。

长期使用皮质类固醇药物可导致组织变薄。应密切监测使用。

建议经常使用唇部护理产品维持(如 Blistex、Chapstick、凡士林、可可脂)。

如果治疗无效,应考虑活检以排除发育异常或恶性肿瘤。

牙龈增生

病因

苯妥英钠、钙通道阻滞剂(硝苯地平等)以及环孢菌素是已知的一些导致牙龈增生的药物。应根据病史和实验室检查排除血液恶病质和遗传性纤维瘤病。

临床表现

牙龈组织,特别是前面部分,是致密、有弹性、不敏感、增大的,但基本是正常的颜色。

治疗原则

局部因素如斑块和牙石积累,可促进继发炎症和增生过程。这进一步干扰了斑块控制。特定药物往往会消耗血清叶酸水平,导致组织完整性受损。应每 6 个月测定 1 次叶酸和药物血清水平,并与患者的内科医生协调。

治疗包括:①严格的牙菌斑控制;②必要时的牙龈成形术;③叶酸冲洗口腔。

处方:

叶酸漱口液 1mg/ml

配药:16 oz(约 453.6g)。

用法:每日 2 次,用 1 茶匙漱口 2 分钟后吐出。

处方:

葡萄糖酸氯己定 0.12%

配药:16 oz(约 453.6g)。

用法:每日 2 次,用 1/2 oz(约 14.18g)漱口 30 秒并吐出。

味觉障碍

病因

味觉敏锐度可能受神经、生理的变化以及药物影响。诊断流程应首先排除神经缺陷、嗅觉缺陷以及营养不良、代谢紊乱、药物、化学和物理创伤、辐射后遗症等系统性因素。应进行血液微量元素检测以鉴别缺乏。

治疗原则

唾液量减少可以浓缩唾液中的电解质,产生咸味或金属味(参见"口腔干燥症"下的治疗讨论)。缺锌会导致味觉(和嗅觉)丧失。

锌替代品(在证实缺锌的患者中):

处方:

硫酸锌胶囊 220mg(非处方)

配药:100 粒胶囊。

用法:每次随牛奶服用 1 粒,每日 3 次,持续至少 1 个月。

处方:

Z-Be 片(非处方)

配药:60 片。

用法:每日 1 片随餐或餐后服用。

接受抗肿瘤药物和放射治疗患者的处理

病因

癌症的化疗和头颈部放疗往往会减少唾液量并改变其特性。口腔菌群的平衡被破坏,导致机会致病病原(如:白色念珠菌)过度生长。此外,抗癌治疗会破坏快速生长的组织,尤其是口腔黏膜。

临床描述

口腔黏膜变红、发炎。唾液黏稠或消失。

治疗原则

对这些患者的治疗是对症和支持性的。对患者进行教育、频繁的监测以及与患者内科医生的密切合作非常重要。局部麻醉剂如苯海拉明酏剂和达克罗宁可缓解口腔不适。人造唾液(如 Sage Moist Plus、Moi-Stir、Salivart、Xero-Lube)可减少口腔干燥。口腔保湿凝胶(如 Sage Mouth Misturizer、Oralbalance Gel)也可能有帮助。制霉菌素和克霉唑可控制真菌过度生长,氯己定漱口有助于控制斑块和念珠菌病,氟化物可用于控制龋齿。框 C.1 是关于该内容的一个患者须知,可以分发给患者。

框 C.1　口腔护理患者须知

此处列出的是口腔护理的一般指南,有待医生针对个体优化。

如果这些指导和您所听到的有所不同,请遵照医嘱或与医生探讨:

A. 漱口

1. 每 2 小时用温热的稀碳酸氢钠(小苏打)溶液或盐和碳酸氢盐清洗组织,并控制口腔酸度。每夸脱水加 2 茶匙碳酸氢盐(或 1 茶匙食盐加 1 茶匙碳酸氢盐)。

2. 如果您感到疼痛,每餐前用 1 茶匙的苯那君酏剂冲洗。嘴巴麻木时吃饭时要小心,以免哽咽。

3. 如果口腔干燥,应全天时常(每 10 分钟)小口喝凉水。让冰块在嘴里融化可提供舒适。人工唾液(如 Moi-Stir、Salivart Xero-Lube、Orex)可以根据需要经常使用,使口部湿润且"顺滑"。用凡士林或含羊毛脂的唇部护理液保持唇部润滑。应避免使用含有酒精、咖啡、茶和可乐的漱口水商品,因为它们常造成口腔干燥。

4. 如果出现口腔酵母菌感染,可以开抗真菌药物。

   a. 霉菌素锭剂*,取 1 锭溶于口中,每日 5 次,或

   b. 将 10mg 克霉唑锭剂*溶于口中,每日 5 次

B. 牙齿和牙龈的护理

1. 每餐后用牙线清洁牙齿。小心不要割伤牙龈。

2. 每餐后刷牙。使用柔软、均匀的牙刷和含有氟化物的温和牙膏(例如 Aim、佳洁士、高露洁)。用含碳酸氢钠水的牙膏也很有用,Arm & Hammer Dental Care 牙膏和牙粉基于碳酸氢盐成分。如果牙刷的刺激太强,棉絮拭子(Q-Tip)或泡沫棒(Toothette)可以用于机械清洁。

3. 冲水装置(如 Waterpik)可去除松散的碎屑。使用含有半茶匙盐和小苏打的低压温水,以防止组织损伤。

4. 牙医制作的订制软质聚氯乙烯托盘,用于在刷牙后每日 1 次自行在牙齿上涂抹氟化物凝胶 5 分钟。

5. 如果不能遵循其余口腔卫生措施,每日用抗菌斑液(氯己定)(如果牙医开了该处方)冲洗 2~3 次。

6. 遵循牙医规定的其他口腔卫生指导。

C. 营养

充足的营养和液体摄入对口腔和一般健康非常重要。使用膳食补充剂(如 Carnation Breakfast Essential、麦瑞甜、雅培)。如果嘴疼,可以用搅拌器软化食物。

D. 维护

由牙医定期评估您的口腔健康状况。

E. 支持

睡眠处的加湿器可缓解或减少夜间口腔干燥。注意:本书第 26 章概述了接受化疗、放疗患者的口服方案。该方案也适用于获得性免疫缺陷综合征(AIDS)患者。

---

* 必须由牙医或内科医生开的药

漱口水

处方:

碱性盐水(盐/碳酸氢盐)漱口水——在一杯水中混合 1/2 茶匙盐和小苏打。

用法:每日 4 次,大量漱口。

可选用商品 Sage Salt 和 Soda Rinse。

牙龈炎的控制

处方:

氯己定葡萄糖酸盐漱口水 0.12%

配药:32 oz(约 907.2g)。

用法:每日 2 次,用 1/2 oz(约 14.18g)漱口 30 秒,并吐出。治疗后 30 分钟避免漱口或进食(早餐后和睡前进行)。

在口腔干燥症患者中,氯己定应与人工唾液同时使用,以提供所需的蛋白质结合剂,提高疗效和亲和力。

龋齿的控制(参见"口腔干燥症")

处方:

中性氟化钠凝胶 1.0%

配药:24ml。

用法:在个人牙托中为每个牙齿滴 1 滴,每日 5 分钟。治疗后 30 分钟避免漱口和进食。

局部麻醉药

处方:

苯海拉明酏剂 12.5mg/5ml(注意:酏剂为处方药,糖浆为非处方)4 oz(约 113.4g),与 Kaopectate(非处方)4 oz(约

113.4g)混合,得到体积50%的混合物

　　配药:8 oz(约226.8g)。

　　用法:每2小时用1茶匙漱口并吐出。

　　美乐事(非处方)可用于代替Kaopectate。可以向该制剂中加入0.5%的盐酸达克罗宁1 oz(约28.35g),获得更好的麻醉效果。

　　处方:

苯海拉明酏剂12.5mg/5ml(注意:酏剂是处方药,糖浆是非处方)

　　配药:4 oz(约113.4g)瓶。

　　用法:每餐前用1茶匙漱口2分钟并吐出。

　　处方:

盐酸达克罗宁0.5%或1%

　　配药:1 oz(约28.35g)瓶。

　　用法:每餐前用1茶匙冲洗2分钟并吐出。

　　适用于轻度至中度缓解:

"特效漱口水"

　　处方:参见前面的"复发性口疮性口炎"部分的配方。

抗真菌药(参见"念珠菌病")

　　处方:

克霉唑锭剂10mg

　　配药:70锭

　　用法:每日5次,溶1锭于口中。

　　处方:

制霉菌素锭剂200 000U

　　配药:50锭剂

　　用法:1个锭剂每日溶解5次。

　　(参见"念珠菌病"下的其他抗真菌治疗。)

需要记住的关键点

- 当使用局部麻醉剂时,应警告患者呕吐反射可能会减少,进食和饮水时需要小心,以避免可能的气道不畅。过敏很少见,但可能发生。
- 在免疫功能不全的患者中,单纯疱疹病毒可出现在任何黏膜表面,并可能呈现非典型外观。可能类似于重症口疮和过敏反应。
- 将软膏与等量的Orabase混合可促进黏合。
- 系统性类固醇和免疫抑制剂治疗是有效的。由于潜在不良反应,建议在开这些药物时与患者的内科医生密切合作。
- 虽然一些专家不同意口内使用阴道乳膏,但在其他局部抗真菌药物失败的特定病例中,这些乳膏具有临床疗效。
- 通用羧甲基纤维素溶液可由药剂师制备。开胆碱能药处方应该与内科医生协商,因为可能有严重的不良反应。
- 应向患者详细解释使用三环类抗郁药和其他精神类药物的理由,并告知患者主要的内科医师。这些药物有潜在的成瘾性和依赖性。
- 当检测血清叶酸水平的同时查维生素B_{12}水平也是明智的,因为患者可以使用叶酸补充剂掩盖维生素B_{12}缺乏症。还

应评估苯妥英水平以供将来参考。注意:此处的治疗方案经*Clinician's guide to treatment of common oral conditions*,ed 5,Baltimore,American Academy of Oral Medicine,2001的编辑:Siegel MA,Silverman S,Sollecito TP同意改编。并由美国口腔医学会(AAOM)提供,本文涵盖了许多与Siegel M,Silverman S,Sollecito T:*Clinician's guide*:*treatment of common oral lesions*,Hamilton,Ontario,Canada,BC Decker,2006相同的信息。我们(AAOM的所有成员)对被授权发布本附录表示衷心的感谢。该文的某些部分经AAOM许可在此重印。有关更多信息或购买*Clinician's guide to treatment of common oral conditions*,请联系Jane Kantor,CMP,American Academy of Oral Medicine,PO Box 2016,Edmonds,WA 98020。电话:425 778-6162;传真:425 771-9588;网站.www.aaom.comww-ww;电子邮箱:.jkantor@aaom.com

(陈子元)

推荐阅读

Boger J, Araujo O, Flowers F. Sunscreens: efficacy, use and misuse. *South Med J*. 1984;77:1421-1427.

Brooke RI, Sapp JP. Herpetiform ulceration. *Oral Surg Oral Med Oral Pathol*. 1976;42:182-188.

Brown RS, Bottomley WK. Combination immunosuppressant and topical steroid therapy for treatment of recurrent major aphthae. *Oral Surg Oral Med Oral Pathol*. 1990;69:42-44.

Browning S, et al. The association between burning mouth syndrome and psychosocial disorders. *Oral Surg Oral Med Oral Pathol*. 1987;64:171-174.

Burns RA, Davis WJ. Recurrent aphthous stomatitis. *Am Fam Physician*. 1988;32:99-104.

Bystryn JC. Adjuvant therapy of pemphigus. *Arch Dermatol*. 1984;120:941-951.

Dilley D, Blozis G. Common oral lesions and oral manifestations of systemic illnesses and therapies. *Pediatr Clin North Am*. 1982;29:585-611.

Drew HJ, et al. Effect of folate on phenytoin hyperplasia. *J Clin Periodontol*. 1987;14:350-356.

Duxbury AJ, Hayes NF, Thakkar NS. Clinical trial of a mucin-containing artificial saliva. *IRCS Med Sci*. 1985;13:1197-1198.

Fardal O, Turnbull RS. A review of the literature on use of chlorhexidine in dentistry. *J Am Dent Assoc*. 1986;112:863-869.

Feinmann C. Pain relief by antidepressants: possible modes of action. *Pain*. 1985;23:1-8.

Fenske NA, Greenberg SS. Solar-induced skin changes. *Am Fam Physician*. 1982;25:109-117.

Fox PC. Systemic therapy of salivary gland hypofunction. *J Dent Res*. 1987;66:689-692. (special issue).

Gabriel SA, et al. Lichen planus: possible mechanisms of pathogenesis. *J Oral Med*. 1985;40:56-59.

Gorsku M, Silverman S, Chinn H. Clinical characteristics and management outcome in the burning mouth syndrome. *Oral Surg Oral Med Oral Pathol*. 1991;72:192-195.

Gorsline J, Bradlow HL, Sherman MR. Triamcinolone acetonide 21-oic acid methyl ester: a potent local anti-inflammatory steroid without detectable systemic effects. *Endocrinology.* 1985;116:263-273.

Greenberg MS. Oral herpes simplex infections in immunosuppressed patients. *Compendium.* 1988;9(suppl):289-291.

Grushka M. Clinical features of burning mouth syndrome. *Oral Surg Oral Med Oral Pathol.* 1987;63:30-36.

Hay KD, Reade PC. The use of an elimination diet in the treatment of recurrent aphthous ulceration of the oral cavity. *Oral Surg Oral Med Oral Pathol.* 1984;57:504-507.

Holst E. Natamycin and nystatin for treatment of oral candidiasis during and after radiotherapy. *J Prosthet Dent.* 1984;51:226-231.

Huff JC, et al. Therapy of herpes zoster with oral acyclovir. *Am J Med.* 1988;85:85-89.

Hughes WT, et al. Ketoconazole and candidiasis: a controlled study. *J Infect Dis.* 1983;147:1060-1063.

Katz S. The use of fluoride and chlorhexidine for the prevention of radiation caries. *J Am Dent Assoc.* 1982;104:164-169.

Lamey PJ, et al. Vitamin status of patients with burning mouth syndrome and the response to replacement therapy. *Br Dent J.* 1986;160:81-84.

Lang NP, Brecx MC. Chlorhexidine digluconate—an agent for chemical plaque control and prevention of gingival inflammation. *J Periodont Res.* 1986;43(suppl):74-89.

Lever WF, Schaumburg-Lever G. Treatment of pemphigus vulgaris: results obtained in 84 patients between 1961 and 1982. *Arch Dermatol.* 1984;120:44-47.

Lozada F, Silverman S Jr, Migliorati C. Adverse side effects associated with prednisone in the treatment of patients with oral inflammatory ulcerative diseases. *J Am Dent Assoc.* 1984;109:269-270.

Lucatorto FM, et al. Treatment of refractory oral candidiasis with fluconazole: a case report. *Oral Surg Oral Med Oral Pathol.* 1991;71:42-44.

Lundeen RC, Langlais RP, Terezhalmy GT. Sunscreen protection for lip mucosa: a review and update. *J Am Dent Assoc.* 1985;111:617-621.

O'Neil T, Figures K. The effects of chlorhexidine and mechanical methods of plaque control on the recurrence of gingival hyperplasia in young patients taking phenytoin. *Br Dent J.* 1982;152:130-133.

Owens NJ, et al. Prophylaxis of oral candidiasis with clotrimazole troches. *Arch Intern Med.* 1984;144:290-293.

Poland JM. The spectrum of HSV-1 infections in nonimmunosuppressed patients. *Compendium.* 1988;9(suppl):310-312.

Porter SR, Sculy C, Flint S. Hematologic status in recurrent aphthous stomatitis compared with other oral disease. *Oral Surg Oral Med Oral Pathol.* 1988;66:41-44.

Raborn GW, et al. Oral acyclovir and herpes labialis: a randomized, double-blind, placebo-controlled study. *J Am Dent Assoc.* 1987;11:38-42.

Rhodus NL, et al. *Candia albicans* levels in patients with Sjögren's syndrome before and after long-term use of pilocarpine hydrochloride. *Quintessence Int.* 1998;29:705-710.

Rhodus NL, Schuh MJ. The effects of pilocarpine on salivary flow in patients with Sjögren's syndrome. *Oral Surg Oral Med Oral Pathol.* 1991;72:545-549.

Rowe NJ. Diagnosis and treatment of herpes simplex virus disease. *Compendium.* 1988;9(suppl):292-295.

Schiffman SS. Taste and smell in disease (parts a and b). *N Engl J Med.* 1983;308:1275-1279.

Scully C, Mason DK. Therapeutic measures in oral medicine. In: Jones JH, Mason DK, eds. *Oral Manifestations of Systemic Disease.* London: Saunders; 1980.

Sharav Y, et al. The analgesic effect of amitriptyline on chronic facial pain. *Pain.* 1987;31:199-207.

Silverman S Jr, et al. A prospective study of findings and management in 214 patients with oral lichen planus. *Oral Surg Oral Med Oral Pathol.* 1991;72:665-670.

Silverman S Jr, et al. Oral mucous membrane pemphigoid: a study of sixty-five patients. *Oral Surg Oral Med Oral Pathol.* 1986;61:233-237.

Sonis ST, Sonis AL, Lieberman A. Oral complications in patients receiving treatment for malignancies other than of the head and neck. *JAMA.* 1978;97:468-471.

Straus SE. Herpes simplex virus infection: biology, treatment, and prevention. *Ann Intern Med.* 1985;103:404-419.

Thompson PJ, et al. Assessment of oral candidiasis in patients with respiratory disease and efficacy of a new nystatin formulation. *BMJ.* 1986;292:699-700.

Vincent SD, et al. Oral lichen planus: the clinical, historical and therapeutic features of 100 cases. *Oral Surg Oral Med Oral Pathol.* 1990;70:165-171.

Wood MJ, et al. Efficacy of oral acyclovir treatment of acute herpes zoster. *Am J Med.* 1988;85:79-83.

Wright WE, et al. An oral disease prevention program for patients receiving radiation and chemotherapy. *J Am Dent Assoc.* 1985;110:43-47.

附录 D 牙科常用药物相互作用

牙科药物	相互作用药	治疗疾病或目的	效果
		抗生素	
抗生素	口服避孕药	避孕	一些抗生素类可能会通过降低口服避孕药的血药浓度从而降低其药效。但是,大多数的科学研究未发现服用抗生素可降低血清雌激素水平的证据(利福平除外) **建议:可以同时使用抗生素。需要向患者交代潜在风险和建议额外的避孕措施**
β-内酰胺类(青霉素、头孢菌素)	别嘌醇	痛风	会增加氨苄西林引起轻微过敏反应的概率。未报道其他青霉素有相似反应 **建议:避免同时使用青霉素**
	β受体阻滞剂(如:阿替洛尔、普萘洛尔、纳多洛尔)	高血压	长期使用氨苄西林可降低阿替洛尔的血药浓度。由于肥大细胞中炎性介质释放增多,同时使用β受体阻滞剂和青霉素或其他抗生素可导致更加严重的全身过敏反应 **建议:慎用氨苄西林;向患者交代潜在风险**
	四环素和其他抑菌抗生素	感染、痤疮或牙周病	抑菌剂可能会降低青霉素和头孢菌素的药效 **建议:避免同时使用**
四环素、氟喹诺酮类	抑酸药	消化不良;胃食管反流病、消化性溃疡	抑酸药、乳制品和其他制剂中所含的二价(钙、铁)和三价阳离子会和抗生素发生螯合,限制抗生素的吸收。多西环素受该反应影响最小 **建议:避免同时使用**
	胰岛素	糖尿病	多西环素和土霉素可增加外源性胰岛素的降糖效果 **建议:选用其他抗生素或增加碳水化合物的摄入**
多西环素	甲氨蝶呤	免疫抑制剂	服用大剂量甲氨蝶呤的患者,同时使用此两种药物可增加甲氨蝶呤的血药浓度,引起药物中毒 **建议:选用其他抗生素**
甲硝唑	乙醇	饮酒或酗酒	严重的双硫仑样反应 **建议:避免同时使用**
	锂盐	躁郁症	抑制锂盐从肾脏排泄,导致锂盐血药浓度增加或中毒。锂盐中毒可出现意识模糊、共济失调和肾损伤 **建议:避免同时使用**

续表

牙科药物	相互作用药	治疗疾病或目的	效果
		抗生素	
经 CYP3A4 和 CYP1A2 代谢途径的抗生素和抗真菌药[如:大环内酯类抗生素(红霉素、克拉霉素)、抗真菌药(酮康唑、氟康唑、伊曲康唑)]	苯二氮䓬类	焦虑症	苯二氮䓬类药物代谢延迟,继而增加药物的药理作用,导致过度镇静和怪异行为 建议:减少苯二氮䓬类剂量或避免两者同时使用
	丁螺环酮	抑郁症	丁螺环酮的代谢延迟,继而增加药物的药理作用 建议:避免同时使用
	钙通道阻滞剂[如:地尔硫䓬(恬尔心)、维拉帕米(异搏定)、氨氯地平(络活喜)]	高血压	同时使用大环内酯类药物可使钙通道阻滞剂的代谢延迟,继而增加药物的药理作用,导致低血压 建议:避免同时使用
	卡马西平(痛痉宁)	癫痫发作	增加卡马西平的血药浓度导致中毒;中毒症状包括嗜睡、眩晕、恶心、头痛和视物模糊。必须住院治疗 建议:避免同时使用
	西沙必利	胃食管反流病	西沙必利的代谢延迟,继而增加药物的药理作用,增加心律失常和猝死的风险 建议:避免同时使用
	环孢素	器官移植	加强免疫抑制作用和肾毒性 建议:避免同时使用
	丙吡胺、奎尼丁	心律失常	抑制 CYP3A4 代谢途径,导致抗心律失常药的血药浓度急剧升高,引发心律失常 建议:避免同时使用
	洛伐他汀、普伐他汀、辛伐他汀和其他他汀类药物	高脂血症	增加他汀类药物的血药浓度,可能导致肌痛(嗜酸性粒细胞增多)、横纹肌溶解症(肌肉分解和疼痛)和急性肾衰竭 建议:避免同时使用
	匹莫齐特	抗精神病药、以前也用作控制运动性抽动	可能导致匹莫齐特的血药浓度增加和 QT 间期延长 建议:避免同时使用
	泼尼龙、甲泼尼龙	自身免疫性疾病、器官移植	增加库欣综合征和免疫抑制的风险 建议:监测患者病情,尽可能缩短使用抗生素时长
	茶碱(茶碱缓释片)	哮喘	红霉素可抑制茶碱的代谢,导致中毒血浓度(中毒症状:头痛、恶心、呕吐、意识模糊、口渴、心律失常和抽搐)。相反地,茶碱会减低红霉素的血药浓度 建议:避免同时使用红霉素
抗生素(尤其是红霉素、克拉霉素和四环素)	地高辛(拉诺辛)	充血性心力衰竭	10%的患者会发生肠道菌群改变和地高辛代谢延迟,导致地高辛血药浓度高达危急值,即使撤去抗生素,高血药浓度仍可维持数周。大环内酯类抗生素和四环素已被证实可产生以上反应。患者应警惕任何和报告所有地高辛中毒相关的体征(抗生素使用过程中出现的流涎、视力障碍和心律失常) 建议:90%的患者都是安全的;使用抗生素时应监测地高辛血药浓度

牙科药物	相互作用药	治疗疾病或目的	效果
		抗生素	
抗生素:头孢菌素、红霉素、克拉霉素、甲硝唑	华法林(香豆素)	房颤、心肌梗死(MI)、近期重大手术(或术后)、卒中预防	一些抗生素类的使用可能会增加华法林的抗凝效果,已知的机制是抗生素会引起肠道菌群中维生素 K 的合成降低,不过有些抗生素也同时具有抗血小板和抗凝活性。头孢菌素、大环内酯类抗生素、甲硝唑是最经证实的三类,使用时需监测 INR 建议:可使用青霉素、四环素和克林霉素,但使用时必须谨慎
		镇痛药	
对乙酰氨基酚	酒精	饮酒或酗酒	造成肝毒性的风险增加,尤其是空腹状态或每天对乙酰氨基酚摄入量≥4g 建议:使用小剂量对乙酰氨基酚;鼓励戒酒
对乙酰氨基酚	华法林(香豆素)	房颤、血栓	相关数据是相互矛盾的:如果每日对乙酰氨基酚摄入量>2g,摄入 1 周以上,将增加出血风险 建议:限制对乙酰氨基酚摄入剂量和时长;监测 INR
阿司匹林	口服降糖药(如:磺酰脲类:格列本脲,氯磺丙脲,醋酸己脲)	2 型糖尿病	增加降糖效果 建议:避免同时使用
阿司匹林,其他非甾体抗炎药(NSAID)	抗凝药(香豆素)	房颤、心肌梗死、近期重大手术(或术后)、血栓预防	增加出血风险(胃肠道、口腔) 建议:避免同时使用
阿司匹林,其他非甾体抗炎药	酒精	饮酒或酗酒	增加胃肠道出血风险 建议:低剂量;鼓励戒酒
阿司匹林	地尔硫䓬	高血压、心绞痛	增加阿司匹林的抗血小板作用 建议:警惕持续出血的风险,告知患者出现异常出血或瘀斑时及时就医
非甾体抗炎药	β 受体阻滞剂、血管紧张素转化酶(ACE)抑制剂、α 受体阻滞剂(多沙唑嗪、哌唑嗪)或 α/β 受体阻滞剂的联合应用(卡维地洛、拉贝洛尔)	高血压、近期心梗	减轻降压药的效果 建议:将 NSAID 剂量的持续时间限制在 4 日内。使用对乙酰氨基酚类替代之
非甾体抗炎药	锂盐	躁郁症	产生锂盐中毒的症状,包括恶心、呕吐、言语不清、意识模糊 建议:摄入锂盐的患者不应同时服用非甾体抗炎药,否则会导致锂盐中毒;可向医师咨询,降低锂盐剂量
非甾体抗炎药(萘普生)	阿仑膦酸盐	骨质疏松症、多发性骨髓瘤	增加胃溃疡的风险 建议:使用对乙酰氨基酚类替代之
非甾体抗炎药	五羟色胺再摄取抑制剂(SSRI):西酞普兰、氟西汀、帕罗西汀、舍曲林	抑郁症	增加消化道溃疡的风险 建议:避免长期使用 NSAID;使用对乙酰氨基酚类替代之

续表

牙科药物	相互作用药	治疗疾病或目的	效果
		镇痛药	
非甾体抗炎药	甲氨蝶呤(MTX)	结缔组织病、癌症治疗	可使 MTX 积聚,达到中毒水平 **建议:大剂量摄入 MTX 用于癌症治疗的患者应避免同时使用此二类药物。小剂量摄入 MTX 用于关节炎治疗则不成问题**
哌替啶	单胺氧化酶抑制剂(MAO 抑制剂):异卡波肼、苯乙肼	镇静剂(注意:MAO抑制剂通常是最后的治疗选择)	可能产生严重的和有潜在致死性的兴奋性或抑郁性不良反应 **建议:避免同时使用**
丙氧酚	卡马西平	癫痫发作、三叉神经痛	可显著增加卡马西平的血药浓度 **建议:避免同时使用**
		麻醉药	
利多卡因	布比卡因		这两种局麻药的叠加效应会增加中枢神经系统(CNS)中毒的风险 **建议:限制每种药的剂量**
利多卡因	曲马多		极少数情况下可能导致癫痫发作,更倾向于发生在老年人或酒精药物戒断患者 **建议:避免同时使用;限制剂量**
甲哌卡因	哌替啶(杜冷丁)		鸦片类药物的镇静作用可能会增加局麻药中毒的风险,尤其是在儿童中 **建议:减少麻醉药剂量**
		镇静剂	
巴比妥类	地高辛、茶碱、糖皮质激素、口服抗凝剂(香豆素)	充血性心力衰竭、哮喘、自身免疫性疾病、房颤	巴比妥类药物和肝脏中的细胞色素 P450系统结合,增强许多药物的代谢,降低抗凝效果 **建议:通常应避免同时使用。必要时限制用药剂量,观察副作用**
	苯二氮䓬类、酒精、抗组胺药	焦虑症、饮酒酗酒、季节性过敏	造成镇静剂的叠加效应和呼吸抑制 **建议:降低用药剂量,谨慎联合使用镇静剂**
苯二氮䓬类(BZDP)(如:阿普唑仑、氯氮䓬、地西泮、三唑仑)	西咪替丁、口服避孕药、氟西汀、异烟肼、酒精、唑类抗真菌药(氟康唑、伊曲康唑、酮康唑)	消化性溃疡病、抑郁症、结核病、饮酒酗酒	BZDP 代谢延迟,引起系统性暴露和药理作用增加,导致过度镇静和精神运动不良反应 **建议:减少苯二氮䓬类用药剂量或避免同时使用此二类药物**
	地高辛(拉诺辛)、苯妥英、茶碱(茶碱缓释片)	充血性心力衰竭、癫痫、哮喘	地高辛和苯妥英的血药浓度可能会增加,导致中毒可拮抗苯二氮䓬类药物的镇静效果 **建议:避免同时使用**
	蛋白酶抑制剂(茚地那韦、奈非那韦)	HIV 感染和 AIDS	增加苯二氮䓬类药物的生物利用度和药效,尤其是三唑仑和口服咪达唑仑 **建议:避免同时使用**

牙科药物	相互作用药	治疗疾病或目的	效果
血管收缩药			
肾上腺素和左旋异肾上腺素	非选择性β受体阻滞剂:普萘洛尔(心得安)、纳多洛尔(康加尔多)、喷布洛尔、吲哚洛尔(心得静)、索他洛尔、噻吗洛尔	心绞痛、高血压、青光眼、偏头痛、头痛、甲亢、恐慌症	无对抗效应——继发性心动过缓伴血压(BP)升高 建议:首剂给予含1:100 000肾上腺素的半管注射液;回抽以避免药物误注入静脉,注射速度应缓慢。监测患者生命体征;如果患者无心血管不良反应,可将含血管收缩药的注射液量加至2管。第1管和第2管之间应间隔5分钟,同时持续监测患者生命体征。牙科麻醉时避免使用含肾上腺素的排龈线和更高浓度的肾上腺素
	可卡因	非法使用、黏膜的局部麻醉	抑制去甲肾上腺素的重吸收,增强肾上腺素样药物的突触后反应,继而加强肾上腺素能药物对心脏的作用,可能引起心脏病发作 建议:识别滥用可卡因引起的体征和症状;避免给这些患者使用血管收缩药,至少要等到24小时后可卡因失去药性了才能使用
	氟烷	手术用全麻药	激活α和β受体,氟烷剂量超过2μg/kg时可引起心律失常 建议:将氟烷剂量限制在2μg/kg以下;回抽以避免药物误注入静脉。避免使用含肾上腺素的排龈线和浓度高于1:100 000的肾上腺素
	三环类抗抑郁药[阿米替林、阿莫沙平、氯丙咪嗪、地昔帕明、多塞平(多虑平)、丙咪嗪(妥福脑)、去甲阿米替林、普罗替林、三甲丙咪嗪(曲米帕明)]	抑郁症、重度焦虑、神经性疼痛、注意缺陷	抑制去甲肾上腺素的再摄取,导致无对抗效应——血管收缩反应(血压升高、心率增快)与耗氧量不成比例——可能引发心律失常;左旋异肾上腺素引起的上述效应比去甲肾上腺素更大 建议:避免同时使用左旋异肾上腺素;剂量限制在2管含1:100 000肾上腺素的注射液(36μg);回抽以避免药物误注入静脉。监测患者生命体征。牙科麻醉时避免使用含肾上腺素的排龈线和更高浓度的肾上腺素
	MAO抑制剂[异卡波肼(马普兰)、苯乙肼、强内心百乐明(反苯环丙胺)]	抑郁症	尽管没有文献报道同时使用此二类药物在牙科操作后对血压和心率的影响,但血管收缩反应增加是可能出现的 建议:避免同时使用左旋异肾上腺素;剂量限制在两管含1:100 000肾上腺素的注射液(36μg);回抽以避免药物误注入静脉。监测患者生命体征。牙科麻醉时避免使用含肾上腺素的排龈线和更高浓度的肾上腺素

续表

牙科药物	相互作用药	治疗疾病或目的	效果
	血管收缩药		
	抗精神病药,如:氯丙嗪(冬眠灵)、三氟拉嗪、氯氮平、奥氮平(再普乐)	精神分裂症	血压降低(低血压) 建议:仅使用小剂量肾上腺素;剂量限制在两管含1∶100 000 肾上腺素的注射液(36μg);回抽以避免药物误注入静脉。监测患者生命体征。
	外周肾上腺素能阻滞剂[利血平(蛇根碱)、胍乙啶(依斯米林)、胍那决尔]	高血压	可能会增加肾上腺素和左旋异肾上腺素的肾上腺素能受体的敏感性 建议:慎用。首剂治疗时和治疗后监测患者的生命体征。剂量限制在 2 管含 1∶100 000 肾上腺素的注射液(36μg)或更少,取决于患者的生命体征和反应。回抽以避免药物误注入静脉。牙科麻醉时避免使用含肾上腺素的排龈线和更高浓度的肾上腺素
	儿茶酚-O-甲基转移酶抑制剂[托卡朋(答是美)、恩他卡朋(珂丹)]	帕金森氏症	可能会增加肾上腺素和左旋异肾上腺素的肾上腺素能受体的敏感性,引起心率增快、血压升高和心律失常 建议:慎用。首剂治疗时和治疗后监测患者的生命体征。剂量限制在 2 管含 1∶100 000 肾上腺素的注射液(36μg)或更少,取决于患者的生命体征和反应。回抽以避免药物误注入静脉。牙科麻醉时避免使用含肾上腺素的排龈线和更高浓度的肾上腺素

* 抗抑郁药,如选择性五羟色胺再摄取抑制剂(SSRI),不与血管收缩药发生相互反应。但是,有些抗抑郁药可以抑制去甲肾上腺素的再摄取[文拉法辛(Effexor)、安非他酮(Wellbutrin)],可能会与血管收缩药发生相互反应,引起血管收缩反应增加

AIDS:acquired immunodeficiency syndrome,获得性免疫缺陷综合征;HIV:human immunodeficiency virus,人类免疫缺陷病毒;INR:international normalized ratio,国际标准化比值;MAO:monoamine oxidase,单胺氧化酶;NSAID:nonsteroidal anti-inflammatory drugs,非甾体抗炎药

(陈子元)

E

附录 E 补充和替代医学中使用的药物对于口腔医学的潜在重要性

补充和替代医学(complementary and alternative medicine, CAM)是补充医学和替代医学经实践后结合的产物,这些产物被称为CAM,近来也被称为补充和整合医学(complementary and integrative medicine, CIM)。补充和替代医学的定义如下[1]。

定义

针灸[2]:一种起源于中国的补充医学,主要内容是用例如针的尖锐物品刺入身体。针灸的动作是简单的,但人体,即针灸所针对的对象,是复杂的。针扎入人体来恢复和谐和阴阳平衡。针灸不仅仅包括针下的阴阳和人体,它还包括思想体系、对关系的理解和通过实践告知临床医生于何处置针可促进自然愈合。

瑜伽[3]:来源于词根"*yug*",意思是"一起参与"或"联合",也解释为精神上的联合。一个个体的意识逐渐与无限意识、神圣意识或宇宙现实联合。现代西方的瑜伽练习不那么强调精神上的联合,而更多强调练习瑜伽姿势和运动冥想实现身体和心理健康。

艺术疗法[4]:创造性艺术疗法、表现性艺术疗法和健康护理中的艺术都是成型的调用艺术的治疗用途的方法。在健康护理领域有五个定位:患者护理、护理人员支持、社区健康、健康护理专业人员的艺术教育和康复环境的创造。

替代医学[1,5-7]:替代主流医疗实践的手段。

补充医学[1,6]:作为传统医学辅助手段的实践。

补充和替代医学[1]:替代医学和补充医学实践的结合。这两个系统分为下面列出的主要类别。

替代医学系统:替代医学系统有以下几个:中医[8]、印度阿育吠陀医学[9]、美洲原住民治疗方法[10]、生物学治疗[11]、操纵及身体疗法(脊椎推拿疗法和整骨疗法)[12,13]、心身干预[14]和能量疗法(使用磁铁和针灸)[15,16]。瑜伽作为一种补充医学治疗应用于临床实践,可带来超过仅使用中医的健康益处。但是,这仍需要更多高质量、基于证据的研究来影响健康护理政策的变化[16],对于大部分上述的系统而言也同样如此。

替代医学和补充医学所使用的治疗方法通常没有既定的疗效。据估计,大约有42%的美国人使用由一家估值300亿美元的工厂提供的替代医学和补充医学治疗[6,17,18]。

补充医学被定义为草药、顺势疗法和精油[19-24]。顺势疗法的基本原理包括选择一种药物,如果让健康人服用这种药物,可产生一系列类似于在患者身上观察到的症状("以同治同")[20,21]。每次治疗仅能使用微量的药物以避免中毒,且每次只能使用一种药物[22]。使用稀释过的酊剂,而不是浓缩的。在

顺势疗法中,使用片剂药物也是很常见的。

西方传统草药所用的标准酊剂和顺势疗法所用的标准酊剂有很大的不同[21]。酒精用来溶解植物,其最终产物是未经稀释的。因此,这些药物是浓缩的高效制剂,且通常用作液体酊剂原液。草药中其他制剂包括局部涂抹的洗液和乳霜。药物中的片剂形式不常使用(当年使用率<5%)[23]。

据Eisenberg等人报道[22],草药疗法最常用于治疗有过敏、失眠症、肺部疾病和消化系统疾病的患者。这些制剂也用来治疗哮喘、癌症、抑郁症、痴呆、精神分裂症、双向情感障碍、心衰、风湿性疾病等[22,24-26]。

Ernst报道的一项美国调查发现,90%的关节炎患者都使用过例如基于草药的替代医学治疗[27],且成人和儿童都会使用[22,28]。在美国,1994年草药的总销量为16亿美元,1998年达到40亿美元[22,28]。1999—2004年,CAM治疗共投入了超过34亿美元,其中一部分投入在草药上[29,30]。另一项美国的研究调研了136位(70%应答率)曾在两家健康食品超市中的任意一家购买过膳食补充品的客户,发现他们曾使用过805种营养补充品——其中84.3%的补品是为了疾病预防和健康目的,15.7%的补品是为了治疗已有的健康疾病。大蒜、人参、银杏是最常被提到的草药产品[22]。据Klepser及其同事[31]报道,爱荷华州794人中使用草药疗法的人数占41.6%,其中大部分使用者为白人女性且教育程度为高中以上水平[31]。另一项研究报道了加拿大患心血管疾病的患者使用草药产品的比例大约为17%[32]。最常使用的草药产品为大蒜、辣椒和人参[32]。

美国牙科学校报道了一项针对牙科成年患者使用草药补充品的研究[33]。1个月内,1 119名牙科患者中有12.6%的患者报告自己使用过21种草药中的1种或多种,其中大部分患者是受过教育的中年白人女性。24%的患者将草药产品作为单一药物使用,76%的患者将草药产品联合处方药或非处方药(over-the-counter, OTC)使用或与两者同时联合使用。五种最常用的草药为绿茶、大蒜、紫雏菊、银杏和人参。

草药的疗效

许多草药已经使用了几百年[34,35]。然而,草药的传统用法本身不是良好的疗效指标。测试疗效的"金标准"是随机对照试验(randomized controlled trial, RCT)[34],这一标准同样适用于传统医学。目前已有大量针对草药产品的RCT,但这些研究在试验方法和结果上都各有不同[34]。Ernst和Pitler[34]认为,分析已有RCT来评估特定草药疗效的最佳方法是对该产品的所有RCT进行系统性回顾或meta分析。

草药已被证实的疗效

有一些草药已被以安慰剂为对照的 RCT 反复测试过[34]。这些 RCT 的系统性回顾表明,有些草药对特定疾病的治疗具有疗效[34]。例如,银杏在痴呆和间歇性跛行的对症治疗方面是有效的[36,37]。紫雏菊和锌片对治疗普通感冒有效[29]。表 E.1 列出了经常使用且已被证实对疾病治疗有效的草药。芦荟被证实在牙科微创操作中作为腔消毒剂是有效的[38]。

表 E.1 有临床研究支持的草药应用

草药	被报道的应用	经临床研究证实的疗效
卡瓦胡椒	用于治疗焦虑症	临床研究发现卡瓦胡椒降低焦虑的程度显著大于安慰剂
菜蓟	用于降低血脂水平	仅有一项随机临床研究报道口服菜蓟数周可轻度降低血中升高的总胆固醇水平
野甘菊	用于妇科疾病和炎性疾病;近期被用来治疗头痛和偏头痛	三项研究发现野甘菊缓解头痛或偏头痛症状的效果优于安慰剂
大蒜	用于降低血压和血脂水平	数据显示大蒜可使血管舒张压和收缩压小幅,但在统计学上有显著差异地降低。无数据支持大蒜可降低血脂的特性
生姜	用于治疗恶心呕吐	一些研究支持生姜的止吐作用,可用来治疗或预防恶心呕吐
紫雏菊	用于治疗普通感冒	有 5~6 个临床研究支持紫雏菊的适度药效
银杏	用于治疗脑供血不足,预防认知功能丧失和耳鸣	研究发现服用银杏 4~6 周可有效治疗脑供血不足。常规口服银杏可延缓痴呆患者的认识功能丧失
山楂	用于治疗心衰	各种研究表明用山楂治疗充血性心力衰竭早期体征是有效的
七叶树	用于治疗静脉淤血	研究表明用七叶树减轻慢性静脉功能不全的症状和体征是有效的
锯棕榈	在欧洲用于治疗前列腺肥大	临床研究支持锯棕榈在治疗良性前列腺增生方面的作用
圣约翰麦芽汁	用于治疗抑郁症	研究表明圣约翰麦芽汁治疗轻中度抑郁症是有效的。但对重度抑郁的治疗效果仍然未知

有争议的或无疗效的草药

亚洲人参作为美国最受欢迎的草药之一,暂无强有力的证据表明其作为全身滋补品或作为增强身心健康手段的疗效[39]。使用缬草作为催眠剂的相关研究也无决定性结论[40]。一项 RCT 系统性回顾发现,月见草对女性经前期综合征的治疗是无效的[41]。大蒜未被证实可作为有效的降胆固醇制剂[42]。一项使用草药治疗哮喘的综述发现这些产品几乎没有功效[43]。表 E.2 列出了一些常见的且已被证实对疾病治疗无效的草药。

表 E.2 临床研究不支持的草药应用

草药	被报道的应用	经临床研究证实的疗效
芦荟	用作糖尿病和皮肤疾病(如:疱疹、银屑病)的口腔辅助用药	在当时并无有力的证据支持芦荟的这些应用,近期研究则有更多的支持观点
月见草	用于治疗经前期综合征	目前的证据认为月见草用于治疗该症状的效果存疑
人参	用于治疗 2 型糖尿病和单纯疱疹病毒感染。也可用于提高生理和精神运动行为以及认知功能	随机双盲临床研究不支持人参在治疗 2 型糖尿病和单纯疱疹病毒感染患者的生理和精神运动行为以及认知功能的任何疗效
关华豆胶	用于治疗肥胖和超重	临床研究不支持该用途
槲寄生	推荐用于治疗癌症	目前的研究不支持该用途
薄荷	用于治疗肠易激综合征	研究发现薄荷可缓解肠易激综合征的症状,但其中的很多研究是有漏洞的
缬草	用于促进睡眠	仍需随机临床研究来评估缬草的疗效。已报道的研究是有漏洞的

副作用和不良反应

近来草药的使用逐渐增多,这可能是因为大众观点认为天然产品是无害的或者至少比常规药品的副作用要少[44]。植物药(草药)只有益处的想法被证实是错误的[21,44]。

毒性可能与草药的使用有关。这些反应可能是由于产品的意外或故意污染导致的。例如,铅、汞、镉、农药、微生物和熏剂是已被发现的可污染草药的物质[44]。动物物质的替代品,例如酶、激素或器官提取物和合成药物等,是引起一些草药毒性反应的原因[44]。也有报道称,在植物原料中意外或故意掺杂其他植物品种是引起草药产品毒性反应的来源[44]。

其他草药产品的不良反应是草药本身或植物相关因素引起的[44]。在一些案例中,生产商会忽略植物或草药产品中成分的已知毒性[44]。另一些案例指出有些产品中所含植物成分缺乏充分的安全性相关的数据。使用高度浓缩或特殊制作的提取物可能会发生毒性反应。如果已知一个植物所含成分会影响其他药物的生物利用度或药代动力学,那么就有可能发生严重的药物相互作用[44]。表 E.3 列出了一些天然产品使用时可能发生的严重不良反应。

表 E.3　有严重副作用的草药制剂

产品	副作用
马兜铃	肾毒性 致癌性
小檞树	胆汁淤积型肝炎
聚合草	急、慢性肝炎
洋地黄叶	心律失常
麻黄	高血压 脑卒中 心肌梗死
石蚕	急、慢性肝炎
卡瓦胡椒	肝炎
阿拉伯茶	心动过速 精神病
红茶菌	肝毒性 乳酸性酸中毒
檞寄生	过敏反应
黄芩	癫痫 急、慢性肝炎
圣约翰麦芽汁	光敏性 与含酪胺的食物同食可能引发高血压

医疗问题

有些医疗问题会使服用草药变得不安全。有高血压、甲状腺疾病、精神疾病、帕金森氏病、前列腺增大、糖尿病、心脏疾病、癫痫、青光眼、凝血障碍或卒中史的患者应在服用草药前咨询临床医师[45]。有阿司匹林过敏史的患者如果服用含柳树皮的草药,可能会有产生不良反应的风险[46]。

药物相互作用

草药和常规药物之间可以发生重要的药物相互作用[21](表 E.4)。华法林是经常参与药物-草药相互作用的药物[47],而圣约翰麦芽汁是最常参与此相互作用的草药[47]。Markowitz 及其同事[48]进行了一项评估圣约翰麦芽汁改变细胞色素 P450 酶的潜能的研究,通过检测阿普唑仑的药代动力学改变,Markowitz 团队发现在 14 天的周期里,该草药产品显著地诱导了 CYP3A4 的活性,并得出结论:长期使用圣约翰麦芽汁可能会降低临床药效或增加所有以 CYP3A4 为代谢底物的药物(占所有上市药物的 50%)的使用剂量。相反地,另一项研究发现,大蒜提取物与经 CYP3A4 途径代谢的药物联合使用时并未改变该药物的代谢[49]。

表 E.4　可加强或抑制批准使用药物药效的天然药物

天然药物	批准使用药物
麻黄	茶碱(P) 抗高血压药(I) 皮质类固醇(I)
月见草	抗凝剂(P) 抗血小板制剂(P) 低分子肝素(P)
大蒜	阿司匹林(P) 氯吡格雷(P) 噻氯匹定(P)
银杏叶提取物	抗凝剂(P) 抗血小板制剂(P) 抗惊厥药(I)
氨基葡萄糖	抗糖尿病药(I)
人参	抗凝剂(P) 糖尿病制剂(可能 P) 硝苯地平(P)
锯棕榈	激素替代治疗(P)
大豆	雌激素药物(P)
圣约翰麦芽汁	抗抑郁药(P) HIV 蛋白酶抑制剂(I) 环孢素(I)
缬草	镇静剂(P)
育亨宾树	抗高血压药(I)

I:Interferes,抑制;P:Potentiates,加强

服用阿司匹林、华法林、噻氯匹定、氯吡格雷或双嘧达莫的患者不应同时服用银杏制剂,因为可能会发生出血事件[45];服用

抗抑郁药的患者不应同时服用圣约翰麦芽汁；服用减充血药或兴奋剂的患者或饮用含咖啡因饮料的人，不应同时服用麻黄；服用苯二氮䓬类药物、巴比妥类药物、抗精神病药物或任何用来治疗帕金森氏症的药物的患者，不应同时服用卡瓦胡椒产品[45]。非常重要的是，如果患者在服用常规药物的同时服用植物药，尤其是那些含有心脏相关、利尿、镇静、低血压或其他有潜在危险特性的植物药时，应当告知他们的主管医生[44]。正在服用处方药的患者在服用任何草药保健产品之前都应咨询临床医生[45]。

一些癌症患者被报道使用 CAM 来管理相关症状，且在一些案例中 CAM 作为癌症治疗的首选[50-54]。在高危口腔黏膜处局部使用冻干黑莓被报道可抑制鳞状细胞癌的进展。这些结论也支持了冻干黑莓在预防人类口腔癌进展中的转化作用[55]。姜黄素（二烯丙基甲烷）被报道也用来调控细胞信号通路。它是金色香料姜黄的一种成分。有大量的临床研究都报道了姜黄素的安全性和疗效，在治疗有癌症、心血管疾病、关节炎、克

罗恩病、溃疡性结肠炎、口腔扁平苔藓和其他促炎疾病的患者时具有积极的疗效。姜黄素被报道可调控信号分子。姜黄素的剂型包括纳米颗粒、脂质体包裹、乳剂、胶囊、片剂和粉剂[56,57]。

各种研究显示有 30%~60% 的癌症患者使用 CAM 的一些形式来管理症状或癌症本身[52,54,58]。这些患者服用的抗癌药和 CAM 相关制剂有一定风险会引起药物相互作用。这些相互作用可能会降低常规抗癌药的药效或增加这些药物的毒性。目前，一个肿瘤学数据库（OncoRx）正在建立，旨在提供抗癌药和 CAM 制剂相互作用的相关信息[59]。

临床意义

相对少量的出版文章描述了使用补充和替代治疗系统治疗牙科疾病的案例[38,60-77]。其中有 2 篇文章对使用草药产品治疗牙周疾病进行了报道[60,78]（表 E.5）。

表 E.5　各种口腔状况使用顺势技术的疗效*

口腔状况	技术	效果	推荐
正畸调整的疼痛[68]	针灸可降低由正畸调整引起的疼痛	支持针灸	正畸患者辅以针灸看似是安全的；仍需确凿的研究证据
味觉障碍	锌补充剂不能改善症状，除非缺锌	不支持针灸	先天味觉障碍可通过补锌改善
疼痛：儿童局部注射	针灸可减轻疼痛	减轻自主功能失调	经一项实用的交叉调查研究报道
超声：激发有肌筋膜疼痛的女性的痛点	二维超声	超声组织弹性成像	用针灸或点针灸治疗
常规牙科治疗：针灸[71,72,75]	可帮助减轻急、慢性面部疼痛	对牙科操作前和操作后的牙痛均有用	有助于常规治疗：TMD、面部疼痛、恐惧症、焦虑症
慢性牙周炎：草药[70]	免疫调节剂（如 Septilin）可改善牙周健康	草药可用于龈下刮治和根面平整术	联合使用可提高牙龈指数评分并减小牙龈沟和牙周袋的深度
唾液流量：SS 患者的激光针灸疗效[69]	小型预试验：激光针灸改善唾液流速的效果	SS 患者唾液流速加快	6 个月以上的随访治疗可使效果稳定；仍需确凿的研究证据
咽反射：针灸控制[67]	小型预试验：针灸减少咽反射的效果	戴牙印模患者的咽反射减少	小型研究发现针灸可减少此类患者的咽反射；仍需确凿的研究证据
抗牙菌斑和抗牙龈炎：草药漱口水[66+]	研究纳入了 100 位有牙龈炎的患者：从牙菌斑和牙龈炎评分看草药的疗效	牙菌斑和牙龈炎评分降低	结果提示草药可降低牙菌斑和牙龈炎评分，是有效的辅助机械治疗的手段

* 所有以上研究均为小型预调查，"草药漱口水治疗牙菌斑和牙龈炎的疗效[66]"除外。预试验的结论需要更多更大型的研究来证实
+ 草药漱口水含山柑藤、毗黎勒、托里针叶松、印度冬绿油、沙枣、薄荷、阿米糙果芹[66]
SS：Sjögren syndrome，干燥综合征；TMD：temporomandibular joint disorder，颞下颌关节紊乱

针灸在牙科治疗中有一定效果。有研究发现，有辐射诱发的口腔干燥症的患者经针灸后，主观及客观检测方法都显示唾液流速增加[79]，但这项研究中患重度口腔干燥症的样本量很小（仅 12 人）。另一项研究发现针灸可以减低口腔矫正患者呕吐的概率[80]。第三项研究发现在牙科治疗前实施针灸可以降低有重度就医焦虑患者的焦虑程度[81]。一项 RCT 综述发现了使用

针灸治疗颞下颌关节紊乱综合征可有效缓解其症状的充分证据[82]。

给牙医的信息

草药制剂对有创或长时间的牙科操作有潜在的影响[83]。一

些草药的使用可引起大量出血[83]。还有一些草药可影响心血管系统,使患者更易出现心律失常和其他心血管并发症[84]。人参可以导致低血糖[83]。使用过中国草药的中国癌症患者在化疗期间易患评分更高的黏膜炎[85]。对于牙科医生来说,将患者的草药和OTC药物使用史列入病史中非常重要。因为美国大部分的牙医学校几乎不教草药的使用、副作用、毒性和药物相互作用,因此牙科医生必须寻找可以了解这些问题的方法。

牙科医生在处理患者使用CAM或CIM时遇到的问题时,最重要的参考书是*Fundamentals of Complementary and Alternative Medicine*[7]。这本书是为牙科医生和其他健康护理人员提供的最完整和最新的参考书。*Journal of Complementary and Integrative Medicine*是另一个为健康护理专业人员提供的资源[86]。*Mayo Clinic Book of Alternative Medicine*[87]出版于2010年,书中关于患者管理的信息是非常有用的。其他可能有帮助的参考书包括*Physicians' Desk Reference for Herbal Medicines*,以及*Physicians' Desk Reference for Nonprescription Drugs*, *Dietary Supplements*, *and Herbs*。

国际健康研究所有一个处理补充和整合医疗相关问题的网站[88]。这个网站对于想了解类似患者的管理方法的牙科医师来说可能是有帮助的。2015年,美国政府机构开始考虑对顺势疗法药物和这些产品的广告进行更大力度的监管。由于先前错失监管顺势治疗药物的机会,这些行动至少迟来了1个世纪[89]。其他国家也有相似的途径获得类似患者的管理方法的信息。例如,巴西自2000年来实施对草药产品的监管。这些草药的疗效和安全被临床试验、预试验和一定程度的传统使用所检测并展示为文献数据[90]。

牙科医师应使用已被证实有效且低风险的治疗手段。临床研究发现有些替代和补充医学治疗方法是安全有效的,这些方法可能会纳入常规医疗和牙科治疗中[91]。当牙科医师发现有医疗损害的患者正在服用有潜在危险性的草药制剂时,应与患者沟通并将患者转诊至其主治医师处作进一步评估和治疗。

(景泉 赵心怡)

参考文献

1. Micozzi M. *Characteristics of Complementary and Alternative Medicine. Fundamentals of Complementary and Alternative Medicine*. 5th ed. St. Louis: Saunders (Elsevier); 2015:3-12.
2. Ergil KV, Ergil MC. Classical Acupuncture. In: Micozzi M, ed. *Fundamentals of Complementary and Alternative Medicine*. St. Louis, MO: Saunders (Elsevier); 2015:508-543.
3. Staples JK. Yoga. In: Micozzi MS, ed. *Fundamentals of Complementary and Alternative Medicine*. St. Louis, MO: Saunders (Elsevier); 2015:332-343.
4. Nolan P, Goodill SW. Creative and Expressive Arts Therapies. In: Micozzi MS, ed. *Fundamentals of Complementary and Alternative Medicine*. 5th ed. St. Louis: Saunders (Elsevier); 2015: 157-174.
5. Little JW. Complementary and alternative medicine: impact on dentistry. *Oral Surg Oral Med Oral Pathol Oral Radiol Endod*. 2004;98(2):137-145.
6. Straus SE. Complementary and alternative medicine. In: Goldman L, Ausiello D, eds. *Cecil Textbook of Medicine*. 22nd ed. Philadelphia: Saunders; 2004:170-174.
7. Micozzi M. *Fundamentals of Complementary and Alternative Medicine*. 5th ed. St. Louis: Saunders; 2015.
8. Ergil KV. Traditional Medicine of China and East Asia. In: Micozzi MS, ed. *Fundamentals of Complementary and Alternative Medicine*. St. Louis, MO: Saunders (Elsevier); 2015:477-507.
9. Micozzi MS. Traditional medicines of India: Ayurveda and Siddha. In: Micozzi MS, ed. *Fundamentals of Complementary and Alternative Medicine*. St. Louis, MO: Saunders (Elsevier); 2015:545-566.
10. Voss RW, Moerman DE, Micozzi MS. Native North American healing and herbal remedies. In: Micozzi MS, ed. *Fundamentals of Complementary and Alternative Medicine*. St. Louis, MO: Saunders (Elsevier); 2015:623-638.
11. Spelman K. Ecological pharmacy: molecular biology to systems theory. In: Micozzi MS, ed. *Fundamentals of Complementary and Alternative Medicine*. St. Louis, MO: Saunders (Elsevier); 2015:455-476.
12. Jones JM. Osteopathy. In: Micozzi MS, ed. *Fundamentals of Complementary and Alternative Medicine*. St. Louis, MO: Saunders (Elsevier); 2015:275-299.
13. Redwood D. Chiropractic. In: Micozzi MS, ed. *Fundamentals of Complementary and Alternative Medicine*. St. Louis, MO: Saunders (Elsevier); 2015:300-325.
14. Micozzi MS, Jawer MA. Mind-body therapies, stress and psychometrics. In: Micozzi MS, ed. *Fundamentals of Complementary and Alternative Medicine*. St. Louis, MO: Saunders (Elsevier); 2015:114-140.
15. Ives JA, Jonas WB. Energy medicine. In: Micozzi MS, ed. *Fundamentals of Complementary and Alternative Medicine*. 5th ed. St. Louis: Saunders (Elsevier); 2015:197-212.
16. Jeter PE, Slutsky J, Singh N, et al. Yoga as a therapeutic intervention: a bibliometric analysis of published research studies from 1967 to 2013. *J Altern Complement Med*. 2015;21(10):586-592.
17. Wells RE, Phillips RS, Schachter SC, et al. Complementary and alternative medicine use among US adults with common neurological conditions. *J Neurol*. 2010;257(11):1822-1831.
18. Ernst E. Homeopathy: what does the "best" evidence tell us? *Med J Aust*. 2010;192(8):458-460.
19. Barnes J. Consumer and pharmacist perspectives. In: Ernst E, ed. *Herbal Medicine: A Concise Overview for Professionals*. Oxford: Butterworth & Heinemann; 2000:19-33.
20. Murray M, Pizzorno J. Botanical medicine-a modern perspective. In: Pizzorno J, Murray M, eds. *Textbook of natural medicine*. St. Louis: Churchill Livingstone; 2006:327-339.
21. Pizzorno JEJ, Snider P. Contemporary naturopathic medicine. In: Micozzi MS, ed. *Fundamentals of Complementary and Alternative Medicine*. St. Louis, MO: Saunders (Elsevier); 2015:366-386.
22. Eisenberg DM, Davis RB, Ettner SL, et al. Trends in alternative medicine use in the United States, 1990-1997:

results of a follow-up national survey. *JAMA.* 1998;280(18):1569-1575.

23. Eldin S, Dunford A. *Herbal Medicine in Primary Care.* Oxford: Butterworth & Heinemann; 1999.

24. Zick SM, Blume A, Aaronson KD. The prevalence and pattern of complementary and alternative supplement use in individuals with chronic heart failure. *J Card Fail.* 2005;11(8):586-589.

25. Xiong X, Wang P, Zhang Y, et al. Effects of traditional Chinese patent medicine on essential hypertension: a systematic review. *Medicine (Baltimore).* 2015;94(5):e442.

26. Liu LY, Feng B, Chen J, et al. Herbal medicine for hospitalized patients with severe depressive episode: a retrospective controlled study. *J Affect Disord.* 2015;170:71-77.

27. Ernst E. Herbal medicine in the treatment of rheumatic diseases. *Rheum Dis Clin North Am.* 2011;37(1): 95-102.

28. Zuzak TJ, Zuzak-Siegrist I, Rist L, et al. Medicinal systems of complementary and alternative medicine: a cross-sectional survey at a pediatric emergency department. *J Altern Complement Med.* 2010;16(4):473-479.

29. Nahas R, Balla A. Complementary and alternative medicine for prevention and treatment of the common cold. *Can Fam Physician.* 2011;57(1):31-36.

30. Herman PM, Craig BM, Caspi O. Is complementary and alternative medicine (CAM) cost-effective? A systematic review. *BMC Complement Altern Med.* 2005;5:11.

31. Klepser TB, Doucette WR, Horton MR, et al. Assessment of patients' perceptions and beliefs regarding herbal therapies. *Pharmacotherapy.* 2000;20(1): 83-87.

32. Pharand C, Ackman ML, Jackevicius CA, et al. Use of OTC and herbal products in patients with cardiovascular disease. *Ann Pharmacother.* 2003;37(6):899-904.

33. Abebe W, Herman W, Konzelman J. Herbal supplement use among adult dental patients in a USA dental school clinic: prevalence, patient demographics, and clinical implications. *Oral Surg Oral Med Oral Pathol Oral Radiol Endod.* 2011;111(3):320-325.

34. Ernst E, Pittler MH. Herbal medicine. *Med Clin North Am.* 2002;86(1):149-161.

35. M. M. Translation. From conventional medicine. In: Micozzi M, ed. *Fundamentals of Complementary and Alternative Medicine.* 5th ed. St. Louis: Saunders (Elsevier); 2015:13-21.

36. Ernst E, Pittler MH. Ginkgo biloba for dementia: a systematic review of double-blind placebo-controlled trials. *Clin Drug Invest.* 1999;17:301-308.

37. Pittler MH, Ernst E. Ginkgo biloba extract for the treatment of intermittent claudication: a meta-analysis of randomized trials. *Am J Med.* 2000;108(4): 276-281.

38. Prabhakar AR, Karuna YM, Yavagal C, et al. Cavity disinfection in minimally invasive dentistry - comparative evaluation of Aloe vera and propolis: A randomized clinical trial. *Contemp Clin Dent.* 2015;6(suppl 1):S24-S31.

39. Vogler BK, Pittler MH, Ernst E. The efficacy of ginseng. A systematic review of randomised clinical trials. *Eur J Clin Pharmacol.* 1999;55(8):567-575.

40. Ernst E. The efficacy of herbal medicine–an overview. *Fundam Clin Pharmacol.* 2005;19(4):405-409.

41. Buderiri D, Li Wan Po A, Dornan J. Is evening primrose oil of value in the treatment of premenstrual syndrome? *Controlled Clin Trials.* 1996;17:60-68.

42. Stevinson C, Pittler MH, Ernst E. Garlic for treating hypercholesterolemia. A meta-analysis of randomized clinical trials. *Ann Intern Med.* 2000;133(6):420-429.

43. Clark CE, Arnold E, Lasserson TJ, et al. Herbal interventions for chronic asthma in adults and children: a systematic review and meta-analysis. *Prim Care Respir J.* 2010;19(4):307-314.

44. Halkes S. Safety issues in phytotherapy. In: Ernst E, ed. *Herbal Medicine: A Concise Overview for Professionals.* Oxford: Butterworth & Heinemann; 2000:82-100.

45. Jeske A. *Mosby's Dental Drug Reference.* 11th ed. St. Louis, MO: Mosby (Elsevier); 2014:xlvii-lxx.

46. Boullata JI, McDonnell PJ, Oliva CD. Anaphylactic reaction to a dietary supplement containing willow bark. *Ann Pharmacother.* 2003;37(6):832-835.

47. Brazier NC, Levine MA. Drug-herb interaction among commonly used conventional medicines: a compendium for health care professionals. *Am J Ther.* 2003;10(3):163-169.

48. Markowitz JS, Donovan JL, DeVane CL, et al. Effect of St John's wort on drug metabolism by induction of cytochrome P450 3A4 enzyme. *JAMA.* 2003;290(11):1500-1504.

49. Markowitz JS, Devane CL, Chavin KD, et al. Effects of garlic (Allium sativum L.) supplementation on cytochrome P450 2D6 and 3A4 activity in healthy volunteers. *Clin Pharmacol Ther.* 2003;74(2): 170-177.

50. Bell RM. A review of complementary and alternative medicine practices among cancer survivors. *Clin J Oncol Nurs.* 2010;14(3):365-370.

51. Bishop FL, Rea A, Lewith H, et al. Complementary medicine use by men with prostate cancer: a systematic review of prevalence studies. *Prostate Cancer Prostatic Dis.* 2011;14(1):1-13.

52. Hietala M, Henningson M, Ingvar C, et al. Natural remedy use in a prospective cohort of breast cancer patients in southern Sweden. *Acta Oncol.* 2011;50(1):134-143.

53. Olaku O, White JD. Herbal therapy use by cancer patients: a literature review on case reports. *Eur J Cancer.* 2011;47(4):508-514.

54. Kim W, Lee WB, Lee J, et al. Traditional herbal medicine as adjunctive therapy for nasopharyngeal cancer: a systematic review and meta-analysis. *Integr Cancer Ther.* 2015;14(3):212-220.

55. Warner BM, Casto BC, Knobloch TJ, et al. Chemoprevention of oral cancer by topical application of black raspberries on high at-risk mucosa. *Oral Surg Oral Med Oral Pathol Oral Radiol.* 2014;118(6): 674-683.

56. Ravindran J, Prasad S, Aggarwal BB. Curcumin and cancer cells: how many ways can curry kill tumor cells selectively? *AAPS J.* 2009;11(3):495-510.

57. Gupta SC, Patchva S, Aggarwal BB. Therapeutic roles of curcumin: lessons learned from clinical trials. *AAPS J.* 2013;15(1):195-218.

58. Rausch S, et al. Health behaviors among cancer

survivors receiving screening mammography. *Am J Clin Oncol.* 2011.

59. Yap KY, Kuo EY, Lee JJ, et al. An onco-informatics database for anticancer drug interactions with complementary and alternative medicines used in cancer treatment and supportive care: an overview of the OncoRx project. *Support Care Cancer.* 2010;18(7):883-891.

60. Amrutesh S. Dentistry and ayurveda–1. *Indian J Dent Res.* 2003;14(1):1-5.

61. Shaw D. Unethical aspects of homeopathic dentistry. *Br Dent J.* 2011;209:493-496.

62. Brailo V, Bosnjak A, Boras VV, et al. Laser acupuncture in the treatment of burning mouth syndrome: a pilot study. *Acupunct Med.* 2013;31(4):453-454.

63. Gordon D, Heimberg RG, Tellez M, et al. A critical review of approaches to the treatment of dental anxiety in adults. *J Anxiety Disord.* 2013;27(4):365-378.

64. Kumar G, Jalaluddin M, Rout P, et al. Emerging trends of herbal care in dentistry. *J Clin Diagn Res.* 2013;7(8):1827-1829.

65. Sardella A, Lodi G, Tarozzi M, et al. Acupuncture and burning mouth syndrome: a pilot study. *Pain Pract.* 2013;13(8):627-632.

66. Aspalli S, Shetty VS, Devarathnamma MV, et al. Evaluation of antiplaque and antigingivitis effect of herbal mouthwash in treatment of plaque induced gingivitis: a randomized, clinical trial. *J Indian Soc Periodontol.* 2014;18(1):48-52.

67. Bilello G, Fregapane A. Gag reflex control through acupuncture: a case series. *Acupunct Med.* 2014;32(1):24-27.

68. Boleta-Ceranto Dde C, de Souza RS, Silverio-Lopes S, et al. Orthodontic post-adjustment pain control with acupuncture. *Dental Press J Orthod.* 2014;19(4):100-106.

69. Cafaro A, Arduino PG, Gambino A, et al. Effect of laser acupuncture on salivary flow rate in patients with Sjogren's syndrome. *Lasers Med Sci.* 2014.

70. Deore GD, Gurav AN, Patil R, et al. Herbal anti-inflammatory immunomodulators as host modulators in chronic periodontitis patients: a randomised, double-blind, placebo-controlled, clinical trial. *J Periodontal Implant Sci.* 2014;44(2):71-78.

71. Grillo CM, Wada RS, da Luz Rosario de Sousa M. Acupuncture in the management of acute dental pain. *J Acupunct Meridian Stud.* 2014;7(2):65-70.

72. Gupta D, Dalai DR, Swapnadeep, et al. Acupuncture (zhen jiu) - an emerging adjunct in routine oral care. *J Tradit Complement Med.* 2014;4(4):218-223.

73. Hongal S, Torwane NA, Pankaj G, et al. Role of unani system of medicine in management of orofacial diseases: a review. *J Clin Diagn Res.* 2014;8(10):ZE12-ZE15.

74. Nagraj SK, Naresh S, Srinivas K, et al. Interventions for the management of taste disturbances. *Cochrane Database Syst Rev.* 2014;(11):CD010470.

75. Naik PN, Kiran RA, Yalamanchal S, et al. Acupuncture: an alternative therapy in dentistry and its possible applications. *Med Acupunct.* 2014;26(6):308-314.

76. Shanbhag VK. Triphala in prevention of dental caries and as an antimicrobial in oral cavity- A review. *Infect Disord Drug Targets.* 2015.

77. Usichenko TI, Wolters P, Anders EF, et al. Acupuncture reduces pain and autonomic distress during injection of local anesthetic in children - a pragmatic crossover investigation. *Clin J Pain.* 2015.

78. Sastravaha G, Yotnuengnit P, Booncong P, et al. Adjunctive periodontal treatment with Centella asiatica and Punica granatum extracts. A preliminary study. *J Int Acad Periodontol.* 2003;5(4):106-115.

79. Braga FP, Sugaya NN, Hirota SK, et al. The effect of acupuncture on salivary flow rates in patients with radiation-induced xerostomia. *Minerva Stomatol.* 2008;57(7-8):343-348.

80. Sari E, Sari T. The role of acupuncture in the treatment of orthodontic patients with a gagging reflex: a pilot study. *Br Dent J.* 2010;208(10):E19.

81. Rosted P, Bundgaard M, Gordon S, et al. Acupuncture in the management of anxiety related to dental treatment: a case series. *Acupunct Med.* 2010;28(1):3-5.

82. Cho SH, Whang WW. Acupuncture for temporomandibular disorders: a systematic review. *J Orofac Pain.* 2010;24(2):152-162.

83. Ang-Lee MK, Moss J, Yuan CS. Herbal medicines and perioperative care. *JAMA.* 2001;286(2):208-216.

84. Goldstein BH. Unconventional dentistry: Part III. Legal and regulatory issues. *J Can Dent Assoc.* 2000;66(9):503-506.

85. Chan CW, Chang AM, Molassiotis A, et al. Oral complications in Chinese cancer patients undergoing chcmotherapy. *Support Care Cancer.* 2003;11(1):48-55.

86. Lowe GM, Gana K, Rahman K. Dietary supplementation with green tea extract promotes enhanced human leukocyte activity. *J Complement Integr Med.* 2015;12(4):277-282.

87. Clinic M. *Mayo Clinic Book of Alternative Medicine.* 2nd ed. Birmingham, AL: Oxmoor House; 2010.

88. National Center for Complementary and Integrative Health Washington D.C. National Institutes of Health; 2015. https://nccih.nih.gov/. Accessed 21 November 2015.

89. Podolsky SH, Kesselheim AS. Regulating homeopathic products - a century of dilute interest. *N Engl J Med.* 2016;374(3):201-203.

90. (ANVISA) NHSA Herbal Medicines Regulation in Brazil. National Health Surveillance Agency; 2008. www.anvisa.gov.br. Accessed 1 December 2015.

91. Miller FG, Emanuel EJ, Rosenstein DL, et al. Ethical issues concerning research in complementary and alternative medicine. *JAMA.* 2004;291(5):599-604.